HANDBUCH DER EXPERIMENTELLEN PHARMAKOLOGIE

BEGRÜNDET VON A. HEFFTER

ERGÄNZUNGSWERK

HERAUSGEGEBEN VON

W. HEUBNER UND **J. SCHÜLLER**
PROFESSOR DER PHARMAKOLOGIE   PROFESSOR DER PHARMAKOLOGIE
AN DER UNIVERSITÄT BERLIN   AN DER UNIVERSITÄT KÖLN

ZEHNTER BAND

DIE PHARMAKOLOGIE ANORGANISCHER ANIONEN

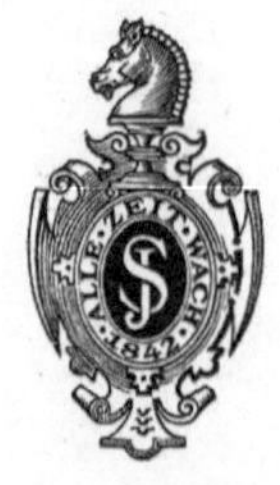

SPRINGER-VERLAG BERLIN HEIDELBERG GMBH

1950

DIE PHARMAKOLOGIE ANORGANISCHER ANIONEN

DIE HOFMEISTERSCHE REIHE

VON

PROFESSOR DR. OSKAR EICHLER

DIREKTOR DES PHARMAKOLOGISCHEN INSTITUTES
DER EHEMALIGEN UNIVERSITÄT BRESLAU
Z. ZT. HEIDELBERG CHIRURGISCHE KLINIK

MIT 94 ABBILDUNGEN

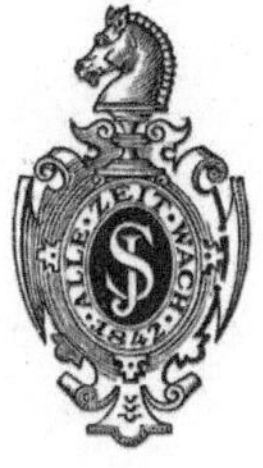

SPRINGER-VERLAG BERLIN HEIDELBERG GMBH

1950

ISBN 978-3-662-27159-9   ISBN 978-3-662-28642-5 (eBook)
DOI 10.1007/978-3-662-28642-5

DEM GEDÄCHTNIS UNSERES GROSSEN

FRANZ HOFMEISTER

Vorwort.

„Die Voraussetzung der wissenschaftlichen Arbeit ist ein Glaube an den Verband und die Fortdauer der wissenschaftlichen Arbeit, so daß der einzelne an jeder noch so kleinen Stelle arbeiten darf, im Vertrauen, nicht umsonst zu arbeiten.

Es gibt eine große Lähmung: umsonst arbeiten, umsonst kämpfen — —" (Friedrich Nietzsche: Wille zur Macht).

Solche Gedankengänge begleiteten die Niederschrift des Buches. Ich habe es nicht für vertretbar gehalten, mit einer großzügigen Geste „bei der übermäßigen Fülle des Materials" nur die wichtigsten Arbeiten zu benutzen. Damit würden viele fleißige Arbeiten den Stempel des Vergeblichen erhalten.

Andererseits verlieren Bücher dann an Wert, wenn sie zu sehr mit Material beladen werden. Dieser Nachteil mag für die Schreibkunst eines Voltaire überwiegen, wurde von uns in manchen Kapiteln stark empfunden, aber für unser Vorhaben schien er nicht von überwiegender Bedeutung; denn bei einer Auswahl der Untersuchungen nach der allgemeinen Richtung der heutigen Auffassungen nimmt man weitreichende Urteile vorweg. Wer will sich aber die sichere Voraussage zutrauen, wo der Weg des Erfolges wirklich weiterführt? Vielleicht geschieht das bei einer in bescheidenem Gewande auftretenden, vorerst nicht beachteten Wahrheit? In der Geschichte der Wissenschaft wäre das nichts Neues.

Außerdem betonen wir die Sammlung gerade quantitativer Daten als Grundlage auch der biologischen Forschung, und für den Forscher ist das Buch berechnet. Vielleicht, daß jemand, durch überlegenen Geist ausgezeichnet oder durch Glück begünstigt, nebeneinanderstehende und zusammenhanglose Beobachtungen durch eine Idee verbindet. Er möge hier sein Baumaterial finden. In ihm sind viele Daten der Chemie und Physik niedergelegt, aber nie ohne den Endzweck des Verständnisses des Lebendigen außer acht zu lassen. Die Auswahl schien mir nicht durch ein entsprechendes Lehrbuch zu ersetzen.

Diese Arbeit des Kärrners verlangt viel Entsagung. Bei der Situation der Wissenschaft in den letzten Jahren begleitete obiges Aphorisma auch mein eigenes Streben: die Melancholie des Vergeblichen bei ununterbrochener Arbeit von 8 Jahren. Denn die hier zitierten 6500 Arbeiten lagen überwiegend im Original vor. Erst seit Kriegsbeginn konnten ausländische Arbeiten nur mit Auswahl gelesen werden. Teilweise wurden ganze Zeitschriftenreihen durchgesucht, da die Register der Referatenblätter oft keinen Hinweis geben konnten, wo etwas Wichtiges für unser Thema verborgen lag. Über 1000 Arbeiten wurden zur Abgrenzung des Themas verworfen. Ist die Tatsache der Fertigstellung nicht ein Zeichen für den Sieg des Optimismus?

Gleichzeitig wurde versucht, über die einfache Funktion des Kärrners hinauszugehen und Gemeinsames zu sehen. Wir verfolgten Eigenschaften und Funktion der Anionen und ihren Zusammenhang durch die gesamte Natur. Die elementaren Eigenschaften sind immer im Anorganischen zu finden, die chemischen mit Hinweisen auf die Analytik, die physikalischen in Hinsicht auf den Hofmeistereffekt, dessen Grundlage, wie die der Tendenz zur Komplexbildung in der Atomphysik — soweit heute schon bekannt — gesucht wurde

Damit ergeben sich ganz zwangsläufig die Betrachtungen zum Thema: chemische bzw. physikalische Konstitution und pharmakologische Wirkung. Daraus folgt die gemeinsame Abhandlung aller (etwa 30 verschiedener) Anionen nebeneinander. Niemand empfindet die Unvollkommenheit dieser Anordnung mehr als der Verfasser. Aber jedes andere Verfahren hat ebensoviele Einwände gegen sich. Gelegentliche Zusammenfassungen sollten hier korrigieren. Die Benutzung des Registers läßt sich aber nicht umgehen.

Da das Buch in erster Linie für den aktiv tätigen Forscher bestimmt ist, finden sich bei den Zitaten Hinweise, wo ein Referat über die Arbeit zu finden ist. Es scheint mir doch zu einer ersten weitergehenden Orientierung bei nur kursorisch erwähnten Untersuchungen die Angabe von Nutzen, wo es in Ronas Berichten oder z. T. im Chemischen Zentralblatt zu finden ist.

Messungen über Wirkung der Ionen auf Fermente wurden in Tabellen mitgeteilt. Selbst wenn weitgehende Reinigung eines Fermentes geglückt ist, haben die Resultate an genuinen oder leicht gereinigten Preßsäften nicht an Interesse verloren. Denn durch den Vergleich ergibt sich die weitere Frage, ob Beimengungen das Ferment vor dem Anion schützen oder nicht. Auch hier soll das Buch dem Forscher an die Hand gehen.

An vielen Stellen werden völlig entgegengesetzte Resultate verschiedener Autoren mitgeteilt. In der überwiegenden Mehrzahl solcher Differenzen handelt es sich um methodische Unzulänglichkeiten der Untersucher. Auch solche Arbeiten wurden erwähnt. Aber nicht überall konnte ein absurdes Resultat auf fehlerhafte Methode zurückgeführt werden. Wo es möglich war, wurde gesichtet.

Folgende Anionen wurden behandelt: Halogene (davon Jodid nur, soweit es den HOFMEISTER-Effekt zeigt) und die Halogensauerstoffsäuren, dazu Rhodanid, Cyanat, Nitrat, die Schwefelsauerstoffsäuren, die Phosphorsauerstoffsäuren und Ferrocyanid.

Bei den uns interessierenden Ionen handelt es sich um lebensnotwendige Substanzen (Cl', PO_4'''). Hier wurde nicht nur fortgesetzter Überschuß in der Zufuhr, also die chronische Vergiftung, sondern auch Mangel in den Bereich der Betrachtung gezogen. Aus dem Mangel ergibt sich dann ein Rückschluß auf Funktion und therapeutische Wirkung. Eine Überschneidung mit der Physiologie war ebensowenig zu vermeiden, wie Fragen der Kolloidchemie übergangen werden durften im Verfolg des ganzen Entwurfs. Dieser trifft damit ebenso die Absicht eines Handbuchs wie die einer Monographie.

Alles hätte ich allein nicht meistern können. Meine Helfer seien nicht übergangen. Die italienischen Arbeiten hat mir meine Frau übersetzt. Ihr danke ich auch vielfache und unermüdliche Hilfe bei der Durchsicht und Korrektur nach der Niederschrift. Frl. LUCY KARBE ist demnächst zu nennen, für Aufsuchen der Referate, für Korrektur und Niederschrift, für Vergleich, Kontrolle der Zahlenangaben und Korrektur Frl. EVA WOLFF.

Breslau, November 1942.   OSKAR EICHLER.

Jahre nach der unterbrochenen Drucklegung, nach Zeiten widrigster Umstände, konnte die Arbeit an dem Buche wieder aufgenommen werden, nachdem das Manuskript trotz Vertreibung aus der Heimat gerettet wurde.

Fast 1000 weitere Publikationen bis zum Jahre 1949 wurden eingefügt und dabei das ganze Werk noch einmal durchgearbeitet. Vor allem konnte ich dabei stets auf die unermüdliche Mitarbeit meiner Frau rechnen. Für Lesen von Korrekturen danke ich Frau ILSE APPEL. Frl. Dr. MATTHES und Herr Dr. RICHARD SCHÜTZE haben die mühselige Bearbeitung des Registers übernommen. Infolge des Entgegenkommens von Herrn Dr. FERDINAND SPRINGER wurde der Raum zur notwendigen Erweiterung verfügbar. Daß es mir aber überhaupt möglich war, das begonnene Werk zu vollenden, verdanke ich ausschließlich der aktiven Hilfe von K. H. BAUER durch Fundierung meiner Existenz. Es ist mir eine Freude, ihm hier meine Dankbarkeit bezeugen zu können.

Heidelberg, Ostern 1950. OSKAR EICHLER.

Inhaltsverzeichnis.

Inhaltsverzeichnis. XIX

über die wir auf S. 538 f. berichteten. Hinzuweisen wäre auch auf die Befunde von BECHER[3011, I], nach denen die kranke Leber vermehrt Rhodan bildet und abgibt, so daß der Gehalt im Plasma erhöht ist.

Wenn diese SCN'-Mengen tatsächlich in der Leberzelle selbst gebildet werden, muß die Leber die Fähigkeit zur Ausscheidung haben. Hier liegen für die Restitution geschädigten Gewebes sehr wichtige Fragen vor, die sich aus den so einfach und primitiv erscheinenden Problemen der Verteilung zwangsläufig ergeben. Verteilung und Funktion der Organe sind in unserem ganzen Abschnitt nicht zu trennende Faktoren gewesen und mußten einen größeren Raum einnehmen als bei denselben Problemen auf anderen Gebieten der Pharmakologie.

K. Ausscheidung.

Die Abgabe der Anionen aus dem Organismus wird quantitativ erfolgen müssen, da eine Zersetzung bis auf einige, wie S_2O_3'', NO_3', ClO_3' usw. nicht in Rechnung zu stellen ist. Aber da es sich meist um körpereigene Substanzen handelt, wird man Gesetzmäßigkeiten im physiologischen Geschehen des Ausscheidungsorgans und außerhalb aufsuchen müssen. Eine enge Beziehung besteht zur Verteilung, zum Wasser- und Säure-Basenhaushalt.

Die Ausscheidung im Harn spielt bei der Mehrzahl der Ionen die überwiegende Rolle. So fand sich bei Affen (Macacus) 0,276 g Cl' im Urin und nur 0,0015 g in den Faeces, während bei Phosphat das umgekehrte Verhältnis bestand. Das Na· ist stärker im Stuhl vertreten[3532], wahrscheinlich bedingt durch die Ausscheidung in den Darmsäften. Unter besonderen Bedingungen wird man den Schweiß oder bei Durchfällen den Darmkanal für Cl'-Verlust in Betracht ziehen müssen. Letzterer wird wiederum bei Phosphat und Fluorid immer zu beachten sein, gleichgültig, ob es sich um eine echte Auscheidung oder nur um eine durch Ca··-Fällung bedingte, mangelhafte Resorption handelt. Auf die Unterscheidung beider Möglichkeiten und die Lokalisierung der Resorption wurde viel Mühe verwandt.

Während wir also die Ausscheidung von PO_4''' und F' in Darm und Niere geschlossen behandeln, soll zuerst die Ausscheidung der Anionen ausschließlich durch die Niere nebeneinander dargestellt werden. Die anderen Orte (Magen, Speicheldrüse, Schweißdrüsen usw.) sind hier gewissermaßen nur als Korrekturen des ersten Summanden zu betrachten, wenigstens unter normalen Verhältnissen.

I. Ausscheidung durch die Nieren.

Hier handelt es sich nicht nur um die Gesetze der Ausscheidung, sondern auch um die Beeinflussung durch extrarenale Faktoren, sei es von den Geweben allgemein oder den Drüsen mit innerer Sekretion, wie Hypophyse und Thyreoidea her. Zuerst wird die Ausscheidung des Chlorids darzustellen sein. An ihm — genau wie bei der Verteilung — messen wir gewissermaßen die anderen Anionen.

1. Chlorid. Die Ausscheidung erfolgt, wie jetzt mit großer Gewißheit feststeht, nach der Cushnyschen Vorstellung der Filtration und Rückresorption (siehe dazu [3532, I u. II]). Es wird in den Glomerulis im Primärharn in einer durch den Donnanquotienten bedingten Konzentration abgesondert. Da die Konzentration im Urin schließlich doppelt so groß sein kann wie im Plasma, muß im Verlauf der Harnwege abwärts vom Glomerulus Wasser rückresorbiert werden. Da aber die Konzentrationserhöhung bei anderen im Harn vorkommenden Stoffen (Kreatinin, Sulfat) vielfach höher ist, muß auch eine Rückresorption des Chlorids stattfinden.

a) Man hat versucht, Lokalisation auf **histochemische Methoden** zu basieren. Die Fällung des Cl′ als AgCl und die anschließende „Entwicklung" des Niederschlages durch Hydrazin[3530] oder Formalin (DEFRISE[265] und [3531]) führt zu leicht sichtbaren, schwarzen Silbergranulis. So fand LESCHKE[3530] gerade in den Glomerulis keine Granula und schloß auf Ausscheidung durch die Harnkanälchen. DEFRISE[265, 3531] ging gründlicher vor. Er verglich die histologischen Bilder von seit 24 Stunden nüchternen Mäusen (Gruppe 1) mit einer zweiten Gruppe, die in 24 Stunden peroral 2—3 g NaCl erhalten hatte. In einer dritten Gruppe erhielten die 24 Stunden nüchternen Mäuse 2 Stunden vor der Tötung 2 ccm 10% NaCl intraperitoneal. Eine vierte Gruppe mit normaler Diät diente als Kontrolle.

Die Ag-Körnchen fanden sich in den Glomerulis, bei Gruppe 2 und 3 etwas stärker und auch im Bindegewebe. In den tieferen Abschnitten gab es mehr oder weniger Anzeichen einer Chloridfällung, teils im Bindegewebe um die Kanälchen (Tubuli contorti 1. Abschnitt) teils in den intracellulären Zwischenräumen oder am Bürstensaum (Tubuli contorti 1. und 2. Abschnitt). In den distalen Tubulis fanden sich manche Zellen, die Chloride speichern. Das wird als Zeichen der Rückresorption angesehen, Fehlen der Granula in den Basalzellen und besonders im perinuclearen Teil wird als Fehlen einer Sekretion gedeutet. In der HENLE-schen Schleife ergeben sich reichliche Niederschläge beim Nüchterntier. Die Niederschläge in diesem Teil der Schleife sollen das Phänomen der Rückresorption aufzeigen usw.

Diese kurze Beschreibung zeigt schon, wie alles nur Deutung und Auffassung sein muß. Wir haben schon gesehen, daß selbst im Gesamtblut die quantitative Fällung des Cl′ mit Ag˙ nicht gelingt, weil teilweise durch NO_3' Oxydationen erfolgen, da die Säure rascher eindringen kann als das schwerfälligere Ag˙. In Geweben ist aber Fällung noch schwieriger, und man muß die vorherige Auflösung des Organs mit Lauge vorausschicken. Wieviel mehr wird die Hoffnung auf unsicherer Grundlage ruhen, daß Cl′ von der Stelle seiner Anhäufung trotz Zerstörung der Zelle durch das eindringende $AgNO_3 + HNO_3$ nicht diffundiert. Auch hier werden wir deshalb der Histochemie keinen wesentlichen Wert beimessen, ebensowenig wie wir der Meinung sind, daß bei der Fällung der LIESEGANGschen Ringe die Verteilung des Ions in der Gallerte schon vorher rhythmisch stattfinde.

b) Kaltblüter. Bei Fischen, deren Nieren keine Glomeruli besitzen, z. B. dem Seeteufel, wird Cl′ kaum ausgeschieden, zugleich führt es zu keiner Diurese[3533]. Hier treten andere Zellen ein, die in den Kiemen lokalisiert sind und durch Cl′-Ausscheidung die osmotische Regulation solcher Seetiere übernehmen können. KEYS[3534, 3535] hat solche Zellen (große Zellen vom Durchmesser 15 μ) vor allem beim Aal gefunden, der besondere Fähigkeit besitzt, sich verschiedenen Drucken anzupassen. Diese Versuche scheinen schon einen Hinweis dafür zu geben, daß in der Niere keine Sekretion von Cl′ stattfindet. Für eine Ausscheidung sind demnach die Glomeruli notwendig.

Die Untersuchung dieser Verhältnisse ist — vor allen Dingen am *Frosch* und Necturus — den Arbeiten von RICHARDS und Mitarbeitern[3536–3540] zu danken. Es gelang mit dem Mikromanipulator den einzelnen Glomerulus zu punktieren

---

[3530] LESCHKE, E.: Verh. Kongr. d. inner. Med. 1914, 635.

[3531] DEFRISE, A.: Arch. ital. di anat. e. di embriol. 24, 697 (1927). Ber. wissenschaftl. Biol. 7, 116.

[3532] BAUMANN, L. u. OVIATT, E.: J. biol. Chem. 22, 43 (1915).

[3532, I] KUSCHINSKI, G. u. LANGECKER, H.: Naunyn-Schmiedebergs Arch. 204, 710 u. 718 (1947) weisen darauf hin, daß bei der Ausscheidung von NaCl auch eine aktive Sekretion wesentlich beteiligt sei. Diese Behauptung basiert auf folgenden Punkten: Phenolrot wird durch die Tubuli sezerniert und muß dabei Wasser mitführen. Diese Sekretion wird durch Atropin gehemmt. Da Atropin — häufiger bei peroraler Wasserbelastung — die Ausscheidung von Cl′ hemmt, ohne die Inulinclearance zu beeinflussen, müsse es auch in diesen Versuchen durch Sekretion ausgeschieden sein. Versuchstiere meist Hunde, einmal Ratten.

[3532, II] ZAHN, H.: Angew. Chemie 1949, 259. Bei Punktion des Glomerulus war der Cl′-Gehalt im Primärharn stets kleiner als den Gesetzen der Filtration entspricht. Im Durchschnitt über die Zeit fand sich eher Gleichheit.

[3533] BIETER, R. N.: J. Pharm. exp. Ther. 43, 399 (1931). C. 1932 I, 1553.

[3534] KEYS, A.: Z. vergl. Physiol. 15, 364 (1931).

[3535] KEYS, A. u. WILLMER, E. N.: J. Physiol. 76, 368 (1932), Rona 71, 197.

[3536] WEARN, J. T. u. RICHARDS, A. N.: J. biol. Chem. 66, 247 (1925), Rona 35, 696. Rana catesbiana und Rana pipiens.

und durch äußerste Verfeinerung der analytischen Methodik in dem Glomerulus-
harn Cl′ zu bestimmen. Mit immer größerer Annäherung (z. B. von [3536], [3537])
wurde so die Identität von Konzentration im Punktat mit der im Plasma erwiesen.
Es fand sich im Durchschnitt von 11 Experimenten am Frosch eine um 1,8%,
in 14 Experimenten am Necturus eine um 3,1% höhere Konzentration in den
Glomeruli[3538]. Bei Punktion tieferliegender Teile kam ein Abfall der Konzentration
zur Beobachtung, vor allem in dem distalen Tubulus contortus[3539].

Daß eine Rückresorption stattfinden muß, ergibt sich allein aus der Tatsache
des niederen Cl′-Gehaltes des Blasenharns bei Perfusionsversuchen[3537]. Der Beweis mit Hilfe von Perfusionsversuchen ist vorwiegend deshalb notwendig, weil
auch noch in der Kloake eine Rückresorption von Ionen und von Wasser (z. B.
EICHLER[846, 2431, I]) stattfinden kann. Bei den Versuchen an isolierten Nieren[3537]
ergaben sich immer kleinere Werte im Urin. Dieser Quotient war besonders klein
bei den Versuchen, in denen Isotonie der Lösung hergestellt wurde durch teilweisen
Ersatz des Cl′ durch SO_4''. Es sollte dabei ein rascherer Durchgang durch die
Schleifen usw. erzielt werden mit möglichst geringer Rückresorption. Das Gegenteil trat ein — und wie wir wissen, durchaus der Erwartung gemäß — da das SO_4''
unter besonderen Bedingungen, die hier zutreffen, die Cl′-Ionen direkt aus dem
Harn verdrängen und die Rückresorption begünstigen kann, wie wir noch später
sehen werden.

Gegen die Vorstellung einer einfachen Filtration wären vor allem die Versuche
von HÖBER und MACKUTH[3541] anzuführen, nach denen es durch O_2-Mangel und HCN zu einer
geringeren Harnbildung käme. Es hat sich aber herausgestellt, daß durch die angeführten
Eingriffe eine Verengung der Gefäße mit Umleitung des Flüssigkeitsstromes in die anliegenden
Kollateralen bewerkstelligt wird[3542].

Weitere Argumente gegen die Lehre der Filtration werden aus Versuchen an
der isolierten Krötenniere abgeleitet[3543].

Wird diese Niere mit 1,2% NaCl-Ringer durchströmt, dann kommt es zu einer anfänglichen Diurese mit anschließender Oligurie. Die Zunahme des Gehaltes an NaCl war bei der
gesunden Niere größer als bei der durch Cantharidin, am geringsten bei der durch Uran
geschädigten Niere. Da durch Uran die Tubuli geschädigt seien, müsse die Konzentrationszunahme größer sein. Dagegen ist zu halten, daß die Stelle der NaCl-Rückresorption mit der
der Uranschädigung nicht identisch ist. Bei weiteren Versuchen wurden die Glomeruli normal, die Tubuli mit hypertonischer Lösung durchströmt. Trotzdem kam es zur Konzentrationserhöhung des Cl′ im Urin, besonders bei der gesunden Niere. Auch dieses spricht nicht gegen
die Rückresorption, da man nicht nur eine Schädigung der Zellen durch die Hypertonie erwarten kann. Weiterhin fehlt eine Verbindung zu den Glomerulis nicht vollkommen, ebenso
kann das Ausmaß der Rückresorption abhängig von dem Cl′-Gehalt der umspülenden Blutflüssigkeit sein. Dafür spricht auch, daß bei Durchströmung mit 0,3% NaCl [3544] die NaCl-
Abnahme im Urin am größten war, wenn die Niere gesund war. Inwieweit die in jeder Durch-
strömungsform (d. h. glomerulär bzw. renoportal) auftretende Oligurie durch Faktoren ähnlich wie bei HCN (siehe [3542]) bedingt ist, ist nicht abzuschätzen.

Abnehmende Ausscheidung von Cl′ durch den Urin bei Cl′-Mangel zeigen
die Versuche von KROGH[2657] (siehe ebenso EICHLER[2431, I]). Bei Sprayen des
Frosches mit Aq. dest. verliert der Frosch beträchtliche Mengen durch die Haut

[3537] FREEMANN, B., LIVINGSTON, A. E. u. RICHARDS, A. N.: J. biol. Chem. 87, 467 (1930),
Rona 58, 536.
[3538] WESTFALL, B., FINDLEY, B. TH. u. RICHARDS, A. N.: J. biol. Chem. 107, 661 (1934).
Rona 86, 113.
[3539] WALKER, A. M., HUDSON, C. L., FINDLEY, TH. u. RICHARDS, A. N.: Amer. J. Physiol. 118, 121 (1937), Rona 100, 88.
[3540] RICHARDS, A. N.: Proc. roy. Soc. B. 126, 398 (1938). Croonian Lecture.
[3541] HÖBER, R. u. MACKUTH, E.: Pflügers Arch. 216, 420 (1927).
[3542] BECK, L. V., KEMPTON, R. T. u. RICHARDS, A. N.: Amer. J. Physiol. 122, 676 (1938).
Rona 108, 621.
[3543] IZUMIDA, M.: Tohoku J. exp. Med. 36, 82 (1939), Rona 119, 594.
[3544] IZUMIDA, M.: Tohoku J. exp. Med. 36, 103 (1939), Rona 119, 595.

und ebenso durch den Urin, wodurch der Cl'-Gehalt des Blutes abnimmt. Ein 60-g-Frosch schied am 4.—6. Tage 0,62 mg Cl' täglich aus, vom 7.—10. Tage nur noch 0,24 mg täglich, aber eine völlige Rückresorption wurde auch dann nicht beobachtet.

Wie die Ausscheidung nach kontinuierlicher Zufuhr — in diesem Falle durch die Haut — verläuft, zeigt die nebenstehende Abbildung von ADOLPH[2669].

Die Frösche waren in Lösungen verschiedener Konzentrationen gesetzt worden und nahmen dort Cl' proportional der Konzentration des umgebenden Mediums auf. Wir sehen die Zunahme der Cl'-Ausscheidung mit der Aufnahme steigend. Aus der Wasserkurve sehen wir eine Konzentrationssteigerung bei 0,155 molaren Lösungen.

Analoges kann man durch intravenöse Gabe von NaCl-Lösung erzielen. Wenn der Blutgehalt über 225 mg% Cl' stieg, dann erschien Cl' in erhöhter Menge. Bei 600 mg% erreichte der Konzentrationsquotient $\dfrac{[Cl']_{Urin}}{[Cl']_{Plasma}}$ den Wert 1, zugleich mit deutlichen Vergiftungssymptomen[3545].

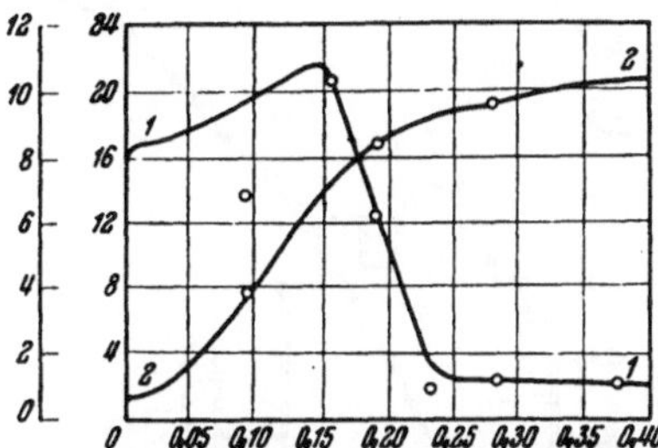

Abb. 46. Durchschnittliche Geschwindigkeit der Wasserausscheidung und Chlorausscheidung durch die Nieren in Prozent des Gehaltes im Körper/Stunde eines 37 g Frosches, der sich in Kochsalzkonzentrationen, wie in der Abscisse in Mol angegeben, befindet. Zeit nicht berücksichtigt. Kurve 1 Wasserausscheidung. Kurve 2 Chlorausscheidung.

Eine Konzentrationsreihe im Harn nach Injektion von 2 ccm verschiedener Lösungen pro Frosch ergab folgende Werte (nach [3546]):

% der Lösung	0,65	0,9	1,4	1,9	5	10
% des Urins	0,036	0,034	0,041	0,048	0,086	0,152

Die Entnahme des Harns erfolgte nach 4 bzw. 6 Stunden. Bei Gabe von 15% Lösung waren die Tiere nach 3 Stunden tot, deshalb wurden stündlich wiederholte NaCl-Mengen verabfolgt. Die Konzentration überstieg nie den Gehalt des Blutes (siehe desgl. [3547, 3548]). Man wird aber nicht sagen können: der Frosch vermag nicht Cl' zu konzentrieren, sondern man wird diese Befunde so formulieren: Der Frosch vermag — im Gegensatz zum Landtier — Cl' besser als Wasser rückzuresorbieren.

Versuche über die *absolute Ausscheidung* ergeben eine tägliche Ausscheidung von 0,1—1 mg NaCl. Gabe von 12 mg NaCl in $^1/_2$ ccm — also als 2,4% NaCl — führte zur Ausscheidung von 20—40% in 48 Stunden[3550]. Die Frösche wurden bei diesen Versuchen teilweise von Wasser umspült gehalten, so daß eine beliebige Nachlieferung von Wasser ohne weiteres möglich war. Hierdurch werden die Ausscheidungswerte vergrößert. Verkleinert werden die Werte dadurch, daß nur alle 48 Stunden die Kloake entleert wurde. Dadurch bestand ausreichend Zeit zur Rückresorption.

Bei eigenen Versuchen[3549] wurden die Frösche (Januar) in feuchter Kammer gehalten, um die Austrocknungserscheinungen zu vermeiden. Eine Wasserzufuhr fand nicht statt, so daß die Frösche nur auf ihr eigenes Körperwasser angewiesen waren. Es wurden 3 verschiedene Konzentrationen, aber

[3545] CRANE, M. M.: Amer. J. Physiol. 72, 189 (1925), Rona 31, 602. Rana catesbiana.
[3546] SCHÜRMEYER, A.: Pflügers Arch. 210, 759 (1925), Rona 35, 693.
[3547] KLASS, J.: Fisiol. Z. 16, 805 (1933), Rona 78, 645.
[3548] UCKO, H.: Z. ges. exp. Med. 50, 400 (1926), Rona 37, 631. Frösche, Curare. Zufuhr per os.
[3549] EICHLER, O. u. L.: Naunyn-Schmiedebergs Arch. 199, 21 (1942).
[3550] WORTMANN, K. H.: Dissertation Leipzig 1937, bei Sulze.

dieselben Mengen (10 mMol/kg), je 60 Fröschen injiziert. Dünner konzentrierte Lösungen (n/2) wurden rascher ausgeschieden als stärker konzentrierte (n/1, 2 n), weil ihnen mehr Lösungswasser zur Verfügung stand. Als Beispiel geben wir die Ausscheidung der m/2 Lösung auf folgender Abbildung wieder:

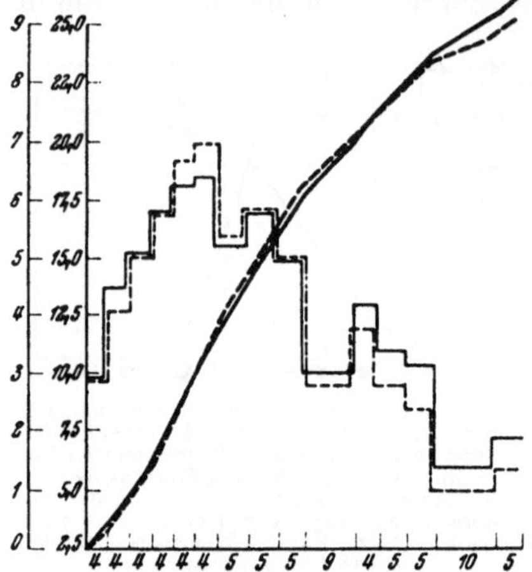

Abb. 47. Ausscheidung von Na (— — —) und Cl (———). Abscisse: Zeit in Stunden. Ordinate: die äußere linke Zahlenreihe gilt für die Summenkurven und bedeutet mMol/kg. Die rechte Zahlenreihe gilt für die Ausscheidung gerechnet pro kg und Stunde in 10^{-2} mMol. Verabfolgt wurden ½ m NaCl. (Nach EICHLER.)

Auf der Abbildung finden wir die in den einzelnen Perioden pro kg ausgeschiedenen Mengen und die Summenkurve, und zwar Na˙ und Cl′ gesondert bestimmt. Ersichtlich ist eine ganz systematische (im Prinzip auch bei den anderen Konzentrationen nachweisbare) Differenz der Ausscheidung von Na˙ und Cl′. Anfangs wird mehr Cl′ als Na˙ ausgeschieden, dann folgt eine Periode umgekehrten Verhaltens. Die erste Periode könnte bedingt sein durch die von NETTER, MALORNY und HUDOFFSKY[3340, I] berichtete Aufnahme des Na˙ in die Muskelfaser, wohin das Cl′ nicht folgen kann. Diesem bleibt dann die Ausscheidung durch die Niere offen.

Die zweite Phase kann durch eine Acidose durch organische Säuren bedingt sein. Das Cl′ wandert in die Erythrocyten und manche Bindegewebe und entgeht jetzt der Ausscheidung usw. Daraus ist die Wichtigkeit extrarenaler Faktoren für die Ausscheidung dargetan. Quantitativ ist aus der Abbildung ersichtlich, daß selbst nach 77 Stunden Beobachtungszeit erst 90% des verabfolgten Cl′ ausgeschieden wurde, obwohl die Normalausscheidung noch gar nicht abgezogen wurde. Bei den 1 m und 2 m Lösungen war die ausgeschiedene Menge um 10% niedriger.

Von Bedeutung ist in den Versuchen von UCKO[3548], daß gleichzeitige Gabe von Harnstoff die Ausscheidung von Cl′ vermindert. Wir finden etwas Ähnliches, wie wir es eben aus den Versuchen von RICHARDS mit SO_4'' berichtet haben, also eine Begünstigung der Rückresorption, vielleicht auf osmotischen Kräften beruhend. Derartiges findet sich auch beim Warmblüter.

Versuche mit der gegenseitigen Beeinflußbarkeit von 2 Salzen wurden an folgenden Paaren vorgenommen, von denen 8—10 ccm in isotonischer Lösung in den Brustlymphsack injiziert wurden:

$NaCl + MgCl_2$ und $Na_2SO_4 + MgCl_2$[3550]. Auch hier saßen die Frösche im Wasser, so daß ihnen beliebige Wassermengen zur Rückresorption zur Verfügung standen. In 48 Stunden kam bis über 70% der Zufuhr zur Ausscheidung. Es fand sich keine Begünstigung der Cl′-Rückresorption durch zugefügtes SO_4'', sondern bei Gabe verschiedener Proportionen wurde im Urin die Konzentration etwa in der Richtung derselben Proportionen aufgefunden mit Schwankungen nach beiden Seiten. Am ganzen Tier sind vielfache Komplikationen vorhanden, wie wir später bei den Versuchen von MÖLLER sehen werden.

c) Die Niere von **Vögeln** vermag ebensowenig Cl′ zu konzentrieren, wenn man den Harn vor der Eindickung in der Kloake auffängt. Es fand sich immer eine niedrigere Konzentration als im Plasma[3551].

d) **Warmblüter.** Der Urin der *isolierten Niere* ist schwächer konzentriert. Es wird also Cl′ stärker rückresorbiert als Wasser. Wenn aber die Niere abgekühlt

[3551] MAYRS, E. B.: J. Physiol. **58**, 276 (1923).

wird, steigt der Cl′-Gehalt, so daß unterhalb 18⁰ die Konzentration mit der des Plasma identisch wird[3552]. Die Rückresorptionsfähigkeit des Cl′ leidet also später als die von Wasser, hier liegt eine Analogie zur Niere der Frösche vor.

EGGLETON, PAPPENHEIMER und WINTER[3552, I] isolierten die Niere chloralose-betäubter Hunde, indem sie sie mit einer Dale-Schuster-Pumpe durchströmten und in den Kreislauf die beatmeten Lungen zur vollkommenen Sauerstoffversorgung einschalteten. Sie unterschieden eine isobare Diurese, indem sie den Druck im Ureter auf einer konstanten Höhe hielten, von einer isorhoischen Diurese, bei der die Diurese auf einem konstanten Niveau gehalten wurde durch Änderungen im Druck des Ureters oder der Arterien. Aber diese beiden Methoden gaben nicht dasselbe Resultat, indem die Clearance für Cl′ vom Ureter her vielfach stärkere Beeinflussung erfuhr als durch Änderungen des Arteriendrucks, während die Werte für Harnstoff und Kreatinin sich praktisch nicht änderten. Die Diurese wurde in Gang gebracht durch Blutverdünnung, also Änderung des osmotischen Drucks. Von Interesse ist dabei, daß die Richtung der Ausschläge bei Änderungen des Drucks vom Ureter her bei Cl entgegengesetzt war der der anderen Vergleichssubstanzen. Ebenso gibt es zwei Möglichkeiten der isobaren Diurese mit verschiedener Folge, die aber verschiedene Wirkungen auf die Cl′-Ausscheidung hatten. Durch Steigerung des Arteriendrucks um 5 mm Hg wurde die Diurese um 12%, die Cl′-Clearance um 220%, durch Senkung des kolloidosmotischen Drucks um 3 mm, dagegen die Urinmenge um 212% gesteigert, bedingt durch Hemmung der Rückresorption, während die Cl′-Clearance nur um 30% zunahm. Die Filtration am Kreatinin gemessen stieg um 4 und 14%.

Durch Erhöhung des Drucks in der V. renalis des Hundes auf 350 mm Salzlösung konnte die Ausscheidung von Wasser und Salz reduziert werden, ohne daß der Plasmadurchfluß, die Filtration in den Glomerulis die Diodrast Tm sich geändert hätte. Es konnte sich nur um eine lokal bedingte Vermehrung der Rückresorption handeln, da nur die eine Niere diese Änderungen zu zeigen brauchte[3552, II].

α) Vielfach wurde eine funktionelle Beziehung zwischen Gehalt im Plasma und Urin gesucht. Die mathematische Beziehung kann vorläufig nur rein beschreibend sein, da die einzelnen Teilvorgänge der Ausscheidung noch unübersichtlich sind. So wurde früher von AMBARD eine Gleichung entwickelt, wobei Cl′ als *Schwellensubstanz* galt. Neuerdings versuchte CONVAY[3553–3555] im Gegensatz zu AMBARD zu Ausdrücken zu gelangen, die sich aus theoretischen Vorstellungen (Filtration, Rückdiffusion usw.) entwickeln. Bei seinen Entwicklungen spielt der Punkt eine Rolle, wo Konzentration des Urins und des Plasmas an Cl′ gleich sind. Die Rückresorptionsfähigkeit der Niere für Cl′ ist beim Warmblüter geringer als die für Wasser. Deshalb kann die Konzentration der rückresorbierten Flüssigkeit nicht identisch sein der Konzentration des Plasmas. Als Punkt des Umschlags gibt REHBERG[3556] mit Kreatinin als Nichtschwellensubstanz im Selbstversuch 375 mg% Cl′ an. Wenn die Konzentration im Plasma höher liegt, dann ist die Konzentration der rückresorbierten Flüssigkeit geringer als im Plasma und umgekehrt.

[3552] BICKFORD, R. G. u. WINTON, F. R.: J. Physiol. 89, 198 (1937).
[3552, I] EGGLETON, G., PAPPENHEIMER, J. R. u. WINTER, F. R.: J. Physiol. 98, 336 (1940).
[3552, II] BLAKE, W. D., WEGRIA, R., KEATING, R. P. u. WARD, H. P.: Am. J. Physiol. 157, 1 (1949).
[3553] CONVAY, E. J.: Zbl. f. inn. Med. 1930, 225, Rona 56, 751.
[3554] CONVAY, E. J.: Amer. J. Physiol. 88, 1 (1929). Anwendung auf Sulfat.
[3555] CONVAY, E. J.: J. Physiol. 60, 30 u. 61, 595 (1925).
[3556] REHBERG, P. B.: Biochem. J. 20, 447 (1926).

Daß eine relative Schwelle für Cl′ existiert, ist lange bekannt. Bei Cl′-armer
Diät scheiden Kaninchen kaum mehr Chloride im Urin aus. Bei zwei Kranken,
bei denen durch Verlust des Magensaftes die Cl′-Reserven allmählich erschöpft
waren, hörte die Ausscheidung von Cl′ im Urin bei einem Plasmagehalt von 373
und 336 mg% völlig auf[3558, I]. Uns interessiert jedoch, abgesehen von solchen
Daten, die Annäherung an diesen Punkt, der noch dazu schwankt, je nach inneren
physiologischen Bedingungen, die teilweise heute noch nicht zu übersehen sind,
wie z. B. beim hungernden Hunde.

Bei einem sehr sorgfältigen Versuch an einem Hunde verfolgte Bottin[3557]
die Ausscheidung in Harn und Kot, die Konzentration in Plasma und Blut und
sonstige Variable des Blutes. Nachdem der Hund im Gleichgewicht war, wurde
ihm plötzlich jede Nahrung entzogen, abgesehen davon, daß er beliebige Mengen
Aq. dest. trinken durfte. Wir geben auf folgender Abbildung die Cl′-Bilanz in
den ersten Tagen des Hungers, der 3 Wochen dauerte, wieder.

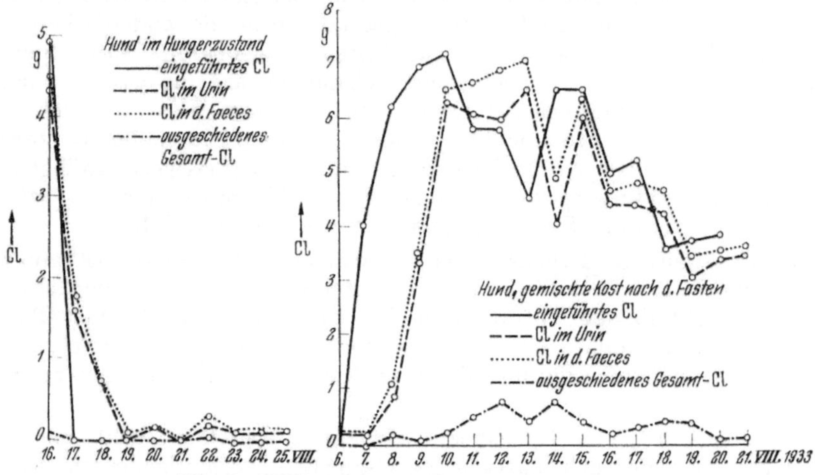

Abb. 48. Cl′-Bilanz bei einem Hunde (nach Bottin[3557]).

Wir lassen die Werte des [Cl′] im Plasma fort, weil der Abfall bis zum vierten
Tage nur von 0,403 auf 0,396 führte, also kaum ins Gewicht fiel. Dagegen war
die Menge des Plasmas abgesunken, die Zahl der Erythrocyten erhöht.

Auf dem zweiten Teil der Abbildung ist das Einsetzen der Wiederfütterung
sichtbar. Trotz hoher Zufuhr kam die Ausscheidung sehr langsam in Gang.
Das Cl′ im Plasma betrug am 4. Tage 0,395%. Die Ausscheidungssperre ging
nicht etwa dem Gewinn des Körpergewichtes parallel. Weitere Daten von Interesse, wie die Schwankungen der Ausscheidung usw., sind aus der Kurve abzulesen.

Cushny formuliert $\dfrac{[\text{Cl}']_{\text{Blut}} - \text{T}}{[\text{Cl}']_{\text{Urin}}} = \text{K}$, wobei T den Schwellenwert bedeutet, der
nach Ambard bei 0,565% NaCl im Plasma anzusetzen wäre. Die Beziehungen
zwischen Gehalt an NaCl im Plasma und Ausscheidung bei 2 Versuchspersonen
ergeben folgende Werte[3558] nach NaCl-armer Diät bei gleichzeitigem Schwitzen
und Arbeit (also andere Bedingungen als bei dem Hunde von Bottin[3557]).

[3557] Bottin, J.: Rev. belge Sci. med. 6. 173 (1934), Rona 81. 74.
[3558] Aitken, R. S.: J. of Physiol. 67, 199 (1929), Rona 51, 766.
[3558, I] Lyall, A. u. Nicol, B. M.: J. Physiol. 96, 21 (1939).
[3559] McCance, R. A.; Proc. roy. Soc. London Ser. B. 119, 245 (1936). C. 1936 I, 3857.
[3560] Smirk, F. H.: J. of Physiol. 75, 81 (1932). Rona 68, 506.

Tabelle 276.

		Tag 1	2	3	4	5	6
1. Person	NaCl im Plasma	0,60	0,58	0,57	0,55	0,55	0,54
	g NaCl/Tag . .	8,24	1,39	0,28	0,19	0,12	0,12
2. Person	NaCl im Plasma	0,60	0,58	0,57	0,55		
	g NaCl/Tag . .	6,39	2,64	1,09	0,50		

Die zweite Versuchsperson hatte am Abend vor dem vierten Tage schon 12 g NaCl genommen. Offensichtlich ist das Salz genau so in die entleerten. Speicher abgeflossen wie auf dem obigen Diagramm beim Hunde. Eine Schwelle wurde nicht völlig erreicht, aber die Ausscheidung konvergiert dagegen.

Noch deutlicher gerade im Vergleich mit anderen Ausscheidungswegen stellt diese Verhältnisse eine volle Bilanz dar, die McCance[3559] wiedergibt. Die Versuchsperson wurde täglichen Schwitzprozeduren unterworfen.

Tabelle 277.

Tag	Eingenommen als Cl' mg	ausgeschieden als Cl' in mg				
		Urin	Faeces	Schweiß	Exspiratio insensibilis	Blut
		Periode der Entnahme				
1	90	3900	84			
2	224	1200	84	3460		
3	165	550	84	3800		
4	359	79	84			
5	284	42	55	3430		
6	141	24	55			
7	173	30	55			
8	212	26	55	2770		
9	153	12	42			
10	244	24	42	1230		
11	118	11	42			
	2163	5898	682	14,690	1080	390
				22,740		

Reinverlust: 20,577

Tabelle 278.

Tag	Eingenommen als Cl' mg	Urin	Faeces	Schweiß	Exspiratio insensibilis	Blut
		Periode der Erholung				
1	9185	22	79			
2	8474	110	79			
3	8224	760	79			
4	9137	3400	79			
5	8163	7530	79			
	43,183	11,822	395	—	670	
				12,887		

Reingewinn: 30,296

Ersichtlich ist die Erschöpfung und Aufladung der NaCl-Vorräte, deren Zustand sich in der Höhe der Nierenausscheidung, viel weniger durch die der Schweißsekretion dokumentiert. Durch Schwitzen kann man also Hypochlorämien erzeugen, kaum aber durch die Nierensekretion allein (wenigstens beim Menschen).

Bei Messung des osmotischen Drucks nach Hills thermoelektrischer Methode[3561] gab es nach Trinken von Wasser einen Abfall. Der Druck sank ab, bevor die Diurese stieg, das Maximum der Diurese fiel mit dem Maximum des Druckabfalls zusammen. Wird derselbe Abfall des osmotischen Drucks durch Schwitzen und salzarme Diät hervorgerufen, dann kommt es nicht zur Diurese. Werden jetzt 500 ccm 5% NaCl in 2 Stunden gegeben, dann steigt der osmotische Druck, und es kommt zur Diurese, obwohl der totale osmotische Druck nicht sinkt. Es handelt sich um verschiedene Beeinflussungen, die durchaus nicht gleichzusetzen sind; findet sich doch z. B. bei Nebennireninsuffizienz bei Hunden eine Steigerung des Kreatininclearance[3562], die nach der Gabe von NaCl fast ohne Verzögerung eintritt. In Versuchen an Ratten[3560] gab es bei Wasserzufuhr keine Beziehung der Diurese zur Senkung des kolloidosmotischen Drucks, zu Werten des Haematokriten usw.

Die Ungleichheit der Cl'-Schwelle zeigten auch Versuche mit 4 Kaninchen. Nach Hunger und Diurese war der Harn frei von Cl' mit 490, 493, 494 und 500 mg% NaCl im Plasma. Am Tage zuvor hatten sie bei denselben Werten deutliche Cl'-Ausscheidung gezeigt[3564].

Befunde einer Verzögerung der Diurese und Cl'-Ausscheidung gegenüber der Änderung des Wassergehaltes nach Gabe von NaCl als 0,9% Lösung (1200 ccm) oder 10—20 g (als 10—15% Lösung) wurden auch sonst gefunden[3563]. Diese Befunde könnte man versuchsweise auf die Verzögerung in der Harngewinnung zurückführen, aber sie betrifft nicht gleichzeitig verabfolgtes Kreatinin. Deshalb soll sie nur bei Schwellensubstanzen zur Beobachtung kommen.

Verzögerung fand sich auch in den Versuchen von Hastings, Harkins und Liu[2546], die einem Hunde 10 ccm 2 n NaCl/kg intravenös verabfolgten, obwohl die Urinmenge ausreichend groß ist, um das System der Nierenwege in ganz kurzer Zeit zu durchspülen. Die Werte in mMol sind folgende:

Tabelle 279.

	Zeit vorher	3 Min.	15 Min.	3 Std.	9 Std.
[Cl']serum	124,4	207,4	176,4	161,9	164
Urin-[Cl'] mMol/Ltr.	251	296	273	420,5	415,0
Urin/Min.		3,6	7,7	0,9	0,02
Cl'/Min.		1,06	2,10	0,38	0,01

Die abklingenden Werte sind vermutlich durch das allmähliche Versagen des Kreislaufs bedingt.

Bei Kaninchen gaben McKay[3564] folgende Durchschnittswerte an:

bei 600 mg% NaCl im Plasma Ausscheidung 100 mg NaCl/kg/Stunde
„ 650 „ „ „ „ „ 200 „ „
„ 700 „ „ „ „ „ 400 „ „
„ 800 „ „ „ „ „ 800 „ „

12 Patienten wurde von Ballif und Derevici[2583] 100 ccm 30% NaCl intravenös verabfolgt. Die Durchschnitte ergeben folgende Reihe:

Tabelle 280.

	Zeit vorher	15 Min.	30 Min.	60 Min.	120 Min.	180 Min.	240 Min.
Plasma .	0,58	0,725	0,680	0,670	0,620	0,620	0,59
Urin% .	1,4	1,6	1,8	1,9	2,0	2,0	2,0

Die Konzentration im Urin folgt der Konzentration im Plasma zeitlich nach.

[3561] Baldes, E. J. u. Smirk, F. H.; J. Physiol. 82, 62 (1934).
[3562] Harrison, H. E. u. Darrow, D. C.: Amer. J. Physiol. 125, 631 (1939). *Clearance* = ccm Blut, die durch den in 1 Minute sezernierten Urin von der betreffenden Substanz gereinigt werden.
[3563] White, H. L. u. Findley jr., Th.: Amer. J. Physiol. 119, 740 (1937), Rona 104, 263.
[3564] McKay, E. M. u. McKay, L. L.: Amer. J. Physiol. 115, 455 (1936), Rona 95, 215.

Bemerkenswert ist, daß 2 Patienten für 4 Stunden eine Verminderung der Cl'-Ausscheidung aufwiesen, begleitet von einer leichten Hämaturie im Sediment. Das wäre durch eine Nierenläsion — wohl durch die Hypertonie — zu erklären, wenn man nicht eine primäre Hämolyse dafür verantwortlich machen will.

Bei Vergleich des Konzentrationsvermögens der Niere unter Phloridzin für Zucker und NaCl zeigte sich eine bessere Konzentrationsfähigkeit der Nieren für Zucker als für NaCl, trotz Gabe von 1,8% NaCl[3565].

Von anderem Gesichtspunkte versucht FARKAS[3566] der verwirrenden Schwierigkeiten Herr zu werden. Er betrachtet die NaCl-Ausscheidung isoliert von der des Wassers, weil eigentlich kein Harnbestandteil vor dem anderen den Vorzug verdiene (was deswegen hier nicht richtig ist, weil Wasser da sein muß, Cl' aber nur da sein kann).

Er fand Schwankungen der Wassermenge von 12—215 ccm, der Konzentration von 1,32—0,06% NaCl der absoluten NaCl-Menge, aber nur von 0,294—0,101 g in $^1/_4$ Stunden-Portion. 31 Versuche wurden an Menschen ausgeführt. Bei geringerer Diurese stiegen NaCl und Wasserausscheidung parallel, wenn aber die Diurese weitergetrieben wurde, gab es keine vermehrte NaCl-Ausscheidung.

Einen Unterschied macht allerdings der Zeitpunkt im Ablauf der Diurese. So war auf dem aufsteigenden Ast die Ausscheidung 0,18—0,24 g, auf dem absteigenden Ast 0,05—0,1. Es wurde also zuerst mehr NaCl ausgeschieden, nachher Wasser. Es ergab sich ein Zusammenhang zwischen Harnwasser und NaCl in Form einer rechtwinkligen Hyperbel $x \cdot y = K$. K konnte aber um den Wert 6,25 bis 36,0 schwanken. K war größer bei kochsalzreicher Kost (20 g NaCl) z. B. 29,25 als Minimum, während bei NaCl-armer Kost der maximale Wert von 9,0 erreicht wurde.

Wenn FARKAS einen Zusammenhang zwischen Blutkonzentration und Cl'-Ausscheidung ablehnt, so fehlen dazu die Analysen. Daß der Zusammenhang deutlich merkbar ist, haben wir immer wieder gesehen, aber Gesetze sind — besonders bei Beobachtungen im Verbande des Organismus — nicht übersichtlich. Gerade unsere bisherige Darstellung handelt fast nur von der Inkongruenz zwischen der strengen Vorstellung einer Nierenschwelle und den tatsächlichen Befunden. Zu den Störungen ist auch die *Hyperventilation* zu rechnen, führt sie doch zur Verdoppelung der Cl'-Ausscheidung[3567].

Das muß von Verminderung der CO_2-Spannung abhängen, denn bei Hunden führte die Atmung von 7—16% CO_2 zur Abnahme des Cl', während einfache Hyperventilation ebenso die Cl'-Ausscheidung vermehrte[3568, I].

Bei Versuchen, den *Energieverbrauch der Niere* (O_2- und CO_2Analyse) in Abhängigkeit von der Cl'-Ausscheidung zu bringen, kam es zu einer Steigerung der Umsetzungen, sonst wurden aber keine Beziehungen gefunden. Die Schwankungen waren schon ohne Eingriff sehr groß[3568].

In den Versuchen von EGGLETON und Mitarbeitern[3568, II] wurde während einer Druckdiurese am Starlingschen Herz-Lungen-Nierenpräparat das Cl'-Clearance erhöht, die Ökonomie verbessert, also eine mit erhöhter Sekretion vermehrte Cl'-Ausscheidung. Dabei erhöhte sich das Kreatininclearance nicht in gleichem Maße.

[3565] WHITE, H. L.: Amer. J. Physiol. **65**, 200 (1923).

[3566] v. FARKAS, G.: Pflügers Arch. **230**, 509 (1932), Rona **70**, 342.

[3567] McCANCE, R. A. u. WIDDOWSON, E. M.: Proc. roy. Soc. B. **120**, 228 (1936).

[3568] GLASER, H., LASZLO, D. u. SCHÜRMEYER, A.: Naunyn-Schmiedebergs Arch. **168**, 139 (1932). Der R. Q. war anfangs über 3!

[3568, I] BRASSFIELD, CH. R. u. BEHRMANN, V. G.: Amer. J. Physiol. **132**, 272 (1941), Rona **125**, 507.

[3568, II] EGGLETON, M. G., PAPPENHEIMER, J. R. u. WINTON, F. R.: J. Physiol. **97**, 363. (1940).

β) Das Verhalten von Natrium. Die bisherigen Angaben beruhen, wenn die Ausscheidung als NaCl gerechnet wurde, immer auf der Annahme, daß tatsächlich Na˙ und Cl′ in äquivalenter Menge ausgeschieden werden, mit dem Quotienten Na/Cl = 1. Das mag auch für längere Zeit gelten, selbst wenn das Verhältnis im Plasma größer ist als 1. Daß aber noch andere Faktoren eine Rolle spielen, zeigt die anschließende Tabelle von McCance[3559], die eine Ergänzung der vorher wiedergegebenen Tabelle darstellt.

Tabelle 281.

Alle Daten für Gewinn und Verlust sind ausgedrückt in Mill/aequiv.

	Periode der Entnahme				Periode der Erholung		
	Na-Verlust	Cl-Verlust	Na/Cl-Verhältnis	Na/Cl-Verhältnis i. Serum	Na-Gewinn	Cl-Gewinn	Na/Cl-Verhältnis
R. A. M. . . .	765	· 590	1,30	1,41	770	750	1,02
R. B. N. . . .	980	760	1,29	1,41	940	980	0,96

Bei Auffüllung der durch das Schwitzen entleerten Depots findet sich tatsächlich die Äquivalenz, vorher aber wird Na˙ mehr ausgeschieden als Cl′, entsprechend den Vorräten des Organismus. Umgekehrt und fast selbstverständlich kam bei NaCl-Gaben nach einer Hungerperiode mehr Cl′ als Na˙ zur Ausscheidung[3574, I]. (Siehe darüber auch die Darstellung S. 621 ff.)

Bei Gleichgewicht wird immer die Zusammensetzung der Nahrung maßgeblich sein, da andere Ausscheidungsorte, wo mehr Cl′ als Na˙ zur Ausscheidung käme, nicht in Frage kommen. Auch bei Ratten fand sich in den Versuchen von Vollmer[2431, 3572, 3354] eine größere Na˙-Ausscheidung, und bei Coffeindiurese zeigte sich Unabhängigkeit. Besonders deutlich ist das verschiedene Verhalten beim Ikterus catarrhalis, wo der Quotient Na/Cl zwischen 0,42 und 0,91 schwankt. Aber in der Rekonvaleszenz gibt es den Ausgleich mit Anstieg bis 4,2[3569, 3574]. Daß bei Ansammlung von Ergüssen eine Na˙-Retention auftritt, ist verständlich, vielleicht auch bei Krankheiten mit saurer Stoffwechsellage[3570, 3571].

Beim Wasserstoß soll ein Zusammenhang zwischen Na˙-Ausscheidung und Urinmenge bestehen[3573]. Na˙ wurde in Parallele gesetzt zur Ödementstehung, wenn bei hydropischen Kreislaufkranken eine NaCl-Gabe mit guter Ausscheidung von Cl′ und Gewichtszunahme beantwortet wurde; die Alkalireserve des Blutes nahm zu, so daß noch andere extrarenale Faktoren zu berücksichtigen sind.

Die Zunahme der Alkalireserve muß aber nicht immer günstig sein, denn dauernde Gabe von $NaHCO_3$ kann sogar die Funktion einer normalen Niere stören[3576]. Einmalige Gabe von $NaHCO_3$ wirkte beim Kaninchen diuretisch in n/10-Konzentration[3580].

Bei Ratten wurde $NaHCO_3$ + NaCl dem Futter in wechselnden Verhältnissen zugesetzt[3577]. Die Ausscheidung der einzelnen Komponenten wuchs entsprechend, so daß Na˙ + Cl′ + $HCO_3′$ = 1 blieb, dasselbe fand sich bei Mischungen von NaCl + KCl und $KHCO_3$ + $NaHCO_3$.

[3569] Zuckerkandl, F.: Klin. Wschr. 1935 I, 567. Rona 87, 613.
[3570] Siedek, H. u. Zuckerkandl, F.: Klin. Wschr. 1935 II, 1137, Rona 91, 152.
[3571] Siedek, H. u. Zuckerkandl, F.: Klin. Wschr. 1935 II, 1428, Rona 91, 153.
[3572] Vollmer, H. u. Richter, G.: Naunyn-Schmiedebergs Arch. 194, 573 (1940).
[3573] Schaare, U.: Z. exp. Med. 105, 314 (1939).
[3574] Siedek, H. u. Zuckerkandl, F.: Klin. Wschr. 1935 I, 568, Rona 87, 613.
[3574, I] Gamble, J. L., Ross, G. S. u. Tisdall, F. F.: J. biol. Chem. 57, 633 (1923).
[3575] Dienst, C.: Naunyn-Schmiedebergs Arch. 187, 183 (1937).
[3576] Berger, E.: J. amer. med. Assoc. 104, 1383 (1935).
[3577] Gamble, J. L., McKhann, C. F.; Butler, A. M. u. Tuthill, E.: Amer. J. Physiol. 109, 139 (1934).

Entsprechend den auf S. 443 wiedergegebenen Plasmawerten bei erwachsenen und neugeborenen Ratten fand HELLER[2880, I] die Konzentration im Urin bei erwachsenen, normal gehaltenen Tieren 15,2 maeq. Cl' und 15,1 maeq. $Na^{.}$. Nach 24 Stunden Dursten waren die Werte 84,9 und 62,5 m aeq, bei Neugeborenen waren die Werte 32,0 und 20,9 bei normalen und 28,2 bzw. 30,3 maeq/l bei durstenden Tieren. Zu den Analysen wurden 10—12 erwachsene, 30—40 neugeborene Tiere gebraucht. Die Quotienten $Na^{.}$: Cl' schwankten in diesen Versuchen etwas. Von DICKER[3577, I] wurden unter einer Reihe von anderen Bedingungen die Mengen von $K^{.}$, $Na^{.}$ und Cl' verfolgt, die in den Tubulis rückresorbiert werden, mit Inulin als Substanz zur Prüfung der Filtration. Die Menge des Rückresorbierten gibt folgende Tab. 282 wieder:

Tabelle 282.

Form der Diurese	Glomerulusfiltration	Rückresorption in %	
	cm³/100 g/Min.	Cl'	Na·
5% des Körpergewichts Wasser	$0,39 \pm 0,029$	96	97,4
0,1 cm³/100 g 3% KCl s. c.	$0,41 \pm 0,04$	97,4	98,3
85 m mol NaCl. 5% des Körpergew. p. o.	$0,94 \pm 0,05$	97,8	98,6

Die Zahlen finden eine interessante Ergänzung durch die Berechnung der Rückresorption von $K^{.}$ und durch die hohe Korrelation zu der Urinbildung. Die Rückresorption war hoch bei niedrigem und gering bei starkem Urinfluß. DICKER berechnete den Korrelationskoeffizienten r. Bei der Wasserdiurese betrug r zwischen der $K^{.}$-Rückresorption zur Filtration —0,94, zur Wasserrückresorption +0,757, zum Urinfluß —0,887. Bei der NaCl-Diurese war keine deutliche Korrelation mit der Geschwindigkeit der Wasserrückresorption vorhanden, mit der filtrierten Menge bestand immer noch die Beziehung r = —0,955.

KLODT[3578] experimentierte an Hunden, die durch Uran leicht nierengeschädigt waren. Gabe von $NaHCO_3$ führte zur Gewichtszunahme, entsprechend der bekannten Ödembildung. Wurde die äquivalente Menge von Cl' als $CaCl_2$ gegeben, gab es eine Gewichtsabnahme. Diese ist aber eher zu beziehen auf die diuretische Wirkung des $Ca^{..}$, wobei man berücksichtigen muß, daß äquivalente Mengen HCl auch diuretisch wirken (wenigstens beim Kaninchen[3580]). Wurde das $CaCl_2$ anschließend an den $NaHCO_3$-Versuch gegeben, dann war die Gewichtszunahme stärker. KLODT[3578] schließt daraus, daß das verabreichte Cl' zu dem vorhergegebenen $Na^{.}$ dazu kam, und daß jetzt in Form von NaCl die Ödembildung einsetzte. Es ist zu fragen, ob hier nicht die durch $CaCl_2$ verursachte Acidose mitwirkte, denn Acidose kann die Verhältnisse beträchtlich verschieben (siehe auch [3579]).

DIENST[3575] säuerte Hunde (ähnlich reagierte das Kaninchen) mit täglichen Gaben von 25% H_3PO_4 an, so daß die Alkalireserve sank und der Urin stark sauer wurde (pH 5,0). Die Menge des nicht Cl' zugehörigen $Na^{.}$ stieg beträchtlich an. Wurde NaCl zugelegt, dann wurde die Reaktion des Urins von Tag zu Tag alkalischer, die $NH_4^{.}$-Menge stieg, und die $Na^{.}$-Ausscheidung ging zurück. Es fand sich aber doch eine beträchtlich größere Retention von Cl' als von $Na^{.}$.

Diese Reaktion ist unerwartet, wenn man das Prinzip der Regulation in Betracht zieht. Wo mag das sich ansammelnde Cl' bleiben?

[3577, I] DICKER, S. E.: J. Physiol. **107**, 8 (1948).
[3578] KLODT, W.: Med. Klinik. **1936 II**, 1538, Rona **98**, 500.
[3579] BRUMAN, F. u. DELACHAUX, A.: Dtsch. Arch. klin. Med. **179**, 518 (1936). C. **1937 I**, 645. Vermehrte $Ca^{..}$-Ausscheidung ging einher mit verminderter Cl'-Elimination. Das war bei $Ca^{..}$-Zufuhr nicht der Fall.
[3580] DE MORACZEWSKI, V.: Fiziol. J. **22**, 658 (1937), Rona **104**, 235.

Wir sehen renale und extrarenale Faktoren so ineinandergreifen, daß eine Trennung ohne weiteres gar nicht möglich ist.

γ) Die Beziehungen zu *Harnstoffgaben* sollen herangezogen werden, was schon bei der Kaltblüterniere eine Rolle spielte. Es wurde dort ein entgegengesetztes Verhalten beobachtet. Beide Substanzen, Harnstoff und NaCl, können zur Diurese führen, aber die Art des Angriffs ist verschieden. NaCl soll die Filtration in den Glomerulis vermehren, Harnstoff die Rückresorption hemmen[3581]. Die Hemmung müßte dann vorwiegend Wasser betreffen, während die Cl'-Rückresorption sogar begünstigt wird, vielleicht auf osmotischer Grundlage. Darauf scheinen Versuche am Menschen[3582] hinzudeuten betreffs der Konzentrationen.

Es ergab sich die Beziehung:

$$n\,[N] + [Cl'] = \text{konst.}$$

Die Konstante n war meist 2. Diese Beziehung kam um so mehr zur Geltung, je mehr die Konzentrationsgrenze der Nieren erreicht war. Aber sie gilt dann nicht nur für Harnstoff + NaCl, sondern auch, wenn man statt Harnstoff Phosphat gibt, vorausgesetzt, daß man sich der Konzentrationsgrenze nähert[3586]. Deshalb fand SMIRK[3583], daß bei Nierenkranken Steigen der Harnstoffausscheidung vom Sinken der NaCl-Abgabe begleitet ist, während der Gesunde kaum so reagiert. Bei Kindern und jungen Hunden unter Milchnahrung fand sich ein anscheinend geringeres Konzentrationsvermögen der Niere für Cl', weil die Milchnahrung — überreich an Eiweiß — die Niere belastet (KERPEL-FRONTIUS[2913]) (siehe auch [3584] bei Mäusen). Bei Versuchen an Ratten mit konstanter Diät und Zulage von Harnstoff und NaCl (in mMol pro g Nahrung) fand sich nach GAMBLE und anderen[3577] folgendes:

Tabelle 283.

Zugabe		freiwillige Wasserauf-aufnahme in ccm	Urin Gefrier-punkts-erniedrigung
NaCl	Urea		
2	—	44	1,04
1,8	0,2	35	1,3
1,6	0,4	30	1,54

Bei Zusatz von Harnstoff ergab sich also eine höhere Konzentrationsfähigkeit der Niere. Der Urin wird relativ ärmer an Wasser, die Gefrierpunktserniedrigung wird größer. Die Ratten vermögen die Ausscheidung mit weniger Wasser zu bewerkstelligen, deshalb nehmen sie auch weniger Wasser zu sich.

Wenn die Ausscheidung von Ionen wie $Na^{\cdot} + Cl' + HCO_3' = 1$ bei Zulage erfolgte, oder $Na^{\cdot} + Cl' + SO_4'' = 1{,}2$, dann wird durch Harnstoffzulage diese Gleichung gestört, weil weniger Wasser gebraucht wird.

Harnstoff führt also bei Ratten nicht zu diesem Antagonismus, wenigstens wenn Harnstoff gegeben wurde (für NaCl-Gabe siehe S. 619). Auch sonst wurde oft kein Zusammenhang gesehen z. B. bei Hunden[3585], beim Kaninchen[3586].

Beim Menschen ergaben sich mehr Beziehungen zur Flüssigkeitsmenge, was aber die Konzentrationsfrage kaum berührt[3587], siehe auch [3586, I]. Die Jod-Ausscheidung wurde durch 10 g NaCl nicht vermehrt[3588].

[3581] BERENZON, J.: Polska Gaz. lek. 1936, 259, Rona 94, 597.

[3582] MAINZER, F.: Wien. Arch. inner. Med. 29, 53 (1936), Rona 98, 110.

[3583] SMIRK, F. H.: Heart 1, 131 (1933), Rona 76, 504.

[3584] FEYEL, P.: C. rend. Acad. Sci. 202, 507 (1936), Rona 94, 95. Versuche mit Histochemie.

[3585] RICHET, CH. u. GOURNAY: C. rend. Soc. biol. 91, 657 (1924), Rona 29, 617. Die AMBARDsche Konstante ändert sich sogar in Richtung erhöhter Permeabilität.

δ) *Ausscheidung nach NaCl-Zufuhr*. Bei der quantitativen Abschätzung der nach NaCl-Gaben auftretenden Ausscheidung muß man auch die Flüssigkeitsmenge beachten, die mit dem Cl′ zur Ausscheidung kommt. Dazu gehört als wichtigster Punkt die Konzentration von NaCl, die dem Versuchstier zugeführt wird. Bei den extremen Anforderungen, die jetzt an den Organismus gestellt werden, lassen sich eher Gesetzmäßigkeiten auffinden. Diese Verhältnisse werden bei den verschiedenen Arten einzeln zu besprechen sein.

Ratte. McCance und Wilkinson[2762, 1] gaben 6 Monate alten Ratten, die 18 Stunden ohne Wasser geblieben waren, 5% des Körpergewichts an 10% NaCl. Die Konzentration im Blute stieg in 4 Stunden von 106 auf 116 mMol. Sie erhielten folgende Durchschnittswerte:

Tabelle 284.

Zeit	Urin cc/min/kg Ratte	osmotisch. Druck	Cl′ m Mol	Urea m Mol
11^{45}	0,003	2560	290	1220
13^{00}	0,069	1620	416	720
14^{00}	0,168	1380	460	340
13^{35}	0,198	1310	460	230
16^{35}	0,155	1390	510	230
17^{35}	0,088	1440	538	235

Am nächsten Tage war Cl′ im Urin noch hoch, während Harnstoff den alten Wert erreicht hatte. Bei jungen Ratten ergab sich keine Verdünnung, sondern ein Anstieg des osmotischen Drucks. Bei 4 Tage alten Tieren wurde 20% der Dosis in der ersten Stunde, 35% in den ersten 5 Stunden ausgeschieden. Während derselben Zeit schieden erwachsene Tiere schon 40—60% aus. Junge Tiere bevorzugten also die Ausscheidung des Harnstoffes gegenüber NaCl, zweckmäßig bei der vorwiegenden Milchnahrung.

Kaninchen wurde nach Versuchen von Ravasini[3589—3592] in der Geschwindigkeit von 0,5 ccm/kg/Min. Lösungen verschiedener Konzentration bis zum Tode des Tieres intravenös infundiert. Die Lösungen waren auf Körpertemperatur erwärmt.

Die folgende Tabelle gibt die injizierten ccm, die ausgeschiedene Flüssigkeitsmenge als Prozentsatz der Infusion und die Prozentsätze des gegebenen NaCl wieder. Jeder der angegebenen Werte bedeutet den Durchschnitt von 2 Tieren. Bei Gabe von destilliertem Wasser[3592] nimmt die Harnmenge mit Zunahme der Infusionsgeschwindigkeit ab.

Tabelle 285.

Konzentration molar NaCl	injiziert ccm/kg	ausgeschiedene Flüssigkeit in % des Injizierten	ausgeschiedenes NaCl in %
4 n	13,75	426	22
3 n	22,50	417	24
2 n	40,75	286	30
n/1	92,5	174	42
n/2	293,75	111	49
n/6 = 0,974%	1155 1140	80,5 71,3	72,8 72,5
n/9 = 0,65%	638	72	65
n/12 = 0,48%	476	72	76
n/24 = 0,24%	505,2	70	124
n/48 = 0,12%	258,7	42	133
n/72 = 0,08	265	37	123

Aus der Menge in ccm/kg kann man leicht die Dauer der Injektion entnehmen.

Am ungiftigsten sind die mittleren Konzentrationen. Uns interessiert vor allem das Verhalten der Ausscheidung von Flüssigkeit und NaCl. Bei den hohen Konzentrationen werden zwar viel weniger NaCl, aber beträchtlich höhere Flüssigkeitsmengen ausgeschieden. Wir finden also eine echte Diurese. Wir sehen, daß es nicht notwendig ist zur Diurese, den hydrämischen Zustand eine Stunde andauern zu lassen, wie verlangt wurde[3593]. Bei den niederen Konzentrationen hört die Diurese allmählich auf, und wir finden dafür eine überwiegende Auswaschung von NaCl.

Wir geben anschließend auf der Tabelle die Versuche von SENGA[2536]. Die Versuchsanordnung war nur insoweit geändert gegenüber vorher, als die pro Minute injizierte Flüssigkeitsmenge 8mal so groß war, nämlich 4 ccm/kg/Min.

Tabelle 286.

Konzentration der NaCl-Lösung in %	infundiert ccm/kg	NaCl/kg	% NaCl ausgeschieden	NaCl-Konzentration im Urin in %
Aqua dest.	270 275	-- ---		0,10 0,11
0,1	329 276	0,33 0,28		0,06 0,21
0,3	511 372	1,53 1,12	4,1	0,21
0,4	382 753 640	1,52 3,01 2,56	26 27 40	0,46 0,33
0,5	947 1117	4,74 5,6	62 54	0,58 0,54
0,9	2100 1912 1628	18,9 17,2 14,3	78 75 67	0,89 0,88 0,91
1,3	1445 1541	18,8 20,0	73 64	1,18 1,12
1,5	1078 761	16,2 11,4	74 49	1,21 1,15
1,8	814 477	14,65 8,6	54 49	1,35 1,16
2,0	438 419 405	8,8 8,4 8,1	43 45 65	1,19 1,18 1,26
5,0	64 78	3,21 3,90	14,9 24	1,18 1,04 1,21
10,0*	42 46	4,23 4,56	20,8 23,1	1,20 1,12

* Infusionsgeschwindigkeit nur 1 ccm/kg/Min.

Aus den Zahlen ist vor allem deutlich, daß die infundierten Mengen bis zum tödlichen Erfolg größer waren als bei der langsamen Infusion mit Ausnahme der hohen Konzentrationen. Das bedeutet, daß die Entwicklung der zum Tode führenden Ereignisse (Lungenödem) eine meßbare Zeit dauert, d. h. würde die Infusion vorher angehalten werden, dann würde der tödliche Erfolg auch eintreten. Von Bedeutung ist die NaCl-Konzentration im Urin, die ein Maximum zu durchlaufen scheint. Höhere Konzentrationen führen zur Hydrämie durch Wasseranziehung aus den Geweben. Bei der schnellen Injektion ist die Ausspülung von NaCl aus dem Körper nicht mehr merkbar. Wir haben wiederum Abnahme der NaCl-Ausscheidung bei den niederen Konzentrationen. Das wird man auf eine Nierenschädigung durch die plötzliche Überschwemmung zurückführen müssen, vielleicht auf Hämolyse.

Wurde Kaninchen 0,974% = n/6 NaCl in der Geschwindigkeit von 3 ccm/kg/Minute infundiert und diese Infusion nicht bis zum Tode fortgesetzt, dann wurden folgende Zahlen erhalten[3594, 3595]:

[3586] ADDIS, T. u. FOSTER, M. G.: Arch. of int. Med. 34, 462 (1924), Rona 31, 860. NaCl und NaH_2PO_4 und Urea. Konzentrationsgrenze für NaCl bei Trockenkost = 2,3% NaCl.
[3586, I] MILLER, M., PRICE, J. W. u. LONGLEY, L. P.: J. clin. Invest. 20, 31 (1941), Rona 125. 618. Harnstoff und NaCl bestimmen über die Hälfte des spezifischen Gewichtes des Menschenharns.
[3587] RAPINESI, B.: Policlinico, sez. med. 33, 354 (1926), Rona 38, 276.
[3588] v. FELLENBERG, TH.: Biochem. Z. 142, 246 (1923).
[3589] RAVASINI, G.: Arch. di Fisiol. 31, 219 (1932), Rona 71, 268.
[3590] RAVASINI, G.: Arch. di. Fisiol. 31, 286 (1932).
[3591] RAVASINI, G.: Arch. di Fisiol. 31, 294 (1932).
[3592] RAVASINI, G.: Arch. di Fisiol. 31, 310 (1932).
[3593] BIANCARDI, S.: Boll. Soc. ital. Biol. sper. 7, 1100 (1932), Rona 72, 693.
[3594] SCIMONE, J.: Boll. Soc. ital. Biol. sper. 4, 593 (1929), Rona 53, 549.
[3595] SCIMONE, I.: Biochem. e. Ter. sper. 17. 469 (1930), Rona 60. 596.

Tabelle 287.

Infusionsmenge	200	300	400	500	600 ccm
Davon als Urin in 3 Stunden . . .	58°/₀	64%	61% ·	73%	86%
NaCl ausgeschieden	57%	66%	65%	74%	84%

Also gehen Urinmenge und absolut ausgeschiedene Menge parallel als Zeichen dafür, daß eine Auffüllung von Depots im Organismus zunehmend die Ausscheidung begünstigt. Diese Diurese wurde durch kleinere Mengen von $CaCl_2$ gefördert, durch größere gehemmt[3596, I u. II].

Als letzte Zusammenstellung sollen die Untersuchungen von MÖLLER[3596] erwähnt werden, bei denen die Zeit der Beobachtung länger angesetzt wurde.

Kaninchen wurden 60 ccm/kg verschieden konzentrierter Lösungen intravenös verabfolgt. In 24 Stunden waren ausgeschieden:

Tabelle 288.

%-Satz der Lösung	°/₀ des Infundierten ausgeschieden	
	Wasser	NaCl
0,45	72,2	60,3
0,65	73,5	77,1
0,95	77,9	81,0
1,45	101,2	90,5

Theophyllin brachte bei allen Lösungen die gleiche NaCl-Menge (134%), aber mit konzentrierten Lösungen zunehmende Wassermengen heraus. Die Summenrechnung soll ergänzt werden durch Abb. 49, die uns den näheren Verlauf anzeigt.

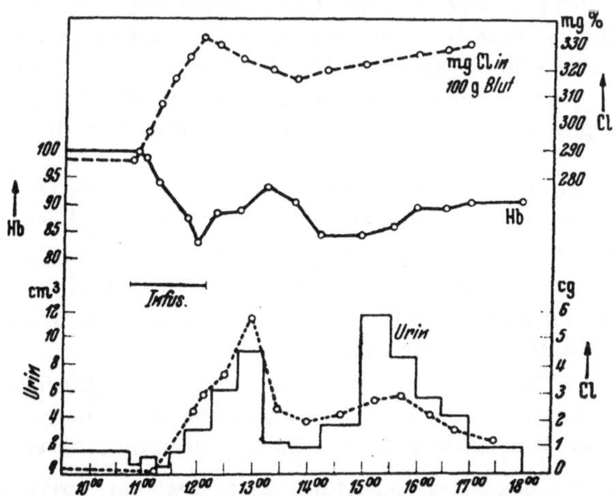

Abb. 49. ——·· = Harnausscheidung in ccm pro 15 Minuten. --○· = Cl-Ausscheidung in cg pro 15 Minuten —·— = Hämoglobinwert ...○... = mg Cl in 100 g Blut. Kaninchen, 3115 g Gewicht. In die Ohrvene werden pro Kilogramm 60 ccm einer 0,95%igen NaCl-Lösung im Laufe von 85 Minuten infundiert. Die hierdurch infundierte Gesamtmenge NaCl beträgt 177,6 cg (nach MÖLLER[3596]).

Hinzuweisen ist auf eine sekundäre Diurese, die nach einem Intervall einsetzt, nachdem eine Blutverdünnung vorhergeht.

Angefügt sei noch die Angabe, daß nach Resektion der Nn. vagi die Resorption von NaCl aus dem Darm verschlechtert werden soll, und dadurch weniger im Urin und mehr im Kot erscheint[3597].

Katzen vermögen infundiertes NaCl in 24 Stunden zu elidieren, während Wasser etwas retiniert wird bei Infusionen isotonischer Lösungen[3596].

Hunde. Die Wasserretention (bei Cl'-armer Diät) ist am größten bei Gabe von 1% NaCl, bei größeren und kleineren Konzentrationen weniger, 2,5% NaCl wirkt auch hier diuretisch. Bei 0,5% soll die Rückresorption vermindert sein, bei 2,5% die Filtration vermehrt[3599].

Nach Gabe von 110 ccm 2% NaCl blieben $^3/_4$ des Na˙ und die äquivalente Menge von Cl' nach 5 Stunden noch im Organismus zugleich mit durchschnittlich 18,7 ccm Wasser (10 Versuche). Bei Gabe von KCl ist bereits $^2/_3$ des Cl' in derselben Zeit ausgeschieden, nur $^1/_4$ bei NaCl[3601]. Bei NaHCO₃ ist die Wasserausscheidung geringer, Na˙ wird aber rascher ausgeschieden (40%).

Gleichzeitig mit 20% NaCl injiziertes Indigokarmin und Phenolsulfophthalein erschienen rascher im Harn als mit Wasser, auch in höheren Konzentrationen[3600] (siehe Tabelle S. 616).

Mensch. Die Ausscheidung ist abhängig vom Salzbestand des Organismus. So kann nach einer Infusion von 500 ccm 0,9% NaCl (oder auch stärkerer Lösungen) eine Diurese völlig ausbleiben, während die Wiederholung vollen Effekt hat[3602].

Bei Menschen, deren Diät nur 3 g NaCl am Tage enthielt, wurden von zusätzlich verabfolgten 4 g NaCl in 24 Stunden nur 1 g ausgeschieden, waren aber in der Diät 8 g NaCl vorhanden, dann war die Ausscheidung vollständig (GANDELLINI[2934]).

Hierher gehört wohl die Beobachtung, daß nach Gabe von 9 g NaCl in 40 ccm Wasser die Wasserausscheidung nicht geändert wird, während die Cl'-Ausscheidung nur wenig vermehrt ist. Nach Gabe derselben NaCl-Menge in 1 Ltr. Wasser kam es zur Diurese, aber die gesamte Cl'-Menge blieb während der 4 Stunden der Beobachtung unausgeschieden[3603]. Die zur Untersuchung gekommenen Personen waren Patienten mit üblicher Krankenkost.

WHITE[3604] experimentierte an Studenten im physiologischen Kurs. Die Cl'-Ausscheidung war nach Trinken von 500 ccm Aq. dest. 2,5 g, nach 0,3% NaCl 2,4 g, nach 0,6% NaCl 1,89 g und nach 0,9% NaCl 2,83 g in 4 Stunden, im ganzen wurde auch hier alles retiniert, und ein Unterschied von der Gabe von Aq. dest. ist nicht vorhanden, jedenfalls in dieser kurzen Beobachtungszeit. Bei 20 g NaCl (10% Lösung) wurde eine Dosis erreicht, die Depots zum Überlaufen brachte. Schon nach einer Stunde begann die vermehrte Ausscheidung. In 24 Stunden waren 16,7 g ausgeschieden, bei gleichzeitiger Gabe von 100 g Glucose nur 13,3 g[3605].

Eine Reihe von sorgfältigen Versuchen verdanken wir ARDEN[2750], der Diurese und Konzentration nach verschiedenen Dosierungen in 10% Lösung beobachtete:

Versuch I: 15 g NaCl. Diurese mit Maximum von 124 cm³/Stunde mit dem Anstieg der NaCl-Konzentration von 0,25 auf 0,35 n. Bei Zugabe von 800 ccm Wasser sank die Konzentration nicht ab, wohl aber die Harnmenge, das Wasser floß also in erster Linie in die Gewebe ab.

Versuch II: 15 g NaCl. Nach 5 Stunden wurde die Dosis wiederholt. Die Konzentration von Cl' stieg nicht an, wohl aber die Harnmenge von 100 auf 180 ccm/Stunde. 1 Liter Wasser später verabfolgt, verminderte eher die Diurese.

[3596] MÖLLER, K. O.: Naunyn-Schmiedebergs Arch. **126**, 180 (1927).
[3596,I] GAJATTO, S.: Arch. Farmacol. sper. **73**, 103 (1942), Rona **131**, 546.
[3596,II] GAJATTO, S.: Boll. Soc. ital. Biol. sper. **17**, 387 (1942), Rona **133**, 180.
[3597] SAKAI, T. u. MATSUEDA, S.: Biophysics **2**, 12 (1931), Rona **67**, 90.
[3598] CUTTING, R. A., LANDS, A. M. u. LARSON, P. S.: Arch. Surgery **36**, 586 (1938), Rona **110**, 566.
[3599] ZIMKINA, A. u. MICHELSON, A.: Fiziol. Z. **15**, 353 (1932), Rona **72**, 325.
[3600] MICHALOWSKI, E. u. BIELINSKI, Z. M.: C. rend. Soc. Biol. **119**, 1216 (1935), Rona **90**, 324.
[3601] KAUNITZ, H.: Biochem. Z. **293**, 142 (1937).
[3602] BIANCARDI, S.: Fiziol. Med. **3**, 225 (1932), Rona **67**, 707.
[3603] CRAWFORD, J. H.: Quart. J. of Med. **21**, Nr. 81, 71 (1927), Rona **44**, 378.

Beide Versuche zeigen, daß auch bei getrennter Darreichung von NaCl und Wasser derselbe Effekt der Retention eintritt, den wir vorher beim Kaninchen in ausführlicher Tabelle darstellten.

Versuch III und IV: Dieselbe Menge von KCl wurde in derselben Art verabreicht. Die Urinmengen betrugen 759 und 941 ccm gegenüber 606 und 752 ccm bei NaCl, aber vor allem war die Cl'-Ausscheidung vermehrt, und zwar über die Zufuhr hinaus, wie folgende Übersicht der 4 Versuche zeigt:

I Gabe 15 g NaCl, Ausscheidung in 10 Stunden   6,1 g Cl'
II   ,,   30 g ,.   ,,   ,, 13   ,,   9,1 g ,.
III ,,   15 KCl,   ,,   ,, 10   ,,   10,9 g ,,
IV   ,,   30 ,,   ,,   ,, 13   ,,   17,7 g ,,

Ersichtlich ist die Tatsache, daß da, wo Kalium gespeichert wird, Cl' nicht folgen kann, und daß es so vermehrt der Ausscheidung verfällt, denn die Wasserausscheidung allein hat diesen Effekt nicht. Immerhin führt KCl in isotonischer Lösung zu einer Diurese, NaCl aber nicht (siehe auch [3609]).

Bei Gabe von 30 g $NaHCO_3$ fiel im Gegenteil die Cl'-Konzentration beträchtlich ab (von 0,27 n auf 0,05 n in 10 Stunden). Die Speicherung von Na· im Gewebe zog also sekundär Cl' an sich. Dem mußte auch Wasser folgen, denn Zugabe von Wasser führte zur Hemmung der Diurese.

Die Erscheinungen entsprechen den Befunden von BAIRD und KALDANE[3606] an zwei Versuchspersonen.

Es wurde in 500 ccm Wasser 29,25 g NaCl + 12,6 g $NaHCO_3$ verabreicht. Durch Trinken von $2^1/_2$ Ltr. Wasser wurde die Diurese nicht vermehrt, ebensowenig wie eine größere Diurese resultierte, wenn das Salz gleich in $2^1/_2$ Ltr. dargeboten wurde. Wurde aber die Menge auf 4 Ltr. Wasser gesteigert, dann kam es zur stärkeren Diurese (bis 436 ccm/Stunde). Zu bemerken ist, daß die Salzmenge ungefähr der in 4,1 Ltr. kolloidfreien Plasmas enthaltenen Menge entspricht. In 5 Stunden waren nur 13,5 g NaCl ausgeschieden.

Bei *Säuglingen* wirkte $NaHCO_3$ verschieden je nach der Dosierung, in kleinen Dosen Diurese steigernd, und zwar stärker als NaCl, in größeren aber hemmend, vielleicht durch die Alkalose[3608]. Bei jungen Tieren sind die Chloridräume größer als bei älteren, entsprechend der relativ größeren Ausdehnung der Subcutis. Außerdem mag die geringere Konzentrationsfähigkeit der Niere eingreifen. So führte 0,5 g NaCl schon zur Retention von Flüssigkeit neben einer Retention von NaCl. In 4 Stunden wurden rund 70% nicht ausgeschieden[3607].

DEAN und McCANCE[3607, I] gaben Erwachsenen und Säuglingen intravenös 10% NaCl, so daß der Gehalt des Plasmas auf 135 m.aeq./l stieg. Die Diurese betrug auf 1,73 m² Körperoberfläche gerechnet bei Säuglingen 2,7 cm³, bei Erwachsenen aber 7,6 cm³ pro Minute. Beim Kind war der osmotische Druck des Harns eher erhöht, beim Erwachsenen erniedrigt, dabei betrug die Ausscheidung bei letzteren in 4 Stunden 40% gegenüber nur 9,5% bei Neugeborenen.

Wir sehen in jedem Fall langdauernde Retentionen von NaCl, die zu einer Aufladung der Depots führen müssen. Die Aufladung wird nur bis zu einer Grenze gehen können, wann diese erreicht wird, kann nur durch langdauernde Bilanzen geklärt werden. Wurde Ratten statt Wasser 1,5% NaCl verabfolgt, dann kam es in 3 Tagen zur Verdoppelung des Cl'-Bestandes, neben sonstigen Änderungen

[3604] WHITE, H. L.: Amer. J. Physiol. **80**, 82 (1927), Rona **41**, 388.
[3605] MEYER-BISCH, R. u. WOHLENBERG, W.: Z. exp. Med. **50**, 728 (1926).
[3606] BAIRD, M. M. u. HALDANE, J. B. S.: J. of Physiol. **56**, 259 (1922), Rona **16**, 63.
[3607] LUNTZ, T.: Z. Kinderheilkunde **49**, 731 (1930). Rona **58**, 503.
[3607, I] DEAN, R. F. A. u. McCANCE, R. A.: Nature **160**, 904 (1947). C. **1948 II**, 987.
[3608] FREUDENBERG, E.: Z. Kinderheilkunde **39**, 608 (1925), Rona **34**, 530.
[3609] VOLLMER, H. u. SEREBRIJSKI, J.: Z. ges. ex. Med. **47**, 670 (1925), Rona **34**, 530.
Trinken von 1 Ltr. m/50 KCl.

des Stoffwechsels (Retention von Ca·· und Mg··, Verlust von PO_4''' [3610]). Diese Steigerung ist aber nicht leicht fortzuführen, denn anstatt zu trinken, dursten die Tiere lieber, als daß sie sich hohe NaCl-Mengen einverleiben. Wird aber NaCl zwangsweise zugeführt, dann kommt es zur Ansammlung von sichtbaren Ödemen.

Darüber entscheidet zum größten Teil die Niere und auch die Funktionstüchtigkeit der Drüsen mit innerer Sekretion, aber ebenso sind Konkurrenzen von anderen Drüsen zu beachten, so z. B. durch die Magensaftsekretion, die nach der Mahlzeit vermehrt ist. Die Minderausscheidung im Urin wird nicht durch die im Magen auftretende Menge gedeckt[3611]. Auch bei mangelhafter HCl-Sekretion tritt die Cl′-Abnahme im Urin in Erscheinung[3612], was deshalb nicht verwunderlich ist, weil dafür NaCl sezerniert wird (siehe später). Beimengungen von Salzen können modifizierend einwirken, wie Mg··[3613] oder die Ionen, die dem Meerwasser beigemengt sind[3614].

Unter den Drüsen, die in Konkurrenz treten können, wurden schon wiederholt die Schweißdrüsen erwähnt, z. B. bei Anwendung von Hitze (dagegen [3615]) und Arbeit[3616, 3617, 3618]. Es findet sich auch im Plasma eine Cl′-Verminderung nach starken Anstrengungen (AGGAZZOTTI[2898]).

Die Vorbedingungen sind nicht zu suchen in vermehrter Ventilation durch die Arbeit, denn Hyperventilation führt, wie wir schon nach McCANCE wissen, zur Zunahme der Cl′-Ausscheidung[3619]. Wurde CO_2 geatmet, dann nahm die Ausscheidung ab, nicht bedingt durch den von uns schon behandelten Übertritt des Cl′ in die Erythrocyten.

ε) Einflüsse vom *Nervensystem* werden öfters angegeben. So sollen selbst den Cl′-Stoffwechsel beeinflussende Hormone nach der Denervierung nicht wirksam sein[3620]. Adrenalin soll bei wirklich sympathischer Reaktion Abnahme der Wasserausscheidung bei verminderter Cl′-Konzentration hervorrufen, bei vagaler Einstellung ist die Reaktion teils entgegengesetzt[3621]. Es soll die nach Duodenalverschluß auftretende Cl′-Ausscheidung mit Tod der Tiere verzögert sein, wenn die Nieren nicht denerviert waren[3622]. Wurden Hunde nach Oesophagotomie einer Scheintränkung mit Wasser unterzogen, dann nahmen die Chloride im Harn 1 Stunde lang ab[3628, I]. Versuche, die Zentren durch verschiedenartige Abtrennung zu isolieren, führte zur Angabe, daß das Ganglion paraopticum zur Hyperchlorämie und Diurese führe[3624], andererseits ergab sich ein Hinweis auf die Hypophyse[3623]. Auch im tuber cinereum wurde ein Zentrum vermutet (BAYLISS u. BROWN[3657I]).

ζ) Die *innere Sekretion* besitzt unzweifelhaft Einwirkungsmöglichkeiten auf die Cl′-Ausscheidung,

wenn auch bei einer großen Zahl von „Hormonen" kein Effekt bei Kindern gesehen wurde[3625].

Ohne Zweifel sind durch *Hypophysenhinterlappenextrakte* bedeutende Wirkungen zu erreichen[3626]. Die Cl′-Ausscheidung wird vermehrt durch Bewegungen der Depots der Organe[3627, 3628], dagegen [3629]. Abhängig von der vorher anwesenden NaCl-Menge, kann der antidiuretische Effekt der Hypophyse unterdrückt werden[3630, 3631, 3639, I], wahrscheinlich bedingt durch die diuretische Wirkung der mobilisierten Salzmassen.

[3610] HELLER, V. G. u. HADDAD, M.: J. biol. Chem. **113**, 439 (1936). Versuche an Rindern, Meerschweinchen und Ratten.

[3611] LANGHANS, J. u. SOMMER, K.: Klin. Wschr. **1930** I, 977, Rona **58**, 503.

[3612] HUBBARD, R. S.: J. biol. Chem. **88**, 361 (1930), Rona **58**, 118.

[3613] GAJATTO, S.: Arch. Farmacol. sper. **65**, 24 (1938). C. **1939** I, 716. Kleine Mengen von $MgCl_2$ hemmen, größere fördern.

[3614] RABBENO, A.: Boll. Soc. ital. Biol. sper. **3**, 1178 (1928), Rona **51**, 812.

[3615] JUDELOWITSCH, R. J.: Fiziol. Z. **18**, 283 (1935), Rona **87**, 335. Hunde bei 50⁰ retinieren Cl′, SO_4'' und PO_4''', da sie keine Schweißdrüsen besitzen.

[3616] HAVARD, R. E.: J. Physiol. **90**, 90 P (1938). Auch andere Ionen werden schlechter ausgeschieden.

[3617] BOIGEY, M.: Ann. intern. Med. Phys. et Physico-biol. **31**, 169 (1938), Rona **110**, 71.

[3618] ZIMKINA, A. u. MICHELSON, A.: Fiziol. Z. **15**, 366 (1932), Rona **72**, 325.

[3619] SIMPSON, G. E. u. WELLS, A. H.: J. biol. Chem. **76**, 171 (1928), Rona **45**, 365. Versuche mit Hyperventilation von 30 Minuten an Studenten. CO_2-Atmung an Hunden.

[3620] BIANCHI, G. C.: Arch. ital. Urol. **13**, 561 (1936), Rona **99**, 631.

[3621] DELEONARDI, S. u. FIGINI, P.: Fisiol. e Med. **4**, 77 (1933), Rona **73**, 536.

In überaus wichtigen Untersuchungen an Hunden hat VERNEY[3630, I] die Einwirkung der Injektion von Kochsalzlösungen dem Verständnis nähergebracht. Er injizierte die Lösungen intraarteriell in die Carotis interna und konnte an der einsetzenden Diuresehemmung die Abgabe des antidiuretischen Hormons aus der Hypophyse demonstrieren. 0,144 mol Lösung NaCl in 20 Sekunden injiziert hatte keinen Effekt, dagegen 0,257 mol NaCl, in 9 Sekunden in die linke Carotis gegeben, führte zu einer langdauernden Diuresehemmung. Der Effekt blieb nach Exstirpation des Hinterlappens aus. Ebenso, teilweise nicht so stark, wirkten andere hypertonische Lösungen. Wahrscheinlich wird die Neurohypophyse über Osmoregulatoren (siehe später) erregt.

Nach Entfernung der Hypophyse kommt es nach vorübergehendem leichten Anstieg zum Abfall der Cl'-Ausscheidung[3632]. Bei *Hypophysektomie* an Ratten[3633] kam es zur vorübergehenden Vermehrung des Urinflusses, während die Abnahme der Cl'-Konzentration immer deutlich war, auch wenn sich keine Diurese zeigte; aber diese wird in 3 — 6 Tagen wieder erreicht, bei Ratten ist die Produktion eines diabetes insipidus nur vorübergehend. Diese Effekte wurden nicht durch gleichzeitige Entfernung der Nebenniere verändert, ebensowenig durch Thyreoektomie.

Bei Katzen mit experimentellem *Diabetes insipidus* gingen Salzaufnahme und Harnvolumen streng parallel[3639, II, 3628, I], durch die zuletzt genannte Operation wurde die Polyurie vermindert und zwar reversibel durch Fütterung von Schilddrüse[3634]. Durch gleichzeitige Entfernung der Nebennieren wurde der Salzverlust aber nicht verstärkt[3638, I]. Patienten mit Diabetes insipidus konnten NaCl nur bei reichlicher Gabe von Wasser zur Ausscheidung bringen[3635]. Bei Diabetes mellitus sinkt die Cl'-Ausscheidung mit steigender Glucosurie und umgekehrt[3639], also Parallelität mit den Verhältnissen im Blut.

Hypophysenvorderlappen führte bei Kaninchen zu einer elektiven Senkung der Na·-Ausscheidung, ohne Cl' zu beteiligen[3636]. Veränderungen der Cl'-Ausscheidung werden dagegen bei Menstruationsblutungen gefunden[3637, 3638].

[3622] DOGLIOTTI, A. M. u. BOGETTI, M.: Boll. Soc. ital. Biol. sper. 5, 876 (1930), Rona 60, 273.

[3623] SUMWALT, M.: Amer. J. Physiol. 112, 386 (1935), Rona 90, 324.

[3624] LEWY, F. H. u. GASSMANN, F. K.: Amer. J. Physiol. 112, 504 (1935), Rona 92, 629.

[3625] TÖRÖK, G. u. NEUFELD, L.: Monatschr. Kinderheilk. 61, 73 (1934), Rona 85, 541. Verabfolgt wurden: Tonephin, Glandunovin, Glandubolin, Glanducorpin, Colutoid, Glanduantin. Extrakte der Hoden, Mammae, Thymus, Milz, Tonsillen, Leber, Parathyreoidea und Insulin.

[3626] SCHAUMANN, O.: Heffter-Heubners Handbuch Erg.-Werk Bd. 3, 61 (1937). Zusammenfassung.

[3627] UNNA, K. u. WALTERSKIRCHEN, L.: Naunyn-Schmiedebergs Arch. 181, 681 (1936), Rona 95, 670.

[3628] UNNA, K. u. WALTERSKIRCHEN, L.: Naunyn-Schmiedebergs Arch. 186, 539 (937).

[3628, I] HASRATJAN, E.: Bull. Biol. et Med. exp. URSS. 9, 302 (1940), Rona 126, 427.

[3629] BIANCARDI, S.: Endocrinologia 7, 127 (1932), Rona 68, 703.

[3630] MELVILLE, K. I.: J. of Physiol. 87, 129 (1936), Rona 96, 423.

[3630, I] VERNEY, E. B.: Proc. roy. Soc. B. 135, 25 (1947).

[3631] HALDANE, J. B. S.: J. of Physiol. 66, X (1928), Rona 48, 231.

[3632] TUNG, P., CHANG, H. u. LING, S. M.: Chin. J. of Physiol. 2, 231 (1928), Rona 46, 447.

[3633] COREY, E. L., SILVETTE, H. u. BRITTER, S. W.: Amer. J. Physiol. 125, 644 (1939).

[3634] FISHER, C. u. INGRAM, W. R.: Arch. Intern. Med. 58, 117 (1936), Rona 98, 283.

[3635] MEYER, E. u. MEYER-BISCH, R.: Klin. Wschr. 3, 1796 (1924), Rona 30, 575. Beschreibung eines Falles mit Sarkom der Hypophyse.

[3636] KLODT, W.: Naunyn-Schmiedebergs Arch. 186, 281 (1937).

[3637] HEILIG, R.: Klin. Wschr. 3, 1117 (1924), Rona 28, 401. Am ersten Tage der Menstruation Verzögerung.

[3638] MITTLER, L.: Riv. ital. Ginec. 18, 609 (1935), Rona 97, 221. Retention bei Metrorhagien infolge ovarieller Dysfunktion.

Die Wirkung der *Schilddrüse* auf die Ausscheidung von Cl' und Wasser ist zu bekannt, um hier mehr als nur erwähnt zu werden. Es soll sich nach Versuchen an gekreuzten Hunden um eine direkte Wirkung auf dieNieren handeln[3639,III].

Die *Nebennierenrinde* wirkt auch hemmend auf die Ausscheidung von Kochsalz. Darüber wird noch im Abschnitt über die chronische NaCl-Veränderung gesprochen. Man hat diese Eigenschaft benutzt, um durch die Ausscheidung des Radionatrium ^{24}Na oder ^{22}Na die Menge verabfolgten Hormons zu bestimmen[3638,II]. Ratten schieden nach Exstirpation der Nebenniere doppelt soviel ^{24}Na aus.

η) Bei *Nierenkranken* leidet die Cl'-Ausscheidung meist, und zwar wird die Konzentration von 0,8% nicht erreicht (SMIRK[3583]). Die Ausscheidung bei einmaliger Gabe von 4 g zieht sich auf mehr als 1 Tag hin (Nephrose), natürlich auch bei vorheriger salzarmer Diät.

Wenn die anfängliche Verteilung die Erhöhung des Cl'-Gehaltes im Blut um 7,6% zuläßt gegenüber 5,7 beim Gesunden (GANDELLINI[2934]), dann könnte davon die relative Zunahme des Gewichtes durch Ödem und die schlechte Durchblutung der ödemführenden Organe die Ursache sein.

Die Ödeme sollen stärker sein bei Gabe von NaCl als bei NaHCO$_3$[3640]. Dabei spielt wesentlich die Frage des Säurebasenhaushalts eine Rolle.

Das Primäre der Cl'-Retention soll in der kranken Niere liegen, die gegenüber der gesunden nach NaCl-Gabe mehr Na˙ als Cl' ausscheidet (2 Fälle mit tubulärer Nephritis, BLUM u. a.[3339]). Die Folge ist dann die „trockene" Cl'-Retention, die zur Steigerung des Cl' im Blut führt und sekundär zur Beladung der Organe (BLUM und VAN CAULAERT[3228, 3338—3340]). NaCl-Entzug führt hier nicht zur Gewichtsabnahme, anders dagegen, wenn von der Niere gut Cl', aber schlecht Na˙ ausgeschieden wird. In dieser Änderung der Gleichgewichte sehen BLUM, DELAVILLE und CAULAERT[3641] den ersten Anlaß zur Urämie.

Immer aber ergibt sich eine Acidose, gleichgültig ob Cl' erniedrigt oder erhöht ist. Die Menge der Basen (also [Na˙] das dem [HCO$_3$'] + [Cl'] entspricht) zeigt eine stärkere Korrelation zu Cl' als zu HCO$_3$' [3642]. Durch NaCl-Gabe geht die Säuremenge zurück, und es kann so notwendig sein, NaCl zu verordnen, selbst wenn Ödeme auftreten. Das gilt natürlich bei hypochlorämischer Nephritis (die auch zu Ödemen führen kann). Dieser Zustand ist nicht allein bedingt durch das häufige Erbrechen, sondern auch durch Verlust der Fähigkeit zur Rückresorption. Während die Nierenschwelle von AMBARD mit etwa 96 m. aeqiv. im Serum angegeben wird, konnte bei solchen Nephritiden noch beträchtliche Ausscheidungen bei 82,9 und 87,5 m. aequiv. im Plasma gesehen werden. Die Konzentration war im Urin mit 158 bzw. 154 m. aequiv. sehr hoch[3643].

Diese Höhe ist bedingt durch die geringe Harnmenge, die Konzentrationsfähigkeit für Cl' war aber durchaus erhalten, d. h. isolierte Unfähigkeit der Rückresorption von Cl' und nicht von Wasser.

[3638,I] WINTER, C. A., INGRAM, W. R., GROSS, E. G. u. SATTLER, D. G.: Endocrinology 28, 535 (1941). C. 1942 II. 913.

[3638,II] DORFMAN, R. J., POTTS, A. M., FEIL, M. L., MURPHEY, J. u. DORFMAN, A. S.: Endocrinology 41, 469 (1947).

[3639] KEILHACK, H.: Z. exp. Med. 89, 159 (1933), Rona 75, 271.

[3639,I] BOYD, E. M. u. GARAND, N. D.: Amer. J. Physiol. 130, 403 (1940). C. 1941 I, 1687.

[3639,II] WINTER, CH. A., SATTLER, D. G. u. INGRAM, W. R.: Amer. J. Physiol. 131, 363 (1940). Rona 125, 394.

[3639,III] BRULL, L.: Quart. J. exp. Physiol. 30, 195 (1940), Rona 122, 90.

[3640] MAGNUS-LEVY, A.: Z. klin. Med. 90, 287 (1921), Rona 7, 416.

[3641] BLUM, L., DELAVILLE, M. und VAN CAULAERT: C. rend. Soc. Biol. 93, 703 (1925), Rona 33, 735.

[3642] PETERS, J. P., WAKEMAN, A. M., EISENMAN, A. S. u. LEE, C.: J. clin. Invest. 6, 517 (1928).

[3643] PETERS, J. P., WAKEMAN, A. M., EISENMAN, A. S. u. LEE, C.: J. clin. Invest. 6, 551 (1928), Rona 50, 569.

Bei experimentellen Nephritiden durch Chromat[3644, 3645] und Cantharidin[3646] wurde von RAVASINI am Kaninchen die Reaktion auf eine Infusion verschieden konzentrierter Lösungen in derselben Art verfolgt, wie sie oben[3589—3592] schon beim Normalen berichtet wurde. Die Infusion (0,5 ccm/kg/Min.) wurde bis zum Tode des Tieres fortgesetzt. Die Resultate seien auf folgender Tabelle auszugsweise wiedergegeben:

Tabelle 289.

Konzen-tration	Chromatnephritis			Cantharidin		
	infundiert ccm	ausgeschiedene Flüssigkeit	NaCl %	infundiert ccm	ausgeschiedene Flüssigkeit	NaCl %
4 n	14	41,6	13	14,5	31,5	16
n/1	70	119	—	109	194	37
n/2	180	111	—	257,5	289	48
n/6	390	109,7	26	530	226	46
n/9			19	380	325,1	72
n/12	fast Anurie		Anurie	505	348,3	71
n/24	„	„	„	447	322,5	75

Die Reaktion ist deutlich bei hyposmotischen Lösungen, die rasch zur Anurie führen bei der tubulären Nephritis nach Chromat; die mangelhafte NaCl-Ausscheidung ist besonders hervortretend, während die Cantharidinnephritis nicht so stark einwirkt.

An dieser Stelle ist auch die durch Ca-Guajakolglykolat in höheren Dosen verursachte Hemmung der Cl'-Ausscheidung zu erwähnen[3654, I]. Renin führte zur Diurese beim Kaninchen, dem zugleich NaCl zugeführt war. Die Rückresorption von Na und Cl soll gehemmt sein. Sonst findet sich eine antidiuretische Wirkung[3654, II].

ϑ) *Infektionen* wie Typhus oder Bact. prodigiosus führten beim Kaninchen zu erhöhter Cl'-Ausscheidung, aber nicht, wenn das Reticuloendothel blockiert war[3647—3649].

Besondere Bearbeitung hat das Verhalten der Chloride bei der *Pneumonie* erfahren[3650—3654]. Es ist sicher, daß anfangs eine Retention auftreten muß im Stadium der zunehmenden Hepatisation, da die Exsudationen in den Alveolen den Cl'-Gehalt der üblichen Exsudate haben. Neben dieser tatsächlichen Retention ist zu unterscheiden, ob nicht durch die chlorarme Ernährung ein Verschwinden der Chloride aus dem Urin bedingt wird. Dann muß man in bestimmten Stadien im Auswurf beträchtliche Verluste (0,5 g Cl'/Tag)[3654] in Rechnung stellen.

Die Frage der tatsächlichen Elimination ist von diesen Faktoren zu trennen. Deshalb nützen einfache Cl'-Proben im Harn unserer Erkenntnis nichts, wenn nicht regelrechte Bilanzen angestellt werden. Kleine Belastungen mit NaCl (< 5,0 g/Tag) zeigen sogar Neigungen zu geringer Retention, während bei großen Gaben (5—30 g/Tag) eine größere Retention auftritt[3654]. Diese werden wir zum Teil auf die Verteilung in die durch den indurierten Lappen bedingten größeren und

[3644] RAVASINI, G. u. COLLE, E.: Boll. Soc. ital. Biol. sper. 7, 878 (1932), Rona 71, 269.
[3645] RAVASINI, G. u. COLLE, E.: Arch. di Fisiol. 34, 1 (1934), Rona 85, 370.
[3646] RAVASINI, G. u. PARENZO, E.: Arch. di Fisiol. 34, 40 (1934), Rona 85, 371.
[3647] SAITO, H.: Jap. J. Gastroenterol. 5, 57 (1933), Rona 76, 172.
[3648] SAITO, H.: Jap. J. Gastroenterol. 5, 67 (1933), Rona 76, 172.
[3649] SAITO, H.: Jap. J. Gastroenterol. 5, 72 (1933), Rona 76, 172.
[3650] ACHARD, CH. u. ENACHESCO, M.: C. rend. Acad. Sci. 188, 1457 (1929), Rona 52, 290.
[3651] ACHADR, CH. u. ENACHESCO, M.: J. Physiol. et Path. gen. 28, 587 (1930), Rona 59, 91.
[3652] ACHARD, CH. u. ENACHESCO, M.: J. Physiol. et Path. gen. 28, 612 (1930), Rona 59, 91.
[3653] ACHARD, CH. u. ENACHESCO, M.: J. Physiol. et Path. gen. 27, 781 (1929), Rona 56, 117.
[3654] SUNDERMAN, F. W.: J. clin. Invest. 7, 313 (1929), Rona 54, 321.

schlecht durchbluteten Cl′-Räume beziehen können. Daß hierhin das Cl′ einzudringen vermag, zeigt die Erhöhung des Cl′-Gehaltes im Auswurf, wobei die Menge des Auswurfs zunahm. Nach großen NaCl-Belastungen ist die Häufigkeit der postpneumonischen Exsudate größer.

Wieweit alle diese Faktoren renal bedingt sind, ist die Frage, da die verminderte Cl′-Ausscheidung mit vermindertem Gehalt im Plasma einhergeht[3650]. Dies kann aber schon durch Acidose bedingt sein, zumal mit Anstieg der Acidose das Cl′ weniger, mit Aufhören derselben und Alkalisierung des Urins Cl′ vermehrt zur Ausscheidung gelangt[3653]. Das kann ebenso durch Darreichung von $NaHCO_3$ (10—15 g) erzielt werden[3651, 3652]. Aber es gibt Unterschiede der einzelnen Phasen.

ι) *Narkotika* hemmen Diurese und Cl′-Ausscheidung[3655, 3656]. Nach Chloralose soll bei Hunden die Schwelle für Cl′ erhöht sein[3657]. In Versuchen am hypophysektomierten Hunde wurde die Cl′-Clearance unter Wasserdiurese untersucht[3657, I]. Durch Äther wurde diese Diurese gehemmt, bedingt durch die Senkung der Kreatininclearance. Das Verhältnis Clearance für Cl′/Kreatinin blieb unverändert bei der denervierten Niere während der Äthergabe, fiel aber bei der innervierten. iNach Decerebrierung hörte das auf. Der Angriffspunkt soll in einem Zentrum m tuber cinereum für Cl-Ausscheidung liegen[3657, I].

ϰ) *Diuretika* können die Cl′-Ausscheidung verändern, das ist bekannt und gehört nicht hierher. Daß bei Gabe von KCl die Ausscheidung von Cl′ rascher ist als bei NaCl, haben wir schon erwähnt. Statt Na· wird dabei die Base K· ausgeschieden[3658]. Allerdings wirken auch alle K·-Salze diuretisch in der Reihe: $Acetat > NO_3′ > SO_4″ \gg Cl′ > PO_4‴$ bei peroraler Gabe. Bei intravenöser Gabe soll das vorher unwirksame Br′ wirksam werden[3659].

Bekannt ist, daß bei chronischer Salyrgan- oder Novasuroldiurese durch Gaben von NH_4Cl die Ausscheidungen erhöht werden können. Diese Wirkung ließ sich weder durch Säure noch durch NaCl ersetzen, wurde also auf das NH_4 zurückgeführt[3660]. Andererseits gelang es, durch intravenöse Gabe von NaCl denselben Effekt zu erreichen[3661]. Bei der einmaligen Größe des diuretischen Effektes von Salyrgan (bei Hunden) wirkten NH_4Cl, NH_4NO_3 und H_3PO_4 in gleicher Weise begünstigend, NaCl, KCl wirkten nicht, und Kaliumacetat, $KHCO_3$, $NaHCO_3$ verminderten den Effekt[3662]. Beim Menschen führten Belastungen von 20—30 g NaCl zur Erhöhung der Salyrganwirkung, während 36 g $NaHCO_3$ auch hier vermindernd einwirkten[3663]. Man wird vielleicht doch mehr die Wirkung auf das Säure-Basenverhältnis verantwortlich machen, als eine Wirkung des Cl′-Ions selbst annehmen. Das zeigte sich auch bei den Bilanzen von KAUNITZ[3601] an Hunden bei Vergleich von KCl und $KHCO_3$, NaCl und $NaHCO_3$.

λ) *Die radioaktiven Natriumisotopen.* Besonders die Zufuhr des langlebigen ^{22}Na mit einer Halbwertszeit von 3 Jahren eröffnet neue Möglichkeiten der Forschung. Durch einmalige Gabe gelingt es, einen Überblick zu gewinnen über den Austausch von Na· bei verschiedenen Krankheiten. Man hat die verschiedensten Meßgrößen zur Charakterisierung vorgeschlagen. Da bei gleichbleibenden Bedingungen die Eliminierung exponentiell erfolgt, d. h. bei Verwendung von logarithmischem Papier eine Gerade entsteht, genügt die Angabe eines Parameters,

---

[3654, I] BALDACCI, U.: Arch. Farmacol. sper. **70**, 1 (1940). C. **1941 II**, 2704. Bei kleineren Dosen Verbesserung der NaCl-Ausscheidung. Die Tiere lebten dementsprechend länger bei konstanter Infusion von 0,5 ccm pro Minute einer n/1-NaCl-Lösung.

[3654, II] PICKERING, G. W. u. PRINZMETEL, M.: J. Physiol. **98**, 314 (1934).

[3655] FEE, A. R.: J. Pharmacol. exp. Ther. **34**, 305 (1928), Rona **49**, 383. Chloroform, Äther, Urethan, Paraldehyd, Amytal, Morphin. Versuche an Hunden.

[3656] MAURO, G.: Arch. Farmacol. sper. **47**, 56 (1929), Rona **53**, 276. Alkoholgabe.

[3657] BRULL, L.: C. rend. Soc. biol. **97**, 734 (1927). Rona **43**, 619. 0,1 g/kg Chloralose in 100 ccm intravenös.

[3657, I] BAYLISS, L. E. u. BROWN, A.: Z. Physiol. **98**, 190 (1940).

[3658] LEITER, L.: J. clin. Invest. **3**, 253 (1926), Rona **42**, 323.

[3659] KODAMA, E.: Rona **61**, 151 (1930). Die Cl′-Menge soll größer gewesen sein als die verabreichte.

um den Zustand zu beschreiben. So wurde von MORGAN[3660, II] eine „biologische Halbwertszeit" mit dem Symbol „Te" vorgeschlagen, die die Zeit angibt, bis zu der die Hälfte des verabfolgten Isotopen den Organismus verlassen hat. Es ist naheliegend, daß diese Zahl schwer zu bestimmen ist, besonders bei Substanzen wie Natrium, deshalb schlagen BURCH und Mitarbeiter[3660, I] andere charakteristische, leicht meßbare Zahlen vor.

$C^{1}/_{2}$ = Zeit, die notwendig ist, um die Konzentration des Isotopen in den Körperflüssigkeiten (oder einem spezifischen Teil des Organismus) auf die Hälfte zu senken, nachdem Gleichgewicht erreicht worden war.

$U^{1}/_{2}$. Die Zeit in Tagen, die notwendig ist, um durch den Urin die Hälfte der Substanz zu beseitigen.

Die Größe dieser Zahlen für ^{22}Na bei normalen und kranken Versuchspersonen wird auf folgender Tabelle in Durchschnittswerten wiedergegeben:

Tabelle 290.

Diagnose	Zahl der Personen	Tage		Änderung des Gewichts. Pfd.
		$C^{1}/_{2}$	$U^{1}/_{2}$	
Normal	4	13,3	28,8	—6,6
Herzfehler, langsame Besserung.	2	41	66	—12,5
Herzfehler, rasche Besserung	2	20,5	29,5	—23
langsame Verschlechterung	2	27	60	+5,75
hämorrhagische Nephritis	2	56	513	—35,5

Diese Werte unterliegen einer Beeinflussung durch die Zufuhr von NaCl in der Diät. Eine Versuchsperson erhielt 1,7 g NaCl täglich, $C^{1}/_{2}$ betrug 25 Tage. Nach Übergang auf 13,7 g NaCl täglich sank der Wert auf 8 Tage, um bei Rückkehr zu 1,7 g wieder auf 18 zu steigen. Wie die Werte von $C^{1}/_{2}$ und $U^{1}/_{2}$ nicht konform gehen, ergibt sich besonders aus den beiden Fällen mit gestörter Nierenfunktion. Es ist verständlich, daß der Umsatz (turnover) bei Ansammlung von Ödemen langsamer sein muß. In Mäuseversuchen mit Verbrennungen, oder nach längerer Anlegung einer Staubinde um eine Extremität, hörte die Ausscheidung von ^{24}Na im Urin durch das Einströmen in die Ödeme völlig auf, während einer Zeit, in der die normalen Tiere bereits die Hälfte zur Ausscheidung gebracht hatten. Noch nach 96 Stunden enthielten die geschädigten Mäuse mehr ^{24}Na als die normalen nach 48 Stunden (Fox und KESTON[3351, III]).

2. Bromid. Abgesehen von den quantitativen Verhältnissen interessiert in erster Linie die Reichweite der Lehre von der „Blindheit der Niere" gegen Br′ und Cl′.

a) Die normale Ausscheidung wird angegeben von UCKO[2968] mit 1—2,5 mg Brom am Tage, von LEIPERT[2950] mit 3—5 mg, von KURANAMI[2776] mit 3,6 mg, offenbar spielt die Ernährung eine maßgebliche Rolle, z. B. auch der Bromidgehalt des Kochsalzes. Deshalb steigt nach Zulage von NaCl die Br′-Ausscheidung, die also nicht aus den Depots des Organismus zu stammen braucht. Die Bedeutung der Konzentration in der Nahrung wird durch folgenden Vergleich der Durchschnittswerte eines wichtigen Nahrungsmittels und der Ausscheidung von

[3660] FLIEDERBAUM, J. u. KRAZUCKA, L.: Presse med. 1932 I, 854. Rona 69. 200.
[3660, I] BURCH, G. E., THREEFOOT, S. A., CRONVICH, J. A. u. REASER, P.: Cold Spring Harb. Sympos. quant. Biol. XIII, 63 (1948). Mit mathematischen Betrachtungen.
[3660, II] MORGAN, K. Z.: J. physic. Koll. Chem. 51, 984 (1947), zit. nach [3660, I].

STRAUB[3664] dargestellt, wo zugleich der Br'-Gehalt einiger Nahrungsmittel an den betreffenden Orten mitgeteilt wird. Die Methodik ist einwandfrei, Daten in mg%.

Tabelle 291.

Ort	Wien	Debrecen	Budapest	Gyula	Satoral-janyhely
Harn	0,425	1,938	0,709	0,517	0,430
Milch	4,932	15,49	6,444	5,771	6,005

Auch die Angaben von CONVAY und FLOOD[182] mit 0,297—0,855 mg%, CHATAGNON[2966] mit 0,18—0,3 mg% und die Werte beim Kaninchen nach STOLL und BRENKEN[213] mit 0,94, 0,77 und 1,23 mg% liegen alle in gleicher Größenordnung.

Uns interessieren noch die Verhältnisse Br/Cl im Urin im Verhältnis zum Blut. Dazu sei die von uns erweiterte Tabelle einer Zusammenstellung von NEU-FELD[2955] abgedruckt.

Tabelle 292.
Verhältnis Br/Cl · 1000

	UCKO[2968]	LEIPERT[2950]	DAMIENZ[3408]	CATAGNON[2966]
Magen	1,7—5,5	1,54—3,98	—	0,6—0,9
Blut	0,5—1,4	0,62—1,42	1,32—1,55	—
Urin	0,3—0,6	0,41—0,57	0,39—1,85	0,0—1,0

Aus der Tabelle entnehmen wir, daß der Quotient Br/Cl im Blut höher ist als im Harn, d. h. die Niere strebt danach, das Br' vermehrt rückzuresorbieren.

Diese Verhältnisse finden sich ebenso bei Geisteskranken (LEIPERT und WATZLAWEK[2984]) und bei verschiedenen Versuchstieren wie Affen und Hunden (SMITH und WALKER[3425] u. a.). Die Auffassung von UCKO, daß das bedingt sei durch eine partielle organische Bindung des Br' im Blut, konnte, wie wir früher sahen, nicht bestätigt werden.

Damit ist die alte Vorstellung von der Blindheit der Niere an dieser Grenze — wenigstens in ihren Konsequenzen und rein qualitativ als Faustregel durch- aus gültig, — ihres strengen Charakters entkleidet.

Das zeigte auch LEIPERT[2950] in Selbstversuchen, bei Übergang zu kochsalzarmer Diät und Salz- und Wasserbelastung oder nach Salyrgan.

b) Ausscheidung nach Zufuhr. Auf jeden Fall ist es verständlich, wenn nach Zufuhr von Bromiden die Ausscheidung sehr langsam erfolgt.

Nach einmaliger Gabe von 0,6 g Br' an Kaninchen war nach 8 Tagen noch das 20fache der normalen Br'-Ausscheidung vorhanden (STOLL und BRENKEN[213]).

Bei Hunden wurde nach der relativ großen Dosis von 776 mg Br' in 5 Stunden weniger als 1% ausgeschieden, und nach 48 Stunden war die Ausscheidung nicht viel größer (BRODIE, BRAND und LESHIN[2771]).

CHATAGNON[3665] gab einer 45jährigen Frau eine einmalige Dosis von 1 g NaBr. Den Verlauf der Ausscheidung sehen wir folgendermaßen:

Tabelle 293.

Zeit	1. Tag	2. Tag	3. Tag	4. Tag	5.—15. Tag	16.—31. Tag	32. Tag	33. Tag	34. Tag
Menge in mg	3,8	15,8	41,4	158,5	schwan-kend 20—50	20—9	2,88	1,01	1,06

[3661] BIX, H. u. CZYHLARZ, E. v.: Wien. med. Wschr. **85**, 344 (1935). C. **1935** II, 18.

[3662] ETHRIDGE, C. B., MYERS, D. W. u. FULTON, M. N.: Arch. intern. Med. **57**, 714-(1936) Rona **95**, 247.

[3663] BERGLUND, H. u. SUNDH, B.: Acta med. Skand. **86**, 216 (1935), Rona **91**, 658.

Ein ganz unregelmäßiger Verlauf mit Rückkehr zur Norm etwa am 32. Tage.

Wir dürfen die gegen jede Gesetzmäßigkeit verlaufende Form der Ausscheidung nicht ohne weiteres für falsch halten, da die Frau unter kochsalzarmer Diät gestanden haben kann. So wurde in den Versuchen von BODANSKY und MODELL[3666, I] die schon sistierte Ausscheidung von Br' durch einmalige Gabe von NaCl wieder deutlich.

Bei den Versuchen von UCKO[2968] wurde nach intravenöser Injektion von 1 g NaBr in den ersten 4 Stunden 7—11, in der 4.—8. Stunde 2—3 und in der 8.—24. Stunde 5—10 mg, am ersten Tage also 14—24 mg Br ausgeschieden.

Außerdem war die Ausscheidung in dem Versuche der Tabelle oscilierend nicht nur in den ersten Tagen.

Oscilationen wurden auch in anderen Versuchen mit chronischer Gabe beobachtet, vielfach verbunden mit erhöhter Zufuhr von NaCl, so z. B. von WILE[3417], der eine erneute Bromidausscheidung bei einer Frau mit Bromschädigungen der Haut durch Gabe großer NaCl-Mengen hervorrufen konnte.

Jedenfalls kann man durch NaCl-Gaben die Ausscheidung von Bromid vermehren. Man kann auch eine Änderung der Verhältnisse der Fraktionen im Blut und Urin erzielen. Darüber gibt die Arbeit von PALMER und CLARKE[2773] Auskunft, deren Resultate an einem Hunde von 20 kg in Form eines Diagramms wir wiedergeben.

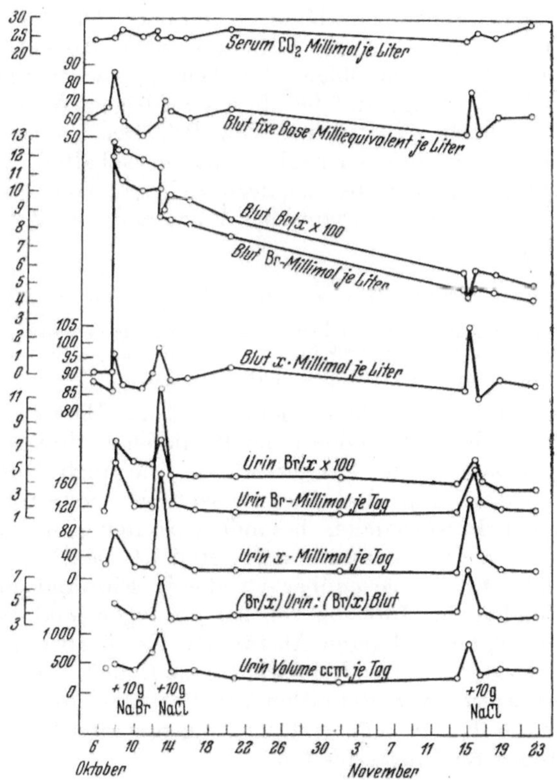

Abb. 50. Verabreichung von NaBr und NaCl intravenös (nach PALMER und CLARKE[2773]).

Es sind nicht nur die absoluten Werte der Ausscheidung angegeben, sondern auch die Verhältnisse Br/x, wobei x dem Gesamthalogen entspricht.

[3664] STRAUB, J.: Biochem. Z. 303, 398 (1940).
[3665] CHATAGNON, C.: C. rend. Acad. Sci. 204, 72 (1937), Rona 99, 411.

Die Ausscheidung erfolgt nicht in Sprüngen wie oben nach CHATAGNON, sondern kontinuierlich wie in den anderen beiden Versuchen derselben Art. Die Tiere erhielten eine Diät mit konstanter Cl'-Menge. Eine Ausnahme machen die Tage mit einer Extragabe von NaCl, die nicht nur den absoluten Wert erhöht, sondern auch das Verhältnis $(Br/x)_{Urin}/(Br/x)_{Plasma}$. Das Verhältnis müßte bei Blindheit der Niere gegen Br' und Cl' ungefähr den Wert 1 annehmen, hatte aber in allen 3 Versuchen nur die sehr konstante Größe von 0,38—0,45 beim ersten, 0,37—0,44 beim zweiten und ähnlich bei dem abgebildeten Versuch, ausgenommen die Tage der NaCl-Gabe, wo tatsächlich der theoretisch zu fordernde Wert 1 fast erreicht wurde. Immerhin wurde auch hier mehr Cl' ausgeschieden als Br', trotz der Cl'-armen Diät. Das gilt ebenso für Patienten, die 1 Jahr kochsalzarm gelebt hatten[3666].

Die vermehrte Ausscheidung ging einher mit Diurese, konnte aber nicht durch Diurese mit Harnstoff erzielt werden. Das ist nicht verwunderlich, da Harnstoffgabe die Ausscheidung von Cl' nicht vermehrt, eher vermindert (siehe S. 620). Perorale Gabe von NaBr führte zu geringer Senkung der Harnproduktion, wie beim Menschen, bei intravenöser Gabe nicht, FELLENBERG[3588].

Bei einigen Patienten mit chronischer Br'-Intoxikation konnten ähnliche Verhältnisse erzielt werden, z. B. stieg der Quotient durch NaCl-Behandlung von 0,67 auf 0,74, also anscheinend abhängig von der Höhe der Gesamthalogenausscheidung. (Weitere Analysen an Patienten siehe ROSSEN und REICHENBERG[2777, IV].) Die Hunde in den obigen Versuchen von PALMER und CLARKE erhielten nur 10 mMol Cl'/Tag, und bei diesen niedrigen Werten war die Ausscheidung von Cl' doppelt so groß wie von Br'. Der Unterschied ist größer als bei den kleinen Ausscheidungen nach normalen Gehalten, hängt also nicht vom absoluten Gehalt von Br' selbst, sondern vielleicht vom Gesamthalogen ab. Die Möglichkeit der Bindung in organischer Form oder der Adsorption als Ursache entfällt hiermit.

Die $\dfrac{\text{Plasma}}{\text{Urin}}$ Quotienten wurden etwas größer gefunden von MORTON[3139], wie aus der Tabelle S. 512 zu sehen ist. In dieser Richtung würde auch die Retention von Br' bei TOXOPEUS[3667], LIPSCHITZ[2770] u. APPELMANNS[3420] liegen (siehe hierzu die Kritik von MÖLLER[2767]). die Resultate wurden aber mit fragwürdiger Methode gefunden.

Den bisher berichteten Versuchen gegenüber ist der Einwand durchaus möglich, daß es sich um zu lange Perioden handelt, die einen direkten Vergleich der Quotienten nicht zulassen, einer der Einwände, die auch MÖLLER gegenüber APPELMANNS verwendet. Nun sind aber wesentliche Schwankungen im Br'-Gehalt des Plasmas nicht vorhanden, besonders bei den sich über viele Monate hinziehenden Versuchen von CLARKE und PALMER[2773]. Den Versuchen von HASTINGS, HARKINS und LIU[2546] gegenüber ist dieser Einwand nicht berechtigt. Hier erfolgt bei Hunden eine Infusion von 2 n Lösungen, und die Analysen von Plasma und Urin erfolgten in kurzen Abständen. Es ist aber niemals gelungen, einen Quotienten, der den Wert 1 erreicht hätte, zu finden. Wir sehen immer eine bevorzugte Rückresorption also Retention von Br', wie in den chronischen Versuchen, aber mehr der Einheit nähernd, wie folgende zwei Versuche an Hunden zeigen, die 10 ccm 2 n NaBr/kg erhielten.

Tabelle 294.

Zeit	3 Min.	15 Min.	50 Min.	3 Min.	15 Min.	4 Std.	8 Std.
Br/Cl Serum . .	1,199	0,699	0,671	1,0	0,663	0,668	0,629
Br/Cl Urin . .	0,75	0,68	0,57	0,49	0,55	0,48	0,46

[3666] OTTENSOOSER, F.: Naunyn-Schmiedebergs Arch. 122. 77 (1927). Rona 43. 14.

Immer ist die Br'-Retention deutlich. Auch BODANSKY und MODELL[3666, I] fanden die Verhältniszahl nur bei starker Ausscheidung am Anfang mit Werten von 0,7—1,0. Sie sanken aber rasch auf 0,4 ab.

Demgegenüber fand MÖLLER[2767] am Kaninchen die Blindheit der Niere gegenüber Cl' und Br' durch die verschiedensten Versuchsbedingungen erhalten. So fand sich eine fast vollkommene Br'-Retention bei chlorarm ernährten Tieren, eine gleichförmige Ausscheidung bei Gaben von Theophyllin oder intravenöser Infusion von NaCl. (FREY[3668] fand dasselbe mit elektrometrischer Titration auch bei Katzen.) Einen Unterschied könnte man in der Gesamthalogenbilanz sehen.

Von den Tieren von HASTINGS und Mitarbeitern[2546] starb ein Tier nach $8^1/_2$ Stunden und schied in dieser Zeit das Infundierte zu 16% als Br', zu 28% als Cl' aus; ein anderes, das nach 11 Stunden starb, brachte 18% als Br', 35% als Cl' zur Ausscheidung, während die Verhältnisse bei MÖLLER[2767] in folgender Tabelle, Versuch I, angegeben werden:

Tabelle 295.

Ausgeschieden in Prozent der Eingabe (nach K. O. MÖLLER)

Versuch 1 chlorreich, Versuch 2 chlorarm ernährt.

Stunden nach beendeter Infusion	Br in % der Eingabe		mol Cl in % des infundierten Halogens		Halogen total ausgeschieden in % des infundierten Halogens	
	Vers. 1	Vers. 2	Vers. 1	Vers. 2	Vers. 1	Vers. 2
0	11,5	0,065	47,3	0,28	58,8	0,34
1	17,1	—	67,9	—	85,0	—
2	19,0	0,13	73,3	0,48	92,3	0,61
$4^1/_2$	21,6	0,39	80,2	0,93	102	1,32
$21^1/_2$	26,7	1,9	—	4,0	—	5,9
2,24	33,1	5,5	—	—	—	—
3,24	—	9,7	—	—	—	—
5,24	61,7	13,3	—	—	—	—

In Versuch 1 fand sich schon nach $4^1/_2$ Stunden die gegebene Dosis von Br' als Halogen ausgeschieden. Aus der Größe der reinen Br'-Ausscheidung ist die Leichtigkeit ersichtlich, mit der die Ausscheidung erfolgt. Da 60 ccm/kg einer isotonischen NaBr-Lösung infundiert wurden, sind gewisse Vergleiche mit den Tabellen von RAVASINI (S. 621) und SENGA (S. 622) möglich. Die Ausscheidung erfolgt nach der Tabelle ungewöhnlich leicht, also ·in Form einer Diurese. Bei HASTINGS und Mitarbeitern[2546] war die Gesamthalogenmenge etwa gleich groß, ob man NaCl oder NaBr in gleicher Menge infundierte. Aber die Zahl der Versuche ist bei ihnen zum quantitativen Vergleich zu gering.

Außerdem sehen wir die Verhältnisse des Versuchs 2 der Tabelle bei einem chlorarmen Tier. Es kommt zu einer minimalen Ausscheidung, und trotzdem findet sich der gleiche Quotient in Harn und Plasma. Der einzige Einwand wäre hier, daß die auftretenden Werte an die Grenze der von MÖLLER verwandten Methodik herangehen. Dann könnte man vermuten, daß in der absoluten Höhe der Gesamthalogenausscheidung die Ursache der Diskrepanzen zu suchen sei. Versuche mit Hypophysenextrakten (McINTYRE und VAN DYKE[3137]) führten zu wechselnden, jedenfalls nicht einheitlichen Einflüssen auf den Quotienten. Die Differenz ist bisher nur durch die Verschiedenheit der Spezies überbrückbar: Hund und Mensch zeigen Retention des Br', Kaninchen nicht.

<hr>

[3666, I] BODANSKY, O. u. MODELL, W.: J. Pharmacol. exp. Ther. **73**, 51 (1941), Rona **128**, 657. Versuche an Hunden.

[3667] TOXOPEUS, M. A. B.: Naunyn-Schmiedebergs Arch. **178**, 416 (1935), Rona **90**, 325. 1 Hund und 1 Kaninchen. Methode?

Die gegenseitige Verdrängung gilt nicht für andere Halogene, wie für J' in physiologisch vorkommenden Grenzen (FELLENBERG[3588]).

Es ist merkwürdig, daß nur durch Erhöhung der Halogenmischung — also verminderte Rückresorption — die noch bleibende Rückresorption des Br' relativ geringer wird als bei Cl'. Vielleicht ergibt sich ein Verständnis dafür durch unseren Versuch einer bildlichen Darstellung von der Blindheit der Niere (siehe unten).

In der isolierten Froschniere fand sich eine Rückresorption des Bromids ähnlich wie Cl', und zwar wurde auch hier in den meisten Fällen mehr Br' als Cl' rückresorbiert. Wir geben folgende errechnete Rückresorption an[3669]:

Br'	59,5	68	74	53,3	64
Cl'	33	0	21	50,5	67

Die Zahlen erscheinen sehr groß im Verhältnis zu den sonstigen Versuchen.

Bei Gaben großer Dosen von NaBr in den Lymphsack von Fröschen (10 ccm 0,3 molarer Lösung pro Frosch[3670]) fand sich im Harn oder Kloake nach 17 Stunden Absperrung letzterer eine Konzentration von 0,26% NaBr und 0,12% NaCl. Von injizierten 3,76 g NaBr wurden in dieser Zeit 1,665 g im Harn wiedergefunden. Die Cl'-Konzentration ist das Vielfache der gewöhnlichen Konzentration und entspricht den Verhältnissen, wie wir sie schon bei Injektion großer NaCl-Mengen beschrieben haben, also auch hier eine Verdrängung des Chlorids durch das Bromid. Wurde NaCl + NaBr in äquivalenten Mengen gegeben, dann stieg die NaCl-Konzentration nur auf 0,19% an. Obwohl die Frösche in Wasser saßen, war nur $^1/_3$ des gegebenen Bromids in 24 Stunden in Form von Halogen zur Ausscheidung gelangt. Die Art der Versuchsanordnung läßt sonst keinen Schluß zur Frage des Br/Cl-Quotienten zu, nicht einmal eine Abschätzung.

Es wurde versucht (EICHLER[2369, 1]) nach Versuchen mit Jodid eine bildliche Vorstellung über die sogenannte Blindheit der Niere gegenüber Cl' und Br' zu gewinnen. Die dahinzielenden Gedankengänge — über die wir später im Zusammenhang mit anderen Ionen sprechen müssen — benutzen teils lyotrope Eigenschaften der Ionen, teils ihre räumlichen Verhältnisse. Ein Ion muß um so leichter eine Membran durchdringen, je kleiner es ist (unter Berücksichtigung der Hydratationshülle und ihrer Festigkeit), und je mehr es sich an der aufnehmenden Grenzscheide ansammelt (Entweichungstendenz nach LEWIS und RANDALL). Chlorid ist kleiner, aber sammelt sich weniger an der Grenze an, d. h. die beiden begünstigenden Eigenschaften verteilen sich ebenso auf die beiden Ionen, wie die beiden hemmenden. Es wird also ungefähr die Individualität aufgehoben, und wir kommen zu der sogenannten „Blindheit der Niere". Diese Vorstellung berücksichtigt die Hydratationshülle wenig und setzt voraus, daß die Permeation ähnlich wie beim Liquor cerebrospinalis: entsprechend dem Durchmesser des nackten Ions erfolgt. Nach den Beweglichkeiten allein berechnet, ist Bromid beweglicher (siehe EUCKEN S. 94).

3. Jodid und Rhodanid.

a) **Gesetzmäßigkeiten.** Die Ausscheidung an Fröschen soll nach LAUG und HÖBER[3669] bei Versuchen an der isolierten Niere prinzipiell verschieden verlaufen, indem Jodid passiv elidiert wird, SCN' aber einem aktiven Excretionsprozeß unterliegt. Wenn eine Lösung mit 2 mg% SCN' nur durch die Vene zugeleitet wurde, also isoliert zu den Tubulis, dann fand sich eine Konzentrierung bis zum 6 fachen, die sofort bei Umleitung auf die Arterie bzw. die Glomeruli verschwand. Es wurde dann fast immer nur dieselbe Konzentration wie in der Durchströmungsflüssigkeit erreicht. Daraus wird auf die Sekretion geschlossen.

[3668] FREY, E.: Naunyn-Schmiedebergs Arch. **163**, 393 (1931).
[3669] LAUG, E. P. u. HÖBER, R.; J. cellul, a. comp. Physiol. **8**, 347 (1936), Rona **99**, 277. Rana pipiens, Konzentration nicht angegeben.
[3670] ROMANUS, E.: Dissertation Leipzig 1937.

Es ist jedoch auf folgendes hinzuweisen: Zugesetztes Phenolrot zeigt eine Konzentrierung bis zum 50fachen, also muß SCN' einer beträchtlichen Rückresorption unterliegen, wenn es von der Seite der Glomeruli abgegeben wird; das geschieht nicht bei Abgabe von den Tubulis. Sollte nicht die Rückresorption durch die anwesende SCN-Lösung gestört werden bei Durchströmung der Tubuli, gefördert, wenn dort die Lösung frei von SCN' ist?

Eine gleichzeitige Durchströmung mit Arabinose zeigte, daß Arabinose von den Tubulis nicht abgegeben wird. Damit ist anscheinend das Eintreten von Kollateralen ausgeschlossen.

Bei Jodid findet sich im Urin immer eine etwas höhere Konzentration als im Perfusat (5—27%). Daraus wurde gegen ein „aktives Wegnehmen" des Jodids durch die Niere geschlossen. Die Funktion der Niere scheint geschädigt zu sein, da auch die berechnete Rückresorption der Chloride nur noch etwa 30% beträgt. Konzentrationen wurden nicht angegeben. In eigenen Versuchen (EICHLER[846]) wurde am ganzen Tier die Konzentrationsfähigkeit der Niere für Jodid sichergestellt, also gelten obige Versuche nur für die isolierte Niere.

Am ganzen Frosch wurde die Ausscheidung in eigenen Versuchen (EICHLER [967 u. 2369, I]) geprüft.

Die Gabe erfolgte nicht in äquivalenten Mengen, sondern in Mengen, die diktiert waren von der toxischen Dosis, so daß eine Beziehung zwischen Ausscheidung und toxischer Einwirkung erhofft werden konnte. Daher wurden von NaJ 2molare und 1molare, von NaSCN aber m/2 und m/4 Lösungen injiziert, was für den direkten Vergleich ungünstig ist.

Die Frösche saßen bei diesen Versuchen in feuchte Kammern, so daß ihnen nicht beliebige Mengen von Wasser für die Ausscheidung zur Verfügung standen. Die Nieren waren angewiesen auf die im Körperverband vorhandene und die durch das Lösungswasser zugeführte Flüssigkeit. Trotzdem fand sich nur bei Jodid — nicht aber bei Rhodanid — ein Einfluß der Konzentration der Lösung auf die Ausscheidungsgeschwindigkeit. Die dünneren Lösungen wurden besonders am Anfang rascher ausgeschieden. Außerdem gab es eine Abhängigkeit von der Jahreszeit.

96 Stunden nach Gabe von 10 mMol/kg NaJ waren 81,2% bei 15 Fröschen, die 2molare Lösung, 83,0% bei denjenigen, die die 1molare Lösung erhalten hatten, ausgeschieden. In einem späteren Jahr verlief die Ausscheidung rascher, der Unterschied war eher noch größer. In 77 Stunden war bei m/2 NaJ fast 90%, m/1 über 80% und 2 mol rund 75% ausgeschieden.

Es besteht für diese Differenz die mögliche Auslegung, daß die konzentriertere Lösung durch lokale Läsion zu einem stärkeren Eindringen z. B. in die Muskulatur geführt habe, und daß von dort aus nur eine langsamere Befreiung und Ausscheidung möglich wäre. Diese Auffassung müßte aber ebenso für das SCN' Gültigkeit besitzen, da der Abstand von der toxischen Dosis für beide Ionen derselbe war, bei Rhodanid ist aber dieser Unterschied nicht. Es wurde die Auffassung vertreten, daß ein Zusammenhang mit der toxischen Einwirkung gegeben sei, indem nicht nur eine bessere Ausscheidung bei manchen Fröschen, sondern zugleich eine geringere Empfindlichkeit vorhanden sei. Aber es spielt, wie spätere Versuche zeigten (EICHLER[2448, I]), die extrarenale Wirkung eine ganz wesentliche Rolle. Denn auch die Peripherie konnte an der Ausscheidung durch aktive Veränderung teilnehmen. Es ergab sich nämlich eine Verkleinerung der extracellulären — also J' zugänglichen — Räume (siehe S. 558ff). Dadurch wurde das Jodid aus dem Gewebe verdrängt und der Niere in höherer Konzentration gegenüber dem Plasma zugeführt.

Dieser Vorgang könnte noch eine besondere Unstetigkeit erklären. Wenn nämlich die Geschwindigkeit der Ausscheidung im Verlauf der Tage verfolgt und durch eine Transformation gewissermaßen Standardbedingungen (Beziehung zur nicht ausgeschiedenen Menge) angeglichen wurde, fand sich bei SCN' sowohl als auch bei Jodid in konzentrierter Lösung anfangs eine geringere Ausscheidung

als später, obwohl deutlich dargetan werden konnte, daß diese Ausschläge nicht
etwa bedingt sein könnten durch die Verzögerung einer Resorption aus dem
Brustlymphsack (EICHLER[846]). Die Beschleunigung der Ausscheidung erfolgte
beim J′ sowohl als auch beim Rhodanid etwa 20—30 Stunden nach der Injektion.

In den letzten Versuchen[2369, I] wurde nur bei der 2molaren Lösung das Maximum gefunden. Bei den beiden schwächeren nahm die Ausscheidungsgeschwindigkeit noch bis über
70 Stunden nach der Gabe zu.

Bevor wir aber Fragen der extrarenalen Faktoren erörtern, möge noch das Verhalten der gleichzeitigen Ausscheidung von Na˙ und Cl′ neben Jodid einen Platz
finden, da es sich hierbei um prinzipiell wichtige Fragen der Nierenfunktion handelt.

Die Zahlen wurden gewonnen aus 3 Versuchen an je 60 Fröschen, die NaJ in der Menge von
10 mMol/kg in ¹/₂, ¹/₁, ²/₁ molarer Lösung in den Lymphsack erhielten. Von diesen 3 Versuchen
geben wir die Durchschnittswerte auf folgender Abbildung 51 (nach EICHLER[2369, I]) wieder:

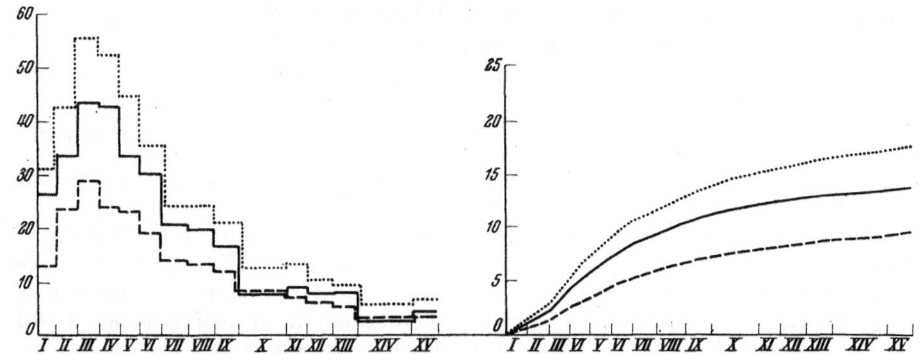

Abb. 51. Ausscheidung von Na˙, Cl′ und J′. Durchschnitte aus den drei Versuchen mit verschiedener Konzentration; links die Stundenwerte, rechts die Summenkurven. Abscisse: Zeit in Perioden. Ordinate; links ¹/₁₀₀ mMol/kg
pro Stunde; rechts mMol/kg. — — — Jodid ——— Na .... Gesamthalogen.

Auf dieser Abbildung befinden sich links die Werte in Stunden gerechnet, während rechts
die Summenkurve zur Darstellung kommt. Diese gibt an, wieviel Na˙, J′ und Gesamthalogen,
also Cl′ + J′, bis zu den betreffenden Stunden zur Ausscheidung kam.

Vor allem ist der gleichmäßige Abstand der Kurven deutlich. Er möge besonders durch die Wiedergabe der Quotienten auf anschließender Tabelle betont
werden.

Tabelle 296.

Periode	I	II	III	IV	V	VI	VII	VIII	IX	X	XI	XII	XIII	XIV	XV
$\dfrac{Cl' + J'}{J}$	2,5	2,08	2,02	2,02	2,00	1,97	1,94	1,94	1,93	1,89	1,89	1,88	1,87	1,87	1,87
$\dfrac{Cl' + J'}{Na}$	1,19	1,24	1,26	1,25	1,26	1,25	1,24	1,24	1,24	1,26	1,26	1,28	1,27	1,29	1,29
$\dfrac{Na}{J}$	2,1	1,67	1,61	1,61	1,58	1,58	1,57	1,57	1,55	1,50	1,49	1,47	1,47	1,44	1,44

Für diesen Verlauf wurde eine Erklärung nach den physikochemischen Eigenschaften der Ionen gesucht, da er ganz anders ist als bei der auf S. 608 ff. dargestellten Ausscheidung von NaCl. In beiden Fällen waren die zugeführten
Äquivalente dieselben. Dort entsprach die ausgeschiedene Menge von Na˙ der
des Cl′ mit gewissen erklärbaren Abweichungen. Hier ist die Ausscheidung des
Na˙ größer als die von J′, liegt aber im Wert zwischen J′ und Gesamthalogen.
Also wird die Ausscheidung von Na˙ und Cl′ durch J′ vermehrt. Es muß sich um
eine Beeinflussung der Niere handeln, da die unbeeinflußte Froschniere Cl′ fast

völlig rückresorbiert. Die Beeinflussung kann aber nicht von der Blutseite erfolgen, da die Ausscheidungsgeschwindigkeit nicht der Blutkonzentration folgt, sondern mit der Jodidausscheidung gleichgeht, besonders wenn man die hier nicht wiedergegebenen Unterschiede bei den einzelnen verabfolgten Konzentrationen berücksichtigt. Deshalb wurde von uns der Versuch gemacht, nach einer Beeinflussung von der Seite der Harnkanälchen aus zu suchen, in denen die Rückresorption von Cl′ und J′ erfolgt.

Wir wissen nichts über die Vorgänge innerhalb des Protoplasmas, die zu einem Transport von Substanz gegen das Konzentrationsgefälle (wir nannten das kurz Sakhijenprinzip) notwendig sind. Doch ist die Annahme nicht fernliegend, daß bei den Ionen ein elektrisches Feld den ersten Schritt darstellt, d. h. die negativ geladenen Anionen werden an positiv geladene Punkte der Oberfläche in den Harnkanälchen gehen. Da das Jodion größer ist und an Grenzflächen sich anreichert, wird seine Wahrscheinlichkeit größer sein, an solche primäre Resorptionspunkte zu gelangen, als beim Cl′. Findet der Weitertransport nur durch porenähnliche Gebilde statt, deren Größe in die Größenordnung der Ionen hineinpaßt, dann wird der Transport des größeren Anions langsamer erfolgen und zugleich die Rückresorption von Cl′ hemmen. Damit wäre der Verlauf der Kurve durchaus erklärt. Das Verhalten des Na˙ ergibt sich zwangsläufig aus dem Gesetz der Elektroneutralität, aus dem man auch die Forderung einer Abgabe von NH_4˙ ableiten kann.

Es ist bei dieser Darstellung zu beachten, daß eine Verwechslung der Resorption mit dem Vorgang der Filtration nicht geschehen darf. Bei der Filtration würde — unter Voraussetzung der gleichen Bedingungen hinsichtlich der Porengröße (MANEGOLD würde es ein homogenes Membrangebilde nennen, da die Poren die Größenordnung von Molekülen haben) — das Cl′ gerade vermehrt hindurchgehen, wie z. B. durch die Liquorschranke. Wird die Porengröße genügend groß sein, dann gilt das bei der Filtration auch nicht mehr, wie wir es etwa bei der Glomerulusmembran haben, die sogar durch Moleküle wie Inulin durchsetzt wird. Daß osmotische Faktoren bei der Rückresorption eine Rolle spielen, zeigt sich bei der Sulfatwirkung.

Von Bedeutung ist — abgesehen von der Größe des Ions selbst — seine Hydratationshülle. Nach BRINTZINGER ist das elektrostatische Potential des großen J′ so gering, daß es als nackt zu betrachten ist. Wenn wir dem Cl′ und Br′ auch eine gewisse Hydratation zuschreiben müssen, so wird diese doch nicht so fest sein, daß ein großer Energieaufwand zu ihrer Beseitigung notwendig wäre. Wir haben das bei den nichtlebenden Modellen wiederholt gesehen (z. B. Eintreten in innere Bindung, auch an Aluminiumhydroxydsolen). Das wird beim zweiwertigen Sulfat oder Fluorid mit seinem hohen elektrostatischen Potential nicht zutreffen. Phosphat unterliegt fast immer völlig abweichenden Bedingungen wegen seiner Fähigkeit, leicht in organische Bindung überzugehen.

Diese Exkursion sollte die chemisch-physikalische Konstitution der Anionen mit ihrem Schicksal bei der Ausscheidung in Einklang bringen und stellt nur einen ersten Versuch dar; es werden 2 Faktoren gegeneinander abgewogen: Wahrscheinlichkeit des Auftreffens auf die Resorptionsorte und die Geschwindigkeit des Durchtritts. Diese muß aber auch mit dem elektrostatischen Potential der Oberfläche zusammenhängen. Wir werden noch genügend Schwierigkeiten für die hier so eindeutig aussehende Darstellung auftauchen sehen, wenn wir Ion und Tierart wechseln. Dazu kommen noch die extrarenalen Faktoren und zwar die nach 20—30 Stunden auftretende Unstetigkeitsstelle der Ausscheidung.

In der ursprünglichen Arbeit EICHLER[967] wurde diese beim Rhodanid mit dem Prozeß der Wassermobilisierung durch die toxische Einwirkung auf die Gewebe zu erklären versucht, zumal zu gleicher Zeit und in gleichem Ablauf mit diesem Prozeß die Erkrankungen mit Muskelstarre am ausgesprochensten d. h. maximal waren. Wir werden das Verhalten der extracellulären Räume für diesen Effekt in Betracht ziehen müssen, wenn er auch noch nicht nachgewiesen wurde beim SCN′, und beim Jodid nur in den ersten 24 Stunden.

Für die Geschwindigkeit der Rhodanausscheidung geben wir aus den Versuchen die Durchschnittswerte von 15 Fröschen wieder, die 2,02 mMol/kg in m/4 Lösung erhalten hatten. Wir geben die Prozentsätze, die bis zu einer bestimmten Zeit ausgeschieden waren.

Tabelle 297.

Zeit in Std.	2	4	6	10	18	24	36	72	98	120
%	3,58	7,14	10,55	17,63	30,30	47,19	65,63	84,35	90,32	92,46

Die Ausscheidung des SCN′ erfolgte außerordentlich langsam, aber etwa in gleicher Geschwindigkeit mit dem Jodid, auch rascher als größere Mengen von NaCl, die allerdings in nichttoxischer Dosis, jedenfalls viel weiter entfernt von diesem Bereich, gegeben wurden.

b) Normalwerte. SCN′ wird auch normal im Harn ausgeschieden. Die Ausscheidung ist teilweise durch die Aufnahme in der Nahrung bedingt, wie uns vor allem die oben wiedergegebenen Analysen von GMEINHARDT lehren. Aber nach LANG[1704, 3001] muß auch eine intermediäre Bildung zustande kommen. Er berechnete in Bilanzen die tägliche Ausscheidung mit 4 mg, wovon 1,2 mg in der Nahrung zugeführt wurden. Bei Hunden fand sich entsprechend dieser Trennung in exogenes und endogenes Rhodanid im Hunger ein Sinken der Rhodanidausscheidung um die Hälfte[3671]. Auch die Bildung von Blausäure im Darmkanal wird für möglich gehalten, da nach Abführmitteln der Gehalt im Harn sinkt (BAUMANN und andere[2387]), was auf schlechtere Resorption rückführbar ist.

Als weitere Normalwerte finden sich im Harn nach SULLIVAN und HESS[413] 14,2, 5,31, 17,6, 25,5 mg SCN′, mit einer modifizierten Rupp-Schied-Thielschen Methode. Nach dieser Methode wird SCN′ mit Jod oxydiert und so jodometrisch bestimmt. Die Oxydationsfähigkeit des SCN′ ist so groß, daß es sogar die Ascorbinsäurebestimmung stören kann[3672], aber die Reaktion ist nicht spezifisch, so daß eine vorherige Reinigung zu erfolgen hat.

SMITH, MUKERJE und SEABURY[5587, I] fanden mit der guten Methode nach HÄRTNER bei Kaninchen 0,63, bei Hunden 0,64 mg SCN im 24-Stunden-Urin. Mit einer speziellen Methode geben BAUMANN, SPRINSON und METZGER[414] die tägliche Ausscheidung bei 4 Personen, die weder rauchen noch senfölenthaltende Speisen zu sich nehmen durften, an drei aufeinanderfolgenden Tagen (siehe Tabelle 298) an (in mg):

Tabelle 298.

A	1,41	1,44	1,69
B	1,37	1,28	1,16
C	1,13	1,21	1,08
D	0,47	0,52	0,55

Auffällig ist die Gleichmäßigkeit bei individueller Verschiedenheit.

Vermehrte Ausscheidung bei Menschen mit Geschwülsten wurde (außer vielleicht bei multiplen Myelomen) nicht gefunden[3673], verminderte Ausscheidung bei schweren Leber-

[3671] CHRISTOMANOS, A. A.: Prakt. Akad. Athenon 11, 395 (1936), Rona 100, 93. C. 1937 II, 3189.
[3672] HEINEMANN, M.: Biochem. J. 30, 2299 (1936). Dichlorphenolindophenol.
[3673] SULLIVAN, M. X. u. HESS, W. C.: Proc. Soc. exp. Biol. Med. 30, 804 (1933), Rona 74, 266.
[3674] HASHIMOTO, M.: J. of Orient. Med. 25, 86 (1936), Rona 98, 626.
[3674, I] ZANSHKEVICH, T. D. u. SHULGINA, R. M.: J. ment. Sci. 88, 578 (1942). C. 1943 I. 2410. 14—30 mg% als Normalwert scheint sehr hoch. Insulin steigerte, Schlaf, Cloettal und Kohlenhydrate senkten.

erkrankungen (BECHER[3011, I]) und Schizophrenie[3674, I]. Eine Änderung findet HASHIOMOTO[3674] bei Kaninchen unter Behandlung mit Hormonen. Abnahme unter Insulin, Kastration, Corpus luteum, Hypophysenvorderlappen; Zunahme bei Traubenzucker, Hodenpulver, Ovarialhormon, Hypophysenhinterlappen, Adrenalin und bei größeren Schwefelmengen, was von anderen nicht bestätigt wurde.

c) Nach Cyaniden. Die Überführung von HCN in HSCN im Organismus ist eine alte Erfahrung[3675], ebenso nach Enhalation (SMITH und Mitarbeiter[408]). Die Menge, die ausgeschieden wird, schwankt von Tierart zu Tierart z. B. 20% beim Hund, aber kaum etwas bei der Taube. Bei intravenöser Gabe von Blausäure an Kaninchen wurden 72% der berechneten Menge als SCN' wiedergefunden[408, 5587, I].

Die Bildung wurde durch Schilddrüsendarreichung beschleunigt, ebenso durch Insulin oder Traubenzucker und durch Hodenpulver, Ovarialgabe, Hypophyse. Die Exstirpation dieser Organe führte zu dem gegenteiligen Effekt[3676]. Dasselbe kann durch Nitrile erfolgen, die auch im Organbrei zur SCN'-Bildung führen (LANG[1704]).

Die teilweise Entgiftung von Nitrilen auf dem Wege über SCN' ist bekannt[3675]. Eine hohe Ausscheidung nach Acetonitril fand sich bei Lebergesunden, nicht aber nach Phosphorvergiftung (SCHLECHTER[412]). Ein normales Kaninchen wandelt 27—35% des in Form von Acetonitril, Benzylcyanid und KCN eingeführten CN'-Radikals in SCN' um, nach Entfernung der Schilddrüse aber nur 3—5% bei Acetonitril, die anderen beiden Substanzen werden in alter Höhe als SCN' ausgeschieden. Nur bei Demethylierung von CH_3CN wird also die Thyreoidea gebraucht[3677]. Das Meerschweinchen, wandelt sogar 20—50% des gegebenen Acetonitrils um (SMITH und MALCOLM[408]). Die Entgiftung einer großen Zahl anderer Nitrile geschieht ebenfalls über Rhodan[3678].

d) Die Ausscheidung von SCN' im Urin erfolgt beim Kaninchen ziemlich rasch. 50—80% erschienen nach Gabe von 20 ccm n/25 NaSCN in den ersten 24 Stunden, am dritten Tage fanden sich die letzten bestimmbaren Mengen (zusammen 60—100% des gegebenen), darüber hinaus nur noch Spuren (SMITH und MALCOLM[408], desgl. BAUMANN, METZGER und SPRINSON[2387]).

Nach Injektion von [131]J an Kaninchen wurde 37% nach 9 Stunden im Harn gefunden (ARIEL und Mitarbeiter[3432, I]).

Beim *Menschen* fand sich am ersten Tage 40—80% des injizierten radioaktiven Jodids im Harn, am dritten Tage noch Reste von 0,5—3,0%. Nur bei Myxödemkranken war die Ausscheidung verzögert[3683, I]. Diese Angaben beim Radiojod sind stets zu korrigieren, weil die Ausscheidung abhängig ist von der Aktivität. Die Gründe dafür haben wir bei den Gesetzen der Verteilung angeführt. Deshalb ist besonders ein Vergleich mit Rhodan schwer möglich. Nur Unterschiede in den Tierarten sind herauszuheben. Beim Menschen verläuft im Gegensatz zum Kaninchen dieser Prozeß viel langwieriger. Bei 4 normalen Personen waren zur Ausscheidung von 0,163 g 4 Tage, 0,326 g 9 Tage, 0,652 g 11 Tage, 1,14 g 14 Tage (GOLDRING und CHASIS[2608]) notwendig. Teilweise werden noch größere Werte angegeben: 3 Wochen für 0,3—1,0 g (BAUMANN und Mitarbeiter[2387]). Von 1,25 g waren nach 24 Stunden noch 0,95 g im Organismus, nach 10 Stunden 1,19—1,21 g, also fast alles; einmal in 5 Tagen bei einer Person noch ebensoviel (LAVIETES, BOURDILLON und KLINGHOFFER[2603]). Ein Patient von STUBER und LANG[3001] schied täglich 7,5 mg HSCN aus. Er erhielt 177 mg HSCN in n/1 Lösung intra-

[3675] LANG, S.: Naunyn-Schmiedebergs Arch. **34**, 247 (1894). $^1/_5$—$^1/_6$ der gegebenen Menge.
[3676] HASHIMOTO, M.: J. of orient. Med. **25**, 65 (1936), Rona **98**, 283.
[3677] BAUMANN, E. J., SPRINSON, D. B. u. METZGER, N.: J. biol. Chem. **102**, 773 (1933). Rona **76**, 708.
[3678] ADELINE, S. M., CERECEDO, L. R. u. SHERWIN, C. P.: J. biol. Chem. **70**, 461 (1926), Rona **39**, 590.

venös. Nach 1 Woche waren 132 mg ausgeschieden, wovon noch die Normalausscheidung abzuziehen ist, so daß 80 mg = 45% wirklich als ausgeschieden zu
betrachten sind. Wir finden eine ähnliche Zähigkeit des Festhaltens wie bei Ausscheidung von Bromid, hier aber noch kompliziert durch die Bindung des SCN'
an Kolloide in nichtfiltrierbarer Form.

Bei *Hunden* erfolgt die Ausscheidung mit ähnlicher Langsamkeit. Deshalb
kumulieren sie stärker und sind empfindlicher (als der Mensch). Die *Ratte* scheint
sich nach diesen Kriterien an das Kaninchen anzuschließen (siehe ANDERSON
und CHEN[2550, I]). Das zeigte sich bei der Gabe von Rhodan, das mit radioaktivem ^{35}S indiziert war (WOOD, WILLIAMS und KINGSLAND[410, I]). Die Ausscheidung zog sich 3 Tage lang hin. Insgesamt wurden 91% des injizierten ^{35}S gefunden. Im Urin fanden sich 1—4,5% in Sulfat. Die Faeces enthielten
5,3% ^{35}S, und zwar $^1/_3$ davon als $SCN + SO_4$, der Rest war von den Bakterien
assimiliert worden, so daß die Autoren zu der Vermutung kamen, daß insgesamt
nur wenig SCN, wenn überhaupt etwas im Organismus oxydiert wird, für die
Zersetzung seien die Darmbakterien, wahrscheinlich auch für den Teil, der im
Urin erscheint, verantwortlich zu machen. (Siehe dazu S. 562.)

Angeblich soll die Ausscheidung bei *Kaninchen* zu beschleunigen sein durch SO_4'', Acetat
und Traubenzucker, vermindert durch Harnstoff[3679]. Beschleunigung auch durch Alkali[3681].
Trotz der geringen Ausscheidung verursacht es bei Kaninchen[3681, 3682] eine Diurese und vermehrte Ausscheidung von Cl'. Bei Versuchen am Hund und Kaninchen besonders deutlich
bei sehr großen Dosen (5 g NaSCN)[3680, 3681]. Die Diurese soll stärker sein als bei Sulfaten und
ohne Blutverdünnung einhergehen[3680—3683].

STUBER und LANG[3002] fanden keine Vermehrung der Cl'-Ausscheidung bei
einem Versuch an einem Kaninchen. Das Tier erhielt Runkelrüben. Die Ausscheidung wurde im 24-Stundenharn verfolgt und ergab in mg:

Tabelle 299.

Cl'	150	156	169	25	43	66	98
SCN'	2,1	2,3	21,1	105,3	45,6	16,7	13,2

An der Stelle des Doppelstrichs erhielt das Tier 202 mg HSCN, also sogar
eine Hemmung der Ausscheidung.

Daß durch sehr große SCN'-Gaben eine vermehrte Ausscheidung erzwungen
werden kann, ist leicht verständlich, weil der Organismus zur Erhaltung des
osmotischen Drucks Cl' abgibt und SCN' das Cl' aus den Geweben verdrängt.
Dieser Vorgang wird aber nur zeitweise zur Beobachtung kommen, später wird
man auch ohne eine Schädigung irgendwelcher Art eine Einsparung annehmen
müssen. Die Frage, ob SCN' ähnlich wie Bromid retiniert wird, oder ob eine
stärkere Ausscheidung erfolgt als von Cl', wurde nicht bearbeitet, beim Kaninchen konnte man die Frage schon aus den vorliegenden Versuchen verneinen.

Die vorgetragenen Befunde beim Warmblüter scheinen im Widerspruch zu
stehen zu unseren obigen Befunden der Jodidausscheidung beim Frosch und den
daraus gezogenen Schlüssen. Die Übertragung darf aber keinesfalls schematisch
erfolgen. Der Frosch retiniert Cl' völlig, während das beim Warmblüter nicht

[3679] GOLDMANN, E.: Diss. Münster 1937, Rona 110, 107.
[3680] MORACZEWSKI, W., GRZYCKI, ST. u. HAMERSKI, E.: Klin. Wschr. 1932 II, 1945,
Rona 71, 464.
[3681] v. MORACZEWSKI, W. u. SLIWINSKI, R.: Biochem. Z. 272, 269 (1934), Rona 83, 100.
[3682] v. MORACZEWSKI, W.: C. rend. Soc. Biol. 91, 702 (1924), Rona 29, 585.
[3683] v. MORACZEWSKI, W., GRZYCKI, ST, SADOWSKI, T. u. GUCFA, W.: Klin. Wschr. 1936 II,
1126.
[3683, I] HAMILTON, J. G. u. SOLEY, M. H.: Amer. J. Physiol. 127, 557 (1939). C. 1941 I,
1308.

der Fall ist. Von Interesse ist, daß die Versuchstiere, die SCN′ langsam ausscheiden (Hunde, auch Menschen), auch Br′ retinieren, während Kaninchen beide Anionen leichter zu elidieren vermögen. Daraus könnte man den Schluß ziehen, daß die Tendenz, an die Oberfläche zu gehen, eine größere Rolle spielt als die räumliche Größe des Ions. Da aber immerhin Br′ leichter rückresorbiert wird als SCN′, zeigt sich die Bedeutung des Ionendurchmessers.

4. Perchlorat. Die Ausscheidung beim Kaninchen ergibt eine ähnliche Form wie bei SCN′ (Zahlen der Ausscheidung einiger Minuten siehe Tabelle S. 564). Bei Versuchen an 2 Kaninchen, die ($2^1/_2$ kg schwer) 2 bzw. 1 g $KClO_4$ mit der Schlundsonde erhielten (EICHLER[1089]), wurde am ersten Tage 76,6 bzw. 87,4% im Harn wiedergefunden. Auch am nächsten Tage enthielt der Harn noch merkbare Mengen, 6,4% bei dem Tier mit der größeren Dosis, 0,7% bei der kleineren (0,58% bei einem dritten mißglückten Versuch). Hier waren am dritten Tage nur noch Spuren, bei der großen Dosis waren bis zum fünften Tage bestimmte Mengen nachweisbar. Die Gesamtausscheidung betrug 83,6 und 88%. Wir sehen die Abhängigkeit der Ausscheidung von der Dosierung wie beim Rhodanid. Eine Zersetzung wesentlichen Ausmaßes ist nicht vorhanden, wie ROST[2103] schon berichtet.

Beim Menschen ist die unzersetzte Ausscheidung noch deutlicher, da in unseren[1089] und in den Versuchen von DURAND[2094] 95,75; 94,19 und 95% im Urin erschienen. Die Geschwindigkeit der Ausscheidung gegenüber SCN′ zeigt am besten ein Selbstversuch nach peroraler Gabe von 1000 mg $KClO_4$ auf.

In den ersten 4 Stunden wurden 34,2, in der 4.—8. Stunde 22,6 und in der 8.—12. Stunde 13,3 d. h. in 12 Stunden schon 70,1% ausgeschieden. DURAND[2094] fand nach 3 Stunden 30%, nach 5 Stunden 50%. Den Rest der Versuche geben wir auf folgender Tabelle:

Tabelle 300.

Gaben	nach EICHLER[1089]		nach DURAND[2094]
	2000 mg	1000 mg	784 mg
1 Tag . . .	90,18%	85,4%	85%
2 Tage . . .	5,43%	8,79%	10%
3 Tage . . .	0,14%	Spuren	—
4 Tage . . .	Spuren		
Summe . . .	95,75%	94,19%	95%

Wir sehen dieselben Verhältnisse wie vorher beim Kaninchen, d. h. die Ausscheidung um so länger dauernd, je größer die Dosis. Der Unterschied gegenüber Rhodanid ist eklatant, wenigstens für die Ausscheidung des größten Teils, d. h. $ClO_4′$ wird eher ähnlich wie Jodid ausgeschieden, das gleich rasch aus dem Organismus von Kaninchen und Mensch verschwindet, wenn man von den kleinen, durch die Schilddrüse assimilierten Mengen absieht. Wie die restlichen Prozente zur Ausscheidung kommen, ist deswegen schwer zu sagen, weil die Reaktionen auf $ClO_4′$ durchweg sehr unempfindlich sind im Gegensatz zu den SCN′-Reaktionen. Doch wollen wir hierauf nicht eingehen, sondern nur den primären Unterschied beachten.

Da beide Anionen sich in der Hofmeisterschen Reihe nebeneinander befinden, wird man für die stärkere Rückresorption von SCN′ nicht gern die Oberflächenwirkung verantwortlich machen wollen. Auch die Größe beider Anionen ist nicht so verschieden, um den Unterschied ihres Verhaltens verständlich zu machen. Wir sahen — abgesehen von chemischen Eigenschaften — eine Differenz in der Fähigkeit des SCN' zur Komplexbildung mit Schwermetallen, die dem ClO_4' fehlt. Ebenso wirkt die Bindung von SCN' an Kolloide des Plasmas hemmend auf die Ausscheidung. Ob dergleichen beim ClO_4' auch in Erscheinung tritt, wurde nie untersucht. Wenn aber solche Bindung nur bei SCN' möglich ist, bedeutet das unabsehbare Schwierigkeiten für die Beurteilung des Transportes von SCN' durch die resorbierende Zelle, die beim ClO_4' fehlen. Wir werden im allgemeinen sehen, daß die Sauerstoff enthaltenden Anionen uns besondere Aufgaben stellen. Bei ihnen sind die negativen Sauerstoffatome durch das starke Feld des Zentralatoms stark deformiert, dadurch die Form starr.

5. Chlorat. Während die Ausscheidung von Perchlorat zum großen Teil unzersetzt stattfinden muß wegen der Beständigkeit des Moleküls, gilt das von dem ClO_3' durchaus nicht immer.

An erster Stelle sind die von Rost[2103] angeführten Versuche an Hunden zu erwähnen; es wurde fast der gesamte zugeführte Betrag und zwar sehr rasch im Urin ausgeschieden. Bei einem Menschen fand sich nur die Hälfte nach schwerer Vergiftung. Die Befunde konnten von Ross[2564] bei Versuchen an 7 Hunden bestätigt werden, die 0,5 g/kg $NaClO_3$ peroral erhalten hatten. Die Resultate bringt die Zusammenstellung auf Tab. 301:

Tabelle 301.

Zeit in Stunden	%-Menge
2	13—64
2—4	7—30
4—6	4—20
6—24	4—36
24—48	2—9
Summe . . .	82—99%

Also sehr weitgehende und rapide Ausscheidung. Die Diurese ist dabei nicht größer als bei NaCl. Methämoglobin wurde im Blut nicht gefunden.

Bei Meerschweinchen und Kaninchen wurden nur 4% des zugeführten ClO_3' im Harn gefunden (Douris und Plessis[35]), wobei nach der subcutanen Gabe von 0,15 g/kg schon Methämoglobin im Blut zum Nachweis kam. Bei chronischen peroralen Gaben am Kaninchen ließen sich anfangs 50%, später nur 25% wiederfinden (Trabucchi[2566]), bzw. 5,3% in den ersten $2^1/_2$ Stunden nach ganz großer Dosierung (Fabre und Okac[2557], siehe auch Tabelle S. 564). Bei Verfütterung an Hammel wurden von 10 bzw. 20 g $NaClO_3$ nur 4—10,4% ausgeschieden, obwohl kein Methämoglobin im Blut auftrat[3684]. Diese Zersetzung wird durchaus nicht nur im Bereich der Organe, sondern auch im Magen stattfinden. Dort haben wir alle guten Vorbedingungen zur Zersetzung: saure Reaktion, Substrate in den Nahrungsmitteln, z. B. bei Kaninchen und schließlich bei den Tieren mit Pansen noch die Bakterienflora. Bei stark saurer Reaktion wird noch die Möglichkeit der Zersetzung im Harn bestehen. Wenn also bei Hunden ClO_3' völlig unzersetzt zur Ausscheidung kommt, gestattet das keine bindende Aussage, weder für verschiedene Art der Zufuhr (Futter im Magen, desgl. Motilität), noch für die Tierart, noch besonders für das Verhalten bei großen Dosen, die zur Methämoglobinbildung führen.

6. Bromat. Bromat wurde nach Gabe an Meerschweinchen und Kaninchen nicht unzersetzt ausgeschieden (Douris und Plessis[35]).

7. Nitrat. Jederzeit ist eine normale Ausscheidung von Nitraten im Harn zu beobachten, deren Höhe Kohn-Abrest und Kavakibi[469, 470] mit 0,036 g/Ltr. angeben. Solche Ausscheidung ist zu erwarten, da mit der Nahrung immer gewisse Nitratmengen aufgenommen werden, die auch den Kochprozeß überstehen dürften. Ein Teil dieses Nitrats kann im Organismus zu Nitrit reduziert werden, das

---

[3684] Brigl, P. u. Windheuser, C.: Landwirtschaftl. Versuchsstation **109**, 225 (1929), Rona **54**, 53.
[3685] Várady, J. u. Szántó: Klin. Wschr. **19**, 200 (1940).

nachher durch die verschiedenen Wege ausgeschieden wird, z. B. vermehrt bei Tumoren und Entzündungen[3685].

Die absolute Größe der Ausscheidung wurde von WHELAN[3436] bei 2 *Hunden* mit 45,4 und 53,8% innerhalb 24 Stunden angegeben, wenn die Tiere 4 Tage täglich 10 ccm 10% NH_4NO_3 durch die Schlundsonde erhielten, und die Kontrolle bis 24 Stunden nach der letzten Gabe erfolgte. Die Ausscheidung hielt aber noch weiter an, so daß etwa insgesamt 70% als ausgeschieden anzugeben waren. Bei 6 Hunden, die einmalig intravenös 0,13—0,14 g/kg NH_4NO_3 erhalten hatten (KEITH, WHELAN und BANNICK[2568, 3686]), wurde in 18—24 Stunden 47,0—57,7% wiedergefunden.

4 normale *Menschen*, die täglich 8—10 g NH_4NO_3 (1 mal $NaNO_3$) erhalten hatten, schieden während der Periode der Aufnahme 79% des Gegebenen aus. Bis 88% wurde gefunden, wenn die Ausscheidung noch 3—4 Tage weiter verfolgt wurde. Wir finden also eine außerordentlich geringe Zersetzung, wobei die Zahlen um so höher einzuschätzen sind, als die Bestimmungsmethoden im organischen Milieu nicht die Exaktheit der anderen Ionen erreichen. Die Ausscheidung verläuft wie beim ClO_4' anfangs rascher, dann aber nur noch minimal, wohl als ein Zeichen des Eindringens in manche Zellen zu werten.

Bei 2 Patienten mit Nephrose betrug die Ausscheidung während der Gabe 78 und 74% bei einer Gesamtausscheidung von 89%. Bei einem Kranken mit Glomerulonephritis wurden während der Gabe 44% ausgeschieden, in den 14 Tagen danach zusammen nochmals 42%, insgesamt also 86%. Die Ausscheidung war außerordentlich verzögert, aber trotz langen Verweilens im Organismus wurde die eventuelle Zersetzung nicht vermehrt, wie man es erwarten sollte, wenn die beim Normalen fehlenden 10% NO_3' tatsächlich durch Zersetzung in den Geweben verlorengegangen wären. Bei einigen Patienten kam es zur Methämoglobinbildung bei Darreichung großer Mengen. Hier wird man Zersetzung annehmen müssen. Die Autoren weisen in ihrem Bericht darauf hin, daß gerade diese 3 Patienten an Obstipation litten, und halten bakterielle Zersetzung für möglich. Daß eine Zersetzung im Darm wahrscheinlich ist, wird verständlich aus unserer Darstellung im Abschnitt Bakterien. Besonders Coli ist zur Reduktion befähigt (wenn auch nicht jeder Stamm). Es zeigt sich, daß sich im Kot gar keine Ausscheidung von NO_3' nachweisen läßt, während Chloride immer merklich vorhanden sind. Da die Resorption des NO_3' zu rasch stattfindet, um merkliche Mengen in das Colon kommen zu lassen, müßte eine Ausscheidung durch die Darmdrüsen angenommen werden, wenn man eine Reduktion durch Bakterien einsetzen will.

Dagegen findet bei Tieren mit Pansen, wie *Rindern*, eine deutliche Reduktion statt. Die absoluten, unzersetzt ausgeschiedenen Mengen sind aber doch groß (SEEKLES und SJOLLEMA[2569]), wahrscheinlich weil bei der Methämoglobinbildung Nitrit zu Nitrat rückoxydiert wird, wenn nur genügend Sauerstoff vorhanden ist. Wir haben hier einen Kreisprozeß vor uns, der zu schweren Störungen führen würde, wenn die Reduktion des NO_3' zu NO_2' nicht so außerordentlich langsam verliefe. Da NO_3' in der Nahrung zwangsweise aufgenommen wird, wäre ohne diese Verzögerung der Reduktion im Verlauf der Ausscheidung das Leben nicht möglich.

KEITH, WHELAN und BANNICK[2568] gaben bei ihren gesunden Versuchspersonen den Prozentsatz des NO_3'-Stickstoffs im Urin mit 0,01—0,15% an, während der Höchstgehalt im Plasma 2—3 mg% betrug. Die Niere konzentriert also das Ion

[3686] KEITH, N. M., WHELAN, M. u. BANNICK, E. G.: Amer. J. Physiol. 90, 409 (1929), Rona 54, 622.

um das 50fache, wie es SEEKLES und SJOLLEMA[2569] auch bei Rindern angeben; LIPSCHITZ[956] fand bei 2 Hunden 23—79 fache Konzentrierung, und zwar um so höher, je niedriger der absolute Gehalt des Blutes war, insbesondere viel stärker als das gleichzeitig bestimmte Chlorid, d. h. daß das Nitrat trotz seiner Stellung in der Hofmeisterschen Reihe einer geringen Rückresorption unterliegt. Diese Angaben sind sehr viel aufschlußreicher als die Dauer der Ausscheidung, weil in den oben angeführten Versuchen die Zufuhr längere Zeit dauerte, und dadurch ein Teil des Cl' aus dem Gewebe verdrängt war. Bis überall der Ersatz erfolgte, mußte bei gleichzeitiger Diurese, die auch Cl' mitführte, eine längere Zeit vergehen als bei einmaliger Gabe. Außerdem findet bei Hypochlorämie eine verstärkte Rückresorption statt (HIATT[3690, I]).

Ob in der geringen Rückresorption *der diuretische Effekt* liegt, ist nicht ohne weiteres zu sagen, da Sulfate kaum rückresorbiert werden, und ihre Diurese doch nicht die Chloridausscheidung begünstigt, sondern sogar hemmen kann.

Es ist von Interesse, auf den Unterschied zwischen Sulfat und NO_3' hinzuweisen. SO_4'' geht durch sämtliche Membranen schwer hindurch, erklärbar durch die Größe des Moleküls und auch am nichtlebenden Modell reproduzierbar. Nitrat dagegen permeiert am nichtlebenden Modell und an der Darmwand gut, aber an der Niere wird es schlecht rückresorbiert.

Die Menge, die zur Diurese führt, ist beim Menschen mit etwa 8 g NH_4NO_3 anzusetzen[3688], und bei dieser Menge spielt schon die in der Peripherie vorhandene Verdrängung von Cl' durch NO_3' eine Rolle.

Bei Versuchen am Kaninchen[3687] fand sich eine Annäherung von Kreatinin/N und Harnsäure an die Konzentration des Blutes, aber die absolut ausgeschiedene Menge ist nicht vermehrt, nur das Chlorid. Wenn nach Herausnahme der Niere keine Steigerung des Chloridspiegels im Blut erfolgt, dann spricht das noch nicht absolut dagegen, daß beim normalen Tier die Verdrängung des Cl' durch NO_3 die vermehrte Ausscheidung veranlaßt. Im übrigen muß eine Verdrängung im Gewebe unbedingt vorhanden sein, es handelt sich aber um die quantitativen Verhältnisse. Nach deren Berücksichtigung wird mehr Cl' ausgeschieden als dem Äquivalenten von NO_3' entspricht. Daher gelang es bei Hunden, durch fortgesetzte Nitratgaben eine Hypochlorämie zu erzielen[3690, I].

Beim Menschen nimmt im übrigen auch die Ausscheidung von Harnstoff zu, aber wahrscheinlich nur entsprechend der Zufuhr durch das NH_4NO_3. Daß dabei zugleich das p_H des Urins nach der sauren Seite verschoben wird mit Steigerung des Ammoniakstickstoffs, ist bei einem Ammonsalz nicht verwunderlich. Aber bei Kaninchen fand dieselbe Verschiebung auch statt bei Gaben von KNO_3 (im Vergleich zu äquivalenten Mengen von KCl und KBr)[3690]. Allen Ammonsalzen ist die diuretische Wirkung eigen, aber das NO_3' hat gegenüber anderen Anionen (auch SO_4'') noch eine spezifische Wirkung[3689], die sich bei Anregung der Quecksilberdiurese bemerkbar macht[3688]. Das Gleiche wurde gefunden, wenn Salze, die an sich diuretisch wirken, mit dem K'-Salz verglichen wurden[3691]. $NaNO_3$ wirkte schwächer[3686].

Wurde die diuretische Wirkung von KCl und KNO_3 an Herz-Lungen-Nieren-Präparaten von Hunden verglichen, dann fand sich kein Unterschied[3692], aber die Möglichkeiten der

[3687] BECHER, E. u. MAY, G.: Klin. Wschr. 5, 1229 (1926), Rona 37, 382.
[3688] KEITH, N. M. u. WHELAN, M.: J. Pharm. exp. Ther. 33, 276 (1928), Rona 47, 833.
[3689] WHELAN, M., JACOBS, M. F. u. KEITH, N. M.: Amer. J. Physiol. 81, 513 (1927). Rona 42, 806.
[3690] KODAMA, E.: Mitt. med. Ges. Tokio 45, 222 (1931), Rona 62, 821.
[3690, I] HIATT, E. P.: Amer. J. Physiol. 129, 597 (1940). C. 1941 I, 1188.
[3691] KEITH, N. M. u. BINGER, M. W.: J. amer. med. Assoc. 105, 1584 (1935). C. 1936 I, 3715.

quantitativen Vergleiche sind hier geringer, schon wegen der zu kleinen Zahl der Versuche. Immerhin wurde auch mit dieser Versuchsanordnung bei beiden Salzen Cl′, Na·, Harnstoff und selbstverständlich K· vermehrt ausgeschieden.

Der antidiuretische Effekt der Hypophyse wird durch Nitrat verhindert, bzw. es erfolgt unter Nitrat sogar ein diuretischer Effekt der Hypophyse (allerdings schwächer bei $NaNO_3$ als bei $NaCl$), wie in den Versuchen von MELVILLE[3630] an Hunden nachgewiesen wurde. Sulfat vermochte diesen Effekt nicht zu veranlassen. Bei der Diurese durch Hypophysenextrakt wird bei $NO_3′$ zugleich wenig Chlorid ausgeschieden.

Beim Seeteufel (toadfish), dessen Niere keine Glomeruli hat, verursacht Na-Nitrat in der intravenösen Gabe von 0,056—0,12 g/kg keine Diurese (BIETER[3533]).

8. Sulfat.

a) Kaltblüter. Von Sulfat ist die diuretische Wirkung bekannt, die Schwierigkeit der Rückresorption, die ausschließliche Ausscheidung durch Filtration der Glomeruli. Beim Seeteufel verursacht aber Na_2SO_4 (maximal bei 0,114—0,156 g/kg) eine Diurese, obwohl der Fisch keine Glomeruli besitzt. Trotz intravenöser Injektion erreicht die Diurese nur langsam, d. h. im Verlauf einer Stunde, ihr Maximum. Der Krötenfisch (Opsanus tau) reagiert bei Injektion von Na_2SO_4 in das Nierenpfortadersystem in geeigneter Menge nur mit Diurese der entsprechenden Niere, nicht der anderen, also eine lokale diuretische Wirkung (BIETER[3533]).

Frösche scheiden im Gegensatz zu Chlorid $SO_4″$ reichlich durch die Niere aus[3693]. Ebenso wird an der isolierten Niere von Fröschen durch Sulfate Zunahme des Durchflusses und vermehrte Urinsekretion erzielt. Manchmal gab es allerdings auch eine Hemmung beider Größen, die erst bei Umschaltung auf die normale Flüssigkeit zu einer Diurese führte[3694].

Bei Untersuchung des Serumsulfats des normalen Frosches durch CONVAY und KANE[3440] fand sich ein Gehalt von 5,9—9,6 mg%. Der Urin enthielt aber nur 5—43% dieser Konzentration, so daß eine Rückresorption angenommen werden muß. Bei 15% der Winterfrösche kam eine höhere Konzentration als im Plasma zur Beobachtung (1mal das 5fache). Das ist von den Autoren auf eine aktive Sekretion bezogen worden.

Diese Auffassung sollte durch folgende Versuche erhärtet werden: Wurden herausgeschnittene Nieren in sulfathaltige Ringerlösung bis zum Diffusionsausgleich hineingebracht, dann wurde eine Konzentration von 41% (± 4,4) der umgebenden Flüssigkeit erreicht, entsprechend den zugänglichen Räumen. Wurde in die Lösung zur Hemmung oxydativer Zellvorgänge HCN getan, dann fand sich in 14 von 82 Versuchen eine geringere Konzentration. Durch Hemmung der Sekretion würden die lokalen Anhäufungen verhindert, und damit sänke der relative Gehalt. Der etwa gleiche Prozentsatz wie oben am ganzen Tier schien diese Auffassungen in Einklang zu bringen und gegenseitig zu stützen. Diese Versuche scheinen uns nicht ausreichend, die behaupteten Vorstellungen zu belegen.

Über die quantitativen Verhältnisse orientieren Versuche von WORTMANN[3550] an Fröschen, die 10 ccm 0,1 molare Lösungen von Na_2SO_4 und $MgSO_4$, sowie ihre Mischungen in den Brustlymphsack erhielten. In der abgebundenen Kloake fand sich nach 48 Stunden rund die Hälfte der verabreichten Menge. Die Konzentrationen waren mit 0,2—0,4% sehr hoch, lassen aber keinen Schluß auf Rückresorption zu. Auf diese könnte man schließen durch den für Sulfat doch sehr geringen Prozentsatz der Ausscheidung. Andererseits wird aber damit noch nicht der Ort der Rückresorption bestimmt. Nur Rückresorption in den Harnkanälchen

[3692] ISENBERGER, R. M., TYLER, M. W., MILLER, D. L. u. CARROLL, M. C.: J. Pharm. exp. Therap. **65**, 461 (1939).
[3693] SMITH: Amer. J. Physiol. **93**, 480 (1930).
[3694] HARTWICH, A.: Naunyn-Schmiedebergs Arch. **111**, 81 (1926), Rona **37**, 235.

könnte uns interessieren, beim Frosch ist aber das Eingreifen der Wandungen von Kloake und Darm möglich. Bei gemischter Injektion von $MgCl_2$ und Na_2SO_4 in gleicher Proportion fand sich in den ersten 24 Stunden auch im Harn eine gleiche Ausscheidung von Cl', während in den zweiten 24 Stunden Chlorid zurückgedrängt war. Die Äquivalentzahlen sind:

Tabelle 302.

	SO_4''	Cl'
1. Tag . . .	0,0204	0,0266
2. Tag . . .	0,0118	0,030

Dieser Befund ist leicht verständlich. Zuerst verdrängt SO_4'' das Chlorid aus dem Vorrate des Organismus, dadurch kommt es relativ vermehrt zur Ausscheidung. Ist dieser Vorgang abgeschlossen, dann beginnt sich die vielleicht auf osmotischen Faktoren beruhende Fähigkeit des SO_4'' bemerkbar zu machen, die Rückresorption von Cl' zu begünstigen.

b) Wenn wir bei **Vögeln** die Rückresorption des Cl' ähnlich groß fanden wie bei Fröschen, dann gilt das nicht für Sulfat. MAYRS[3551] fand 0,62 mg% im Plasma, 1,24 mg% im Harn, der also 2,4mal konzentrierter ist.

c) Normalausscheidung. Beim *Warmblüter* ist bei Kontrolle der Sulfatausscheidung vor allem die normale Ausscheidung zu beachten. Beim Menschen gibt sie BOURDILLON und LAVIETES[2602] mit 1 m. aequiv. SO_4'' pro Stunde an, aber die Menge kann bei starker Eiweißkost bis auf das Dreifache wachsen. Vermehrung wurde auch bei Trinken von NaCl-haltigem Wasser beobachtet (HELLER und HADDAD[3610]). Die Quellen sind meist im Eiweiß zu suchen, deshalb wird die Ausscheidung nicht geringer, wenn das Tier hungert, im letzten Stadium mit starker Einschmelzung von Eiweiß sogar größer[3695, 3696].

α) *Art der Ausscheidung.* Bei der Ausscheidung hat man das Gesamtsulfat und das rein anorganische Sulfat zu unterscheiden. Der Anteil des letzteren betrug bei Menschen etwa 81—100%[3697], bei Hunden 85—95%[3698]. Der Rest ist an Phenole verestert. Dieser Teil geht in die Höhe bei Zufuhr von Benzol, das im Organismus zum Teil in Phenol überführt wird. Seine Zunahme wird deshalb als Diagnostikum für Benzolgefährdung angegeben[3697, 3698].

β) *Vorherige Veresterung.* Uns interessiert die Frage, ob das anorganisch zugeführte SO_4'' durch den Organismus verestert werden kann und so in nicht anorganischer Form zur Ausscheidung kommt. Diese Möglichkeit wurde vielfach abgelehnt. So wurde beim Hund nach Verfütterung von Phenol + Sulfat keine Erhöhung der Mengen von Phenylsulfat festgestellt[3699] (dagegen nach Cystin und Sulfit[3700]). Die Vermehrung wurde beim Kaninchen vermißt, auch wenn man Sulfat in Form von Mineralwasser zuführte[3701]. Ein negatives Resultat wurde ebenso erhalten beim Schwein, das leicht längere Zeit mit einer eiweißfreien Kost

[3695] RAZAFIMAHERY, R.: Ann. de Physiol. 11, 327 (1935), Rona 90, 96.

[3696] TERROINE, E. R. u. RAZAFIMAHERY. R.: C. rend. Acad. Sci. 200, 350 (1935). Rona 86, 81.

[3697] YANT, W. P., SCHRENK, H. H. u. PATTY. F. A.: J. Industr. Hyg. 18, 349 (1936). Rona 95, 526.

[3698] YANT, W. P., SCHRENK, H. H., SAYERS, R. R., HORVATH. A. A. u. REINHART, W. H.: J. Industr. Hyg. and Toxicolog. 18, 69 (1936), Rona 93, 131.

[3699] GARREAU, Y: C. rend. Soc. biol. 117, 683 (1934). Rona 85, 379.

[3700] RHODE, H.: Hoppe-Seylers Z. 124, 15 (1923).

[3701] OESTREICHER, F.: Naunyn-Schmiedebergs Arch. 189. 465 (1938).

auskommen kann, was die Bilanz erleichtert. Gefüttert wurden zur Koppelung außer Phenol, p-Chlorphenol und Brombenzol. Durch zusätzliches Sulfat konnte keine Steigerung der Koppelung erzielt werden, wohl aber durch Cystin[3702], [3703].

Auch positive Resultate wurden erhalten. Wurden Hunde täglich mit Na_2SO_4 (0,199 g S) gefüttert, dann fand sich ein starker Anstieg von Sulfat im Urin. Wurde der Nahrung Guajacolcarbonat zugesetzt, dann fiel die Ausscheidung, und dafür fanden sich die Ätherschwefelsäuren vermehrt. Es ergab sich in einer Bilanz von 3 Tagen[3705]:

$$
\begin{array}{ll}
\text{zugeführt} & 0{,}597 \text{ g S} \\
\text{ausgeschieden als Äthersulfat} & 0{,}398 \text{ g S} \\
\text{„ „ anorgan. Sulfat} & 0{,}129 \text{ g S} \\
\text{nicht wiedergefunden} & 0{,}066 \text{ g S}
\end{array}
$$

Es waren also rund 66% mit dem Guajacol kombiniert worden. Dasselbe ließ sich mit Chlorbenzol[3704], sowie Phenol und Indol[3706] erzielen. Da Indol allein zu einer Steigerung der Sulfatausscheidung führt, muß eine Einsparung an Eiweißschwefel durch Sulfatgabe eingetreten sein. Wert sei auf perorale Gabe zu legen, da die parenterale zu rasch ausgeschieden, und besonders das Angebot in der Leber niemals groß werde. Es ist merkwürdig, daß Sulfit, das doch sehr rasch in Sulfat überführt wird (Rost[2128]), in einer Bilanz mit Guajacol nur zu 19% verestert wurde.

Eine Steigerung der Ätherschwefelsäure wurde — allerdings nicht weit über die Streuung hinausgehend — nach Isobarbitursäure gefunden bei gleichzeitiger Sulfatgabe[3707]. Bei einem Schwein stieg sie von 0,01—0,031 g/Tag auf 0,011—0,049 g/Tag, was — im Gegensatz zu dem Autor — wohl nicht als einwandfreie Steigerung aufzufassen ist.

Die Ausscheidung des in diesem Versuch dargebotenen 1 g Na_2SO_4 (einem Hunde von 9,7 kg und einem Schwein von 9 kg) fand nur zu 20—30% im Harn statt[3707].

Die Bilanz von Hele wird bei weitem nicht erreicht, selbst wenn man eine Koppelung annehmen sollte. Hier steht immerhin Aussage gegen Aussage, ohne daß man den Grund der verschiedenen Resultate angeben könnte.

Die Schwierigkeit liegt in dem von uns schon geschilderten fehlenden Eindringungsvermögen von SO_4'' in die Zelle. SO_4'', das durch schweren Sauerstoff markiert wurde, wurde innerhalb von 24 Stunden bei Kaninchen fast ganz ausgeschieden, ohne sich mit den im Gewebe vorgebildeten Mengen überhaupt ausgetauscht zu haben[3712]. Aber es scheint andere Wege zu geben. Bei Bilanzversuchen nach Zulage von 4 g Na_2SO_4 an Ochsen und Schafe (nicht dagegen bei Kaninchen) fand sich ein Verlust, der nur durch eine Bildung organischen Schwefels erklärbar ist[3708]. Bei Schafen war ein Gesamtverlust vorhanden, den man vielleicht auf H_2S-Bildung zurückführen könnte[3709]. Die Menge des im Urin ausgeschiedenen Neutralschwefels stieg nach Sulfat an.

Hierzu ist zu bemerken, daß die Reduktion von Sulfat in H_2S die Möglichkeit eröffnen würde sowohl zur Bindung an anderen, etwa Cystinschwefel, als auch zum Eindringen in die Zelle. Eine Reduktion von Sulfat ist aber im

[3702] Muldoon, J. A., Shiple, G. J. u. Sherwin, C. P.: Proc. Soc. exp. Biol. Med. 21, 145 (1923), Rona 25, 325.

[3703] Shiple, G. J., Muldoon, J. A. u. Sherwin, C. P.: J. biol. Chem. 60, 59 (1924).

[3704] Hele, T. S.: Biochem. J. 18, 568 (1925).

[3705] Hele, T. S.: Biochem. J. 18, 110 (1925).

[3706] Hele, T. S.: Biochem. J. 25, 2, 1736 (1931).

[3707] Stekol, J. A.: J. biol. Chem. 113, 675 (1936), Rona 95, 576. Normale Schwankung des Äthersulfats nach Isobarbitursäure von 0,008—0,107 g S/Tag.

[3708] Warth, F. J.: Indian. J. vet. Sci. anim. husb. 2, 225 (1932), Rona 72, 64.

[3709] Warth, F. J. u. Krishmann, T. S.: J. vet. Sci. anim. husb. 5, 319 (1935). C. 1936 I, 2385.

Gewebe des Warmblüters — auch im isolierten, selbst unter anaeroben Bedingungen — nicht zur Beobachtung gekommen. Dagegen vermögen Bakterien und Pflanzen Reduktionen mit Einbau in organische Bindung vorzunehmen. Bei den hier untersuchten Tieren (Schafe und Rinder) ist dergleichen im Pansen möglich. Die vorhandenen Bakterien bauen ihren Eiweißbestand aus dem dargebotenen Sulfat auf, gelangen dann in die weiteren Verdauungswege, wo sie verdaut und dem Organismus des Wirtes zugeführt werden. Dieser Vorgang ist denkbar, wenn wir an das Verhalten der Nitrite erinnern. Im Gegensatz zu den Nitriten wird aber SO_4'' im Darm schlechter resorbiert, so daß merkliche Mengen in den Bereich der Bakterien des Dickdarms kommen werden. Aber hier werden günstigenfalls die entstehenden Schwefelwasserstoffmengen zur Resorption kommen und so in den Stoffwechsel gelangen, nicht aber die Bausteine des Organismus der Bakterien.

Einen abweichenden Verlauf von dieser geschlossenen Darstellung geben die Versuche, nach denen radioaktiver Schwefel in Form von Sulfat einem Menschen zugeführt wurde[3710]. Im Urin wurde in den ersten 9 Stunden 15%, in weiteren 15 Stunden 32% des aktiven Schwefels ausgeschieden. An beiden folgenden Tagen enthielt der Urin keinen aktiven Schwefel mehr. Es soll ein Austausch mit anderem Sulfat stattfinden. Es ist die Frage, wie lange tatsächlich kreisendes Sulfat retiniert werden kann. Es fand sich kein Nachweis mit $^{35}SO_4''$, daß etwas ^{35}S in organische Bindung übergeht[3711]. Bei Markierung des Sulfatmoleküls mit besonders reichlichem Gehalt an schwerem Sauerstoff (^{18}O) konnte nach Injektion beim Kaninchen ein Austausch mit SO_4'' des Gewebes nicht nachgewiesen werden[3712]. Diese Resultate sind nach ausgedehnterer Verwendung von ^{35}S wesentlich zu modifizieren. Denn nicht nur in der Leber, sondern auch im Knochenmark ließ sich ein Eindringen und längeres Verweilen von Sulfat nachweisen. Es ist damit nun sicher, daß anorganisches Sulfat als solches und nicht erst nach vorheriger Reduktion verestert werden kann. Das gelang schon bei Versuchen in vitro[3712, III]. Bei Schnitten von Meerschweinchenlebern und noch mehr von Darmschnitten konnte die Bildung von Phenolestern beobachtet werden. In Versuchen bei Ratten[3712, II] zeigte sich sogar, daß die spezifische Aktivität gleich groß war bei dem veresterten Sulfat wie bei dem anorganischen der Umgebung. Das bedeutet, daß anorganischer Schwefel erst in Sulfat überführt und dann zur Veresterung verwendet wird, im Gegensatz zu manchen der oben referierten Versuche. Einen Überblick über das Ausmaß dieser Umsetzungen geben Versuche an Ratten[3712, I]. Nach intraperitonealer Injektion von markiertem Na_2SO_4 erscheint im Harn im Verlauf von 72 Stunden 5—6% als Estersulfat und 86—90% freies Sulfat. Bei gleichzeitiger Gabe von 2-Naphthylamin oder 2-Naphtol fand sich von dem gegebenen ^{35}S 44—48% als Estersulfat im Harn.

γ) Die *Ausscheidungsgesetze* des Sulfats werden unter dem Gesichtspunkt der Filtrations-Rückresorptionstheorie zu betrachten sein, nach der Sulfat in den Glomeruli filtriert wird. Die Frage erhebt sich anschließend, inwieweit eine Rückresorption anzunehmen ist, und ob Sulfat eine Schwellensubstanz darstellt.

[3710] BORSOOK, H., KEIGHLEY, G. YOST, D. M. u. McMILLAN, E.: Science (New York) **86**, 525 (1937). C. **1939** I, 993.

[3711] TARVER, H. u. SCHMIDT, C. L. A.: J. biol. Chem. **130**, 67 (1939).

[3712] ATEN JR., A. H. W. u. HEVESY, G.: Nature **142**, 952 (1938). C. **1939** I, 3406.

[3712, I] LAIDLAW, J. C. u. YOUNG, L.: Biochem. J. **42**, Proc. L. (1948). C. **1949** I, 575.

[3712, II] DZIEWIATKOWSKI, D. D.: J. biol. Chem. **178**, 389 (1949).

[3712, III] ARNOLD, R. J. u. DE MEIO, R. H.: Rev. soc. argentina biol. **17**, 570 (1941), zit. nach [3712, II].

Eine Tatsache ist die beträchtliche Konzentrationsfähigkeit der Niere gegenüber Sulfat. Es wurde nie ein Harn beobachtet, dessen Sulfatkonzentration geringer war als die des Plasmas.

In den Versuchen von MAYRS[3713] am *Kaninchen* wurde durch Infusion von 10% SO_4'' mit 6% Gummi arabicum 10 ccm/kg die Konzentration des Blutes erhöht. Es ergeben sich folgende Werte als $\%$ Na_2SO_4:

Tabelle 303.

Im Plasma	0.36	0,24	0,28	0,31	0,49
im Urin	1,54	1,17	1,15	2,34	2,11
Urin/Plasma	4,28	4,99	4,1	7,57	4.3

Die Konzentrationsfähigkeit war gegenüber Harnstoff 1,5—2,75 mal größer bei Sulfat. Bei Steigerung des Drucks in den Ureteren litt die Ausscheidung von Harnstoff mehr als die des Sulfats, ein Zeichen seines schlechteren Permeationsvermögens, aber nicht gegenüber Kreatinin.

Man kann sich mit der Feststellung des Konzentrationsvermögens gegenüber Sulfat nicht begnügen, weil man annehmen muß, daß hier eine Nichtschwellensubstanz vorliegen könnte, und weil die gleichzeitig einsetzende Diurese stört. Um vor allem die verschiedene Urinmenge in die Berechnung einzuschalten, wurde der Begriff *Clearance* geschaffen. Clearance ist zu definieren als die Menge Plasma, die von dem in der Zeiteinheit sezernierten Urin geklärt, gereinigt wird, mit der Filtrationstheorie als Grundlage also:

$$\frac{[SO_4'']_{Urin}}{[SO_4'']_{Plasma}} \cdot \text{Urinmenge/Min.}$$

Vergleicht man die so erhaltenen Werte mit der gleichzeitigen Clearance von Kreatinin[3714, I], Inulin oder Rohrzucker[3714, II], die nicht rückresorbiert werden, dann hat man ein Maß für die Rückresorption, wenn in den Glomerulis nicht dynamische Faktoren, deren Darstellung schon bei der Lymphfiltration versucht wurde, eingreifen. Voraussetzung für den Vergleich ist natürlich, daß sich zwei der genannten Vergleichssubstanzen nicht gegenseitig in der Ausscheidung beeinflussen. Das ist auch tatsächlich der Fall (dagegen [3716]).

Man versuchte die Sekretion auszuschließen, indem bei Kaninchen der Wassergehalt und SO_4''-Gehalt der Niere untereinander verglichen wurde. Die Tatsache, daß der Wassergehalt in den Nieren geringer war als in anderen Organen, sollte für Verdünnung sprechen[3714].

Diese Beobachtungen stimmen mit dem Befund überein, daß nach Sulfatgaben in hypertonischer Lösung der osmotische Druck aller Organe anstieg, nur nicht der der Niere (SIMON[2926]). Das ist aber kein Beweis für die Filtration des Sulfats, nur vielleicht für die Füllung der Nierenwege mit dünnem Urin, als Ausdruck der Diurese.

Ebensowenig spricht die ungenügende Übereinstimmung der Clearance von Phosphat und Sulfat für eine Ausscheidung von Sulfat durch die Tubuli[3715], da bei Phosphat eine Schwellensubstanz vorliegt.

[3713] MAYRS, E. B.: J. Physiol. **56**, 58 (1922). Paraldehyd oder Urethan.

[3714] MAYRS, E. B.: J. physiol. **57**, 422 (1923), Rona **27**, 161.

[3714, I] HAYMAN, J. M.: J. clin. Path. **10**, 12 (1940), Rona **122**, 482. Beim Menschen, Affen, Hühnchen und Fisch soll Kreatinin durch die Tubuli, bei Hund Schaf, Kaninchen, Seehund und manchen Fischen nur durch Filtration ausgeschieden werden.

[3714, II] HELMHOLZ, H. F. u. BOLLMAN, J. L.: J. Lab. clin. Med. **25**, 1180 (1940). C. **1940 II**, 3360. Rohrzucker führt auch zu Diurese, die stärker ist als die von Sulfat.

[3715] WHITE, H. L.: Amer. J. Physiol. **65**, 537 (1923), Rona **23**, 256. Versuche an Hunden.

[3716] DE MORACZEWSKI, V.: Bull. Soc. chim. biol. **20**, 31 (1938), Rona **107**, 257. Zwei Versuchspersonen. Die Filtration soll abnehmen nach Sulfat, zunehmen beim SCN'.

Fundiert durch die Untersuchungen von RICHARDS wird man eine Filtration
des Sulfats als einzigen Ausscheidungsweg annehmen müssen. Gegen die Rückresorption, die beim Menschen die des Harnstoffs übertrifft, sprechen die vorher
erwähnten Befunde von MAYRS nach Steigerung des Drucks im Ureter, wo SO_4''
weniger rückresorbiert wird als Harnstoff.

Bei der Sulfatdiurese des Hundes werden alle drei meßbaren Faktoren verändert: die Durchblutung der Niere wird vermehrt, ebenso die Filtration, und
die Rückresorption von Flüssigkeit wird vermindert von 95 auf 90%. Aber es
werden nicht in jedem Fall alle drei Punkte getroffen, meistens sogar nur zwei[3717].
Am umfangreichsten sind die Untersuchungen von GOUDSMITH, POWER und
BOLLMAN[2941]. Die Abhängigkeit der Verhältnisse vom Sulfatgehalt im Plasma zu
den Verhältnissen der Sulfat/Kreatinin-Clearance zeigt folgende Abbildung:

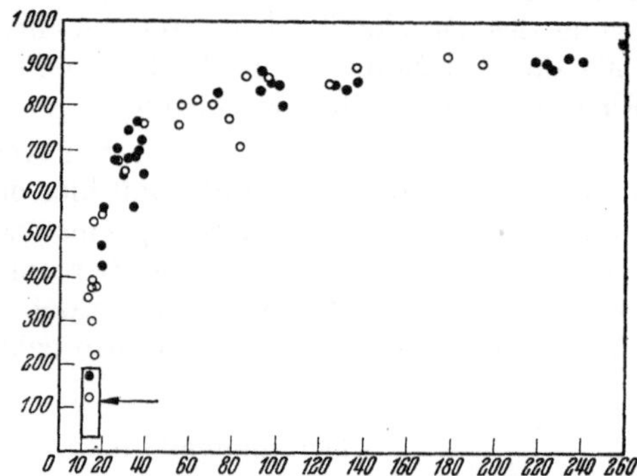

Abb. 52. Verhältnis von Sulfat/Kreatinin-Clearance. (Ordinate) bei verschiedenen Sulfatkonzentrationen im
Plasma in mg% (Abscisse). Im Kästchen am Pfeil Streuung des Verhältnisses bei normalen Werten.
● beobachtet bei steigendem Sulfat im Plasma. ◡ beobachtet bei fallendem Sulfat im Plasma.
(Nach GOUDSMITH, POWER u. BOLLMAN[2941].)

Während Sulfat in der Niere nur sehr wenig ausgeschieden wird im Verhältnis
zu Kreatinin, steigt das Verhältnis experimentell und erreichte den Wert von 1
bei höheren Konzentrationen im Plasma, hier findet also eine Rückresorption
des Sulfats nicht mehr statt. Das Sulfat im Plasma war vollkommen ultrafiltrierbar, so daß eine verminderte Filtration aus diesem Grunde nicht in Rechnung
zu stellen ist (dagegen [3723]). Daß der Wert 1 schließlich erreicht wird, ebenso wie
bei Ferrocyanid, spricht für eine einfache Filtration. Die Autoren halten Sulfat
für eine Schwellensubstanz mit variabler Schwelle, die selbst von dem Gehalt
im Plasma bestimmt wird, d. h. sich erniedrigt mit erhöhter Konzentration.
Umgekehrt wird sie erhöht nach einer abgelaufenen Diurese, also am nächsten
Tage. Die Abhängigkeit der Sulfat/Kreatinin-Clearance von der produzierten
Urinmenge zeigt folgende Abbildung 53 aus derselben Arbeit.

Auf den Kurvenzügen sind die SO_4''-Konzentrationen im Plasma etwa gleich-
groß, und trotzdem treten bestimmte Änderungen des Quotienten auf, je nachdem,
ob die Diurese abgelaufen ist oder zunimmt.

Der hier vorgetragenen Auffassung von SO_4'' als Schwellensubstanz wird man
vielleicht nicht ohne weiteres beistimmen können, da ein völliges Verschwinden
des SO_4'' aus dem Harn nicht stattfindet. Es werden beim Tier nicht einmal
Konzentrationen erreicht, die niedriger sind als im Plasma. Eine variable Schwelle
haben wir auch beim PO_4''' usw., wir werden also nach einem neuen Ausdruck
suchen müssen.

[3717] CHERRY, J. H., EADIE, G. S. u. FRAZER, W. P.: Amer. J. Physiol. 102, 370 (1932),
Rona 72, 325. 200 ccm 5% Na_2SO_4 + 1,25 g Kreatinin in 25 ccm Wasser.

Wir können die Beobachtungen auf unser vielfach benutztes Bild übertragen. Da SO_4'' ein sehr großes Ion darstellt mit starker Hydratation, wird der Durchtritt durch die Resorptionspunkte langsam erfolgen. Wenn der Durchfluß des Urins rasch erfolgt, muß der Durchtritt mit zunehmender Durchflußgeschwindigkeit leiden. Das gilt aber nur bei Beginn der Harnflut. Im späteren Verlauf, noch bevor die Diurese abebbt, beginnt eine erhöhte Rückresorption, d. h. die Ausdehnung der Rückresorptionsporen hat sich vermehrt. Da das Harnvolumen noch hoch

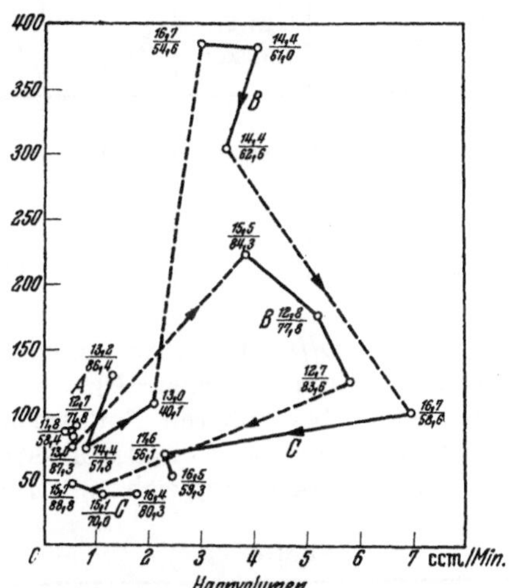

Abb. 53. Ordinate: Verhältnis von Sulfat/Kreatinin-Clearance. A vor Sulfatgabe, B 1—2½ Stunden nach Unterbrechung der Sulfatinjektion, C 22 Stunden später. Gestrichelte Linie bedeutet Unterbrechung der Untersuchungsperioden. Die kleinen Zahlen an jedem Punkt bedeuten: oben mg% Sulfat im Plasma, unten Kreatinin-Clearance in ccm/Minute. (Nach Goudsmith, Power u. Bollman[3941].)

ist, wird man den Schluß wagen können, daß eine Diurese nicht durch das Vorhandensein von SO_4'' im Harn bedingt ist, wie man es vielfach darstellt. Von Interesse wäre in dieser Situation das gleichzeitige Verhalten anderer Ionen. Die erhöhte Cl'-Schwelle von Möller (siehe S. 657f) gehört vielleicht hierher. Es ergäbe sich damit eine aktive Wirkung auf die Nierenzellen, und zwar der rückresorbierenden Teile des Nephrons.

Mit dieser Darstellung haben wir nur versucht, eine plastische Vorstellung von den interessanten Befunden von Goudsmith und Mitarbeitern zu geben. Wenn sie auch keine neue Erkenntnis vermittelt, führt sie doch zu weiteren Fragestellungen und hat damit einen wesentlichen Zweck erreicht.

Mensch. Beim Menschen sind die Verhältnisse dieselben wie beim Hund, nur daß das Clearanceverhältnis größer ist. Mit Rohrzucker als Vergleichssubstanz fand sich bei normalem SO_4''-Gehalt der Wert bei 25—40% des Rohrzuckers, sobald aber der Gehalt auf 70—90 mg% SO_4'' gebracht wurde, erhob sich der Wert auf 89, 101 und 108% [3718]. Power und Mitarbeiter[3718, I] fanden bei demselben Individuum einen konstanten Wert des Quotienten zwischen den Clearances Sulfat/Rohrzucker, wenn der Gehalt im Plasma das 15—30fache bis zum 7×10-fachen der Norm sich bewegt. Beim 1—5fachen wurden Zwischenwerte zwischen dem normalen und endogenen Verhältnis angenommen.

Es ist also mit einer endogenen Ausscheidung zu rechnen wegen des stets vorhandenen Umsatzes von Eiweißkörpern. Aber auf der Höhe des Normalgehaltes gibt es eine Schwelle, und das sei ein Zeichen, daß Sulfat als solches eine

[3718] Power, M. H., Goudsmith, A. u. Keith, N. M.: J. biol. Chem. 128, LXXIX (1939).
[3718, I] Power, H., Goudsmith, A. u. Keith, N. M.: J. biol. Chem. 133, LXXVII (1940).

Rolle im Stoffwechsel spielt[3718, II]. Es gibt also eine Rückresorption, und die Auffassung[3723] einer teilweisen Bindung an Eiweißkörper des Plasmas besteht keineswegs zu Recht. Weitere Messungen mit verschiedenen Bezugssubstanzen gibt folgende Zusammenstellung:

Tabelle 304.
Clearanceverhältnis. Bezugssubstanz Rohrzucker.

Literatur	SO_4'' im Plasma mg%	SO_4''	Rohr-zucker	Xylose	Harnstoff	Kreatinin (s. dazu[3714, I])
KEITH und Mit-arbeiter[3719]	2,1—2,55	35,5 (22—49)	100	89,5	35,5	
COPE[3720]	1,05	35,6			40	119,2
HAYMAN und Mitarbeiter[3722]		25,8 (12,9—70)			44,7 (19,2—71,2)	100
MACY[3727]		14—74			29—168	144—356

Die Konzentrierung des *Harnstoffs* ist größer als von Sulfat im Gegensatz zu früheren Versuchen bei Kaninchen (dagegen [3723]).

Die Ausscheidung wird besser bei höheren Sulfatmengen, wie oben schon erwähnt, aber in den Versuchen von HEYMANN und JOHNSTON[3722] war eine Grenze viel eher erreicht, wie folgende Tabelle zugleich mit Harnstoff als Vergleich angibt:

Tabelle 305.

Serum SO_4''	mg SO_4''/Min im Urin	Konzen-trationsver-hältnis	Konzen-trationsver-hältnis für Kreatinin
4,3	1,5	1,7	10
4,3	3,1	44,6	68
10,0	16,7	40	46
15,1	22,2	23,8	27,4
19,2	20,0	16,1	21,9
19,3	16,2	38,6	77,0
22,9	25,1	32,5	35,4
23,4	30,7	14,7	19,7
38,1	39,2	35,5	46,2

Gleichmäßige Ausscheidung von Sulfat und Kreatinin gaben POULSSON[3724] und AMBARD[3725] an, zum Teil erklärt sich das aus der Höhe der Plasmawerte. Andererseits wurde gefunden, daß nach Durchschneidung der Nn. splanchnici die Sulfat- aber auch die Kreatinin-ausscheidung zunimmt[3726].

Bei Nephritis leidet zwar die Sulfatausscheidung[3720, 3723, 3727], aber nicht das Verhältnis zu Kreatinin[3720—3722] vorausgesetzt, daß man den erhöhten Gehalt des Serums entsprechend unserer Darstellung in Rechnung setzt. Nach MACY[3727] verhielt sich Kreatinin manchmal unabhängig vom Sulfat.

δ) Die *absolute Ausscheidung* von Sulfat verfolgt man am besten an den Versuchen von RAVASINI und MARTINI[2478] bei Kaninchen. Die Tiere erhielten verschieden konzentrierte Lösungen (wie vorher beim NaCl) in der konstanten Ge-

---

[3718, II] LOTSPEICH, W. I.: Am. J. Physiol. **151**, 311 (1947) zit. nach J. am. med. Assoz. **136**, 1101 (1948).

[3719] KEITH, N. M., POWER, H. u. PETERSON, R. D.: Amer. J. Physiol. **108**, 221 (1934), Rona **80**, 476.

[3720] COPE, C. L.: J. of Physiol. **76**, 329 (1932), Rona **71**, 598.

[3721] HAYMAN JR., J. M.: Amer. J. Physiol. **101**, 51 (1932), Rona **69**, 143.

schwindigkeit von 0,5 ccm/kg/Minute zugeführt, und zwar bis zum Exitus. Die in dieser Zeit (als Durchschnitt von je 2 Tieren) ausgeschiedenen Mengen gibt uns folgende Tabelle an:

Tabelle 306.

Lösungsstärke	Dauer der Infusion in Min.	ccm/kg	ccm Urin produziert in dieser Zeit	ausgeschiedene Flüssigkeit in %	erhaltene Dosis $Na_2SO_4 \cdot 10\,H_2O$ g/kg	ausgeschieden davon		% ausgeschieden	
						absolut	SO_4'' in %	nach Chromat	nach Cantharidin
2 n	58	29	68,2	234	9,34	2,955	31	11	31
n/1	203	101,7	190,1	186	16,39	9,54	57	23	45
n/2	611	305	360	118	24,54	19,84	79	41	62
isotonisch									
	820	410	385	93	17,11	15,53	90	30	40
n/9	665	332	274,2	81	5,95	4,76	79	52	63
n/12	622	311,2	201,1	64	4,170	2,753	65	17	66
n/24	466	233,0	142,0	60	1,561	1,412	90	12	92
n/48	468	234	151,5	58	0,784	0,985	139	—	98
n/72	515	257	137,6	52	0,574	0,772	132	—	47
Aq. dest.	385	192	5,84	29		0,139			

Ersichtlich ist, daß eine stärkere Wasserausscheidung nur bei den konzentrierten Lösungen zustande kommt, wenn auch die Retention bei weitem nicht so groß ist, wie bei den analogen Konzentrationen von NaCl. Aber während bei NaCl mehr retiniert wird, finden wir in den kleineren Konzentrationen sogar eine Sulfatauswaschung. Diese Tatsache muß die Kontrolle der quantitativen Ausscheidung sehr stören. Bei Tieren, deren Nieren durch $K_2Cr_2O_7$ geschädigt worden waren[3728, 3729], fand sich schon bei n/2 Lösungen eine kleinere Ausscheidung als die Zufuhr betrug, und bei geringen Konzentrationen ($< $ n/24) trat fast völlige Anurie auf, die Ausseidung ist schon von den höchsten Konzentrationen ab gering. Die letzte Kolonne der Tabelle zeigt die Verhältnisse bei cantharidingeschädigten Tieren (nach [3730]). Die Ausscheidung war nicht so geschädigt wie bei den Chromattieren.

Durch Gabe von $MgCl_2$ wurde die Diurese von n/1 Lösungen nicht verändert, die Menge des Sulfats wird aber auf die Hälfte herabgedrückt[3731]. Bei $SrCl_2$ wird in großen Dosen die Ausscheidung von Wasser und Sulfat gehemmt, mittlere fördern die Diurese (MATTEUCCI[2477]). Dasselbe läßt sich mit $CaCl_2$ erreichen (GAJATTO[3596, I u. II]). Gabe von Guajakolglykolat führte in kleiner Dosis zu vermehrter Ausscheidung von Sulfat und Flüssigkeit, bei Steigerung der Dosis litt zuerst die Ausscheidung von Sulfat[3727, I].

EGGLETON[3734, I] infundierte 4 Personen 200 cc 10% Na_2SO_4 intravenös und verfolgte die Ausscheidung. Den Durchschnitt geben wir auf beistehender Kurve (siehe Abb. 54) wieder.

Während der Diurese gab es eine Säureausscheidung, zurückgehend mit der Diurese, aber weniger rasch. Die Säureausscheidung war bei Zufuhr äquivalenter Mengen von $(NH_4)_2SO_4$ eindeutiger mit Steigerung der Pufferkapazität durch Phosphate, während das Na-Salz zuerst zur Abnahme der Pufferkapazität führt.

[3722] HAYMAN JR., J. M. u. JOHNSTON, S. M.: J. clin. Invest. 11; 607 (1932), Rona 68, 531.
[3723] BJERING, T. u. OLLGAARD, E.: Acta med. Scand 102, 55 (1939), Rona 118, 265. Nimmt an, daß ein Teil des SO_4'' nicht ultrafiltrierbar ist.
[3724] POULSSON, L. T.: Z. exp. Med. 71, 577 (1930).
[3725] AMBARD: Physiologie normale et pathologique des reins 1931.
[3726] MARSHALL u. CRANE: Amer. J. Physiol. 62, 330 (1922).
[3727] MACY, J. W.: Arch. internat. Med. 54, 389 (1934), Rona 84, 104.
[3727, I] BALDACCI, U.: Arch. farmacol. sper. 70, 31 (1940), Rona 126, 284. C. 1941 II, 2705.
[3728] RAVASINI, G. u. MORELLO, M.: Boll. Soc. ital. sper. 7, 880 (1932), Rona 71, 269.
[3729] RAVASINI, G. u. MORELLO, M.: Arch. di Fisiol. 34, 19 (1934), Rona 85. 371.
[3730] RAVASINI, C. u. VISONA, E.: Arch. di Fisiol. 34, 57 (1934), Rona 85, 372.
[3731] GAJATTO, S.: Arch. Farmacol. sper. 37, 19 (1938), Rona 110. 664.

Auch bei Katzen führte Na_2SO_4 zum unmittelbaren Fall des p_H (auf 6,2), des $NaHCO_3$ sowie der freien CO_2[3734, I]. Daß in den Versuchen Ammonsulfat eine Steigerung der Pufferkapazität verursacht, ist vielleicht darauf zurückzuführen, daß durch die schon vorher entwickelte Säure die Alkalireserven des Knochens ein-

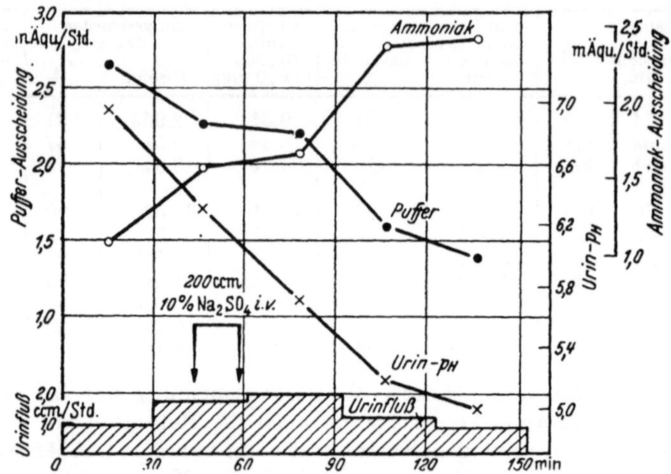

Abb. 54. Die Wirkung einer i. v. Gabe von hypertonischer Na-Sulfat-Lösung auf Urin-p_H, Puffer- und Ammoniak-Ausscheidung. Durchschnittswerte aus Versuchen an 4 Personen (nach EGGLETON[3734 I]).

gesetzt werden und so Phosphat frei wird. VAN SLYKE[3734, III] formuliert die Ausscheidungsgleichung des Na_2SO_4:

$$Na_2SO_4 \quad + \quad 2\,HN_4HCO_3 \quad = \quad 2\,NaHCO_3 \quad + \quad (NH_4)_2SO_4$$
$$\text{filtriert} \qquad \text{durch die Tu-} \quad \text{rückresorbiert} \qquad \text{im Urin.}$$
$$\text{buli zugefügt}$$

Wie die Ausscheidung von Sulfat im Urin nach peroraler Gabe in Form des Marienbader Ferdinandbrunnens ist, zeigen die Versuche von ZÖRKENDÖRFER[2695] am Menschen. Bei Zufuhr von 54,5 mMol erschienen 57,5%, nach 31 mMol 91,5 und nach 27,2 mMol 96,7% im Urin. Die Unterschiede sind bedingt durch die mit der Dosis steigende Abführwirkung, wodurch ein Teil im Stuhl verlorengeht. Nach Injektion fanden sich nach 6 Stunden schon über 95% im Harn wieder (BOURDILLON und LAVIETES[2602]). Andererseits gelang es bei rektaler Zufuhr von Sulfaten in Form des Karlsbader Mühlbrunnens eine Diurese beim Kaninchen zu erzielen (peroral nicht). Der Dickdarm war völlig frei von SO_4'' geworden[3732].

DZIEWIATKOWSKI[3712, II] gab Ratten 50 mg Na_2SO_4 mit ^{35}S markiert und verfolgte die Ausscheidung der Aktivität auf verschiedenen Zufuhrwegen. Die Resultate geben wir auf Tab. 307 wieder als Prozent der zugeführten Menge:

Tabelle 307.

	Zufuhr			
	peroral		intraperitoneal	
	Urin	Faeces	Urin	Faeces
1. Tag . . .	69,0%	10,0%	75 0%	1,2%
2. Tag . . .	2,3%	1,2%	1,4%	1,0%
3. Tag . . .	2,4%	0,7%	0,4%	0,2%
Summe . . .	73,7%	11,9%	76,8%	2,4%
	85,6%		79,2%	

Aus der Tabelle ist die höhere Ausscheidung in den Faeces bei peroraler Gabe unmittelbar ersichtlich, ebenso wie die viel raschere Ausscheidung bei intraperitonealer Zufuhr. Die Gesamtmenge ist aber bei intraperitonealer Gabe kleiner. Die Menge, die in Leber und Knochen aufgenommen wurde, muß also größer sein bei höher steigender Konzentration im Blut. Zugleich ist die nicht unbeträchtliche Ausscheidung von Sulfat im Darm deutlich.

Die Diurese infolge von Sulfat ist bei peroraler Zufuhr ziemlich zweifelhaft und durch Retention von Flüssigkeit im Darm kompliziert, wie es auch ZÖRKEN-DÖRFER[3733] fand. Nach Trinken von 750 ccm n/20 Na_2SO_4, also bei großen Flüssigkeitsmengen, kam in den ersten 4 Stunden die Hälfte der Flüssigkeit, ohne Sulfat nur $^1/_4$ zur Ausscheidung[3734]. Bei männlichen Patienten im Alter von 8—15 Jahren wurden molare Mengen verschiedener, diuretisch wirkender Substanzen verglichen. Am meisten wirksam waren Mannitol und Rohrzucker, dann folgte Na_2SO_4. Erst am Ende der Reihe standen Urea und NaCl[3733, I].

Während der Diurese war der O_2-*Verbrauch* der Hundeniere einmal um das 3fache, sonst in 3 Versuchen um nicht ganz 20% gesteigert (GLASER, LASZLO und SCHÜRMEYER[3568]). Ein positives Resultat wird man kaum herauslesen können. Entsprechend erhielt FEE[4441] keine Steigerung des O_2-Verbrauchs.

ε) Manchmal bleibt nach intravenöser Gabe die Wasserdiurese aus, aber es erfolgt eine vermehrte *Chloridausscheidung*[3735]. Die anschließende Tabelle von MÖLLER[2940] zeigt gleichzeitig die Sulfat- und Chloridausscheidung nach Infusion verschieden konzentrierter Lösungen von Na_2SO_4 in der gleichmäßigen Menge von 60 ccm/kg Kaninchen. Die Infusion benötigte $1^1/_2$ Stunden Zeit. Die in dieser Zeit ausgeschiedenen Mengen sind beim Zeitpunkt 0 notiert.

Tabelle 308.

Std. nach Beendig. d.Infusion	Ohne Theophyllin			Bemerkungen	Mit Theophyllin		
	Wasser in %	SO_4'' in %	Cl' in cg		Wasser in %	SO_4'' in %	Cl' in cg
0	14,8	43,4	0,4		49,2	57,6	8,5
1	26,3	66,8	0,5		61,3	80,0	11,3
2	36,2	76,4	0,9		66,6	87,7	12,7
3	45,5	81,9	2,0	0,85% Na_2SO_4	71,5	91,3	13,6
4	53,5	84,7	2,5	(aequiv. 0,45% NaCl)	80,7	93,1	14,9
5	68,9	86,5	3,3		99,8	93,6	16,4
24	95,7	95,9	—		141	98,4	—
0	25,7	38,1	1,0		81,2	95,7	16,4
1	56,0	66,5	1,5		91,7	77,2	17,3
2	67,2	80,3	1,7		95,5	84,5	17,4
3	71,1	86,1	1,8	1,280% Na_2SO_4	101	88,0	17,7
4	81,4	89,1	2,0	(aequiv. 0,65% NaCl)	111	89,3	—
5	99,6	90,4	2,4		118	89,5	—
24	135	96,2	—		—	—	—
0	41,9	44,2	1,9		114	58,2	20,9
1	55,2	65,7	2,1		131	80,2	21,9
2	60,6	75,4	2,2		135	88,4	22,1
3	64,9	81,1	2,2		137	91,4	—
4	69,0	85,2	2,3	1,830% Na_2SO_4	—	—	—
5	73,6	87,6	2,6	(aequiv. 0,95% NaCl)	143	95,5	—
24	97,8	96,2	—		168	99,2	—
0	79,5	52,5	2,5[1] 11,4[2]		176	58,4	30,2
1	101	71,1	2,9 12,0		200	76,1	31,7
2	110	79,1	— 12,2	2,990% Na_2SO_4	204	80,5	31,9
3	114	81,8	— 12,3	(aequiv. 1,45% NaCl)	207	83,2	—
4	117	84,3	— 12,4		208	83,5	—
5	119	85,4	3,1 12,4		208	83,9	—
24	156	94,2	— —		233	92,9	—

Die gesamte Ausscheidung von Wasser und SO_4'' vom Beginn der Infusion bis zu deren Beendigung (0 Stunden) und zu verschiedenen Zeitpunkten hiernach (1 Stunde, 2 Stunden usw.). Die ausgeschiedenen Mengen sind prozentual im Verhältnis zu den gesamten infundierten Wasser- und SO_4''-Mengen ausgedrückt.

Ferner ist in der Tabelle die zu den genannten Zeitpunkten ausgeschiedene Cl'-Menge in cg pro Kilogramm angeführt. Bei der Konzentration $2,990\%$ Na_2SO_4 sind die Resultate der beiden angestellten Versuche angeführt (siehe oben).

Wir bemerken zuerst die Geschwindigkeit der Ausscheidung. In 24 Stunden ist die gesamte infundierte Menge ausgeschieden. Wirklich diuretisch wirkte nur die hypertonische Lösung. Die anfänglich starke Ausscheidung von Cl' geht bis auf ein Minimum zurück. Durch Theophyllin wird die Ausscheidung von Wasser und auch Chlorid — nicht die von Sulfat — vermehrt. Die verminderte Ausscheidung von Chlorid ist auf ein osmotisches Phänomen zurückzuführen, eine Art von Verdrängung während der Phase der Rückresorption. Die Verdrängung kann bis zum völligen Verschwinden führen. Der Erfolg ist, wenn man den geeigneten Zeitpunkt abwartet, eine Erhöhung der Chloridschwelle[3736]. Diese erstreckt sich aber auch auf Glucose und wird ebenso durch Harnstoff erreicht[3736] (siehe dazu S. 620f.).

Im übrigen zeigte sich das Phänomen Glucose-SO_4'' wechselseitig. Wenn bei Diabetikern durch irgendwelche therapeutischen Eingriffe die Zuckerausscheidung im Harn sank, dann stieg die SO_4''- und auch die Cl'-Ausscheidung und umgekehrt (KEILHACK[3639]).

Darüber hinaus gibt es noch eine andere Möglichkeit. In den Versuchen von AMBERSON und Mitarbeitern, die Chloride aus dem Blut auf ein niederes Niveau zu bringen, gelang dieses Vorhaben nur zum kleinen Teil, etwa 20% konnten ersetzt werden. Dann aber kam es bei solchen Infusionen zur Steigerung des osmotischen Druckes.

In den Versuchen von GOUDSMITH, POWER und BOLLMAN[2941] an 2 Hunden fiel der Gehalt des Blutes von 367 und 373 mg% auf 314 und 315 mg%. Der Sulfatgehalt hatte aber 325 und 353 mg% erreicht, die Gesamtelektrolyten sind von 106,5 auf 161,5 m. aequiv./Ltr. gestiegen. Die Niere kann nicht mehr Cl' ausscheiden, aber die Autoren beziehen diese Unfähigkeit nicht auf die erzwungene Rückresorption, sondern auf Schädigung der Nieren. Zwischen den Kapillaren der Glomeruli und der Bowmanschen Kapsel zeigten sich große Zwischenräume, in den tubulären Zellen leichte Grade der Degeneration. Ob diese Schädigungen Folge oder Bedingung der mangelhaften Cl'-Ausscheidung sind, ist nicht zu entscheiden. Bei den von DILLON und DONNELL[3736] erreichten Konzentrationen ist diese Auffassung auch zu beachten.

Wie die Chloridausscheidung bei Sulfatquellen sich in den einzelnen Phasen nach peroraler Zufuhr verhält, ist durchaus nicht leicht zu entscheiden.

ZÖRKENDÖRFER[3733] fand sogar manchmal verminderte Ausscheidung. Wenn Durchfälle eintreten, können mehr oder weniger große Mengen im Stuhl verloren gehen, wie ZÖRKENDÖRFER nachwies, bei Zusatz von Agar trotz Resorption der Sulfate. Dann wird die erste

[3732] FRIED, A.: Naunyn-Schmiedebergs Arch. 189. 456 (1938).
[3733] ZÖRKENDÖRFER, W. u. W.: J. ges. physikal. Therapie 39. 214 (1930).
[3733, I] RAPOPORT, S., BRODSKY, W. A., WEST, C. D. u. MACHLER, B.: Am. J. Physiol. 156, 433 (1949).
[3734] v. MORACZEWSKI, W., GRZYCKI, ST. u. SADOWSKI, T.: Klin. Wschr. 1935 II, 1574, Rona 91, 546.
[3734, I] EGGLETON, M. G.: J. Physiol. 106, 456 (1947).
[3734, II] BARCLAY, J. A.: J. Physiol. 101, 257 (1934). 1—2 g Na_2SO_4 in 25—30 ccm. $0,9\%$ NaCl gelöst intravenös.
[3734, III] VAN SLYKE, D. D.: Chem. rev. 26, 105 (1940).
[3735] v. NYARY, A.: Naunyn-Schmiedebergs Arch. 162, 565 (1931). C. 1932 I. 249. 5% Na_2SO_4 intravenös. Der Effekt wird durch Luminal vermehrt, durch Chloreton unterdrückt.

Phase der Cl'-Ausscheidung gar nicht in Erscheinung treten. Werden die Beobachtungs-
phasen zu langdauernd genommen, dann kann positive und negative Phase sich gegenseitig im
Endeffekt aufheben, wie oben in den Froschversuchen mit abgebundener Kloake.

Bei kleinen Mengen von Cl' und SO_4'' wird die Ausscheidung durchaus nicht
gegenseitig beeinflußt, dagegen in den Versuchen von GAMBLE und anderen[3577]
an Ratten, die verschiedene Mischungen von $NaCl + Na_2SO_4$ im Futter erhielten.
Es zeigte sich die Gleichung $Na\cdot + Cl' + SO_4'' = 1,2$. Hier fand offenbar keine
Störung durch abführende Stühle statt.

Bei Versuchen über die den Harn säuernde Wirkung von Ammonsulfat fand sich, daß die
Säureäquivalente nach Zufuhr von 50 ccm n/1 $(NH_4)_2SO_4$ mit 83,5%, nach der doppelten
Menge aber nur zu 40,3% zur Geltung kamen[3737].

ζ) *Hypophysenextrakt* verminderte die Sulfatdiurese bei Hund[3738] und Kaninchen[3739], nicht bei der Katze[3740]. Die Filtration wird (nach SO_4'' berechnet)
nicht vermehrt[3738] (POULSSON[3724]), auch nicht nach Kreatinin[3741]. Teilweise
werden die Unterschiede bedingt sein durch differente Dosierung von Sulfat
und Hypophysenextrakt.

9. Sulfit. Über die Ausscheidung unterrichtet ausführlich die Darstellung
von ROST[2128, S. 402ff]. Bei Hunden und Katzen dauerte sie höchstens 4 Stunden
und erreichte 3,5% der Zufuhr, beim Menschen wurden höchstens 1%, und zwar
in 1 Stunde ausgeschieden. Nur wenn durch Koppelung mit Aldehyd geschütztes
Sulfit gegeben wurde, dauerte die Ausscheidung länger. Der nicht als Sulfit
nachweisbare Rest wurde als anorganisches Sulfat ausgeschieden, aber auch die
Ätherschwefelsäuren waren vermehrt. Das führt auf die Beobachtung, daß bei
Zufuhr von Phenol und Sulfit die Phenylsulfatmenge zunehmen soll (GARREAU[3699]
bei Hunden). Nach HELE[3705] sollen 19% an Guajakol gekoppelt werden, also
weniger als bei seinen Sulfatversuchen, was bei der raschen Oxydation zu Sulfat,
nach ROST teilweise schon im strömenden Blut höchst merkwürdig ist. Ebenso
merkwürdig ist die von RHODE[3700] vermehrt gefundene Koppelung nach Sulfit,
aber nicht nach Thiosulfat, obwohl dieses im Magen doch in beträchtlicher Menge
in Sulfit überführt wird. Hinzuweisen ist hier auf die Reaktion nach SCHÖBERL
und LUDWIG[1477] mit Disulfiden:

$$R - S - S - R + H_2SO_3 \rightarrow RSH + R - S - SO_3H,$$

die eine Einleitung der Koppelung sein könnte. Aber nachgewiesen ist dergleichen
noch nicht sicher.

10. Thiosulfat.

Daß Thiosulfat im Harn von Kaninchen auftritt, ist eine alte Erfahrung, und zwar nach
Fütterung von Cystin[3742] oder Kohl[3744]. Angeblich soll es durch Fäulnis im Darm entstehen,
da nach Fäulnis von Fleisch mit Cystin auch S_2O_3'' entstehe[3743]. Neuerdings wurde es auch
nach Kleie-, Heu- und Radieschenfütterung beobachtet[3745]. Durch Fällung mit $Hg(CH_3COO)_2$
und anschließend mit Baryt wurde es gereinigt. Es ließ sich nachweisen bei Diabetikern und
Katzen in größerer, bei normalen Personen und Hunden in geringerer Menge[3746, 3747].

[3736] DILLON, T. W. T. u. DONNELL, R. O.: Proc. roy. Irish. Acad. Sect. B. **42**, 365 (1935).
C. **1935** II, 1742. Die Blutkonzentration stieg bei den Kaninchenversuchen auf 300—600 mg%
Na_2SO_4.
[3737] WAGNER, J.: Dissertation Jena **1938**, bei Lintzel.
[3738] SAGER, B.: Naunyn-Schmiedebergs Arch. **153**, 331 (1930), Rona **59**, 509.
[3739] MACKERSIE, W. G.: J. Pharmakol. exp. Ther. **24**, 83 (1925).
[3740] McFARLANE, A.: J. Pharmacol. exp. Ther. **28**, 177 (1926).
[3741] BÜHLER, F.: Z. exp. Med. **96**, 821 (1935).
[3742] WOHLGEMUTH, I.: Hoppe-Seylers Z. **40**, 71 (1903)
[3743] WOHLGEMUT, I.: Hoppe-Seylers Z. **43**, 468 (1904).
[3744] SALKOWSKI, E.: Hoppe-Seylers Z. **89**, 485 (1914).
[3745] DEZANI, S.: Biochem. e terap. sperim. **12**, 454 (1925), Rona **36**, 385.
[3746] VAN ECKELEN, M.: Nature **135**, 37 (1935). C. **1935** I, 1262.

ZÖRKENDÖRFER[391] fand die normale Ausscheidung des Kaninchens mit 0,01—0,03 mMol. Die Ausscheidung nimmt zu nach Darreichung von Eiweiß und Cystin[3748]. Weitere Faktoren der Nahrung sind Taurin, Isothionsäure, Schwefel (dagegen[391]), Schwefelnatrium[3749].

Das Schicksal des zugeführten S_2O_3'' im Organismus wechselt je nach der Art der Zufuhr. So wird durch die Acidität des Magens sofort eine teilweise Abspaltung von Schwefel unter Bildung von Sulfit möglich sein, außerdem entstehen Pentathionat und andere Polythionate. Wird das S_2O_3'' parenteral zugeführt, dann entsteht niemals Sulfit (jedenfalls nicht im Blut nachweisbar), da die Schwefelabspaltung nur bei Aciditäten mit $p_H < 5,0$ zu erwarten ist. Es erfolgt teilweise Oxydation zu Sulfat, teilweise unzersetzte Ausscheidung durch den Harn (MENEGHETTI[386]). Der Ort der Oxydation scheint nicht auf die Leber oder ein Organ beschränkt zu sein.

Nach Gabe einer bestimmten Menge an Hunde wurde nach intravenöser Injektion die Ausscheidung bestimmt. Wurde die eine Niere desselben Hundes in ein Herzlungenpräparat eingefügt, dann fand sich derselbe Prozentsatz unzersetzten Thiosulfats im Urin[3750]. Es mußten also die Niere bzw. Lunge, Herz oder Blut zur Oxydation beigetragen haben.

Menge und Verlauf der Ausscheidung geben Versuche von NYIRI[389] an einigen *Hunden* wieder, die 1 g $Na_2S_2O_3$ in 10% Lösung intravenös erhielten. Es erfolgte eine geringe Diurese. Die in aufeinanderfolgenden Stunden ausgeschiedenen Prozente zeigt folgende Zahlenreihe:

Tabelle 309.

Intravenös	53	10,8	0					zus. 63,8%
	49,9	10,4	1,7	0				„ 62,0%
	59,6	5,3	0,4	0,1	0			„ 65,4%
subcutan ($^1/_2$ Std-Mengen)	10,4	17,8	13,3	5,2	1,8	0,6		„ 48,7%
peroral ($^1/_2$ Std-Mengen)	11,4	5,8	4,7	4,9	2,1	1,1	0,4	„ 30,4%
	3,7	5,3	5,4	8,7	3,3	1,2	0,4	„ 28,0%

Die Ausscheidung erfolgt rascher als bei irgendeinem anderen Tier und nimmt im Betrage ab, je länger die Resorption dauert. Hunde, deren Nieren durch Uran oder Cantharidin geschädigt waren, schieden fast nichts aus.

Ein mit Uran geschädigter Hund soll besonders erwähnt werden. Er brachte normal 65% zur Ausscheidung, am 2ten Tage nach der Urangabe 35,1%, sinkend bis zu dem am 7ten Tage erfolgenden Tod auf 1,2%.

Jede verzögerte Ausscheidung führt also zu vermehrter Oxydation. Auch trächtige Tiere sollen zunehmend weniger unzersetzt ausscheiden[3751].

Bei *Kaninchen* wurde durch Exstirpation einer Niere die Ausscheidung von 70% auf 50% herabgedrückt. Aber im Verlaufe von 2 Wochen mit Kompensation der Niere wurde der alte Wert wieder erreicht. Diese Angaben wurden von ZÖRKENDÖRFER[391] erweitert. Er zeigte nicht nur, daß beim Kaninchen die Ausscheidung schlechter wird, wenn man von der intravenösen über die subcutane zur peroralen Zufuhr übergeht, sondern daß auch die Ausscheidung abhängt von der absoluten Menge, die zugeführt wurde, z. B. bei intravenöser Gabe:

von 0,05 mMol ausgeschieden 0
„   0,2   „   „   7%
„   1,0   „   „   45%
„   2,0   „   „   69%

Beim *Menschen* wurde nach peroraler Gabe von 1 g nichts unzersetzt ausgeschieden, nach 10 g $Na_2S_2O_3$ etwa 5,5%[3752], der Rest erschien als Sulfat. Nach

[3747] VAN ECKELEN, M.: Acta brev. neerl. Physiol. **4**, 137 (1934), Rona **85**, 378. C. **1935 I**, 1262.

[3748] HEINEMANN, M.: Acta brev. neerl. Physiol. **6**, 141 (1936), Rona **98**, 448. C. **1937 I**, 918.

[3749] WENDT, H.: Fortschritte der Therapie **14**, 88 ,147 und 202 (1938).

[3750] ELAUT, L.: J. of Urol. **26**, 241 (1931), Rona **65**, 432.

den Versuchen von HOLBOLL[3753] begann die Ausscheidung erst mit 10 g. Nach
ZÖRKENDÖRFER[391] wurden bei 5 mMol (0,8 g) 1—2%, bei 30 mMol (etwa 5 g)
sogar 50% erreicht.

Bei intravenöser Gabe von 1 g $Na_2S_2O_3$ wurden 23—43 %[3753], von 2 g rund 20 %[3754],
0,8 g 14—32 %[3755] bzw. 23—60 %[3756] ausgeschieden. Diese Ausscheidung ist meist
geringer als beim Hund, wir müssen an die Befunde von ZÖRKENDÖRFER denken,
der die relative Ausscheidung wachsen sah mit der Dosis. Diese ist aber — entsprechend dem größeren Gewicht beim Menschen — hier geringer.

Die Ausscheidung wurde von NYIRI als Nierenfunktionsprobe vorgeschlagen und auch
vielfach geeignet befunden[3754, 3756, 3757, 3758]. Aber andererseits ist sie nicht spezifisch, da die
Ausscheidung bei höherer Körpertemperatur sinkt[3755], manchmal bei Basedow (6%), Leu-
kämie (7,3%)[3753] oder bei Rheumatismus[3759].

Die Art der Ausscheidung wurde erst in neuerer Zeit ausführlich untersucht.
Beim Hunde fand sich die gleiche Clearance wie von Kreatinin, ebenso beim Menschen wie von Inulin[3757, I u. II]. Nach den Untersuchungen von EGGLETON und
HABIB[3757, III] an Katzen wird Thiosulfat jedoch nicht einfach filtriert, sondern
unterliegt einer aktiven Ausscheidung, deren Größe völlig von der Konzentration
im Plasma abhängt. Der Quotient $\dfrac{\text{Clearance } S_2O_3''}{\text{Clearance Kreatinin}}$ hatte die Höhe von 3,05
bei der Konzentration von 4,5 mg% S_2O_3 im Plasma und ging zurück auf 1,2
bei 100 mg%. Es zeigte sich eine direkte Beziehung zur Glomerulusfiltration.
Wenn man die mg ausgeschiedenen Thiosulfats/Min./100 cm³ Glomerulusfiltrat
ausrechnete, sah man einen Anstieg dieser Zahl mit steigender Konzentration
im Plasma bis 30 mg%. Bei weiterer Steigerung blieb der Wert gleich.

11. Ferrocyanid.

a) Die Ausscheidung des $Fe(CN)_6$[IV] durch Filtration der Glomeruli ist wahrscheinlich, weil es durch aglomeruläre Fische kaum zur Ausscheidung gebracht
wird[3760, 3761]. Diese Tatsache wurde erhärtet durch die Versuche der Feststellung
der Clearance[3762]. Diese wurde mit Kreatinin und Harnstoff bei Kaninchen und
Hunden verglichen. Wir geben solche Perioden nach intravenöser Gabe an
2 Tieren wieder:

Tabelle 310.

	1. Periode	2. Periode	1. Periode	2. Periode	3. Periode
$Fe(CN)_6$	49	19	37	31	10
Kreatinin . . .	54	21	38	31	9
Urea	19	6	23	15	2

Die Werte wachsen bei stärkerer Durchblutung.

[3751] BOLLINGER, A.: Brit. med. J. **1932** I. 96. zit. nach WENDT[3749].
[3752] NYIRI, W.: Biochem. Z. **141**, 160 (1923), Rona **24**, 82.
[3753] HOLLBOLL, S. A.: Klin. Wschr. **4**, 1636 (1925), Rona **33**, 733.
[3754] RYOJI. S.: Okayama Igakkai **1926**, 31, Rona **35**, 694.
[3755] GIORDANENGO, G.: Boll. Soc. piemont. Chir. **1**, 486 (1931), Rona **62**, 371.
Leberzirrhose 14%, Leber-Ca 13%.
[3756] ARUGA, J.: Jap. J. dermatol. a. urol. **25**, 987 (1925), Rona **35**, 119.
[3757] ARUGA, J.: Jap. J. dermatol. a. urol. **30**, 1294 (1930), Rona **60**, 327. Wirkung der
Diuretica.
[3757, I] GILMAN, PHILIPS, F. u. KOELLE, E. S.: Am. J. Physiol. **146**, 348 (1946) u. J. Hopk.
Hosp. Bull. **79**, 226 (1946), zit. nach [3757, III].
[3757, II] PITTS, R. F. u. LOTSPEICH, W. D.: Proc. Soc. exp. Biol. Med. **64**, 224 (1947).
[3757, III] EGGLETON, M. G. u. HABIB, Y. A.: J. Physiol. **108**, 46 P (1949).
[3758] SAITO, G.: Ann. ital. Chir. **12**, 77 (1933), Rona **74**, 707.
[3759] LOEPER, M., LESURE, A. u. TONNET, J.: C. rend. Soc. Biol. **116**, 31 (1934), Rona **81**, 459.
[3760] MARSHALL, E. K.: Amer. J. Physiol. **94**, 1 (1930).
[3761] MARSHALL, E. K. u. GRAFFLIN,: Bull. John Hopkins Hosp. **43**, 205 (1928).

Bei *Hunden* ergeben sich dieselben Werte wie mit Kreatinin und Inulin[3762], und zwar unabhängig von der Konzentration im Blute, die von 50—300 mg% $Fe(CN)_6$ schwankte. Hier wird eine Rückresorption vermißt. v. SLYKE[3734, III] verlagerte die Niere unter die Rückenhaut und verfolgte die Konzentration im venösen Blut. Er fand, daß durch die Niere aus dem Blut extrahiert wird $Fe(CN)_6$ 18,8%, Kreatinin 19,92%, Inulin 22,3%, Urea 8,3%. Eine Rückresorption fehlt. Ebenso verhielt sich das Kaninchen.

Beim *Menschen* wurden 0,55—6,2 g $Na_4Fe(CN)_6$ injiziert. Die Werte vom Plasma nach 15 Minuten betrugen 4,83—43,6 mg%. Das Verhältnis der Clearances $\dfrac{Fe(CN)_6 IV}{Urea}$ betrug beim Hunde 1,72, beim Menschen 1,2, bei Kreatinin 2,34 im Durchschnitt von 11 Bestimmungen und mit Inulin 1,68, d. h. 40% des Ferrocyanids war rückresorbiert worden[3763]. Bei einem Patienten, der 2,8 g erhalten hatte, waren gewisse Nierenschädigungen nachweisbar. Permeabilität und Toxicität entsprachen einander.

b) Nach Injektion von 250—300 mg/kg $Na_4Fe(CN)_6$ in 7% Lösungen am Hunde entstanden im Blut Konzentrationen von 55—75 mg%. Im Urin war eine Konzentration von 990—1200 mg%, und in 24 Stunden wurden dort 86—90% wiedergefunden (LIPSCHITZ[2689]). Die Ausscheidung verlief also rasch.

Als **Ausscheidungsgröße** nach intravenöser Gabe von 0,5 g an 50 normale Personen fanden sich folgende Durchschnittswerte[3764]:

Tabelle 311.

Nach	20 Min.	30 Min.	60 Min.	120 Min.	180 Min.
STIEGLITZ u. Mitarb.[3764]	7%	14%	20%	31%	40%
GORDON[3766]			24%	35%	50%

Die Ausscheidung wird nach Hypertonie, Nierenerkrankungen und Herzkrankheiten verzögert[3764—3767]. Eine Ähnlichkeit mit Sulfat ist deutlich, das zeigte sich auch in der Verminderung der Chloridausscheidung[3768].

Trotz der vielfach berichteten Diurese[3768] wurde die antidiuretische Wirkung des Hypophysenhinterlappenextraktes bei Ratten im Burn-Test verstärkt, wenn statt Wasser 0,1, 1 oder 2,5% Lösungen von Ferrocyanid verabreicht wurden[3769]. Aber der Mechanismus dieser Wirkung ist unklar, da die Injektion mit dem Hyposenextrakt gemeinsam erfolgte.

c) Man hat versucht, mit **histochemischen Methoden** Aufschlüsse über den Ort der Ausscheidung zu erlangen. Gerade bei Ferrocyanid, das mit Ferrisalzen die Preußisch-Blau-Reaktion gibt, erscheint dieses Vorhaben aussichtsreich. Vielfach ging man so vor, daß $Na_4Fe(CN)_6$ gleichzeitig mit Ferrisalzen injiziert wurde.

[3762] VAN SLYKE, D. D., HILLER, A. u. MILLER, B. F.: Amer. J. Physiol. **113**, 611 (1935).

[3763] MILLER, B. F. u. WINKLER, A.: J. clin. Invest. **15**, 489 (1936), Rona **98**, 445. C. **1937 II**, 617.

[3764] STIEGLITZ, E. J. u. KNIGHT, A.: J. amer. med. Assoz. **103**, 1760 (1934), Rona **86**, 114.

[3765] STIEGLITZ, E. J.: Amer. J. med. Sci. **192**, 208 (1936), Rona **97**, 447. C. **1937 I**, 3364. Nach 0,28 g.

[3765,1] STIEGLITZ, E. J.: Arch. internat. Med. **64**, 57 (1939), Rona **117**, 87.

[3766] GORDON, W.: Amer. J. med. Sci. **192**, 208 (1936), Rona **97**, 447. C. **1937 I**, 3364. Nach 0,28 g.

[3767] ANTOŠ, S.: Cas. lek. cesk. **1936**, 98, Rona **94**, 270. 20—30% war die Ausscheidung in 1 Stunde bei 66 Personen, 12 haben weniger als 20% ausgeschieden.

[3768] STIEGLITZ, E. J.: Amer. J. Anatomie **29**, 33 (1921). Dosis nicht angegeben, anfangs wurde Diurese beobachtet.

[3769] NOBLE, R. L., RINDERKNECHT, H. u. WILLIAMS, R. C.: J. Physiol. **96**, 293 (1939). NaCNO 1% wirkte auch etwa wie 2% $NaNO_2$.

Es fand sich Preußischblau niemals in den Kapselräumen der Glomeruli, dagegen in den Tubuli contorti, teilweise auch in den Zellen ([3770, 3772], Leschke[3550]), besonders am Bürstenbesatz[3768, 5773].

Der oft gezogene Schluß, daß damit die Ausscheidung von $Fe(CN)_6$ geklärt sei, wurde mehrfach schon für unberechtigt gehalten (z. B. [3771]). Es kann sich ausschließlich darum handeln, daß an dieser Stelle die beiden einzeln wandernden Salze zusammentreffen, wenn sie sich nicht schon vorher in kolloidaler Form zusammenfinden. Andererseits wurde darauf hingewiesen, daß das Preußisch-Blau nur bei genügend saurer Reaktion entstehe, und die Lokalisation in den proximalen Tubuli contorti nur ein Zeichen für eine zwischendurch auftretende saure Reaktion sei[3774]. Bei Berücksichtigung aller dieser Faktoren werden doch einige konstante Beobachtungen übrigbleiben. Wenn man die Einzelsalze injizierte und das komplementäre Salz der Fixierungsflüssigkeit zusetzte, fand sich nur eine diffuse Verfärbung der Gewebe, niemals aber in den Zellen der Tubuli contorti, dagegen größere Teilchen in den Henleschen Schleifen[3775, 3779].

Beim Frosch fand sich eine Ablagerung im distalen Teil der proximalen tubuli contorti (nicht früher[3779, 3780]). Bei Nieren ohne Glomeruli gab es keine Ausscheidung[3778]. Die histologischen Bilder sind different je nach dem Ort der Zufuhr, wie bei Necturus, bei dem tubuli existieren, die direkt mit der Peritonealhöhle kommunizieren, und andere, denen diese Verbindung fehlt[3778]. Weiter ändert sich das Bild bei verschiedener zeitlicher Folge bei der Gabe der Komponenten. Das vielfach gegebene Ferriammoncitrat wird nämlich sehr rasch ausgeschieden, so daß schon nach 20 Minuten Ferrocyanid auf so geringe Konzentration trifft, daß es keine Färbung mehr gibt, es sei denn, daß durch die Resorption von Wasser in den abführenden Schenkeln die Konzentration der Komponente sehr erhöht wird[3773, 3776, 3777]. Aber niemals wurde in den Glomerulikapseln Färbung gesehen.

Eine Klärung brachten die Versuche und Methoden von Gersh und Stieglitz[443] am Kaninchen, die Ferrocyanid allein injizierten, die Niere sofort in flüssiger Luft zum Gefrieren brachten, gefroren trockneten und diese Präparate fixierten und mit Fe^I-Salz behandelten. Das in der Kapsel entstehende Blau blaßte rasch ab und konnte so entgehen. Es konnte nur, wenn ganz hohe Konzentrationen im Plasma unterhalten wurden, eine Reaktion wahrgenommen werden. In den weiteren Harnwegen wird die Reaktion immer deutlicher, besonders in der Henleschen Schleife, entsprechend der durch Rückresorption von Wasser bedingten Konzentrationszunahme.

In den Zellen wurde keine Reaktion gesehen, was wohl mehr durch die mangelhaften Bedingungen zur Fällung veranlaßt ist, da wir nach Abtötung der Zellen eine Diffusion annehmen müssen. Aber es fand sich kein Anhalt für die Ausscheidung von $Fe(CN)_6^{IV}$ durch die Tubuli, was hier wohl bemerkbar wäre. Nur bei häufig wiederholten kleinen Gaben des Salzes fand sich eine Speicherung in den Zellen der proximalen Tubuli ohne Beziehungen zum Bürstensaum, den Mitochondrien und dem Golghiapparat. Diese Speicherung erfolgt, auch ohne daß $Fe(CN)_6$ in den Harn übergeht, soll also nichts mit Ausscheidung zu tun haben.

[3770] Biberfeld, J.: Pflügers Arch. **105**. 308 (1904).
[3771] Basler, A.: Pflügers Arch. **112**, 203 (1906).
[3772] Brabant, H.: Bull. Histol. appl. Physiol. **14**, 241 (1937). C. **1938 I**, 3074.
[3773] Holton, S. G. u. Bensley, R. R.: Amer. J. Anat. **47**, 241 (1931).
[3774] Macallum, A. B. u. Campbell, W. R.: Amer. J. Physiol. **90**, 439 (1929), Rona **53**, 549. Hunde, Katzen, Kaninchen.
[3775] Firket, J.: Arch. internat. de Physiol. **18**, 332 (1921).
[3776] Firket, J. u. Saenz, C.: Bull. Assoz. Anatomist. **27**, 257 (1932), Rona **73**, 524.
[3777] Firket, J. u. Saenz, C.: C. rend. Soc. Biol. **107**, 1586 (1931), Rona **65**, 119.
[3778] Dawson, A. B.: Amer. J. Physiol. **71**, 679 (1925), Rona **31**, 738.
[3779] Edwards, J. G.: Anat. Record. **55**, 313 (1933). Ratten, Tauben, Hornkröte, Schildkröte, Frosch, Goldfisch, Regenwurm, Opsanus tau, Meerwurm.
[3780] Edwards, J. G.: Proc. Soc. exp. Biol. Med. **30**, 390 (1932), Rona **72**, 325.

Abgesehen von dieser letzten merkwürdigen Beobachtung haben wir also eine histochemische Bestätigung der zuerst dargestellten physiologischen Verhältnisse.

II. Die Ausscheidung von Phosphat auf verschiedenen Wegen.

1. Ausscheidung durch die Niere.

a) Kaltblüter. Bei den einzelnen Arten der aglomerulären Fische gab es bemerkenswerte Unterschiede im Phosphatgehalt (MARSHALL und GRAFFLIN[2798]). Opsanus tau (toadfish) hatte im Harn nur eine feine Spur von PO_4''', die sich weder durch Injektion von Phosphat mit beträchtlicher Erhöhung des Blutspiegels, noch durch Glycerophosphat erhöhte. Lophius piscatorius (goose fish) dagegen hatte immer einen beträchtlichen Gehalt im Urin, wenn er auch mit 0,7—4,5 mMol/Ltr. niedriger war als im Plasma mit 4,7—7,7 mMol/Ltr. Die hohe Ausscheidung wurde im Laboratorium allmählich geringer. Aber — gleichgültig in welchem Stadium — eine Injektion von Phosphaten, die die Plasmakonzentration mehr als verdoppelte, führte nicht zu erhöhter Ausscheidung, ebensowenig Glycerophosphat. Die Art der Phosphatabgabe ist offenbar anders wie bei den Fischen mit Glomerulis, wie bei dem zu den Selachiern gehörigen Squalus acanthias[3781]. Dieser Fisch benutzt seine Glomeruli nicht zur ausschließlichen PO_4'''-Ausscheidung, wie Vergleiche mit der Inulin-Clearance ergaben.

Von dem im Blut in der Menge von 0,74—2,3 mMol enthaltenen (allerdings nur zu 70—85% filtrierbaren) Phosphat wurden nur 8% der im Endharn enthaltenen Mengen durch die Glomeruli und der Rest durch die Tubuli ausgeschieden. Bei Erhöhung des Plasmaphosphats durch Injektionen von 0,15—1,5 g/kg Na_2HPO_4 wurde die tubuläre Sekretion verdoppelt.

Wir sehen das merkwürdige Phänomen, daß die aglomerulären Fische Phosphat durch die Tubuli nicht vermehrt ausscheiden, wohl aber die Fische mit Glomerulis, deren Gebrauch noch nicht voll eingetreten ist. Die Inulin-Clearance betrug im Durchschnitt 87,7 ccm/kg/Tag.

Bei Amphibien kann Phosphat beträchtlich konzentriert werden, z. B. bei Rana catesbiana 3—4mal (CRANE[3545]), auch beim Necturus[3782], also im Gegensatz zu Cl'. Dieselben Verhältnisse zeigen Vogelnieren, die in den Versuchen von MAYRS[3551] 2,6—11,4mal konzentrieren konnten. Die Konzentrierung braucht aber nicht aufzutreten, da manchmal kein Phosphat nachweisbar wird[3783].

Vielfache Versuche sind ausgeführt worden über den Ort der Ausscheidung. Bei Bestimmung des PO_4'''-Gehaltes im Punktat der Bowmanschen Kapsel ergab sich bei Necturus ein Gehalt, der nur 25—30% des Plasmagehaltes erreichte, obwohl das Plasma-P durch Kollodiummembran glatt durchging[3782]. Dieses unerwartete Resultat wurde später mit besseren Bestimmungsmethoden nicht mehr erhalten (WALKER[2797, 3245]).

In 16 Experimenten mit Rana pipiens war der durchschnittliche Plasma-P 3,65 mg, der glomeruläre P 3,63 mg%, also 1,4% tiefer (in 1 Versuch wurden 38,5% weniger gefunden). Bei Versuchen an 10 Necturis war der Gehalt im Urin (4,3 mg% P) gegenüber dem Plasma (4,6 mg%) um 6,6% weniger konzentriert (1mal fehlten 17,4 mg%).

Die Übereinstimmung ist bei den zu bestimmenden Mengen ausreichend, um eine Filtration von den Glomerulis anzunehmen (desgl. E. P. LAUG und R. HÖBER[3669]). Bei Untersuchung über das Verhalten der Phosphate in den ableitenden Harnkanälchen durch Punktion an verschiedener Stelle[3783] fand sich bei Necturis (Zahlen in Klammern: bei Fröschen) das Verhältnis: $\dfrac{\text{Harn}}{\text{Plasma}}$ an dem Beginn der

[3781] SMITH, W. W.: J. cellul. comp. Physiol. **14**, 95 (1939), Rona 118, 265.
[3782] SCHMITT, F. O. u. WHITE, H. L.: Amer. J. Physiol. **84**, 401 (1928), Rona **45**, 613.

Tubuli mit 1,03, proximale Tubuli erstes Viertel 1,11, zweites Viertel 1,36 (1,20), distaler Tubulus 1,88 (1,51). Wir können hier die fortgesetzte Rückresorption von Wasser beobachten, die schon in den proximalen Teilen einsetzt, allerdings läßt sich daraus keine Filtration berechnen, da auch eine Rückresorption von PO_4''' stattfindet, gelegentlich von beträchtlicher Menge, so daß sogar der Blasenharn praktisch phosphatfrei sein kann. Die Rückresorption erfolgt in den proximalen Teilen ([3783] RICHARDS[3540]). Man wird also Phosphat zu den Substanzen rechnen müssen, die in den Glomerulis filtriert, in den Tubulis einer beträchtlichen Rückresorption unterliegen, also als Schwellensubstanzen anzusprechen sind.

b) Warmblüter. Der im Urin auftretende Phosphor liegt bis auf wenige Prozent in anorganischer Form vor[3784]. Die Art und Menge der Ausscheidung unterliegt vielfachen Schwankungen, die wir später und dann in einem großen Kapitel mit Fragen der Diät zu behandeln haben, z. B. der Bedeutung des $Ca^{..}$ und der Acidität des Darminhalts bei der Resorption.

α) *Acidose.* Als erstes spielt die Stoffwechsellage in Richtung *Alkalose* eine Rolle, so in den Versuchen von HALDANE, WIGGLESWORTH und WOODROW[2825], deren Resultate auf folgenden 2 Abbildungen wiedergegeben werden.

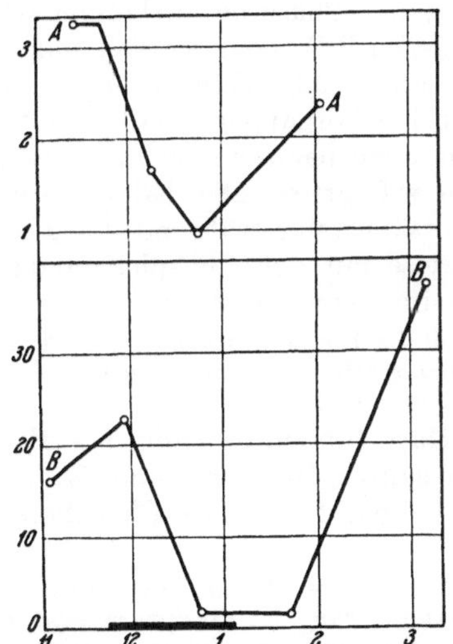

Abb. 55. Kurve A: mg% P im Blut. Kurve B: mg% P im Urin. Kurve C: mg anorgan. P im Urin/Std. Während der Zeit der verdickten Abscisse wird 6—7% CO_2 geatmet.

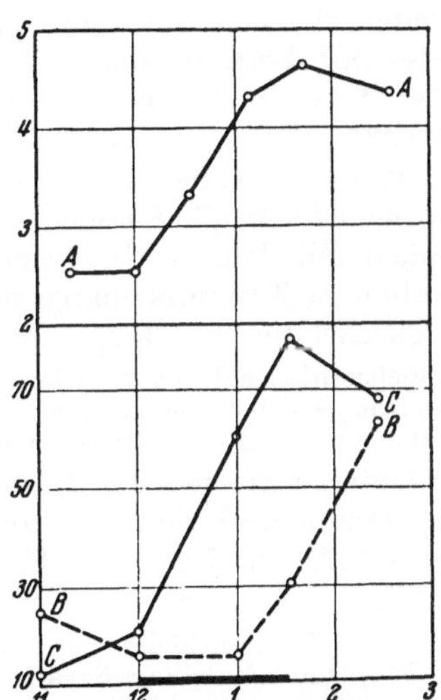

Abb. 56. Kurve A: mg% P im Blut. Kurve B: mg anorgan. P ausgeschieden pro Stunde. Die verdickte Grundlinie bedeutet die Zeit von Hyperventilation bis zum Auftreten der tetanischen Symptome.

Auf den Kurven ist ersichtlich, daß die Ausscheidung im Urin bei Hyperventilation (in geringerem Maße bei McCANCE und WIDDOWSON[3567]) abnimmt, bei Acidose aber zunimmt, beides in Parallelität zum Gehalt des Plasmas. Auch bei der Reaktion des Urins gilt dasselbe bei sonst normalen Menschen, indem saurer Urin viel, alkalischer wenig Phosphate enthält[3796, 3797]. Mit einer acidotischen Störung des Stoffwechsels war ein phosphaturischer Anfall verbunden[3785].

[3783] WALKER, A. M. u. HUDSON, CH. L.: Amer. J. Physiol. 118, 167 (1937), Rona 100, 89.
[3784] WALKER, B. S. u. WALKER, E. W.: J. Labor. klin. Med. 18, 164 (1932), Rona 71, 599.
[3785] MICHELSEN, J., BECKER, H. u. SPEHR, G.: Dtsch. Arch. klin. Med. 172, 599 (1932), Rona 68, 531.

Die Acidität hängt zusammen mit der Rückresorption von HCO_3'. VAN SLYKE[3734, III] gibt die Formel an.

$$\frac{[HPO_4'']}{[H_2PO_4']} = 0,2\ \frac{[HCO_3']}{[H_2CO_3]}$$

BRASSFIELD und BEHRMANN[3568, I] fanden auch Zunahme von PO_4''' im Harn bei CO_2-Einatmung. Abnahme bei Hyperventilation. Anoxämie führte zu keiner Änderung.

Vermehrte PO_4'''-Ausscheidung wurde auch gefunden beim Hungern von Mensch und Kaninchen[3786]. Es mag sein, daß diese Ausscheidungszunahme veranlaßt ist durch Einschmelzung von Körpersubstanz, ähnlich wie bei Gaben von bestrahltem Ergosterin[3786] in toxischer Höhe die Ausscheidung zunimmt durch Auflösung des Knochens, so hier durch Einschmelzung der Muskulatur, erkennbar durch verschiedene Verhältnisse Ca/P[3788]. Aber beim Menschen fand sich die Phosphatausscheidung parallelgehend mit der Ketonurie und wäre also als Folge einer Acidose aufzufassen[3787]. Hypophysenextrakte hatten keinen Einfluß[3788].

Die nach *Arbeit* auftretende Acidosis kann die PO_4'''-Ausscheidung vermehren und zwar über den nach der Höhe im Plasma zu erwartenden Wert[3789]; vielleicht ist die vermehrte Phosphatausscheidung von Fröschen durch Belichtung auf eine erhöhte Beweglichkeit zurückzuführen (EICHLER[2431, I]). Im Anschluß an Arbeit wird oft von vermehrter PO_4'''-Ausscheidung berichtet, z. B. ATZLER und Mitarbeiter[2742]. Diese Ausscheidung soll meist in der Phase der Erholung erhöht sein, also mit Verzögerung auftreten ([3790], dagegen [3791]), oder sie soll nur nach basischer Kost, nicht nach gemischter oder saurer mit Verzögerung erfolgen (HEINELT[2867]). Diese Erscheinungen werden mit den Vorgängen bei der die Arbeit begleitenden Schweißsekretion gleichgesetzt, da auch nach einfachem Schwitzen eine vermehrte PO_4'''-Ausscheidung im Harn erfolgt[3792]. Die Effekte werden gewöhnlich mit dem Stoffwechsel der Phosphorsäureester während der Muskelkontraktion in Zusammenhang gebracht, teilweise mit der Phosphagenbildung, zumal gleichzeitig mit PO_4''' auch Kreatinin im Harn erscheine[3793].

Bei Fieberanfällen durch Malaria wird Kreatinin mit der Temperatursteigerung, Phosphat aber erst beim Abfall ausgeschieden[3795]. Es soll Phosphokreatinin gespalten werden, aber das Phosphat in anderer Bindung vorübergehend festgehalten werden.

Bei Untersuchungen von *Korrelationen* im Harn fanden sich folgende Koeffizienten. Der Korrelationskoeffizient zwischen saurer Reaktion und Kreatinin betrug $+ 0,7$, für Kreatinin-Phosphorsäure $+ 0,64$, für Säure-Phosphorsäure $+ 0,67$[3797].

Alkalischer Urin enthielt demnach weniger PO_4''' als saurer[3796] (also im Gegensatz zu HEINELT[2867]). Durch Gabe von Kreatinin wird eine Verminderung der Phosphatausscheidung nicht erzielt[3794]. Im Anschluß an Muskelarbeit, besonders bei Untrainierten, erfolgt eine Senkung des Plasmaspiegels an PO_4''' und verminderte Ausscheidung, die bezogen wurde auf Resynthesen[3789].

[3786] FASSIO, L.: Riv. clin. pediatr. **30**, 609 (1932), Rona **70**, 346.

[3787] MULDER, A. G., PHILLIPS, I. E. u. VISSCHER, M. B.: J. biol. Chem. **98**, 269 (1932), Rona **71**, 237.

[3788] NAKAZAWA, F.: Biochem. Z. **198**, 350 (1928), Rona 48, 68. Versuche an Hunden.

[3789] HAVARD, R. E. u. REAY, G. A.: J. of Physiol. **61**, 35 (1926), Rona **36**, 496. Auch NH_4Cl-Acidosis.

[3790] SZAKALL, A.: Arbeitsphysiol. **8**, 316 (1934), Rona **85**, 332. Um so größere Ausscheidung, je stärker die Arbeit.

[3791] PIAZZA, G.: Arch. di farmacol. sperim. **41**, 85 (1926), Rona **37**, 817. Keine Proportionalität auch mit Kohlehydratverbrauch.

[3792] MELKA, J.: Pflügers Arch. **228**, 666 (1931), Rona **67**, 130.

[3793] MICHLIN, M. S. u. RACHMALEWITSCH, E. M.: Z. exp. Med. **85**, 148 (1932), Rona **71**, 701. Ausschläge bei PO_4''' nur nach 1 Stunde Arbeit von Bedeutung.

[3794] FASOLD, H. u. LOESCHKE, A.: Z. Kinderheilkunde **52**, 358 (1932), Rona **67**, 508. Kinder und Erwachsene.

Wir sehen also verschiedene Faktoren wirksam zur Änderung der PO_4'''-Ausscheidung: Acidose, PO_4'''-Abgabe vom Muskel und wiederum Einbau und Resynthese, daher gehen die Resultate so wenig konform. Man muß als wesentlich im Auge behalten, daß mit Hilfe der Phosphatausscheidung die meisten sauren Äquivalente aus dem Organismus abgegeben werden können. Nach den Erfahrungen der p_H-Bestimmungen läßt sich nur die 800fache Steigerung der Acidität gegenüber dem Blutplasma erreichen. Wenn nicht durch Desamidierung von Aminosäuren (vielleicht vor allem Glutaminsäure), durch Abgabe von NH_4 im Austausch zum Na' eine Beseitigung von Säuren erfolgt, wäre durch Ausscheidung stärkerer Säuren wie HCl durch die obige Aciditätszunahme nicht viel gewonnen. Hier tritt die Ausscheidung von Phosphat ein, die ein Maximum titrierbarer Äquivalente zu beseitigen erlaubt, ohne das $[H']$-Gefälle wesentlich zu steigern[3796, I]. Die Phosphatausscheidung dient also ganz wesentlich zur Regulation im Säure-Basenhaushalt. Das läßt sich offensichtlich nicht ohne einen Verlust so wesentlicher Bausteine erreichen. Diese liegen allerdings im Skelet in ausreichender Reserve vor für den akuten Bedarf. Natürlich können auch andere Puffer dieselbe Rolle spielen.

β) Konzentrierung. Nach den Versuchen an Kaltblütern müßte Phosphat als eine Substanz angesprochen werden, die durch die Glomeruli ausgeschieden, einer Rückresorption unterliegt. Beim Warmblüter waren die Verhältnisse durchaus nicht so einfach. So konnte der Gehalt im Harn herabgesetzt werden bis auf die halbe Konzentration des Plasmas nur durch Trinken von Wasser[3798, 3799]. Diese Tatsache schien auf eine aktive Exkretion hinzuweisen, die konstant fortwährend, nur durch eine verschiedene Verdünnung erfolgte. Solche Auffassung wäre aber nicht leicht mit der Tatsache der Filtration in den Glomerulis in Einklang zu bringen. Denn dort müßte doch mindestens der Gehalt des Plasmas schon zu finden sein, da Phosphat des Plasmas ultrafiltrierbar ist.

Bei Schafen betrug die Konzentration im Urin immer 1—2 mg%, war also niedriger als im Plasma[3800]. Dabei vermögen Schafe durchaus zu konzentrieren, wie folgende Zahlen zeigen, die nach peroraler Gabe von 0,497 g P als Na_2HPO_4 in 50 ccm Wasser an 4 Schafen gewonnen wurden[3801].

Tabelle 312.

Zeit in Minuten	mg% im Plasma				Konzentrationsverhältnis $\dfrac{\text{Urin}}{\text{Plasma}}$			
0	4,7	4,6	4,0	3,8				
15	10,8	9,0	10,7	11,2				
30	8,4	8,4	9,8	10,0	8,5	8,0	21,0	
45	8,1	7,5	8,8	9,7	—	—	—	8,2
60	8,3	7.2	8,5	8,9	2,2	0,6	1,8	—
90	6,4	6.6	8,0	7,7	0,8	0,6	1,3	1,9
120	5,5	6,1	7,4	7,6	0,8	0,7	1,4	—
240	4,6	5,4	4,8	4,3	1,9	0,8	1,9	1,0

[3795] PAYNE, W. W.: Biochem, J. 29, 1310 (1935), Rona 89, 550.
[3796] HUBBARD. R. S. u. ALLISON, C. B.: Proc. Soc. exp. Biol. Med. 27, 940 (1930).
[3796, I] PITTS: Federational Proc. 7, 418 (1948).
[3797] RICH, G. J.: Proc. Soc. exp. Biol. Med. 25, 307 (1928), Rona 46, 99. 171 Harnanalysen.
[3798] HAVARD, R. C. u. REAY, G. A.: Biochem. J. 20, 99 (1926).
[3799] HAVARD, R. C. u. REAY, G. A.: J. of Physiol. 61, 1 (1926), Rona 36, 405.
[3800] WATSON, R.: Austral. J. exp. Biol. med. Sci. 11, 197 (1933), Rona 77, 131.
[3801] BARKUS, O. u. BALDERREY, F. C.: Amer. J. Physiol. 68, 425 (1924), Rona 28, 74.

Die normalen Verhältnisse, die sich bei 60 gesunden Studenten morgens nüchtern fanden[3802], zeigen eine starke Konzentrierung. Der Gehalt im Urin betrug im Durchschnitt 60,3 mg% mit Schwankungen von 2,56—210 mg%. Die absolute Menge in einer Stunde schwankte mit der Urinmenge, aber nur bis zu einer Urinmenge bis 100 ccm. Zwischen Konzentration im Blut und Ausscheidung gab es daher den positiven Korrelationskoeffizienten von nur 0,416 $\pm$ 0,071.

In Versuchen mit verschiedenen Diureticis (Theophyllin, Salyrgan[3803]) konnte die Diurese bis auf das 10fache steigen, ohne daß sich eine Mehrausscheidung von P erzielen ließ.

Bei ausgedehnten Versuchen an Kaninchen ergeben sich folgende Werte, die nach Abbildung 57 eine gewisse Abhängigkeit vom Plasma zeigen.

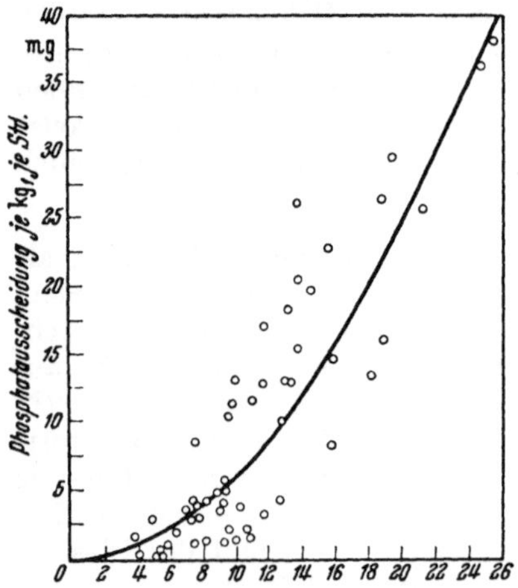

Abb. 57. Phosphatkonzentration im Plasma mg pro 100 ccm. Verhältnis von Phosphatausscheidungswerten zu entsprechenden Plasmaphosphatkonzentrationen.

Wurden die Werte auf ein logarithmisches Papier aufgetragen, dann ergab sich die Beziehung $y = 2x - 1,2$. Wenn man eine Beziehung zwischen den berechneten und beobachteten Werten (nach der logarithmierten Parabel des Bildes) herstellte, ergab sich ein Korrelationskoeffizient von $r = + 0,89$.

Abweichungen traten vor allem bei den niederen Werten, also ohne Injektion von Phosphaten auf. Aber auch bei 3,9 mg% wurde noch Phosphat ausgeschieden. Nach Insulin fand sich selbst bei 1,89 mg% im Plasma noch Phosphatausscheidung durch die Niere.

Wenn man die absolute Ausscheidung in einer Stunde dividierte durch die Konzentration im Plasma, dann war der Wert größer bei aufsteigender als bei absteigender Konzentration. Die Autoren halten den späterhin niederen Wert am ehesten bedingt durch eine Schädigung der Niere, da auch Eiweiß im Urin zur Beobachtung kam. Man könnte auch daran denken, daß bei dem Anstieg der Durchschnitt der Plasmakonzentration höher war als der zufälligen Analyse entsprach. Weitere Abweichungen werden zu erwarten sein, wenn Phosphat durch Konzentrationserhöhung von PO_4''' oder Ca'' in kolloidalen Zustand übergeht. (Siehe die entsprechenden Betrachtungen bei Sulfat.)

BRAIN, KAY und MARSHALL[3160] stellten eine Beziehung her zwischen der Konzentration im Plasma (P in mg%) und der Ausscheidung in mg/Std. (U) und gaben an: $U = 60 \, (P—a)$. a würde eine Schwelle bedeuten, unterhalb derer kein P im Urin mehr erscheint, entsprechend 3,0 mg bei diesen Versuchen. In der Kurve von ADDIS und Mitarbeitern ist nur ein Wert vorhanden, der dieser Darstellung widerspräche.

γ) *Clearance.* Es lag nahe, die Art der Ausscheidung zu messen an Substanzen wie Kreatinin, Sulfat usw., die als Nichtschwellensubstanzen aufgefaßt wurden. Bei gleichzeitiger Infusion von Sulfat und Phosphat an Kaninchen ergaben sich zwischen beiden Substanzen Konzentrationsverhältnisse, die in 4 Versuchen mit 1,19, 1,09, 1,06, 1,11 (Sulfat = 1) nur wenig von den anderen abwichen (MAYRS[3713]). Aber in Versuchen an Hunden (Morphin-Äther), wo teilweise nicht Phosphat injiziert wurde, fand sich das Verhältnis niedriger (37,5—47,7%), bei gleichzeitiger

[3802] WALKER, B. S.: J. Labor. clin. Med. 17, 347 (1932), Rona 67, 129.
[3803] IVERSEN, P. u. JAKOBSEN, E.: Skand. Arch. Physiol. 71, 260 (1935), Rona 86, 613.

Injektion von beiden wurden für Phosphat Werte von 105—142% erreicht (WHITE[3715]). Phosphat kann also stärker konzentriert werden als Sulfat. Wenn Sulfat tatsächlich nicht rückresorbiert würde, müßte man zu dem zwingenden Schluß kommen, daß entgegengesetzt den Verhältnissen an Kaltblütern, PO_4''' auch durch die Tubuli ausgeschieden wird, teilweise dreimal stärker konzentriert als Harnstoff[3804]. Nun haben wir gesehen, daß Sulfat durchaus nicht immer dieselbe Clearance besitzt wie Kreatinin, und auch Phosphat kann sich unter extremen Bedingungen dieser Ausscheidung nähern, erreicht es aber nie[3804]. Bei Versuchen an *Menschen*[3803] wurde nur der Wert von 27% erreicht, um bei Diurese zu sinken. Bei Vergleich der Clearance mit Xylose ergab sich folgende Beziehung[3805]:

$$\frac{PO_4'''_{\text{Clearance}}}{Xylose_{\text{Clearance}}} = 1 - \frac{0,6}{[P] - 1,2}$$

P des Plasmas in Millimol gemessen, bei Infusionen von Phosphaten wurde also ein Punkt erreicht, wo die beiden Clearances etwa gleich waren, aber der Wert von Kreatinin wurde auch hier nicht erreicht.

Beim Versuch, zu verbindlichen Werten zu gelangen, wird man zu der Erkenntnis geführt, daß unabsehbare Komplikationen auftreten, wenn man von einem Normalgehalt von 3—4 mg% P ausgeht. Die Clearances schwankten von 5,8—13,3 ccm/Minute, im Durchschnitt 8 ccm/Minute bei normalen Personen[3804, II]. Diese Versuche wurden wahrscheinlich am Vormittag ausgeführt, wenn nach der vermehrten Phosphatausscheidung der Nacht die niedrigsten Werte erreicht werden. Deshalb liegen die von DEAN und McCANCE[3804, I] angegebenen Werte mit 8,9—38,4 ccm/Min. (Durchschnitt 18,0) höher. Dieselbe Versuchsperson erreichte z. B. am Vormittag 6,6 ccm, am Nachmittag 16,7 ccm/Min., oft noch wechselnd von Tag zu Tag, ohne daß ein äußerer Grund erkennbar gewesen wäre.

Neugeborene hatten eine Clearance von 0,02—0,81 ccm/Min., ausgerechnet auf die Körperoberfläche 0,18—6,64 ccm/1,73 qm/Minute. Die Zahlen stiegen aber schon in wenigen Tagen nach der Geburt rasch an, aber selbst größere Kinder scheiden weniger P aus als die Erwachsenen.

δ) *Zucker*. Eine Beziehung der PO_4'''-Ausscheidung zu Zucker ist vorhanden, denn bei Hypoglykämie nach Insulin wird z. B. weniger ausgeschieden (BRAIN, KAY und MARSHALL[3160] Kaninchen). Beim Menschen ergab sich mit steigendem Blutzucker eine vermehrte, bei vermindertem eine verminderte Ausscheidung, obwohl (ganz im Gegensatz zu dem Verhalten von Cl') die Konzentrationen im Serum genau das Entgegengesetzte erwarten ließen[3803], ähnlich bei Hunden nach BRULL[3819]. Nach PITTS und ALEXANDER[3804, III] ist die Senkung der Schwelle durch Steigerung der Plasmaglucose wesentlich.

Die Frage der Zuckerrückresorption im Verhältnis zu der von Phosphat wurde besonders deswegen in den Bereich der Untersuchung gezogen, weil man annahm, daß bei der Rückresorption von Glucose eine Phosphorylierung eine Rolle spielt. Wurde Phosphat auf demselben Wege aus dem Primärharn beseitigt, dann mußte sich eine Beziehung zwischen beiden ergeben, wenn die Rückresorption durch Phloridzin gehemmt wurde. Es ergaben sich an Morphin-Ätherbetäubten, mit Phloridzin vorbehandelten Hunden folgende Werte[3806]:

[3804] UNDERHILL, S. W. F.: Brit. J. exp. Path. 4, 117 (1923), Rona 22, 269. Versuche an dezerebrierten Katzen nach Operation in Äthernarkose.
[3804, I] DEAN, R. F. A. u. McCANCE, R. A.: J. Physiol. 107, 182 (1948).
[3804, II] ALLAYOS, R. W. u. WINKLER, A. W.: J. clin. Investig. 22, 147 (1943).
[3804, III] PITTS, R. F. u. ALEXANDER, R. S.: Am. J. Physiol. 142, 648 (1944).
[3805] PITTS, R. F.: Amer. J. Physiol. 106, 1 (1933), Rona 77, 635.
[3806] WHITE, H. L.: Amer. J. Physiol. 65, 212 (1923).

Tabelle 313.

Plasma-P mg%	Urin-P	Konzentrations-verhältnis	mg/Stunde	Konzentrations-verhältnis Zucker = 100 gesetzt
3,88	6,67	1,72	3,95	17,0
3,91	2,44	0,67	1,41	2,9
3,96	2,08	0,52	0,88	2,3
3,91	2,08	0,53	0,90	1,7

Durch NaCl-Infusion war die Diurese angeregt worden. Es ergab sich keine Parallelität zwischen Zuckerrückresorption und Phosphatausscheidung. Dasselbe wurde bei Vergleichen der Clearance mit Xylose deutlich, eher gingen diese Zahlen nach Phloridzin zurück, eine Beziehung zu der Rückresorption von Zucker war nicht deutlich (PITTS[3804, 111, 3805]). BRULL[3817] fand sogar vorübergehend nach Phloridzin ein völliges Versagen der P-Ausscheidung.

ε) *Veresterung*. Bei Versuchen an der isolierten Niere des Hundes fand sich bei Glucosezusatz zur Durchströmungsflüssigkeit eine Verminderung des P im Harn, und unter Phloridzin stieg die Ausscheidung wieder an unter Glucose-abgabe und Bildung von Phosphorsäureestern. Glycerinphosphorsäure soll in der Niere gespalten und die Phosphorsäure ausgeschieden werden, während die Spaltung von Hexosediphosphat nicht in der Niere, sondern in anderen Organen stattfinde[3807].

Die Befunde sind analog früheren Versuchen am Starlingschen Herz-Lungen-Nierenpräparat[3809, 3810].

Unter diesen Bedingungen wird in der Niere ein Urin ausgeschieden, der an Phosphat nicht stärker konzentriert ist als das Serum. Die Ausscheidung muß durch Filtration stattfinden, denn wenn die Filtrationsfähigkeit des Phosphats durch größere Mengen von $CaCl_2$ und Bildung kolloidalen Calcium-Phosphats abnimmt, dann hört auch die Phosphatausscheidung auf ([3808], dagegen BRULL[3814]), aber die Konzentration wird nicht vermehrt über den Gehalt des Plasmas.

Sobald man der Durchströmungsflüssigkeit Glycerophosphat zusetzte, kam man zu einer Konzentrationserhöhung auf das Vielfache. Dabei war durch Spaltung des Glycerophosphats die Konzentration an anorganischem PO_4''' im Blut nur unwesentlich erhöht.

Dieser Befund wurde so gedeutet, daß durch die phosphatatische Spaltung des Esters die Möglichkeit einer aktiven Ausscheidung im Urin durch die Tubuli gegeben sei. Eine Hydrolyse im Urin selbst durch Ausscheidung von Phosphatase sei zu unbedeutend, um diese Befunde zu erklären. BRULL[3817] bezweifelt mit Recht die Tragweite dieser vielleicht an sich richtigen Beobachtung, da Konzentrationen, wie sie hier hergestellt wurden, in der Wirklichkeit nicht vorkämen, sondern eine zusätzliche Ausscheidung bedingen könnten, die aber praktisch nicht in Frage komme.

Die Theorie der durch Hydrolyse von Estern bedingten Ausscheidung wurde durch den Hinweis erschüttert, daß die Quelle für das Phosphat nicht die Ester-phosphate seien, sondern eine Abhängigkeit nur von anorganischem Phosphat bestehe. So führt Injektion von Phosphat direkt zur Erhöhung der Konzentration im Urin, aber Gabe von Glycerophosphat und Hexosediphosphat gibt diese vermehrte Ausscheidung erst dann, wenn es durch Spaltung in anorganische Form überführt wird. Injiziertes Glycerophosphat (5 g) führte zur Ausscheidung von anorganischem P im Durchschnitt von 110 mg in der nächsten Stunde, aber

[3807] ROWINSKI, P.: Arch. di Sci. Biol. **25**, 510 (1939), Rona **118**, 610.

[3808] EICHHOLTZ, F. u. STARLING, E. H.: Proc. roy. Soc. B. **98**, 93 (1925), Rona **53**, 148.

[3809] EICHHOLTZ, F., ROBISON, R. u. BRULL, L.: Proc. roy. Soc. B .**99**, 91 (1925), Rona **35**, 695.

[3810] EICHHOLTZ, F.: Naunyn-Schmiedebergs Arch. **111**, 73 (1926), Rona **36**, 211.

in organischer Form wurden 80 mg P ausgeschieden, ohne der vorherigen Hydrolyse zu verfallen (BRAIN, KAY und MARSHALL[3160]). Diese Versuche in Gemeinschaft mit den festgestellten funktionellen Beziehungen zwischen anorganischem Phosphat des Plasmas und Gehalt des Urins lassen also der Theorie der Sekretion über Dephosphorylierung keinen Raum.

ζ) *Nierenschädigung.* Nach Nephritis von Kaninchen soll die Phosphatase der Niere abnehmen, bei Chromat- und Urannephritis mehr als nach Cantharidin[3812]. Aber die Ausscheidungsart des Phosphats ist nicht herabgesetzt[3811], siehe auch [3813]. Beim Hunde wurde nach Uran schon bei niederen Plasmakonzentrationen PO_4''' im Harn gefunden (BRULL[3817]).

Bei menschlichen Nierenerkrankungen wurden folgende Zahlen angegeben (SCHULZ[2789]):

Tabelle 314.

Normale:	2,89 mg% P im Plasma	10,0—20,8 mg/Std. Urin
Glomerulonephritis: . .	7,88 „ „ „	19,7—24,9 „ „ „
Maligne Hypertonie mit Urämie:	7,4—7,8 „ „ „	9,1—15,3 „ „ „

In dieser Tabelle war die Ausscheidung reduziert, wenn man die Höhe des Plasmaspiegels betrachtet. Nach Gabe von Phosphat ergaben sich folgende Werte im Vergleich:

Tabelle 315.

		vorher		$+ 7$ g Na_2HPO_4		
Normale Personen	Plasma	3,33 mg%	3,7 mg%	5,0 mg%		4,3 mg%
	Stundenausscheidung	15-20,4mg	25 mg	66,2 mg	72,8 mg	66,6 mg

Tabelle 316.

		8 vorher		$+ 12$ g Na_3PO_4		
Glomerulonephritis:	Plasma	4,4 mg%		5,5 mg%		5,1 mg%
	Stundenausscheidung	10-20 mg	24 mg	40,4 mg	32,9 mg	40,4 mg

Die Werte waren also deutlich gestiegen, aber weniger im Verhältnis zur Normalperson.

η) *Nierenschwelle.* Die vielfachen Faktoren der Phosphatausscheidung werden einer Deutung nahegebracht durch den Begriff der Nierenschwelle und durch die Erkenntnis, daß eine Nierenschwelle für Phosphat existiert, d. h. eine P-Konzentration im Plasma, unterhalb derer es nicht zur Phosphatausscheidung im Urin kommt. So finden sich z. B. folgende Angaben über die Plasmawerte für die Schwelle: Bei Kindern zwischen 1,8—3,2 mg% (PAYNE[3795]), bei 60 normalen Erwachsenen 2—2,4 mg% (WALKER[3802]) bzw. 2,5—4,0 mg% (BRULL[3816]). Beim Hunde 1,52—5,65 (Durchschnitt 3,4 mg%), Kaninchen 1,5—4,0 mg% (BRULL[3816]). Bei Schafen ist die Schwelle außerordentlich schwankend und zwar nicht nur von Tier zu Tier, sondern auch bei demselben Tier zu verschiedenen Zeiten (WATSON[3800]).

Von besonderer Bedeutung sind die Änderungen der Schwelle unter verschiedenen Versuchsbedingungen, darunter besonders bei *Narkose.* Hier spielt nach den Versuchen von BRULL[3657, 3815, 3818] besonders Chloralose eine Rolle,

---

[3811] ODASHIMA, G.: Tohoku J. exp. Med. **23**, 518 (1934), Rona **83**, 370.

die die Schwelle erhöhen kann. Ebenso wirkten Morphin, Chloroform, Äther[3816], nicht Somnifen[3817]. Ohne daß eine Injektion von Phosphat stattfindet, steigt die Schwelle an, wie folgende Beispiele zeigen (nach [3657]):

Tabelle 317.

Plasma mg%		Urin mg/Std.	
vor	während	vor	während
der Narkose		der Narkose	
2,3	3,3	86,6	0
3,3	3,5	67,8	0
4,2	5,6	62,4	6,9
3,5	3,7	25,4	4,0

Die Phosphatausscheidung kann dann nur durch Gaben von Phosphat wieder in Gang gebracht werden. So stieg die Schwelle von 3,3 auf 6,4 mg% nach 2 Stunden Narkose[3815], und in der Narkose soll eine Ursache liegen, daß STARLING, EICHHOLTZ und BRULL[3809] bei ihren Tieren eine so mangelhafte Phosphatausscheidung fanden. Ebenso wichtig ist es, daß die *Hormone* fehlen, die auf die Niere im Sinne einer Änderung der Schwelle einwirken, das Parathormon und die Hypophyse.

Bei der Hypophyse handelt es sich weder um Pituitrin, thyreotropes noch gonadotropes Hormon. Parathormon allein kann nicht die Konzentrationsfähigkeit der Niere im Starling·schen Präparat wiederherstellen, das wirksame Prinzip ist noch unbekannt (BRULL[3814], dagegen[3821]).

Bei Hunden, denen die *Hypophyse* entfernt wurde, stieg gleich darauf (in 16 von 24 Versuchen) die Schwelle für Phosphat an. Ebenso wirkte manchmal die Verletzung des Tuber cinereum[3821]. Diese Wirkung ist unabhängig von der entstehenden Hyperglykämie[3819]. Wenn sich so die Schwelle erhöht, wird die Ausscheidung nur vorübergehend völlig aufgehoben, denn das anorganische Phosphat im Plasma steigt, bis schließlich die neue Schwelle überschritten wird[3817].

Mit diesem Nachweis ist noch nicht eine vermehrte Ausscheidung von Phosphaten verbunden, wenn man dem Normalen Hypophysenextrakte verabfolgt. Gelegentlichen Befunden in dieser Richtung stehen andere entgegen[3822]. Allerdings muß man hier entgegenhalten, daß nach BRULL[3814] das wirksame Prinzip noch nicht bekannt ist.

Die Erhöhung der Schwelle durch Hypophysenexstirpation addiert sich zu dem Effekt der Narkose und wird in anderer Richtung beeinflußt durch *Parathormon*[3820]. Im Grunde wirkt also Exstirpation der Hypophyse wie Exstirpation der Nebenschilddrüse, denn auch hier kommt es zur Retention von Phosphat[3823].

Beide Faktoren wirken auch nach Denervierung der Niere, also durch ein lokales chemisches Prinzip. Bei Durchströmung der Nieren von einem anderen Hund her, der mit dem

[3812] TOMIKAWA, S.: Arb.III. Abt. anat. Kyoto 3, 62 (1932), Rona 72, 727.

[3813] LABBÉ, M., FABRYKANT, M. u. JUSTIN-BESANÇON: Arch. des Malad. Appar. digest. 21, 129 (1931), Rona 61, 690. Übersicht.

[3814] BRULL, L.: J. Physiol. 90, 70 P (1937).

[3815] BRULL, L.: C. rend. Soc. Biol. 98, 325 (1928), Rona 45, 523.

[3816] BRULL, L.: Arch. internat. Physiol. 30, 1 (1928), Rona 45, 288.

[3817] BRULL, L.: Ann. de Physiol. 12, 635 (1936), Rona 97, 263. C. 1936 II, 2751.

[3818] BRULL, L.: C. rend. Soc. Biol. 97, 731 (1927), Rona 43, 238.

[3819] BRULL, L.: C. rend. Soc. Biol. 97, 737 (1927), Rona 43, 691.

[3820] BRULL, L.: C. rend. Soc. biol. 124, 1242 (1937), Rona 101, 631.

[3821] BRULL, L. u. EICHHOLTZ, F.: Proc. roy. Soc. B. 99, 70 (1925), Rona 35, 695.

[3822] SCHAUMANN, O.: Heffter-Heubners Handbuch 3. Ergänzungsband S. 126 (1937). Übersicht.

[3823] GREENWALD, I.: J. biol. Chem. 67, 1 (1926), Rona 37, 577.

Hormon behandelt war, konnte eine vermehrte Phosphatausscheidung hervorgerufen werden. Es ließ sich das Hormon durch Veränderung der Niere nachweisen 2 Stunden nach Umschalten auf normales Blut[3824].

Daß die Vermehrung der Phosphatausscheidung nicht bedingt ist durch eine Erhöhung des Phosphats im Plasma, zeigt folgende Abbildung von BRULL[2811]:

Die Vermehrung der Ausscheidung kann gefolgt sein von einem Absinken des Phosphatspiegels im Blut. ELLSWORTH[2832] konnte aus dem Vergleich beider Werte eine gutstimmende Bilanz feststellen nach Gabe von 40 E Parathormon an zwei Patienten mit Hypoparathyreoidismus, wie folgende Zahlenreihen dartun:

mg P verloren aus dem Plasmavolumen	8,1	18,0	32,5	25,0
mg P im Urin wiedergefunden	11,8	18,7	33,6	83,9

Nur das letzte Zahlenpaar zeigt eine Quelle außerhalb des Plasmas an.

Vielleicht weist auf einen Angriff an den Nieren selbst die Tatsache hin, daß das Hormon bei Nierenkranken nicht zu dem üblichen Erfolg führt[3824-3826]. Die Einwirkung des Parathyreoidhormons kann aber nicht einphasisch sein, da, wie wir es schon im Kapitel „Blut" darstellten, dem Sinken des Phosphats ein Steigen des Calciums folgt. Ca·· aber verursacht von sich aus eine Steigerung der Schwelle. Das kann teilweise bedingt sein dadurch, daß das Phosphat in kolloidalen, nicht filtrierbaren Zustand übergeht, braucht es aber nicht zu sein. Immerhin verliert bei fortgesetzten Gaben das Hormon allmählich seine Wirksamkeit. Gabe von NH_4Cl kann die P-Ausscheidung wieder in Gang bringen[3827]. Ob dieser Effekt renal oder extrarenal bedingt ist, ist nicht zu entscheiden, aber auf keinen Fall ist er dadurch

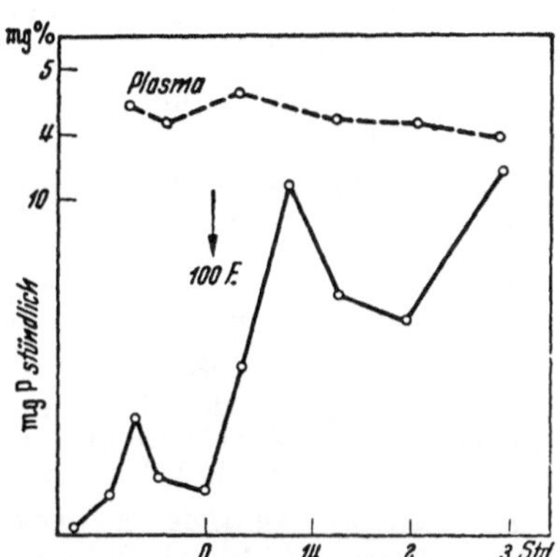

Abb. 58. 14 kg schwerer Hund ohne Nebenschilddrüse. Obere Kurve anorgan. P im Plasma in mg%, untere Kurve P-Ausscheidung durch die Nieren in mg/Stunde. Beim Pfeil 100 Einheiten Nebenschilddrüsenextrakt intravenös. Abscisse: Zeit in Stunden (nach BRULL[2811]).

bedingt, daß „Säure das kolloidale Phosphat auflöst". Hier mischen sich *toxische Effekte* hinein, wie auch in den Versuchen von LOGAN[3828], der Hunden 31 E/kg intravenös verabfolgte. Sekundär kam es zur Retention von Phosphat, zugleich mit einer Hemmung der Stickstoffausscheidung, während sonst P und N durchaus nicht zusammengingen, also ein vermehrter Umsatz im Gewebe nicht als Grund angegeben werden kann.

Bei Überdosierungen kommt es zu vermehrter Ausscheidung von Calcium.

Bei drei Patienten mit Überfunktion der Nebenschilddrüsen konnte nach Phosphatgaben eine Retention von Phosphat und — mit der vermehrten Phosphatausscheidung im Urin zusammenhängend — eine Minderung der Ca··-Ausscheidung erzwungen werden (FULLER, BAUER, CLAFLIN und COCKRILL[2790]).

Ebenso wie im Blut soll zwischen Ca·· und P im Urin ein reziprokes Verhältnis bestehen. Diese Behauptung gilt sicher nur in ganz engem Konzentrationsbereich der Partner (siehe dazu unten).

[3824] BRULL, L.: C. rend. Soc. Biol. **122**, 76 (1936), Rona **95**, 332.
[3825] GOADBY, H. K. STACEY, R. S.: Biochem, J. **28**, 2092 (1934).
[3826] HOLTZ, F.: Heffter-Heubners Handbuch, Ergänzungsband **3**, 159 (1937).
[3827] ALBRIGHT, F., BAUER, W., ROPES, M. u. AUB, J. C.: J. clin. Invest. **7**, 139 (1929), Rona **53**, 221.
[3828] LOGAN, M. A.: J. biol. Chem. **127**, 711 (1939).
[3829] GOUGH, J., DUGUID, J.B. u. DAVIES, D.R.: Brit.J. exp. Path. **14**, 137 (1933), Rona **75**, 90.

Eine Erhöhung der Nierenschwelle soll es geben bei großen Gaben von Vigantol (WARKANY[2782]), aber hier sind schon deutliche Schädigungen der Niere vorhanden[3829]. Bei Rachitis soll eine Erniedrigung der Schwelle bestehen, weil trotz niederen P-Gehalts im Plasma der Säugling eine deutliche Menge im Urin ausscheide, und weil die Konzentrationskurve im Blut nach Zufuhr von Phosphat flacher verlaufe bei gleichzeitiger großer Konzentration im Urin (HEYMANN[3202, 3830]). Bei rachitischen Hunden konnte durch Vergleich mit der Kreatininausscheidung gezeigt werden, daß durch Gabe von Vitamin D die Rückresorption zunimmt, die Schwelle höher wird. Diese Wirkung trat schon 24 Stunden nach der Vitamingabe ein, ein Effekt, der dem Parathormon direkt entgegengesetzt ist[3831, I].

Neben diesen Faktoren sei nochmals auf die Erniedrigung der Nierenschwelle durch Hyperglykämie hingewiesen, ohne daß dieser Prozeß mit der Rückresorption des Zuckers etwas zu tun hat, da Phloridzin keinen Einfluß hat (PITTS und ALEXANDER[3804, III]). Bei Ratten wurde nach Gabe von Threonin und Methionin ein „dramatischer" Abfall des Plasma-P bis auf 1,5 mg% mit gleichzeitigem Anstieg im Urin beobachtet. Zugleich war der Blutzucker erhöht[3831, II].

Nach Gabe von p-Aminohippursaurem Natrium an 3—12 Jahre alte Kinder[3831, III] stieg die Phosphatausscheidung auf das 2,3—16fache gegenüber der Vorperiode, ohne daß das Plasma-P sich geändert hätte. Während in der Norm von dem in den Glomerulis gefilterten Phosphat nur 7% im Harn auftreten, steigt jetzt diese Menge auf 9—45% (Durchschnitt 26%) an.

Nach Exstirpation der *Nebennieren* wird die Ausscheidung von zugeführtem Phosphat verschlechtert. Die Verschlechterung kann durch Gabe von Kochsalz nicht, wohl aber durch Nebennierenrindenextrakt behoben werden[3831].

ϑ) Beziehung zu anderen Ionen. Eine *gegenseitige Beeinflussung von* PO_4''' *und anderen Ionen* wurde schon beim Ca'' und P erwähnt.

Nach BOYD, HINES und STEARNS[2471] wurde nach Gabe sowohl von Glycerophosphat als auch von Na_2HPO_4 die Ausscheidung des anorganischen PO_4''' und Calcium erhöht gefunden. BRULL[3816] fand in geringem Maße derartiges bei Cl' und P, aber nur angedeutet. In den Versuchen an Ratten von GAMBLE und anderen[3577] fand sich, nach dem getrunkenem Wasser und der Konzentration im Urin gemessen, der Wasserbedarf der einzelnen Ionen $Na' + Cl' + K' + H_2PO_4'$ etwa 1,2 bei beliebigen Mischungen, die dem Futter zugesetzt wurden. Nach KAUNITZ[3601] wurde bei Gabe von NaCl mehr PO_4''' ausgeschieden, wahrscheinlich verursacht durch Diurese. Die Na'-Ausscheidung war bei Gabe von NaH_2PO_4 verzögert, wohl bedingt durch Acidose.

Von Interesse sind die Beziehungen zwischen Phosphatgabe und NH_4'-Ausscheidung, die ausführlich an Hunden untersucht wurden[3832]. Die NH_4'-Ausscheidung hängt mit der Säureausscheidung zusammen, aber diese folgt bei den einzelnen Salzen durchaus nicht der Acidität. Gabe von Na_2HPO_4 führte — obwohl es sich um ein fast neutrales Salz handelt — zur Säuerung des Urins und zu vermehrter NH_4'-Ausscheidung, dabei stieg zugleich die Alkalireserve (von 47,4 auf 51 und 57,9 Vol%), d. h. das Phosphation wird rascher ausgeschieden als das Natrium. Das galt aber nur für das sekundäre Salz. Wurden äquivalente Mengen von NaH_2PO_4 ausgeschieden, dann kam es nicht zu stärkerer Säureausscheidung, und die NH_4'-Mengen stiegen durchaus nicht an, das letzte Na' konnte nicht retiniert oder durch NH_4' ersetzt werden, und auch die Alkalireserve vermehrte

[3830] HEYMANN, W.: Z. Kinderheilkunde 46, 584 (1928), Rona 50, 385.
[3831] HARRISON, H. E. u. DARROW, D. C.: Amer. J. Physiol. 125, 631 (1939).
[3831, I] HARRISON, H. E. u. HARRISON, H. C.: J. clin. Invest. 20, 47 (1941), Rona 125, 619.
[3831, II] HANDLER, P., KAMIN, H. u. HARRIS, J. S.: J. biol. Chem. 179, 283 (1949).
[3831, III] WEST, C. D. u. RAPOPORT, S.: Proc. Soc. exp. Biol. Med. 71, 322 (1949). Auch die Rückresorption von Ascorbinsäure und die tubuläre Sekretion von Penicillin wurde vermindert, woraus die Autoren auf eine Interferenz mit der Energieproduktion schließen.
[3832] HENDRIX, B. M. u. SANDERS, J. P.: J. biol. Chem. 58, 503 (1923), Rona 25, 327.

sich nicht. Das könnte nach dem Prinzip der Elektroneutralität erklärt werden. Wenn Na˙ ohne ein entgegengesetzt geladenes Anion zur Resorption kommt, muß ein anderes Kation und zwar NH$_4$˙ in den Tubulis abgegeben werden. Wir haben hier einen neuen Hinweis auf die Stelle der NH$_4$˙-Abgabe in der Niere, die nach unseren eigenen Versuchen (EICHLER[2369, I]) und der Darstellung S. 638f. zu postulieren wäre.

Darüber hinaus ist es eine besondere Aufgabe, diese Beobachtungen in Einklang zu bringen mit den vielfachen Mitteilungen, die wir vorher ausführlich referierten, nach denen Säure die PO$_4$'''-Ausscheidung begünstigen soll. Durch Säure wird außerdem die Ausscheidungsrichtung von Phosphat beim Hunde vom Darm auf die Niere gelegt (SCHMIDT und GREENBERG[2794, S. 318]).

Bei Kaninchen kommt es beim Vergleich der sekundären und primären Salze zu einer größeren Harnmenge, bei der alkalischen Lösung zur Ausscheidung eines reichlicheren alkalischen Urins und Zunahme der Alkalireserve. Bei Hund und Kaninchen sind offenbar verschiedene Reaktionen, was verständlich wird, wenn die Geschwindigkeit der Ausscheidung bei Kation und Anion berücksichtigt wird[3833].

Auch beim Menschen sind die Verhältnisse anders, es muß zur Ansäuerung des Urins manchmal sogar Ammonphosphat verwandt werden[3836]. Bei solchen Vergleichen wird meist das Körpergewicht nicht berücksichtigt.

c) Die **quantitative Ausscheidung** eines gegebenen Phosphats ist deshalb nur zum Teil zu berücksichtigen, weil ein großer Teil durch den Darm eliminiert wird. Daher wird ein besonderer Abschnitt dafür einzuräumen sein, besonders bei den Tieren, die wie Kaninchen oder allgemeiner: Pflanzenfresser, vorwiegend durch den Darm ausscheiden.

Bei *Schafen* erschienen nach 6 Stunden 19—22% von eingegebenen 2 g NaH$_2$PO$_4$ im Urin (BARKUS[2932, 3801]). (Bei langdauernder Erhöhung des P im Plasma siehe S. 667). Als Gegensatz dazu seien die Versuche von BOYD, HINES und STEARNS[2471] an Hunden angeführt. Die *Hunde* erhielten 55 mg/kg P als Na$_2$HPO$_4$. Nach Abzug der Normalausscheidung waren in der ersten halben Stunde 34,3%, bis zum Ende der ersten Stunde schon 56,6% im Urin aufzufinden gewesen. Von Interesse ist dabei, daß zugleich die Ca˙˙-Menge von normal 0,042 auf 0,197 und 0,286 g anstieg. Die Ausscheidung von NH$_4$˙ kann dabei die Phosphatausscheidung überdauern[3835].

Beim *Menschen* fanden WIGGLESWORTH und WOODROW[3162] nach Gabe von 2,1 g P 80% ohne, etwa 90% mit Wassergabe im Urin wieder. SCHULZ[2789] fand nach Injektion 59% in 4 Stunden im Urin wieder. Nach peroraler Gabe von 1—3 g NaH$_2$PO$_4$ war die Diurese bei gleichzeitiger Arbeit vermindert, auch noch nach 5—10 g[3834]. Aber bei diesen großen Gaben besteht die Möglichkeit einer Abführwirkung und Hemmung der Diurese wie beim Sulfat. Die Hemmung der Harnsekretion wurde bei Versuchen an 29 Säuglingen beobachtet (FREUDENBERG[3608], dagegen VOLLMER[3609] bei 3 Erwachsenen).

Die Abhängigkeit der Ausscheidung von der Nierenfunktion zeigt eine Tabelle von SCHULZ[2789], auf der der in 4 Stunden ausgeschiedene Prozentsatz mit dem Reststickstoff in mg% und der Ausscheidung von Phenolsulfophthalein verglichen wird.

Tabelle 318.

mg% Reststickstoff	43	42	87	62	182	49	50	53	48	25
% ausgeschiedener P	59	55	10	25	9	22	17	10	37	33
% Phenolsulfophthalein	80	75	10	25	5	20	10	10	50	50

Es ergibt sich also eine gute Parallele zur Nierenfunktion sowohl bezüglich des Rest-N, aber noch besser beim Farbstoff.

[3833] MISUMI, K.: J. of Biochem. 5, 417 (1925), Rona 37, 153.

[3834] DANILOW, A., KORJAKINA, A., KOSSOVSKAJA, E., KRESTOWNIKOFF, H. u. FOMICOV, A.: Arbeitsphysiologie 8, 1 (1934), Rona 81, 92.

2. Verhältnis Darm-Niere bei der Ausscheidung.

Man kann allgemein sagen, daß bei den Pflanzenfressern mit Vorzug der Darm (98—99,6 %), bei den Fleischfressern die Niere (92 %) zur Ausscheidung des Phosphats benutzt wird. Der Mensch steht in der Mitte und scheidet 65—70 % im Urin aus (BRULL[3816]). Die angegebenen Zahlen sind nur als Extrema anzusehen. Eben haben wir gesehen, inwieweit die Niere führend ist, indem der Hund bei parenteraler Gabe rasch große Mengen in der Niere zur Ausscheidung bringt, während beim Pflanzenfresser — und in der Mitte stehend beim Menschen — sich dieser Prozeß sehr viel länger hinzieht. Damit ergibt sich bei den langsamer ausscheidenden Arten eine größere Gelegenheit für den Darm. Diese ist aber notwendig, da wir im Darm keine Ausscheidung haben, die besonders leistungsfähig ist, zumal mit Rückresorption gerechnet werden muß, teilweise sogar funktionell zur Förderung der Glucoseresorption[3836, I]. Die Sekretionen der Darmdrüsen sind sogar an Phosphat ärmer als das Plasma (siehe später). Die Größe der Ausscheidung soll sich daraus erklären — und diese Vorstellung ist sehr plausibel —, daß das im Darmsaft ausgeschiedene Phosphat durch die Bakterien assimiliert wird und so der Rückresorption entgeht (HENRY und KORN[3860]). Damit käme man in Einklang mit dem Zeitfaktor der Nierenausscheidung bei verschiedenen Arten. Ein besonderes Kapitel bildet daneben die Bildung unlöslicher Verbindungen im Darminhalt z. B. mit Calcium.

Über die Frage nach der Form der Phosphatverbindung im Darm wurden Versuche an *Hühnern* ausgeführt[3837], die verschiedene Phosphatmengen erhielten.

Es lag nahe, eine schwerlösliche Phosphatverbindung zu suchen, und wasserlösliche Phosphate wurden auch nicht gefunden (was allerdings noch nicht auf eine anorganische Phosphatverbindung hinweisen muß). In drei verschiedenen Diäten befand sich 0,89 % P (Ca/P = 1,47) 1,436 % (= 1,60) bzw. 1,549 % P (= 1,90). Die Quotienten Ca/P in den Exkrementen lagen in der ersten Ration zwischen 1.28—1,39, in der zweiten Ration zwischen 1,48—1,52. Insgesamt wird nicht das tertiäre Phosphat ausgeschieden, aber wenn man das Carbonat abzieht, kommt man genau auf die Verbindung $CaHPO_4$. Nur in der dritten Ration fand sich so wenig Ca", daß nicht einmal diese Verbindung erreicht werden konnte. Vielleicht tritt als Carbonat das Mg" ein, und wahrscheinlich wird hier ein Teil des Phosphats nicht resorbiert, weil die Nahrung viel Phytinphosphor (siehe darüber Kapitel Phosphatmangel) enthielt, also tatsächlich eine organische Bindung, die bei den anderen Versuchen nicht ausgeschlossen wurde.

Die Ausscheidung bei *Ratten* werden wir in einem späteren Abschnitt ausführlicher bringen. Hier sollen Versuche mit einer extremen Diät erwähnt werden, die nur 0,017 % P enthielt. Eine mangelhafte Resorption aus dem Darm konnte keine Rolle spielen, die Bilanz war stark negativ, und zwar durch Abbau aus dem Knochen. Nur $^1/_8$ des ausgeschiedenen Phosphats befand sich im Urin, aber $^3/_4$ des Calciums gingen diesen Weg, woraus sich die Tatsache der Steinbildung in den Harnwegen bei P-Mangeldiät erklärt[3838]. Die P-Ausscheidung durch den Kot war etwa doppelt so groß, als es der Aufnahme durch die Nahrung entsprach. Diese Versuche zeigen zugleich die Schwierigkeit, ein genaues Verhältnis der Benutzung beider Ausscheidungswege anzugeben. Die Niere kann die P-Ausscheidung in solchen Zuständen stoppen, aber nicht der Darm, d. h. nur die

---

[3835] GOIFFON, R. u. JOURDAIN, V.: Arch. des Malad. Appar. digest. **20**, 273 (1930), Rona **56**, 754.

[3836] ALSTEAD, S.: Edinburgh. med. J. N. S. **43**, 292 (1936), Rona **94**, 589.

[3836, I] LASZT, L. u. DALLA TORRE, L.: Schweiz. med. Wchschr. **1941** II, 1416, Rona **129**, 169. Die Ausscheidung erfolgt, damit Glucose gleich beim Eintritt in die Zellgrenzen des Darms phosphoryliert werden kann. Die veresterte Glucose bewegt sich durch die Darmwand und wird an der Blutgrenze wieder gespalten und als freie Glucose in das Blut abgegeben, also im Kreislauf des Phosphats innerhalb der Darmwand.

[3837] KNOWLES, F., WATKIN, J. E. u. HENDRY, F. W. F.: J. agricult. Sci. **23**, 196 (1933), Rona **73**, 434, 8 weiße Wyandottes.

[3838] DAY, H. G. u. McCOLLUM, E. V.: J. biol. Chem. **130**, 269 (1939).

Niere hat eine Schwelle, die unterschritten wird bei mangelhafter Zufuhr P-haltiger Nahrung. Demnach wird sich bei Extrazufuhr von Phosphat das Verhältnis durchaus ändern können. Nach obiger Vorstellung über die Festlegung des Phosphats muß die Diät und Darmflora von maßgeblicher Bedeutung sein. Bei Kontrolle durch Gabe von radioaktivem Phosphat wurde das deutlich (siehe S. 679f.). Die Verhältniszahlen zeigen, daß das oben von uns gewählte Beispiel ein Extremum darstellt.

Ein *Kaninchen* erhielt peroral und intramuskulär 0,536 g/kg P_2O_5 teils als primäres, teils als sekundäres Salz. Die Ausscheidung in den ersten Tagen zeigt folgende Tabelle (nach [3840]). Werte in g P_2O_5:

Tabelle 319.

	Normalwert/Tag	Gabe als NaH_2PO_4		Gabe als Na_2HPO_4	
		Urin	Faeces	Urin	Faeces
perorale Gabe . .	Normalwert (g/kg)	0,0302	0,253	—	—
	1. Tag	0,052	} 0,692	0,0123	} 0,372
	2. Tag	0,039		0,0183	
	3. Tag	0,017	} 0,610	0,0115	} 0,562
	4. Tag	0,013		0.0114	
intramuskulär . .	1. Tag	0,1103	} 0,740	0,1711	} 1,132
	2. Tag	0,006		0,0062	

Bei der intramuskulären Gabe wurden beim Dinatriumphosphat $95^0/_0$, beim Mononatriumphosphat $83^0/_0$ im ganzen in den ersten 2 Tagen wiedergefunden. Von Durchfällen bei peroraler Gabe wurde nichts berichtet. Die überwiegende Ausscheidung durch den Darm ist deutlich ($89^0/_0$ [3839]). Hinzuweisen ist auf die geringe Ausscheidung durch die Niere nach der anfangs starken. Die Ausscheidung im Darm ist noch weiter groß, besonders beim sauren Salz.

Es ist die Frage, ob es sich um einen Zufall oder um einen signifikanten Ausschlag handelt, vielleicht bedingt durch Nierenstörungen bei dem sauren Salz. Aber GOIFFON und JOURDAIN [3835] sehen gerade in der Ausscheidung der Phosphate durch die Nieren, die ein stark saures Produkt liefern können, eine Möglichkeit, der Acidose Herr zu werden. Deshalb ist auch vielfach beobachtet worden, daß bei Acidose eine teilweise Verschiebung der Ausscheidung zugunsten der Niere eintritt. In der Tabelle sehen wir anfangs Andeutungen dieser Beobachtung.

Eine Verschiebung soll sich ebenso ergeben bei Injektionen von Lecithin (DEGWITZ [2730]).

Hunde scheiden 90% P im Urin aus (ATZLER und Mitarbeiter [2742]). Bei Fettdiät wurde die Menge bis auf 28% reduziert, wahrscheinlich bedingt durch gleichzeitige starke Durchfälle [2742]. Aber ebenso kommt eine Steigerung der Ausscheidung durch den Kot zustande bei voluminöser Nahrung (Agar-Agar, Cellulosemehl), hier wahrscheinlich verursacht durch die mangelnde Resorption [3843].

Andere Werte wurden bei längeren Stoffwechselbilanzen gefunden [3841]. Die Normalausscheidung betrug bei 2 Hunden im Urin 0,358 und 0,377, im Kot 0,138 und 0,141 g. Die Tiere erhielten als Nahrung neben Ochsenherz und Zwieback Maisöl unter Zugabe von Infusorienerde. Auch bei Gabe von Phosphaten fand sich eine beträchtliche Vermehrung der Phosphatausscheidung im Kot, die etwa der durch den Urin gleichkam. Die Phosphatausscheidung im Darm scheint also in

[3839] TRABUCCHI, E.: Bull. Soc ital. Biol. sper. **8**, 705 (1933), Rona **76**. 273.
[3840] TRABUCCHI, E.: Arch. di Fisiol. **33**, 1 (1933), Rona **77**, 181. Im ganzen 4 Versuche.
[3841] GREENWALD, I. u. GROSS, J.: J. biol. Chem. **66**, 201 (1925), Rona **35**, 664.
[3842] GREENWALD, I. u. GROSS, J.: J. biol. Chem. **66**, 217 (1925), Rona **35**, 664.
[3843] ASCHAM, L.: J. Nutrit. **3**, 411 (1931), Rona **61**, 92.

ihrer absoluten Größe nicht ausschließlich durch die Festlegung durch Bakterien bedingt zu sein.

Nebenbei wurde durch Phosphatgaben die Ausscheidung von Ca·· durch den Urin beträchtlich erhöht (kaum durch den Darm, siehe auch[3875]). Bei Versuchen mit Parathyreoidextrakt[3842] verursachte dieser eine Mehrausscheidung durch die Niere, aber auch durch die Faeces. Durch Erniedrigung der Schwelle wäre ein weiteres Überwiegen der Nieren zu erwarten, aber wir haben schon oben gesehen, daß die Ausscheidung nach Parathormon abhängt von der Dosis und außerdem mehrphasisch verläuft.

Beim *Pferd* wurden folgende Bilanzen festgestellt[3844]: Ausscheidung im Kot 40,64 g P_2O_5 bzw. 36,49 g/Tag, im Harn waren die entsprechenden Werte 0,32 g und 1,05 g, fast alles erscheint also in den Faeces. Eine Festlegung durch die Bakterien der voluminösen Faeces ist hier sehr leicht anzunehmen.

Grundsätzlich änderte sich dieses Verhältnis bei sehr phosphatreicher Nahrung. Phosphate vermögen Calcium im Darm zur Ausscheidung zu bringen (auch beim Hunde siehe oben). Durch Kalkmangel müssen schließlich die Nieren eintreten, um Phosphat als lösliches Phosphat auszuscheiden und nicht als schwerlösliches Ca·· Salz im Darm[3845]. Das sind ähnliche Verhältnisse, wie wir sie als Prinzip der Säureregulation beim Kaninchen besprachen, also eine Erklärung nach teleologischen Gründen.

Mensch. SCHULZ[2789] gibt die Mengen der P-Ausscheidung $\frac{Kot}{Urin}$ mit 1:2,5 bis 1:2,9 an, gleichgültig, ob es sich um Injektion oder Gabe per os handelt.

Perorale Gaben von $CaCl_2$ führten nicht zu vermehrter Ausscheidung im Stuhl. Bei reiner Milchdiät fanden sich nur 50—64% im Urin[3846].

FARQUHARSON, SALTER und AUB[2788] gaben einer Frau von 44 Jahren täglich 15 g $NaH_2PO_4 \cdot 2 H_2O$. (Die Diät enthielt nur $^1/_4$ dieser Menge.)

Die Ausscheidung im Urin stieg in drei aufeinanderfolgenden Perioden von je 3 Tagen von 1,13—1,35 g/Tag der Norm auf 2,18, 7,33, 6,77 g. In den Faeces fand sich vorher 0,53—0,64 g, und diese Menge stieg auf 0,62, 1,62 und 2,06 g. Der prozentuale Anteil stieg nicht, obwohl eine geringe Diarrhoe eintrat. Die Resorption des Phosphats war gut, besser als aus Milch, bei der allerdings der Gesamt-P berücksichtigt wird.

Bei Gabe von 10,8 g P als NaH_2PO_4 fanden sich 83%, bei Na_2HPO_4 78% und Na_3PO_4 67% im Urin[3847]. Die Tendenz der alkalischen Salze, mehr im Stuhl zu erscheinen, ist deutlich und zeigt sich selbst darin, daß vom Phosphat, das vermehrt während der Arbeit zur Ausscheidung kommt, bei vorheriger alkalisierender Diät mehr in den Darm wandert (HEINELT[2867]). Darüber erhält man Aufschluß durch einen Vergleich der Aciditätsbestimmungen des Urins mit der Phosphatausscheidung[3848].

Im normalen Urin mit dem p_H 5,7—5,9 fanden sich 57%. Wurde durch Gabe von 15 g $NaHCO_3$ das p_H auf 6,7 bis 7,4 gesteigert, dann sank der Prozentsatz auf 44%, nach 300 ccm n/10 HCl fanden sich bei einem p_H von 4,9—5,7 61% im Harn.

Über diese Verhältnisse unterrichten eine große Zahl von Dissertationen aus dem Institut von LINTZEL[3737, 3849—3853].

[3844] SCHEUNERT, A., SCHATTKE, A. u. WEISE, M.: Biochem. Z. **139**, 1 (1923), Rona **21**, 238.
[3845] SCHEUNERT, A., SCHATTKE, A. u. WEISE, M.: Biochem. Z. **139**, 10 (1923), Rona **21**. 238.
[3846] FABRYKANT, M. u. LAVOLLAY, J.: Arch. des Mal. Apparat digest. **22**, 141 (1932), Rona **69**, 497.
[3847] SALTER, W. T., FARQUHARSON, R. F. u. TIBBETTS, D. M.: J. clin. Invest. **11**, 391 (1932), Rona **67**, 665.
[3848] ZUCKER, T. F.: Proc. Soc. exp. Biol. Med. **18**, 272 (1920/21).
[3849] AUERBACH, H.: Dissertation Jena 1937.
[3850] HAMBERGER, D.: Dissertation Jena 1937.
[3851] GEHRMANN, H.: Dissertation Jena 1938.
[3852] KLEIN, H. J.: Dissertation Jena 1938.
[3853] SCHINDHELM, E.: Dissertation Jena 1938.

DieVersuchspersonen erhielten eine gleichmäßige Standarddiät mit ungefähr ausgeglichenem Säure-Basengehalt. Die Zufuhr alkalischer Salze des Arzneimittelhandels wie Trikalkol (tertiäres Calciumphosphat, wahrscheinlich aber Apatit)Calzan und Calcipot (Calciumcitrat + Glycerophosphat) führte zur Erniedrigung der Harnausscheidung von 49% auf 47,1, 40,5 und 45,8% in derselben Reihenfolge[3849]. Säuerung mit Salzsäure und NH_4Cl führte bei einer Versuchsperson[3850] mit Normalausscheidung von 49,1% zu keiner Änderung der Ausscheidungsrichtung (48, 46,7, 48,7%), während bei einer anderen Versuchsperson[3737] durch Gabe von $(NH_4)_2SO_4$ die Ausscheidung sich von 52,4 auf 59,6 bzw. 59,1 auf 67% erhöhte. Einige andere Werte geben wir tabellarisch:

Tabelle 320.

| GEHRMANN[3851] | | KLEIN[3852] | | SCHINDHELM[3853] | |
Gabe	% im Harn	Gabe	% im Harn	Gabe	% im Harn
Standardkost	44,9	Standardkost	48,5	Standardkost	33,6
+ H_3PO_4	48,4	+ KCl	49,2	+ Na_2HPO_4	37,8
+ $(NH_4)_2HPO_4$	50,4	+ KH_2PO_4	53,2	+ $CaCl_2$	31,4
+ $MgCl_2$	36,0	+ K_2HPO_4	55,7		
+ $MgHPO_4$	34,0	+ K_3PO_4	56,2		

Wir sehen zum Teil völlige Abweichung von der Regel der Acidität, besonders mit den Kaliumphosphaten. $CaCl_2$ kann die Resorption hemmen, aber es säuert zugleich. In der ersten Versuchsreihe finden wir ein Verhältnis entsprechend der Säuerung. $MgCl_2$ wirkt aber auch säuernd und führt nicht zur Steigerung der Harnausscheidung, offenbar eine spezifische Wirkung. Auffällig ist in diesen Zahlenangaben die zum Teil sehr geringe Ausscheidung von PO_4''' im Urin, die geringer ist, als es den sonstigen Daten der Literatur entspricht. Wir werden die Ursache vielleicht in der Standarddiät sehen können, die zum Teil aus grobem Brot bestand. Dieses enthält aber den schwer spalt- und resorbierbaren Phytinphosphor, so daß also in mangelhafter Resorption des dargebotenen Phosphats die abweichenden Zahlen ihren Grund hätten.

Extreme Zahlen werden über die Ausscheidung des Säuglings berichtet[3854]. Ein gesunder Säugling schied im Kot 0,06, im Urin 5,03 g P_2O_5 aus. Beim Spasmophilen fand sich aber mehr im Kot, und es zeigte sich außerdem die Ausscheidung verzögert, indem vom dargebotenen Phosphat in einer 3-Tagesperiode beträchtliche Mengen retiniert wurden.

3. Radioaktives Phosphat.

In 4 Tagen brachten 5 *Hühnchen* 22,8% von dargebotenem $^{32}PO_4'''$ zur Ausscheidung (COOK, SCOTT und ABELSON[3471]). Dies bedeutet aber nicht diejenige Menge, die ausgeschieden wird, wenn wir gewöhnliches Phosphat geben, sondern zeigt nur, wieviel von den gerade gegebenen Molekülen zur Ausscheidung gekommen sind. Wir wissen aber aus einem früheren Kapitel, daß das aktive Phosphat sofort und rasch in den Stoffwechsel sowohl der Fette als auch der Kohlenhydrate eindringt und besonders lange im Knochen retiniert wird. Deshalb eignet sich $^{32}PO_4'''$ besser zum Vergleich als zur Gewinnung von absoluten Zahlen.

Diese Verhältnisse sind deutlich an der *Ratte* und wurden ausführlich untersucht. Nach peroraler Gabe findet die Resorption sehr rasch statt. Im Dünndarminhalt befand sich 8 Stunden später kein ^{32}P mehr, im Dickdarm erscheint es schon nach 2 Stunden. Als Beweis, daß es sich meist um nicht resorbiertes Material handelt, diente die intraperitoneale Injektion. Während bei peroralen Gaben, besonders bei gleichzeitiger Darreichung von Nahrung, 30% im Dickdarm erschienen, waren es bei intraperitonealer Injektion nur 2%. Die tatsächlich aus-

---

[3854] ROHMER, P. u. ALLIMANT, H.: C. rend. Soc. biol. 89, 577 (1923), Rona 23, 210.

geschiedene Menge muß aber größer sein, weil zum Teil nicht markiertes P ausgeschieden wird. Hier hilft nur die Feststellung der spezifischen Aktivität, und bei deren Berücksichtigung ergibt sich, daß bei der Ratte von absorbiertem ^{32}P $^1/_{12}$ durch den Darm, $^{11}/_{12}$ durch den Urin ausgeschieden wurden. 20—30% wurden im Urin, 3% im Darm ausgeschieden innerhalb 8 Stunden. Die Ausscheidung erfolgte meist in den ersten 8 Stunden, später etwa 1—2% am Tag (COHN und GREENBERG[3470]). Genau so ergab sich, daß Vitamin D die Resorption nur um 10—15% verbesserte, während die ersten unkorrigierten Zahlen eine 30—50% Verbesserung bedeuteten. Die Ausscheidung im Harn wurde nicht verändert (COHN und GREENBERG[2734]). TWEEDY und CAMPBELL[3471, IV] fanden eine Beschleunigung der ^{32}P-Ausscheidung nach Parathormon. Das ist verständlich, da es fortgespült wird von dem Strom des mobilisierten ^{32}P und der im Knochen festgelegte Anteil auch mobilisiert wird, zumal er in der obersten Schicht der Kristalle sitzt. In den Faeces fanden sich kleinere Mengen nach Hormongabe, aber immer noch betrug die Ausscheidung 2—4% der Gesamtausscheidung.

HEVESY, HAHN und REBBE[2729] fanden das Verhältnis der Ausscheidung $\frac{\text{Harn}}{\text{Stuhl}}$ mit 2,29—3,10. ARTOM, SARZANA, SEGRE und andere[2728, 3481] geben bei 4 Ratten in 4 Tagen die absolute und spezifische Aktivität an:

Tabelle 321.

Rattenbezeichnung	Ausscheidung in mg P				Spezifische Aktivität			
	E	F	G	H	E	F	G	H
Urin	5,94	2,69	14,29	9,23	402	533	262	293
Faeces	2,09	9,16	3,71	10,0	133	93	100	74
Verhältnis $\frac{\text{Urin}}{\text{Faeces}}$	2,84	0,29	3,85	0,92	3,02	5,73	2,62	3,96

Die Ratten E und G erhielten eine Diät aus Eiweiß, Saccharose und Olivenöl, also eine starke Fettdiät, die anderen Ratten eine Diät vorwiegend aus Kohlenhydraten, Eiweiß, Stärke und Zucker.

Aus den Bilanzen nach den absoluten Zahlen würde man schließen, daß gerade diese Ratten (F und H) das Phosphat schlecht resorbierten, gegen die Erfahrung z. B. bei Hunden, daß Gabe großer Fettmengen die Resorption hemmt wegen Neigung zu Durchfällen. Aber wir sehen bei den spezifischen Aktivitäten, daß die Werte der sonstigen Erfahrung entsprechen. Tatsächlich wurden auch 94,7, 88,0, 96,6 und 97,9% resorbiert. (So hohe Werte wurden von HEVESY und anderen nicht gefunden.) Man muß also annehmen, daß in den Faeces inaktives Phosphat speziell unresorbiert blieb, also Phosphat, das aus der Stärke stammt. Vielleicht sind Mengen von Phytinphosphor dabei gewesen. Immerhin gibt diese Differenz in einem 4 Tage währenden Versuch Probleme auf. In den Versuchen von KJERULF-JANSEN[3854, I] nahm die Ausscheidung von ^{32}P bei größeren PO$_4$'''-Mengen in der Nahrung zu.

Werden radioaktive Phospholipide injiziert, dann tritt im Darm und besonders im Urin sehr rasch anorganisches ^{32}PO$_4$''' auf (HAVEN und BALE[3497]). Besonderes Interesse in Hinsicht auf die Art der Phosphorausscheidung verdient die Beobachtung von WEISSBERGER[3487], daß die aktiven Phospholipide der Niere zunehmen, wenn nach NH$_4$Cl-Injektionen die Phosphatausscheidung steigt und zwar proportional mit deren Intensität. Das soll wiederum die alte Ausscheidungs-

---

[3854, I] KJERULF-JANSEN, K.: Acta. physiolog. scand. 3, 1 (1941), Rona 129, 169. Versuche auch am Menschen.

theorie, aber anstatt auf der Kohlenhydrat-, jetzt auf der Fettbasis ins Leben rufen: Man wird solche Parallelität nicht ohne weiteres dafür anführen können, weil wir die Bedeutung nicht kennen. Es könnte sein, daß die Rückresorption durch verstärkte Besetzung greifbarer PO_4'''-Punkte gehemmt wird. Gegen die Ausscheidungstheorie spricht die Geschwindigkeit, mit der diese Vorgänge verlaufen.

Mensch. Bei kleinen Gaben aktiven Phosphats (0,8 g $^{32}PO_4'''$) fand sich nach TUTTLE, SCOTT und LAWRENCE[3164] in 3 Tagen 13,4% in den Faeces, 8,1% im Urin, nach weiteren 6 Tagen waren nur 27,8% ausgeschieden; nach einer größeren Gabe (3 g) nach 12 Tagen 52%, vielleicht weil hier die laxierende Wirkung des Phosphats die Resorption hemmte. HEVESY, HAHN und REBBE[2729] fanden nach peroraler Gabe die ersten Mengen ^{32}P schon nach 20 Minuten im Urin. In den ersten 24 Stunden wurden dort 4—23% ausgeschieden. Die Verteilung zwischen Harn und Faeces zeigen einige weitere Angaben. Nach peroraler Gabe fand sich im Harn 20,8%, im Stuhl 6,7%. Nach subcutaner Gabe waren die entsprechenden Werte 14,3 und 1,7%. Nach intravenöser Verabreichung an einen 55jährigen Mann wurden in 4 Tagen nur 6% im Urin gefunden[3854, II]. Unterschiede müssen stets entstehen, wenn die spezifischen Aktivitäten verschieden sind.

Wenn auch das, was wir oben bei den Ratten geschrieben haben, zu berücksichtigen ist, ist doch deutlich, eine wie große Rolle die nichtresorbierten Phosphate schließlich bei der Ausscheidung im Stuhlgang spielen (siehe auch [3854, I]).

Dabei ist zu beachten, daß P als anorganisches Phosphat gegeben wird, das sehr viel leichter resorbiert wird als mancher Phosphor, der in der Nahrung zugeführt wird und nach Veraschung der Nahrung zur Analyse schließlich in der Bilanz erscheint.

4. Besondere Ausscheidungswege.

Beim Regenwurm (Lumbricus terrestris) finden sich Drüsen, die unlösliches Calciumphosphat und auch $CaCO_3$ auszuscheiden vermögen[3856].

a) Darmschleim. Die Stellen der Ausscheidung von Phosphaten in den einzelnen Teilen des Rattendarms können einen Eindruck geben, inwieweit bei dieser Ausscheidung Galle-Pankreassaft usw. eine Rolle spielen. Das zeigen Versuche mit Ratten, die eine an P außerordentlich arme Diät erhielten[3855]. Es wurde 50 mg% Gesamt-P gegeben, darunter 2,5 mg in Lipoidform, aber nur Spuren in anorganischer Form. Der Prozentsatz des Darminhalts verteilt sich folgendermaßen:

Tabelle 322.

	Normaldiät		P-arme Spezialdiät	
	Gesamt-P mg%	% anorgan.	Gesamt-P mg%	% anorgan.
Magen	77	25,4	31	—
Dünndarm	148	77,5	167	72,2
Dickdarm	741	53,7	164	52,6

Es fand sich eine Abgabe von Lipoidphosphor an den Darminhalt. Der Gehalt im Magen könnte teilweise bedingt sein durch verschluckten Speichel, wenn auch darin meist anorganisches Phosphat abgegeben wird.

[3854, II] GOVAERTS, J. u. LAMBRECHTS, A.: Bull. Soc. roy. Sci. Liège **11**, 138 (1942), Rona **133**, 180.
[3855] YOUNGBURG, G. E.: Proc. Soc. exp. Biol. Med. **36**, 230 (1937), Rona **102**, 403.
[3856] DOTTERWEICH, H. u. FRANKE, H.: Z. vergl. Physiologie **23**, 42 (1936), Rona **95**, 35.

b) Im Speichel finden sich 4—6 mg% $Ca_3(PO_4)_2$ neben $CaCO_3$ in nicht völlig gesättigter Lösung (SCHMIDT und GREENBERG[2794, S. 315]). Sobald die Reaktion etwas alkalischer wird, kann es ausfallen, so daß Zahnstein entsteht. Bei einigen Versuchspersonen fand sich ein Gehalt von 6—18,9 mg% schwankend. Eine Senkung trat auf Zucker, und auch auf andere Nahrung ein, eine Erhöhung brachte Eingabe von Calciumphosphat, es war also eine Abhängigkeit von der Nahrung vorhanden[3870]. Eine ausführliche Studie an 650 gesunden Individuen im Alter von 5—95 Jahren widmen BECK und WAINWRIGHT[3857, I] diesem Problem auch in Beziehung zu anderen Bestandteilen des Speichels. Gesetzmäßigkeiten zu erkennen, wäre hier besonders leicht möglich, weil die Konzentrationen von 9—18 mg% und mehr ohne irgendeine Beziehung zur Jahreszeit schwanken. Die Beziehung zwischen Ca und P wies einen positiven Korrelationskoeffizienten von + 0,402, unabhängig vom Alter auf. Das spricht gegen eine Sättigung des Speichels mit irgendeiner Ca-Phosphatverbindung. Das Verhältnis Ca/P war 0,36 ± 12 mit Schwankungen von 0,12 bzw. 1,22. Dieser Quotient änderte sich mit den verschiedenen Lebensaltern. Er hatte ein Maximum zwischen 20 und 29 Jahren. Der Verlauf ist so, daß beim Kind Ca und P anwachsen, aber Ca stärker, dann steigt Ca nicht mehr an, aber P steigt fortgesetzt weiter, so daß der Quotient jenseits des dritten Lebensjahrzehnts zu fallen beginnt.

Besondere Beziehungen ergaben sich zu der Sekretion des Speichels. Die Autoren berechnen eine Reihe Korrelationskoeffizienten, die wir hier nur aufzählen.

Absolute Menge des Speichels zu der Menge von Ca: r = +0,913 von P: 0,770 Ca/Stunde zu P pro Stunde r +0,78. Dieser hohe Wert ist nur dadurch möglich, daß eine so geringe Korrelation zwischen Menge des Speichels und Mineralbestand, nämlich zu P:r = —0,281 zu Ca r = —0,156, zu Ca/P = +0,237,7 und Ca · P = —0,223.

Bei *Hunden* fand sich im gemischten Speichel 1,2—3,0 mg% P, im Parotisspeichel 1,2—1,7 mg%. Je schwächer der Reiz der Nerven, desto niedriger die Konzentration ([3871], siehe Tabelle S. 688).

Da der Gehalt gerade der Parotis an Cl′ höher ist, muß in den anderen Drüsen $HCO_3′$ vermehrt ausgeschieden werden. Diese würden also mehr alkalisierend wirken und zur Erhaltung des Zahnes beitragen.

Bei *Schafen* fand sich ein Gehalt von 12,3—103,7 mg%, im Durchschnitt von 9 Schafen 45,6 mg%. Bei längerer Beobachtung zweier weiterer Schafe ergaben sich Durchschnitte von 44,4 und 69,1 mg%. Bei P-armer Diät gab es eine deutliche Abnahme. Große auftretende Schwankungen erklären sich durch Beimengungen des Submaxillarisspeichels, der arm an Asche ist[3858]. McDOUGALL[3857, II] trennte den Parotisspeichel ab und fand im gemischten Speichel 37—86 mg% P, im Parotisspeichel 19—129 mg% mit einem Durchschnitt von 81 mg%. $PO_4′′′$ war etwa 15mal so konzentriert wie im Serum. Die Beimischung des Sekrets aus den anderen Drüsen störte die klare Linie. Die Korrelation zwischen Gehalt im Blut und Speichel betrug daher nur + 0,42 ± 0,07 bei 27 Tieren. Die Verhältnisse bei einem Tier, das innerhalb einiger Tage große Schwankungen zeigte, gibt folgende Abbildung 59 wieder[3857]:

Obwohl die Drüse also stark konzentriert, sieht man die Abhängigkeit von dem Plasmagehalt, eine Merkwürdigkeit bei einem Sekretionsvorgang. Die

[3857] WATSON, R. H.: Austral. J. exp. Biol. Med. 11, 67 (1933), Rona 75, 639.
[3857, I] WAINWRIGHT, H. u. W. W.: J. dent. Res. 25, 267, 275 u. 285 (1946).
[3857, II] McDOUGALL: Biochem. J. 43, 99 (1948).
[3858] SCHEUNERT, A. u. TRAUTMANN, A.: Pflügers Arch. 192, 33 (1921). Die Mischung war notwendig, weil Schafe, denen der Speichel nach außen abgeleitet wird, an Alkaliverlust zugrunde gehen.

absolute Größe der Ausscheidung kann man aus der Angabe von McDougall[3857, II] entnehmen, daß aus einer Parotis am Tage 930—1840 cm³ Sekret geliefert wird.

c) Auch im **Magensaft** finden sich Phosphate, ohne daß sie aus Nahrung oder Speichel zu stammen brauchen.

Theorell[3916] fand nach Histaminreiz im Magensaft der Katze einen Gehalt von 0,3 in einem, < 0,5 mMol bei einem zweiten Versuch. Er hält es für möglich, daß der Magensaft selbst phosphatfrei ist. Es fanden sich beim Menschen 0,6—18,0 mg% P, im Durchschnitt von 100 Analysen 7 mg%, also ein höherer Gehalt

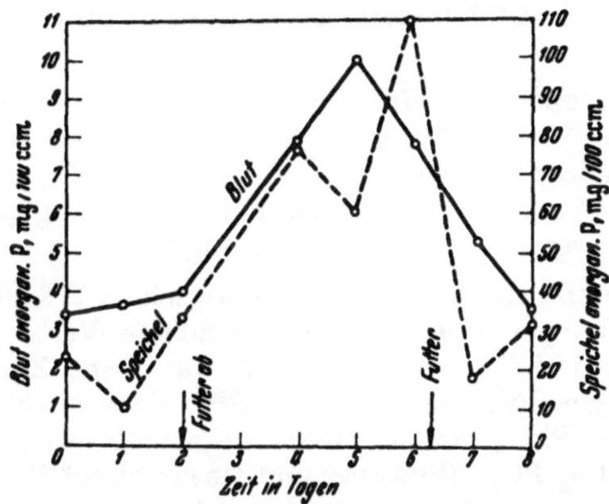

Abb. 59. PO₄-Gehalt von Blut und Speichel bei Schafen (nach Watson).

als im Blut. Der P-Wert soll um so niedriger sein, je höher die Salzsäurekonzentration ist[3866]. Diese Bemerkung scheint auf die Menge des verschluckten Speichels und die P-Armut des Magensaftes selbst (entsprechend Theorell) hinzudeuten.

In Versuchen an Hunden war durch Gabe von Phosphorsäure keine Änderung der Magensekretion zu erzielen (Schifflers[2458]).

d) **Galle.** In der Duodenalgalle des Menschen fanden sich 4 mg% P wie im Blut. Da der Wert durch Darmsaft verunreinigt ist, ist eine Verschiebung möglich. Besser ist es, im Tierversuch direkt die Blasengalle zu bestimmen. Es fanden sich sehr schwankende Werte, unbeeinflußt von der Nahrung[3876]. Der anfängliche Wert betrug 11 mg%, fiel aber bei längerem Bestehen einer Fistel ab. Durch Gaben von Phosphat wurde er nicht beeinflußt, also keine Beziehungen zum Blutgehalt[3878].

Dagegen soll er erhöht werden durch Glykokoll, Alanin und besonders Cholsäure, erniedrigt durch Lactat[3877]. Das Ca·· war so hoch wie im Blutserum und stieg mit ihm[3882, 3883]

e) Im **Pankreassaft** des Hundes war der Gehalt mit 0,18 und 0,5 mMol nur ¹/₂₀—¹/₄ der Serumkonzentration. Wurde durch intravenöse Injektion von 20% NaH₂PO₄ der Plasmagehalt auf 23,1 und 21,2 mMol gesteigert, dann stieg der Gehalt im Drüsensekret nur auf 2,1 und 2,6 mMol. CaCl₂ erniedrigte den Gehalt etwas[3874]. Der Ca··-Gehalt war demgegenüber um das 2—3fache höher als beim Plasma[3873]. Weitere Werte sind in mMol 0,13[3879], 1,02[3880], 0,4[3881], also immer niedriger als im Plasma. Tria und Fabriani[3858, I] gelang es aus einer Pankreasfistel des Menschen völlig reinen Pankreassaft zu gewinnen. Der P-Gehalt mit 0,2 mg% war außerordentlich niedrig.

[3858, I] Trix, E. u. Fabriani, G.: Atti. Accad. Ital. VI, s. 2, 381 (1941), Rona 126, 617. C. 1942, I, 371.

f) Im **Darmsaft** des Colon der Katze nach Reizung der Nn. erigentes wurden 0,5 mg% P abgesondert[3884]. Bei Hunden betrug der Gehalt (im Dünndarm) 1,2—3,8 mMol (P dreiwertig gerechnet) und stieg bei Dehnung durch einen eingeführten Ballon um 24%[3885, 3886]. Die Werte liegen also unterhalb der Blutkonzentration. Eine besonders aktive Phosphatausscheidung scheint nicht stattzufinden. Deshalb wird die Auffassung vertreten[3860], daß die im Darm gefundenen Phosphate durch Assimilation der Bakterien zustande kommen, die damit eine Rückresorption verhindern, die man sonst erwarten müßte, soweit nicht mangelhafte Resorption des Nahrungs-P vorliegt (Phytin!). Bei der Zuckerresorption wird Phosphat nach LASZT[3859, II] sezerniert, unterliegt aber sofort der Resorption (siehe oben S. 419f.).

g) Die **Schweißabsonderung** wird durch Phosphatgabe eingeschränkt (DANILOW und Mitarbeiter[3834, 3859, 3887]), aber mindestens ebenso wirkt NaCl[3887]. Der Phosphatgehalt bei phosphatarmer Diät betrug 1—2 mg%, phosphatreiche Nahrung und Gabe von 15 g Na_2HPO_4 ließ ihn auf 2,5—3,5 mg% steigen[3888]. Neuerliche Analysen[3858, II] ergaben nur 0,22—0,022 mg%.

h) Milch. Die Kuhmilch enthält an anorganischem P 60,95, die Ziegenmilch bei größeren Schwankungen 61,8 mg%, also viel höhere Werte als im Blut (Hundemilch siehe [3859, I]). Bei Zulage von Phosphat war keine Zunahme zu merken, wenn auch Änderungen behauptet wurden ([3890], siehe auch [3891]).

Das anorganische Phosphat der Milch liegt nicht in gelöster, sondern in kolloidaler Form als $Ca_3(PO_4)_2$ (SCHMIDT und GREENBERG[2794, S. 305]) oder kolloidales $CaHPO_4$[3894] vor. Als Schutzfaktor tritt das Casein auf. Das Phosphat selbst soll erst aus organischer Bindung kurz vorher frei werden[3894]. Dafür spräche auch, daß das anorganische P im Milchdrüsenvenenblut (4,7—5,76 mg%) höher als in der Vena jugularis (4,25—5,50 mg%) und dem Arterienblut gleich ist. Bei Durchgang durch die Drüse war der säurelösliche organische P geringer geworden[3892]. Dieser Befund ließ sich aber nicht aufrecht erhalten, denn bei gleichzeitiger Entnahme aus Arterie und Vene fand sich bei Durchgang durch die Drüse ein Verlust von 0,21 mg% P, der zusammen mit der Durchblutung die Abgabe durch die Milch etwa decken würde[3893].

Mit Injektion radioaktiven Phosphats liegen Versuche von ATEN und HEVESY[3895] an Ziegen vor. Die Verteilung auf verschiedene Fraktionen der Milch gibt folgende Tabelle wieder, in der die Zahlen bezogen wurden auf die Aktivität des anorganischen ^{32}P im Plasma, 4 Stunden nach der Injektion. Diese wird = 1 gesetzt.

Tabelle 323.

	0—2 Std.	2—4¼ Std.	4½—6½ Std.	23—26 Std.
Anorgan. ^{32}P	0,68	1,79	1,71	0,49
Casein-^{32}P . .	0,54	1,71	1,71	0,55
Ester-^{32}P . .	0,32	1,16	1,34	0,49

Der Casein-^{32}P muß aus dem anorganischen Teil des Plasmas stammen. Dasselbe mußte aus der Analyse des Phosphatid-^{32}P geschlossen werden, dessen

[3858, II] MITCHELL, H. H. u. HAMILTON, F. S.: J. biol. Chem. 178, 345 (1949).

[3859] DANILOV, A., KORJAKINA, A., KOSSOVSKAJA, E., KRESTOVNIKOV, A. u. FOMICEV, A.: Rona 79, 114 (1933). Die Cl'-Abgabe wird durch den Schweiß auch herabgesetzt.

[3859, I] ANDERSON, H. D., JOHNSON, B. C. u. ARNOLD, A.: Amer. J. Physiol. 129, 631 (1940). C. 1941 I, 1186. Nur Angabe von P in der Asche mit 2,4 mg/ccm.

[3859, II] LASZT, L. u. DALLA TORRE, L.: Schweiz. med. Wschr. 71, 1416 (1941). C. 1942 I, 1771. Aktive Sekretion in den Dünndarm der Ratte bei der Resorption von Monosacchariden. Diese ist nicht nachweisbar im Dickdarm, da dort die aktive Resorption der Glucose fehle.

Aktivität im Vergleich zu den Phosphatiden anderer Organe besonders hoch war. Sie betrug $4^1/_2$ Stunden nach der Gabe: bei Milch 0,09, Plasma 0,02, Milchdrüse 0,13, Leber 0,09, Niere 0,11.

Daraus ließ sich schließen, daß die Phosphatbildung aus anorganischem PO_4''' in der Milchdrüse selbst erfolgt sein muß.

5. Pyrophosphat.

Pyrophosphat wurde weder von LOHMANN[1619] noch von AXMACHER[2473] nach peroraler Gabe am Menschen im Harn nachgewiesen. Es vermehrte sich nur das anorganische Phosphat. Die Hydrolyse von P_2O_7'''' verläuft offenbar zu rasch. Dagegen gelang es AXMACHER[2473], nach intravenöser Gabe am Kaninchen im Urin unzersetztes Pyrophosphat zu finden. 400 mg $Na_4P_2O_7$ (neutralisiert) wurden in 99 Minuten infundiert, während dieser Zeit wurden 7,2% unzersetzt, 29% als o-Phosphat im Urin gefunden.

Pyrophosphat soll sich in Kuhmilch, nicht in Ziegenmilch finden[3889].

III. Fluorid.

Die *normale* Ausscheidung schwankt um 1 mg/Ltr. Harn, abhängig von dem Gehalt der Lebensmittel, vor allem vom Gehalt des Trinkwassers[3861, 3862]. Von ROHOLM und Mitarbeitern[3864,I] wurde bei 30 Patienten 0,30—1,60 mg/Ltr. Harn mit einem Durchschnitt von 0,92 mg/Ltr. mit einwandfreier Methodik festgestellt. Die Art der Aufnahme war bei diesen Kranken mit gleicher Kost etwa gleich anzusetzen. Trotzdem blieb die Ausscheidung unterschiedlich, aber beim einzelnen gleich, wie Analysen an aufeinander folgenden Tagen bei 2 Patienten mit extremen Werten zeigen. Der eine schied 0,25, 0,42, 0,27, 0,29, 0,62 und 0,60 mg F aus, der andere 1,40 und 1,58 mg. Diese Differenz läßt sich entweder daraus erklären, daß die einzelnen Menschen von dem dargebotenen F' der Nahrung mehr oder weniger retinieren, oder daß sie je nach ihrer Vorgeschichte verschiedene Depots in den Knochen besitzen, die sie entleeren. Über die Größe dieser Depots werden wir uns in dem speziellen Kapitel über Fluorose ausführlich beschäftigen. McCLENDON und FOSTER[2377,I] fanden im Stuhl von 7 normalen Personen pro Tag 0,08 mg und zitieren HACHLE und Mitarbeiter, die nur 0,039 mg/Tag angeben.

Hier seien einige Angaben von Arbeitern aus gewerblichen Betrieben, die sich mit Fluoriden beschäftigen, niedergelegt.

MACHLE und EVANS[5566] fanden im Harn von Arbeitern einer Flußsäurefabrik 3,65 ± 0,54 mg/Ltr. Nach ROHOLM und Mitarbeitern[3864,I] enthielt der Harn von 24 Kryolitharbeitern zwischen 2,41—43,41 mg F'/Ltr., im Durchschnitt 16,05 mg/Ltr. Bei 8 Handwerkern des Betriebes, die dem F'-haltigen Staub weniger ausgesetzt waren, waren nur noch 4,81 (1,78—11,67) mg/Ltr. vorhanden. Die Ausscheidung fiel nach Aufgabe dieser Arbeit allmählich ab, z. B. wurde sie bei einem Arbeiter sofort nach der Arbeitseinstellung 25 Tage lang verfolgt. Die Ausscheidung ging in dieser Zeit mit Schwankungen von 5,81 auf 1,22 mg in 24 Stunden zurück. Der hier berichtete Abfall war verhältnismäßig rasch. Bei 4 weiteren Arbeitern, die 2—11 Jahre aus dem Fluorbetrieb heraus waren, fand sich noch eine Ausscheidung von 2,06—9,26 mg/Tag. Diese zeigten das Symptom der Osteosclerose. Zwei andere Arbeiter, die keine krankhaften Veränderungen mehr aufwiesen, hatten eine normale Ausscheidung von 0,49 und 1,57 mg.

[3860] HENRY, K. M. u. KORN, S. K.: Biochem. J. 33, 173 (1939).
[3861] MACHLE, W.: Dental Cosmos 78, 612 (1936). C. 1936 II, 1961.
[3862] MACHLE, W., SCOTT, E. W. u. TREON, J.: Amer. J. Hygien. 29, Sect. A 139 (1939), Rona 116, 234. C. 1940 I, 2669.
[3863] GOTTLIEB, L. u. GRANT, S. B.: Proc. Soc. exp. Biol. Med. 29, 1293 (1932), Rona 69,767.
[3864] COSTANTINI, A.: Biochem. Ter. sper. 21, 337 (1938). C. 1938 II, 2200.
[3864,I] BRUN, G. C., BUCHWALD, H. u. ROHOLM, K.: Acta med. Skand. 106, 261 (1941).

Diese Befunde können durchaus dazu dienen, die vorher erwähnte Verschiedenartigkeit der Ausscheidung bei gleicher Kost verständlich zu machen.

Über die *Ausscheidung nach Zufuhr* existieren nur sehr wenige Versuche. In den älteren Versuchen von TAPPEINER fanden sich nach einer einmaligen Injektion in 2 Tagen beim Hunde nur etwa 20% wieder. Es ergibt sich daraus anscheinend ein absoluter Unterschied gegenüber Phosphat und dessen rapider Ausscheidung. In Wirklichkeit besteht die Ursache in der langdauernden Retention und Speicherung, die schließlich. zu dem chronischen Vergiftungsbild der Fluorose führt. Dieses ist aber nicht renal bedingt, da tägliche Gaben von 0,02 g/kg NaF intravenös 41 Tage lang bei Hunden zu keinen anderen mikroskopischen Veränderungen führten, als zu einer gewissen Hyperämie der Glomeruli. Zugleich gibt es eine beträchtliche Diurese, wobei auch Cl' mehr ausgeschieden wird. 0,01 g/kg wirkte auch noch, 0,005 g/kg ist die Grenze der Wirksamkeit[3863]. Diurese wurde auch bei Menschen beobachtet.

Genaue Ausscheidungskurven wurden nicht verfolgt. Man kann auf die Geschwindigkeit der Ausscheidung vielleicht aus den geringen Konzentrationen in den Geweben selbst bei tödlichen Vergiftungen (S. 600—602) schließen. Nach den obigen Resultaten von TAPPEINER müßte man eine rasche Aufnahme in das Skelet dafür verantwortlich machen. Wir dürfen aber wegen der damals sehr unvollkommenen Analytik seinen Resultaten kein zu großes Zutrauen schenken. Nach Gabe von 47,5 mg F' als Steinphosphat (rock-phosphate) genommen, fanden sich im Urin 9,2 mg F', in den Faeces 36,6 mg, die offenbar nicht resorbiert waren. Diese Bilanz scheint sehr günstig, da das Skelet anscheinend gar nichts abbekommen hatte. Die rasche Aufnahme im Skelet ist anscheinend nur bei großen einmaligen Dosen vorhanden. Wenn man die Ausscheidung nach langdauernder geringer Zufuhr verfolgt, wie bei verschiedenem Gehalt im Wasser, dann zeigt es sich, daß praktisch fast alles wiederzufinden ist, wenn man die Ausscheidung in den Schweißdrüsen mit in Rechnung stellt[3868, II]. Das ist so zu verstehen, daß F' nur in die oberflächliche Schicht des Apatitgitters eindringt und dort eine Art Gleichgewicht bildet. Das gilt aber nur in erster Annäherung, wie die Analysen der tatsächlichen Anreicherung im Knochen beweisen.

Die Geschwindigkeit der Ausscheidung, kombiniert mit dem raschen Verschwinden in die Gewebe (McCLENDON und FOSTER[2377, I]), zeigen Versuche nach Darreichung von *radioaktivem Fluorid* an 4 Katzen. Nach $^3/_4$ Stunden fanden sich schon 10,4 und 22,7% der verabreichten Menge im Urin. Bei den beiden anderen Katzen war die Ausscheidung mit 14,4 und 14,6% nicht größer. Während dieser Zeit war der Gehalt im Blut von 0,060 und 0,064% der gegebenen Aktivität in 1 ccm Blut auf $^1/_4$ dieses Wertes nach 2 Stunden gesunken[3864, II].

(Über die Ausscheidung im Kot siehe später Fluorose.)

Kein F' fand sich in *Speichel und Milch* (BOISSEVAIN und DREA[62], siehe auch[3867]). Diese Angaben sind begrenzt durch die Methodik. Tatsächlich hat sich neuerdings[3868, II] eine Konzentration von $0,1 \cdot 10^{-6}$ nachweisen lassen, die wenig oder gar nicht durch verschiedene Zufuhren zu vermehren war. Nur bei sehr großen Dosierungen wird man eine Ausnahme gelten lassen. Aber selbst nach intravenöser Gabe von 10 g NaF — mit radioaktivem ^{18}F der Halbwertzeit von 112 Minuten markiert — an 4 Katzen fanden sich bei 2 Tieren im Speichel nach 19 und 21 Minuten nur 0,088 und 0,054% der injizierten Menge. Trotz Anregung der Speichelsekretion durch elektrischen Reiz der Chorda tympani war

[3864, II] VOLKER, J. F., SOGNNAES, R. F. u. BIBBY, B. G.: Amer. J. Physiol. 132, 707 (1941), Rona 127, 423.

die bis zum Ende der zweiten Stunde bei den 2 anderen Tieren insgesamt ausgeschiedene Menge mit 0,110 und 0,042% nicht größer geworden. Eine Ausscheidung wird wohl nur bei den anfänglichen ganz hohen Konzentrationen im Plasma zu erwarten sein[3864, II].

In der Ziegenmilch wurde selbst bei täglichen Gaben von 1,0 g NaF nichts gefunden. Weder Fettgehalt noch Produktion der Milch litt bei dieser Dosis[3864]. Hier spielt vielleicht die Schwierigkeit der Methodik hinein, denn kleine Mengen von Fluorid werden durch die Kuhmilch abgegeben und kommen in den Organismus des Kalbes, wie sich aus der Entwicklung des Fluorgehaltes der Knochen von Kälbern erweisen läßt[3865].

Bei 6 Kühen, die verschiedene Rationen von Fluorid erhielten, war der Gehalt an F bei den Kühen mit normaler Ernährung 0,07—0,22 mg/Ltr. Milch. Bei den Tieren mit 0,088% F' in der Nahrung schwankte der Gehalt von 0,14—0,26 mg/Ltr.[3866]. Kürzliche Analysen von Milch in Kirowsk ergaben 0,09—0,35 mg/Ltr. (Durchschnitt 0,22 $\pm$ 0,07 mg/Ltr.) ohne Unterschied gegenüber fluorarmen Gebieten[3866, I].

Durch die Zulage des Fluorids war der Gehalt also nicht zu steigern. Eine gewisse Menge von F' wird andererseits von der Milch auch dann ausgeschieden, wenn die Nahrung möglichst von Fluorid gereinigt wird, wie wir später noch an Rattenversuchen zeigen werden.

Von dem in der Milch abgegebenem Fluorid geht ein Teil in das Casein über. Wenn von dem normalen Gehalt alles sich dort finden würde, gäbe es einen Höchstgehalt von 10 mg F'/kg Casein. Tatsächlich finden sich aber Handelscaseine, die bis zu 359 mg/kg enthalten. Die Herkunft dieses F' ist unbekannt[3868].

Haut. Bei einem schweren Vergiftungsfall mit NaF trat im Ablauf der Ereignisse kalter Schweiß bei der Patientin auf. Die Schwester, die das Handtuch an ihr Gesicht führte, mit dem sie den kalten Schweiß der Kranken getrocknet hatte, fühlte einen brennenden Schmerz. Es wurde daraus geschlossen, daß Fluoride im Schweiß ausgeschieden werden müßten (McNALLY[3635]). Der Nachweis ist jetzt geglückt[3868, II].

[3865] EVANS, R. J., PHILLIPS, P. H. u. HART, E. B.: J. Dairy Sci. 21, 81 (1938), Rona 106, 630. C. 1938 I, 3486.
[3866] HOESCH, K.: Dtsch. Arch. klin. Med. 165, 201 (1929), Rona 53, 522.
[3867] SMITH, M. C.: Amer. J. publ. Health Nat. Health 25, 696 (1935). C. 1935 II, 2238. Auch bei Gehalt des Futters von 0,05% NaF keine Steigerung.
[3868] PHILLIPS, P. H., HART, E. B. u. BOHSTEDT, G.: J. biol. Chem. 105, 123 (1934), Rona 88, 545.
[3868, I] GEORGIJEWSKI, A. P.: C. 1949 I, 143.
[3868, II] DEAN, H. T. u. ARNOLD, F. A.: J. amer. dent. Assoz. 38, 15 (1949).
[3869] EVANS, R. J. u. PHILLIPS, P. H.: J. Dairy Sci. 22, 621 (1939), Rona 117, 530.
[3870] ADDY, W. H., HEFT, H. L., ROSENSTOCK, S. u. RALSTON, R.: J. Res. 18, 511 (1933), Rona 79, 352.
[3871] BAXTER, H.: J. biol. Chem. 102, 203 (1933).
[3872] GAMBLE, J. L., McIVER, M. A., MARSH, P. u. MATTESON, E.: J. exp. Med. 48, 837 (1928), Rona 49, 493.
[3873] AGREN: Biochem. Z. 281, 358 (1935).
[3874] BALL, E. G.: J. biol. Chem. 86, 449 (1930).
[3875] WALSH, E. L. u. IVY, A. C.: Proc. Soc. exp. Biol. Med. 25, 839 (1928), Rona 47, 589.
[3876] MURAOKA, S.: Rona 61, 242 (1930).
[3877] KAWADA, Y.: Arb. med. Fak. Okayama 4, 196 (1934), Rona 82, 601.
[3878] GRASHEIM, K. u. PETOW, H.: Z. klin. Med. 104, 803 (1926), Rona 40, 85.
[3879] HARTMANN, A. F. u. ELMAN, R.: J. exp. Med. 50, 387 (1929).
[3880] GAMBLE, J. L. u. McIVER: J. exp. Med. 48, 849 (1928).
[3881] JOHNSTON, C. G. u. BALL, E. G.: J. biol. Chem. 86, 643 (1930).
[3882] JONES, K. K. u. LAING, G. H.: Amer. J. Physiol. 110, 471 (1934).
[3883] CHEYMOL, J. u. QUINQUAUD, A.: C. rend. Soc. Biol. 125, 691 (1937), Rona 108, 69.
[3884] WRIGHT, R. D., FLOREY, H. W. u. JENNINGS, M. A.: Quart. J. exp. Physiol. 28, 207 (1938), Rona 111, 576.
[3885] DE BEER, E. J., JOHNSTON, C. G. u. WILSON, D. W.: J. biol. Chem. 108, 113 (1935). Die Acidität beträgt pH 8,4.

IV. Die Ausscheidungswege der übrigen Ionen außerhalb der Nieren.

1. Speichel.

a) Chlorid. Der Cl'-Gehalt beim Hunde wurde von Baxter[3871] nach Anlegung von Fisteln untersucht, die teils isolierten Speichel der Parotis, teils gemischten lieferten. In letzterem betrug der Gehalt 134—240 mg% Cl', in ersterem 257—271 mg%. Die Konzentration war aber abhängig von dem Reiz, wie folgende Zusammenstellung zeigt (siehe auch [3895, I]).

Tabelle 324.

Reize	Gemischte Drüsen			Parotis		
	Cl'	P	Vol. ccm	Cl'	P	Vol. ccm
10% NaCl	253	1,2	55,7	298	1,3	68,8
5% NaCl	219	1,2	55,8	301	0,9	33,3
3% NaCl	128	1,1	36,6	203	0,4	24,0
1% NaCl	136		4,2	275		1,8
0,25% HCl	246	2,1	63	282	2,0	70
0,125% HCl	217	1,9	41,5	343	1,4	69,7
0,062% HCl	102	1,7	26,5	295	1,3	58,5

Bei Verstärkung des Reizes wurde nicht nur die Menge, sondern auch die Konzentration, wenigstens der anorganischen Elemente vermehrt. Bei Pilocarpinreiz ist der Cl'-Gehalt niedriger als bei den anderen Reizen. Nach längeren Märschen war durch Schweißverlust der Cl'-Gehalt des Blutes herabgesetzt, aber nur geringfügig. Im Speichel war Zunahme der organischen Substanz und Abnahme des Cl' (Aggazzotti[2898]) festzustellen. McCance[3212] gibt folgende Werte für den menschlichen Speichel (als Durchschnitte von 5 Personen) an:

$$Na^{\cdot}\ 15,6 \qquad Cl'\ 51,0 \qquad K^{\cdot}\ 86,0\ mg\%$$
$$bei\ Salzmangel\ Na^{\cdot}\ 9,0 \qquad Cl'\ 54,0 \qquad K^{\cdot}\ 111,0\ mg\%.$$

Der Salzmangel war durch Schwitzprozeduren sehr weit getrieben. 41 und 51% der Cl'-Bestände waren verloren. Trotzdem fand sich ein Reflex im Speichel nur bei Na$^{\cdot}$ und K$^{\cdot}$.

Es wird angenommen, daß verschiedene Elemente in den Drüsen vorhanden sind, von denen eines ein sehr dünnes Sekret absondern kann, auch hinsichtlich des osmotischen Drucks, während andere Elemente höhere Konzentrationen abgeben, so daß große Schwankungen selbst bei Isolierung einer Drüse vorkommen. Die Reize auf der Tabelle waren ausgeführt worden durch Aufbringen der Lösungen auf die Mundschleimhaut, also reflektorisch. Sie können aber ebenso gegeben werden durch intravenöse Injektion von NaCl oder Na_2SO_4[3896], HCl[3896] oder NH_4Cl[3896]. Alkalien: $NaHCO_3$, Na_2CO_3 oder NaOH hemmen[3896]. Man darf von NaCl oder Na_2SO_4 aber nur isotonische Lösungen geben, hypertonische vermindern die Sekretion.

McDougall[3857, II] stellt einige Daten bei verschiedenen Tieren aus der Literatur zusammen. Es werden angegeben: Schaf 22 und 50 mg%, Ziege 10—12 mg%, Büffel (Parotis-) 15 mg%. Er selbst fand beim Schaf im gemischten Speichel 25—43 mg%, im Parotisspeichel 19—238 (Durchschnitt 61) mg%. Die Kationen verhielten sich ähnlich wie im Plasma.

Die Angaben über den Cl'-Gehalt des menschlichen Speichels sind sehr schwankend.

Zum Beispiel 200 mg% in der Zusammenfassung von Irving und Manery[3311], 36,4 mg% nach Born[116, a], 119,8 mg% mit einer Schwankung von 66,4—197,1 mg%[3699], schließlich

144 mg%, aber als NaCl nach Fabian[3900]. Bei Schmitz[3901] findet sich der Wert von 50 mg%, ähnlich wie in den eben angeführten Versuchen von McCance.

Die Zusammensetzung ist offenbar sehr schwankend infolge der verschiedenen Drüsen. Aber wir haben gesehen, daß durch die Art des Reizes bei derselben Drüse ganz verschiedene Werte erhalten werden.

Fabian[3900] untersuchte die Verhältnisse bei verschiedenen Erkrankungen und fand eine Tendenz zur Abnahme bei Perniciosa-Achylie, eine Zunahme bei Diabetes mellitus, die durch Insulin vermindert werden konnte.

b) Bromid befindet sich auch im normalen Speichel, abhängig von der Nahrung. Der Gehalt war im Morgenspeichel nach dem Frühstück 0,02—0,1 mg%, im Nachmittagsspeichel nach einer großen Mahlzeit 0,15—0,71 mg%, im gewöhnlichen Tagesspeichel 0,09—0,6 mg%[3902]. Lipschitz[2770] fand im Parotisspeichel des Kaninchens etwa dieselbe Konzentration wie im Plasma nach Gabe von Bromid. Auf der Tabelle S. 512 nach Morton[3139] findet sich das Verhältnis angegeben, mit dem Bromid (im Vergleich zu Cl′) im Speichel von Hunden und Menschen erscheint. Ebenso wie im Harn wird merkwürdigerweise auch im Speichel Br′ weniger abgegeben als Cl . Hier fehlen Kontrollen mit Trennung verschiedener Drüsen.

c) Ferrocyanid wurde bei Hunden nicht im Parotisspeichel ausgeschieden (Lipschitz[2689]).

d) Nitrat fand sich im Parotisspeichel des Hundes entsprechend der Partialkonzentration im Plasma (Lipschitz[956]). Beim Menschen fanden sich 0,007 bis 0,52 mg NO_3-N, niemals so hohe Werte wie im Urin (Keith, Whelan und Bannick[2568]). Savostianov[1820] gibt 0,01—0,1 mg% an, steigend bei Nitratgabe. Bei intravenöser Gabe beim Hunde soll das nicht eintreten. Ein Teil des Nitrats soll teils durch Bakterien, teils durch eine Oxydoreduktase, die sich vor allem in der Submaxillaris findet, in Nitrit überführt werden.

e) Rhodanid kommt im Speichel vor, wurde hier zuerst beobachtet und erst später die Konstitution aufgeklärt. Von der gerichtlichen Medizin wurde versucht, durch den SCN′-Nachweis zugleich den Beweis für Vorliegen von Speichel zu

[3886] Herrin, R. C.: J. biol. Chem. 108, 547 (1935).

[3887] Ito, S.: J. of orient. Med. 25, 93 (1936), Rona 99, 247. Hitze.

[3888] Talbert, G. A., Stinchfield, F. u. Staff, H.: Amer. J. Physiol. 105, 94 (1933), Rona 75, 639.

[3889] de Toni, G. u. Graf, G.: Riv. klin. pedr. 36, 673 (1938), Rona 110, 34.

[3890] Turner, W. A., Meigs, E. B., Kane, E. A., Shinn, L. A. u. Hale, W. S.: J. agricult. Res. 48, 619 (1934), Rona 83, 310.

[3891] Herz, B.: Z. Kinderheilkunde 54, 413 (1933), Rona 74, 75. Der P-Gehalt stieg und sank etwas mit der Nahrung, aber es wurde nicht der anorganische, sondern der Gesamt-P nach Veraschung bestimmt.

[3892] Blackwood, J. H. u. Stirling, J. D.: Biochem. J. 26, 778 (1932), Rona 70, 296.

[3893] Blackwood, J. H.: Biochem. J. 28, 1346 (1934), Rona 85, 82. C. 1935 II, 1567.

[3894] Wright, N. Ch.: J. agricult. Sci. 18, 478 (1928), Rona 48, 171.

[3895] Aten jr., A. H. W. u. Hevesy, G.: Nature 1938 II, 111, Rona 117, 572.

[3895,1] Hellauer, H. u. Schneider, M.: Pflügers Arch. 244, 292 (1941). Summarische Bestimmung durch Leitfähigkeitsmessung. Steigerung bei Vermehrung der Sekretion bis nach 100 mMol konvergierend. Reiz durch Kondensatorentladung.

[3896] Eddy, N. B.: Quart. J. exp. Physiol. 20, 313 (1930), Rona 60, 260.

[3897] Eddy, N. B.: Quart. J. exp. Physiol. 20, 321 (1930), Rona 60, 260.

[3898] Eddy, N. B.: Quart. J. exp. Physiol. 20, 327 (1930), Rona 60, 260.

[3899] Vladesco, R.: C. rend. Soc. biol. 128, 317 (1938), Rona 108, 590.

[3900] Fabian, G.: Physiologie u. Pathologie der Speichelsekretion des Menschen usw. Halle 1938.

[3901] Schmitz, E.: Lehrbuch der physiologischen Chemie 1937, S. 113.

[3902] Vitte, G.: C. rend. Soc. biol. 124, 1227 (1937), Rona 101, 576.

erhalten[3903]. Der Beweis ist nicht absolut zuverlässig, weil in manchem Speichel sehr wenig Rhodan zu finden ist.

Einige Daten aus der Literatur seien hier wiedergegeben:

BETTOLO und Mitarbeiter[3904]: 4,6—9,4 mg%, Raucher höhere Werte, ebenso bei Zahnkaries.

SINGELNSTEIN[3905]: 8,4 mg% bei Männern, 4,2 mg% bei Frauen, 3,6 mg% bei Kindern, 5,07 mg% bei Graviden, 7,3 mg% bei Lues. Bei Zahnkaries niedere Werte, vermehrt bei Rauchern. Normale Werte bei Stomatitis.

TORTORA[3906]: Gravide 2,3 mg%, Kindbett 4,46 mg%, kurz vor der Geburt 1,3 mg%, nach der Geburt 1,7 mg%, Raucher 3,3 mg%, Nichtraucher 1,7 mg%.

LICKINT[3907]: 5—20 mg% bei Nichtrauchern, 20—400 mg% bei starken Rauchern.

MATHIS[411]: 7—16 mg% bei Nichtrauchern auf KSCN berechnet.

REISSNER[403]: Männer 24,9 mg%, Frauen 10,4 mg% und Kinder 3 mg%.

FABIAN[3900]: 10 mg% KSCN (4,2—23,7) sinkend bei Achylien.

STUBER und LANG[3002]: 1,1—15,0 mg%. Bei Rauchern findet sich meist ein höherer Gehalt, aber nicht immer.

Wir sehen, daß die Angaben etwa in derselben Größenordnung liegen, obwohl vielfache Methoden zur Anwendung kamen (mit Ausnahme von [3907]). SCHMITZ[3901] gibt 15 mg% an. Erhöhte Werte werden auch angegeben bei Basedow, Fieber und während der Menses (SCHREIBER[404]).

Es ist viel diskutiert worden über die Herkunft des SCN . Es bestand die Neigung, es ausschließlich auf HCN zurückzuführen, das besonders im Zigarrenrauch in den Organismus gelangte. Durch STUBER und LANG[3001, 3002] ist ein Ferment Rhodanese bekannt geworden, das die Rhodanidbildung beschleunigt und im intermediären Stoffwechsel zur SCN'-Bildung (also endogen) führen kann. Es findet sich auch in der Speicheldrüse. Wenn wir nun finden, daß an keiner Stelle im Organismus eine so starke Konzentrierung des SCN' vorkommt wie hier[3908] (wie man aus der mindestens 10-, aber bis 100 fach geringeren Konzentration im Plasma ersehen kann), könnte auch eine besondere Bildung an Ort und Stelle vorkommen. Aber dazu hebt sich der Fermentgehalt der Speicheldrüsen zu wenig aus dem der anderen Gewebe heraus.

Von Interesse sind in dieser Hinsicht Befunde von BODANSKY[397] an 3 Versuchspersonen, die 15 mg KSCN zugeführt erhielten. Nach 3 Stunden waren im Speichel 11,8, 4,5 und 2,1% ausgeschieden (übrigens dieselben Äquivalente wie nach Gabe von HCN). Diese Zahl ist ungeheuer groß, wenn man die verschwindende Ausscheidung von SCN' im Urin dagegenhält, aber sie stimmt mit der starken Konzentrationsfähigkeit der Speicheldrüse überein. Man müßte SCN' rascher zur Ausscheidung bringen, wenn man den Speichel ableitet, so daß also der Kreislauf der Rückresorption ausgeschaltet ist.

Man hat versucht, histochemisch die Stelle der Ausscheidung nachzuweisen und fand Anhäufung von körnigem Cu-Rhodanid, besonders in den Zellen der Speichelgänge, wenn Kaninchen vorher reichliche SCN'-Mengen erhalten hatten[3909].

Im *Nasensekret* eines akuten Schnupfens fand sich übrigens auch 5 mg% SCN' (MATHIS[411]). Weitere Angaben finden wir in Analysen von NICCOLINI[3910], der im Lacrimalsekret 43,9 mg%, im Nasalsekret 5,2 mg% und im Speichel 3,9 mg% fand, die Tränendrüsen enthalten also noch mehr. Wurden die Drüsen mit Eucalyptusöl gereizt, dann waren die Konzentrationen 25,0, 4,1 und 3,9 mg%.

[3903] SEELER, E.: Dissertation Kiel 1934, Rona 88, 74.
[3904] BETTOLO, A. u. SIMONELLI, U.: Rass. Ter. e. Pat. clin. 4, 321 (1932). Rona 70, 702.
[3905] SINGELNSTEIN, J.: Ergeb. d. ges. Zahnheilkunde 7, 142 (1923), Rona 24, 218.
[3906] TORTORA, M.: Arch. Östetr. 3, 72 (1939), Rona 113, 249.
[3907] LICKINT, F.: Z. klin. Med. 100, 543 (1924), Rona 29, 89.
[3908] WEINBERGER, W.: Z. Stomatolog. 30, 1416 (1932), Rona 77, 16.
[3909] SCOLARI, E. G.: Boll. Soc. med. Chir. Pavai 42, 589 (1928), Rona 47, 703.
[3910] NICCOLINI, P.: Boll. Soc. ital. Biol. sper. 10, 431 (1935), Rona 89, 340.

Reizung des Olfactorius soll die SCN'-Konzentration steigern, die des Trigeminus sie vermindern[3911].

Bronchialsekret wurde bei verschiedenen Versuchstieren unter Uretannarkose aus der Trachealkanüle gewonnen[3911, I]. Die Atemluft war dabei mit Wasserdampf gesättigt und auf Körpertemperatur erwärmt. Das erhaltene Sekret hatte die Viscosität und das spezifische Gewicht des destillierten Wassers.

Die Konzentrationen in mg% (in Klammern Zahl der Tiere) ergeben sich folgendermaßen:

	Kaninchen	Katze	Hund
Cl	(29) $46 \pm 5{,}4$	(38) $66 \pm 4{,}7$	(5) 66 ± 16
Na	(13) $36 \pm 7{,}8$	(18) $42 \pm 9{,}5$	(10) $33 \pm 7{,}3$.

Sichtlich sind die Werte niedriger als im Plasma und stark schwankend.

2. Magensaft.

a) und **b)** An dieser Stelle werden vor allem die physiologisch vorkommenden Ionen Bedeutung haben. Manche Ionen wie $Fe(CN)_6$ werden zwar vom Magen resorbiert, aber nach intravenöser Injektion findet es sich weder im Magen des Kaninchens noch des Hundes (LIPSCHITZ[2689]). Auch Sulfat geht schwer durch die Magendrüsen. Nach intravenöser Injektion waren $1—1{,}1\%$ des gegebenen nach $2\frac{1}{2}$ Stunden im Mageninhalt zu finden, doch war die Konzentration beträchtlich niedriger als im Plasma[3912].

c) Dagegen wird das **Chlorid** in höherer Konzentration als im Plasma angetroffen. Man hat dabei die Sekretion von Cl' und $H^{\cdot}$ zu unterscheiden. Was die Aufmerksamkeit besonders angezogen hat und nach einer theoretischen Erklärung verlangte, ist nicht die höhere Konzentration von Cl', die doch immerhin verständlich erschien, da die Konstanz des osmotischen Drucks gewahrt ist, sondern die hohe Acidität. Die Erklärung wurde gesucht in einem Enzym, das Alkylchloride zu hydrolysieren vermag[3913, 3915, I], in einer Verbindung Lecithalbumin, die nur das Kation festhält[3914], in einer Reaktion der Ölsäure mit dem Kation und Aufnahme der Seife in eine andere Phase[3915], oder durch Annahme einfacher Diffusionsvorgänge bei CO_2-Bildung an einer Seite einer Membran[3916]. Auch die Sekretion von NH_4Cl wird angenommen unter Rückaufnahme des $NH_4^{\cdot}$ an der Zellgrenze.

Mechanismus der Sekretion und Rhodan. Eine neue aussichtsreichere Vorstellung vermittelt uns der Befund von DAVENPORT[4424, 3915. II], daß in bestimmten Zellen der Magenschleimhaut Mengen von Kohlensäureanhydrase vorhanden sind, die die der Erythrocyten um das Mehrfache übertreffen. Dadurch bestände die Möglichkeit einer Anhäufung von H_2CO_3, die nach Dissoziation in $H^{\cdot}$ und HCO_3' zerfällt. $H^{\cdot}$ kann dann nach der einen Seite ausgeschieden, HCO_3' mit Cl' getauscht werden. Diese Theorie führt aber kaum einen Schritt weiter, d. h. sie kann nicht auf den physiologischen Vorgang der Sekretion verzichten. Jedenfalls ist es nicht möglich, nur mit Diffusionen auszukommen, weil so hohe Konzentrationen bei der Dissoziation von H_2CO_3

[3911] NICCOLINI, P.: Boll. Soc. ital. Biol. sper. 10, 429 (1935), Rona 89, 340.

[3911, I] BOYD, E. M., JACKSON, S., McLACHLAN, M., PALMER, B., STEVENS, M. und WHITTAKER, J., J. biol. Chem. 154, 435 (1944).

[3912] SIMON, I.: Boll. Soc. ital. Biol. sper. 14, 448 (1939), Rona 118, 494.

[3913] HANKE, M. E.: J. biol. Chem. 67, XI (1926), Rona 86, 487.

[3914] RASSERS, J. R. F.: Arch. neerl. Physiol. 18, 514 (1928), Rona 49, 493.

[3915] BEUTNER, R. u. CAPLAN, M.: Amer. J. Physiol. 101, 8 (1932), Rona 70, 98. Modellversuche.

[3915, I] HANKE, M. E. u. DONOVAN, P. B.: Proc. Soc. exp. Biol. Med. 24, 580 (1927), Rona 41, 360. Organische Chloride in der Magenwand. Kritik siehe Kapitel: Verteilung in den Organen.

[3915, II] DAVENPORT, H. W.: J. Physiol. 97, 32 (1939). C. 1941 I, 3519.

nie erreichbar sind. Von Davenport[4424] wurde auch darauf hingewiesen, daß Gabe von Rhodanid zu einer Sekretionshemmung von Salzsäure führt. Rhodanid ist als Hemmungskörper der Kohlensäureanhydrase (Komplexbildung mit Zn) bekannt. Damit wäre der Kreis geschlossen. Es wurde in weiteren Versuchen[3915, III] zwar die Hemmung der Salzsäuresekretion durch 1 g/kg NaSCN an Katzen bestätigt, aber durch Sulfanilamid nicht erreicht, obwohl dieses die Kohlensäureanhydrase noch stärker hemmt. Damit tritt das Ferment in einen Nebenzweig der Sekretion. Davies und Edelman[3995, IV] schreiben ihm die Aufgabe zu, die Anhäufung von Alkali zu verhindern. Wurden die Experimente an isolierter Mucosa mit Phosphat als Puffer ausgeführt, dann kam es häufig zu Ulcerationen, weil nur unzureichend CO_2 heranzubringen war, um das bei der Sekretion zurückbleibende Alkali innerhalb der Zelle zu neutralisieren.

Die Mechanik der Salzsäuresekretion wird auf die Bildung von Potentialdifferenzen bezogen, da durch die Verstärkung des normal bestehenden Stromes die Säuresekretion beim Magen des Hundes[3915, VII], wie auch des Frosches[3915, V u. VI] vermehrt werden kann. (Bei der Froschhaut [siehe dort] wurde der Transport des Na· gerade gegen das Potential durchgeführt.) Die Versuche ließen sich besonders gut an der isolierten Schleimhaut des Froschmagens, kombiniert mit gleichzeitiger Messung des Sauerstoffverbrauchs durchführen. Die sekretorische Seite war auf jeden Fall negativ von der Größe —35 bzw. —27 mV. Das Potential ging verloren nach Entzug des Sauerstoffs, es fiel auch ab im Moment des Sekretionsbeginns. Wenn man 0,012 mol NaSCN zusetzte, stieg die Spannung an, und die Salzsäuresekretion versiegte gleichzeitig völlig, ohne daß der Sauerstoffverzehr im geringsten gelitten hätte. Diese Konzentration hemmte noch nicht den Anstieg des Sauerstoffs nach Histamingabe. Das Rhodanid reduzierte nicht nur das Volumen der Sekretion und unterbrach die Säuresekretion völlig[3915, IX], sondern hob die Impermeabilität der Mucosa in jeder Richtung auf, so daß Flüssigkeit je nach dem Überdruck filtriert wurde. Nach 30—45 Minuten nahm die Schleimhaut die Sekretion wieder auf und sezernierte Wasser und Säure, wenn auch in geringerem Ausmaße. Es gelang Davies und Terner[3915, IX] bisher nicht, den Transport von Säure und Wasser zu trennen.

Früher (S. 413) erwähnten wir die Herabsetzung vom Potentialen durch SCN′ und J . Diese Befunde sind zu unterscheiden, wahrscheinlich schon in den Konzentrationen, vor allem, weil auch Jodid eine analoge Wirkung hat. Der hier beschriebene Effekt wurde beim Jodid nie beobachtet. In dieser Darstellung ist jedenfalls die Wirkung des Rhodanids auf die Kohlensäureanhydrase in den Hintergrund getreten. Daß die Entwicklung mit einer Potentialdifferenz mit Energieverbrauch verbunden ist, ist vielfach erwiesen. Die Autoren berechnen, daß 2—4,5 % der Energie der Magenschleimhaut des Hundes für die Potentialbildung aufgebraucht wird. Diese wird durch SCN′ nicht gestört. Also muß der Angriff sehr viel komplizierter liegen und zwar da, wo die Potentialdifferenz in chemische Arbeit transformiert wird.

Man hat übrigens versucht, die hier erwähnte SCN-Wirkung zur Bekämpfung der Hyperacidität zu verwenden[3915, VIII].

[3915, III] Feldberg, W., Keilin, D. u. Mann, T.: Nature 146, 651 (1940), Rona 127, 36. C. 1941 I, 3519. Reiz durch Gabe von Histamin.
[3915, IV] Davies, R. E. u. Edelman, J.: Biochem. J. 43, LVII (1948).
[3915, V] Davies, R. E. u. Terner, C.: Biochem. J. 42, XIII (1948).
[3915, VI] Crane, E. E., Davies, R. E. u. Langmuir, N. M.: Biochem. J. 43, 321 (1948).
[3915, VII] Rehm, W. S.: Am. J. Physiol. 144, 115 (1945).
[3915, VIII] Rott, F.: Therap. d. Gegenwart, 1948, 154.
[3915, IX] Davies, R. E. u. Terner, C.: Biochem. J. 44, 377 (1949).

Wenn auch alle diese Vorstellungen nur vorläufig sind, wie wir wissen, sind sie doch von größerer Wichtigkeit, als wenn man einfach den Vorgang der Sekretion als vital ansetzt und sich mit diesem Wort beruhigt. Aber auch hier gibt es noch Unterschiede, um die verschiedene Acidität bei etwa gleicher Cl'-Ionenkonzentration zu erklären. Während teilweise angenommen wird, daß HCl in gleichmäßigem Strom sezerniert wird und eine Neutralisation durch andererseits vorhandenes $NaHCO_3$ oder von Schleim geschieht, oder eine Regurgitation aus dem Duodenum, nimmt THEORELL[2690, 3916] einen einfachen Austausch von H· gegen Na· an. Die Regurgitation ist deswegen nicht als wesentlich anzunehmen, weil auch im isolierten Pawlowschen Magen dieselben Änderungen sich abspielen, wie in dem mit dem Duodenum verbundenen Hauptmagen[3924].

Die Lokalisation der Salzsäurebildung wurde durch operative Isolierung des Fundus vom Pylorus vorwiegend im Fundus gefunden[3917].

Histochemische Versuche lokalisierten das Cl' im Bindegewebe, nie im Cytoplasma, dagegen in den Drüsenlumina und Foveolen (GERSH[267]). In den Funduszellen fand sich Cl' nur in den obersten Epithelzellen, abgesehen vom Bindegewebe (LISON[266]).

Ob eine Anreicherung der Schleimhaut an Chloriden während der aktiven Sekretion stattfindet, wurde teils verneint, teils bejaht. THEORELL[3916] konnte keinen Unterschied finden, ob seine Katzen gerade unter Einwirkung von Histamin standen oder nicht, immer bewegte sich der Gehalt zwischen 67 und 74 mMol. Andererseits wurde am isolierten Magen eine Cl'-Aufnahme festgestellt, die nach Histamininjektion auf das 2—15fache anstieg[3918], aber beim Magen in Verbindung mit dem Starlingschen Präparat wurde keine HCl-Sekretion erzielt, höchstens ergab sich einmal ein plasmaähnliches Filtrat[3916].

Die Chloridkonzentration im Magensaft wurde am *Hund* mit 156 mMol[3919], 170 mMol[3920], 163 mMol[3921] festgestellt, während das Plasma eine um $^1/_3$ geringere Konzentration zeigte (dagegen [3923, 3924]). Nach Histamininjektionen war in 383 Versuchen die maximale Konzentration 166 mMol[3927, I] (bei 154 mMol maximaler Acidität), zunehmend mit der sezernierten Menge[3923, I]. Die nichtsauren Magensekrete am Pylorus und zum Duodenum hin haben eine Konzentration wie im Plasma (307—376 mg%), während im isolierten Fundusmagen die höheren, vorher gegebenen Werte gültig sind[3922, 3925]. Deshalb ergibt sich auch die Tatsache, daß zwar eine gewisse Konstanz des Chloridgehaltes besteht (THEORELL[3919] gibt die Schwankung bei Katzen mit 150—180 mMol an), aber doch eine höhere Konzentration vorhanden ist, wenn die Acidität des Saftes groß ist ([3925], desgl. [3927, I]). Bei Hunden fand sich bei einem Anstieg der Gesamtacidität von 111 auf 158 mMol

[3916] THEORELL, T.: Skand. Arch. Physiolog. **66**, 225 (1933).

[3917] DELOYERS, L. u. JOHNSON, J. W. S. A.: Presse med. **1929 II**, 879, Rona **52**, 103.

[3918] HOU, C. L., NI, T. G. u. LIM, R. K. S.: Chin. J. Physiol. **2**, 299 (1928), Rona **48**, 386.

[3919] GILMAN, A. u. COWGHILL, G. R.: Amer. J. Physiol. **99**, 172 (1931).

[3920] HOLLANDER, F.: J. biol. Chem. **104**, 33 (1939).

[3921] WILHELMY, C. M., HENRICH, L. C., NEIGUS, I. u. HILL, F. C.: Amer. J. Physiol. **108**, 197 (1934).

[3922] WILHELMY, C. M., HENRICH, L. C., NEIGUS, I. u. HILL, F. C.: Amer. J. Physiol. **112**, 15 (1935), Rona **90**, 297.

[3923] MC LEAN, H. u. GRIFFITHS, W. G.; J. Physiol. **65**, 63 (1928). Rona **46**, 76.

[3923, I] GRAY, J. G. u. BUCHER, G. R.: Am. J. Physiol. **133**, 542 (1941), Rona **129**, 380. Gebundene HCl nimmt ab. Unterscheidung zwischen 2 verschiedenen Sekretionsorten. Angabe von ausführlichen Analysen von K·, Na·, Ca··. Gefrierpunkt bleibt weitgehend konstant.

[3924] MCLEAN, H., GRIFFITHS, W. J. u. WILLIAMS, B. W.: J. Physiol. **65**, 77 (1928), Rona **46**, 76.

[3925] WILHELMY, C. M., HENRICH, L. C., NEIGUS, I. u. HILL, F. C.: Amer. J. Physiol. **109**, 112 (1934), Rona **86**, 597.

[3926] HOLLANDER, F.: J. biol. Chem. **97**, 585 (1932), Rona **70**, 307.

[3927] HOLLANDER, F.: J. biol. Chem. **97**, XLI (1932), Rona **70**, 307.

eine Steigerung der Gesamtchloride von 139 auf 163 mMol, während die Neutral-chloride von 28 auf 5 mMol abnahmen[3926, 3927]. In 19 Experimenten und aus Daten der Literatur fand sich folgender negativer Korrelationskoeffizient zwischen neutralem und saurem Chlorid des Hundes:

In 2 Sätzen lagen die Daten zwischen —0,81 und —0,84, in den anderen 4 Sätzen zwischen —0,97 und —0,99[3928]. Man kann das schon eine funktionelle Abhängigkeit nennen. Ebenso fand sich eine Beziehung zu dem Sekretions-volumen[3927, I, 3923, I].

Bei *Katzen* wurde eine gleichmäßige Cl'-Konzentration gefunden, während die Basen und damit die Acidität weiten Schwankungen unterworfen waren (GAMBLE und Mitarbeiter[3872] Fundusdrüsen). THEORELL[3916] fand die von HOLLANDER gefundenen Verhältnisse auch an Katzen nach Histaminreiz.

Wie die Verhältnisse sich ändern im Verlauf eines Versuches, zeigte sich an gesunden Studenten, die 0,5 mg Histaminphosphat subcutan erhalten hatten[3929]. Die folgende Reihe gibt den Verlauf und den Prozentsatz HCl vom Gesamt-Cl', der die allmählich steigende HCl-Sekretion anzeigt.

Tabelle 325.

Zeit	15 Min.	30 Min.	45 Min.	60 Min.	75 Min.	90 Min.	105 Min.	120 Min.	150 Min.	165 Min.
	57,6	85	93,8	94,1	97,1	97,2	97,3	94	95	87

Die Totalchloride schwankten dabei um 0,25—0,50% oder manchmal noch mehr. Das spricht für Beimengung anderer Flüssigkeit. Eine geringere Säure-sekretion nach Histamin wurde beim Menschen übrigens mit zunehmendem Alter gefunden[3930].

Entsprechend der Cl'-Ausscheidung wurde im Blut eine Veränderung gelegentlich ge-funden[3931] (siehe S. 444), aber häufig vermißt[3932–3934], THEORELL[3916]. Wenn sie gefunden wird, dann soll zugleich eine Vermehrung der Alkalireserve und verminderte Cl'-Ausscheidung stattfinden[3934]. Bei Hyperaciden wird manchmal gerade das Gegenteil, nämlich vermehrte Chloridausschwemmung im Urin nachgewiesen[3933, 3934]. Bei Vergleich der Konzentrationen im Blut und Plasma von Vene und Arterie des Magens fand BOTTIN[3557] einen Verlust bis 7%, wenn während der Verdauung eine stärkere Sekretion von Magensaft erfolgte. Auf den Gehalt im Blut wirkt sich das nicht aus.

Ein ganz anderes Moment kommt in die Diskussion, wenn der Magensaft durch Verweilsonde dauernd abgeleitet wird[3936]. Hier kommt es zu Chloridver-lusten, die schwere Formen annehmen können. Es verschwindet dann das Cl' aus dem Urin, der zugleich alkalisch wird, das Cl' im Blut sinkt ab, die Menge des Magensaftes, nicht aber die Acidität, wird geringer (siehe auch McCANCE[3212] mit Cl'-Verlust durch Schwitzprozeduren). Bei Versuchen an Hunden wurden die Sekrete des Pawlowschen Magens nach außen geleitet. Der Gehalt im Blut sank von 308 auf 190 mg%, und trotzdem ging die Sekretion weiter. Das Tier hatte

[3927, I] GRAY, J. S., BUCHER, G. R. u. HARMAN, H. H.: Amer. J. Physiol. **132**, 504 (1941), Rona **125**, 501.

[3928] HOLLANDER, F.: J. biol. Chem. **125**, 161 (1938).

[3929] BERGLUND, H., JOHNSON, R. u. CHIEN CHANG, H.: Acta med. Skand. **86**, 269 (1935), Rona **91**, 562.

[3930] BLOOMFIELD, A. L.: J. clin. Invest. **19**, 61 (1940), Rona **122**, 334.

[3931] MURAMATSU, M.: Jap. J. med. Sci. Trans. III Biophysics **2**, 54 (1931), Rona **69**, 321. Hunde. Histamin. Nach Exstirpation des Magens fortbleibend.

[3932] LIM, R. K. S. u. NI, T. G.: Amer. J. Physiol. **75**, 475 (1926), Rona **36**, 837. Hunde.

[3933] FERGER, O.: Z. klin. Med. **114**, 161 (1930), Rona **58**, 305. Keine Parallelität. Menschen.

[3934] DE BONIS, G.: Fisiol. e. Med. **3**, 837 (1932), Rona **73**, 274. Nur bei Hyperaciden.

[3935] HOLLER, G.: Wien. Arch. inn. Med. **11**, 251 (1925), Rona **34**, 359.

[3936] KATSCH, G. u. MELLINGHOFF, K.: Z. klin. Med. **123**, 390 (1933), Rona **72**, 665. 20 Patienten.

49% des Cl'-Bestandes seines Organismus eingebüßt[3932]. Bei Hunden betrug der tägliche Verlust aus solchen Fisteln $^1/_6$ der Körperchloride[3937], und trotzdem sezernierten sie weiter HCl, bis der Gehalt im Blut $^1/_3$ des Normalgehaltes betrug. Wurde bei extremer Cl'-Verarmung Histamin gegeben, dann wurde die Konzentration, die schon etwas abgesunken war, wieder gesteigert bis auf das 2 bis $2^1/_2$fache des Plasmas ([3938], siehe auch SHOHL[3230]). Führt man in diesem Zustand NaCl zu, dann geht die Sekretion wieder auf die alte Höhe hinauf[3937, 3939]. Die Magensekretion kennt also keine Schwelle, und hier ist ein Weg, um dem Organismus Cl' bis zum Auftreten schwerster Erscheinungen zu entziehen. Wenn also durch Erbrechen die Bestände an Chloriden und besonders Säuren vermindert sind, dann kann eine Alkalibehandlung die Symptome rascher zum Vorschein bringen und schwerer gestalten, da sie tetanieähnlich verlaufen[3945].

Daß es unter solchen Verhältnissen nicht gelingt, durch NaCl-arme Ernährung oder Hunger die Sekretion einzuschränken, ist verständlich[3940, 3941]. Nach starken NaCl-Belastungen können sich dagegen die Neutralchloride im Magensaft vermehren[3942]. Bei Injektion hypertoner Lösungen fand sich nach 140 Minuten 7—8% des Gegebenen im Magen (SIMON[3912]).

Nach Injektion von stark hypertoner 30% NaCl-Lösung in der Menge von 5 ccm/kg an Katzen nahm die Magensaftsekretion, die durch Histamin unterhalten wurde, aus einer Magenfistel von 2,0 auf 0,21 ccm ab, die freie Säure sank von 145 auf $^{51}/_{100}$ ccm[3943]. Wir halten es für möglich, daß dieser Effekt ebenso durch die Inaktivierung des Histamins erzielt sein könnte, wie durch die osmotische Wirkung des NaCl, da Inaktivierung schon durch Hyperventilation eintreten kann[3944] und diese durch so hochkonzentrierte Salzlösungen angeregt wird. Abgesehen davon steigt und sinkt die HCl-Sekretion nach THEORELL[3916] mit der CO_2-Spannung. DAVENPORT[3950, I] hielt die Sekretion abhängig von der Kohlensäureanhydrase. Dadurch sei es zu erklären, wenn die Magensaftsekretion durch Gabe von SCN gehemmt wurde, das zugleich das Ferment inaktivierte. Wir haben auf S. 691 darüber ausführlich berichtet.

Die Cl'-Werte im Magensaft können *unter pathologischen Verhältnissen* eine große Höhe erreichen, so wurden Werte bis 0,825% beobachtet, während man niedere Werte bei schweren organischen Schädigungen der Darmschleimhaut findet[3950], aber selten unter 100 mg%[3948]. Auch in der Norm finden sich beim Menschen vielfach niedere Werte, teilweise niedriger als im Blutplasma. Die Sekretion in den Versuchen war bei verschiedenen Reizen durchaus nicht von gleichem Erfolge begleitet[3935], so wurde mehr Cl' geliefert nach Coffein als nach Wasser allein[3947]. Auch wenn keine Salzsäure mehr geliefert werden konnte, stiegen nach Histamingabe doch die Chloride[3946, 3949] an. Wenn durch Histamin keine HCl-Sekretion erzielbar war, gelang es noch durch Riboflavin[3952, I].

[3937] DRAGSTEDT, L. R. u. ELLIS, J. C.: Amer. J. Physiol. **93**, 407 (1930).
[3938] GLASS, J.: Z. exp. Med. **82**, 776 (1932), Rona **69**, 108.
[3939] FROUIN, A.: Presse med. **30**, 101 (1922), Rona **22**, 412.
[3940] JÄKLE, C.: Klin. Wschr. **4**, 2059 (1925), Rona **34**, 675.
[3941] HOFFMANN, H.: Klin. Wschr. **5**, 318 (1926), Rona **36**, 163.
[3942] AFENDULIS, T. C.: Z. klin. Med. **135**, 28 (1938), Rona **110**, 412.
[3943] NOBLE, R. L. u. ROBERTSON, J. D.: J. Physiol. **93**, 430 (1938).
[3944] EICHLER, O. u. BARFUSS, F.: Naunyn-Schmiedebergs Arch. **195**, 245 (1940).
[3945] WILDMAN, H. A.: Arch. internat. Med. **43**, 615 (1929), Rona **52**, 264.
[3946] PRUSIK, B.: Rona **95**, 184 (1936).
[3947] HOLLER, G. u. BLÖCH, J.: Arch. f. Verdauungskrankheiten **38**, 351 (1926), Rona **38**, 830.
[3948] v. BERKESY, L.: Dtsch. Arch. klin. Med. **179**, 99 (1936), Rona **95**, 296.
[3949] HOLLER, G.: Wien. Arch. inn. Med. **12**, 515 (1926), Rona **37**, 344.
[3950] KATSCH, G. u. KALK, H.: Klin. Wschr. **5**, 881 (1926), Rona **37**, 829.

d) Bromid, der stetige Begleiter von Chlorid, findet sich auch im Magensäft. LEIPERT[2950] gibt folgende Vergleiche:

Plasma	0,394	0,453	0.350	0.312	mg% Br
Magensaft	0,383	1,226	0,625	0,312	„ „

QUASTEL und YATES[2777] geben ähnliche Werte, und auch bei ihnen findet man ein durchaus schwankendes Verhältnis zum Blutbrom, manchmal Konzentrierung auf das 3fache, manchmal geringere Konzentrationen als im Plasma. CHATAGNON[3951] fand den Quotienten $\frac{1000\ Br'}{Cl'} = 2{,}43$ und zwar größer als im Gesamtblut. UCKO[2968] fand bei 10 normalen Patienten 0,5—0,9 mg% Br' mit einem Br'/Cl' von 0,0017—0,0055. Nach Histamingabe stieg der Gehalt an Cl', weniger von Br', so daß der Quotient Br'/Cl' fiel.

Nach Brommedikation tritt Br' sehr rasch im Magen auf. Es wurde 1 g NaBr intravenös verabfolgt. Der Ausgangswert von 0,82 mg% war in 10 Minuten auf 10 mg%, in 20 Minuten auf 12 und in 60 Minuten auf 13 mg% gestiegen. Nach längerer Bromidmedikation wurde Histamin verabreicht. Das Br' stieg an, aber weniger als Cl', so daß schließlich in 50 Minuten der Quotient Br'/Cl' von 108/236 auf 160/468 gefallen war (UCKO[2969]), d. h. die Verhältnisse wurden denen im Blut angenähert. Es besteht kein Grund zu der Annahme von LIPSCHITZ[957], daß das Br' im Magensaft dem Gehalt im Plasma nur bis zu einer gewissen Höhe folgt.

Einen höheren Gehalt des Magensaftes an Br' als im Plasma fand LIPSCHITZ[2770] bei einem Hunde, aber da wir einen höheren Gehalt auch an Cl' haben, ist das nicht weiter erstaunlich. Viel wesentlicher ist es, die Quotienten Br'/Cl' mit denen des Plasmas zu vergleichen.

CHATAGNON[3952] verfolgte den Quotinten bei einer Patientin, die längere Zeit Bromide zu sich genommen hatte. Der Br'-Gehalt stieg mit Schwankungen, bis über die Hälfte des Halogens aus Br' bestand, um dann zu fallen. Der Bromidgehalt wurde leider nur im Gesamtblut verfolgt, und wir finden hier etwa analoge Änderungen. Der Quotient 1000 Br'/Cl' war aber im Magensaft durchweg höher als im Blut, und zwar meist doppelt so groß, manchmal noch mehr. Wir verweisen auf die Tabelle von MORTON[3139], die wir auf S. 512 wiedergegeben haben. Dort (an Patienten und Hunden) ist ersichtlich, daß im Magensaft das Verteilungsverhältnis fast immer höher ist als im Urin und die Menge des Serums übersteigt. Das geschieht aber durchaus nicht regelmäßig. Jedenfalls sind die Abweichungen groß genug, um eine Blindheit der Magendrüse gegenüber Br' nicht anzunehmen. Bromid verhält sich ähnlich wie in dem Tubulusepithel der Nierenzelle, d. h. bevorzugte Behandlung im Transport.

Meist finden wir demnach eine Auswahl des Bromids, ohne daß Cl' dadurch quantitativ verdrängt würde, so daß es durchaus möglich ist, daß die Acidität des Magensaftes bei Brommedikation unter Zunahme der Gesamthalogene steigt[3953, 3954, 3955].

Bei Hunden mit kleinem Magen fand sich sowohl Zunahme der Gesamthalogene als auch der Acidität. Bei 6 Patienten mit Ulcus ventriculi fand sich nach Atropin + Br' eine Zunahme der Gesamtacidität in 4 Fällen[3956], andererseits wurde zur Behandlung von Magengeschwüren die tägliche intravenöse Gabe von 1 g NaBr in 10 ccm Aq. dest. empfohlen, weil dadurch die HCl durch HBr ersetzt werde([3957] Erfolge auch [3956, I]). Es ist möglich, daß Bromid die nervöse Komponente der Erkrankung beseitigt, aber HBr ist nicht „schonender" als HCl.

[3950, I] DAVENPORT, H. W.: Amer. J. Physiol. **129**, 505 (1940). Rona **131**, 406.
[3951] CHATAGNON, C.: C. rend. Acad. Sci. **203**, 1293 (1936). Rona **99**, 603. C. **1937** I, 1711.
[3952] CHATAGNON, C.: C. rend. Acad. Sci. **203**, 1398 (1936). C. **1937** II, 804.
[3952, I] LEHMANN, H., ROSITTER, R. T. u. WALTERS, S. H.: J. Physiol. **106**, 24 P (1947).
[3953] CHATAGNON, C.: Presse med. **1937** I, 659, Rona **101**, 578.
[3954] EPSTEIN, J.: Naunyn-Schmiedebergs Arch. **168**, 57 (1932), Rona **71**, 245.
[3955] EPSTEIN, J. A.: Arch. Biol. Nauk **56**, 59. Rona **119**, 333. C. **1940** I, 2023.
[3956] BALTACEANU, G.: Arch. Verdauungskrankheiten **51**, 175 (1932), Rona **68**, 120. Bei Hunden nur Zunahme der Sekretion.
[3956, I] BERLAND, A. S.: Klin. Med. **18**, 130 (1940). C. **1940** II, 3359. Erfolge bei 50 Ulcuskranken mit 10—15 intravenösen Injektionen von 1 g NaBr in 10% Lösung.

e) Rhodanid. Der normale Gehalt wurde beim Säugling und Neugeborenen mit 0,3 mMol gefunden, ansteigend bis 1,6 mMol im Alter von 1 Jahr, dann kaum weitere Steigerung[3958]. Der Gehalt ist bei Beginn der Sekretion am höchsten und nimmt dann ab, ganz im Gegensatz zur Salzsäure, deren Sekretion erst allmählich zunimmt[3959]. STUBER und LANG[3002] geben Werte von 1—10 mg% in Parallele zu dem Gehalt im Speichel an und vermuten, daß es sich um verschluckten Speichel handele. Aber die Befunde wurden auch im Pawlowschen kleinen Magen erhoben[3959]. In 66 Proben menschlichen Magensaftes wurden von LOCKEMANN und ULRICH[3960] meist 0,41—0,91 mMol gefunden. Nach Aufnahme von 10 mal 0,1 g NaSCN täglich stieg der Gehalt auf 2,4 mMol, und noch nach 1 Monat fand sich 1,1 mMol (etwa 6 mg%)[3960]. Eine Entscheidung über die Herkunft des SCN' ist damit nicht gegeben (siehe auch FELDBERG, KEILIN und MANN[3915, III]).

3. Galle.

a) Chlorid. In den gemischten Sekreten des Duodenums, in denen sich auch Pankreassaft und Magensaft befand, wurde bei Hunden 380 mg% Cl', also ungefähr die Konzentration des Blutes gefunden (WILHELMY, HENRICH, NEIGUS und HILL[3922]), in reiner Lebergalle wurden 90,5 mg%[3961] und 68,9 mg%[3962] gefunden, also weniger als im Blut, was durchaus verständlich ist, weil zur Deckung der Basen als Anion hier die Gallensäure dient. Deshalb nimmt der Gehalt bei zunehmender Eindickung in der Gallenblase weiterhin ab.

Ein 16 Tage alter Hund erhielt 150 mg/kg NaCl. Die Galle wurde verdünnt, und die Cl'-Konzentration nahm von 290 auf 370 mg% zu mit einem Maximum nach 20 Minuten[3963]. Wir werden das Konformgehen beider Faktoren bis zu einem gewissen Grade zu erwarten haben, wenn irgendwelche Bilanzen von Anionen und Kationen aufgestellt werden unter Berücksichtigung einer Isotonie mit dem Blut. Dieser Effekt soll sich nur beim jungen, nicht beim alten Hunde finden oder jedenfalls nicht so deutlich, und damit zusammenhängen, daß eine Sperre der Leber gegen die Überschwemmung des Organismus mit großen Cl'-Mengen bestehe, die es veranlasse, daß nach Injektion in die Vena portae der Cl'-Gehalt in der Vena portae nach 5 Minuten noch größer ist als in der Vena hepatica[3963].

Bei Versuchen an Kaninchen fand sich (als NaCl berechnet) 0,49% NaCl in der Galle. Nach Injektion von 5 ccm 10% NaCl/kg intravenös war der Gehalt in Minuten auf 0,68, in 30 Minuten auf 0,94% gestiegen. Nach 8 Stunden befanden sich noch 0,53% darin. Das Verhalten glich dem des Urins, und es wurden auch ähnliche absolute Mengen abgesondert, in 23 Stunden 283 mg gegen 353 mg im Urin (MARUNO[2928]). Diese Größe der Absonderung dürften, abgesehen vielleicht vom Meerschweinchen, andere Versuchstiere nicht erreichen, da gerade das Kaninchen eine besonders reichliche Gallenabsonderung besitzt. Merkwürdig ist es an den Versuchen, daß die Konzentration größere Werte als im Blut erreicht, während sonst der Gehalt immer kleiner bleibt.

Die Konzentration soll aber sinken und ebenso die absolute Absonderung nach vorheriger Vergiftung der Tiere mit Phosphor und Tetrachlorkohlenstoff, während Blockade der Kupferschen Sternzellen mit chinesischer Tusche ohne Bedeutung ist (MARUNO[2928, 3964]). GOX[3964, I] fand eine Abnahme des NaCl in der Galle des Kaninchens nach Tuscheinjektion, ebenso nach Splenectomie, Zunahme nach Gabe eines Milzextraktes.

[3957] DAPRA, L. u. SILVANI, A. G.: Minerva med. 29. II. 41 (1938). C. 1939 I, 2240.
[3958] RIECKE, E.: Z. Kinderheilkunde 54, 408 (1933). Rona 74. 484.
[3959] KANITZ, H. R.: Arch. Verdauungskrankheiten 54, 42 (1933). Rona 75. 658.
[3960] LOCKEMANN, G. u. ULRICH, W.: Arch. Verdauungskrankheiten 50, 7 (1931), Rona 64. 721.
[3961] RAVDIN, I. S., JOHNSTON, C. G., RIEGL, C. u. WIGHT, S. L.: Amer. J. Physiol. 100, 317 (1932).
[3962] REINHOLD, J. G. u. WILSON, D. W.: Amer. J. Physiol. 107, 378 (1934).

b) Bromid. In der menschlichen Galle wurden 0,08 und 0,14 mg % gefunden (NEUFELD[2955]).

Beim Kaninchen fand sich angeblich kein Br'. Nach intravenöser Injektion von 4 ccm 0,4 n NaBr/kg stieg der Gehalt nach 1 Stunde auf 28,8, nach 6 Stunden auf 84,0 mg %. Die auf diesem Wege abgegebene Menge betrug in 6 Stunden 6,44 %, in einem zweiten Versuch 3,64 % der gegebenen Dosis.

Nach Gabe von 4 ccm 0,33 n KBr/kg stieg die Konzentration auf 133 mg % und 31,75 mg %. Die absolute Ausscheidung betrug 19,89 und 11,2 %, bei NH_4Br waren die Mengen noch größer mit 26,1 und 22,8 %, die Galle scheidet also mehr aus als der Urin. Von KJ kam nur 0,19 bis 0,52 % des Gegebenen auf diesem Wege zur Ausscheidung, ein durchaus differentes Verhalten gegenüber der Urinsekretion[2964].

c) Rhodanid. Der Gehalt in der Galle des Menschen (nach 10 Proben an Leichen) betrug 100—300 γ %, also entsprechend der Menge im Blut (STUBER und LANG[3001]). Weitere Bestimmungen liegen nicht vor.

d) Sulfat. Beim Kaninchen fand sich in der normalen Galle 4,4 mg % SO_4''. Nach der Injektion von 10 ccm 5 % Na_2SO_4 stieg der Gehalt in der ersten halben Stunde auf 7,34, in der nächsten gleichgroßen Zeitspanne auf 9,14 mg %. Die Ausscheidung ist also viel geringer als bei den oben wiedergegebenen Versuchen mit den Halogenen und auch die Möglichkeit der Beeinflussung durch intravenöse Gabe.

Sulfat hat danach bei Gabe ins Duodenum eine cholagoge Wirkung, die in der Zusammensetzung des Karlsbader Mühlbrunnens gesteigert sein soll[3965].

4. Pankreassaft.

Beim Hunde wurde der Gehalt an Chlorid angegeben in mMol 51,0 (HARTMAN und ELMAN[3879]), 82,7 (GAMBLE und McIVEN und andere[3880]), 132,7 (JOHNSTON und BALL[3881]). Der Gehalt ist also sehr schwankend. Die zugehörigen Mengen von [HCO_3'] betrugen: 60,2, 80,6 und 22,5 mMol, d. h. Anstieg des Cl' bedeutet Abnahme von [HCO_3']. Beziehungen wurden zugleich mit der Menge des abgesonderten Saftes von BALL[3966] dargetan. Bei einer Sekretion von 0,29 ccm/Minute betrug der Gehalt in mMol 47, bei einer Sekretion von 0,04 ccm pro Minute stieg der Gehalt auf 142 mMol, hier fehlte aber vollkommen das HCO_3', so daß die Summe [HCO_3'] + [Cl'] mit 140 und 142 mMol sich kaum innerhalb der Fehlergrenze änderte. Die Konzentration war schließlich höher als im Plasma, wobei andere Anionen, z. B. PO_4''' usw. fehlten. TRIA und FABRIANI[3858, I] fanden im reinen Sekret einer Fistel nach Operation 244,8 mg % bei reichlicher Sekretion.

Injektion von NaCl verursachte in den Versuchen von BALL[3874] keinen Anstieg des Cl' im Pankreassaft, aber bei KCl stieg der Gehalt von 36 auf 68, bzw. von 53 auf 69 mMol, also nur geringfügig. Andere Werte finden sich bei Injektion stark hypertonischer, vielleicht toxischer Lösungen, wo der Gehalt als NaCl gerechnet bis 914 mg % stieg. Ähnlich wirkte $NaHCO_3$[3967]. Nach Injektion von radioaktivem $^{24}NaCl$ war der Gehalt von ^{24}Na im Pankreassaft und Plasma etwa gleich, abgesehen von einer anfänglichen Phase, in der ersterer höhere Werte zeigte[3968, I].

[3963] TÖRÖK. G. u. KALLO. A.: Mschr. Kinderheilkunde 57. 386 (1933). Rona 74. 280.
[3964] MARUNO. Y.: Jap. J. Gastroenterol. 2. 231 (1930). Rona 62. 110 und 3. 97 (1931). Rona 63. 457.
[3964, I] GON. K.: J. Chosen med. Assoc. 30. 225 (1940). Rona 122. 86.
[3965] STRANSKY. E.: Biochem. Z. 143. 438 (1923). Rona 25. 66. Nur je 1 Versuch.
[3966] BALL, E. G.: J. biol. Chem. 86. 433 (1930).

Obwohl in der Pankreas auch Kohlensäureanhydrase vorhanden ist, hatte SCN' keinen Einfluß auf die Sekretion[3968, II].

5. Darmsaft.

Darmsaft wurde aus isolierten Darmschlingen gewonnen, in die weder Nahrung, noch Sekrete der großen Drüsen wie Pankreas und Galle eindringen konnten. Beim Hunde betrug der Gehalt von Chlorid (nach DE BEER, JOHNSTON und WILSON[3885]):

    im Jejunum 141—153 m. aequiv., nach NaCl von 147.6 auf 184.6 gestiegen
    im Ileum   68.1—87.1   ,,   ,,   ,,   ,, 80.1 ,, 112.7   ,,
    im Colon   59.7—87.5   ,,   ,,   ,,   ,, 90.2 ,, 88.6 gefallen.

Bei Analyse des aus einer Fistel ablaufenden Darmsaftes fanden sich 117—133 m. aequiv. Nach Dehnung durch einen eingeführten Gummiballon ging diese Konzentration um durchschnittlich 20% zurück (HERRIN[3886]). Durch Reiz mit Pilocarpin, Eserin oder Acetylcholin wurde bei der Katze auch ein Sekret des Colons erhalten, dessen Gehalt mit 0,34% Cl' etwas höher war als beim Hunde (WRIGHT, FLOREY und JENNINGS[3884]).

Auf der obigen Tabelle sehen wir die Änderungen des Cl'-Gehaltes nach Gabe von Cl'-Mengen, die den Gehalt im Blut veränderten. Die Konzentration stieg beträchtlich an, außer im Colon. Die Halogene unterliegen aber sehr rasch einer Rückresorption, so daß im Kot keine ins Gewicht fallende Ausscheidung zustande kommt. So wurden beim Hunde auch nur 0,031—0,087 g Cl' in den Faeces ausgeschieden. Diese Menge ließ sich nicht steigern durch Gabe von 5 oder 10 g NaCl[3968]. Dasselbe wurde bei Bilanzen von VOLLMER an Ratten gefunden. Über die Höhe der Ausscheidung unterrichtet eine Kurve von BOTTIN, die wir auf S. 614 wiedergegeben haben.

Ausnahmen werden vorhanden sein, wenn Durchfälle auftreten, die die Zeit für eine Rückresorption vermindern oder vielleicht den vermehrten unveränderten Darmsaft zur Ausscheidung bringen. Daß dann beträchtliche Chloridverluste auftreten können, ist bekannt.

Ähnliche Verhältnisse finden sich auch beim *Sulfat*, aber wegen seiner schwereren Resorption in deutlicherem Maße. So fand ZÖRKENDÖRFER[2695] in Versuchen am Menschen bei Zufuhr von Sulfat mit Hilfe von Marienbader Ferdinandbrunnen im diarrhöischen Stuhl 44,5% des eingegebenen Sulfats, während im Harn 39,5% der Zufuhr nachgewiesen werden konnte. Wurde aber die Sulfatdosierung vermindert auf Mengen, die keinen Durchfall mehr erzeugten, dann ließ sich fast alles quantitativ im Harn wiederfinden (siehe oben). In diesem Zusammenhang ist auf die zweckmäßige Zusammensetzung eines Salzes wie das Karlsbader Salz hinzuweisen, besonders bei chronischer Darreichung. Gibt man längere Zeit das reine Na_2SO_4, dann wird mit dem Stuhlgang ein Verlust sowohl an Cl', als auch an Basen eintreten. Der Urin wird sauer. Das ist nicht, wie angegeben wird[3969], auf eine bessere und gegenüber Na· bevorzugte Resorption des Sulfats zurückzuführen, sondern auf den Basenverlust durch den Stuhlgang. Der Verlust an Basen und Cl' wird aber geringer sein, wenn dem Sulfat Mengen von $NaHCO_3$ und NaCl beigegeben werden wie im Karlsbader Salz, quod erat demonstrandum.

[3967] MEYER-BISCH, R.: Verh. dtsch. Ges. inn. Med. 1928, 254. Rona 49, 225. Normalwert wird noch mit 677 mg% NaCl angegeben.

[3968] LEBENSOHN, E.: J. biol. Chem. 23, 513 (1915).

[3968. I] MONTGOMERY, M. L., SHELINE, G. E. u. CHAIKOFF, J. L.: Amer. J. Physiol. 131, 578 (1941). Rona 124, 580.

[3968. II] TUCKER, H. F. u. BALL, E. G.: J. biol. Chem. 139, 71 (1941). C. 1941 II. 1863.

[3969] Zum Beispiel MEYER-GOTTLIEB: Lehrbuch der Pharmakologie.

6. Abgabe durch die Haut bzw. im Schweiß.

Beim Frosch wurden nach Gaben von NaCl und NaBr beträchtliche Halogenmengen durch die Haut abgegeben (siehe S. 408f).

In den Versuchen von Romanus[3670] saßen die Frösche im Wasser, wenn ihnen ein Halogensalz, z. B. NaBr injiziert worden war. Die Kloake war abgebunden. Nach 24 Stunden fand sich im Harn 0,194 g NaBr und 0,204 g NaCl, in der Badeflüssigkeit 0,210 g NaBr und 0,095 g NaCl. Da die Tiere 3,13%ige, also stark hypertonische Lösung in den Lymphsack erhielten, ist eine Schädigung der anliegenden Haut nicht auszuschließen. Bei eigenen Versuchen mit NaJ (Eichler[846]) wurde in derselben Zeit auf anderem Wege eine Ausscheidung von höchstens 15—20% des bis dahin insgesamt Ausgeschiedenen als auf die Haut fallend berechnet, wobei eine vermehrte Sekretion der Drüsen durch die Aufregung während der Injektion und danach einbegriffen war.

Die Konzentration an Cl' im Schweiß geben Irving und Manery[3311] mit 0,2—0,3% Cl' an, aber die Angaben der Literatur schwanken in noch weiteren Grenzen (von 0,1—0,7 [3970], siehe auch Glatzel[4633], S. 78).

Bei Berechnung des gefundenen NaCl auf den Gewichtsverlust nach einer Schweißprozedur von 2 Stunden ergab sich ein Verlust von 0,227% NaCl[3970]. Dieser Prozentsatz muß zu niedrig sein, weil reine Flüssigkeit durch die vermehrte Ventilation auch verloren gegangen sein muß.

Die Konzentrationen an verschiedenen Körpergegenden waren verschieden So schwankte der Cl'-Gehalt bei Schweiß von Füßen und Schenkeln in 21 Bestimmungen zwischen 190—467 mg%, bei Händen und Vorderarmen in 11 Bestimmungen zwischen 116—425 mg%, beim Rumpf zwischen 103—442,9 mg%[3971]. Besonders an den heißesten Hautpunkten soll die Cl'-Konzentration hoch sein[3977]. Eine Beeinflussung des Gehaltes wurde durch die Art der Schweißgewinnung erzeugt. Gewöhnlich wird eine dicht anliegende Gummimanschette angelegt, unter der sich das Sekret sammelt. Dadurch wird aber die Konzentration erhöht. Deshalb wurde von Ladell[3775, I] der Arm eingebettet in einen lockeren Sack aus imprägniertem Seidengewebe. Unten konnte die Flüssigkeit abgeleitet werden. Auf diese Weise wurden die verschiedenen Klimata (heiß und trocken, heiß und feucht) geprüft, aber keine Unterschiede gefunden. In 16 Experimenten bei 7 verschiedenen Personen wurde die nach Körpergewichtsverlust und NaCl-Konzentration berechnete Schweißmenge verglichen und gut übereinstimmende Werte erhalten, z. B. wurde ein Verlust von 5,67 g geschätzt und 5,55 g im Durchschnitt gefunden. Das bedeutet aber nur, daß der Durchschnitt der einzelnen Sekrete sich an dem geprüften Arm widerspiegelt. Tatsächlich gibt es große Schwankungen. Mickelsen und Keys[3975, II] beobachteten 2 Personen besonders ausführlich und fanden bei 187 Proben von Subjekt H. 0,275% ± 0,082, bei Subjekt B. 0,469% ± 0,091. Diese Zahlen gaben Zeugnis von den Verschiedenheiten bei 2 Personen, die mit derselben Methode von den gleichen Forschern untersucht wurden. Auch dieselbe Person zeigte Verschiedenheiten von Tag zu Tag.

Auch durch die Perspiratio insensibilis findet ein Cl'-Verlust (aber auch von Sulfat und PO_4''') statt[3972].

Bei Kranken mit Pemphigus vulgaris wird dieser Verlust erhöht gefunden, wodurch eine geringere Ausscheidung im Harn resultiert[3973].

[3970] Böttner, H. u. Schlegel, B.: Z. exp. Med. 108, 151 (1940). C. 1940 II, 3660.

[3971] Levin, O. L. u. Silvers, S. H.: Amer. J. Physiol. 97, 538 (1931), Rona 63, 629.

[3972] Freyberg, R. H. u. Grant, R. L.: J. clin. Invest. 16, 729 (1937), Rona 103, 406.

[3973] Prakken, J. R.: Acta dermato-vener. 17, 103 (1936), Rona 94, 568.

[3974] Ginandes, G. J. u. Topper, A.: Amer. J. Dis. Child. 55, 1176 (1938), Rona 110, 405

[3975] Cuthbertson, D. P. u. Guthrie, W. S. W.: Biochem. J. 28, 1444 (1934). C. 1935 II, 1574. Zweimal wurde nach NaCl-Zulage Steigerung, zweimal Senkung der Cl'-Abgabe gefunden.

[3975, I] Ladell, L. S. S.: J. Physiol. 107, 465 (1948). 1 Versuchsperson verlor über 10 g NaCl.

[3975, II] Mickelsen, O. u. Keys, A.: J. biol. Chem. 149, 479 (1943).

Die enge Beziehung mit der Ausscheidung im Harn ist immer gegeben und betrifft nicht nur Cl', sondern auch Wasser, z. B. bei der Arbeit. Umgekehrt kann die Perspiratio insensibilis durch NaCl-Gabe besonders bei Kindern vermindert werden[3974] (LUNTZ[3607]), damit aber auch die Cl'-Abgabe. Es versteht sich daraus, daß bei verschiedenem Salzgehalt der Nahrung durchaus nicht eine eindeutige Erhöhung der Cl'-Ausscheidung mit der Gabe resultiert[3975]. Auch der Wasserverlust durch Arbeit soll nach Gabe von NaCl, besonders in 1%iger Lösung, vermindert werden (ZIMKINA und MILCHELSON[3618]). Aber es werden verschiedene Regeln der Abgabe angegeben, z. B. soll bei Steigerung der Temperatur die NaCl-Abgabe steigen[3975]. Arbeit selbst soll die Funktion der Schweißdrüsen in Abgabe von Cl' (auch PO_4''') steigern, unabhängig von dem Schweiß durch Überhitzung (BOIGEY[3612]), aber nur die Cl'-Ausscheidung im Harn erfuhr eine kompensatorische Verminderung, SO_4'' und PO_4''' wurden vermehrt gefunden. Schließlich soll es auch ein Training für Hitzearbeit geben, bei dem weniger Cl' im Schweiß ausgeschieden wurde[3976].

Es ist von Bedeutung, daß genau wie bei den Magendrüsen die Schweißdrüsen keine Schwelle besitzen und Cl' absondern, bis schwerste hypochlorämische Zustände auftreten, wie z. B. in den schon wiederholt zitierten Versuchen von McCANCE[3212]. Eine Einsparung war aber zu bemerken. Anfangs enthielt der Schweiß 200 m. aequiv. Na· und sank ab auf 63 m. aequiv. Der normale Gehalt von K· stieg von 15 auf 26 m. aequiv., während Cl' von 180 auf 72 m. aequiv. abfiel. Es handelte sich nicht um ein Training und eine Gewöhnung, sondern um eine Folge des Salzmangels, wie die Rückkehr der hohen Konzentrationen sofort nach NaCl-Gabe zeigte.

BÜTTNER und SCHLEGEL[3970] fanden nach einer Schwitzprozedur von nur 2 Stunden einen Verlust bis zu 7 g NaCl, parallelgehend mit der Menge der Schweißproduktion und Stickstoffabgabe (NaCl : N = 10:1). NaCl-Gaben hatten keinen Einfluß, nur Gabe in Form von 0,9% NaCl führte zur besseren Hitzeverträglichkeit, besonders „bei den wärmeregulatorisch nicht adaptierten Versuchspersonen". In dem Literaturbericht dieser Autoren finden sich tägliche NaCl-Verluste durch die Haut bis 18 g referiert. Dabei ist durchaus nicht Äquivalenz des Verhältnisses Na : Cl vorhanden. Der Quotient wurde einmal größer, einmal geringer gefunden als 1 [3975, 3978].

Bei 4 Kranken wurde die Cl'-Abgabe im Schweiß während einer mehrstündigen Fieberperiode, die zu Temperaturen bis 40,5° führten, bis zu 7—20% der Bestände des Organismus gefunden. Der Verlust war in der ersten Periode der Erhitzung größer als in der zweiten.

Rhodanid kommt auch im Schweiß vor und wird mit 2,5 mg% angegeben (MATHIS[411]).

7. Abgabe durch die Milch.

Die Milch hat einen niedrigeren Gehalt an Cl' als das Plasma, bei den primiparen Kühen vor der Geburt 0,3% NaCl. Später finden wir im Durchschnitt die Angaben 107,9 mg% Cl' in der Originalmilch, im Milchserum 110,6 mg%. Als Äquivalent des osmotischen Druckes tritt z. B. Milchzucker auf[3980]. Der Gehalt ist abhängig von dem Zeitpunkt der Melkung, z. B. morgens 81—90 mg%, abends 71—80 mg%, dann auch von der Rasse, vom Alter der Kuh, Jahreszeit und Lactations-

[3976] LEHMANN, G.: Forsch. u. Fortschr. 15, 359 (1939), Rona 121, 48.
[3977] LEHMANN, G. u. SZAKALL, A.: Arbeitsphysiologie 11, 73 (1940), Rona 120, 136.
[3978] KEUTMANN, E. H., BASSETT, S. H. u. WARREN, S. L.: J. clin. Invest. 18, 239 (1939), Rona 113, 587.
[3979] PIETTRE, M.: C. rend. Acad. Sci. 202, 166 (1936), Rona 93, 610.
[3980] SUNDBERG, T.: Milchwirtschaftl. Forsch. 16, 155 (1933), Rona 77, 572.
[3981] DAVIES, W. L.: J. Dairy Res. 9, 327 (1938), Rona 117, 529.

periode[3981]. So steigt mit Rückgang der Aktivität der Brustdrüse der Gehalt an Cl′, zugleich mit Abnahme der organischen Bestandteile[3979]. Ebenderselbe Vorgang ist deutlich bei Erkrankungen der Drüse wie Tuberkulose usw.[3979]. Dasselbe geschieht bei der menschlichen Milch, die in der Norm nur $^1/_6$ des Cl′-Gehaltes des Blutplasmas enthält und sich bei Entzündungen dessen Gehalt nähert (SJOLLE-MA[112], siehe unter Br′).

Bromid. Über den Gehalt der Milch an Br′ in verschiedenen Ortschaften finden wir Angaben auf S. 632, gesammelt von STRAUB[3664]. LEIPERT[2950] gibt zahlreiche Analysendaten bei Frauenmilch, sowohl von Br′ als auch Cl′.

Der Bromidgehalt schwankte, angefangen von der Kolostralmilch bis zum 6. Tage, von etwa 0,160—0,197 mg%, später ging der Gehalt etwas zurück auf 0,067—0,115 mg%. Der Cl′-Gehalt war in der Kolostralmilch mit 123,2—141,2 mg% höher als später, wo er von anfangs 80,8 bis später 35,1 mg% Cl′ sank.

Die höheren Werte von Cl′ waren nicht begleitet von einem entsprechend erhöhten Br′-Wert, so daß der Quotient 1000 Cl′/Br′ während der Kolostralperiode Werte von 1690, 1810, 1810 und 1080 besaß. Später sank der Br′-Gehalt nicht etwa parallel dem des Cl′, so daß der Quotient nur noch von 780—990 schwankte, während Cl′ mehr als auf die Häfte und zwar systematisch absank. Im Plasma waren die Werte dieses Quotienten immer größer (> 2000), so daß Br′ relativ stärker ausgeschieden wurde, als dem Br′-Gehalt des Plasmas entsprach. Wir sehen also immer wieder, daß der Organismus durchaus einen Unterschied zwischen Cl′ und Br′ macht, wenn auch die Parallelität unverkennbar ist. Die Vorstellung der Blindheit bedeutet nur eine erste Annäherung.

Daß Bromid nach medikamentöser Gabe an die Mutter in die Milch übergehen müßte, war vermutet worden, als bei einem mit deren Milch ernährtem Kinde eine papulo-pustuläre Eruption auftrat[3984]. Zwei Frauen erhielten 5 mal 1 g täglich, 21 Milchproben wurden analysiert innerhalb von 6 Tagen nach der ersten Gabe. Die erste Probe enthielt kein Br′, die größte Menge wurde mit 8 mg in 120 ccm gefunden, die anderen Analysen ergaben nur etwa 2 mg[3983]. Nach Gabe von 1,3 g NaBr fand sich 1,70 mg% Br′, nach 6,5 g NaBr in 2 Tagen 8 mg% Br′ in der Milch[3982]. Die Mengen sind gering, was nicht verwunderlich ist bei der geringen Halogenausscheidung. Jodid in Mengen von 1 g NaJ gegeben, führte zu einer Menge von 4 mg%, also höherer Anstieg. Die Ausscheidung von Halogen nimmt zu in der Reihe F′ $\ll$ Cl′ $<$ Br′ $<$ J′, also größere Ausscheidung mit abnehmender Hydratation oder besser mit der Abnahme des elektrostatischen Potentials an der Oberfläche des Anions.

Nitrat. In der Kuhmilch wurde 0,08 g, in der Frauenmilch 0,145—0,190 g/Ltr. gefunden (KOHN-ABREST und KAWAKIBI[469, 470]). Bei Versuchen mit künstlicher Nitratzufuhr ergaben sich viel geringere Mengen[3985]. Tranken die Tiere Wasser mit 80 und 500 mg N_2O_5 im Liter, dann war die Milch frei von Nitrat. Ausscheidung trat erst nach 7 g KNO_3 auf. Wir werden hier die Zersetzung des Nitrats im Plasma für wichtig halten. Kranke Tiere schieden übrigens mehr Nitrat aus[3985]. Diese uneinheitlichen Angaben zeugen von der Schwierigkeit einer einwandfreien Bestimmungsmethode.

Sulfat wird mit 6,2—9,3 mg% in der menschlichen Milch angegeben, reichlicher, wenn die Arakawareaktion negativ ist. Kollostrum enthielt mehr[3986]. Diese Befunde würden bedeuten, daß Sulfat viel stärker ausgeschieden wird als die Halogene.

[3982] HAANAPPEL, TH. A. G.: Pharmac. Weekbl. **74**, 871 (1937). C. **1937 II**, 2202.
[3983] KWIT, N. T. u. HATCHER, R. A.: Amer. J. Dis. Child. **49**, 900 (1935), Rona **88**, 133.
[3984] VAN DER BOGERT: Amer. J. Dis. Child. **21**, 167 (1921).
[3985] KRAUSE, H.: Arch. f. Hygiene **95**, 271 (1925), Rona **32**, 863.
[3986] YOSHINO, K.: Tohoku J. exp. Med. **31**, 287 (1937). C. **1938 II**, 1986.

V. Übersicht.

Bei der Ausscheidung der uns hier interessierenden Anionen insgesamt sind im Prinzip nur zwei Gruppen zu unterscheiden. Eine dritte Gruppe wäre dazu vielleicht noch herauszuheben. Das sind diejenigen, die sich leicht zersetzen und als solche je nach den Zersetzungsbedingungen an den einzelnen Stellen erscheinen. Hierher ist zu rechnen: Thiosulfat, Sulfit und Polythionate, dann eventuell Chlorat, Nitrat besonders bei Tieren mit Pansen. Chlorit, Hypochlorit sind so empfindlich, daß mit einer Ausscheidung überhaupt nicht zu rechnen ist. Auch Pyrophosphat und andere Phosphorsauerstoffsäuren gehören hierher. Die Ausscheidung selbst verläuft bei ihnen schließlich unter den Gesetzen der o-Phosphorsäure. Dann werden die Umsetzungsprodukte sich in die Gesetzmäßigkeit der Hauptgruppen einfügen.

Die Ionen der einen herausgehobenen Hauptgruppe werden in das Gewebe nicht wesentlich aufgenommen, d. h. sie betreten im allgemeinen nur die extracellulären Räume, ihr Ausscheidungsort ist die Niere. Die Möglichkeit, in die extracellulären Phasen der Gewebe abzuwandern, ist bei ihnen durchaus nicht gleichmäßig gegeben. Die Kapillargrenzen werden z. B. von SO_4'' oder $Fe(CN)_6^{IV}$ schwerer durchdrungen, so daß der Niere sofort die größeren Konzentrationen und zwar längere Zeit hindurch für ihre Ausscheidungsarbeit zur Verfügung stehen. Mit markiertem Sulfat konnte man nachweisen, daß dieses zum großen Teil direkt in den Urin abfloß, ohne sich erst mit dem Sulfat der Gewebe vermischt zu haben.

Rhodanid wird wiederum zum Teil im Blut durch Bindung an Kolloide festgelegt und entgeht in dieser Form der Filtration durch die Wand der Glomeruli. Die Wand der Glomerulusschlingen scheint andererseits so locker zu sein, daß alle Anionen ohne Hemmung irgendwelcher dynamischer Natur hindurchzutreten vermögen, d. h. in den obersten Teil der Tubuli treten die Anionen in dem Verhältnis zum Cl' ein, das als Richtion für die anderen gelten kann, wie es im Plasma vorhanden ist (ausgenommen SCN'). Erst im weiteren Verlauf des Nephrons trennt sich ihr Schicksal. Im Prozeß der Rückresorption werden biologische Faktoren richtunggebend, und man erhält die Möglichkeit, das Verhalten anderer Drüsen gegenüber Anionen zum Vergleich heranzuziehen. Die Zellen der Nierenkanälchen werden damit zu Drüsenzellen, nur mit dem Unterschied eines Transportes der Ionen nach innen, d. h. in den Organismus hinein.

In dieser Hinsicht können wir z. B. aus dem Verhältnis Br' zu Cl' sowohl bei der Rückresorption (mit Ausnahme vom Kaninchen) in der Niere, bei der Ausscheidung im Magensaft und der Milch einen besseren Transport des Br' durch die Zelle beobachten. Bei der Permeabilität der Liquorschranke war das Verhältnis umgekehrt. Für solche Unterschiede stehen rein physikochemische Erklärungen durchaus zur Verfügung z. B. in dem größeren Volumen des Br' gegenüber Cl'. Man kann sich sogar eine Membranstruktur vorstellen, bei der gerade noch Cl', aber nicht mehr Br' hindurchzutreten vermag bei geeigneter Porengröße, wobei uns dieser Ausdruck zur Erleichterung der plastischen Vorstellung gestattet sei. Die Porengröße darf man sich nicht genau definiert vorstellen, sondern sie unterliegt einer Verteilungsfunktion wie alle Größen in lebendigen Organismen. Dadurch ist verständlich, daß z. B. Br' schwer durch die Liquorschranke dringt, aber das viel größere SO_4'' auch noch und erst Ferrocyanid völlig vermißt wird. Dieses wird auch nicht durch die Magendrüsen ausgeschieden und in den Nierenkanälchen (außer beim Menschen) nicht rückresorbiert, während SO_4'' schwer im Magen ausgeschieden wird und in der Niere nur geringerer Rückresorption unterliegt.

Man ist geneigt, Unterschiede schon durch die äußere Membranstruktur der Zellgrenzen bedingt zu sehen, sich also mit einer rein physikochemischen Bezeichnungsweise zu begnügen. Wir haben solche Prinzipien nach eigenen Versuchen an verschiedenen Stellen schon anzuwenden gesucht. Dabei wurde nicht nur die Größe des Moleküls, sondern auch die Tendenz der Anreicherung an Oberflächen besonders herausgestellt. Letztere erhöht die Wahrscheinlichkeit, an die Punkte der Resorption zu gelangen, erstere verlangsamt oder vermindert sie, indem in der Verteilungsfunktion der Porengrößen nur ein kleinerer Bruchteil zur Verfügung steht.

Dabei konnte man die Hemmung einer Rückresorption von Cl' (und im Gefolge von $Na^{\cdot}$ bzw. der Abgabe von $NH_4^{\cdot}$) ableiten. Aber dieses Verhältnis ist durchaus nicht eindeutig und durchaus nicht zwangsläufig aus einer Beeinflussung der Niere abzuleiten. So wird Cl' durch SO_4'' und noch leichter durch NO_3' aus dem Gewebe verdrängt, tritt ins Plasma und dementsprechend in den Urin über. Wenn aber z. B. SO_4'' in vermehrter Menge zur Ausscheidung kommt, wird es leicht Cl' aus dem Harn verdrängen und die Rückresorption begünstigen können.

Osmotische Faktoren kann man als wirksam annehmen. SO_4'' ist hydrophil und geht weniger an die Phasengrenzen, an denen sich aus Gründen der gleichmäßigen Verteilung der elektrischen Ladungen im Raum bei Fehlen äußerer Kräfte dafür Cl' ansammeln wird. Anscheinend ist dergleichen auch durch das stärker hydrophobe NO_3' möglich. In ihm haben wir ein Ion, das sich den einfachen, abstrahierten Gesetzmäßigkeiten nicht fügt, d. h. es wird verstärkt ausgeschieden. Die verstärkte Ausscheidung — soweit überhaupt die relativ spärlichen Untersuchungen für irgendwelche Urteile ausreichen — ist notwendig, da wir Nitrat durch die Nahrung zugeführt erhalten und durch besondere Vorfälle eine Reduktion in Nitrit und somit eine Giftwirkung möglich ist. Die rasche Ausscheidung imponiert als notwendig und damit als zweckmäßig.

Als ein wesentlicher Faktor der Ausscheidung schaltet sich der Transport des Anions durch die Zelle ein. Selbstverständlich wird dieser Vorgang mit den physikalischen Eigenschaften der Ionen rechnen müssen. Wenn wir Bromid gegenüber Chlorid vergleichen, werden wir durchaus nicht einfach die Wanderungsgeschwindigkeit im elektrischen Strom als Maß ansehen dürfen. Wesentlicher für die Beschreibung wird die Größe des elektrostatischen Potentials des Ions sein. Dieses ist geringer bei Br' als Cl', noch geringer bei J'. Hier wird man eine größere Rückresorption in der Niere, eine größere Ausscheidung im Magen erwarten müssen. Anscheinend ist das nicht eindeutig der Fall. Man wird versucht sein, den Umfang des Ions als hemmendes Moment in den Vordergrund zu stellen, um die Vorstellung nicht aufgeben zu müssen. Aber der Vergleich zu SCN' wirkt wieder störend. SCN' unterliegt nicht nur einer bedeutenden Rückresorption, sondern wird auch z. B. in den Speicheldrüsen beträchtlich konzentriert. Die Untersuchungen über die Ausscheidung in den Magendrüsen sind nicht befriedigend, weil verschluckter Speichel die Resultate trübt. Ebensolche Schwierigkeiten geben die an der lyotropen Seite stehenden sauerstoffhaltigen Säuren auf. Für die geringe Rückresorption des Nitrats (auch wohl des ClO_3', BrO_3', JO_3') wird man eine Asymmetrie des Anions anführen können, so daß das elektrostatische Potential an der Oberfläche verschieden ist. Aber hier schließt sich auch das als Tetraeder regelmäßig gebaute Perchlorat an, dessen besondere Größe es neben das Rhodan stellen würde. Wichtig ist die Beobachtung einer erhöhten Rückresorption von Nitrat bei Hypochlorämie. Die Ionen scheinen sich gegenseitig zu hemmen beim Durchtritt durch die Zellen.

Meist sind die Untersuchungen über die Ausscheidung nicht so gründlich vorgenommen worden, um einen exakten theoretischen Überblick zu erhalten. Das gilt insbesondere von den Drüsen des Darms. Deshalb muß diese Übersicht sich auf allgemeine Hinweise und das Herausstellen des Problematischen beschränken.

Zu der zweiten der oben angegebenen Gruppen rechne ich Fluorid und Phosphat. An sich ist die Absonderung nur durch die Reaktion mit Substanzen des Gewebes bedingt. Beim Fluorid kommt es zur Aufnahme in den Knochen, in den es in Form des Fluorapatits eindringt und von dort nur sehr langsam abgegeben wird, teilweise erst in Wochen. Dasselbe gilt von Phosphat, das auch in alle anderen Gewebe des Organismus eindringt und nicht in anorganischer Form bleibt, sondern in organische Bindung übergeht. Wie langsam dann die Ausscheidung erfolgt, wenn man die einzelnen Moleküle betrachtet, zeigen die Versuche mit radioaktivem Phosphat.

Uns interessiert aber die Frage nach den Ausscheidungsprinzipien. Fluorid selbst hat ein sehr kleines Molekül und würde, danach allein beurteilt, Membranen leicht durchdringen. Durch sein hohes elektrostatisches Potential hat es aber nicht nur eine Hydratationshülle um sich, sondern neigt zur Autokomplexbildung. Es steht bei der Ausscheidung zwischen Ferrocyanid und Sulfat und fehlt im Speichel und in der Milch fast völlig. Die Ausscheidung durch die Niere ist sehr rasch, so daß eine Rückresorption nur wenig in Frage kommen wird. Eine systematische Untersuchung darüber fehlt, wahrscheinlich wegen der auftauchenden analytischen Schwierigkeiten. Es ist fraglich, ob die beobachtete Ausscheidung in den Darm bedingt ist auf dem Umwege über unlösliches CaF_2 oder besser Apatit.

Die größten Schwierigkeiten in der Ausscheidung gibt das Phosphat auf. Nach der Ionenstruktur und den lyotropen Eigenschaften müßte es sich wie Fluorid verhalten. Tatsächlich wird es bei Katze und Hund rasch durch die Niere elidiert, wenn man nicht gerade die einzelnen Moleküle in Betracht zieht. Im Magen-, Pankreas- und Darmsaft ist es nur in ganz geringer Konzentration vorhanden, der Speichel besitzt demgegenüber größere Mengen.

Beim Kaninchen bzw. dem Pflanzenfresser allgemein verhält sich die Ausscheidung schon anders. Die Niere vermag überschüssiges PO_4''' nur langsam zu beseitigen, so daß die Darmausscheidung in viel größerem Ausmaß zur Geltung kommen kann. Diese Eigenschaft mag durchaus zweckmäßig sein, wie folgender Gedankengang dartun möge. Die Pflanzenfresser schließen einen Teil der in der Nahrung in Form von Zellulose zugeführten Nahrungsstoffe mit Hilfe von Bakterien im Dickdarm auf, der durch seine Größe zur Resorption sehr geeignet ist. Durch Zufuhr von Phosphat wird ihr Wachstum begünstigt, da es einen lebensnotwendigen Baustein der Bakterienleiber darstellt.

Aber abgesehen von diesem Moment der Zweckmäßigkeit werden wir nach den Gründen der Ausscheidungsverminderung in den Nieren fragen und auf das wichtige Prinzip der Nierenschwelle kommen. Das bedeutet nur, daß von einer bestimmten Konzentration im Plasma ab Phosphat im Harn nicht mehr auftritt, also restlos der Rückresorption unterliegt. Diese Schwelle ist keine konstante Größe, sondern untersteht noch mehr als beim Cl' der Kontrolle durch die innere Sekretion (Parathormon, Hypophyse). Das scheint darauf hinzuweisen, daß hierbei die Beförderung des Anions durch die Zelle verbessert wird.

An sich muß man diesen Vorgang nur als eine Fortsetzung der bei jeder normalen Ausscheidung vorkommenden Rückresorption auffassen, folgt doch der Prozeß ganz stetig der im Filtrat angebotenen Konzentration. Wenn wir annehmen, daß eine Reihe von Resorptionspunkten in der Wand der Kanälchen eingebaut ist, dann wird die Wahrscheinlichkeit größer werden, daß ein Molekül auf keinen Punkt dieser Art trifft, also der Rückresorption entgeht, wenn der Überschuß der Ionen über die Zahl der Resorptionspunkte groß ist, bzw. wenn die Zeit des Vorbeifließens nicht ausreicht. In dem Zeitfaktor sind zwei Unterabteilungen enthalten, erstens die Geschwindigkeit der Weiterbeförderung in die Zelle, also der biologische Resorptionsfaktor und die Geschwindigkeit des Urinflusses. Daß die Schwelle z. B. bei Cl' hoch sein kann, wenn wenig Urin gebildet wird, zeigt der Versuch von BOTTIN an hungernden Hunden. Daß dieser Faktor aber nicht viel vermag, zeigt der Diabetes insipidus.

Hier konnten nur die Prinzipien der Ausscheidung kurz dargestellt werden. Die Darstellung vermag aber vielleicht zu zeigen, an wie zahlreichen Stellen die experimentelle Arbeit fehlt. Es sind im übrigen Arbeiten, die mit den heute vorliegenden experimentellen Methoden bewältigt werden könnten.

L. Beeinflussung spezieller Organe und Organsysteme durch Anionen.

I. Blut*).

1. Blutfarbstoff[3987].

a) Sauerstoffsättigung. Durch Zusatz von Salzen zu Lösungen reinen Oxyhämoglobins wird die O_2-Dissoziation vermehrt[3988, 3989].

80% Sättigung mit O_2 wurde durch 0,1 molare Lösungen von NaCl und KCl auf 58,4%, durch Na_2SO_4 auf 30,6%, durch Na_2HPO_4 auf ungefähr 15% herabgedrückt[3989].

Wurden ganze Erythrocyten von Kaninchen mit isotonischen Lösungen von NaCl und NaBr gewaschen, dann zeigte sich eine Abnahme der O_2-Sättigung in jedem Falle[3990].

Diese Abnahme könnte sich erklären durch eine Abnahme des p_H, d. h. durch erhöhte Acidität. Aber die Abnahme war in jedem Falle gleich, und trotzdem war der Rückgang in der O_2-Sättigung des Blutes bei NaBr größer als bei NaCl. Auch in der CO_2-Spannung war ein Rückgang zu beobachten.

Durch Salze wird die 4fache Polymerisation des Hämoglobins zunehmend mit der Konzentration auf das 2fache herabgesetzt. Zugleich wird der Quantenbedarf der Spaltung des CO-Hämoglobins durch Licht vermindert (WARBURG[1362, IV]).

Während die zuerst erwähnten Befunde sich noch durch Änderungen im Zustand des Hämträgers, des Globins, erklären könnten, zumal die Reihenfolge ungefähr der Hofmeisterschen Reihe entspricht, ist der Verlauf bei den letzten Versuchen genau in entgegengesetzter Richtung. Mit der Vorstellung der Änderung des kolloidalen Zustandes des Trägers, die bei Cl' und Br' in den betreffenden Konzentrationen nur gering sein könnte, ist schwer vereinbar die Größe der

---

* An dieser Stelle finden sich nur Angaben über Änderungen der kolloiden oder geformten Elemente. Wirkungen auf die Zusammensetzung in chemischer Hinsicht, soweit bekannte Körper eine Rolle spielen, finden sich im Abschnitt: Stoffwechsel. Hämolyse vor allem Abschnitt J (Verteilung) S. 461ff.

[3987] BINGOLD, K.: Handb. d. allg. Hämatologie, Blutstoffwechsel S. 601 (1932).

[3988] BARRON, E., GUZMAN, S., MUNCH, R. u. SIDWELL, A. E.: Science 1937 II, 39, Rona 103, 256.

[3989] SIDWELL, A. E., MUNCH, R. H., BARRON, E. S. G. u. HOGNESS, T. R.: J. biol. Chem. 123, 335 (1938).

[3990] TADA, S.: Tohoku J. exp. Med. 15, 249 (1930), Rona 56, 813. Versuche an 5 Tieren.

[3991] HIMMERICH, F. u. FEINBERG, R. S.: Biochem. Z. 284, 152 (1936).

Ausschläge. Die zuletzt erwähnte Beeinflussung durch Bromid müßte bei schwerer Bromidvergiftung — abgesehen von der Beeinträchtigung der Atmung — darüber hinausgehende Konsequenzen nach sich ziehen.

Auch Zusatz von Glucose soll zu einer Freisetzung von Sauerstoff aus Erythrocyten führen, die wiederum durch Zugabe von 0,2$^0_0$ NaF verhindert wird[3991]. Vielleicht ist dieser Effekt durch die Verhinderung der Säurewirkung zu erklären, da durch Aciditätsverschiebung und Annäherung an den isoelektrischen Punkt des Hämoglobins die O_2-Sättigung geringer wird.

In dieser Weise ließen sich vielleicht die Befunde von TADA[3990] dem Verständnis näher führen, wenn wir uns erinnern, daß das Gleichgewicht zwischen Erythrocyten und Umgebung zugunsten des Br' größer ist. Dazu gehört allerdings Aufnahme ohne Wirkung auf den osmotischen Druck und ohne äquivalente Verdrängung des Cl', zumal die Hämatokritwerte nicht zunehmen.

Zusatz von Reduktionsmitteln wie Sulfit haben anscheinend keinen Einfluß auf die O_2-Sättigung, wenn man die Geschwindigkeit berücksichtigt[3992]. Daß nachher durch Oxydation des Sulfits eine langsame Reduktion eintritt, ist ohne Zweifel (siehe ROST[2128]).

Senkungen des Sauerstoffeindringungsvermögens in das Blut fanden sich auch am ganzen Tier. Hunde erhielten 0,5 g/kg $NaClO_3$ oder NaCl intravenös in etwa blutisotonischer Lösung. Die O_2-Kapazität sank um etwa 10$^0_0$ für viele Stunden ab, ohne daß es sich um eine Blutverdünnung oder Methämoglobinbildung gehandelt hätte (Ross[2545]). Die Bedingungen sind mit denen in vitro nicht zu vergleichen.

b) Methämoglobin (= Hämiglobin nach Vorschlag von HEUBNER-KIESE). Wird das 2wertige Eisen des Hämoglobins in 3wertiges überführt, dann entstehen Verbindungen, die unter der Einwirkung von Ionen stehen. So zeigt sich in Phosphatpuffern das Bluthämin von stärkerem Oxydationspotential als in Boratpuffern[3988]. Von größerer Bedeutung sind die Vorgänge, die zur Bildung von Methämoglobin führen. Dieses entsteht überall, „wo oxydierende Substanzen auf Hämoglobin einwirken, aber auch schon in gewöhnlichem Blut unter Einwirkung des Sauerstoffs, und zwar besonders leicht nach Zerstörung der Erythrocyten, wohl sonst verhindert durch anwesende Reduktionswirkung bestimmter Substanzen, wahrscheinlich von Sulfhydrilgruppen im Verbande der Zelle" (HEUBNER). Wenn dieser Vorgang abläuft, besteht die Möglichkeit des Eingreifens anderer Anionen, und zwar nach den *Redoxpotentialen* (siehe dazu Fermentsysteme in Erythrocyten S. 253).

Thiosulfat soll in corpore die Rückverwandlung beschleunigen[3994, II], ist aber nach PETERSON[3994, III] unsicher.

Früher haben wir schon darauf hingewiesen, daß bei vorgegebenem Methämoglobin anwesender Bromwasserstoff leichter in elementares Brom überführt werden kann als Chlorwasserstoff in Cl_2. Damit würde Brom leichter in organische Bindung eintreten können als Chlor. Bei dem System Ferricyanid/Ferrocyanid ist das Gleichgewicht so stark nach der Seite des Methämoglobins verschoben, daß eine Einwirkung nicht auftreten kann. Das wird gezeigt durch die Gleichung:

$$\frac{[K_3Fe(CN)_6]}{[K_4Fe(CN)_6]} \cdot \frac{[Hb]}{[Hb(OH)]} = 3.8 \cdot 10^{-7} \text{ [3993]}.$$

Ferrocyanid kann aber durch seine hohe Wertigkeit zur Ausflockung des Methämoglobins führen, wenn man zu große Mengen von Ferricyanid zusetzt[3994].

[3992] HIMMERICH, F.: Biochem. Z. 284, 146 (1936).
[3993] SCHÜLER, H.: Biochem. Z. 255, 474 (1932), Rona 72, 388.
[3994] MAYER, R. M.: Dtsch. Z. ger. Med. 25, 112 (1935), Rona 89, 101. C. 1935 II, 1571.
[3994, I] FLOREX, W. u. HEITE, H. J.: Naunyn-Schmiedebergs Arch. 197, 339 (1941).
[3994, II] SAKURAI, K.: Naunyn-Schmiedebergs Arch. 107, 286 u. 109, 198 (1925).
[3994, III] PETERSON, CH.: Private Mitteilung von W. HEUBNER.

Die Wirkung dürfte allerdings nicht so zu erklären sein, wenn wir quantitative Verhältnisse bei der Oxydation voraussetzen, da die molaren Mengen von Hb in solchen Lösungen immer nur gering sind. Aber streng quantitative stöchiometrische Verhältnisse sind nie ganz genau vorhanden, weil eben z. B. die Sulfhydrilgruppen des Globins der Oxydation unterliegen können. Damit bestände die Möglichkeit, daß durch Änderung des Eiweißträgers die Redoxpotentiale des Methämoglobinsystems und der Ablauf der Methämoglobinbildung verändert werden können.

Eine Änderung des Glutathiongehaltes der Erythrocyten wurde allerdings bei Methämoglobinbildung durch ClO_3' usw. nicht beobachtet, ebensowenig der Ascorbinsäure[3994, I].

Diese Fragen sind von Bedeutung bei der Wirkung von *Chlorat* auf das Blut in vitro. Um ein Mol Hämoglobin-Fe⁰ zu oxydieren, sind etwa $^1/_6$ und nicht $^1/_6$ mol von Chlorat notwendig. Die Reaktion ist abhängig von der Wasserstoffionenkonzentration anzunehmen, und zwar entsprechend der Zunahme des Oxydationspotentials mit der 6 ten Potenz der [H·]. Unsere Tabelle der Oxydationspotentiale zeigt, daß sich ClO_3' bei saurer Reaktion dem des ClO' nähert und es erreicht, woraus sich eine höhere Reaktionsgeschwindigkeit nach HEUBNERS und JUNGS Messungen ableiten läßt. Diese Einwirkung ist schon deutlich im Bereich des Normalen, etwa beim Verhältnis vom arteriellen zum venösen Blut. Ebenso wird der Prozeß beschleunigt durch zugesetzte Muskulatur, die durch die Milchsäurebildung die notwendige Säure liefert. Der Effekt ist streng auseinanderzuhalten von der reduzierenden Wirkung der Milchsäure auf das Methämoglobin, so daß bei Arbeit vorhandenes Methämoglobin leichter in Hämoglobin zurückverwandelt werden soll.

Die Einwirkung von Chlorat auf Hämoglobinlösungen ist außerordentlich langsam, bleibt aber nicht bei Methämoglobin stehen, sondern kann zur Hämatinabspaltung führen (HAUROWITZ[710]). Ebensowenig beschränkt sich die Einwirkung des Chlorats auf Erythrocyten in Umwandlung des Hämoglobins in Methämoglobin.

So wird Menschenblut nach $4^1/_2$ Stunden schwärzlich, und es war Methämoglobin nachweisbar (FABRE und OKAC[2557]). Häufig dauert der Prozeß viel länger, bis zu Tagen, während die Blutkörperchen zugleich der Hämolyse verfallen. Nach RICHARDSON[2541] verursachte $0,25\%$ $KClO_3$ in 8 Stunden bei Zimmertemperatur keine Methämoglobinbildung bei menschlichem Blut, dagegen schon sehr weitgehend, wenn vorher Hämolyse eingetreten war. Wurde das Blut mit CO_2 gesättigt, dann war auch bei Zimmertemperatur die Methämoglobinbildung in 6 Stunden vollkommen. Höhere Temperaturen beschleunigen den Prozeß. Hierbei kommt es nicht nur zur Bildung von Methämoglobin, sondern zu einem Produkt, das sich durch Hydrosulfit nicht mehr reduzieren läßt. Es soll sich um die Bildung von Verdohämochromogen (Sulfhämoglobin) handeln (HEUBNER[3996]).

Als Zwischenprodukte von der 5 fach positiven Ladung des Cl^{V+} im Chlorat bis zur 1 fach negativen Ladung des Chlorids können Chlorit als langsam reagierendes und Hypochlorit als rasch reagierendes Ion angenommen werden (JUNG und HEUBNER[2557, I, 3996]). Letzteres ist besonders fähig, Hämoglobin zu entfärben und auch Verdohämochromogen zu bilden. Es verursacht Hämolyse und Koagulation sofort, während das durch Chlorat langsam erfolgt. Entsprechend dem großen Oxydationspotential treten andere Substanzen mit dem Fe^{II} des Hämoglobins in Kompetenz, so daß zunehmend mit der Konzentration die gebildeten Methämoglobinmengen gegenüber dem verbrauchten Hypochlorit nachhinken (siehe S. 710).

Die Reaktion der Methämoglobinbildung wird durch Blut[3996] und in erster Linie durch das gebildete Methämoglobin beschleunigt, so daß sie die Form

---

[3994] MAYER, R. L.: Naunyn-Schmiedebergs Arch. 95, 351 (1922).
[3996] HEUBNER, W.: Ergeb. d. Physiol. 1940, S. 27.

einer autokalytischen Reaktion annimmt. Das ist — abgesehen von der beschleunigenden Wirkung zugesetzten Methämoglobins — durch die Hemmung der Methämoglobinbildung durch Zusatz von HCN, CNO′ oder SCN′ (merkwürdigerweise aber nicht von Fluorid), die alle mit Methämoglobin eine Komplexverbindung bilden, zu beweisen (JUNG zitiert nach HEUBNER[3996]). Wir geben aus der Arbeit von HEUBNER und JUNG[2557, I] zur Illustration eine Abbildung wieder.

Auf der Abbildung ist bei den kleinen Konzentrationen anfangs vorhandenen Methämoglobins der konkave Verlauf besonders deutlich. Wir sehen aber, daß die Bildungsgeschwindigkeit z. B. bei Kurve II zu einer Zeit größer ist als auf Kurve I, als zu der man gelangt, wenn man die Größe der Ordinate um die zugesetzte Methämoglobinmenge verschiebt, d. h. das Methämoglobin, das zugesetzt wurde, wirkt stärker als das gebildete. Das setzt sich bei Kurve II und III weiter fort. Später in der Zeit und bei höheren Kurvennummern hört die Andeutung einer strengen Autokatalyse völlig auf.

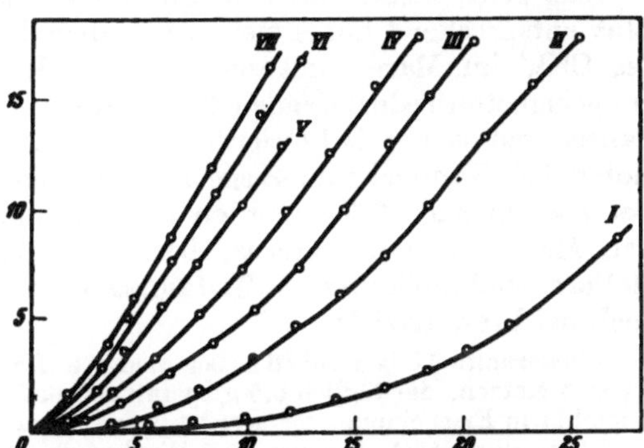

Abb. 60. Ordinate: 10^{-9} Val je ccm Methämoglobin neu gebildet. Abscisse: Zeit in Minuten (Temperatur 36,6° C). Vorheriger Zusatz von Methämoglobin bei den verschiedenen Kurven in folgender Menge:

I	II	III	IV	V	VI	VII
0,15	0,44	0,88	1,32	2,20	3,01	$4,40 \cdot 10^{-9}$ val,

Hämoglobin $18,4 \cdot 10^{-9}$ val, Chlorat 0,17 mol je ccm pH = 6,9, (nach HEUBNER und JUNG).

Abgesehen von CN′ und SCN′ gibt es noch andere Einwirkungen auf den Prozeß, und zwar durch das mit $ClO_3′$ zugegebene Kation. Die Bildung verläuft rascher bei Mg > Ca > Na > K. In vivo ist die Reihenfolge bei Ratten Na > K > Ca > Mg, weil hier die Eigengiftigkeit des Kations wesentlich ist und es manchmal nicht zur Chloratwirkung kommt (ULRICH und SHTERNOV[2554]).

Die autokatalytische Form des Verlaufs ist ebenso bei Versuchen am ganzen Tier zu beobachten, so in den Versuchen von LITTARDI und ZANICHELLI[2562, 2563].

Katzen erhielten eine dem Blut isotonische Lösung von $NaClO_3$ infundiert. Anfangs verlief der Methämoglobingehalt fast auf der Abscisse, bis plötzlich die Kurve steil anstieg und beim Tode — hier ohne Bildung von Hämolyse — den Gehalt von 70% Methämoglobin erreichte.

Noch eleganter wurde die autokatalytische Wirkung des gebildeten Hämiglobins von JUNG dadurch bewiesen, daß er den Tieren eine Vordosis eines hämiglobinbildenden Giftes verabfolgte, wodurch der sekundäre Ablauf beschleunigt wurde. Die Versuche führte er stets an Katzen durch, was wegen der langsameren Rückbildung von Vorteil ist.

Daß Methämoglobin sich innerhalb der Erythrocyten bilden kann, ist bei der Anionenpermeabilität und gerade für $ClO_3′$ durchaus verständlich. Aber die Auslegung des Kurvenverlaufs bedarf der Beachtung. Wir würden geneigt sein, den raschen Verlauf der Bildung darauf zurückzuführen, daß dann, wenn erst eine gewisse Anoxämie und Säuerung begonnen hat — das kann schon durch eine beginnende Ödembildung geschehen — der Prozeß sich rapide verstärken muß, aber mit der sechsten Potenz der C_H. Man könnte als Fortsetzung annehmen, daß die autokatalytische Wirkung des Methämoglobins mitspielt. Andererseits wird man versuchen, bei der Methämoglobinwirkung in vitro säuernde Prozesse als mitwirkend einzusetzen, da wir durch WARBURG und andere wissen, wie Methämoglobin in den Stoffwechsel eingreifen kann, z. B. durch Oxydation von Glucose und Bildung von Brenztraubensäure.

Bei den Versuchen in vivo wird oft gar kein Methämoglobin gebildet. Das mag an der raschen Reduktion des nur langsam gebildeten Methämoglobins liegen, aber ebenso leicht möglich ist das Fehlen einer, bei größeren Salzmengen auftretenden, unspezifischen Säuerung. Da ein Teil des gegebenen Na' in die Gewebe geht, insbesondere in die Muskulatur, werden die sauren Valenzen im Blut entsprechend zunehmen. Außerdem besteht die Möglichkeit, daß ein Teil des ClO_3' im Magen mit seiner sauren Reaktion zur Reduktion kommt, wenn die geeigneten reduzierenden Substrate in der Nahrung zugegen sind oder im Pansen mit seiner Bakterienflora, z. B. kam nach 10 g $NaClO_3$ kein Methämoglobin bei Hammel und Ziege zur Beobachtung (BRIGL und WINDHEUSER[3684]). Bei Katzen nach 0,5 g wurden keine Symptome beobachtet, bei 1,1 g/kg fand sich Hämolyse und Ikterus, bei 1,3—1,9 g/kg trat neben der Hämolyse die Methämoglobinbildung als Todesursache auf (STEYN[2559]), fast gleiche Resultate auch bei LIPSCHITZ[2560].

Wiederholte Gaben führten bei niederen Dosen nicht zu Methämoglobinbildung. Bei 2 von 3 Katzen, die täglich 0,5 g/kg intramuskulär erhielten, trat spektroskopisch Methämoglobin in Erscheinung. Sie starben nach 2 bzw. 10 Dosierungen. Niedrigere Dosierungen z. B. 0,25 g/kg $KClO_3$, führten bei 4 Wochen dauernder täglicher Verabreichung nie zur Veränderung des Blutfarbstoffes.

RICHARDSON[2561] schließt aus seinen Versuchen, daß der Blutfarbstoff überhaupt nur verändert würde, wenn vorher Hämolyse einträte, oder wenn durch Veränderungen von Leber und Niere eine Acidose wahrscheinlich sei. Diese wurde aber nicht nachgewiesen. (Über die Nieren- und Leberveränderungen siehe später.)

Bei Versuchen von FABRE und OKAC[2557] an 2 Kaninchen wurde einmal kein, das andere Mal erst nach dem Tode Methämoglobin gefunden. Die Tiere hatten 9,6 g $NaClO_3$ per os bzw. 6,4 g/kg intramuskulär erhalten. Der Tod trat nach 4 und 2 Stunden ein, vielleicht schon bedingt durch die Injektion stark hypertonischer Lösung. Nach der Zeit des Vergiftungsablaufs wäre hier die beste Bedingung zur Methämoglobinbildung gegeben. Diese Beobachtung zeigt die Unberechenbarkeit der Methämoglobinbildung, auf die auch ULRICH und SHTERNOV[2531, 2556] hinweisen. Sie kann eintreten nach großen Dosen, wenn der Tod in einigen Minuten eintritt, oder auch später nach kleineren Dosen, meist erst nach Beginn der Hämolyse und der damit zusammenhängenden Störung der Nierenfunktion. Hämolyse kann oft nicht nur bei Kaninchen, sondern auch bei Katzen, Meerschweinchen und Ratten die einzige Veränderung des Blutes vor dem Tode sein. Dasselbe wurde von mir bei einem menschlichen Vergiftungsfall beobachtet. Diese Verhältnisse zeigen einige Angaben nach Versuchen an *Ratten*[2556]:

6,5—8 g/kg $NaClO_3$ in 2molarer Lösung intraperitoneal oder per os töten die Ratten in 45 Minuten ohne Methämoglobin, das sich erst nach dem Tode bildet. 5—6 g/kg $NaClO_3$ führte immer zu Methämoglobin vor dem Tode.

3,5—4,0 g/kg Methämoglobin wurde nicht konstant gefunden; wenn toxische Symptome auftraten, dann zugleich mit Hemmung der Nierenfunktion.

Tauben erhielten 0,5 und sogar 1,0 g/kg $KClO_3$ intramuskulär und in den Kropf ohne Methämoglobinbildung, obwohl die Tiere bei intramuskulärer Gabe zugrunde gingen. Bei wiederholter Gabe war dasselbe zu beobachten, nur kurz vor dem Tode wurde gelegentlich eine Veränderung des Blutfarbstoffs beobachtet. Dabei sollen Tauben zu den guten Methämoglobinbildnern gehören, im Gegensatz zu Kaninchen und Ratten (RICHARDSON[2561]).

Wenn auf den Unterschied in der Methämoglobinbildung zwischen Fleisch- und Pflanzenfressern hingewiesen wird, so handelt es sich dabei nicht um die

Bildung, sondern die Rückbildung von Methämoglobin. Die gleichen Mengen Methämoglobins werden durch die Katze in 7 Stunden, durch die Ratte in 4 Stunden, durch das Kaninchen in 2 Stunden rückverwandelt (HEUBNER[3996, S. 20]).

Eine weitgehend geschlossene und theoretisch durchdachte Entwicklung der Chloratwirkung verdanken wir JUNG[3996, I], wobei sich im Prinzip keine Abweichungen des Verlaufs von den Verhältnissen in vitro finden. JUNG prüfte nebeneinander die Hämiglobinbildung, die Entwicklung von Heinzschen Körperchen (teilweise im Übermikroskop) und Vitalfärbung mit Nilblausulfat, schließlich die osmotische Resistenz. Der erste Schritt war stets die Bildung von Hämiglobin, entgegen den Annahmen von RICHARDSON[2561]. Es scheint, daß der erste Schritt der angreifenden Oxydationen (also der Reduktion $ClO_3' \rightarrow ClO_2'$) das Hämoglobin trifft und die Umwandlung des Fe^{II} in Fe^{III} den einfachen Elektronenverlust betrifft. Dann erst werden wahllos auch andere Stoffe, z. B. das Globin, angegriffen, so daß in vivo in Erythrocyten genau wie bei Hämoglobinlösungen in vitro Koagulationen erfolgen, die dann in Form der Heinzschen Körperchen sichtbar werden. Wenn das Stroma der Erythrocyten angegriffen wird, sinkt zuerst die Resistenz der Erythrocyten gegen Hypotonie, außerdem werden sie mit Nilblausulfat anfärbbar. Nicht alle Blutkörperchen werden gleich betroffen, aber diejenigen, die leichter hämolysieren, zeigen auch einen höheren Prozentsatz Hämiglobin und Verdoverbindungen. Dieser Ablauf ist logisch, aber läßt keinen Raum für die Beobachtung, daß eine Hämolyse ohne Hämiglobinbildung erfolgt. Wie sich das klärt, muß sich erst ergeben. Es ist möglich, daß die Methoden nicht so zuverlässig sind wie die im Berliner Institut entwickelten. Ich selbst habe bei dem von mir untersuchten Vergiftungsfall nur das Spektroskop verwendet, das sicher nur ungenauere Angaben zuläßt.

Andere oxydierende Ionen führten auch zur Methämoglobinbildung, z. B. *Hypochlorit* und *Chlorit*, beide zugleich mit Hämolyse einhergehend (SABBATANI[2555]) (über die Versuche in vitro siehe unter Chlorat). Dasselbe geschieht nach *Natriumpersulfat* ($Na_2S_2O_8$) in der Menge von 0,35 g/kg und mehr, bei langsamer Infusion am Kaninchen, den Tod herbeiführend in 4 Stunden und weniger. Trat der Tod bei kleinerer Dosis später auf, dann wurde es nicht mehr wahrgenommen (DA VAL[2476]).

Nitrat führt nicht leicht zur Bildung von Methämoglobin, kann es aber nach vorheriger Umwandlung in Nitrit. Hier handelt es sich um die Frage, ob die Bedingungen zur Reduktion vorhanden sind. Sie finden sich da, wo Bakterien, besonders Coli (aber nicht alle Stämme) auf Nitrat einwirken. Das ist ohne weiteres gegeben bei Tieren mit Pansen. Nach Gabe von 100—200 g $KClO_3$ in den Pansen normaler Rinder fanden sich bis zu 20 % des Blutfarbstoffes umgewandelt (SEEKLES und SJOLLEMA[2569]). Die Erscheinung des Geeldikkop nach Genuß von stark nitrathaltigen Pflanzen durch Schafe haben wir schon im Kapitel der Toxikologie erwähnt, obwohl das Vergiftungsbild nicht ganz der Nitritvergiftung entspricht, weil wir nach Nitrit keine Hämolyse, und also auch keinen Ikterus zu erwarten haben. Auch die Lichtempfindlichkeit spricht für die Mitwirkung anderer Giftstoffe der Pflanze. Von Interesse an dieser Erkrankung ist aber — soweit die Methämoglobinbildung in Frage kommt — die Tatsache, daß nicht allein die Bakterien des Pansen, sondern auch die reduzierenden Fermente des Pflanzensaftes tätig sind. Neuerdings fand PULINA[3997, I] mit Havemanns Bestimmungsmethode bei der Katze nach 0,5 und 1,0 g/kg $NaNO_3$ bis zu 25 % Methämoglobin. Die Bildung setzte langsam ein und erreichte erst nach 10 Stunden das Maximum.

[3996] I JUNG, F., Naunyn-Schmiedbergs-Archiv **204**, 157 (1947).

Beim Menschen wurde Methämoglobin nicht beobachtet, obwohl große Mengen von Nitrat zu therapeutischen Zwecken gegeben werden. KEITH, WHELAN und BANNICK[2568] berichten von einigen Kranken, die nach langdauernder Gabe von täglich 10—15 g NH_4NO_3 Cyanose und Methämoglobin im Blut zeigten.

Es handelte sich um einen Patienten mit Obstipation, so daß ein Eingriff von Bakterien für möglich gehalten wird. Patienten mit langanhaltender Retention von NO_3' infolge Nephritis zeigten weder vermehrte Zerstörung noch Methämoglobin.

Bilanzen können aber über die Nitritbildung nicht allein Auskunft geben, da gerade beim Prozeß der Methämoglobinbildung aus dem Nitrit Nitrat regeneriert wird, wenn nur Sauerstoff anwesend ist, was in vivo immer der Fall sein dürfte. Daß die Zersetzung durch Bindung an — NH_2 eine Rolle spielt, ist anzunehmen.

Gewisse Mengen von Nitriten kommen regelmäßig im Blut vor[3997]. Diese stammen anscheinend aus der Nahrung, die immer nitrathaltig ist, das Fleisch enthält vielleicht schon Nitrit. Mit dieser Feststellung ist das Ausmaß der Nitritbildung aus Nitrat durch die Gewebe noch nicht geklärt. Es bestände durchaus die Möglichkeit der Nitratausscheidung durch den Darmsaft. Hier kommt es dann zur Reduktion und sekundär zur mehr oder weniger großen Rückresorption, je nach den Bedingungen des Darms, worauf die vorher erwähnten drei Fälle mit Obstipation hinweisen. Es ist nicht überflüssig, darauf hinzuweisen, daß die Änderung der Acidität nicht den gleichen Erfolg hat wie bei Chlorat (siehe Oxydationspotentiale) (siehe auch HEUBNER[3996], S. 34, Entgiftung des durch Nitrit gebildeten Methämoglobins durch Laufen).

2. Wirkung auf Erythrocyten.

a) Wir haben schon eben die **hämolysierende Wirkung** von ClO_3', ClO_2' und OCl' auf Erythrocyten neben ihren methämoglobinbildenden Eigenschaften vorweggenommen. Hier spielen andere Mechanismen der Hämolyse eine Rolle. Die *kernhaltigen Erythrocyten der niederen Tiere* zeigen dabei Besonderheiten und größere Empfindlichkeit.

Zum Beispiel reagieren die Erythrocyten von Teleostiern schon auf die Verunreinigungen von Kochsalzarten des Handels mit Hämolyse[3998]. Bei Fluoridzugabe zu den Erythrocyten von Fischen zeigte sich Schwellung und teilweise Hämolyse. Die Blutkörperchen von Schlange und Schildkröte reagieren nicht so[4004, I]. Die mindere Stabilität zeigt sich bei Behandlung mit anderen Salzen wie NO_3', SO_4'', Cl'[3999, 4000]. Wenn Stichlinge in hypertonische Salzlösungen gesetzt werden, verändern sich ihre roten Blutkörperchen. Die Kerne treten deutlicher hervor und zeigen eine andere Struktur (KRÜGER[2440]).

Eine merkwürdige Erscheinung ist die Kernausstoßung und Plasmolyse bei Blut von Huhn und Frosch[4001]. Besondere Aufmerksamkeit widmete KEDROWSKI[4002], [4003], [4004] diesem Vorgang bei Froscherythrocyten. Unter Einwirkung von Anionen entstehen Vakuolen innerhalb des Zellplasmas, die sich sofort mit basischen Farbstoffen anfärben, die sich darin speichern. Die Reihenfolge der Ionenwirksamkeit entspricht der Hofmeisterschen Reihe $SCN' > J' > Br' > NO_3' > Cl'$. Sulfate lassen jede Wirkung dieser Art vermissen. Der Vorgang ist durch KCN hemmbar, soll also durch einen vitalen Prozeß erfolgen. Deshalb werden wir auch

[3997] STIEGLITZ, E. J. u. PALMER, A. E.: Arch. internat. Med. 59. 620 (1937). Rona 101, 601
[3997, I] PULINA, B.: Naunyn-Schmiedebergs Arch. 200. 324 (1942).
[3998] WILLIAMS, M. M. u. JACOBS, M. H.: Biol. Bull. 61. 485 (1931), Rona 67, 467.
[3999] TOGO, S.: Keijo J. Med. 8. 528 (1937). Rona 108. 432.
[4000] SUZUKI, T.: Keijo J. Med. 8. 563 (1937). Rona 108. 433.
[4001] SCHWEIZER, R.: Anat. Anz. 80, 429 (1935), Rona 91, 137. Säuren mit verschiedenen Anionen haben Einfluß.
[4002] KEDROWSKI, B.: Protoplasma 22. 44 (1934).
[4003] KEDROWSKI, B.: Protoplasma 22, 607 (1934).
[4004] KEDROWSKI, B.: Z. f. Zellforschung 22. 399 (1935). Rona 87. 275.

zweifeln, ob hier einfache kolloidchemische Wirkungen der Ionen im Sinne einer Quellung eine Rolle spielen. Sulfat würde dann wenig einwirken wegen mangelhaften Permeationsvermögens, jedoch ist diese Frage für die kernhaltigen Erythrocyten des Frosches nicht geklärt.

Kolloidchemische Wirkungen sind selbstverständlich zu erwarten bei der Hämolyse *durch hypertonische Lösungen.*

So wird menschliches Blut bei SCN' zu 100%, bei J' zu 33%, Br' zu 13%, NO_3' zu 9%, Cl' zu 3% und SO_4'' gar nicht gelöst, wenn die Salze in 2molaren Lösungen zur Anwendung kommen[4005]. Eine Reihenfolge der vollkommenen Hämolyse innerhalb 18 Stunden gibt folgende Grenzkonzentrationen: KSCN 0,55 mol (0,35), KJ 0,9 mol (0,55), KBr 1,5 mol (0,85), bei 2,0 mol KCl werden nur 10% hämolysiert, 1,5 mol machen noch keine Hämolyse (in Klammern die Konzentrationen, die in 24 Stunden keine Hämolyse machen). Verschiebung des p_H änderte an der Reihenfolge nichts, nur daß die Konzentrationen geringer wurden.

Sehr wesentlich ist die peptisierende Wirkung, denn auch die Stromata lösen sich in 1 mol KSCN und 2 mol KJ (ebenso $NaClO_4$), nicht dagegen in 4 mol KBr oder KCl[4006]. Ob also auch die Hämolyse durch starke Lösungen von KCl und KBr oder 30% NaCl[4010] durch Auflösung der Stromata erklärbar ist, erscheint fraglich, wenn hier Denaturation eine Rolle spielte, müßte Sulfat stärker wirken.

Ein merkwürdiger Vorgang ist die sogenannte *reversible Hämolyse,* d. h. daß unter Salzwirkung ein vorher lackfarben gewordenes Blut wiederum deckfarben wird. Hierbei wirkten die einwertigen Ionen SCN', Br', Cl', J', NO_3' gleich, aber SO_4'' viel stärker[4007]. Wir werden uns daran erinnern, daß Hämoglobin anderen Gesetzen der Peptisation und Fällung folgt (siehe das Kapitel Physikochemie). Im übrigen erfolgt sekundär eine Lösung, d. h. Peptisation, und diese wird durch Perchlorat in gleicher Stärke wie von SCN' erreicht (Böhm).

Fällende Ionen wie $K_4Fe(CN)_6$ führen umgekehrt leichter zu einer Schrumpfung der Erythrocyten[4008], weil sie schwer permeabel sind. Allerdings kann der osmotische Effekt kaum merkbar werden, wenn schon m/256 $K_4Fe(CN)_6$ zu dieser Wirkung führt, das zu m/8 NaCl zugesetzt wird. Bei Anwesenheit von Rohrzucker (statt NaCl) begann sie schon mit m/512 und nahm bei m/64 bis zu 0 ab[4008]. Auch nach Na_2SO_4 nahmen die Erythrocyten ein kleineres Volumen an als bei $NaNO_3$ oder NaCl, wenn die CO_2-Spannung erhöht wurde[4009]. Dieser Effekt ist ableitbar aus den Gleichgewichten und der Wanderungsgeschwindigkeit.

Bei der *Hypotoniehämolyse* machte die Anwendung von Na_2SO_4 oder NaCl keinen Unterschied[4011]. Dagegen soll Thiosulfat die Hämolyse beschleunigen in niederen Konzentrationen, in höheren aber hemmen[4012]. Die Resistenz der Erythrocyten gegen Hypotonie nimmt zu bei steigender Temperatur bis zu einem Maximum von 45—50°. Bei Phosphatlösung liegt das Resistenzmaximum bei 23—25°, aber nur bei p_H 7,4, nicht in Säuren. Diese Vorgänge sollen sich aus der Viscosität des Zellplasmas ergeben, indem bei hoher Viscosität die Möglichkeit mechanischer Verletzung zunimmt und umgekehrt[4013]. Bei erhöhter Durchgängigkeit der Zellgrenzen für Kationen resultiert zuletzt auch eine osmotische

[4004,] I Hamdi, T. N. u. Ferguson, J. K. W.: Proc. Soc. exp. Biol. Med. 44, 427 (1940). C. 1941 II, 1527.

[4005] Acel, D. u. Lorber, L.: Biochem. Z. 147, 557 (1924). Rona 27, 354.

[4006] Jodlbauer, A.: Naunyn-Schmiedebergs Arch. 178, 719 (1935). Rona 89, 378.

[4007] Starlinger, W.: Wien. klin. Wschr. 37, 1208. Rona 30, 904 (1925).

[4008] Umezawa, J.: J. of Biochem. 3, 461 (1924). Rona 29, 761.

[4009] Gollwitzer-Meier, Kl.: Biochem. Z. 139, 86 (1923). Rona 21, 475.

[4010] Robertson, J. D. u. Barrett, J. F.: Quart. J. exp. Physiol. 28, 405 (1938). Rona 112, 79.

[4011] Simmel, H. u. Einstein, O.: Klin. Wschr. 2, 1646 (1923). Rona 23, 242.

[4012] Alessandrini, A. u. Sette, N.: Ann. d'Hyg. 33, 685 (1923). Rona 24, 148. Hämolyse durch Aq. dest. HCl, KOH und hämolytisches System.

Hämolyse, die auf S. 461 ff. dargestellt wurde. Da für den raschen osmotischen Ausgleich HCO_3' wichtig ist, kann jedes Fermentgift, das die Kohlensäureanhydrase lähmt, unter geeigneten Bedingungen die Hämolyse beschleunigen (JACOBS und STEWEN[3153, I]).

Dem Phosphat wird eine besondere Bedeutung in der Resistenz gegen Hypotonie und Saponine zugeschrieben. Bezüglich der Resistenz gegen *Saponine* ergibt sich ein Korrelationskoeffizient gegenüber anorganischem Phosphat von —0,52, während Totalphosphat sogar —0,83 und Nucleinphosphat —0,89 hat[4015].

Die Widerstandsfähigkeit gegenüber Hypotonie folgt etwa der Reihe: Mensch > Meerschweinchen > Ratte > Kaninchen > Hund > Schwein > Ochs > Ziege > Schaf. Gegenüber Saponinen ist das Verhältnis umgekehrt. Gegenüber Quillajasaponin ergibt sich eine Korrelation mit dem normalen Gehalt an anorganischem Phosphat von — 0,80, bei Digitonin — 0,57 und noch etwas wechselnd bei anderen Saponinen[4014]. Bei Saponinhämolyse von Rindererythrocyten fand sich anfangs eine stärkere Hämolyse bei Sulfit, dann folgte Cl' und schließlich Br'. Aber der Unterschied war nur beim Beginn merkbar und glich sich später wieder aus[4016].

Durch *Bestrahlung* mit gleichzeitigem Zusatz von Eosin kann auch Hämolyse erreicht werden.

Diese wird durch 0,25 mol NaCl gehemmt[4017]. Ebenso wirkt Sulfat und vor allem Phosphat. Bei Boratpuffer trat Hämolyse auf in 25 Minuten. Wurde 5% des Puffers durch Phosphat ersetzt, dann stieg die Zeit bis zu 50%iger Hämolyse schon auf 30 Minuten, bei 20% auf 50 Minuten, bei 50% auf 90 Minuten und in 95% Phosphatpuffer auf 140 Minuten[4018].

Statt Eosin kann eine Sensibilisierung gegen Licht durch Hämatoporphyrin erreicht werden. Durch Sulfit kann die Hämolyse nach Desensibilisierung im Wellenbereich von λ 366 bis 248 mμ aufgehoben werden, aber nur bei Anwesenheit von Sauerstoff. Die dann auftretende Hämolyse erstreckt sich aber nicht nur auf den bestrahlten Bezirk, sondern auch auf die angrenzenden Schichten, so daß man auf die Diffusion eines erst gebildeten Stoffes schließen kann[4020]. Es kann sich um eine Aciditätsverschiebung handeln, wenn aus Sulfit das stärker saure Sulfat geworden ist. Aber es kann sich ebenso um einen ganz anderen Körper, etwa S_2O_6'', handeln, der entsteht (siehe dazu Abschnitt Chemie). Sulfit selbst verursacht bei Kaninchenblut Hämolyse in 6 Stunden, erst wenn 70% des isotonischen NaCl durch SO_3'' ersetzt wurde. Bei 28 Stunden hämolysierte schon Ersatz von 10%, während in 2 Stunden nie eine Hämolyse zur Beobachtung kam (PIVA[2483]).

Wurden Erythrocyten in 0,9% NaCl-Lösung bestrahlt und dann den Lösungen verschiedener Anionen ausgesetzt, fand sich für die Begünstigung die Reihenfolge $SO_4'' < Cl' < Br' < NO_3' < J' < SCN'$. Wenn aber die Bestrahlung direkt in den Anionenlösungen stattfand, dann war die Reihenfolge völlig verändert: $SO_4'' < SCN' < J' < Br' < Cl'$[4019]. Die Differenz entspricht einer Umkehr mit Betonung der Zweiwertigkeit des Sulfats, also entsprechend der Grenzschichtladung.

Bei Bestrahlung von Erythrocytensuspensionen durch große Dosen ($8 \cdot 10^6$ r) Röntgenstrahlen gab es eine Hämolyse bei Phosphat, Glucose und Glycin,

[4013] LEPESCHKIN, W. W.: Pflügers Arch. 235, 756 (1935). Rona 88, 440.
[4013,1] DAVSON, H.: J. Physiol. 101, 265 (1942). C. 1943 II, 1725.
[4014] PONDER, E., SASLOW, G. u. YEAGER, J. F.: Biochem. J. 24, 1, 805 (1930).
[4015] PONDER, E.: Biochem. J. 21, 1, 56 (1927).
[4016] MOND, R.: Pflügers Arch. 209, 499 (1925). Rona 34, 279.
[4017] BIER, O. u. ROCHA E SILVA, M.: C. rend. Soc. Biol. 118, 914 (1935). Rona 86, 604.
[4018] TURNER, R. H.: Proc. Soc. exp. Biol. Med. 30, 274 (1932). Rona 73, 112.
[4019] GRÖSCHL, H. L.: Dissertation München 1934. Rona 89, 243.
[4020] KUEN, F. M.: Biochem. Z. 279, 393 (1935), Rona 92, 603. Hammelblut auf Agar-Platten.

während in NaCl, KCl, $NaNO_3$, $MgSO_4$ und anderen mehr eine Fixierung erfolgte, die sich durch Zusatz von Salzen der ersten Gruppe hemmen ließ[4022, III].

Die Beeinflussung der Zellgrenzen zeigen auch folgende Versuche mit Rinderblutkörperchen, an denen das Eindringen von Rhodamin B beobachtet wurde[4021].

Aus Rohrzucker nahmen die Erythrocyten 68%, aus NaCl 84% auf. Mischung von Rohrzucker mit gleicher Menge Elektrolytlösung ergab folgende Aufnahme: Na_2SO_4 41%, Na_2HPO_4 25%, aber NaBr nur 17%.

Eine andere Beeinflussung der Zellgrenzen wäre die Aufhebung der Impermeabilität für Kationen. Diese wurde auf S. 461 ff. behandelt. Es ist eine Erfahrung bei Bluttransfusionen, daß Zusatz von NaCl zum Blut, das bei 2—5° aufbewahrt wird, die Hämolyse begünstigt[4021, I]. Hier mag die Lähmung eines biologischen Prozesses, der Na· aus den Zellen herausbefördert, durch die niedere Temperatur bedeutsam sein (MAIZELS).

Auch *in vivo* wurden analoge Erscheinungen beobachtet, z. B. Hämolyse nach Injektion von 30% NaCl sowohl bei Katzen[4010] als auch Menschen (BALLIF und DEREVICI[2583]).

Nach 260 m. aequiv. SO_4'' am Menschen *schrumpften die Erythrocyten* und gaben 6,6% ihres Wassers an das Plasma ab (BOURDILLON und LAVIETES[2602]). Auch nach 1,8% NaCl fiel das Blutkörperchenvolumen bei Hunden, Affen und Kaninchen (DARROW und YANNET[3194]). Bei dem Gesamtausschlag spielte die Zunahme der zirkulierenden Blutmenge bzw. die Blutverdünnung die größte Rolle, aber auch der Wassergehalt der Erythrocyten nahm etwas ab. Nach einer durch lange Darreichung von $NaNO_3$ verursachten Hypochlorämie sank das Volumen der Erythrocyten ab (HIATT[3690, I]).

Hunden wurde 10 cc./kg 0,85% NaCl in 40 Minuten gegeben[4022, IV] und die Änderungen im Blut beobachtet. Der Hämatokritwert sank während der Infusionen von 75 auf 40% ab, um bis zur fünften Stunde den alten Wert zu erreichen. O_2- und CO_2-Gehalt, Respiration und Körpertemperatur blieben normal.

b) Die Senkungsgeschwindigkeit *der Erythrocyten* wurde durch Behandlung von Kaninchen mit NaF intravenös und subcutan oder durch Beimengung dieser Verbindung oder CaF_2 erhöht[4022]. Nach intravenöser Injektion von 30% oder 0,3% NaCl kam es beim Kaninchen anfangs ($\frac{1}{4}$—24 Stunden) zu einer Verlangsamung, dann zu einer Beschleunigung der Senkung bis über 7 Tage nach der Injektion[4022, I]. Wurde bei Hunden durch $NaNO_3$-Gaben eine Hypochlorämie erzeugt, dann war die Senkungsgeschwindigkeit stark erhöht (HIATT[3690, I]), dasselbe gelang bei Monate dauernder Behandlung von Hunden mit Dosen von KSCN, die eine toxische Konzentration im Blutplasma (20—60 mg%) veranlaßten. Daneben fand sich eine Abnahme der Erythrocyten und Plasmaeiweißkörper[4022, II].

Die Wirkung bei Versuchen in vitro an Hundeblut zeigt bei Zusatz von 0,8 n Lösungen folgende Senkungen[4023]. Die Plasmahöhe ist angegeben in mm.

Tabelle 326.

Na·-Salze	SO_4''	Cl'	NO_3'	Br'	J'	SCN'
Nach 5½ Stunden. . . .	28	8,8	7,2	6,9	5,9	4,2
nach 12 Stunden	33	12,4	11,6	10,8	10,0	Hämolyse

[4021] TANAKA, K.: Pflügers Arch. **203**, 447 (1923).
[4021, I] DE GOWIN: Blood Transfusion. S. 318 (1949). Daselbst weitere Literatur.
[4022] SUGAWA, Y.: J. Chosen med. Assoc. **28**, Nr. 12, 87 (1938), Rona **115**, 242.
[4022, I] TACHIBANA, H.: Rona **124**, 657 (1940).
[4022, II] LINDBERG, H. A., WALD, M. H. u. BARKER, M. H.: Amer. Heart J. **21**, 605 (1941), Rona **126**, 671.
[4022, III] HALBERSTÄDTER, L. u. LEIBOWITZ, J.: Biochem. J. **41**, 235 (1947).
[4022, IV] BOYLE, M. N., SMULL, K. u. WÉGRIA, R.: Amer. J. Mediz. 1947, 31.
[4023] v. KLOBUSITZKY, D.: Biochem. Z. **157**, 277 (1925), Rona **32**, 97.

Bei $NH_4{}'$-Salzen war bei J' und SCN' schon nach 6 Stunden Hämolyse eingetreten. Die Reihenfolge könnte der Hofmeisterschen Reihe entsprechen. Aber es findet sich eine Volumenabnahme, die das Bild kompliziert. Diese ist am größten bei J', dann folgen $Br' > NO_3{}' > Cl' > SO_4{}''$. Dieser Effekt müßte eigentlich die Senkung in anderer Richtung beeinflussen[4024]. Eine weitere Komplikation ergibt sich bei dem spezifischen Gewicht der Lösung, das selbst in isotonischer Lösung bei J' am größten ist. Unter diesen Bedingungen fand sich die Reihe $SCN' > NO_3{}' = Cl' > Br' > J'$[4025]. Die hier verwandten Erythrocyten sind vorher gewaschen worden. Die Frage ist zu stellen, inwieweit eine Ladung der oberflächlichen Schicht und damit ein elektrokinetisches Potential vorliege. Wir haben gesehen, daß echte elektrokinetische Potentiale nur bei ganz niederen Konzentrationen von Bedeutung sind[4027].

Man kann die Ladung durch hochwertige Ionen zu beeinflussen versuchen, etwa durch $AlCl_3$ mit gleichzeitiger Messung der Kataphoresegeschwindigkeit[4028]. Bei solchen Versuchen hatte weder $SO_4{}''$ noch Cl' oder $NO_3{}'$, J', SCN' einen Einfluß, dagegen $PO_4{}'''$. Dieser Effekt ist durch die Fällung von $AlPO_4$ leicht erklärbar und der Befund an dieser Stelle nicht zu verwenden.

Viel einwandfreier sind diese Verhältnisse zu prüfen, wenn man die Erythrocyten vorher durch Rohrzuckerlösung elektrolytfrei wäscht. Diesen Zellen kann man durch verschiedene Acidität eine abgestufte Ladung geben, die positive oder negative Werte annehmen kann. Negative Ladung würde durch Kationen, positive durch Anionen, und zwar je nach der Wertigkeit der Ionen $PO_4{}''' > SO_4{}'' > Cl'$ vermindert[4028]. Die Stabilität der Suspension beruhte bei kleinen Elektrolytmengen auf der Stabilität der Ladung und wurde entsprechend beeinflußt, aber bei großen Elektrolytkonzentrationen bestand Unabhängigkeit, wie wir es auch bei den elektrokinetischen Potentialen gesehen haben.

Von PÖSENTRUP[4028,I] wurden Erythrocyten des Menschen in Citrat aufgefangen und gewaschen, dann in citrathaltigen Lösungen von Gummi arabicum 33 % suspendiert. Die Salzlösungen (als K'-Salze) waren isotonisch. Die Reihenfolge der Sedimentation war $ClO_3{}' > Br' = Cl' > NO_3{}' > BrO_3{}' > J' > JO_3{}' > SCN'$. Die Reihe scheint kein System zu ergeben. Nach Anordnung entsprechend den lyotropen Zahlen des Amsterdamer Laboratoriums fand sich eine unregelmäßige, teils einer Parabel entsprechende Kurve. Die Ausschläge der Viscosität waren zu klein, um die Effekte zu erklären.

c) Werden die Erythrocyten mit Rohrzucker gewaschen, dann haben sie die Tendenz zu agglutinieren. Diese **Agglutination** kann durch kleine Konzentrationen von Ionen verhindert werden in der Reihe $SO_4{}'' > Cl' > NO_3{}' > J'$[4029, 4030], also etwa der Hofmeisterschen Reihe entsprechend (siehe auch [4031]). Richtiger müßte die Reihe laufen: $SO_4{}'' > SCN' > J' > Cl'$, da es neben der Wertigkeit auf die Tendenz, an die Oberfläche zu gehen, ankommt, um eine stabilisierende Ladung der Doppelschicht herzustellen. Es wurde sogar die Ausdehnung des hydratisierten Ions als mit der Oberfläche des Erythrocyten identisch errechnet[4032]. Schon eine Konzentration von 0,05 % NaCl war ausreichend, die Aggregation von ausgewaschenen Rindererythrocyten zu verhindern[4032].

[4024] v. KLOBUSITZKY, D.: Biochem. Z. 207, 80 (1929), Rona 51, 85.

[4025] EHRISMANN, G.: Biochem. Z. 141, 531 (1923), Rona 24, 98.

[4026] GABBE, E.: Z. exp. Med. 39, 276 (1924), Rona 29, 760.

[4027] OLIVER, J. u. BARNARD, L.: J. gen. Physiol. 7, 99 (1924).

[4028] OLIVER, J. u. BARNARD, L.: J. gen. Physiol. 7, 225 (1924), Rona 30, 662. Kaninchenerythrocyten.

[4028,I] PÖSENTRUP, B.: Dissertation Münster 1939, bei V. Schilling.

[4029] BÄRENSTEIN, F. J. u. SCHKOLNIK, M. I.: Fisiol. Z. 22, 848 (1937), Rona 103, 430. C. 1938 II, 875.

[4030] CVETKOV, B. u. BERENSTEIN, F.: Rona 63, 326 (1930). Erythrocyten von Hunden.

3. Antikörper usw.

Auf die Agglutination der Erythrocyten durch Antikörper wirkten hypertonische NaCl-Mengen, ebenso wie auf die der Stromata nach Hämolyse. Letztere zeigten aber eine kompliziertere Kurve und agglutinierten nur dann, wenn die wäßrige Blutlösung mit NaCl eine dichte Trübung gab. Hier handelt es sich offenbar um die Beeinflussung eines im Serum befindlichen kolloidalen Körpers[4033], hat also mit einem einfachen Potential nichts zu tun.

Begünstigung bzw. Beschleunigung der Agglutination ergab sich bei den Blutgruppen, und zwar besonders bei 2% NaCl[4034].

Die *Phagozytose* gegenüber Stärkemehl soll auch durch die Hofmeistersche Reihe beeinflußt werden[4031]. Bei Pferdeleukocyten wurde bei Zusatz kleiner Mengen von $Na_2S_2O_3$ (n/1000 bis n/10000) die Phagocytose für Coli bis zu 250% vermehrt. Eine n/10 Lösung von Thiosulfat führte schon zu einer Abnahme[4035]. Zusatz verschiedener Salzkonzentrationen zu Kaninchenblut führte bei hohen Konzentrationen zur geringeren Beweglichkeit der Leukocyten, aber die bactericide Fähigkeit des Blutes nahm zu, wie folgende Reihe aus Versuchen mit Staphylokokken zeigt (nach FLEMING[2111]):

Tabelle 327.

Zahl der Kolonien	0	68	70	78	74	70	31	3
NaCl-Konzentration	13	7	4	2,4	1,6	1,2	1,1	0,97

Bei hohen Konzentrationen liegt wahrscheinlich direkte Salzwirkung vor, bei mittleren wird das Salz selbst unwirksam, die antibakteriellen Eigenschaften des Blutes geschwächt, die dann bei weiterer Senkung der Konzentration wieder zum Vorschein kommen.

Bei intravenöser Gabe von hypertonischen NaCl-Lösungen (10 ccm 10% Lösung/kg) an Kaninchen gab es in den ersten Minuten nach der Injektion ein völliges Verschwinden der bactericiden Fähigkeit des Blutes, $1/_2$ Stunde danach war der alte Wert wieder erreicht, nach 2 Stunden aber viel größer als vorher (FLEMING[2111]).

Durch ein Gemisch verschiedener Salze in hypertonischer Lösung (Sulfat, Phosphat, Chlorid, Acetat) wurde eine Erhöhung des Antikörpergehaltes der Erythrocyten gesehen[4036]. Die Hämolysine gegen Hammelblutkörperchen wurden aber nach 20% NaCl (2 ccm/kg) vermindert gebildet ohne sekundären Anstieg in den nächsten 24 Stunden (PRIGGE[2535]). Sulfit verminderte manchmal die bactericide Kraft gegen Staphylokokken[4037]. Die Agglutination gegen Coli wurde durch Zugabe von 2 ccm 20% $Na_2S_2O_3$ intravenös vermehrt[4038], aber auch schon durch 0,5 ccm 0,9% NaCl bei subcutaner Gabe[4039]. Die Präzipitationsreaktion zwischen Antigen und Antiserum wird durch eine Anzahl Isocyanatverbindungen mit Aminosäuren gehemmt[4040].

Rhodangabe vermehrte die Globuline im Plasma[4041]. Die Katalase des Blutes wird durch Gabe hypertonischer NaCl-Lösung (im Gegensatz zur Hemmung in vitro) nur unbedeutend geschwächt, bei peroraler Gabe bis etwa 10% gesteigert[4042]. Nach Chlorat nimmt der Gehalt ab, zugleich mit Rückgang der Erythrocyten (LEVI[2558]).

<hr>

[4031] RADSMA, W.: Arch. neerl. de Physiol. 8, 601 (1923). Rona 23, 421. Keine Angabe, außer daß der Effekt sich der Hofmeisterschen Reihe anpaßt.

[4032] SWEDIN, B.: Biochem. Z. 288, 155 (1936). $Fe(CN)_6$ und Cl' machten keinen Unterschied.

[4033] OTTENSOOSER, F. u. LENZINGER, A.: Z. Immunitätsforschung 81, 354 (1934). Rona 78, 499.

[4034] BOGOMASOWA, W. P.: Trav. Acad. militaire Med. Arm. URSS. 3, 25 (1935). C. 1937 I 3818.

[4035] LEBDUSKA, J. u. CERVINKA, F.: C. rend. Soc. Biol. 103, 366 (1930), Rona 55, 827.

[4036] REPLOH, H.: Z. Immunitätsforsch. 92, 151 (1938). Rona 106, 651.

[4037] CREMER, H.: Z. Unters. Lebensmittel 70, 315 (1935), Rona 91, 426. Ein Tier mit Gewichtsstillstand zeigte Abnahme, die anderen kaum.

[4038] CATTANEO, C. u. MORELLINI, M.: Boll. Ins; sieroterep. nuclan. 18, 52 (1939). C. 1939 I, 4343. Kaninchen.

4. Blutgerinnnng.

Die Blutgerinnung (siehe kurze Angabe S. 257, Zusammenfassung[4043]) kann durch starke Konzentrationen von Neutralsalzen verhindert werden. Dieser Vorgang steht in Beziehung zur Wertigkeit, wie Versuche mit $Fe(CN)_6^{IV}$, SO_4'', Cl' zeigten[4044]. Wesentlich erscheint die Ionenstärke nach Lewis (siehe oben). Daraus würde sich die vielfach bevorzugte Anwendung von $MgSO_4$ erklären lassen.

Durch Verdünnung von Blut mit einer 15- oder 30%-Lösung von Na_2SO_4 im Verhältnis von 3 : 10 ließ sich Blut nicht nur ungerinnbar machen, sondern auch 10 Tage konservieren[4046, II].

Dieser Effekt soll durch direkte Einwirkung auf das Thrombin zustande kommen, während die Kationen das Fibrinogen beeinflussen. Wöhlisch und Mitarbeiter[4046, II] untersuchten die Skala von Kochsalzkonzentrationen auf die Blutgerinnung, um eine Einwirkung auf die Phase der Thrombinentstehung und Thrombinwirkung zu trennen. Auf folgender Abbildung ergibt sich ein Optimum der Wirkung, wenn beide oben angeführten Phasen zusammen geprüft werden. Bei Abtrennung der Phase der Thrombinwirkung fand sich nur eine mit der Konzentration steigende Hemmung des Prozesses. Daraus läßt sich für die Kurve ableiten, daß die Thrombinbildung durch kleine Konzentrationen gefördert wird.

Chlorazol fastpink BKS und Chlorazol Himmelblau FFS hemmen die Blutgerinnung[4045]. Zusatz von NaCl addiert sich in der Wirkung, später aber bei höheren Konzentrationen tritt plötzlich das Gegenteil ein, weil NaCl den Farbstoff aussalzt[4046]. Stärker wirkt auch in dieser Hinsicht das Na_2SO_4.

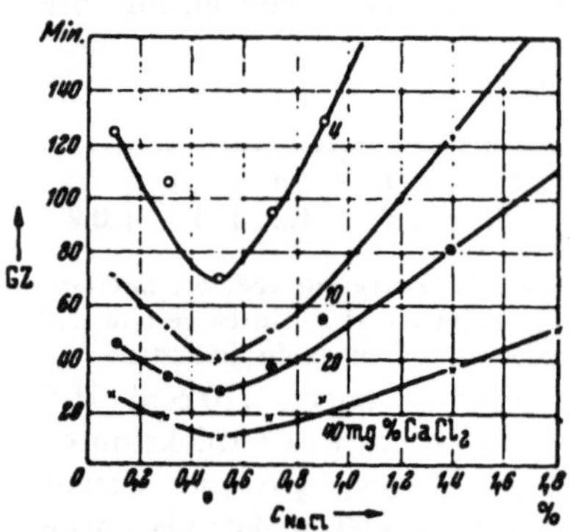

Abb. 61. Gerinnungszeit (GZ) eines recalcifizierten Rinderplasmas als Funktion der prozentualen Kochsalzkonzentration c_{NaCl} bei Variation des $CaCl_2$-Gehaltes von 4—40 mg%. Versuchstemperatur 37° C (nach Wöhlisch, Weitnauer, Grüning[4046, II]).

Wird hypertonische NaCl-Lösung intravenös injiziert, dann kommt es zur Beschleunigung der Gerinnung. Bei Gabe von 50 ccm/kg verschieden konzentrierter (0,6, 0,9, 1,8, 3,6, 4,5%) NaCl-Lösungen an Kaninchen wirkte am meisten in dieser Richtung die 1,8%ige Lösung. Zugleich nahm der Thrombingehalt zu, ebenso Thrombocyten und Leukocyten. Ca'' änderte sich dabei nicht[4047]. Beim Menschen wurde nach 20 ccm 10% NaCl die Gerinnungszeit auf $\frac{1}{2}$—$\frac{1}{5}$ verkürzt, auch hier nahmen der Thrombingehalt und die Leukocyten zu, aber nicht die Thrombocyten[4049]. In beiden Fällen spielte das Ca'' keine Rolle, trotzdem kann man durch Ca''-Salze die Gerinnung beschleunigen, wobei das Anion Cl' bei Gabe von $CaCl_2$ keine Bedeutung hat, da durch das Gluconat derselbe Effekt erzielbar ist[4050].

[4039] Belak, A. u. Oseresznyes, L.: Z. ges. exp. Med. 52, 567 (1926). Rona 39, 293. Paratyphus B bei Kaninchen.
[4040] Hopkins, S. J. u. Wormall, A.: Biochem. J. 28, 228 (1934). C. 1935 II, 1905.
[4041] Westphal: Verh. dtsch. Ges. inn. Med. 1926, 432. Rona 38, 892.
[4042] Sawostjanoff, G. M.: Biochem. Z. 241, 409 (1931). Rona 65, 609. Kaninchen.
[4043] Wöhlisch, E.: Ergebnisse d. Physiologie 1940, 209.
[4044] Glazko, A. J. u. Greenberg, D. M.: Amer. J. Physiol. 128, 399 (1940), Rona 119, 570.
[4045] Hugget, A. St. G.: J. Physiol. 82, P 21 (1934). Rona 82, 615.
[4046] Hugget, A. St. u. Rowe, F. M.: J. Physiol. 82, P 24 (1934). Rona 82, 615.
[4046, I] Vakhrameev, P.: Chirurgija 6, 19 (1940). Rona 123, 382.
[4046, II] Weitnauer, H., Grüning, W. u. Wöhlisch, E.: Biochem. Z. 307, 325 (1941).

Bei Hunden soll bei NaCl-Gabe gerade die Gerinnbarkeit mit dem Cl'-Gehalt sich ändern[4048], aber tatsächlich werden die Hypertonie und das Na˙ eine ebensogroße Rolle spielen.

Hier sind noch die Wirkungen Ca˙˙-fällender Anionen zu erwähnen, besonders bekannt ist die Wirkung von Fluorid. Wir geben die Beziehungen der Faktoren auf folgender Abbildung an Ochsenblut wieder[4051]:

Der Verlauf ist bei den einzelnen Tierarten nicht gleich. Ersichtlich ist, daß bei bestimmten Konzentrationen von Fluorid die Gerinnungszeit verkürzt wird. Dieser Effekt entspricht den schon erwähnten Beobachtungen von CRUT[1781]. Es soll sich nach WÖHLISCH[4043, S. 322] um eine aussalzende Wirkung auf das Fibrinogen und dessen Umwandlungsprodukt handeln, weshalb man auf diesem Wege Fibrinogen darstellen kann. WÖHLISCH hält aber auch eine fördernde Wirkung der Umwandlung von Fibrinogen durch Thrombin für möglich. Wir möchten uns dieser Anschauung anschließen, da die reine kolloidchemische Wirkung durch andere an dieser Stelle der Hofmeisterschen Reihe stehende Ionen nachzuahmen sein müßte, etwa Sulfat usw.

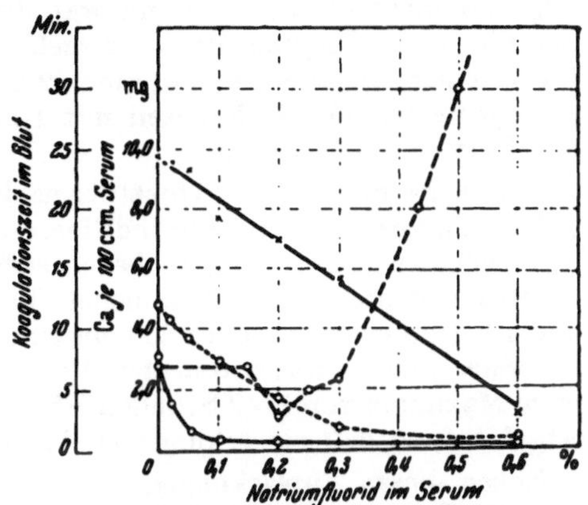

Abb. 62. Prozent Natriumfluorid im Serum.
C —— Koagulationszeit, ×——× Gesamt-Calcium,
······ Diffusibles Calcium, ·——· Ionisiertes Calcium
(nach STEWART u. PERCIVAL[4051]).

Die Annahme, daß die Glykolyse eine wichtige Rolle bei der Gerinnung spiele und die Fluoridwirkung durch deren Hemmung zu erklären sei, wird jetzt nicht mehr zu halten sein (siehe auch [4052]).

Bei Gabe von F' in vivo wird bei chronischer Darreichung keine Änderung in der Blutgerinnung erreicht (GREENWOOD, HEWITT und NELSON[2520, 2521]), es sei denn durch sehr große Dosen, ebensowenig durch Pyrophosphat[4054, I]. Pyrophosphat vermag aber in vitro in der Konzentration von 0,08% die Gerinnung zu hemmen[4054, II].

Von anderen Ca˙˙-fällenden Salzen ist die Hemmung der Blutgerinnung durch Hexametaphosphat (BEHRENS und SEELKOPF[2474]) zu erwähnen.

5. Wirkungen auf das Blutbild.

a) Chlorid. Die Wirkungen sind nicht einheitlich. Bei Kaninchen[4047] und Menschen[4049] fand sich eine *Leukocytose* und Vermehrung der Thrombocyten bei Gabe hypertonischer Lösungen. TAKAMURA[4053] fand nach intravenöser Gabe von 2 ccm/kg isotonischer Lösung bei der Hälfte der Tiere eine Leukopenie, die anschließend in eine beträchtliche Leukocytose bis zum 3fachen umschlug. Die andere Hälfte zeigte nur eine Leukocytose, bei der die pseudoeosinophilen Leuko-

[4047] TAKEDA, M.: Fol. pharmacol. 8, Nr. 3, 1 (1929), Rona 51, 748.
[4048] OLIVIERI, G.: Fol. med. (Napoli) 21, 824 (1935), Rona 91, 140.
[4049] KORMOS, A.: Z. exp. Med. 94, 38 (1934), Rona 82, 615.
[4050] KORMOS, A.: Z. exp. Med. 98, 383 (1936), Rona 95, 56.
[4051] STEWART, C. P. u. PERCIVAL, G. H.: Biochem. J. 22, 1, 559 (1928).
[4052] NORDBÖ, R.: Skand. Arch. Physiol. 75 Suppl. Nr. 11, 1 (1936). C. 1937 I. 3010.
[4053] TAKAMURA, S.: Scient. rep. gov. Inst. infekt. dis. Tokyo 1, 399 (1922). Rona 23, 101.
[4054] BEARD, L. A. u. BEARD, J. W.: Amer. J. Physiol. 85, 169 (1928). Rona 47, 769.
[4054, I] DYCKERHOFF, H., FRIMBERGER, E. u. PRETZSCH, W.: Z. exp. Med. 107, 660 (1940). Rona 122, 267.
[4054, II] BENCKISER, J. A.: C. 1941 II. 2035.

cyten, die Mastzellen und Monocyten besonders hervortraten, während die Lymphocyten relativ zurückblieben. Waren die Tiere vorher gegen Typhus und Cholera immunisiert, dann trat die Leukocytose mehr hervor. Dieselben Wirkungen wurden mit isotonischen Lösungen von NaBr und Na_2SO_4 erzielt, ebenso wie mit hypertonischen Lösungen. Wurde die Hypertonie aber bis auf 10% und mehr gesteigert, dann war die Leukocytose weniger ausgesprochen, aber die Thrombocyten stark vermehrt. BEARD und BEARD[4054] fanden nach 15 ccm einer 1% oder 10 ccm einer 2,5% Lösung bei 8 Kaninchen immer die Leukopenie für 30—50 Minuten mit Umschlag in Leukocytose und Rückkehr zur Norm in 4—5 Stunden.

Der beobachtete Leukocytensturz nach intracutaner Einspritzung von 0,2 ccm 0,9% NaCl, aber auch anderen indifferenten Lösungen, ist nur als die Möglichkeit einer nervösen Einwirkung zu beachten[4055]. Dagegen sind mit den obigen Versuchen an Menschen und Kaninchen Versuche an Hunden zu vergleichen, die nach 100 ccm einer iso- oder 20 ccm einer hypertonischen (4,25%) NaCl-Lösung bei oraler oder intraperitonealer Verabfolgung eine Leukopenie ergaben mit einem Maximum von 1—2 Stunden[4056, 4057]. Die Beobachtung wurde $3^1/_2$ Stunden fortgeführt, so daß ein sekundärer Anstieg nicht ausgeschlossen erscheint.

Neben diesen Einwirkungen auf das weiße Blutbild wird vielfach auch die *Zahl der Erythrocyten* vermindert gefunden. Es kann sich hier um sekundäre Effekte handeln, indem bei Gabe großer Mengen Lösung eine Verdünnung zu erwarten ist, aber ebenso wird man eine Verdünnung mit Hydrämie erwarten müssen, wenn kleine Mengen hypertonischer Lösung gegeben wurden. Diese führt zur Aufnahme von Flüssigkeit aus den Organen und damit zu einer Verdünnung des Blutes und Vermehrung der Blutmenge mit hämodynamischen Folgen. Dieser Effekt wird deshalb an anderer Stelle Erwähnung finden, ist nicht für Anionen spezifisch oder charakteristisch, wenn auch Abwandlungen im Betrage und in der Dauer zu bemerken sein werden. Unabhängig von dieser Einwirkung ist wohl die Beobachtung von SHEFTEL[4058], daß nach Gabe von 5—15 g NaCl in 500 ccm Wasser per os der Hämoglobingehalt um 11,2% (2—19%) innerhalb 3—4 Stunden absinkt. Man wird wohl kaum eine so lange bestehende Hydrämie von diesem Ausmaß erwarten dürfen.

BOYLE und Mitarbeiter[4022, IV] fanden bei Hunden in Morphin-Medinalanästhesie nach 10ccm/kg isotonischer NaCl-Lösung ein Absinken des Hämatokritwertes von 55 auf 40% mit Rückkehr zur Norm in 5 Stunden.

b) Bromid. Nach Gabe von 1 g NaBr in 20 ccm per os an einen 12—13 kg schweren Hund ergab sich eine Zunahme der Gefrierpunktserniedrigung (von 0,59—0,63° nach 1 Stunde, 0,61° nach 2 Stunden). Die Viscosität nahm etwas ab, aber der refraktometrische Index nahm zu. Dazu paßt vielleicht besser die mäßige Hyperglobulie. Eine Leukocytose war vorübergehend, bei längerdauernder Darreichung ergab sich eine Verschiebung des Arnetschen Blutbildes nach links[4059, 4060]. FLINN[2777, II] verabfolgte an 71 Versuchspersonen 4 Monate lang dreimal täglich je 0,65 bzw. 1,0 g NaBr. Eine Einwirkung auf das Blutbild und die Zahl der Erythrocyten wurde nicht erzielt.

c) Rhodanid führte bei intravenöser Injektion am Menschen zu einer Leukocytose[4061], manchmal zu einer Abnahme der Zahl der Erythrocyten (BACKER und

[4055] ROESLER, G. u. SEEBER, K.: Naunyn-Schmiedebergs Arch. 177, 147 (1935), Rona 87, 120.
[4056] SOLARINO, G.: Boll. Soc. ital. Biol. sper. 2, 1036 (1928), Rona 45, 507.
[4057] SOLARINO, G.: Haematologica 9, 501 (1928), Rona 48, 217.
[4058] SHEFTEL, A. G.: Amer. J. clin. Path. 9, 554 (1939), Rona 117, 652.

andere[4147, I]). Bei wiederholter Gabe kam es bei Hunden und Kaninchen vorübergehend zu einer leichten Linksverschiebung mit mäßiger Lymphocytose. Besonders wichtig ist die Einwirkung auf die Erythrocyten, die teilweise vermindert waren, aber als konstantes Symptom eine Abnahme ihres Hämoglobingehaltes zeigten (JAHR[2548]). Von LINDBERG, WALD und BARKER[4022, II] wurde bei Hunden 5 Monate lang im Plasma eine toxische Konzentration von 20—60 mg% SCN' unterhalten. Die Zahl der Leukocyten änderte sich nicht systematisch, dagegen erfolgte eine Abnahme der Zahl der Erythrocyten und des Hämoglobingehaltes. Der Färbeindex blieb unterhalb 0,8. Diese Veränderungen bildeten sich nach Fortlassen des SCN' nur sehr langsam, teilweise gar nicht zurück, da sich auch schwere Veränderungen im Knochenmark zeigten. Die Veränderungen ähnelten schließlich dem Bilde der Benzolvergiftung (aber offenbar ohne daß die Leukopoese beeinflußt wurde). Man wird sich fragen, ob hier die Fähigkeit des SCN', mit Cu·· Komplexe zu bilden, eine Rolle spielt, da Cu·· bei der Hämoglobinbildung wesentlich mitwirkt.

d) Chlorat. Akute Vergiftung bei der Katze verlief mit Leukocytose unter relativer Abnahme der Lymphocyten (LIPSCHITZ[2560]). Bei einem Kaninchen, das täglich 0,1 g/kg $KClO_3$ erhielt, kam es am 4. Tage zu einem geringfügigen Rückgang der Leukocyten von 8000 auf 6000. Am 8. Tage war der Gehalt an Hämoglobin um 41,1%, die Zahl der Erythrocyten um 53,4% gesunken (LEVI[2558]). Auch JUNG[3996, I] fand bei Katzen in den letzten Phasen der Vergiftung eine Abnahme der Zahl der Erythrocyten.

e) Thiosulfat in der Menge von 0,7 g/kg in 25% Lösung gegeben, führte be-Kaninchen zu geringer Leukocytose[4063]. Bei wiederholter Gabe stieg die Zahl der Erythrocyten bei Tauben etwas an[4062].

f) Sulfit veranlaßte bei Ziegen nach wiederholter Gabe ein Verschwinden der Eosinophilen, Vermehrung der stabkernigen Leukocyten und Verminderung der Lymphocyten. Diese Erscheinungen gingen in 8—10 Tagen zurück. Wurden nach der Schlachtung Blutproben aus den einzelnen Organen entnommen, dann fand sich in dem Lungenblut die Zahl der Eosinophilen vermehrt. Sie müßten aus dem Blut in die Lunge abgewandert sein (KLEIN[2130]). Bei diesen Versuchen handelt es sich um Sulfit, das durch Einwirkung von Säure auf $Na_2S_2O_3$ hergestellt war („Rheinosal") und den Schwefel noch kolloidal enthielt. Die Versuche sind also nicht rein auf SO_3'' zu beziehen.

g) Fluorid. Bei der akuten Vergiftung von Kaninchen mit 50—60 mg/kg NaF intravenös fand sich Leukocytose mit Linksverschiebung. Bei chronischer Vergiftung waren keine einheitlichen Ausschläge zu finden[4064]. Mit Fluorbenzol wurde Abnahme der Leukocyten gefunden (LANG[2942]), ebenso nach 1—2 mg/kg NaF bei Hunden, zugleich mit Linksverschiebung[4065]. Durch längere Darreichung von 2,26 mg/kg F' kam es bei ihnen zu keiner Änderung des Blutfarbstoffes (GREENWOOD, HEWITT und NELSON[2520]). Kaninchen bis zu 30 mg/kg NaF am Tag zeigten gelegentlich Anämie[4064]. Bei Fluorbenzol war die Abnahme der Erythrocyten regelmäßig (LANG[2942]).

4059 RISI, A.: Naunyn-Schmiedebergs Arch. 192, 99 (1939).
4060 RISI, A.: Russ. Ter. e. Pat. clin. 8, 2 (1931), Rona 61, 713.
4061 TAKACS, L.: Z. ges. exp. Med. 50, 432 (1926), Rona 37, 441.
4062 HATTORI, M.: Mitt. med. Akad. Kioto 14, 1053 (1935), Rona 91, 128.
4063 MARPLES, E. u MYERS, C. N.: Proc. Soc. exp. Biol. med. 24, 39 (1926), Rona 40, 148.
4064 VALJAVEC, M.: Z. exp. Med. 85, 382 (1932), Rona 71, 575.
4065 RISI, A.: Riv. Pat. sper. 6, 312 (1931), Rona 61, 714.
4065, I REICKOLDT: Naunyn-Schmiedebergs Arch. 111, 71 (1926), Rona 37, 221.

Über die lymphatischen Gewebe verdanken wir JECKELN[2507] eine ausführliche Arbeit. Verschiedene Tierarten erhielten tödliche Mengen von „Tanatol" (Na_2SiF_6), von denen sie meist an einer Dosis zugrunde gingen.

Sie wurden seziert und die Lymphgewebe untersucht. Die Empfindlichkeit war dabei verschieden, indem Meerschweinchen erst nach mehreren Dosen die Wirkung zeigten, und zwar dann besonders in den subepithelialen Drüsen des Darmes. In den Peyerschen Haufen fanden sich zumeist nur wenige erhaltene Lymphzellen. Das Reticuloendothel war voller Kerntrümmer. In anderen Lymphknoten fanden sich Pyknosen der Kerne, in der Milz teilweise zentrale Aufhellung mit Kernteilungsbildern. In den Lymphdrüsen des Hundes fand sich ein hochgradiger Kernzerfall mit Aufnahme der Trümmer durch Makrophagen (Milz, Gaumenmandeln, Wurmfortsatz). Die Knötchen waren vielfach mit Blutungsherden durchsetzt. Kaninchen reagierten mittelstark.

II. Kreislauf.

1. Das isolierte Herz.

a) Chlorid-Bromid. Die Eigenwirkung von Cl′ kann am isolierten Herzen kaum herausgebracht werden, jede Änderung des osmotischen Drucks bedeutet eine Schädigung, genau wie eine Änderung der Zusammensetzung der Kationen. Man muß also bei den Versuchen äquivalente Mengen von Cl′ durch das in Frage stehende Anion ersetzen. So konnte das Cl′ in der Tyrode durch Br′ ersetzt werden, und das mit dieser Lösung beschickte Froschherz nach STRAUB schlug ungestört weiter[4065, I]. Das gelang auch anderen Autoren[4066, 4067], weder Amplitude noch Rhythmus änderte sich, aber die Reizbarkeit des Ventrikels nahm ab. Die Rheobase z. B. betrug bei Cl′ 7,0, nach Umschaltung auf Br′ 10,3[4066]. Auch die Reizstärke für den Herzstreifen muß schon bei $\frac{1}{2}$ Brom-Ringer um 16,5 %, bei vollem Ersatz des NaCl durch NaBr um 19,2 % erhöht werden[4069]. Kleinere Konzentrationen sollen die Reizbarkeit erhöhen[4070]. Die Schlagfrequenz, nach Engelmanns Suspensionsmethode durchströmt, wurde zweimal erhöht gefunden[4068], auch am Krötenherzen[4071]. Beeinflussung der Kontraktilität fand sich nie, außer bei Injektion von NaBr in der Menge von 0,1—0,4 g in den Lymphsack des originalen Engelmannschen Präparates nach längerer Dauer[4072].

Berichte über einen teils verstärkenden Effekt bei kleinen Dosen (1 : 200), einen die Amplitude vermindernden bei größeren Dosen[4073] wird man wohl auf Nichtbeachtung osmotischer und Ionengleichgewichtsfragen zurückführen können.

Das isolierte Herz von Helix pomatia soll durch Br′ sehr geschwächt werden[4074, I].

Beim *isolierten Kaninchenherzen* soll NaBr 1:1000 die Amplituden vermehren[4074], die mitgeteilte Vermehrung ist aber nur flüchtig und wohl als Kunstprodukt zu werten. Höhere Konzentrationen hatten keinen nachteiligen Einfluß auf die Kontraktilität. Eine besondere Wirkung auf die Coronargefäße des isolierten Katzenherzens wurde behauptet.

[4066] DE BORGGRAEF, L.: Arch. internat. Physiol. 33, 300 (1931), Rona 61, 104.

[4067] DE BORGGRAEF, L.: C. rend. Soc. Biol. 101, 167 (1929), Rona 51, 506. Perfusion nach Symes.

[4068] HOMMA, S.: Jap. J. med. Sci. III. Biophysics 1, 109 (1930), Rona 60, 447.

[4069] HOMMA, S.: Jap. J. med. Sci. III. Biophysics 1, 147 (1930), Rona 60, 447.

[4070] HOMMA, S.: Jap. J. med. Sci. III. Biophysics 2, LXIII (1927), Rona 45, 380.

[4071] HOMMA, S.: Jap. J. med. Sci. III. Biophysics 2, XII (1927), Rona 45, 225.

[4072] HAZAMA, F.: Kinki Fujinkwa Gakkwai Zassi 9. 1 (1926), Rona 38, 316.

[4073] MINAMIKAWA, K.: Jap. J. Obstr. 15, 129 (1932), Rona 69, 198.

[4074] DELAS, R.: C. rend. Soc. biol. 91, 1393 (1924), Rona 31, 315.

[4074, I] PORA, E. A.: C. rend. Acad. Roum. 4. 392 (1940), Rona 126, 109. Bromat soll schwächer als Br′ wirken. Aus dem mir allein zugänglichen Referat ist nicht ersichtlich, ob es sich um eine K′-Wirkung handelt, da anscheinend KBr zugesetzt wurde.

Diese sollen bei Konzentrationen im Bereich von 1 : 50000 bis 1 : 4000000 NaBr erweitert werden. Höhere und niedere Konzentrationen sollen jede Wirkung vermissen lassen. Ähnlich wirken entsprechende Konzentrationen von Jodid, während NO_3', SCN' und SO_4'' keine Regelmäßigkeiten zeigen[4075, 4076].

Abgesehen davon, daß diese Versuche sich nicht wiederholen ließen, würde es interessieren, wie man z. B. eine NaCl-Lösung herstellen will mit einem so niedrigen Gehalt an Bromiden.

b) Nitrat. Die Reizbarkeit wurde sowohl beim Ringstreifen des Froschventrikels[4069, 4070] als auch am Krötenventrikel untersucht und die Schwelle erniedrigt gefunden. Höhere Konzentrationen wirkten weniger, als wenn etwa die Hälfte der Ionen durch Nitrat ersetzt waren. Beim durchströmten Herzen gab es geringfügige Frequenzvermehrungen[4068]. Die Reaktion gegen Acetylcholin war nicht geändert bei Ersatz des Cl' durch NO_3', bei Acetat war die Reaktion verstärkt[4076, I].

c) Jodid führte zur Steigerung der Reizschwelle bei vollem Ersatz der Chlorionen um 32%. Die Rheobase erwies sich beträchtlich erhöht von 6,6 bei Cl' auf 34,4 bei Jodid-Ringer[4066, 4067]. Bei diesem vollen Ersatz der Chlorionen kam es zur Unregelmäßigkeit des Herzschlages, das Herz blieb zeitweise stehen. Fand der Ersatz nur zur Hälfte statt oder zu zwei Drittel, dann schlug das Herz längere Zeit unter Verlangsamung des Rhythmus[4066], oder es gab keine Änderung[4069]. Die Konzentration von 1 : 25 soll schon zur Abnahme führen, ein durch Ringerlösung auswaschbarer Effekt[4073]. Bei Durchströmung fand sich eine bei Belastung raschere Ermüdung des Froschherzens[4077].

d) Dieser Effekt war auch nachweisbar bei Rhodanid, wie überhaupt bei **Rhodanid** die beobachteten Wirkungen meist deutlicher gefunden wurden als bei Jodid. Die Reizschwelle des Herzstreifens erhöhte sich schon bei Ersatz der halben Cl'-Ionen durch SCN' um 100%, bei vollem Ersatz um 152%, während bei Jodid nur Zahlen bis 44% zur Beobachtung kamen[4069]. Am ganzen nach ENGELMANN durchströmten Herzen fand sich eine Abnahme der Frequenz und besonders auch des Tonus.

Bei Durchströmung mit $1—2\%$ Lösungen von NaSCN kam es nach kurzer Vermehrung der Amplitude zum Stillstand in Diastole. Ausspülung mit Ringer führte allmählich zu einer Vermehrung der Amplitude über die Norm. Atropin vermochte nur den völligen Stillstand, nicht die sonstige Rhodanidwirkung aufzuheben[4078]. Inwieweit man Frequenzänderungen für eine Vermehrung oder Verminderung der Amplituden verantwortlich machen kann, ist nicht ersichtlich. Wir haben in den Untersuchungen von HOMMA[4068—4071] den Versuch gesehen, die Hofmeistersche Reihe aus der Reihenfolge der Ionen herauszulesen. Es ist bei diesen Versuchen eine Zunahme der Reizschwelle von Cl' über Br' zum Jodid bis zum Rhodanid merkbar. Nitrat, mit ausschließlicher Erhöhung der Reizbarkeit, liegt abseits von seiner Stelle, und das ist durchaus verständlich, weil NO_3' am schlagenden Froschherzen zu NO_2' reduziert werden kann. Die Angaben des Autors über die Schlagfrequenz gehen dahin, daß die Hofmeisterschen Reihen sich nur bei manchen Konzentrationen finden und bei anderen

[4075] GUGGENHEIMER, H. u. FISHER, I.: Dtsch. med. Wschr. 1928 II. 1959. Rona 51. 813.
[4076] GUGGENHEIMER, H. u. FISHER, I.: Naunyn-Schmiedebergs Arch. 126. 104 (1927), Rona 47. 117.
[4076, I] MARIOTTI, F. R.: Boll. Soc. ital. Biol. sper. 17. 362 (1942). Rona 131, 534.
[4077] HANDOVSKY, H.: Naunyn-Schmiedebergs Arch. 97. 171 (1923).
[4078] TAKACS, L.: Z. ges. exp. Med. 50. 440 (1926). Rona 37. 702.
[4079] CARTOLARI, C.: Arch. internat. Pharmacodyn. 39. 101 (1930). Rona 59, 443.
[4080] CARTOLARI, C.: Atti Soc. med. Chir. Padova 8. 159 (1931). Rona 64. 523.
[4081] MESSINI, M.: Naunyn-Schmiedebergs Arch. 149, 36 (1930), Rona 55, 828.

nicht, weil sich die Konzentrationswirkungskurve jedes Anions anders verhält, so daß Überschneidungen vorkommen. Diese Überschneidungen sind aber begleitet zum Teil von Frequenzänderungen von einem Schlag pro Minute, was um so weniger Gültigkeit hat, als unter der Einwirkung quellender Ionen die Tendenz zur Frequenzänderung bei manchen Herzen zunimmt.

e) Eigene ausgiebige Versuche (EICHLER[1089, 4082]), die meist mit **Perchlorat**, aber auch in einigen orientierenden Experimenten mit Rhodanid vorgenommen wurden, ergaben im Prinzip dieselbe Art der Wirkung beider Anionen, die sich sogar quantitativ kaum unterschied. Es wurde dabei so vorgegangen, daß auch die Cl'-Ionen des KCl und $CaCl_2$ der Ringerlösung durch ClO_4' ersetzt waren. Es gelang so durch öfteres Wechseln der Ringerlösung die Cl'-Ionen aus dem Herzen völlig zu entfernen, ohne daß ein völliger Herzstillstand eintrat. Das Herz schlug allerdings mit einer sehr kleinen Amplitude, während der Venensinus noch gut in Aktion blieb. Die Abnahme der Amplitude begann schon deutlich, wenn etwa 10% des Cl' durch ClO_4' ersetzt war.

Die Reversibilität erwies sich absolut abhängig von der Dauer der Einwirkung von ClO_4'. Bei kurzer Einwirkung (einige Minuten) war die Reversibilität gut, bei längerer (schon von 10—20 Minuten an) fast nie vollständig. Es blieb ein Zustand der Hypodynamie zurück mit all seinen Erscheinungen, wie Gruppenbildung, Überleitungsstörungen, Wechsel der Frequenz, verminderte Hubhöhe. Durch Oleat und Ca''-Zugabe war er gut zu beseitigen. In manchen Versuchen traten diese Folgezustände schon während der Darreichung von ClO_4' auf und schienen das Vergiftungsbild zu verwirren, allerdings nur, wenn man sich mit wenigen Versuchen begnügte. Die Sommerfrösche waren in dieser Hinsicht empfindlich, während die Winterfrösche (Esculenten) viel weniger zu Frequenzänderungen neigten.

Die Versuche waren unternommen worden in der Hoffnung, die kaliumfällende Wirkung von ClO_4' nachweisen zu können. Diese Hoffnung war deshalb vage, weil die Löslichkeit des $KClO_4$ viel zu hoch ist, um eine Wirkung dieser Art zuzulassen. Da wir mit großer Sicherheit annehmen können, daß ClO_4' in die Zelle ebensowenig eindringt wie die anderen Anionen, ist eine Wirkung innerhalb des höheren K'-Gehalts der Zelle erst recht nicht zu erwarten. Daher war die Frage ganz offen, wie die Wirkung von K' sich zu diesem ClO_4' verhalten würde. Es wäre auch bei „Fällung" eine teilweise Aufhebung der ClO_4'-Wirkung nicht zu erwarten gewesen, da die Äquivalente, die von der ClO_4'-Konzentration abgezogen werden, zu geringfügig sind, um hier einzuwirken. Beseitigung des K' würde aber als einziger Effekt übrigbleiben, d. h. Überwiegen des Ca'', was offenbar nicht eintritt.

Die Vorstellung von MESSINI[4081] der Aktivitätsbeschränkung von K' durch ClO_4' ist nur bei Eindringen des ClO_4' in die Zelle selbst möglich, was nicht der Fall ist. Daß aber solche Aktivitätsminderung nicht haltbar ist, wurde im physikalisch-chemischen Teil diskutiert.

Die Wirkung von K' ist nach diesen Überlegungen nicht von einer chemischen Reaktion belastet, und man hat zuerst der Erfahrung zu folgen. In den eigenen Versuchen (EICHLER[1089, 4082]) fand sich eine bedeutende Sensibilisierung für K' durch ClO_4'. Schon geringfügige Steigerungen des K'-Gehaltes von normalem Ringer führte zu einer Verschlechterung der Herzarbeit. In dieser Hinsicht nur, nicht in der ursprünglichen Wirkung von ClO_4', weichen die Angaben von CARTOLARI[4079, 4080] von den meinen ab. Besonders wird von ihm auf die Abnahme des Tonus Wert gelegt und bei höheren Dosen auf die Lucianischen Perioden, die in dieser Form auch bei Ringer ohne K' zu beobachten sind. In solchem Ringer

---

[4082] EICHLER, O.: Dissertation Königsberg 1924.

hören die Pulsationen allmählich ganz auf, was bei der bekannten Bedeutung des $K^·$ für die Reizbildung nicht unerwartet ist. In diesem Punkt kann ClO_4' das $K^·$ nicht ersetzen. Wenn man jetzt $K^·$ zusetzt, wird natürlich die Herzarbeit verbessert werden müssen. Besonders wird die Möglichkeit bestehen, daß die Periodenbildung durch $K^·$-Zusatz beseitigt wird.

Die Behauptung, daß Tonus und Amplituden gebessert werden, ist auf der Kurve nicht sichtbar, aber durch eine Frequenzverminderung leicht verständlich. Ein anderes Mal wurden die durch hohe HCl-Konzentration (0,021 mol) auf fast 0 herabgeminderten Kontraktionen durch Umwechseln auf K-freien Ringer mit 0,081 mol ClO_4' unter Frequenzverminderung in Gang gebracht.

Alle diese Versuche umgehen den doch einfach zu wiederholenden Versuch mit Zusatz von KCl, der allerdings die Theorie der Aktivitätsverminderung von $K^·$ hätte zerstören müssen.

In einem Versuch (Abb. 7 der Arbeit von Cartolari) an einem Krötenherzen fand sich ebenso, daß der Effekt von 0,042 mol KCl durch Ringer ohne KCl mit ClO_4' ausgewaschen wurde. Es handelt sich um ein Auswaschen des Überschusses von Kalium.

Man kann deshalb ohne Bedenken an der Vorstellung festhalten, daß ClO_4' seine Wirkung als Glied der Hofmeisterschen Reihe ausübt.

Die Potenzierung der Wirkung durch $K^·$ bei quellenden Ionen wurde auch vorher schon beobachtet, so wenn Spiro[4083] berichtet, daß $K^·$ mehr zur Geltung komme, wenn es als Rhodanid anstatt als Chlorid oder gar als Acetat der Ringerlösung zugesetzt wird. Neuerdings wurde am Froschherzen und dem Herzstreifenpräparat der Schildkröte von Bacq[4086, I] die sensibilisierende Wirkung des SCN' für $K^·$ (ebenso wie von der Veratringruppe und Hydrosulfit) beobachtet. Ebenso wie $K^·$ erhöhten Rhodanid und Veratrin kräftig das Ansprechen des Atriums cordis der Schildkröte auf Reizung des Vagus[4086, II]. Vermutlich wird man das gleiche (wie Analoges am Muskel) mit Perchlorat finden.

Umgekehrt fand sich in unseren Versuchen eine antagonistische Wirkung von $Ca^{··}$ gegenüber ClO_4', die um so deutlicher war, je früher das $Ca^{··}$ in der Froschkanüle zugesetzt wurde und so weit ging, daß das unter ClO_4'-Ringer schlagende Herz Konzentrationen von $Ca^{··}$ vertrug, unter denen es sonst systolisch stillstand. Man konnte durch Erhöhung der $Ca^{··}$-Konzentration Ringerlösungen mit ClO_4' und SCN' herstellen, die eine Stunden dauernde volle Aktivität des Froschherzens gewährleisteten.

Das Entgegengesetzte war an der anderen Seite der Hofmeisterschen Reihe der Fall, z. B. beim SO_4'', wo die $Ca^{··}$-Konzentration herabgesetzt werden konnte[4084]. Beim $Ca^{··}$ finden sich die zum $K^·$ analogen Beobachtungen betreffs der das Herz verlangsamenden Wirkung von $Ca^{··}$-Salzen, die der Reihe $Cl' > NO_3' > J'$ folgen[4085]. Strophantin wirkte besonders bei unter SCN' und J' leicht dehnbaren und gegen Dehnung sehr empfindlichen Herzen günstig[4077, 4086].

Die Gesamtheit dieser Beobachtungen ließ daran denken, daß es sich um eine kolloidchemische Wirkung irgendeiner Art handelt. Daß es sich nicht um Quellung handelt, ist schon daraus ersichtlich, daß diese Ionen nicht weiter als bis an die Grenze der Zellen gelangen. Diese besetzen sie allerdings um so dichter, je mehr sie nach ClO_4' und SCN' stehen.

In dieser Richtung wurde kürzlich eine weitere Möglichkeit (Eichler[2451, 1]) in den Bereich der Überlegung gezogen, die auch eine Ähnlichkeit mit der $K^·$-

[4083] Spiro, K.: Biochem. Z. 127. 299 (1922).
[4084] Wieland, H.: Naunyn-Schmiedebergs Arch. 119. 42 (1927). Rona 40. 737.
[4085] Kisch, B.: Z. Kreislaufforschung 22. 345 (1930). Rona 56. 737.
[4086] Handovsky, H.: Pflügers Arch. 198. 56 (1923).
[4086, I] Deronaux, G. u. Bacq, Z. H.: Acta biolog. Belg. 1. 248 (1941). Rona 131 584.
[4086, II] Bregante, L. J.: C. rend. Soc. Biol. 141, 846 (1942). C 1948 II, 507.

Wirkung ergab. Die hydrophoben Ionen reichern sich an der Grenzfläche an und erniedrigen die Oberflächenspannung. Dadurch wird eine das Innere der Faser zusammenhaltende Kraft vermindert, und um den osmotischen Druck auszugleichen, würde Wasser in die Zelle eindringen, wodurch doch eine Wasseraufnahme, wenn auch keine echte Quellung, resultieren würde. $Ca^{..}$ müßte die Oberflächenspannung der Grenzen erhöhen, was nicht erwiesen ist.

Die häufig beobachtete Wirkung auf Membranen gibt auch eine Beziehung zu $K^.$ und $Ca^{..}$, etwa in Richtung von Auflockerung und Dichtung (wie EICHLER[1089]). Aber wir wissen nicht, wogegen die Auflockerung oder Dichtung sein soll, und ob nicht durch Anionwirkung an den Zellgrenzen nur ein elektrisches Feld den Rand und die Flüssigkeit der Zellgrenzen verändert, das um so mehr gestört wird, je mehr das entsprechende Kation, z. B. das zweiwertige $Ca^{..}$, kompensierend eingreift. Aber jetzt erhebt sich die Frage nach der Wirkung des $K^.$, dem permeabilitätserhöhende Wirkung zugeschrieben wird. Die Permeabilitätserhöhung in vivo betrifft beim $K^.$ (nicht beim $SCN^.$) nicht einfache Membranen (z. B. Erythrocyten), sondern Grenzen, die durch Endothelien gebildet sind, z. B. Kapillargrenzen. Hier aber steht im Vordergrund die physiologische Funktion. $K^.$ geht bei Erhöhung der Konzentration in die Zelle ein, vielleicht vermag es dabei die Zahl der Ionen entgegengesetzter Ladung an den Zellgrenzen zu erhöhen, die dann ihre Membranwirkung allein ausüben würden. Jede Überlegung führt zu einer Unzahl von Konsequenzen, deren Entwicklung immer in die Sackgasse des Nichtprüfbaren führt und also nicht aus dem Bereich der reinen Theorie heraus. Wir haben diese Verhältnisse so ausführlich behandelt, weil es sich in unserer weiteren Darstellung als ein Prinzip von weitem Geltungsbereich erweisen wird.

f) Cyanat wurde nur von VOIGT[2447] geprüft. Es fanden sich Verlangsamung des Vorhofrhythmus und Irregularitäten, Störungen der Überleitung und Stillstand in Diastole, also Störung der Reizbildung und Reizleitung. Die Konzentrationen betrugen 0,5—0,167%. Man sieht Symptome wie bei den oben behandelten Ionen.

g) Sulfat, Sulfit und Thiosulfat haben auf die Reizgrenze des Herzstreifens kaum eine Wirkung, am Herzen wurde die Frequenz nicht verändert außer einer einmal beobachteten Frequenzabnahme, ohne daß ein Einfluß auf die Kontraktilität bemerkt wurde[4068, 4069]. Die Giftigkeit von $BaCl_2$ konnte durch Na_2SO_4 in äquivalenten Mengen aufgehoben werden durch Fällung als $BaSO_4$[4087, 4088]. Am isolierten Kaninchenherzen verursachte angeblich 10^{-5} und 10^{-6} Na_2SO_4 noch Erhöhung des Durchflusses durch die Coronarien. Sulfit vermehrte ihn in denselben Konzentrationen um 7 und 16%, Thiosulfat um 20 und 23%[1089]. Bei 0,25% Sulfit hörte die Tätigkeit rasch und irreversibel auf (KORTSCHAGIN und LEWITOW[1660]). Thiosulfat führte beim isolierten Krötenherz in 1% Lösung zum Stillstand, bei 0,1% wurde der Rhythmus langsamer. Eine Entgiftung von KCN wurde nicht beobachtet[4090]. Durch Komplexbildung mit $Cu^{..}$ vermag es dessen giftige Wirkung am Herzen zu hemmen[4091].

h) Phosphat. Die Beobachtungen sind nicht einheitlich. So wurde im Vergleich zur Pufferung mit Bicarbonat vielfach kein Effekt beobachtet[4092]. Aber

[4087] HERMANN, S.: Naunyn-Schmiedebergs Arch. 176, 599 (1934). Rona 83, 443.
[4088] HERMANN, S.: Verh. 14. internat. Kongr. Physiol. 111 (1932). Rona 72, 547.
[4089] WIEMER, P.: Naunyn-Schmiedebergs Arch. 143, 10 (1929). Rona 53, 134.
[4090] COMBES, T. J. C.: C. rend. Soc. biol. 97, 1240 (1927). Rona 44, 590.
[4091] CACCIAVILLANI, B.: Boll. Soc. ital. Biol. sper. 9, 511 (1934). Rona 83, 668.
[4092] v. BAHR, G.: Skand. Arch. Physiol. 61, 277 (1931), Rona 63, 135.

gelegentlich trat eine Besserung doch auf, und wenn sie auch von BAHR[4092] nicht auf das PO_4''' bezogen wird, finden wir doch vielfache Angaben in dieser Richtung z. B.[4093, 4095, 4096] Zunahme des Tonus und geringere chronotrope Wirkung bei niederen Konzentrationen[4094]. Am Krötenherzen wurde auch eine positiv inotrope Wirkung deutlich, die bald einer Hemmung wich. Diese beherrschte das Bild bei höheren Konzentrationen. Wurde die phosphatreiche Speiseflüssigkeit mit normaler gewechselt, dann zeigte sich eine über die Norm weit hinausreichende Besserung des Herzschlages[4094, I]. Der Verlauf kann zurückgeführt werden auf den Ca''-Niederschlag, die Phosphatkonzentration an sich und auf die Verschiebung des p_H, da durch Ausfällung nicht Äquivalente gleicher Stärke fortgenommen werden ([4094], siehe auch S. 55 ff.). POHLE stellt eine Beziehung zum Calcium in den Vordergrund, wie früher auch schon HEUBNER, und zwar soll es sich um eine direkte synergistische Wirkung handeln. Die folgende Abbildung aus der Arbeit zeigt, welche Ca''-Konzentration gerade ausreicht,

um noch eine Arbeit des Froschherzens zu unterhalten. Wir sehen, daß die Ca''-Konzentration gesenkt werden kann, wenn die PO_4'''-Menge verhältnismäßig wenig erhöht wird. Bei ganz hoher Konzentration kommt es zur Fällung, und dann muß die Konzentration wiederum erhöht werden. Daß die Fällung eine Rolle spielt, ergab sich daraus, daß gealterte Lösungen nicht mehr dieselbe Wirkung zeigten. POHLE zieht aus seinen Versuchen den Schluß, daß nicht das ionisierte Ca'' wirksam gewesen sei, sondern eine Komplexverbindung.

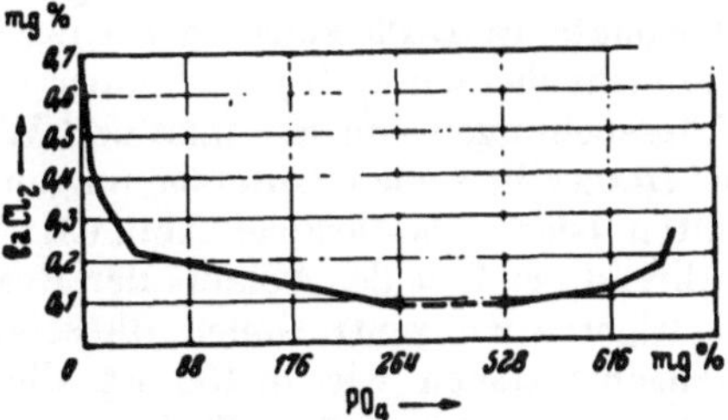

Das horizontale Mittelstück ist verkürzt gezeichnet

Abb. 63. Konzentration von Calzium, die notwendig ist, um die Aktion bei verschiedenen PO_4-Mengen aufrecht zu erhalten (nach POHLE).

Diese hypothetische Komplexverbindung könnte auf dem Diagramm der Aktivitätskoeffizienten (S. 62ff. unserer Darstellung) erschlossen werden, aber die Bedingungen zu ihrer Entstehung dort sind durchaus andere. Dagegen besteht durchaus die Möglichkeit, daß es sich um einen Vorgang handeln könnte, der durch die Stellung des Ions in der Hofmeisterschen Reihe bedingt ist, das an dieser Stelle mit Ca'' synergistisch wirken müßte. GÜNTHER und HEUBNER[4098] fanden sogar systolischen Herzstillstand nach Zusatz von Phosphat bei auftretender Opalescenz.

KRAUTWALD und STUHLMANN[2840] bemerkten allerdings, daß Zusatz von sekundärem oder primärem Phosphat in den Mengen von 0,5 oder 1,0 mMol zu Ca''-armer Ringerlösung eine Besserung der Herztätigkeit nicht herbeiführte.

Wir haben schon bei dem Verhältnis K' zu ClO_4' darauf hingewiesen, daß durchaus nicht eine absolute Konformität zu erwarten sei. Das könnte man auch hier annehmen, wenn man sicher wäre, daß die Acidität in diesen Versuchen gewahrt wäre. Auch ein Herz, das durch reine NaCl-Lösung stillgelegt war, ließ sich durch Phosphat nicht in Gang bringen[4099].

[4093] FREEMAN, N. E.: Amer. J. Physiol. 92, 107 (1929). PO_4''' verstärkte die Amplitude mehr als Hexosediphosphat.

[4094] BARLOW, O. W.: Amer. J. Physiol. 90, 274 (1929). Rona 53, 376. 0,008—0,024°₀.

[4094, I] RUSSO, G.: Atti. Acced. Gioenia Catania VI siehe 4, 1 (1940). Rona 129, 367. Auch Citrat und Acetat wirkten in gleicher Richtung, beide fällen nicht nur Ca'' bzw. vermindern seine Dissoziation, sondern stehen in der Hofmeisterschen Reihe ähnlich wie Phosphat.

[4095] STAUB, H.: Biochem. Z. 127, 255 (1921). Geschädigte Herzen können durch PO_4''' wieder zur Funktion gebracht werden.

[4096] BURRIDGE, W.: J. Physiol. 48, P I (1919).

[4097] POHLE, K.: Habilitationsschrift Halle 1934, Naunyn-Schmiedebergs Arch. 178, 109 (1935).

[4098] GÜNTHER, F. u. HEUBNER, W.: Klin. Wschr. 1924, 789.

Abgesehen von der Fällung scheint PO_4''' dem Ca'' gegenüber in der verminderten Reizbildung antagonistisch zu wirken, aber der Tonus wurde erhöht[4094]. Bei Bariumsalzen ist die Löslichkeit der Verbindungen so groß, daß eine Entgiftung nicht erreicht werden kann (HERMANN[4087, 4088]).

Am Kaninchenherzen nach LANGENDORF ist die Wirkung des Phosphats gestört durch eine Coronarwirkung. Der Durchfluß der Coronarien wird bei wiederholten Gaben zunehmend reduziert, so daß das Präparat schließlich Schaden leidet. Andererseits kann man durch kleine Dosen einen Anstieg der Amplitude erreichen[4100]. Die Eigenwirkung wird immer durch die Ca''-Fällung gestört.

i) Pyrophosphat und Ferrocyanid. DRURY[4100] beobachtete nach Pyrophosphat zuerst eine Verkleinerung, dann einen Anstieg der Amplituden über die Norm. Er schloß, daß der Anstieg durch Freisetzung von Phosphat aus Pyrophosphat veranlaßt werde. Die Auffassung von DRURY über die Zersetzung des Pyrophosphats in o-Phosphat als Ursache seiner zweiphasischen Wirkungen am Kaninchenherzen muß jedoch einer Revision unterzogen werden. Denn nach den Untersuchungen von EICHLER und WOLFF[4100, I] ist genau die gleiche Kurve, wie sie DRURY in seinen Untersuchungen wiedergibt, auch am Froschherzen zu erhalten (siehe als Beispiel Abb. 65). Trotzdem ist eine Zersetzung analytisch während der Zeit des Ablaufs der Reaktion kaum festzustellen, jedenfalls in den niedrigeren Konzentrationen, die schon wirksam sind, z. B. m/1600. Bei höheren Konzentrationen wie m/400 ist die Freisetzung von Phosphat, wie weitere Untersuchungen zeigten[4100, II], zwar schon deutlich, aber ohne Zusammenhang mit dem Ablauf der Phasen. Der gesamte Ablauf muß also — entgegen DRURY — dem Pyrophosphat selbst zugeschrieben werden und betrifft die Muskulatur, da dasselbe auch am isolierten, künstlich gereizten Ventrikel zur Beobachtung kommt.

Bei der ersten depressiven Phase handelt es sich nicht um eine Ca-Fällung, die durch Abgabe saurer Valenzen oder von Ca'' aus dem Froschherzen reversibel beeinflußt wird, denn die zweite Phase wird gerade durch Steigen der C_H vermindert, durch Sinken vermehrt. Außerdem kann man an demselben oder an einem anderen Herzen mit einer Lösung, bei der schon die erste depressive Phase abgelaufen war, denselben Effekt erreichen, als Zeichen einer Beeinflussung des Herzens von der Lösung und nicht der Lösung vom Herzen her.

Man kann sogar den ersten depressiven Teil völlig vermeiden und durch Einschleichen ohne sichtbaren Effekt so hohe Konzentrationen erreichen, die — auf einmal gegeben — die Aktivität des Herzens für längere Zeit lahmlegen würden. Das ließ an die Möglichkeit eines Potentialgiftes nach STRAUB denken. Da ein Eindringen in die Muskelfaser, wie unsere Darstellung beweist, zum mindesten in den kurzen Zeiten des Ablaufs der Erscheinungen nicht möglich ist, wäre die Definition von KAHLSON in diesem Falle zugunsten der von HEUBNER zurückzustellen (siehe dazu EICHLER[4100, III]), d. h. die Wirkung wäre abhängig von der Konzentrationszunahme an der Oberfläche der Muskelfaser. Diese Auffassung führt aber nicht weiter, da das Herz in einen Zustand hineinkommt, der es für einige Zeit unempfindlich macht für Konzentrationsänderungen von Pyrophosphat. Dazu zeigen wir Abb. 64 (nach EICHLER und WOLFF[4100, I]).

[4099] VIALE, G.: Arch. ital. Biol. 76, 49 (1926). Rona 38, 264.
[4100] DRURY, A. N.: J. Physiol. 74, 147 (1932).
[4100, I] EICHLER, O. u. WOLFF, E.: Naunyn-Schmiedebergs Arch. 203, 1 (1944).
[4100, II] EICHLER, O. u. STOBER, W.: Naunyn-Schmiedebergs Arch. 205, 647 (1948).
[4100, III] EICHLER, O.: Naunyn-Schmiedebergs Arch. 202, 420 (1943).

Das Herz ist an eine geeignete Konzentration von Pyrophosphat gewöhnt worden. Wechsel der Gift- gegen Ringerlösung und Rückgabe der vorher entfernten Lösung läßt nach $\frac{1}{2}$ Minute noch keinen, nach längerer Zeit einen erst allmählich wiederkehrenden Effekt sehen.

Dieselbe Art der Wirkung, nur in 10fach höheren Konzentrationen, ließ sich auch nach *Ferrocyanid* beobachten. Die Ähnlichkeit der Bilder zeigte sich darin, daß ein an Pyrophosphat „gewöhntes" Herz auch auf Ferrocyanid und umgekehrt in analoger Konzentration nicht mehr ansprach. Damit ergibt sich vollends, daß eine Ca-Fällung als Ursache der Pyrophosphatwirkung nicht in Frage kommt.

Diese Beobachtungen zwingen dazu, den Wirkungsablauf als Aufeinanderfolge zweier Reaktionen aufzufassen. Eine Reaktion I mit depressivem Effekt verläuft rasch, eine Reaktion II, die die sichtbare Wirkung von I aufhebt, langsam. Der Unterschied der Geschwindigkeiten ist so groß, daß es gelingt, das Ausmaß der Reaktion I von der Reaktion II isoliert zu betrachten. Sie ist unabhängig von der Zahl der Herzschläge, aber beträchtlich abhängig von der Temperatur. Die Abhängigkeit folgte im Bereich der Messungen von 5—20° sehr streng der Formel von ARRHENIUS mit einem Q_{10} von etwa 2, ebenso wie auch Ferrocyanid. Diese Größe würde auf eine chemische Reaktion hinweisen.

Wurden die Wirkungskurven verschiedener Konzentrationen ausgewertet, dann fand sich keine Ähnlichkeit mit der Reaktionsisotherme von FREUNDLICH, auch nicht mit der gewöhnlichen Formel von LANGMUIR. Dagegen erwies sich eine Formel brauchbar, die sich unter der Annahme ableiten läßt, daß an der Oberfläche der Muskeln bestimmte Rezeptoren angebracht sind, die ohne die Konzentration der Speiseflüssigkeit zu ändern — wie durch Analyse nachgewiesen wurde — je von 2 Molekülen besetzt werden, entsprechend der Gleichgewichtsformel:

$$kx^2 = \frac{y}{100 - y}$$

x — Konzentration von Pyrophosphat, y — besetzte Rezeptoren von 100 — Hemmung.

Die erhaltenen Resultate der Konstanten k als Durchschnitte lassen sich in folgender Tabelle zusammenfassen:

Temperatur	5°	20°
Pyrophosphat	0,49	0,30
Ferrocyanid	0,0061	0,0037.

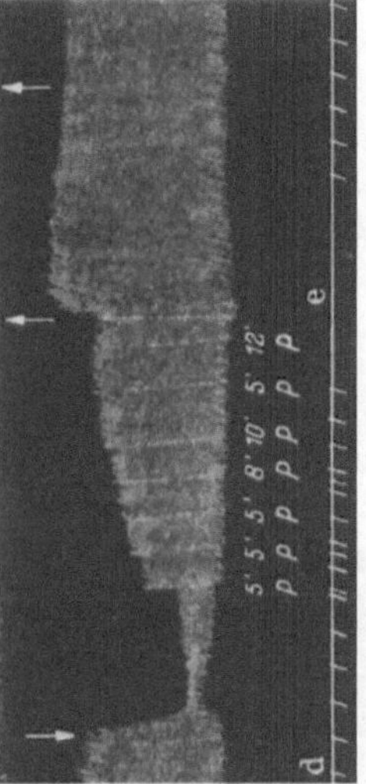

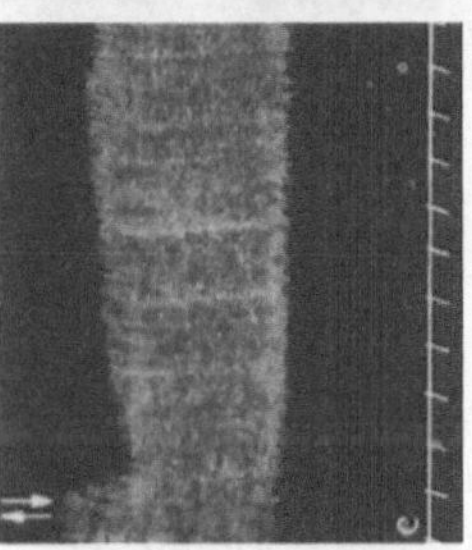

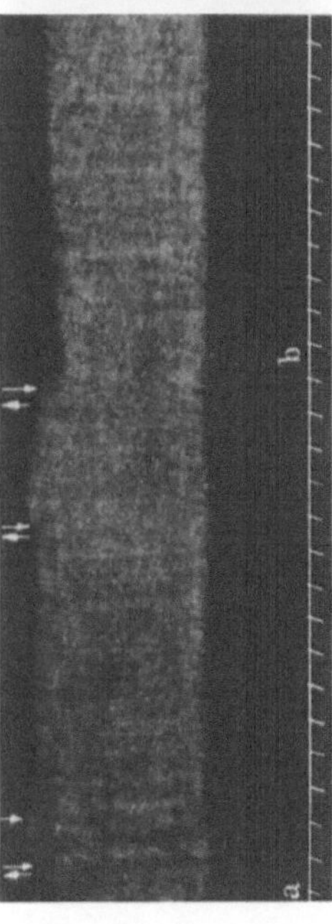

Abb. 64. Reversibilität der Reaktion II. Zeit 30 Sekunden. Gewöhnung an m/400 Pyrophosphat. Wiederholte Gabe derselben Lösung, dazwischen Spülung mit Ringerlösung von verschiedener Zeitdauer: a) ½ Minute, b) 2 Minuten, c) 5 Minuten und d) 20 Minuten (der volle Effekt einer m/400 Pyrophosphatlösung tritt wieder auf). (Nach EICHLER u. WOLFF.)

Zur 50% Hemmung war bei Pyrophosphat m/600, bei Ferrocyanid m/60 notwendig.

Wendet man auf diese Konstanten die VAN T'HOFFsche Gleichung:

$$\frac{d\ln k}{dT} = \frac{\text{Wärmetönung}}{R\,T^2}$$

an, dann kann man einen Einblick in die Wärmetönung der Reaktion erhalten. Wir haben danach in Reaktion I bei Pyrophosphat eine exotherme Reaktion von 5280, bei Ferrocyanid von 5400 Calorien. Diese Zahlen zeigen die Ähnlichkeit beider Reaktionen, die dritter Ordnung verlaufen. Außerdem ist der Betrag ein Hinweis, wie locker, d. h. leicht reversibel die Reaktion sein muß. Wahrscheinlich handelt es sich nur um eine Addition.

Die Reaktion II hat den sehr hohen Temperaturquotienten Q_{10} von mindestens 3. Als Beispiel geben wir Abb. 65 wieder:

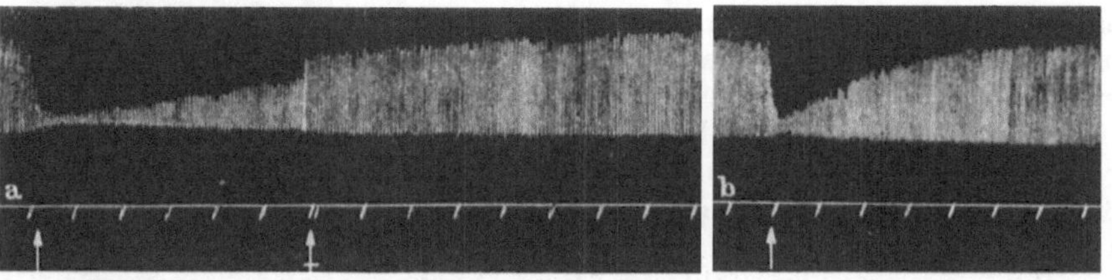

Abb. 65. 4. Juni 1943. Spontan anschlagendes Froschherz. Zeit ½ Min. Wirkung von m/400 Na-Pyrophosphat a) bei 15°, bei ↓ Pause von der 3.–5. Minute; nach der Gabe Rückkehr in etwa 8 Minuten erreicht. Frequenz 26. b) Bei 25°, Rückkehr in etwa 2½ Minuten. Frequenz 36. Bei einer 3. Kurve bei 15° kehrte die Amplitude wiederum erst nach 7½ Minuten zur normalen Höhe zurück. (Nach EICHLER u. WOLFF[400].)

Ein gewisser Einfluß der Herzfrequenz ist hier nicht von der Hand zu weisen. Bei Temperaturen von 5 und 10° wird die alte Höhe oft gar nicht mehr erreicht. Es handelt sich dabei um ein Gleichgewicht, daß bei höheren Temperaturen vollkommen ist und durch Abkühlung reversibel beeinflußt werden kann. Nach der oben angegebenen Formel von VAN T'HOFF ergibt sich eine endotherme Reaktion. Damit wird der langsame Ablauf verständlich. Weil diese Bindung sich auch langsam löst, steigen nach Wechseln der Pyrophosphatlösung die Amplituden über die Norm, wie es auf Abb. 66 zu sehen ist.

Die Art der Wirkung und die Ähnlichkeit der Wirkung zweier Ionen mit so verschiedener chemischer Konstitution und Reaktionsfähigkeit läßt die Frage nach einem Hofmeistereffekt laut werden. Nach unserer bisherigen Darstellung mußten wir am Herzen eine Wirkung ähnlich Ca·· erwarten, z. B. wenn wir die eben referierten Versuche von POHLE mit Phosphat heranziehen (Abb. 63). Die Reaktion I kann offenbar nicht unter diesen Begriff fallen, sondern nur die Reaktion II. Kann man nach Eintreten der vollen Reaktion II beim Umwechseln auf Ca-arme Ringerlösung, die Pyrophosphat in der vorher angewandten Konzentration enthält, erreichen, daß die Amplitudengröße sich auf einen Wert zwischen Pyrophosphat und Ca-armer Ringerlösung einstellt? Der Erfolg eines solchen Versuchs ist auf Abb. 66 zu sehen. Es zeigt sich, daß die Amplitude sich so einstellt, als ob der Effekt des Ca-Mangels und der Reaktion I sich addieren, d. h. die Reaktion II ist fortgefallen. Wir können daraus schließen, daß zum Zustandekommen der Reaktion eine ausreichende Konzentration von Ca·· notwendig ist. Während die verschiedenen Geschwindigkeiten die Vermutung auf eine Stufenreaktion nach Gay-Lussac-Ostwald hinführen könnten, scheint dieser Befund mehr auf das Vorliegen zweier selbständiger Reaktionen hinzuweisen.

Da das Gemeinsame der beiden hier verglichenen Anionen auch nicht in einem Hofmeistereffekt liegen kann, bleibt als letzte Möglichkeit noch die Eigenschaft beider, mit Cu'' (oder Zn'') Komplexe oder schwerlösliche Verbindungen zu bilden, übrig. Hinweise wurden schon gesehen, indem in gewissem Bereich die Reaktion II, wenn sie fehlte, durch kleine Cu-Mengen eingeleitet werden konnte. Auch in weiteren Versuchen[4100, IV] zeigte es sich, daß Cu-Komplexe als Ganzes eine eigene Wirkung entfalten können. Diese Befunde erfahren eine Korrektur darin, daß vermutlich durch Pyrophosphat und Ferrocyanid ebenso, wie durch andere Komplexbildner, aus der Herzoberfläche Cu herausgelöst werden kann (siehe EICHLER S. 597). Wenn das die Ursache der mechanischen Änderungen wäre, würde der Cu-Zusatz nichts anderes bedeuten, als den einfachen Ersatz eines fehlenden Bausteins der Zellgrenze.

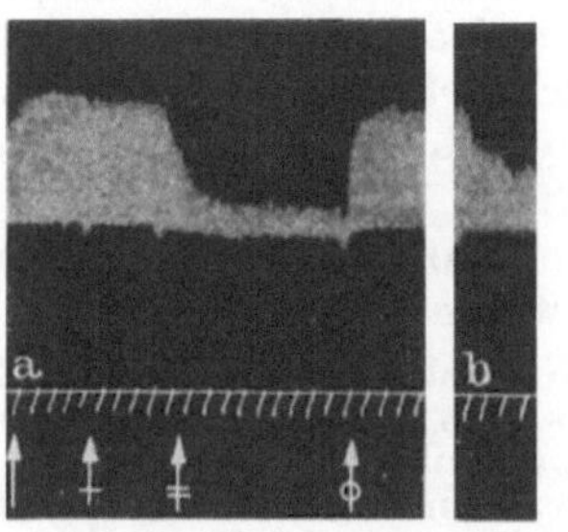
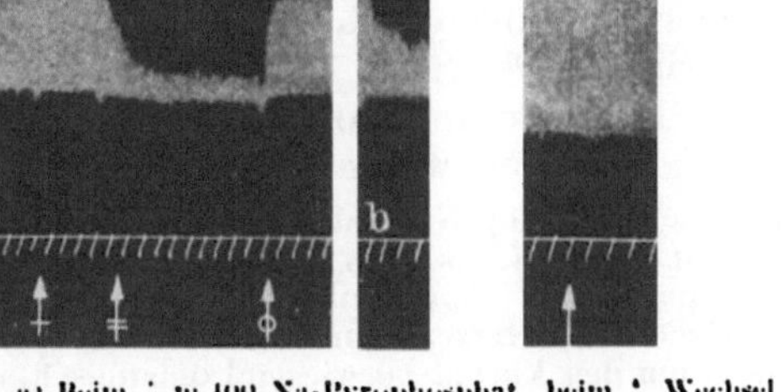

Abb. 66. Froschherz 16. 7. 1943. a) Beim ' m 400 Na-Pyrophosphat, beim ⚊ Wechsel auf neue Lösung zum Zeichen, daß die zweite Reaktion eingetreten ist. Beim ⚌ m 400 Na-Pyrophosphat gelöst in Ringer mit einem Viertel des normalen Ca''. Beim ⚭ Rückkehr auf normale Ringerlösung ohne Na-Pyrophosphat. b)Wirkung von Ringer mit einem Viertel Ca'' allein. Zeit in Minuten. Temperatur 20°. (Nach EICHLER u. WOLFF[4100].)

Wenn die beiden Anionen auch in ihrer Wirkung als weitgehend identisch gefunden wurden, sollen doch einige qualitative Unterschiede — abgesehen vom Quantitativen — kurz angeführt werden, wie sie in unseren zahlreichen Versuchen[4100, I] herauskamen. Bei wiederholter Anwendung von Pyrophosphat stieg die Empfindlichkeit des Herzens auf Reaktion I mehr als bei Ferrocyanid. Dagegen folgten auf Pyrophosphat manchmal bei Reaktion II größere Amplituden als vorher, niemals bei Ferrocyanid, wenn die Acidität die übliche der Ringerlösung betrug.

k) Trimetaphosphat wirkt am isolierten Herzen giftig durch Ca''-Fällung und kann durch Ca'' entgiftet werden (BEHRENS und SEELKOPF[2171]).

l) Natriumphosphit (Na_2HPO_3) $\cdot$ 10^{-8} hebt die Herztätigkeit des isolierten hypodynamen Froschherzens für längere Zeit, die doppelte Konzentration wirkte schon schädlich. 1:1000 führt zum sofortigen Herzstillstand. 10^{-6} in den zuführenden Schlauch beim isolierten Kaninchenherzen injiziert, steigert die Herzamplituden für fast 2 Stunden. 10^{-5} ebenso zugeführt, schädigte das Herz (ENGEL[2432]).

m) Hypophosphit machte erst bei Konzentrationen von 1:100 am isolierten Froschherzen Schädigung (ENGEL[2432]).

n) Fluorid. Hier spielt die Fällung von Ca'' keine Rolle, denn schon Zusatz von CaF_2 bis zur Sättigung führte zum Stillstand oder Alternans bis voller Unregelmäßigkeit, so daß eine Bestimmung der Rheobase nicht vorgenommen

[4100, IV] EICHLER, O., BARFUSS, F. u. WOLFF, E.: Unveröffentlichte Versuche. Erscheint in Naunyn-Schmiedebergs Archiv.

werden konnte (BORGGRAEF[4066, 4067]). Im Gegensatz zu den anderen Ca''-bindenden Anionen fand RUSSO[1094, 1] bei keiner Konzentration eine Förderung des Krötenherzens, sondern sofort Hemmung. Schon Konzentrationen von 1 : 100000 sollen eine Wirkung sowohl auf Kontraktilität als auch auf die Frequenz zeigen (DE NITO[2434]). Die anaerobe Tätigkeit des Froschherzens ist gegen F' empfindlicher als die aerobe, was auf die Fermentwirkungen hindeuten soll[4103].

Beim Schildkrötenherz (Emys Europaea) setzte 0,01°/₀ NaF die Höhe der Amplituden nur wenig, die doppelte Menge etwas stärker herab.

In 24 bzw. 23 Minuten war eine gleichmäßige Höhe erreicht. Bei 0,04°/₀ gab es einen starken Abfall auf 8°/₀ der Anfangslänge, der nach 15 Minuten noch nicht seinen Abschluß erreicht hatte. Bei 0,08°/₀ hörte die Amplitude völlig auf, in einem Versuch war selbst bei 0,16°/₀ keine stärkere Amplitudenabnahme zu erreichen als bis zu 6°/₀, die schon bei 0,04°/₀ bei längerem Abwarten hatte erreicht werden können.

Beim Auswaschen stieg sehr häufig die Höhe der Amplitude rasch an bis fast zur Ausgangsstärke, z. B. 28 mm Höhe, dann gab es einen Rückschlag bis auf 2 mm, um jetzt erst wieder den definitiven Anstieg zu zeigen. Diese Art des Ablaufs ließ sich rasch bei größeren Konzentrationen zeigen, oder bei kleineren, die längere Zeit einwirkten[4101].

Bei gleichzeitiger Registrierung von Vorhof und Kammer konnten Überleitungsstörungen aufgenommen werden[4102].

Diese zeigten sich nach 10—20 γ NaF oder 10 γ CaF₂ auf den Kanüleninhalt von 1 ccm sowohl zwischen Sinus und Vorhof, als auch von dort nach der Kammer. Die Folgen waren verschieden ohne gesetzmäßigen Verlauf, wobei zwischendurch sogar normale Herztätigkeit auftrat. Bei langem Arbeiten des Herzens ohne Wechsel der Speiseflüssigkeit genügten diese Konzentrationen schon, um den Vorhof vorwiegend diastolisch, den Ventrikel mit tonischer Komponente zum Stillstand zu bringen. Wenn der Stillstand noch nicht vollkommen war, ließ sich durch Auswaschen mit Ringerlösung eine Besserung erzielen. Eine vollkommene restitutio ad integrum gelang nur bei mehrmaligem Waschen im Verlauf einer Stunde und das auch nicht regelmäßig.

Am Herzlungenpräparat des Hundes (1000 ccm Blut, 10—30 mg/kg NaF) fand sich besonders am linken Ventrikel eine Insuffizienz, merkbar am Anstieg des Druckes im linken Vorhof (GOTTDENKER und ROTHBERGER[2518, 4104]). Die Coronargefäße verengerten sich zunehmend nach vorübergehender Erweiterung.

Am isolierten Vorhofstreifen des Kaninchens[2518, 4105] und Meerschweinchens[2518] wurden bei 12,5 mg°/₀ NaF[2518] und 10—30 mg°/₀ NaF[4105] eine Zunahme der Hubhöhen ohne Verlangsamung, dann aber Rhythmusstörungen beobachtet. Ein Stillstand wurde selbst innerhalb 1 Stunde nicht erreicht. Bei isolierten Purkinjefäden des Hundes fanden sich im Mechanogramm und Elektrogramm Frequenzabnahme und doppelzackige Bewegungen[4106].

Diese Wirkungen haben mit der Ca''-fällenden Wirkung des Fluorids nichts zu tun. Versuche, den Effekt auf eine Stoffwechselwirkung zu beziehen, haben nicht gefehlt. Doch wurde am Herzlungenpräparat keine vermehrte Milchsäureabgabe beobachtet trotz bestehender Schädigung der Herzkraft, aber die Milchsäureverwertung, die beim unbeeinflußten Präparat immer zur Beobachtung kommt, fiel aus[4104].

Ein Herzstillstand wurde auch mit p-Fluortoluol, nicht mit Fluorbenzol und p-Fluoracetanilid erreicht (LANG[2942]), ebenso mit fluoriertem Prontalbin (EICHLER u. STOBER[4100, II]). Diisopropylfluorophosphat sensibilisierte das Kaninchenherz für Acetylcholin bis auf das 100fache, und zwar nicht durch Waschen reversibel (QUILLIAM und STRONG[1202, VII]). Im Elektro-

[4101] VERNON, H. M.: J. Physiol. 41, 194 (1910).
[4102] GOTTDENKER, F. u. ROTHBERGER, C. J.: Naunyn-Schmiedebergs Arch. 179, 24 (1935). Rona 90, 137.
[4103] CHANG, I.: Quart. J. exp. Physiol. 28, 137 (1938). Rona 110, 157. C. 1940 I. 1072.
[4104] GOTTDENKER, F. u. ROTHBERGER, C. J.: Pflügers Arch. 237, 59 (1936), Rona 99, 92. C. 1936 I. 3536.

cardiogramm wurde durch Acetylcholin eine Verlängerung des Intervalls P-R beobachtet, teilweise auch partieller oder völliger Herzblock, seltener Vorhofstillstand. Diese Wirkungen wurden durch Diisopropylfluorophosphat 10fach gesteigert. Beim Menschen wurden durch 1—3 mg dieser Verbindung keine Eigenwirkungen im Elektrocardiogramm gesehen[1101,I]. Hatte das isolierte Kaninchenherz eine Dosis von Diisopropylfluorophosphat erhalten, so daß keine weitere Empfindlichkeitssteigerung gegenüber Acetylcholin mehr merkbar war, dann führten Eserin und Prostigmin (nicht aber Pilocarpin oder Arecolin) zu einer Verminderung der Empfindlichkeit gegenüber Acetylcholin. Dieser Effekt war leicht auswaschbar[1101,II].

2. Isolierte Gefäße.

Am Laewen-Trendelenburgschen Präparat und am Kaninchenohr verursachten hypotonische Lösungen Vasokonstriktion, hypertonische (1.0—7%₀ NaCl) starke vorübergehende Vasodilatation, die aber in Verengerung umschlug. Umgekehrtes Verhalten wurde bei Hunden, unregelmäßiges bei Katzen beobachtet[1107].

Wurden Schenkel und Ohren des Kaninchens mit äquilibrierten *Bromid*lösungen durchströmt[1108], dann vermehrte sich der Durchfluß mit einem Maximum nach einigen Minuten, kehrte wiederum zurück, ohne aber den Ausgangspunkt zu erreichen.

Demgegenüber fand TRABUCCHI[1109] am Laewen-Trendelenburgschen Präparat keine Wirkung. Bei Durchströmung mit isotonischen Lösungen führten F', J', ClO_3', SO_3'' zur Verengerung, S_2O_3'' und SO_4'' zur Erweiterung, NO_3' war wirkungslos, zweiphasisch wirkten PO_3', PO_2''' mit anfänglicher Erweiterung, PO_4''' mit anfänglicher Verengerung und anschließendem Übergang in das Gegenteil[1109]. Eine Beziehung zur Hofmeisterschen Reihe ist also nicht ersichtlich, abgesehen davon, daß Anionen mit der Stellung in der Nähe von Cl', also Br' und NO_3' unwirksam blieben. Bei der Konzentration der Lösung müßte eine Fällung von Ca'' sowohl bei F' als auch bei phosphorhaltigen Anionen merkbar geworden sein. Trotzdem wirkten sie nicht in gleicher Richtung.

An Ringen von Carotiden einjähriger Bullen wurde das Verhalten periodischer Rhythmen und die Tonuslage in Lösungen, in denen ⅓ des Cl' durch ein anderes Anion ersetzt war[1110], geprüft.

Bromid vermehrte die rhythmische Frequenz, aber der Dehnungszustand wurde nicht geändert.

J': Kontraktion. Rhythmus nach 1½ Stunden ausgelöscht.

SCN': Tonus wird stärker erhöht als bei J' (nach WESTPHAL[2604] schon in 1%₀). Spontane Rhythmen können für kurze Zeit ausgelöst werden, aber bestehende wurden rasch beseitigt. Einwirkung von 10 Stunden vermochte die Ansprechbarkeit für Adrenalin nicht zu stören.

NO_3' erhöhte den Tonus wie Jodid. Nach 3 Stunden Einwirkung gelang es noch, die Adrenalinwirkung auszulösen, nach 10 Stunden nicht mehr.

Die Wirkung wäre nach der Hofmeisterschen Reihe so zu verstehen, daß die nach der quellenden Seite zu liegenden Ionen zur Kontraktion führten. Eine Erschlaffung bei SO_4'' und F' nachzuweisen wurde wegen der Ca''-Fällung nicht versucht. Citrat, Acetat, Tartrat bewirkten Dehnung (auch Nitrit), aber ebenso Salicylat, das an andere Stelle zu setzen ist. Im ganzen sehen wir durchaus unübersichtliche Verhältnisse und nach keinem Prinzip zu ordnen.

[1101,I] KNOX, J. A., QUILLIAM, J. P. u. STRONG, F. G.: J. Physiol. 108, 3 P (1949).
[1101,II] QUILLIAM, J. P. u. STRONG, F. G.: J. Physiol. 108, 10 P (1949).
[1105] FERRANNINI, A.: Arch. internat. Pharmacodyn. 54, 295 (1936). Rona 98, 497.
[1106] GOLDENBERG, M., GOTTDENKER, F. u. ROTHBERGER, C. J.: Pflügers Arch. 237, 423 (1936).
[1107] XAVIER, A. A.: Rona 121, 239 (1939).
[1108] TADA, S.: Tohoku J. exp. Med. 15, 259 (1930). Rona 56, 813.
[1109] TRABUCCHI, E.: Arch. di Fisiol. 29, 88 (1930). Rona 58, 803.

3. Verhalten der Blutmenge im Verband des Organismus. (Osmotischer Druck).

Daß das Blutvolumen durch parenterale Gabe besonders hypertonischer Lösungen zunimmt, und zwar durch Einströmen von eiweißarmer Gewebsflüssigkeit, ist eine alte Erfahrung, die auch der Therapie nutzbar gemacht wurde. Darüber berichtet ausführlich HECHT[4111]. Es ist verständlich, daß das Gesamtblut und selbstverständlich auch Plasma allein dabei an Viscosität verliert. So gelang es SIMON[1078], bei Hunden durch subcutane NaCl-Gaben bis zur Sättigung solche Viscositätsabnahme im Serum zu erzielen. Sie wurde aber nicht nur bei den hier angegebenen und leicht verständlichen Bedingungen beobachtet, sondern auch nach $5 \cdot 10^{-5}$ mol/kg von NaCl, NaBr, NaJ und NaF[1079] mit dem Zusatz, daß es sich um eine (auch in vitro erzielbare) Wirkung auf die Kolloide handeln soll. Wir werden an der Auslegung dieser Resultate zweifeln müssen, wenn wir die zur Beeinflussung notwendigen Konzentrationen bei Kolloiden beachten. Wenn NaCl, das schon so reichlich im Blut vorhanden ist, solche Wirkungen veranlaßt, wird dasselbe wohl auch durch Aq. dest. erzielbar sein.

Bei *Zufuhr auf peroralem Wege* hängt der Effekt von der Geschwindigkeit der Resorption ab. So kommt es nach stark konzentriertem Na_2SO_4 (25%) zur Eindickung des Blutes, weil Flüssigkeit im Darmkanal zurückgehalten wird (siehe [4112]). Dieses macht sich bemerkbar durch Zunahme der Zahl der Erythrocyten. BEHRENS[2452] gab Kaninchen peroral NaCl-Lösung (4 g/kg als 15% Lösung) und fand eine starke Blutverdünnung. Durch isotonische Lösungen ließ sich das nicht erreichen, aber natürlich wird eine Abhängigkeit von der absoluten Menge bestehen.

Auch beim Menschen wurde derartiges beobachtet, aber bei Hypertonie der gegebenen Lösungen abhängig von Kation und Anion. NaCl (auch Na_2HPO_4 und Na_2SO_4 in nicht übermäßiger Konzentration) führte zur Verdünnung, $NaHCO_3$ erst nach vorübergehender Eindickung. KCl veranlaßte nur Eindickung[4114]. Hier wird sowohl das leichte Verschwinden von K· in die Gewebe, als auch die Diurese eine Rolle spielen, deren Bedeutung für den weiteren Verlauf besonders in den Vordergrund gestellt wurde[4114]. Wurden an zwei aufeinanderfolgenden Tagen große Mengen von NaCl verabreicht (50 g pro Tag), dann sank der kolloidosmotische Druck und Eiweißgehalt des Serums, ebenso die Hämatokritwerte. Der NaCl-Gehalt des Plasmas nahm zu[4115]. Dieses und auftretende Ödeme an Knöcheln und Lidern weisen auf die Unfähigkeit der Nieren hin, solche großen NaCl-Mengen zu bewältigen, so daß dann derselbe Effekt wie bei kleinen Mengen für kürzere Zeit zur Beobachtung kommt.

Intraperitoneale Zufuhr physiologischer NaCl-Lösung führte bei Hunden zur Zunahme des Plasmavolumens. Während des Histaminschocks kam es zur Abnahme des Plasmavolumens und des Eiweißgehaltes im Plasma[4113]. Hier handelt es sich anscheinend um eine vermehrte Filtration in die Gewebe durch die Kapillaren in Richtung einer vermehrten Bildung von Ödemen, wie auch in den Versuchen von EICHLER und BARFUSS[3192] die Bildung von Ödemen und Transsudaten durch Histamin vermehrt wurde. Bei intraperitonealer Gabe von 1,8% NaCl (10% des Körpergewichts) fand sich bei Hunden, Affen und Kaninchen eine Blutverdünnung, d. h. Abnahme des Zellvolumens und Eiweiß im Serum.

[4110] ELLINGER, F. PH.: Pflügers Arch. **211**, 548 (1926). Rona **36**, 42.
[4111] HECHT, G.: Heffter-Heubners Handb. III. **1**, 1 (1927).
[4112] HEYMANN, P.: Heffter-Heubners Handb. III, **1**, 65 (1927).
[4113] BEARD, J. W., WILSON, H. u. BLALOCK, A.: Arch. Surgery **26**, 122 (1933), Rona **72**, 479. Hunde.
[4114] DANIEL, J. u. HÖGLER, F.: Wien. Arch. inn. Med. **6**, 355 (1923), Rona **24**, 102.

Wurde in das Peritoneum isotonische Glucose oder Sulfat gebracht, dann war der Verlauf entgegengesetzt (DARROW und YANNET[3194]).

Bei intravenöser Gabe von 260 m. aequiv. SO_4'' nahm die extracelluläre Flüssigkeit um 0,4, 0,7 und 0,8 kg Wasser zu bei Personen im Gewicht von 71, 59 und 55 kg, d. h. also um so mehr, je höher der osmotische Druck in dem Blut entsprechend dem ganzen Körpergewicht war. Die Erythrocyten gaben 6,6% ihres Wassers an das Serum ab. Im Serum selbst stieg der Wassergehalt um 12% (BOURDILLON und LAVIETES[2602]). Nach 30% NaCl zeigte die Blutmengenbestimmung eine Zunahme nur für $1/_2$ Stunde, wenn 5 ccm/kg verabreicht wurde, auch bei der Katze[4010, 4116]. Schwächere Lösungen, 2%, 0,9%, 0,6% und 0,3% NaCl führen zwar auch zur Zunahme der Blutmenge, die noch 3 Stunden nach der Gabe merkbar ist, aber wenn man die infundierte Menge mit in Rechnung stellt, dann findet man vom ersten Moment an nur eine Verminderung. Wurde 6% Gummi arabicum der Lösung hinzugefügt, dann führte jede Lösung, die über 1% NaCl enthielt, zu einer Volumenzunahme des Blutes, die größer war als dem ursprünglichen Volumen und der infundierten Lösung zusammen entsprach[4116].

Maßgeblich ist die Geschwindigkeit der *Aufnahme der Lösung durch das Gewebe* oder die Diurese. Sulfat wird weniger im Gewebe aufgenommen und mehr durch Diurese ausgeschieden, bzw. die Chloridausscheidung wird osmotisch erzwungen zur Reduktion des erhöhten Drucks. In den Versuchen von MÖLLER[2940] an Kaninchen kam es nach Infusion von 0,85% und 1,28% Na_2SO_4 in der Menge von 60 ccm/kg zur Abnahme des Hämoglobinwertes um 10—15% als Zeichen der Blutverdünnung. Der Hämoglobinwert stieg aber wieder an und hatte durch Ausscheidung am Ende der Infusion, die $1^1/_2$ Stunden in Anspruch nahm, den Ausgangswert erreicht, um dann sekundär einen neuen Anstieg zu zeigen.

NaCl wird durch das Bindegewebe usw. rasch und gut aufgenommen. Selbst bei Gabe von 10 und 20% NaCl wurde beim Kaninchen keine Verdünnung des Blutes am Hämoglobin und Eiweiß beobachtet. Nach tödlichen Gaben wurde nach einer flüchtigen Verdünnung sogar eine beträchtliche Eindickung des Blutes im Sinne einer Dehydratation beobachtet, obwohl die erhöhte Konzentration des Na' im Blut noch lange nachweisbar blieb. Die von den Geweben aufgenommenen Chloride müßten bei solchen Resultaten beträchtliche Mengen Wasser mitgeführt haben. Da der osmotische Druck aber notwendig erhöht ist, muß Flüssigkeit aus den anderen Organen nachströmen und eine Hydrämie veranlassen, vorausgesetzt, daß das relative Volumen der dehydratisierten Gewebe im Verhältnis zu den Chloridräumen nicht übermäßig groß ist. Da in den hier referierten Versuchen von MELLI und TASSO[2534] meist leichtere Tiere (1,3, 1,9 kg) mit großen Chloridräumen verwandt wurden, scheint diese Bedingung erfüllt zu sein und das Resultat verständlich.

Der *Wasserbestand der Gewebe* wird zur osmotischen Äquilibrierung herangezogen, so daß sie selbst an osmotischem Druck zunehmen. Die Organe werden nicht gleichmäßig betroffen, am meisten Herz und Skelettmuskel, weniger Leber und Gehirn, bei der Niere wurde (bei Sulfatgabe) sogar eine Erniedrigung beobachtet[4117]. Bei Infusionen hypotoner Lösungen waren ausgedehnte Ödeme der Lunge und Transsudate in den verschiedenen Körperhöhlen vorhanden (SENGA[2536]). Mit Radionatrium konnte man leicht diese Zunahme der extrazellulären Räume, z. B. des Herzmuskels (RODES und Mitarbeiter[3184, I] nach-

---

[4115] TORBERT, H. C. u. CHENCY, G.: J. amer. med. Assoc. **106**, 683 (1936). Rona **93**, 557.
[4116] ROBERTSON, J. D.: Brit. J. exp. Path. **19**, 30 (1938). Rona **109**, 254.
[4117] SIMON, I.: Boll. Soc. ital. Biol. sper. **9**, 307 (1934), Rona **81**, 359.
[4118] FREUND, H.: Naunyn-Schmiedebergs Arch. **179**, 738 (1935). Adrenalinlungenödem K'-Acetat.

weisen. Bei Lungenödem wird man derartiges — also Vermehrung desselben — erwarten müssen, wobei die Geschwindigkeit der Permeation eine Rolle spielt. Sulfat wird also zur Verhütung des Lungenödems wirksamer sein, angeblich auch Acetat[1118]. Daß aber die entquellende Wirkung maßgeblich sei, ist doch sehr fraglich. Eher wäre die Permeationsgeschwindigkeit heranzuziehen und die auflockernde Wirkung, die sich beim J' und SCN' in Zunahme der Transsudationen zeigt (siehe später). LINDBERG, WALD und BARKER[4022, II] fanden bei Hunden nach Gabe von NaSCN in toxischer Dosis für einige Monate eine Senkung der Plasmoproteine, gelegentlich werden mehr die Albumine, gelegentlich die Globuline, zuweilen beide gleichmäßig ergriffen. Diese Erscheinungen ließen sich vielleicht durch die gleichzeitig erfolgende Leberschädigung erklären und waren nach Absetzen des SCN' nur schwer reversibel.

Bei Messung des *Lymphstroms* aus dem ductus thoracicus des Hundes[4119] fand sich nach NaJ keine Vermehrung des Lymphflusses, wohl aber eine Zunahme des Eiweißgehaltes. Nach intravenöser Verabreichung von 2 g NaCl in $10^0/_0$ Lösung an einen Hund von 12 kg wuchs der Lymphfluß von 2,2 auf 3,0 und 2,6 ccm in 5 Minuten für etwa $^1/_4$ Stunde unter Abnahme des Eiweißgehaltes.

Dasselbe fand YAMASAKI[4120], aber der Proteingehalt verhielt sich nicht einheitlich. Bei sehr starker Zunahme des Lymphstromes nach großen Gaben fand sich eine Herabsetzung des Eiweißgehaltes, wobei die in der Zeiteinheit gelieferte Eiweißmenge trotzdem zunahm, bei geringerem Fluß fand sich eine Zunahme des Eiweißgehaltes, die auch längere Zeit dauerte. Im Blut war der Proteingehalt dabei vermindert, ebenso das Hämoglobin. Isotonische Lösungen führten zur Blutverdünnung, aber die Wirkung auf den Lymphfluß war geringer. Ausschaltung der Leber veränderte die Resultate nicht.

Die Verdünnung der Lymphe soll nach Exstirpation der Pankreas ausbleiben[4121], manchmal kam es zu einer Eindickung der Lymphe. Wir sahen schon oben, daß auch beim intakten Tier die Effekte nach beiden Richtungen liegen.

Die Wirkung soll verschwinden, wenn vorher Traubenzucker zugeführt wurde. Aber während in den Versuchen von YAMASAKI die Wirkung auf den Lymphfluß unspezifisch war, d. h. weder an Na˙ noch Cl' gebunden war und auch mit Traubenzuckerlösungen erreicht werden konnte, konnten MEYER-BISCH und GÜNTHER[3170] trotz Blutverdünnung durch Gabe von Na_2SO_4 ($5^0/_0$) eine Vermehrung des Lymphstroms nicht nachweisen, es kam sogar zur Senkung.

Die Resorption von Farbstoffdepots aus der Subcutis wurde durch $5^0/_0$ NaCl maximal beschleunigt, aus der Gelenkhöhle und dem Peritonealraum soll sie abnehmen[4122]. Dieser Befund steht nicht im Einklang mit den Verhältnissen, wie wir sie in anderen Körperhöhlen, z. B. dem Liquorraum oder dem Augapfel kennen.

4. Druck und Bewegung des Liquors.

Der Liquordruck als Resultierende zwischen Sekretion und Rückresorption kann durch Salzlösungen verändert werden, z. B. führten hypotone Lösungen von NaCl zur Druckerhöhung, hypertone Lösungen aber zu Druckerniedrigungen (siehe auch NAGAYOSI[3218, I]), sekundär erfolgte aber eine Steigerung mit Neigung zu Hirnödem. Das zeigte sich in der Geschwindigkeit, mit der direkt infundierte NaCl-Lösung in den Subarachnoidalraum nachströmte. Katzen verhielten sich

[4119] PETERSEN, W. F. u. HUGHES, T. P.: J. Pharm. exp. Ther. **28**, 131 (1926). Rona **38**, 267. Die Lymphfiltration war erhöht bei tuberkulösen Tieren.
[4120] YAMASAKI, H.: Fol. pharmacol. jap. **26**, 51 (1938). Rona **111**, 671. Dieselbe Wirkung bei der großen japanischen Kröte.
[4121] MEYER-BISCH, R.: Ergeb. d. inn. Med. u. Kinderheilk. **32**, 267 (1927).
[4122] NATORI, H.: Acta dermatol. **6**, 70 (1925). Rona **34**, 108. Keine Angabe der Methodik.

bei diesen Versuchen etwas anders (BEDFORD[3217, 1]). Der Druck konnte z. B. nach 100 ccm 30% NaCl beim Hunde den Wert 0 erreichen. 30—40 ccm 5—10% NaCl sollen nach vorübergehender Druckerniedrigung zu einer Druckerhöhung führen (CELASCO[2584]). Der Effekt ist auch bei peroaler Gabe z. B. von 35% NaCl zu erzielen und ebenso nach gesättigtem Na_2SO_4, aber hier in geringerem Ausmaß.

Es wurden Versuche an Katzen mit Punktion des Liquors Atlanto-occipitalis zur Druckschreibung ausgeführt (HOWE[2480]).

Nach 6,7 ccm/kg $NaHCO_3$ gab es einen primären Anstieg von 125 auf 160 mm H_2O mit Abfall auf 78 mm nach 45 Minuten, dann ganz allmählicher Anstieg. Nach 10 ccm 25% Na_2SO_4 für ein Tier von 2,7 kg ergab sich anfangs ein Anstieg von 40—50 mm für 10 Minuten mit anschließendem Abfall auf ein Minimum mit Druck 0 nach 30—40 Minuten. Nach 10 ccm 25% NaCl an ein Tier von 2 kg gab es erst einen Anstieg von 75—80 mm in den ersten Minuten, dann ein scharfer Fall bis auf den Nullpunkt nach 20—25 Minuten. Sogar negative Drucke kamen zur Beobachtung.

Auch mit *Bromid* sieht man denselben Effekt. Eine anfängliche Drucksteigerung war auch bei Kaninchen zu erzielen, ließ sich aber durch genügend langsame Injektion vermeiden. Bei Raumbeengung im Schädelinnern (durch Paraffininjektion) waren die Wirkungen noch deutlicher wahrnehmbar[4123]. Sekundär auftretendes Hirnödem mit Drucksteigerung kam nie zur Beobachtung. Dagegen wurde nach Injektion von 100 ccm 30% NaCl an 12 Patienten bei drei Fällen eine Drucksteigerung gesehen, bei drei weiteren war eine deutliche Senkung zu vermerken, während der Rest sich indifferent verhielt.

Alle Patienten merkten Unbehagen, Kopfschmerz und Nausea, und sichtbar war eine vorübergehende, 3 Minuten dauernde Röte des Gesichts mit anschließender deutlicher Blässe für Stunden. Diese Symptome waren nicht mit Drucksteigerung oder Drucksenkung verknüpft (BALLIF und DEREVICI[2583]).

Um über den *Ort des Liquorverlustes* Aufschluß zu erhalten, wurden Versuche an Katzen angestellt[4124]. Druckschreibung durch Punktion des Subarachnoidalraumes durch die membrana occipitoatlantoidea zeigte nach 2,5 ccm/kg 30% NaCl einen beträchtlichen Druckabfall mit Schrumpfung des Gehirns. Während des Abfalls wurde Berliner Blau in den Liquorraum gegeben, um die Richtung der Flüssigkeitsbewegung festzuhalten. Anschließend wurde das Gehirn in situ fixiert. Die Farbe fand sich entlang den Nervenscheiden und Gefäßen, besonders den Choreoidalgefäßen, dann im gesamten absteigenden Subarachnoidalraum, sogar den Scheiden der Lumbalnerven. Besonders wichtig ist aber das Auftreten der Farbe in den Ventrikeln, wo sie bei den Kontrollen nie hingelangte, auch wenn noch so hohe Injektionsdrucke angewandt wurden. Um zu entscheiden, ob hier die Schrumpfung des Gehirns eine Rolle spiele, wurde ein Katheter in den Aquaeductus Sylvii eingeführt. Die Druckregistrierung zeigte hierbei einen raschen und abrupten Fall von 155 auf 13 mm. Also muß ein Verschwinden der Flüssigkeit eingetreten sein. Die blaue Farbe fand sich an den Maschen der Choreoidalgefäße am Rande der Ventrikel. Sie ging weit hinein in den Winkel zwischen fornix und Thalamus. Es liegt also eine retrograde Bewegung der Flüssigkeit vor gegenüber der Norm. Die Aufnahme in die Nervenscheiden zeigt die Abfuhr auf dem Lymphwege.

5. Der Augeninnendruck.

Man wird bei der allgemein vermehrten Abgabe von Flüssigkeit aus allen Organen und Geweben das Auge nicht ausnehmen können. Hypotone Lösungen erhöhen, hypertone senken den Augendruck wie den des Liquors (NAGAYOSI[3218, 1]).

[4123] Oi, M.: Arch. klin. Chirg. 184, 436 (1936). Klin. Wschr. 1936, 1149.
[4124] FOLEY, F. E. B.: Arch. of Surg. 6, 587 (1923), Rona 26, 95.

Ebenso wie beim Liquor cerebrospinalis wird sich die Rückresorption vor allem durch Senkung des Drucks im Auge bemerkbar machen.

Bei Versuchen an Katzen in Nembutalnarkose ((NOBLE und ROBERTSON[3043]) sank nach intravenöser Injektion von 5 ccm 30% NaCl/kg (mit der Geschwindigkeit von 2 ccm/Min.) der intraokulare Druck. 9% NaCl in derselben Menge führte zu keiner Änderung.

Es handelte sich hier nicht um eine einfache osmotische Filtration, weil der intraokulare Druck noch sank, während die anderen Organe ihren Flüssigkeitsgehalt nach der Injektion schon steigerten. Die Auslösung der Druckveränderungen soll osmotisch bedingt sein, weil 50% Glucose zu demselben Effekt führte. Die Autoren schließen aus der Beobachtung, daß die gleichzeitig gemessene Magensaftsekretion genau dieselben Änderungen durchmachte, auf eine gleichartige Beeinflussung eines sekretorischen Apparates wie bei den Magendrüsen. Da während der ganzen Beobachtungszeit der Blutdruck etwas unter der Norm lag, wird man darin eine Störung der hier vorausgesetzten Sekretionstheorie sehen müssen (siehe dazu [4125, I]).

Offenbar spielt die anfängliche Senkung des kolloid-osmotischen Drucks des Plasmas eine wesentliche Rolle, wie Versuche am Kaninchen mit kontinuierlicher Infusion verschieden konzentrierter NaCl-Lösungen zeigten[4125].

Bei 0,9% NaCl steigen bald nach Beginn der Infusion sowohl der venöse Druck, als auch der im Auge etwas. Die Drucksteigerung nimmt zu im Laufe der Zeit und erreicht bei der agonalen arteriellen Drucksteigerung eine beträchtliche Höhe. Bei Infusion 4.5% NaCl sinkt der intraokulare Druck anfangs, später kommt es — je mehr Flüssigkeit infundiert wurde — zu einer enormen Steigerung. Dieser Vergrößerung folgt auch der venöse Druck.

Die Vorgänge sind nicht einfach mit der Ödembildung im Bindegewebe gleichzusetzen, da zu dieser nicht eine besondere Drucksteigerung anzunehmen ist. Man sieht Druckänderungen in Betracht gezogen, die bei Annahme einer Filtrationstheorie von Bedeutung sind. Allerdings ist nicht der gewöhnlich gemessene Druck der Arterien zu berücksichtigen, sondern der in den Kapillaren, von dem man eher einen Eindruck durch die Entwicklung des venösen Drucks erhält. Den tatsächlichen Druck in den Kapillaren wird man durch das im Auge besonders entwickelte Sperrsystem der Arteriolen reguliert annehmen müssen, und in deren Beeinflussung — nicht in dem osmotischen Druck — sieht Poos[4126] die auftretende Drucksenkung.

Solchen Vorstellungen wird man große Wahrscheinlichkeit zubilligen müssen, wenn man die Dauer der Einwirkung in Betracht zieht und die Inkongruenz berücksichtigt zwischen der entwässernden Wirkung auf die anderen Organe und einer viel länger dauernden Drucksenkung im Auge. Bei bestimmten entzündlichen Drucksteigerungen im Auge mit eiweißreichem Kammerwasser wird keine Drucksenkung erzielt, es fehlt die osmotische Wirksamkeit des rascher filtrierenden Salzes. Das wird nach subkonjunktivaler Injektion deutlich.

Bei subkonjunktivalen Injektionen verschieden konzentrierter Lösungen von NaCl, auf die Poos[4127–4129] seine Aufmerksamkeit in langdauernden Versuchen lenkte, spielen noch andere, rein lokale Faktoren hinein. Wurden in den Versuchen mit Kaninchen hochkonzentrierte NaCl-Lösungen (20%) verabfolgt, dann kam es zu einer viele Stunden dauernden Drucksteigerung im Auge, die — aperiodisch

[4125] OGAWA. M.: Fol. pharmacol. japan. 6, 1 (1927), Rona 44, 261.

[4125, I] HIROKAWA, W.: Rona 125, 213 (1940). Untersuchung am Kaninchen über die Geschwindigkeit des Auftretens der *Fuoresceinlinie*. Subcutane Injektion von hypotoner und hypertoner Lösung von NaCl beschleunigte, isotonische verlangsamte das Auftreten, ebenso Gabe von KJ.

[4126] Poos, F.: Klin. Monatsbl. Augenheilkunde 89, 145 (1932).

[4127] Poos, F.: Klin. Monatsbl. Augenheilkunde 101, 210 (1938).

[4128] SCHAFER, H.: Dissertation Münster 1937.

verlaufend — allmählich abklang. Bei 10% Lösungen am deutlichsten, bei $2^1/_2$% NaCl (Versuche mit niedrigeren Konzentrationen wurden nicht mitgeteilt) erfolgte nach kurzer Drucksteigerung eine tiefe Senkung des Augeninnendrucks, der erst nach verschiedenen Oscillationen im Verlauf von Tagen in die Ausgangslage zurückkehrte.

Wurde eine zweite Injektion von 0,4 ccm 10% NaCl 24 Stunden nach einer gleichen vorangehenden Injektion oder nach Adrenalin, oder nach Exstirpation des Ganglion cervicale suprenum (bis 40 Tage nach der Operation) wiederholt, dann war die Reaktion eine andere geworden. Einer nur anfänglich erfolgenden beträchtlichen Drucksteigerung folgte eine langanhaltende Drucksenkung. Poos erklärte diese Beobachtungen durch eine toxische Einwirkung der hohen Konzentrationen auf die Muskulatur der Arteriolen und der Kapillaren. Deren Schädigung wurde deutlich durch Auftreten von Eiweiß und sogar zelliger Elemente in der vorderen Augenkammer. Diese Schädigung verminderte die osmotische Spannung zwischen Kapillaren und Augendruck und mußte zur Drucksteigerung führen, wenn nicht die Gegenregulation durch die Arteriolensperre einsetzt, die den hydrostatischen Druck in den Kapillaren zum Sinken bringt. Die auf Gefäßerweiterung und Drucksteigerung folgende Verengerung der Gefäße wurde von LARSSON[4130] im Kapillarmikroskop am albinotischen Kaninchen beobachtet.

Die Tendenz zur Erweiterung war auch nach Denervierung der Gefäße durch Exstirpation des Ganglion deutlich. Durch Superposition der Wirkung von kapillarem und osmotischem Druck und dem Eingreifen der Gegenregulation an den Arteriolen ließen sich die mehrphasischen Wirkungen erklären. Es wurde dabei die Filtrationstheorie zur Grundlage gemacht. Aber die Beobachtungen müßten sich auch durch die Sekretionstheorie deuten lassen, etwa durch den Hinweis auf die Größe der Durchblutung und der O_2-Menge für die Sekretion aller Drüsen. Aber auch bei dieser Auffassung ist die Frage der Rückresorption an lokale hämodynamische Faktoren gebunden, die in keinem Falle übergangen werden dürfen.

Angefügt werden sollen noch Experimente an Fröschen (EICHLER[4131]). Durch Substanzen wie ClO'_4 und SCN' in hoher Dosis wurde eine starke Druckerniedrigung erzielt, die soweit ging, daß der Augapfel teilweise seine Form verlor und ganz schlaff wurde. Diese Effekte waren nicht osmotisch bedingt, da sie durch viel stärker osmotisch anwendbare Salze (wie NaCl, NaBr, NaJ) bei weitem nicht so leicht erreicht werden konnten.

6. Herz, Blutdruck und Gefäße.

a) Hypertonische Lösungen. — Chlorid. Durch Vermehrung der zirkulierenden Blutmenge, wie sie durch Gabe von 500—1500 ccm Kochsalzlösung beim Menschen erreicht werden kann, wurde zugleich das Minutenvolumen erhöht[4132]. Bei Gabe hypertonischer Lösung (5 ccm 10% NaCl/kg) an Kaninchen stieg das Minutenvolumen an, 10 Minuten nach der Injektion erhöhte es sich um 6,8 bis 10,9% (nach der Fickschen Methode gemessen), kehrte in 60 Minuten auf den Anfangsbetrag zurück, um später nochmals einen Anstieg von 1,2—5,3% zu zeigen. Durch äquivalente Bromidlösungen wurde in 6 Versuchen im Prinzip dasselbe erreicht, aber der Betrag der primären Steigerung war mit 11—19% größer als bei NaCl. Statt der sekundären Steigerung bei NaCl erfolgt aber

[4129] POOS, F.: Arch. f. Augenheilkunde 110, 499 (1937).
[4130] LARSSON, S.: Über den Augendruck und die vorderen intraokularen Gefäße. Stockholm 1930. Zit. nach Poos[4129].
[4131] EICHLER, O.: Nicht publizierte Beobachtungen.
[4132] ALTSCHULE, M. D. u. GILLIGAN, D. R.: J. clin. Invest. 17, 401 (1938), Rona 109, 596.

bei NaBr eine Senkung. Dieser Ablauf soll durch eine gewisse Gefäßerweiterung durch NaBr erklärbar sein (siehe oben) (TADA[4106]).

Die Vermehrung des Blutumlaufs war nicht zwangsläufig verbunden mit einer Blutdrucksteigerung, die auch bei Infusion größerer Mengen von 1% NaCl — wenn überhaupt — nur wenige Minuten nachweisbar war[4132]. Der Effekt hängt ab von der Injektionsgeschwindigkeit. Rasche Injektion 5,8% NaCl (oder 10% NaBr) führte zunächst zu einer starken Blutdrucksenkung, während langsame Injektionen zur Steigerung führten[4134, 4134, I]. Bei der Wiederholung der Injektion wird die Senkung immer stärker[4134, I]. Bei der Blutdrucksenkung spielt wesentlich eine Schädigung des Herzens mit, wie an Kardiometerkurven festgestellt wurde[4133]. Nach den Versuchen von LAMBRET u. Mitarbeitern[4134, I] soll ein Schock die Todesursache sein, da die Drucksenkungen durch Manipulieren an den Därmen vermehrt werden. In diese Richtung würde auch die Beobachtung passen, daß nach Vorbehandlung mit Desoxycorticosteron die Drucksenkungen geringer werden. Ganz befriedigend ist dieser Zusammenhang nicht. Das Rindenhormon wirkt auf die periphere Verteilung des NaCl und die Regulationsmöglichkeiten ein.

Bei nicht so stark hypertonen Lösungen ergab sich gerade bei rascher Injektion die Steigerung des Drucks in Arterien und auch Venen mit Blutüberfüllung der Lunge, so daß ein regulierendes Eingreifen der Gefäße nicht mehr zustande kommen konnte. Die Venendruckerhöhung dauerte 10—25 Minuten[4132].

Dieser Effekt auf den venösen Druck hat eine andere Bedeutung als die Steigerung nach stark hypertonen Lösungen bei rascher Injektion, wie in den Versuchen von YAMASAKI[4120] an Hunden, die 1—2 ccm 10 oder 20% NaCl-Lösung pro kg intravenös erhielten. Der venöse Druck stieg hier mit einem Maximum nach 5—15 Minuten an, und zwar deutlicher in der Intestinalvene als in der Vena jugularis, und kehrte dann zur Norm zurück, während der artielle Druck erniedrigt war. Der Rückgang in der Vene war aber nicht kongruent mit dem Druckabfall in der Carotis, der auch nicht in eine Drucksteigerung umschlug. Bei Katzen sank der Blutdruck nach 5 ccm/kg 30% NaCl parallel gehend mit dem Hämoglobingehalt und kehrte nach 10 Minuten bis auf einen Rest, nach längerer Zeit ganz zur Norm zurück, obwohl die Injektion $2^1/_2$ Minuten in Anspruch nahm. 9% NaCl, in derselben Art und Menge zugeführt, führte zur Blutdrucksteigerung mit anschließendem Abfall etwas unter die Norm (NOBLE und ROBERTSON[3943]).

Die Herzfrequenz war verschieden beeinflußt.

Bei intravenöser Gabe von isotonischer NaCl-Lösung am Menschen[4132] fand sich eine Erhöhung in 11, eine Erniedrigung in 2, keine Änderung in 19 Versuchen. Am Elektrocardiogramm wurde gelegentlich Vergrößerung der P- und Veränderungen verschiedener Art bei der T-Zacke beobachtet.

Bei Gabe von n/1 NaCl- oder NaBr-Lösungen kam es bei der Blutdrucksenkung nach rascher Injektion zugleich zu Frequenzerhöhung. Die Reaktion des sin. caroticus und der Erfolg der Reizung des Vagus und Sympathicus wurden nicht verändert[3134].

Versuche mit kontinuierlicher Infusion verschieden konzentrierter Lösungen am Kaninchen zeigten bei 0,9% NaCl einen kleinen Anstieg des Blutdrucks bei langsamer Infusion, bei rascherer wird eher Senkung beobachtet. In jedem Falle ergab sich in der Agonie eine starke Blutdruckerhöhung. Bei 4,5% NaCl traten

[4133] RUDING, R.: Arch. internat. Pharmacodyn. 48, 63 (1934), Rona 82, 98. 1 ccm/kg 20% NaCl und isotonische Lösung von NaBr, J', NO_3', SCN'.
[4134] DONTAS, Sp. u. MALTESOS, C.: Prakt. Akad. Athenon 14, 432 (1939), Rona 121, 385.
[4134, I] LAMBRET, O., DRIESSENS, J. u. CORNILLOT, M.: C. rend. Soc. Biol. 185, 1369 (1941), Rona 129, 391. Versuche an curarisierten Hunden. Injektion von 20% NaCl.

unregelmäßige Druckschwankungen mit Tendenz zur Steigerung auf (desgl. des Venendrucks), aber in jedem Falle schließlich eine Senkung, die kurz vor dem Tode zu starker Drucksteigerung umschlug (OGAWA[4125]). SENGA[2536] betonte bei seinen Infusionsversuchen das unsichere Verhalten des Blutdrucks mit Tendenz zur Steigerung, wenn der Ausgangspunkt niedrig, zur Senkung, wenn er vorher hoch lag. Bei 5 und 10% Lösungen überwog die Neigung zum Absinken. Die Drucksteigerung vor dem Tode ging mit Krämpfen einher, wie wohl auch bei den oben zitierten Versuchen. Bei der Sektion fand sich der Herzstillstand bei den dünneren Lösungen immer in Diastole, während bei den konzentrierteren Lösungen häufig systolischer Stillstand zur Beobachtung kam. Die Drucksteigerungen werden auf Hirnödeme zurückgeführt werden müssen, sind jedenfalls nicht mit den Steigerungen nach rascher Injektion gleichzusetzen. Man sieht, daß im ganzen schon geringe Abwandlungen der Versuchsanordnung tiefgreifende Änderungen des Reaktionsmechanismus im Gefolge haben. Herz, Gefäße und Zentralnervensystem sind mögliche Angriffspunkte der Hypertonie, der Ionenverschiebung und der Senkung des kolloidosmotischen Drucks.

Von *lokalen Gefäßreaktionen* ist eine auftretende Rötung des Gesichts für etwa 3 Minuten und nachfolgende Blässe für 3 Stunden nach Injektion von 30% NaCl beim Menschen zu erwähnen. Es kam zu Kopfschmerzen, Unbehagen und Nausea (BALLIF und DEREVICI[2583]). Bei Beobachtung durch ein Bauchfenster wurde nach Injektion von 0,2 g/kg NaCl in 7—25% Lösung oft ein heftiger kurzer Gefäßspasmus der Eingeweide des Kaninchens gesehen[4135].

Auch die Milz vom Hund kontrahierte sich bei konzentrierten Lösungen rasch und flüchtig, um anschließend eine langdauernde Erweiterung zu erreichen. Dieser Effekt gelang nur mit ganz hohen Konzentrationen (20% NaCl, eventuell auch 10%), während 5% NaCl nur zu der Erweiterung führten. Die Kontraktion in geringem Ausmaß konnte auch erzielt werden, wenn die Milz von allen nervösen Verbindungen gelöst und zwischen Carotis und Vena jugularis eingeschaltet war[4136]. Die Autoren sehen hierin eine Ursache der Blutdrucksteigerung, die in geringem Maße immer zur Beobachtung kam. Die Kontraktion der Milz war noch deutlicher, wenn die Injektion in die Milzarterie stattfand, aber die sich anschließende Erschlaffung war intensiv und irreversibel. Es fanden sich in der Milz zahlreiche Infarkte.

Blutungen waren ebenso nach 20% NaCl im Spinalmark zu beobachten (COLOMBI und SACCHI[2544]). Hämorrhagien waren überall, z. B. in den Lungen bei bis zum Tode fortgeführten Infusionen zu sehen neben ausgedehnten Ödemen und Transsudaten (SENGA[2536]).

Die Höhe des Blutdrucks soll z. B. durch NaCl-Gabe in der *Nahrung* beeinflußt werden. Diese Behauptung trifft man häufig an, aber ein wirklicher Nachweis gelingt offenbar nur schwer.

Bei Versuchen mit 12, 20—25 und 2—4 g NaCl pro Tag fand sich beim Normalen kaum ein Effekt (10 mm), bei hohem Blutdruck und sekundärer Schrumpfniere deutlich (26 mm), kaum bei chronisch interstitieller Nephritis[4139]. Bei Ratten, die durch teilweise Abtragung der Nierenrinde mit einer Hypertension reagierten, wurde durch NaCl-Zulagen der Blutdruck nicht beeinflußt[4136, I]. Bei extrem salzarmer Kost (1,0 und 0,5 g) und im Vergleich mit Zulagen von 30 g NaCl — teilweise intravenös — wurde nur selten eine Einwirkung auf den Blutdruck bei Hypertension gesehen[4137, 4138]. Bei einem Patienten, der nach kochsalz-

[4135] SCHNOHR, E.: C. rend. Soc. Biol. 110, 1113 (1932). Rona 70, 100.
[4136] COLOMBI, C. u. SACCHI, U.: Boll. Soc. ital. Biol. sper. 9, 976 (1934), Rona 84, 488.
[4136, I] GROLLMAN, A., HARRISON, T. R. u. WILLIAMS JR., J. R.: J. Pharm. exp. Ther. 69, 76 (1940). C. 1941 I, 3543.
[4137] O'HARE, J. P. u. WALKER, W. G.: Arch. int. Med. 32, 283 (1923), Rona 23, 251.
[4138] BERGER, S. S. u. FINEBERG, M. H.: Arch. int. Med. 44, 531 (1929), Rona 54, 348.
[4139] CALVERT, E. G. B. u. LANE, S. W.: Practitioner 113, 193 (1924), Rona 29, 903.

armer Kost eine Blutdrucksenkung zeigte, war dieser Effekt nur auf allgemeine Schwäche zurückzuführen[4138]. (Siehe darüber den Abschnitt der chronischen NaCl-Wirkung, besonders die Wirkung der Nebenniere S. 913.)

b) Bromid. Bromid schließt sich in der Wirkung eng an NaCl, wenn hypertonische Lösungen verabreicht werden. Bei Hunden kam es nach Injektion von 10 ccm 2 n NaBr/kg zur Blutdrucksteigerung mit Beginn nach 60 Sekunden und im Betrage von 5—10 mm Hg (HASTINGS und Mitarbeiter[2546]). Beim Kaninchen gab es Drucksteigerungen mit 1 g/kg mit Pulsverlangsamung. Das Herz blieb in Diastole stehen, wenn tödliche Dosen (3 g/kg) gegeben wurden, und bei der Sektion fanden sich Hämorrhagien in der Leber, besonders um die Zentralvenen, und im Auge Netzhautablösung (PATOIR[2537]). Geringfügiger Blutdruckanstieg ergab sich beim Menschen nach 10—20 g NaBr in 50 % Lösung (PATOIR[2537]).

Die von GUGGENHEIMER und FISHER[4140] nach 0,15 mg NaBr beobachtete Gefäßerweiterung und Blutdrucksenkung am Kaninchen konnte in ausgedehnten Versuchen im Bereich von 10^{-7} bis 10^{-1} nicht wiederholt werden[4141] und sind als widerlegt zu betrachten.

Die von verschiedener Seite[4142, 4143] berichtete günstige Wirkung von Bromiden (meist $CaBr_2$) bei Hypertonien, wo nicht nur der erhöhte Blutdruck, sondern auch mancherlei subjektive Beschwerden beseitigt wurden, sind nicht auf solche Weise zu erklären. Es bedeutet nur, daß bei der Hypertonie, solange sie noch nicht fixiert ist, eine nervöse Erregung beteiligt ist, deren Beseitigung oder Minderung günstig wirkt. In diesem Zusammenhang sind Versuche von ABRAMS und Mitarbeitern[4142, I] von Interesse. Sie erzeugten bei Ratten durch Encapsulation der Niere einen Hochdruck von 70—90 %. Diesen Tieren wurden verschiedene 0,17 molare Salzlösungen dargeboten und registriert, wie häufig die Tiere die einzelnen Lösungen aufnahmen. Von den Na-Salzen wurde ihnen so die Auswahl zwischen PO_4''', SO_4'', NO_2', J', SCN', Citrat und Bromid überlassen. Die Häufigkeit des Aufsuchens war bei allen Lösungen gleich gering mit Ausnahme von Bromid, das besonders von den schwer hypertensiven Tieren (fraglich signifikant) bevorzugt wurde. Manche Tiere nahmen soviel auf, daß sie in ein somnolentes Stadium gerieten. Ihre Futteraufnahme ging zurück, sie verloren an Gewicht, und ihr Blutdruck fiel in einigen Fällen auf normale Werte. Entfernung des NaBr brachte die Aktivität zurück, ebenso Futteraufnahme, Zunahme des Körpergewichtes und Überdruck. Dieses Absinken des Drucks war aber durchaus nicht regelmäßig. Also kann hier kein „Instinkt" die Höhe des Blutdruckfalls und der damit verbundenen Beschwerden die Ursache geben. Parallel dieser Bevorzugung des NaBr ging eine Ablehnung von NaCl und $NaHCO_3$, die sich erst einige Wochen nach der Operation mit steigendem Blutdruck entwickelte. Es soll sich nach den Autoren um eine „Geschmacksfrage" handeln. Damit ist aber die Bevorzugung von NaBr nicht motiviert.

Wenn unter abnormen Bedingungen Bromid eine gewisse Wirkung hier nicht abzusprechen ist, gilt das nicht für normale Personen. FLINN[2777] verabfolgte an 71 Personen 5 Monate lang dreimal täglich 0,65 und 1,0 g Bromid. Weder am Blutdruck noch am Elektrokardiogramm wurden die geringsten Veränderungen sichtbar.

In Chloralosenarkose wurde bei Hunden nach Spaltung der Membrana atlanto-occipitalis auf den hinteren Abschnitt des Bodens des vierten Ventrikels ein kleiner Kristall von KBr

[4140] GUGGENHEIMER, H. u. FISHER, I. L.: Naunyn-Schmiedebergs Arch. **126**, 114 (1927). Rona **47**, 117.

[4141] OSTERMANN, G.: Naunyn-Schmiedebergs Arch. **149**, 257 (1930), Rona **56**, 333. Auch SCN' wirkte nicht in diesen kleinen Mengen.

[4142] CHROMETZKA u. KÜHL, H.: Münch. med. Wschr. 1935 II. 1650. Rona **91**, 427.

[4142, I] ABRAMS, M., DE FRIEZ, A. I. C., TOSTESON, D. C. u. LANDIS, E. M.: Am. J. Physiol. **156**, 233 (1949).

[4143] PLOTKE, B.: Therapie der Gegenwart 1935, 236.

aufgelegt; es erfolgte Steigerung des Blutdrucks, Verlangsamung und durch Vagusdurchschneidung und Atropin lähmbare Vermehrung der Amplitude nach der systolischen Seite[4144]. Für diesen Effekt auf Kreislaufzentren ist der osmotische Reiz und die Wirkung des K˙ ebenso leicht — vielleicht noch eher — verantwortlich zu machen wie das Bromid.

c) Rhodanid. Rhodanid verursachte nach TAKACS[4061] beim Kaninchen in der Menge von 0,02 g/kg NaSCN eine Blutdrucksenkung von 18 mm Hg nach 4 Minuten. Bei den Versuchen von JAHR ([2548], desgl. [4146]), der 0,02—0,5 g/kg NaSCN in 5% Lösung in 20—100 Sekunden intravenös injizierte, ergab sich nur eine geringfügige Senkung, die meist am Ende der Injektion schon ausgeglichen war. Die Pulsfrequenz wurde nicht geändert, ebensowenig bei Hunden. Wenn Hunden täglich 20—70 mg/kg NaSCN verabfolgt wurden, kam es erst mit sonstigen toxischen Erscheinungen zum Absinken des Blutdrucks[4144, I].

Dagegen ließ sich bei Hunden, die durch eine Nierenischämie einen hohen Blutdruck aufwiesen, eine Blutdruckerniedrigung erzielen, zugleich mit einer Coronargefäßerweiterung. Es wird auf eine Gefäßdilatation geschlossen[4146, I]. Bei Kaninchen, die Cholesterin gefüttert erhielten, wurde die Schwere der sich entwickelten Atherosclerose durch fortgesetzte Gaben von KSCN vermindert[4146, II]. Vielleicht haben diese Befunde einen Zusammenhang mit den Versuchen von LINDBERG, WALD und BARKER[4022, II], in denen bei Hunden mit steigendem Gehalt des Blutes an SCN der Cholesterinspiegel absank (siehe später).

Gegenüber diesen positiven Ausschlägen einer Wirkung in erwarteter Richtung stehen die negativen Befunde von GROLLMANN, HARRISON und WILLIAMS[4136, I], die den Hochdruck bei Ratten nach teilweiser Abtragung der Nierenrinde durch fortgesetzte Gaben von KSCN nicht beeinflussen konnten. Die hypertensiven Ratten von ABRAMS und Mitarbeitern[4142, I], denen verschiedene Salzlösungen dargeboten wurden, verschmähten Rhodanid genau so wie NaCl und andere, z. B. auch Jodid, das man bei Überdruck anzuwenden pflegt.

Die Fundierung einer Anwendung von Rhodanid bei der Hypertonie des Menschen kann in keinem Falle auf dem Wege eines gewöhnlichen Hofmeistereffektes, etwa wie Viscosität usw. versucht werden, obwohl es unter solchen Überlegungen von PAULI für die Therapie des Menschen vorgeschlagen wurde.

Am *Menschen* wurden nach Vorschlag von PAULI zuerst von WESTPHAL[2604], dann auch sonst sehr häufig Versuche angestellt. TAKACS[4061] fand in solchen Versuchen nach intravenöser Gabe von 0,2—0,3 g NaSCN keine Blutdrucksenkung, bei 0,3—0,6 g war schon eine gewisse Senkung vorhanden, die bei 1 g deutlicher wurde. Die Wirkung soll bei Personen mit Hypertension ausgesprochener sein. Die von WESTPHAL mitgeteilten Befunde wurden häufig nicht bestätigt oder als Zeichen einer toxischen Einwirkung aufgefaßt ([4145], GARVIN[2599]). Jedenfalls liegen toxische Symptome eng bei den wirksamen Dosen.

Vorwiegend wurde Senkung des systolischen, weniger des diastolischen Drucks beobachtet. Die notwendigen Blutkonzentrationen betrugen 8—13 mg% und

[4144] LE GRAND, A., LAMELIN, P., PIET, J. u. RAMOS, S.: C. rend. Soc. Biol. **108**, 1012 (1930). Rona **56**. 606.

[4144, I] COLLINS, D. A., LANSBURY, J. u. OPPENHEIMER, M. J.: Amer. J. Physiol. **129**, P 337 (1940). C. **1940** II, 3665.

[4145] BEHRENS. H. O.: Naunyn-Schmiedebergs Arch. **131**, 255 (1928). C. **1928** II, 913.

[4146] MARINE, D., BAUMANN, E. J., SPENCE, A. W. u. CIPRA, A.: Proc. Soc. exp. Biol. Med. **29**, 772 (1932). Rona **68**. 736. 0,025—0,2 g NaSCN je Kaninchen von 5—6 Monaten führte bei intraperitonealer Zufuhr weder zur Blutdrucksenkung noch stärkerer Durchblutung der Schilddrüse.

[4146, I] DAVIS, L. u. BARKER. H.: J. Lab. clin. Med. **26**, 658 (1941). C. **1941** I, 3543. SCN'-Wirkung wird durch Durchschneidung der Splanchnici verstärkt.

[4146, II] MALISOFF, N. M.: Proc. Soc. exp. Biol. Med. **85**, 356 (1936). Zit. nach SINCLAIR: Ann. rev. Biochem. **VI**, 253 (1936).

wurden bei 0,3—1,0 g/Tag erreicht (GRIFFITH und LINDAUER[405]). Diese Konzentration erwies sich in vielen Fällen als wirksam, ohne toxisch zu sein (ANDERSON und CHEN[2550, I]).

Bei einem Blutspiegel von 5—7 mg% fiel der Blutdruck bei Beobachtung an 14 Patienten um 66—21 mm, der diastolische um 33—8 mm. Von 50 Patienten, die über 11 Jahre beobachtet wurden, fand sich objektive hervorragende Besserung bei 24 Patienten. Der Blutspiegel betrug im Durchschnitt 8,3 mg% bei 9 (3—21) wöchentlichen Gaben von je 0,33 g KSCN[4149, III]. Teilweise gingen auch die Hochdrucksymptome wie Kopfschmerzen, Reizbarkeit und Schwindel zurück[4147]. FORSTER[4147, II] berichtet über einen Patienten, bei dem der Blutdruck von 190/140 auf 125/84 sank und nach Fortlassen des KSCN wieder anstieg, umgekehrt proportional dem Blutspiegel.

Auch nach WALD, LINDBERG und BARKER[2606, 4147, I] ist der optimale Blutspiegel mit 8—14 mg% anzusetzen. Jedoch sei eine wirkliche Besserung erst nach wochenlanger Darreichung, manchmal nach Monaten, zu erwarten. Bei höheren Konzentrationen (> 20 mg%) wurde Kollaps mit starkem Blutdruckabfall beobachtet, gelegentlich wurden auch Fälle von anginösen Beschwerden gesehen[2606, 4147, 4147, I]. Als eine wesentliche lokale Kreislaufstörung ist noch das Auftreten einer erhöhten Entzündungsbereitschaft zu erwähnen, auch Schnupfen, worüber schon WESTPHAL[2604] berichtet. TAKACS sah Hautblutungen, ebenso Lungenödem und Blutfülle der Lunge. Bei diesen Nebenwirkungen ist es kein Wunder, daß die Anwendung immer problematischer wird selbst in Amerika, während sich in Deutschland diese Therapie nie Anerkennung verschafft hat. Am besten werden die Verhältnisse durch die Versuche von RUSKIN und KINLEY[4147, III] illustriert. Diese Autoren behandelten hintereinander 68 Patienten mit verschiedenen Medikamenten, ohne daß ihnen das verabreichte Medikament bekannt war. Nach 0,2—1,2 g KSCN täglich, mit Blutkontrolle 3 Monate lang dargereicht, klagten 50% der Kranken über vermehrte Beschwerden und noch nicht $^1/_3$ über Besserung. Daß diese Therapie dann grundsätzlich abgelehnt wurde, ist verständlich, daneben gibt es aber immer wieder Autoren[4147, IV], die im Rhodanid das bisher einzig wirksame Mittel sehen.

d) Perchlorat in ganz hoher Dosis rasch injiziert, führte zum Stillstand des Herzens (SABBATANI[2555]). Es ist nicht sicher, ob hier primäre Herzschädigung die Ursache darstellt. Wenn Hunde unter Curare und Chloreton 0,02—0,32 g/kg $NaClO_4$ erhielten, wirkte eine folgende Dosis von Adrenalin stärker als vorher. Diese Steigerung der Erregbarkeit des Sympathicus blieb 30—120 Minuten bestehen. Nach 1,0 und 1,3 g/kg $NaClO_4$ oder 0,50 g/kg ohne Narkose stieg der Druck an. Der Reiz des Vagus war unwirksam geworden 30 Minuten nach der Injektion. Das soll durch eine Fixierung der den Vagusreiz vermittelnden K⋅-Ionen geschehen[4149, I]. ROST konnte eine Blutdruckwirkung nicht nachweisen, außer Senkung in toxischer Dosis. Wir haben schon auf S. 724 ff die Fragwürdigkeit der Reaktion von ClO_4' und K⋅ ausführlich behandelt, dagegen auf eine physiologische Ähnlichkeit an vielen weiteren Stellen hingewiesen.

e) Chlorat führte bei einer Katze, die täglich 0,5 g/kg $KClO_3$ erhalten hatte, zu einer fettigen Degeneration im Herzmuskel (RICHARDSON[2561]). Dieser Befund ist nicht regelmäßig und wohl als Zufall anzusprechen.

[4147] MASSIE, E., ETHRIDGE, C. B. u. O'HARE, J.: New Engl. J. Med. 219, 736 (1938). C. 1939 I, 1407.
[4147, I] BARKER, H., LINDBERG, H. A. u. WALD, M. H.: J. Americ. med. Assoz. 117, 1591 (1941). C. 1942 II, 2495.
[4147, II] FORSTER, R. E.: Am. J. med. Sci. 206, 668 (1943).
[4147, III] RUSKIN, A. u. McKINLEY, W. F.: Am. Heart J. 34, 691 (1947).
[4147, IV] ALSTADT, K. S.: Brit. med. J. 1948, 250. Daselbst weitere klinische Literatur.

f) Nitrat. Bei Ratten, die durch partielle Abtragung der Nierenrinde hypertonisch wurden, ließ sich durch Nitratgaben keine Änderung erzielen (GROLLMAN, HARRISON und WILLIAMS[4136, I]). Nitrate in organischer Bindung wirken als ganze Moleküle[4149, II].

g) Sulfat in hypertonischer Lösung wirkt eindeutiger auf den Blutdruck erhöhend als entsprechende NaCl-Lösungen. Kleine Mengen von 0,6 mg Na_2SO_4 in den Glomus caroticus gespritzt, führten zur Blutdrucksteigerung, die nach Denervierung ausblieb[4148, 4149]. Die Auffassung, daß die Blutdrucksteigerung bei Na_2SO_4 deshalb deutlicher sei, weil Sulfate die Blutbahn schwerer verlassen und nicht in den Geweben aufgenommen werden, die man durch die entsprechende Beobachtung bei dem schwer permeierenden Traubenzucker stützen könnte, ist nach diesem Befund eventuell noch zu korrigieren. Der Effekt ist nach unseren Kenntnissen des Eindringens von SO_4'' und seiner Indifferenz gegenüber den Organfunktionen (abgesehen von der Niere) so unerwartet, daß man versuchen muß, einen anderen Erklärungsgrund als die Einwirkung des Ions selbst zu finden. Vergleichen wir dazu die Einwirkung von NaCl. Cl' permeiert rasch und kann hierin dem Kation folgen. Das wird vermißt bei SO_4'', so daß die Möglichkeit einer Spannung besteht, bzw. eines isolierten Eindringens von $Na^{\cdot}$ (eventuell im Tausch mit $K^{\cdot}$ oder $NH_4^{\cdot}$ oder gemeinsam mit HCO_3'), also Änderung des Donnanquotienten. Unsere hier herausgestellte *Möglichkeit* wird nicht durch den Hinweis auf die geringen Mengen von Na_2SO_4 aufgehoben.

Die Nierendurchströmung stieg nach 5% Na_2SO_4 während gleichzeitiger Diurese an (CHERRY, EADIE und FRAZER[3717]).

h) Natriumthiosulfat. Bei rascher Injektion einer 25% Lösung von Thiosulfat (0,6 g/kg) sank der Blutdruck, ähnlich wie bei anderen hypertonischen Lösungen. Bei langsamer Injektion erfolgte dagegen eine leichte Blutdrucksteigerung und — mit Diurese — eine Zunahme des Minutenvolumens für 10—15 Minuten (LEBDUSKA[4432]). Es soll andererseits die Höhe der Blutdrucksteigerung bei Kaninchen nach Tyramin vermindern[4150].

i) Sulfit. Bei Infusion von n/1 Lösungen von Na_2SO_3 zeigte sich eine Verlangsamung des Pulses, die nach einiger Zeit schwand, wenn das Tier überlebte. Kam das Tier aber zum Exitus, dann ergaben sich vorher Unregelmäßigkeiten im Kreislauf. Atmung und Herz stellten ihre Tätigkeit fast gleichzeitig ein. Die Sektion zeigte ein in Diastole stehendes schlaffes Herz, Blutungen in den Alveolen und kleinen Bronchien (PIVA[2463]) In den Versuchen von ROST[2328, S. 411] stand bei chronischen Infusionen eine Blutdrucksenkung infolge Lähmung der Vasomotoren zunächst im Vordergrund, während das Herz in seiner Tätigkeit nicht gehemmt wurde, so daß die Amplituden größer wurden. Die Unregelmäßigkeiten bei Piva sind wohl von Überleitungsstörungen bedingt oder zum mindesten begleitet. Vor

[4148] DAUTREBANDE, L., AIAZZI-MANCINI, M. u. PHILIPPOT, E.: C. rend. Soc. Biol. 120, 538 (1935), Rona 92, 90.
[4149] VERDONK, A.: Arch. internat. Pharmacodyn. u. Therap. 63, 376 (1939). C. 1940 II, 3362.
[4149, I] SPAGNOL, G.: Arch. di Fisiol. 33, 219 (1934), Rona 80, 355.
[4149, II] KRANTZ, J. C., CARR, C. J., FORMAN, S. E. u. CONE, N.: J. Pharm. exp. Ther. 70, 323 (1940), Rona 126, 212. Nitroglycerin, Erythroltetranitrat usw.
[4149, III] KURTZ, CH. M., SHAPIRO, H. H. u. MILLS, C. S.: Amer. J. med. Sci. 202, 378 (1941). C. 1942 I, 2902. Haarausfall als Nebensymptom.
[4149, IV] BOUCKAERT, J. J. u. PANNIER, R.: Arch. internat. Pharmacodyn u. Therap. 67, 61 (1942), Rona 130, 207. Auch Hyperpnoe. Isolierung der Endorgane. Glomus Caroticus Sitz der Chemoreceptoren.
[4150] LOEPER, M., COTTET, J., VIGNALOU, J. u. PARROD, J.: C. rend. Soc. Biol. 131, 1033 (1939), Rona 117, 132.

dem Tode auftretende Krämpfe, wohl als Erstickungskrämpfe zu deuten, führten nicht zu einer ausdrücklich erwähnten Blutdrucksteigerung. Diese könnte unterbleiben, wenn die Vasomotoren, wie in den Versuchen von ROST, gelähmt waren.

k) Phosphat. Bei rascher Injektion einer stark hypertonischen Lösung (30%) einer Salzmischung, in der Phosphat das differenteste Anion darstellte, kam es zum Tode des Kaninchens unter Atemstillstand, ohne daß das Herz zu schlagen aufgehört hatte. Ein Teil der Tiere hatte Lungenödeme, ein anderer Blutaustritte aus den Kapillaren. Das Lungenödem kam vor allem zustande, wenn das Tier zum Laufen veranlaßt worden war[4151].

Bei Injektionen von einer Lösung 2 g $Na_2HPO_4 \cdot 12\ H_2O/100$ in der Menge von 200 ccm am Menschen kam es zu keinen Erscheinungen, bei 200 ccm einer Lösung aus 3,8 g $NaH_2PO_4 \cdot H_2O$ mit 27,0 g $Na_2HPO_4 \cdot 12\ H_2O$ auf 1 Ltr. kam es bei sämtlichen Herzkranken zum Druck auf der Brust, Engigkeit und Dyspnoe. Diese Sensationen wichen $^1/_4$ Stunde nach der Infusion einem Wohlbehagen. Eine gesunde Person kollabierte nach derselben Dosis (STAUB[4095]). Während der Infusion von 100 ccm n/1 NaH_2PO_4 empfanden die Patienten ein Ziehen in den Zähnen, Sensationen in den Muskeln und ein wanderndes Hitzegefühl. Die Symptome verschwanden sofort nach Aufhören der Injektion (ELIAS und Mitarbeiter[4553]).

Bei Ratten, die eine Spezialdiät reich an Vitamin D mit 5% NaH_2PO_4 erhielten, entwickelte sich eine Phosphatnephritis, in deren Gefolge auch das Herz hypertrophisch gefunden wurde (DUGUID[2462]). An Herzen von Mäusen fanden sich nach abwechselnd alkalischer und saurer Phosphatdiät Kalkablagerungen[4152].

Phosphationen, in die Cerebrospinalflüssigkeit gebracht, führten zur Blutdrucksteigerung, die sich durch das an sich ziemlich unwirksame $Ca^{\cdot\cdot}$ verhindern ließ[4153].

Einführung von Na_2HPO_4 verstärkte bei Hunden die Dauer der Adrenalinwirkung[4154], beim Menschen wurde die Adrenalinempfindlichkeit herabgesetzt (nicht beim Hund[4155]).

l) Pyrophosphat. 1 ccm 1% $Na_4P_2O_7$ hatte keine Wirkung auf Blutdruck und Nierenvolumen beim Kaninchen, 1 ccm 5% Lösung führte zur Blutdrucksenkung, die nach künstlicher Atmung vorübergehend gebessert wurde, aber schließlich doch zum Tode führte (AXMACHER[2473]).

m) Hexametaphosphat. Bei 138 mg/kg fiel der Blutdruck auf 0. Das Herz schlug nicht mehr und blieb in Diastole irreversibel stehen. Bei kleineren Dosen wurden entsprechend geringere Wirkungen erreicht, bis 20 mg/kg keine Wirkung auf den Blutdruck mehr zeigte. Nur das Herz schlug noch im vagalen Typ. Die Symptome konnten durch $Ca^{\cdot\cdot}$-Salze vermieden werden und zwar 1,0 mg $CaCl_2$ auf 1,33 mg Hexametaphosphat (JONES und MURRAY).

n) Fluorid. Beim *Kaltblüter* (Frösche und Kröten) wurde Vermehrung der Zahl der Herzpulsationen, bei größeren Dosen Verminderung durch Ausdehnung der systolischen Phase erreicht. Nach Atropin erfolgte diese Wirkung nicht. Bei toxischen Dosen sieht man Arhythmie mit schließlichem Stillstand in Diastole (DE NITO[2434]). Die Arhythmie wurde auch am Elektrokardiogramm von GOTTDENKER und ROTHBERGER[2518, 4102] beobachtet.

[4151] LASCH, F. u. ROLLER, D.: Naunyn-Schmiedebergs Arch. **179**, 459 (1935). Salz enthielt 22% Na-Citrat, 23% Na-Tartrat, 30% Na_2SO_4 und 25% Na_2HPO_4.
[4152] DREYFUSS, W.: Beitr. z. pathol. Anat. u. allg. Path. **76**, 254 (1926). Rona **43**, 408.
[4153] MASON, M. F., RESNIK JR., H. u. HARRISON, T. R.: J. biol. Chem. **109**, LIX (1935), Rona **89**, 415.
[4154] LEITES, S.: Rona **41**, 235 (1927).
[4155] WEISS, I.: Magyar. orvosi arch. **25**, 423 (1924), Rona **33**, 478.

Es fanden sich Verlagerung der Überleitungszeit, verbreiterte und deformierte Anfangsschwankung der Kammer, tiefe Senkung des Zwischenstücks und Negativierung der T-Zacke. Es wurden manchmal lokale Kontrakturen gesehen. Die Dauer der Systole war meist verkürzt und nur am Anfang der Wirkung verlängert.

Beim *Warmblüter* (Hund) fand sich nach 25—70 mg/kg NaF anfangs eine Dilatation des Herzens, aber auch schon Vorhofflimmern. Nach diesen Wirkungen, die wohl auf die hohe Welle der Konzentration nach der Injektion zurückzuführen sind, kam es nach einem normalen Intervall zu neuerlicher Dilatation, Verlangsamung, Sinusblock, Kammerextrasystolen, Kammerflimmern und -wühlen. Übergänge in Kontraktur kamen gelegentlich nach dem Kammerflimmern vor. Diese Beobachtungen, ebenso Aufspaltung und Verbreiterung der R-Zacke, wurden auch elektrocardiographisch bestätigt.

Nach Tod infolge Einatmung von HF wurden bei der Sektion kaum allgemeine Myokardschäden gefunden. Es fanden sich nur lokale Nekrosen am Myocard bei etwa 30% der Tiere (Meerschweinchen und Kaninchen). Sonst zeigte das Herz Ödeme (42%) und Kongestion (74%) (MACHLE und Mitarbeiter[2524]). Bei akuter Vergiftung am Hunde dauerte der Herzschlag über den Stillstand der Atmung hinaus an (GETTLER und ELLERBROOK[2627]).

Bei einem Fall von Basedow mit absoluter Arhythmie und schwerer Herzinsuffizienz wurde durch NaF die Herzinsuffizienz behoben und der Grundumsatz gesenkt[4156].

Neben diesen Herzstörungen stehen beim Warmblüter *Gefäßlähmungen* im Vordergrund (COSTANTINI[2497]). Bei Katzen verursachte die Gabe von 10—15 mg/kg NaF intravenös einen Fall im Blutdruck um wenige mm Hg. Durch Wiederholung dieser Dosierung in kurzem Intervall konnte die Senkung vergrößert werden. Einmal wurde nach vorheriger Gabe von 3—5 mg/kg Pilocarpin eine Steigerung des Blutdrucks gesehen (SALANT und KLEISTMANN[2517]).

Bei 20 mg/kg NaF erfolgte der Druckabfall langsam, z. B. in 12 Minuten von 140 auf 90 mm Hg, in weiteren 5 Minuten auf 80 mm Hg. Nach 50 mg/kg sank der Druck in 10 Minuten allmählich auf 0. Es erfolgten atrioventrikulare Leitungsstörungen, Kammerextrasystolen und schließlich Kammerflimmern[2518].

Bei Hunden wurde der Blutdruck erst von 22,9 mg/kg F′ beeinflußt als Durchschnitt von Resultaten an 5 Tieren von 170 auf 135 mm Hg. Auch bei peroraler Gabe wurde nach 22,6 mg/kg ein erster Abfall erreicht, zugleich mit Wirkung auf die Atmung. Höhere Dosen führten zu Erbrechen (GREENWOOD, HEWITT und NELSON[2520, 2521]).

7. Kapillaren. — Lokale Einwirkungen.

Wurde der Stichling Gasterosteus aculeatus in stärkere Salzlösungen gesetzt (0,05—0,6 mol), dann kamen die Tiere ad exitum. Es genügte schon, den Schwanz der Fische in z. B. 0,4 molare Lösung zu bringen, um den Tod herbeizuführen. Es soll sich um eine Auflösung der Kittsubstanz der Haut handeln, die Zellen selbst werden nicht getötet. Durch Zusätze von $CaSO_4$ oder $MgSO_4$ konnte ein antagonistischer Effekt erzielt werden (KRÜGER[2440]).

NISHIMURA führte Quellungsversuche an menschlicher[4157] und Kaninchenhaut[4158] im normalen wie im krankhaften Zustand[4159] mit verschiedenen Ionen (Cl′, J′, Br′, NO₃′, SO₄″, ClO₃′) aus, ohne systematische Reihen zu erhalten.

a) Chlorid. Die Wirkung auf die Kapillaren nach Injektion hypertonischer Lösungen unter die Konjunktiven und die Folgeerscheinungen auf den Druck im Auge wurde von POOS[4129] untersucht und darüber auf S. 737 ff. ausführlich

---

[4156] GOLDEMBERG, L.: Bull. Acad. Med. 119, 39 (1938). C. 1938 I, 2399.
[4157] NISHIMURA, E.: Jap. J. Dermat. 33, 1 (1933), Rona 74, 420.
[4158] NISHIMURA, E.: Jap. J. Dermat. 33, 34 (1933), Rona 74, 420.
[4159] NISHIMURA, E.: Jap. J. Dermat. 33, 204 (1933), Rona 74, 420.

berichtet. Bei Infusion verschieden stark konzentrierter NaCl-Lösungen bei Kaninchen bis zum Tode (SENGA[2536]) fanden sich ausgedehnte Ödeme der Haut, besonders an den Ohren, Lippen usw. Vielfache Transsudate in den serösen Höhlen, besonders dem Abdomen nach hypotonen Lösungen (unterhalb 0,4% blutig), zeigen erhöhte Permeabilität der Kapillaren durch Sinken des kolloidosmotischen Drucks des Blutplasmas. Bei hypertonen (Lösungen 5 und 10% NaCl) waren Transsudate nicht vorhanden. In den Lungen fanden sich auch Hämorrhagien, hier wieder stärker bei den hypertonen Lösungen.

Während die Entzündungsbereitschaft der Haut durch NaCl-reiche Nahrung nach Erfahrungen der Klinik[4161] heraufgesetzt und durch einmalige hohe NaCl-Gaben[4162] herabgesetzt werden soll, fand EICHHOLTZ[4160] weder nach 10 ccm/kg einer 1,5% NaCl, noch 3% NaCl-Lösung, die 30 Minuten vor einer Ultraviolettbestrahlung verabfolgt wurden, irgendeine Änderung der nach der Bestrahlung folgenden Entzündungsreaktion. Es muß betont werden, daß diese drei Versuche und Angaben sich auf drei verschiedenen Ebenen bewegen. Bei der NaCl-reichen Diät ist die Haut reich an NaCl und Flüssigkeit, also stark durchtränkt. Hier ist eine starke Reaktionsbereitschaft zu erwarten. LIPSCHITZ gibt große Dosen, die schon Stoffwechselwirkungen haben, abgesehen von einer entwässernden Wirkung wird eine Acidose vorhanden sein, wie sie auch BEHRENS fand. Gegen diese Auffassung spricht allerdings, daß die antiphlogistische Wirkung 16 Stunden nach der NaCl-Verabreichung beobachtet wurde (siehe auch [4164]). Hier geben unsere Versuche (O. und L. EICHLER) am Frosch einen Hinweis, nach denen eine Erhöhung der [$Ca^{..}$] als Folge der Acidose zu erwarten ist. EICHHOLTZs Versuche bewegen sich dazwischen, indem der eine oder zum Teil der andere Vorgang vorhanden gewesen sein kann.

b) Bromide und Vergleiche. Bei Rana esculenta unter Curare wurde bei 5% NaBr eine Dilatation aller Gefäße mit Zunahme der Zirkulation an Gehirnbasis und Zunge beobachtet, während 1% NaBr nicht einwirkte, das am Oberschenkel schon eine schwache Dilatation erzeugte[4163]. Die geringe gefäßerweiternde Wirkung von Bromiden wurde manchmal (aber nicht konstant) auch am isolierten Organ gefunden.

Bei Untersuchungen des Reflexerythems nach intracutaner Injektion von 0,2 ccm isotonischer Lösung in die Rückenhaut fand sich, daß die Dauer des Erythems nach Br' größer war als nach Cl'. Die Reihenfolge verlief Cl' < Br' < NO_3' < J' < SO_4''[4165].

Wenn hier eine Art Hofmeistersche Reihe bei den einwertigen Ionen vorliegt, so fällt das Sulfat nach der Wertigkeit heraus, und zwar gleichgültig, ob Na' oder K' als Kation gewählt wurde. Bei Sulfat zeigte sich auch eine stärkere Schmerzempfindung. Merkwürdigerweise wird berichtet, daß bei KJ die Erzeugung einer entstehenden Quaddel langsamer stattfindet. Man müßte eine erhöhte Permeabilität erwarten, die durch Anion und Kation bedingt wäre. Diese aus der Physikochemie und sonstigen Beobachtungen ableitbare Erwartung läßt aber nicht ohne weiteres voraussagen, ob die Permeabilitätserhöhung in Richtung einer rascheren Resorption eines vorher gesetzten Flüssigkeitsdepots oder in Richtung eines neuen Durchtritts von Blutflüssigkeit verlaufen wird. Beide Faktoren können gleichzeitig stattfinden und die Resultate erklären.

[4160] EICHHOLTZ, F. u. SERTEL, W.: Weitere Untersuchungen zur Chemie und Pharmakologie der Heidelberger Radiumsole. Heidelberg 1940. Sitzungsber. der Akad. der Wissenschaften, mathematisch-naturwiss. Klasse.
[4161] MARKENS, S.: Klin. Wschr. 1935, Nr. 8, zit. nach [4160].
[4162] LIPSCHITZ, W. u. SCHMITT, F.: Naunyn-Schmiedebergs Arch. 164, 641 (1932).
[4163] SANDOR, G.: Pflügers Arch. 213, 492 (1926). C. 1926 II, 2454.
[4164] WINKLER, H.: Naunyn-Schmiedebergs Arch. 151, 302 (1930), Rona 57, 346.

Durch große Gaben von Bromid (0,75, 1,5 und 3,0 g/kg NaBr) bei Kaninchen[4164] wurde eine Verminderung der Atmung und parallel damit eine Dämpfung der Senfölentzündung erreicht (in 83, 100 und 100% bei den angegebenen Dosierungen). Diese Wirkung und Parallelität ließen an eine Acidose als Ursache denken, zumal durch Gabe von Cardiazol der Effekt 16 Stunden nach der Bromidgabe aufzuheben war, künstliche Atmung hatte wiederum nicht diese Wirkung. Beim Vergleich mit äquivalenten Mengen von NaCl fand sich eine Entzündungshemmung ohne Veränderung der Ventilation, aber die Wirkung klang bei NaCl bald ab, wie folgende Reihe zeigt, die die Beseitigung der Entzündungsbereitschaft angibt:

Tabelle 328.

Dosis/kg	2. Tag	3. Tag	4. Tag
0,75 g NaBr	83 %	75%	noch nachweisbar
0,42 g NaCl	62.5%	33%	—

Auch am Auge ließ sich eine Entzündungshemmung durch NaBr nachweisen[4166]. Hier scheint ein von der einfachen Salzwirkung differenter Effekt vorzuliegen, an dem wohl die Funktion des Atemzentrums trotz mangelnder Beeinflußbarkeit durch künstliche Atmung eine Rolle spielen dürfte. Denn eine gefäßerweiternde Wirkung dürfte eher den entgegengesetzten Erfolg erwarten lassen.

Hiervon sind die Erscheinungen an der Haut nach längerer Bromdarreichung zu unterscheiden, wie sie bei der Bromakne oder dem Bromoderma tuberosum auftreten, von dem auf S. 395 ein Bild wiedergegeben wurde. Die Erkrankung verläuft teilweise mit Infektion, die aber eine krankhafte Bereitschaft voraussetzt, deren Ursache in den Gefäßen liegen dürfte (GELLHORN[930, S. 295 ff]). Sie zeigt sich auch an den Schleimhäuten in Richtung von Schnupfen, Neigung zu Exsudation in den tieferen Atemwegen mit Bronchitiden oder Bronchopneumonien. Diese Bereitschaft kommt aber nicht allein dem Bromid, sondern ebenso dem Jodid und beträchtlich dem Rhodanid zu, was einen Hinweis auf lyotrope Eigenschaften gibt.

TAKACS[4061] berichtet von einem Patienten, der 9 Tage lang je 3 g NaSCN erhalten hatte und mit juckendem Ausschlag und Fieber bis 38,9° erkrankte. Auch WALD, LINDBERG und BARKER[2606] berichten von toxischer Dermatitis, es wurde sogar von Dermatitis exfoliativa berichtet (GARVIN[2599]). Es fand sich eine regelrechte Erhöhung der Kapillarbrüchigkeit, die sich durch Rutin beeinflussen ließ[4166, I]. Das NaCl ist durchaus nicht vollkommen in dieser Reihe abgesetzt. Wir erwähnten vorher die Angaben, daß die Entzündungsbereitschaft der Haut nach NaCl-reicher Nahrung sehr hoch ist. Ebenso ist noch daran zu erinnern, daß bei Pneumonie unter NaCl-Zufuhr sowohl die Sekretion aus den Lungen erhöht, als auch die Tendenz zu Ergüssen verstärkt wird. NaCl hat durch die normale Anwesenheit im Organismus seine besondere Stellung, wobei das Fechnersche Gesetz gewissermaßen als Begrenzung einzusetzen ist. Mit anderen Ionen dieser Reihe wie NO_3' und ClO_4' wurde dergleichen nicht beobachtet, weil sie wenig zu längerdauernder Anwendung kommen.

[4165] BOMMER, S.: Klin. Wschr. 4, 1208 (1925), Rona 84, 578.
[4166] SHIMURA: Virchows Archiv 251, 160 (1924).
[4166, I] SHANNO, R. L.: Am. J. med. Sci. 211, 539 (1946).

Die Gefäßreaktionen sind allein nicht als Ursache anzusehen, da in dem im Bromoderm vorliegenden Krankheitsprozeß zahlreiche eosinophile Zellen gefunden werden. Dadurch ergibt sich ein Anschluß an einen echten allergischen Prozeß. Wichtig ist aber, daß er durch die anwesenden Bromionen unterhalten wird, da die Erscheinungen durch Gaben von NaCl, die eine Ausscheidung von Br' erzwingen, gebessert und geheilt werden, teilweise auch schon dann, wenn noch beträchtliche Mengen von Bromid im Organismus vorhanden sind. Der hypothetische allergische Prozeß begnügt sich also nicht mit minimalen Bromidmengen, wie wir sie bei den Antigenen sonst gewöhnt sind, es sei denn, daß wir dem Kochsalz hier eine antiphlogistische, heilende Wirkung zubilligenkönnen, die nur gewissermaßen zufällig mit gleichzeitiger Br'-Ausschwemmung einhergeht.

In dem Fall von WILE[3417] reagierte eine Patientin, die außer Bromoderma mit Diagnose toxischer Encephalitis eingeliefert wurde, nach intravenöser Gabe von 500 ccm n/10 NaCl mit Schüttelfrost und Fieber. Im Urin traten Eiweiß und Zylinder auf, zugleich mit einer jetzt positiv werdenden Bromprobe, die leider auf sehr primitive Art vorgenommen wurde. Nach 48 Stunden hörten Fieber und Nierenerscheinungen auf.

Es sollte nur darauf hingewiesen werden, daß das Bromoderma und die Brom-acne noch viele ungelöste, aber mit den jetzigen Methoden durchaus schon lösbare Fragen enthält.

c) Chlorat und andere Oxydationsmittel. Bei längerer Fütterung von Chlorat an Ziegen fand sich im Labmagen eine handtellergroße Fläche von intensiver Rötung als Zeichen einer lokalen Einwirkung, bei einem Hammel ebenda pfennig-stückgroße Blutungen (BRIGL und WINDHEUSER[3684]). Bei Behandlung von Haut ließ sich im obersten Epithel bei einer Reihe von Oxydationsmitteln ein histochemisch nachweisbares Verschwinden der Sulfhydrilgruppen erreichen. Zur Verwendung kamen Bromat (2 Stunden), Chlorat (3 Stunden), Perborat (1 Minute), Persulfat (1 Stunde). Perchlorat (> 6 Stunden) in der Konzentration 1:1000. In Klammern ist die Zeit der Einwirkung bis zum völligen Verschwinden der Reaktion auf -SH eingetragen. Diese Reaktion ließ sich durch Behandeln mit HCN rückläufig beeinflussen als ein Zeichen dafür, daß -SH in -S-S- übergegangen war[4166, II]. Uns wird die Wirksamkeit von Perchlorat besonders ins Erstaunen setzen, da dieses sonst außerordentlich stabil ist.

d) Rhodanid. Über Rhodanid wurden schon beim letzten Abschnitt über Bromid einige Angaben gemacht. Eine lokale Reizwirkung wurde von JAHR[2548] bei peroraler Verabfolgung von NaSCN beim Kaninchen in Form von Nekrosen und Blutungen, manchmal nur mit Rötung der Schleimhaut, fast regelmäßig angetroffen. In geringerem Maße fand sich das auch bei parenteraler Gabe und wurde auf die Ausscheidung von Magen und Darm zurückgeführt. Beim Menschen kam es häufig zu Nausea und Erbrechen (GOLDRING und CHASIS[2607], MASSIE, ETHRIDGE und O'HARE[4147]) oder Appetitlosigkeit mit gastrointestinalen Störungen, die sich auch bei Tieren häufig beobachten ließen (WALD und Mitarbeiter[2606]). Über Steigerung der Entzündungsbereitschaft mit Auftreten von Anginen und Pneumonien, Exanthemen, Schnupfen und Acne berichtete schon WESTPHAL[2604]. GARVIN[2599] sah Schnupfen und Hauteruptionen, sogar Dermatitis exfoliativa und Lungenödem, das aber auch terminal gewesen sein könnte. BARKER und Mitarbeiter[4147, I] erwähnen trockne, schuppende Haut neben Dermatitiden.

e) Sulfat hat eine außerordentlich geringe lokale Reizwirkung, wie man schon an der Indifferenz hochkonzentrierter Sulfatlösungen als Abführmittel oder bei chronischer Darreichung in Quellen sehen kann.

[4166, II] GOFFART, M.: Arch. intern. Pharmacodyn u. Thér. 74, 9 (1947).

Bommer[4165] beobachtete bei intracutaner Gabe von Sulfatlösungen in die Rückenhaut beim Menschen, daß die Schmerzwirkung größer als bei anderen Ionen war und das Erythem lange anhielt. Das fällt aus dem Rahmen der sonstigen Beobachtungen heraus.

Lyth[4167, 4168] verwandte sogar eine 10% Lösung von Na_2SO_4 zur Wundbehandlung und sah eine rasche Schmerzstillung und Minderung der Entzündung. Das soll durch eine Einwirkung auf das Ödem zustande kommen. Der angeregte Lymphstrom nach außen soll zur mechanischen Reinigung infizierter Wunden beitragen. NaCl und $MgSO_4$ waren nicht so wirksam, so daß nicht nur das schwere Eindringungsvermögen des SO_4'', sondern eine spezielle Kationenwirkung von Bedeutung schien.

Wurde eine isotonische Lösung von Na_2SO_4 mit 1%ₒ Atropin in ein Auge des Kaninchens gebracht, dann verlängerte sich die Dauer der Mydriasis, aber die Größe war geringer[4168, I].

f) Sulfit. Abgesehen von der bekannten Reizwirkung des gasförmigen SO_2 auf Schleimhäute der Atemwege und Augen, über die Rost[2128] ausführlich berichtet, kann Sulfit auch lokale Reizerscheinungen veranlassen, im Magen mit Aufstoßen und Erbrechen (nach 4 g), im Darm mit Diarrhöen. 0,1%ₒ Lösung von $NaHSO_3$ in den Conjunktivalsack von Kaninchen gegeben, verursachte sofortige Rötung, Chemosis und starke Tränensekretion. Auch 0,02%ₒ führte noch zur Rötung.

0,08%ₒ $NaHSO_3$ — subcutan oder intracutan beim Menschen am Arm injiziert — führte zu Hyperämie, Induration und Schmerzen mit Rückkehr zur Norm erst nach 48 Stunden. 0,02%ₒ verursachte noch 2 Stunden lang Schmerzen. Bei Zusatz von Adrenalin wurde die Entzündungswirkung wenigstens vorübergehend unterdrückt[4169].

g) Phosphat. Bei Injektionen von Phosphatlösungen in die Gewebe ergaben sich Unterschiede je nach der Acidität.

In alkalischer Lösung führte die Injektion in die Haut zur Proliferation der histocytären Elemente. Die Muskelfasern zerfielen und es entstanden polynucleare Riesenzellen. Bei saurer Reaktion kam es zur Stimulation der Fibroblasten, Neigung zu Nekrose und Geschwürbildung. Neutrale Reaktion hatte keine Bedeutung[4170].

Dieses scheint darauf hinzudeuten, daß eine Ca''-Fällung im Gewebe nicht wesentlich ist, wie bei subcutaner Dosis von Na_2HPO_4, die zu einer Hypocalcämie von 8—9 mg%ₒ Ca'' führte[4171]. Am Ende der Darmzotten kam es dagegen zur ödematösen Schwellung. Die Epithelien waren atrophisch gefaltet, Erscheinungen von Stase und Hämorrhagien waren wahrnehmbar. Bei 4—6 mg%ₒ Ca'' wurde sogar volle Nekrose der Zotten beobachtet. Daß es sich um Mangel von Ca'' im Blut handeln soll, wurde nicht nur durch die Zunahme der Erscheinungen mit Abnahme des Ca'', sondern auch dadurch zu erweisen versucht, daß Oxalat dieselben Bilder hervorrief. Der Darm war so geschädigt, daß er Histamin, Adrenalin und Guanidin durchließ[4172]. Wahrscheinlich werden Blutungen auch an anderen Geweben als an den Darmzotten zu finden sein.

h) Nach Phosphit wurden in den Geweben Blutungen beobachtet, z. B. in den Alveolen und in der Nierenrinde (Engel[2432]).

[4167] Lyth, J. C.: Lancet **238**, 216 (1940). C. **1940** I, 2194.
[4168] Lyth, J. C.: Brit. med. J. **1935** II, 903. C. **1936** I, 1047.
[4168, I] La Floresta, A.: Arch. Farmacol. sperim. **69**, 136 (1940). C. **1941** II, 2969.
[4169] Tainter, M. L., Throndson, A. H. u. Lehman, A. J.: Proc. Soc. exp. Biol. Med. **36**, 584 (1937). Rona **103**, 315. C. **1939** I, 174.
[4170] D'Alfonso, F.: Arch. Ital. Anat. e Istol. pat. **6**, 342 (1935). Rona **91**, 233.
[4171] Spadolini, I.: Boll. Soc. ital. Biol. sper. **3**, 763 (1928). Rona **50**, 803. Keine Angaben von Dosen.
[4172] Spadolini, I.: Boll. Soc. ital. Biol. sper. **3**, 766 (1928). Rona **50**, 803.

i) Fluorid. Bei größeren peroralen Gaben an Hunde kam es zu schweren Gastroenteritiden (GREENWOOD, HEWITT und NELSON[2520]), ebenso bei Rindern (GOETZE[2524, 1]). Bei Zufuhr mit der Schlundsonde fanden sich bei Kaninchen und Katze hauptsächlich Veränderungen des Epithels im Magen mit Blutungen, die nur wenig über die Tunica propria in die Tiefe gingen[4173]. Wurden Hühner längere Zeit peroral mit NaF gefüttert (0,2% NaF), dann war der Magen brüchig und hatte Ulcerationen. Die verhornte Oberfläche war aufgerauht. Bei parenteraler Gabe gab es solche Erscheinungen nicht (PHILLIPS, ENGLISH und HART[2523]).

Die lokalen Schädigungen gingen beim Meerschweinchen so weit, daß die bei einmaliger Gabe 3 mal geringere Giftigkeit der oralen Darreichung von NaF gegenüber parenteraler (ins Peritoneum oder die Pleurahöhle) plötzlich giftiger wirkte, wenn die Gabe wiederholt wurde.

Perorale Gaben führten in der Dosis von 0,15 g/kg zum Tode, parenterale in 0,05 g/kg. Wurden täglich 0,02 g/kg NaF per os mit den intraperitonealen und intrapleuralen Dosen verglichen, dann zeigten die mit letzteren behandelten Tiere nach 60 oder 40 Tagen meist Gewichtszunahme, jedenfalls keine Abnahme (4 und 6 Tiere). Die peroral behandelten Tiere wurden bald weniger lebhaft und ernährten sich ungern, ihr Gewicht blieb anfangs stehen. Nach 15 Tagen zeigte sich eine bedeutende Verschlechterung, und nach 17—27 Tagen starben die 6 Tiere an starker Kachexie (COSTANTINI[2505, 2506]).

Bei parenteraler Injektion bilden sich an der Stelle der Injektion Geschwüre aus (GOLDEMBERG[2499] Kaninchen und Hunde). Bei Versuchen an Meerschweinchen[4173] zeigte sich erst Rötung und Schwellung, dann eine Verhärtung, bis diese schließlich geschwürig zerfiel. Die Nekrotisation ging so weit, daß bei Injektionen in die Bauchwand ein Darmprolaps den Tod herbeiführte. Die Wirkung ist nicht auf Ca··-Fällung zurückzuführen. Denn wenn bei dem Versuch, CaF_2 in Partikelgröße von 4—200 μ Menschen intravenös zu injizieren, etwas an der Vene vorbeiging, bildeten sich Infiltrate[4174].

Bekannt ist die stark ätzende Wirkung der Fluorwasserstoffsäure auf die Haut, gleichgültig ob HF in Dampfform, in wäßriger Lösung oder rein einwirkte. Es wurde die Anwendung einer Paste von Glycerin, MgO, Olivenöl und Vaseline zur Behandlung empfohlen, zugleich subcutane Umspritzung der verätzten Stellen mit Ca-Gluconat[4175]. Bei Versuchen an Ratten gelang eine schnellere Heilung herbeizuführen, wenn unter die Stelle, auf die die HF-Lösung getropft worden war, 0,5 ccm 3% Ca-Gluconat injiziert worden war. Eine Besserung war noch 8 Stunden nach dem Auftropfen deutlich, wenn auch bei Ratten die F'-Schäden an sich leichter heilen als beim Menschen. Wiederholte Gluconatinjektionen führten zu keiner weiteren Besserung[4177].

Die Vorstellung einer Fällung des Fluorids als CaF_2 scheint deswegen nicht ausreichend zu sein, weil F' außerordentlich rasch von dem Ort des Eindringens verschwindet, und die Injektion selbst längere Zeit nach der Verätzung empfohlen wird. Durch Ca··-Gabe würde gerade das in das Gewebe eingedrungene Fluorid an Ort und Stelle festgelegt, und wir haben eben gesehen, daß im Gewebe die Löslichkeit des CaF_2 ausreicht, um schädlich zu wirken.

Flußsäuredämpfe wurden durch die Atemwege Versuchstieren wie Meerschweinchen und Kaninchen zugeführt (MACHLE, THAMANN, KILZMILLER, CHOLAK[2524]). Die Reizerscheinungen in der Art von Husten, Niesen und die quantitativen Verhältnisse wurden schon früher beschrieben. Schleimige Sekrete an

[4173] DALLA VOLTA, A.: D. Z. gerichtl. Med. 8, 242 (1923), Rona 24, 283.
[4174] SIMONIN, P. u. PIERRON, A.: Bull. Acad. Med. 117, (3) 176 (1937). C. 1937 II, 431.
[4175] FREDENHAGEN, K. u. H.: Dermatol. Wschr. 111, 703 (1940). C. 1940 II, 2503.
[4176] BOSSALINO, G.: Arch. Farmacol. sper. 64, 188 (1937), Rona 105, 515. C. 1938 I, 2750.
[4177] PALEY, A. u. SEIFTER, J.: Proc. Soc. exp. Biol. Med. 46, 190 (1941), Rona 126, 455. C. 1943 II, 643.

Nase und Augen, bei höheren Konzentrationen (2,0 mg/Ltr.) gab es Hämorrhagien in der Lunge und blutigen Auswurf. Sekundäre Infektionen mit Bronchopneumonien waren häufig die Folge.

Kongestionen in der Lunge, Ödem, Emphysem, Hämorrhagien, Phlegmone waren Befunde bei der Sektion. Das Lungenödem fand sich bei 47% der Tiere, die innerhalb von 48 Stunden starben. Bei längerem Verlauf fand man chronische degenerative Bronchitis, celluläre Infiltrate in den Bronchialwänden, seröse Exsudate in den Lumina. Man kann im übrigen auch mit Dämpfen aus Fluorammonium lokale Reizwirkungen erzielen (DE STEFANO[2435]).

Die Wirkung von NaF auf die Kapillaren zeigte sich bei Versuchen an Kaninchen[4176], denen neben 0,5% NaF Atropin in das Auge geträufelt wurde. Der Zusatz von F' führte zu einem früheren Eintritt der Atropinmydriasis, also zu einer Erweiterung der Kapillaren, sie hielt auch länger an (FLORESTA[4168, I]). Bei Injektionen in das Auge fanden sich teilweise dauernde Schäden[4177, I].

k) Zusammenfassung. Bei den Ionen sind neben Hypertonie und der Ätzwirkung bei Oxydation z. B. durch ClO_3' (natürlich entsprechend durch ClO_2' und ClO') die lyotropen Eigenschaften von Bedeutung, bei Rhodanid in der Tendenz zur Exsudation bestehend. In dieser Hinsicht ist auch Br' und J' wirksam. Spezifische lokale Wirkungen haben Fluorid und Sulfit, wenig Phosphat, weshalb eine Ca''-Fällung als Ursache nicht angenommen werden kann.

III. Wirkung auf die Atmung.

a) Chlorid-Hypertonische Lösung. Die Wirkung ist abhängig von der Injektionsgeschwindigkeit. Nach 5,8% NaCl (oder 10% NaBr) gab es bei sehr rascher Injektion Unregelmäßigkeiten der Atmung, teilweise von periodischem Charakter (DONTAS und MALTESOS[4134]). Bei rascher Injektion stark konzentrierter Lösungen wurde die Atmung geschädigt, so daß sie früher aussetzte als das Herz, während gewöhnlich beide zugleich versagten (SENGA[2536]). Bei Katzen genügten manchmal schon 1—2 ccm 30% Lösung NaCl zu solchen Effekten (HOWE[2480]). Ebenso kam es bei zum Exitus führenden Gaben zur Dyspnoe, auch wenn die Injektion langsam war und als solche gut vertragen wurde (MELLI und TASSO[2534], Kaninchen). Beim Hund (20 kg) führten 10—20% NaCl zu einer Vermehrung der Atmung, wenigstens während der Injektion[4178]. Die Reaktion ist die übliche, wenn die oben angegebenen Grenzen — toxische Einwirkung zu rascher Geschwindigkeit und absolut tödliche Dosis — vermieden werden und andererseits die Dosis nicht zu klein gewählt wird. Notwendig scheint für eine längere Dauer der Atemvermehrung die Entwicklung einer Stoffwechselstörung im Sinne der Acidose zu sein.

Eine vorwiegend toxische Einwirkung ist bei direkter Applikation von NaCl-Kristallen auf den hinteren Teil der Rautengrube zu bemerken[4179–4181]. Die einzelnen Versuchstiere verhielten sich verschieden. Kaninchen und Meerschweinchen reagierten sofort mit Verlangsamung und Verflachung der Atmung, die sehr rasch zu Lähmung und Tod fortschreitet. Hunde zeigten zuerst eine Beschleunigung und Vertiefung, die nach 1—3 Minuten abklang und einer Verlangsamung wich. Katzen reagierten gering mit Unregelmäßigkeiten.

[4177, I] GRANDI, G.: Atti Congr. Soc. Oftalm. ital. 341 (1939), Rona 124, 119.
[4178] BOUISSET, L. u. FABRE, P.: C. rend. Soc. Biol. 104, 462 (1930), Rona 57, 257.
[4179] LE GRAND, A., LAMELIN, P. u. BILLET, P.: C. rend. Soc. Biol. 99, 1595 (1928), Rona 49, 772.
[4180] LE GRAND, A., LAMELIN, P. u. BILLET, P.: C. rend. Soc. Biol. 99, 1963 (1928), Rona 49, 772.
[4181] LE GRAND, A., LAMELIN, P. u. BILLET, P.: C. rend. Soc. Biol. 101, 1131 (1929), Rona 54, 392.

Durch wiederholte Applikation wurden die Tiere unempfindlicher, und ebenso wirkte schützend die Einatmung von Chloroform (weniger Chloralose), selbst wenn sie 7 Stunden zurücklag. Bei solcher Feststellung wird die Dosierungsfrage eine exakte Beurteilung erschweren, jedenfalls ist der Versuch, die Chloroformwirkung auf eine Änderung der Permeabilität für Salze zurückzuführen, unzureichend fundiert.

Es handelt sich nicht um das Eindringen von Ionen, sondern um osmotische Fragen, da KBr-Kristalle genau so einwirkten wie NaCl[4181].

b) Bromid. Hier wird die Differenz zwischen der Hypertonie der Lösungen und der speziellen Wirkung des Bromids besonders deutlich sein, da dieses infolge der zentralen Wirkung zur Atemlähmung führt. Bei Injektion von 2 n NaBr-Lösung kam es bei Hunden zu einer Hyperpnoe (HASTINGS und Mitarbeiter[2546]), ebenso bei Kaninchen nach 17,51% NaBr in der Menge von 5 ccm/kg/4 Min. (TADA[1777]), 1 g/kg in 50% Lösung (PATOIR[2537]). Erregung ist bei Gabe isotonischer Lösungen nicht vorhanden, kann aber durch wiederholte Gaben hypertoner Lösungen ausgelöst werden. Wurden 10,29% NaBr kontinuierlich infundiert, dann traten die einzelnen Phasen der Wirkung schon während der Injektion auf. So erhielt ein Kaninchen 6,41 g/kg NaBr in 16 Minuten 20 Sekunden. Nach einer anfänglichen Vermehrung der Atemamplitude für etwa 5 Minuten (mit Marey-Kapsel registriert) war nach 8 Minuten schon eine Minderung der Atmung zu bemerken, die nach Beendigung der Infusion fortschritt bis zum Tode an Atemlähmung nach 96 Minuten. Der Tod trat durch Lähmung der Atmung bei noch schlagendem Herzen ein[2538, 4182].

Die primäre Atemsteigerung soll bei Bromiden stärker sein, als der Hypertonie entspricht bei Vergleich mit NaCl, aber der einzelne Versuch dürfte nicht ausreichend sein, um dieses zu beweisen (SCREMIN[2538]), insbesondere wenn es sich um eine völlig unerwartete Reaktion handelt. Die Ähnlichkeit mit einfacher Hypertonie ergibt sich aus der gleichzeitig vorkommenden Blutdrucksteigerung und ebenso aus dem raschen Tod nach 3 g/kg NaBr in 50% Lösung mit Krämpfen und Stillstand von Herz und Atmung (PATOIR[2537]). Bei Katzen führten 2—4 ccm 25% NaBr zu Lähmung der Atmung (HOWE[2480]).

Die lähmende Wirkung des Bromids auf die Atmung — ebenso wie auf andere Teile des Zentralnervensystems — wurde in den Versuchen von WINKLER[4164] an Kaninchen verfolgt. NaBr wurde in 10% Lösung insgesamt 6 Kaninchen dargereicht und 6 Stunden danach beobachtet. Die Resultate gibt folgende Zusammenstellung:

Tabelle 329.

Dosis g/kg	Herabsetzung der Frequenz in %		Volumen in %	
0,75	41	36	33	24
1,5	53	63	41	52
3,0	39	60	31	59

Beim Menschen in Mengen von 10—20 g intravenös verabreicht, wurde die Atmung „ruhig und regelmäßig" (PATOIR[2537]). 12 g KBr am Vortag einer Arbeit gegeben, führte zu größerer Leistung, weil die Arbeitsdyspnoe durch die zentrale Wirkung nicht so leicht in Erscheinung trat. Ähnlich wirkten Laudanon, Eukodal usw. (BECKER-FREYSENG und andere[4343]). Daß chronische Intoxikation zur Verminderung der Atmung führt, ist bekannt und führt auch zum Auftreten von Pneumonien. In den Versuchen von FLINN[2777, II], der 4 Monate fortgesetzte Gaben von 3 × 0,65 und 1,0 g Bromid an 71 Personen verabfolgte, wurde über keine Beeinträchtigung berichtet.

c) Chlorat. Bei Gabe von 4,8 g/kg NaClO$_3$ per os in 4% Lösung kam es zu Zittern und Beschleunigung der Atmung mit rascher Erholung. Bei Wiederholung derselben Dosis nach einer Stunde wurde die Atmung ebenso wie das Zittern

[4182] SCREMIN, L.: Boll. Soc. ital. Biol. sper. 4, 592 (1929). Roma 58, 418.

rapider, obwohl nach Tötung eine Methämoglobinbildung spektroskopisch nicht zur Erscheinung kam. Nach parenteraler Gabe in derselben Art fand sich eine Wirkung auf die Atmung (FABRE und OKAC[2557]). Diese Wirkungen sind wohl auf die Hypertonie der Lösung zurückzuführen. Wenn aber zugleich eine Methämoglobinbildung vorhanden wäre, würden die Effekte der Anoxämie eingreifen.

In den Versuchen von ULRICH und SHTERNOV[2556] fand sich nach der Injektion eine Atmung nach CHEYNE-STOKES und Aufhören derselben bei fortdauerndem Herzschlag, aber es wurde leider das $KClO_3$ verwandt, denn derselbe Effekt fand sich bei Gabe von KCl.

d) Rhodanid. Über eine spezielle Wirkung auf die Atmung wurde nicht berichtet. Es kommt bei schwer toxischen Gaben zu Krämpfen, und hier wird wohl eine Atmungsvermehrung gleichzeitig erfolgen. In den Versuchen bzw. den Berichten von JAHR[2548] kam es zu einer Art von spastischen Paresen. Wenn man Kaninchen zur Bewegung zwang, kam keuchende Atmung zur Beobachtung. Diese wird durch ähnliche Ursachen zu erklären sein, wie das normale Tier bei größerer Arbeit zur Hyperpnoe kommt, nach Rhodanid aber durch die schlechtere Ökonomie der Muskeln schon bei kleineren Bewegungen verstärkt.

e) Sulfat. Die Wirkung wird unter dem Gesichtspunkt der Hypertonie zu betrachten sein. Daneben konnte vom Sin. caroticus aus bei Gabe von nur 0,6 mg Na_2SO_4 eine Hyperpnoe ausgelöst werden (VERDONK[4149], BOUCKAERT und PANNIER[4149, IV], siehe S. 745).

f) Sulfit führte bei Kaninchen zur beschleunigten Atmung, wenn es in saurer Lösung angewandt wurde (KLEIN[2130]). Die Säure wird wesentlich zu diesem Effekt beitragen. Bei intravenöser Infusion von 12,61% Na_2SO_3 bei 8 Kaninchen (PIVA[2483]) kam es zur Dyspnoe, die sich nach einiger Zeit abschwächte, wenn die Tiere überlebten. Wenn die Tiere starben, kam es vorher zu Unregelmäßigkeiten im Rhythmus. Atmung und Kreislauf setzten gleichmäßig aus. Die tödliche Dosis — also die Dosierungsgrenze für die unterschiedliche Reaktion — war mit 5,5 mMol/kg anzusetzen.

g) Persulfat. Die Atmung war nach Beendigung der Injektion verlangsamt und flach. Der akute Tod erfolgte in den Versuchen von DA VAL[2476] (Dosen siehe oben) am Kaninchen unter Methämoglobinbildung und mit deren Konsequenzen; wurde dieser Effekt überlebt, dann blieb eine allgemeine zentrale Depression zurück, ebenso eine Schädigung des Atemzentrums, die nach 4—48 Stunden zum Tode führte.

h) Phosphat. Bei Injektion ganz konzentrierter Lösungen wie in den Versuchen von LASCH und ROLLER[4151] stießen die Kaninchen einen Schrei aus, und unter Atemnot und der Unmöglichkeit der Inspiration kam es zum Tode. Es kommt zu einer Tetanie, die einer besonderen Behandlung im nächsten Kapitel bedarf. Das Vorliegen einer Wirkung über den Ca··-Mangel sieht man daraus, daß durch Ca··-Injektion (0,7 Ca-Gluconat, 0,3 Ca-Laevulinat/10 ccm H_2O) die Atmung wieder in Gang gebracht werden konnte.

Bei Infusion von 7 ccm 0,155 m Lösung von Na_2HPO_4 am Kaninchen[4183] stieg das Minutenvolumen der Atmung von 966 auf 1170 und 1250 ccm unter Vermehrung von Frequenz und Tiefe. Bei 10 ccm 0,155 molarer Lösung von NaH_2PO_4 wurde ähnliches gesehen, ohne daß eine Verschiebung des p_H meßbar war. Die Mittellage der Atmung wurde im Sinne der Inspiration verschoben, vielleicht als erstes Zeichen der Tetanie. Ob eine spezielle Phosphatwirkung vorliegt, bleibt unsicher.

i) Fluorid. Bei Hühnern führte 64 mg/kg F'' intraperitoneal zur Hyperpnoe mit rasch folgender Dyspnoe. Die Dosis war schon tödlich (PHILLIPS, ENGLISH

[4183] GOLLWITZER-MEIER, KL.: Biochem. Z. 151, 54 (1924).

und HART[2523]). Ebenso kam es bei Fröschen, Kröten und Warmblütern zur Vermehrung der Respiration in Amplitude und Frequenz, und erst in hohen Dosen kam es zur Verlangsamung der Atmung, Dyspnoe und schließlich Atemlähmung (DE NITO[2434]).

Die Atemfrequenz wurde nach 10 mg/kg NaF an Katzen nicht verändert, bei Wiederholung aber vermehrt bei gleichzeitiger Senkung des Blutdrucks, z. B. von 140 auf 115 mm Hg (SALANT und KLEITMAN[2517]). Bei Hunden führten schon 2,9 mg/kg F', intravenös zugeführt, zu den ersten Zeichen der Atemvermehrung. Die Frequenz stieg von 15,3 auf 22,6/Minute. Der Blutdruck war noch nicht beeinflußt. Bei höherer Dosierung (47 mg/kg im Durchschnitt von 5 Tieren) stieg die Frequenz auf 150/Minute bei Blutdruckabfall auf 40 mm Hg. Die Atmung hörte früher auf als der Herzschlag (desgl. GETTLER und ELLERBROOK[2427] bei 5 Hunden). Peroral wurde erst bei 22,6 mg/kg der erste Effekt auf Atmung und Blutdruck merkbar. Die Dosierungen wurden fraktioniert in kurzen Intervallen gegeben (GREENWOOD, HEWITT und NELSON[2520]).

Bei Einatmung von HF reagierten die Kaninchen mit Atemverlangsamung, die manchmal 24 Stunden nach der Einatmung anhielt (MACHLE und Mitarbeiter[2524]).

IV. Atemwege und Lunge.

a) Chlorid-Hypertonie. Bei Infusion von verschieden konzentrierten NaCl-Lösungen am Kaninchen bis zum Tode fanden sich in den Lungen Ödeme, Hyperämie und Hämorrhagien (vorwiegend in den Unterlappen), besonders bei 0,5 bis 2% NaCl. Die Hämorrhagien waren mehr zu finden bei 5 und 10% NaCl, besonders bei rascherer Injektion (4 ccm/kg/Min.). Die Erscheinungen gingen etwa parallel mit der Stärke der vorherigen Dyspnoe (SENGA). Bei NaCl-Zulagen an Kranke mit Pneumonie fand sich eine stärkere Expektoration kochsalzreicheren Auswurfs und häufigere Komplikationen von postpneumonischen Exsudaten (SUNDERMANN[3654]). Andererseits wird Gabe von NaCl in dünner Lösung bei Bronchopneumonie als günstig empfohlen[4183, I] wegen Verminderung von Komplikationen.

b) Bromid führt bei chronischer Darreichung häufig zu Entzündungen in den Atemwegen (siehe darüber S. 749).

c) Chlorat. Die Aktivität des Flimmerepithels im Froschösophagus, gemessen an der Geschwindigkeit, mit der ein Korkstückchen forttransportiert wurde, ließ sich bis zur Isotonie von $NaClO_3$ nicht hemmen. Die Gewebe wurden 15 Minuten in die zu prüfenden Lösungen hineingelegt und dann geprüft. Wurde der Punkt der Isotonie überschritten, dann fand sich eine verminderte Aktivität und bei 0,5 mol völlige Hemmung, die sich durch Auswaschen noch beseitigen ließ. Die Wirkung war der von NaCl identisch (RICHARDSON[2561]). Bei Kaninchen, die längere Zeit 0,2—0,8 g/kg $KClO_3$ subcutan erhalten hatten, fand man bei der Sektion Exsudat und Blutkörperchen in den Lungenalveolen (TRABUCCHI[2566]).

d) Perchlorat. Bei sehr rascher Injektion toxischer Dosen bei Kaninchen fand sich Austritt von Ödemflüssigkeit aus Nase und Mund. Bei der Sektion wurde ein leicht blutiges Lungenödem gesehen (SABBATANI[2555]).

e) Rhodanid. Eine Wirkung, analog der beim ClO_4' mitgeteilten, wurde bei Rhodanid nicht berichtet, allerdings wurde es nie so extrem verabfolgt. Dagegen sind aus der Anwendung beim Menschen Tatsachen bekannt geworden, die auf eine Wirkung auf die Schleimhäute der Atemwege schließen lassen, wie Stei-

<hr>

[4183, I] PERLA, D. u. MARMORSTON, J.: Endocrinology 27. 367 (1940). C. 1942 I, 370.

gerung der Entzündungsbereitschaft mit Schnupfen, Anginen und Pneumonien (WESTPHAL[2604], GARVIN[2599]). GARVIN[2599] sah einmal ein Lungenödem. Eine Neigung zu Absonderungsvermehrung, kombiniert mit der peptisierenden Wirkung, könnte die therapeutische Anwendung von Rhodaniden bei zähen Katarrhen und lokaler Schleimlösung verständlich machen, weniger als Mittel zur Entzündungsbekämpfung.

Hierbei sind gewisse Erfahrungen bei der Anwendung von rhodanidhaltigem Mucidan vorhanden, aber hier nicht zu beachten, weil sich noch andere Substanzen in den Präparaten befinden, die die Verhältnisse unübersichtlich gestalten.

f) Sulfat. Das Flimmerepithel der Froschzunge wurde durch Sulfat erst in hypertonischer Lösung gehemmt. Eine Lähmung des Zilienschlages in $^1/_2$—1 Minute wurde erst bei 0,5 mol Na_2SO_4 erreicht[4184].

g) Sulfit. Bei langdauernder Infusion von n/1 Sulfitlösungen (12,61 % Na_2SO_3) fanden sich in den Alveolen und kleinen Bronchien des Kaninchens diffuse Blutungen (PIVA[2483]).

h) Persulfat. Nach Infusionen bei Kaninchen mit größeren Dosierungen, die zum Tode innerhalb 4 Stunden unter Methämoglobinbildung führten, wurde starke Hyperämie in der Lunge gesehen. Ließ der Tod länger auf sich warten, dann fanden sich in der Lunge exsudative und hämorrhagische Prozesse (DA VAL[2476]).

i) Phosphat. Kaninchen, die stark hypertone Lösungen erhielten und daran zugrunde gingen, hatten zu 25% ein Lungenödem, und zwar dann, wenn die Vergiftung etwas länger dauerte. Manchmal setzte das Ödem noch nachträglich trotz Ca··-Injektion ein, wenn die Tiere zum Laufen veranlaßt wurden. Bei den Tieren ohne Lungenödem fand sich Hyperämie, Blutaustritt in das Bindegewebe und Alveolen der Lunge (LASCH und ROLLER).

k) Fluorid. Bei Einatmung von HF kam es bei Kaninchen und Meerschweinchen zu schleimiger Sekretion aus Nase und Augen mit Husten und Niesen (0,05 mg/Ltr.). An den Bronchien waren Reizerscheinungen kaum wahrnehmbar.

Bei 2 mg/Ltr. war der Auswurf blutig, hörte aber innerhalb einer Woche auf. Wurde die Konzentration noch höher gewählt, war der Husten intensiv.

Häufig war eine Sekundärinfektion mit Hämorrhagien in der Lunge, Bronchopneumonien. Bei der Sektion fanden sich Kongestion, Tracheitis, Bronchitis (15%). Hämorrhagien. Ödem (47%). Emphysem. Phlegmone. Die Blutungen waren massiv und betrafen manchmal den größeren Teil eines Lappens (MACHLE, THAMANN, KILZMILLER und CHOLAK[2524]).

l) Zusammenfassung. Eine spezifische Wirkung wurde nicht erwiesen. Man könnte bei ClO_4' und SCN′ auf eine Beeinträchtigung von Membranen schließen, aber bei ClO_4' wurde z. B. die Möglichkeit einer gleichzeitigen Herzschädigung nicht ausgeschlossen. Ebenso wird das Ödem nach Phosphat nicht ohne weiteres auf Mangel an Ca·· zurückgeführt werden können. An sich könnte Ca··-Mangel ähnlich wirken wie die stark lyotropen Anionen, worüber wir noch zu sprechen haben werden.

V. Zentralnervensystem und Sinnesorgane.

a) Chlorid-Hypertonische Lösung. Bei Beschreibung der durch das Zentralnervensystem hervorgerufenen Symptome wird man meist den peripheren Angriffspunkt und den zentralen auseinanderhalten können. So werden bei Kaninchen durch NaCl — in letaler Dosis verabfolgt — Krämpfe und Zuckungen hervorgerufen, zum Teil gleich übergehend in Atemlähmung und Tod (MELLI und TASSO[2534]). Bei Infusion verschieden konzentrierter Lösungen (SENGA[2536]) kam es

---

[4184] BERNDT, A.: Dissertation Leipzig 1934, Rona **90**, 46.

bei hohen Konzentrationen bald nach Beginn zu Zuckungen, bei 1,3 und 1,5 % aber erst kurz vor dem Tode. Sicher sind die Zuckungen, solange sie fibrillärer Art sind, durch eine periphere Ionenverschiebung in den Muskelfasern bedingt, die reichlich angebotenes Na· stark aufnehmen können. Eine Beeinflussung der Nervenendplatte wurde hervorgehoben. In eigenen Versuchen an Fröschen (EICHLER[967]) wurde eine Mischung von Depression, fibrillären Zuckungen der Muskeln und Krämpfen gesehen. Ein denerviertes Bein wurde nicht betroffen, während fibrilläre Zuckungen noch blieben. Bei Umspülung der Medulla oblongata von Fröschen mit 20 % NaCl, die unter 0° abgekühlt war, ließen sich Krämpfe epileptischer Art auslösen, und zwar reversibel, wenn die Einwirkungsdauer beschränkt wurde[4185].

BEHRENS[2452] sah in seinen Versuchen an Mäusen mit peroraler Gabe von NaCl nach einem vorübergehenden Stadium von Schlappheit Krämpfe auftreten, die um so heftiger waren, je weniger das Tier in den Zustand der Depression gekommen war, d. h. je früher die Krämpfe auftraten. Die Krämpfe in Form von Springen traten anfallsweise auf und ließen sich durch einen sensiblen Reiz auslösen.

Wie zwiespältig die Wirkung von Kochsalzlösung ist, und wie unübersehbar von den Bedingungen des Versuchs abhängend, zeigen die Verhältnisse bei Messung der Schwelle für die Auslösung eines Elektroschocks. Wir verweisen hier auf die Tab. 225, S. 546 über die Versuche von SWINYARD[3396, II] an Ratten, denen durch intraperitoneale Injektion von Glucose NaCl entzogen wurde. Aus der Gehirnrinde war Na· und Cl' ausgetreten, die Schwelle war stark herabgesetzt, also die Erregbarkeit erhöht, während nachträgliche Injektion des entzogenen NaCl die Schwelle wieder auf die Norm zurückbrachte. Es gab eine kleine Zunahme des intrazellulären Wassers während der Phase der Herabsetzung, ohne daß sich eine Parallelität mit dem Zellwasser oder der Flüssigkeit im Gehirn überhaupt entdecken ließ. Durch perorale Gabe von 0,9 % NaCl wurde das intrazelluläre Wasser stark erhöht, ohne daß die Schwelle sich änderte.

Trotzdem kann man eine Änderung der Schwelle erzielen. WOODBURY und DAVENPORT[4186, I] gaben Ratten, denen eine Pille von Desoxycorticosteron implantiert worden war, Kochsalzlösung intraperitoneal und erreichten einen Anstieg der Elektroschockschwelle um 14 %, ebenso wie mit $CaCl_2$, während KCl, $MgCl_2$ und Phosphat zu einem deutlichen Abfall führten. Wurde statt einfacher NaCl-Lösung eine äquilibrierte Ringerlösung gegeben, dann war keine Änderung zu erzielen. Das würde auf eine Verschiebung des Ionengleichgewichtes hindeuten, wie es auf der oben zitierten Tabelle von SWINYARD zu sehen ist.

VERNEY[3630, I] prüfte die Beeinflussung des Zentralnervensystems durch Gaben von hypertonischen Lösungen von NaCl, Na_2SO_4. Rohrzucker und Glucose in die Carotis. Glucose wirkte etwas schwächer, die anderen aber völlig entsprechend dem osmotischen Druck. VERNEY legte also auf die Wasserbewegung größten Wert. Er zeigte, daß im Versorgungsgebiet der Carotis interna ein Osmoreceptor liegt, der die Neurohypophyse (Hinterlappen) zur Ausschüttung des antidiuretischen Hormons bringt, wie durch das Verhalten der Nierensekretion nachgewiesen werden konnte. Als Receptoren werden vielleicht eine Gruppe von Bläschen anzusprechen sein, die im Tractus supraopticus gelegene Fasern zur Hypophyse besitzen.

Bei höherer Dosierung von NaCl kamen folgende zentrale Symptome zur Beobachtung: Bewegungen des Kopfes, Versteifung der Gesichts- und Nacken-

[4185] COLOMBI, C. u. SACCHI, U.: Arch. Inst. biochim. ital. 6. 135 (1934), Rona 83, 223.
[4186] OZORIO DE ALMEIDA, M., MOUSSATCHE, H. u. DIAS, M. V.: C. rend. Soc. Biol. 129. 424 (1938). Rona 111, 542.
[4186, I] WOODBURY, D. M. u. DAVENPORT, V. D.: Am. J. Physiol. 157, 234 (1949).

muskulatur und allgemeinere Muskelbewegungen, wohl als Reizung der Hirnrinde aufzufassen. Diese Beobachtungen scheinen die Auffassung zuzulassen, daß
nicht die Entwässerung die Ionenverschiebung, sondern der Vorgang dieser
physikochemischen Effekte zu den physiologischen Folgen Anlaß gibt, daß bei
abgelaufenem Prozeß schon andere regulative Gleichgewichte wirksam geworden
sind.

Bei Gabe von 20—30% NaCl an Hunde kam es zu degenerativen Veränderungen im
Gehirn, sowohl in der grauen als auch weißen Substanz, neben Blutungen an verschiedenen
Stellen[4185].

Eine besondere Bedeutung haben die Chlorionen, oder einfacher gesagt, das
Kochsalz beim epileptischen Anfall des Menschen. Durch Retention von NaCl
werden die Anfälle gefördert, und durch den Anfall wird die Anhäufung herausbefördert[4187]. Bei Säuglingen mit latenter Tetanie wurde die Erregbarkeit auf
Kathodenöffnungszuckungen nicht erhöht nach Gabe von 1 g NaCl[4188]. Hierbei
ist allerdings die Möglichkeit einer antagonistischen säuernden Wirkung nicht
auszuschließen, und MELLI und TASSO[2534] fanden nach großen Gaben beim Kaninchen Erhöhung der Ca$\cdot\cdot$-Konzentration im Plasma.

Nervöse Störungen nach Fütterung von geschältem Reis an Tauben wurden durch
NaCl (auch KCl und CaCl$_2$)-Gaben nicht beschleunigt ausgelöst[4189].

Merkwürdig ist die Wirkung von NaCl-Gaben (10 ccm pro kg 3,8% NaCl)
auf die Chloroformnarkose[4190]. Die Hunde, die mit dieser Lösung vorbehandelt
waren, zeigten weder den raschen Atemstillstand noch die Herzschädigung von
CHCl$_3$, außerdem war die Narkose erschwert, es mußten große Mengen von Narkoticum gegeben werden. Diese Wirkung wäre zu erklären durch eine verminderte
Atmung, so daß das angebotene Chloroform nicht so rasch aufgenommen würde
und in größeren Mengen in der umgebenden Luft verdampfte. Gegen diesen
Fehler waren Vorsichtsmaßnahmen nicht getroffen.

Durst. Ließ man Ratten einen Tag dursten und stellte fest, wieviel Flüssigkeit
sie anschließend bei verschiedener Zusammensetzung aufnehmen mußten zur
Stillung ihres Durstes, dann war 0,2% NaCl wirksamer als Wasser[4191]. Hier spielt
anscheinend die Austrocknung eine Rolle, der durch Beifügung von etwas NaCl
besser gesteuert wird als durch Wasser allein.

So einfach liegen die Verhältnisse aber nicht. In den Versuchen von DARROW
und YANNET[3194] wurden Affen, Kaninchen und Hunden intraperitoneal 10% des
Körpergewichtes Glucoselösung injiziert. In diese Lösung diffundierten nun die
Ionen des Blutes. Der Cl'-Verlust betrug 25% des Gesamtbestandes, an Na$\cdot$
etwa 20%. Die Tiere hatten trockene Zunge und Schleimhäute, die Haut hatte
ihren Turgor verloren. Es handelte sich um eine extreme Austrocknung, und
trotzdem hatten die Tiere keinen Durst.

Beim Menschen wurde nach intravenöser Injektion von 30% NaCl Unbehagen,
Kopfschmerzen und Nausea erzeugt. Wichtig war aber, daß schon während der
Einspritzung Durst auftrat. Bei manchen Personen trat Durst schon nach 5 ccm
30% NaCl auf, aber immer war er zu erzielen nach 20—40 ccm (BALLIF und
DEREVICI[2583]). Wurde einigen Menschen 20 g NaCl in 200 ccm H$_2$O peroral
gegeben (ARDEN[2582]), dann machte sich nach 30 Minuten Durst bemerkbar.
Nach 1 Stunde war der Mund trocken, nach einer weiteren Stunde hatte die
Speichelsekretion aufgehört. Der Durst war extrem, hielt eine zeitlang an und

[4187] GELLER, W.: Klin. Wschr. 1936 I, 168.
[4188] BAAR, H.: Z. Kinderheilkunde 46, 502 (1928). Rona 49, 209.
[4189] SUSKI, P. M.: Biochem. Z. 139, 253 (1923). Rona 21, 230.
[4190] RICHET, C. u. LASSABLIERE, P.: C. rend. Akad. Sci. 182, 1502 (1926). Rona 38, 149.
[4191] KIONKA, H.: Dtsch. med. Wschr. 1936, Beilage Nr. 28, Rona 95, 446.

erlosch fast ganz, ohne daß Wasser gegeben wurde. Offenbar hatte das dargereichte NaCl sich so im Organismus verlagert, daß eine Beeinflussung der durstempfindenden Zentren nicht mehr eintrat. Der Harn war nicht die Stelle der Verlagerung, wie aus der Analyse hervorging. Der Durst hielt länger an als die Diurese nach 20 g NaCl. Wurde jetzt Wasser gegeben (7 Stunden später), dann wurde der Rest des Durstes beseitigt, ohne daß eine Ausscheidung von Cl' erfolgte. Der Durst war übrigens nach Gabe von $NaHCO_3$ stärker als nach NaCl, so daß dem Na· die Wirkung zuzubilligen ist. Wesentlich scheint zu sein, daß die Dehydratation nicht das primum movens bei Erzeugung des Durstes ist.

KCl bewirkte keinen Durst, ebensowenig Harnstoff in äquimolekularer Menge, wo also der osmotische Druck der Zelle gestiegen war, aber auf andere Weise als bei NaCl[4191, I].

Bei der Einwirkung auf die *Sinnesorgane* ist die Hornhauttrübung zu erwähnen, die BEHRENS[2452] gelegentlich bei seinen Mäusen nach hoher NaCl-Gabe wahrnahm. Eine Trübung sahen wir bei unseren Fröschen, allerdings mehr im Glaskörper gelegen. Wenn die Tiere sich erholten, ging diese Trübung völlig zurück[4192, I].

Wenn Hunden eine Parotisfistel angelegt wurde, konnte man aus auftretender Speichelsekretion den Reflex auf einen Geschmacksreiz, an der Zunge messend, feststellen. Einwirkung von 2,32% NaCl, mit der man das Maul des Tieres für 30 Sekunden spülte, wurde gerade noch mit der Speichelsekretion beantwortet. Wurde den Tieren 1—3 Stunden vor dem Versuch 300 ccm 10% NaCl verabreicht, dann war die Schwelle auf 4,64% NaCl gestiegen. Ebenso war die Empfindlichkeit gegen Säure und Chinin abgestumpft. $NaHCO_3$ hatte keine Wirkung[4192]. Die Tiere von VERNEY[3630, I] reagierten nach intraarterieller Injektion von etwas hypertonischer (1,8%) NaCl-Lösung mit Lecken („lip smacking"). Das ist wahrscheinlich bedingt durch die Einwirkung auf die Geschmacksknospen, da der Effekt bei Unterbindung der Carotis interna zunahm. ANDREW[4191, II] konnte bei der Schildkröte Potentiale einzelner Fasern des N. glossopharyngeus ableiten und so die Reizbarkeit einzelner Papillen durch NaCl-Lösungen nachweisen. Die Receptoren reagierten meist erst auf hypertone, manche auf hypotone Lösungen. Aber die Empfindlichkeit war stets geringer als die der Säugetiere.

Bei Versuchen an Menschen wurde im Durchschnitt (mit ziemlich großen Schwankungen) der salzige Geschmack bei 160—170 mg NaCl im Liter Trinkwasser wahrgenommen[4194, I].

Durch Einstreuen von NaCl in das Maul eines Hundes mit Oesophagusfistel kam es auf reflektorischem Wege bei geringer Diurese zu einer Verminderung des Cl' im Harn, bei stärkerer wurde dagegen die Wasserausscheidung vermindert, und die Konzentration verschiedener Harnbestandteile stieg an. Kochsalz in Milch führte nur zu Abnahme des Cl' im Harn, gleichgültig, wie sich die Wasserausscheidung verhielt (HASRATJAN[3628, I]).

b) Bromid. Die Wirkung von Bromid auf das Zentralnervensystem verdient besonderes Interesse, weil es in jeder Beziehung aus der Reihe der Anionen herausfällt und die sonst durchgehend fast vollkommene Gleichheit mit Chlorid hier im Stiche läßt. Die Versuche, mit einer Anhäufung von Br' im Zentralnervensystem zu einer Erklärung zu kommen, sind deshalb besonders verfehlt, weil — wie wir im Abschnitt über die Verteilung ausführlich darlegten — gerade das Zentralnervensystem sehr wenig Br' aufnimmt, bzw. das Cl' ganz besonders festhält. Aber daß nicht eine völlige Abhängigkeit von der Konzentration

[4191, I] GILMAN, A.: Amer. J. Physiol. 120, 323 (1937), Rona 104, 56. Versuche an Hunden.
[4191, II] ANDREW, B. L.: J. Physiol. 108, 7 P (1949).
[4192] TIMOFEJEW, N. W. u. KROLL-LIFSCHITZ, D. J.: Rona 87, 387 (1934). C. 1936 II, 1566.
[4192, I] EICHLER, O.: Nicht veröffentlichte Versuche.

herrscht, ersieht man daraus, daß es nicht einfach möglich ist, aus der Konzentration im Blut auf den Gehalt des Zentralnervensystems zu schließen, von dessen Gehalt die Wirkung abhängt. Da Br' nur langsam an diese Stelle seiner Wirkung kommt, wird die Wirkung stärker sein, wenn die Konzentration im Blutplasma durch chronische Darreichung entsteht, kleiner, wenn es durch einmalige Gabe großer Dosen erreicht wird. Systematische Vergleiche wurden aber nicht ausgeführt.

Die beruhigende Wirkung ist nicht vollkommen der von einem schwachen Narkoticum gleichzusetzen, denn während Narkotica die die Temperatur erhöhende Adrenalinwirkung vermindern, wirkte NaBr nicht ein[4193]. Ebenso wird der hypnotische Schlaf durch die Gabe von NaBr nicht erleichtert, der durch narkotische Substanzen wie Alkohol, Veronal, Chloralhydrat eine Verstärkung erreichte. Jedenfalls gilt das für den Menschen, während bei Hunden eine additive Wirkung erzielt wurde[4194]. Ob es sich um die Frage der Dosis handelt, ist nicht ersichtlich.

Die einzelnen Tierarten unterscheiden sich anscheinend in der Reaktion. Das wird z. B. in der Frage des Auftretens von Erregungssymptomen usw. deutlich. Deshalb wollen wir die Tierarten getrennt behandeln.

Tauben. Die Tiere erhielten 0,4 g/kg NaBr täglich mit der Schlundsonde. Der Gang wurde taumelnd. Durch die Lähmung der Gleichgewichtsorgane flogen sie nicht mehr auf und blieben schließlich ganz liegen. Erstaunlich ist die Geschwindigkeit des therapeutischen Effektes von NaCl.

Um 7.38 Uhr erhielt eine Taube 0,227 g NaCl in die Brustmuskeln, nach $^1/_2$ Stunde versucht sie sich aufzurichten, sinkt aber zurück, um 9 Uhr frißt sie etwas Hafer, um 9.45 Uhr steht das Tier und nimmt Nahrung auf. Am nächsten Tage ist das Tier intakt.

60 % des Halogens war bei dem schweren Vergiftungsbild durch Br' ersetzt (MEYER-NOBEL[2530]). An dem Bilde ist zweierlei bemerkenswert: Die hohe Empfindlichkeit, da 60% Ersatz bei anderen Arten noch nicht zu so weitgehender Vergiftung führt, dann aber vor allem die große und rasche Wirksamkeit einer einzigen NaCl-Gabe, während beim Menschen häufig tagelange und noch längere Medikation notwendig ist.

Mäuse. Gabe 0,2 g/kg NaBr per os. Bei 50% Br' zeigten die Tiere erhöhtes Schlafbedürfnis, Appetitlosigkeit, Gewichtsabnahme. Nach dem klinischen Aspekt konnte man die Tiere noch kaum von unbehandelten unterscheiden (MEYER-NOBEL[2530]).

Geeigneter zur Beobachtung sind die wilden Mäuse. Zwei Tiere erhielten 1 bzw. 2 ccm 10% NaBr subcutan (GÄRTNER[2528]). Die ersten Ausfallserscheinungen zeigten sich in einer Parese der hinteren Extremitäten, rasch zunehmend. Die Reflexzeiten (Kneifreflex) wurden verlängert, die Stellreflexe schwanden, Incontinenz von Blase und Rectum traten auf. Unter geringer Atembeschleunigung, dann aber Lähmung der Atmung erfolgte der Tod in tiefem Koma nach 6 und 3 Stunden.

Meerschweinchen und Ratten reagierten nicht verschieden. 1 g/kg NaBr führte bei Ratten nur zur Minderung der Erregbarkeit, ohne Seitenlage[4195]. 4 Ratten hatten gelernt, sich durch Betätigung eines Hebels das Futter aus einem Futtersack selbst heranzuholen. 0,018, 0,026 und 0,036 g NaBr an 3 aufeinanderfolgenden Tagen subcutan verabreicht, wirkten nicht eindeutig auf diese Fähigkeit. Bei 2 Tieren war die Reaktion verbessert, bei 2 verschlechtert[4196].

Es fand sich bei Meerschweinchen (4,25 g/kg NaBr intraperitoneal, Tötung nach 11 Stunden in tiefem Koma) und Ratte (2 g/Tier, mit Tod nach 8—10 Stunden) eine deutlichere

---

[4193] CRILE, G. W., ROWLAND, A. F. u. WALLACE, S. W.: J. Pharm. exp. Ther. 21, 429 (1923), Rona 23, 286.

Darstellung des Gliabildes des Zentralnervensystems, und zwar an der Großhirnrinde. Die Ganglienzellkerne waren zuerst pyknotisch, sogar Karyorhexis und fast Zerstäubung des Kerns wurde beobachtet. Die Nisslschen Granula waren geschwunden. Diese Bilder sind allerdings wohl mehr auf die Salzwirkung zurückzuführen, da sie auch nach NaCl zur Beobachtung kamen (GÄRTNER[2528]).

Kaninchen. Die Tiere wurden von Br' nicht beeinflußt, solange dieses nach Molen gerechnet weniger als 30% des Halogengehaltes im Serum ausmacht.

Bei 40—50% kommt es zur Einschränkung der Bewegungen mit Parese besonders der hinteren Extremitäten.

50—60% veranlaßte Aufhebung aller spontanen Muskelbewegungen, die Reflexe wurden abgeschwächt. Der Zustand ähnelte dermaßen einer Narkose, daß eine Operation ohne Abwehrbewegung vorgenommen werden konnte.

Ersatz von 75% wurde ertragen. Die Tiere konnten in kurzer Zeit völlig normal werden, wenn man größere Mengen NaCl zuführte (MÖLLER[2767]).

Bei Gabe ganz großer Mengen intravenös (2—2,5 g/kg) entstanden Krämpfe, gefolgt von Lähmung und Tod. Diese Dosen — hochprozentig (50%) zugeführt — werden wohl mehr eine reine Salzwirkung haben.

1 g/kg: Der Kopf legte sich zur Seite, die Reflexe verminderten sich, ebenso die Sensibilität. Man konnte die Tiere kneifen und sogar brennen, ohne daß sie eine Reaktion zeigten. Im Auge wurde Mydriasis und manchmal Exophthalmus gesehen (PATOIR[2537]). Bei 2 g/kg kam es zu starken Krämpfen, bedingt durch die Hypertonie. Bald beruhigte sich die Erregung und wich einer $\frac{1}{2}$ Stunde dauernden Narkose. 3 g/kg intravenös führte zu Krämpfen und raschem Tod.

Es ist von Interesse, daß die Krämpfe nach 2 g/kg bei wiederholten Gaben an jedem zweiten Tage aufhörten, wohl bedingt durch die zentrale Beruhigung der vorherigen Gabe (PATOIR[2537]).

Katzen. Abweichend von anderen Tieren wie Kaninchen und Hunden — wenigstens quantitativ diese Tiere weit übertreffend — kam es nach Darreichung von 1 g/kg NaBr an 3—5 aufeinanderfolgenden Tagen zu Laufbewegungen, die tagelang anhalten konnten. Die Bewegungen traten auf ganz gleich, ob die Tiere sich selbst durch den Käfig bewegten, oder ob sie nur Seitenlage einnehmen konnten. Diese Art von Erregung wurde durch Äthernarkose im Anfangsstadium verstärkt, aber nach Abtragen des Großhirns und Dekapitation verhindert (BLUME[2542]). Aufregung wurde auch von COOMBS, SEARLE und PIKE[2543] nach derselben Dosierung beobachtet. Fortführung der Fütterung für längere Zeit führte zu motorischen Inkoordinationen, und nach 14 Tagen wurde das Tier schläfrig.

Nach Exstirpation der Nebenschilddrüse und Schilddrüse verringerte sich die Schläfrigkeit, und auch die motorischen Inkoordinationen nahmen ab. Wurde die Operation während des Stadiums der Exzitation vorgenommen, dann hörte dieses sofort auf. Blieben die Tiere 3 Wochen lang infolge der Bromidfütterung krämpfefrei, dann traten Zeichen von Myxödem, Ausfall der Haare und kranke Augen auf. Im Großhirn kamen Neurophagie und Sattelitose der motorischen Rindenzellen, aber auch anderer Regionen zur Beobachtung. Diese Effekte wurden schon registriert nach täglicher Gabe von 0,5 g NaBr und zeigten sich in einer niederen Krampfgrenze gegen Absinth ([4197], siehe darüber folgende Seiten).

Bei der Darstellung der Bromidwirkung könnte man sich begnügen mit dem allgemeinen Ausdruck der Depression des Zentralnervensystems, wie sie bei

[4194] SUMBAJEW, I.: Sovet. Nevropat. 4. 83 (1935). Rona 92. 165.
[4194, I] WIGGERS, K.: Nederl. Tijdschr. Geneesk. 1941, 249. Rona 126. 356.
[4195] GROS, O. u. HAAS H. T. A.: Naunyn-Schmiedebergs Arch. 182. 348 (1936).
[4196] WENTINK, E. A.: J. of exp. Psycholog. 22. 150 (1938). Rona 106. 263.
[4197] PIKE, F. H. u. NOTKIN, J.: Amer. J. Physiol. 97, 549 (1931). Rona 68. 528.

den ganz schweren Vergiftungen vorliegt. Diese Beschreibung wäre aber doch nur sehr oberflächlich und unzureichend, wenn wir die eben beschriebenen Erregungssymptome bei den Katzen berücksichtigen. Da die Funktion des Zentralnervensystems sich aus Hemmung und Erregung — auch nur grob gesprochen — äquilibriert, besteht die Möglichkeit einer durchaus differenten Beeinflussung beider Faktoren, wodurch dann solche Bilder wie oben in den Versuchen von BLUME zustande kommen. Wird „die Hemmung" durch Bromide vermindert, dann können z. B. bedingte Reflexe, wie in den Untersuchungen von PAWLOW, sogar stabilisiert werden.

Um solche Effekte darzustellen, kann man nicht mit robusten Dosierungen vorgehen, wie Versuche an der decerebrierten Katze von IVANOV und ANOCHIN[4198] zeigen, bei denen nur Rückenmarksreflexe zur Untersuchung kamen.

In der Versuchsanordnung wurden beide Nn. ischiadici gereizt und die Kontraktion des M. quadriceps femoris mechanisch registriert. Der Reiz begann ipsilateral; nachdem dieser 5 Sekunden angedauert hatte, wurde gleichzeitig der kontralaterale Reiz für 5 Sekunden eingeschaltet, während dieser Zeit erfolgte die Reizung beiderseits. Nachdem der kontralaterale Reiz aufgehört hatte, dauerte der ipsilaterale Reiz noch weitere 5 Sekunden an, hatte also eine Gesamtdauer von 15 Sekunden. Beim Beginn des ipsilateralen Reizes kam es zur Kontraktion des M. quadriceps (Phase 1), die mit Einsetzen des kontralateralen Reizes durch Reflexhemmung einer Erschlaffung wich, manchmal bis auf den Nullpunkt (Phase 2). Hörte diese Reflexhemmung auf, dann kam es in einer dritten Phase zum neuerlichen Anstieg der Kontraktion auf die alte Höhe.

Bevor wir zur Beschreibung der Bromeinwirkung auf den Ablauf dieser Ereignisse kommen, ist besonders hervorzuheben, wie rasch auf die intravenöse Injektion der Bromiddosen (0,066—0,18 g/kg) die Änderungen erfolgen. Schon 30 Sekunden nach der Gabe sind deutlich fortschreitende Effekte zu sehen, die ihren Angriffspunkt ausschließlich im Rückenmark haben, da Abklemmen der Muskeldurchblutung an dem Ablauf nichts änderte. Die erste Beeinflussung durch Bromid traf die Phase 2. Hatte die Hemmung nicht zu einer vollen Erschlaffung auf die Abscisse geführt, dann wurde die Einkerbung in der Kurve vertieft, also eine Betonung der Hemmungsphase als ersten Effekt bei den niedersten Dosen. Das sah man am Verlauf der Versuche, wenn der kontralaterale Reiz der Phase 2 auf 11 Sekunden verlängert wurde. Dann dauerte der Konflikt der beiden Kräfte längere Zeit, aber die Erregung setzte sich durch, denn die hemmende Wirkung machte sich nur kurze Zeit in den 11 Sekunden der Phase 2 bemerkbar. Wurde jetzt Bromid gegeben, dann wurde die Hemmung verstärkt. Dies zeigte sich bei der ursprünglichen Versuchsanordnung darin, daß zuerst die Dauer und dann auch die Höhe der 3. Phase vermindert wurde, die schließlich ganz fortfällt, so daß nur die 1. Phase unverändert fortbesteht.

Der hier skizzierte Verlauf ist häufig zweiphasisch, indem nach der eben beschriebenen Phase der Betonung der Hemmung mit Durchgang durch den Normalzustand schließlich gerade die hemmende Phase fortfällt und eine Lähmung der Hemmungen anzunehmen ist. Dieser Vorgang konnte so weit gehen, daß anschließend an die 15-Sekunden-Reizung noch nachträglich eine Reihe von Kontraktionen erfolgte, eine Überleitung zu den Befunden von BLUME. Der Ablauf war nach der Gabe rasch. Nach einer Stunde konnte der ursprüngliche Zustand bei diesen Dosen wieder erreicht sein, obwohl wir wissen, daß eine Ausscheidung von Br' in dieser Zeit nicht einsetzt. Es kann sich nur um eine neue Verteilung handeln, nachdem die primäre die stärker durchbluteten Organe mehr getroffen hat (trotz des schweren Eindringens des Br' in das Zentralnervensystem ?).

[4198] IVANOV, A. u. ANOCHIN, P.: Z. exp. Med. **84**, 435 (1932). Rona **72**, 740.

[4199] USSIJEWITSCH, M. A. u. SCHMULEWITSCH, M. G.: Fisiol. Z. **23**, 697 (1937). Rona **108**, 629. C. **1938** II, 2454.

[4200] LINDBERG, A.: Fisiol. Z. **20**, 763 (1936). Rona **97**, 168. C. **1937** II, 3191.

Bei Steigerung der Dosis wird allmählich die erste Phase getroffen. Bei 0,5 g/kg wird die primäre Kontraktion auf 0 reduziert, wenn auch nur für kurze Zeit. Erst bei 3 g/kg kam keine Reversibilität bei Lebensdauer des Präparates zustande. Im ganzen sehen wir die Abstufung der einzelnen Wirkungen und den durchaus nicht eindeutigen Verlauf, wenn man die Dosen nur genügend differenzierte.

Hunde. An Hunden wurden vor allem Versuche durchgeführt, um die Einzelbeeinflussung von Erregung und Hemmung zu studieren. Hierbei wurde die *Methode der bedingten Reflexe* herangezogen, deren Sitz zum Teil im Großhirn zu suchen ist. Jedenfalls gibt es Störungen des Gleichgewichts; und wenn dann die Erregung weniger als die Hemmung beeinflußt ist, letztere aber verstärkt — wie eben bei den Rückenmarksreflexen der Katze — dann wird ein Zeitpunkt möglich sein, wo die Wirkung auf solche bedingten Reflexe bei längerer Darreichung von Br′ geringer wird und erst nach Gabe von NaCl und Flüssigkeit zunimmt[4200]. Dann kann man verstehen, daß bei 120—160 mg% Br′ im Blut wieder ein Gleichgewicht des Zentralnervensystems zu beobachten ist (OUSSIEVITSCH und GEORGIEVSKAJA[2775]).

Auf einen Sirenenton wurde ein bedingter Reflex für Aufnahme von Nahrung ausgebildet. Durch besondere Summierung hemmender Faktoren bei dem Versuch wurde eine nicht spontan heilende Störung psychotischer Art ausgelöst, indem der Hund alles wahllos zu benagen begann. Durch tägliche Verabreichung von 0,5 g NaBr konnte diese Störung für immer beseitigt werden[4199]. Einmal war der gleichzeitige Zusatz von Coffein notwendig[4206].

Brom soll das gestörte Gleichgewicht zwischen den Nervenprozessen wiederherstellen können und einen hypnotischen Zustand beseitigen[4202, 4204]. Aber höhere Dosierungen oder zu lange Darreichung führten zur Störung der bedingten Reflexe[4203]. So erfolgte bei Gabe von 3 g NaBr täglich 1 Stunde vor dem Versuch schon in den ersten Tagen eine Verspätung der Speichelsekretion, die bei weiteren Gaben zunahm und nach Fortlassen von Br′ wieder allmählich fortfiel. Auch hierbei soll es sich um die Begünstigung der Hemmungen handeln[4207]. Man wird fragen, ob wirklich die Hemmungen den Prozeß verzögern oder das Bromid selbst.

Angeblich spielen bei der Bromwirkung Alter, Gesundheitszustand, Kastration eine Rolle bei optimaler Wirkung der Dosierung, deren Größe von 1 mg bis 6 g NaBr/Tag schwanken kann[4201].

Bei 2 Hunden mit Speichelfisteln wurde durch Zeigen von Nahrung gleichzeitig mit einem Glockensignal oder durch ein Metronom mit 60 Schlägen in der Minute, oder durch Zeigen von Licht ein bedingter Reflex gesetzt. Bei 140 Schlägen des Metronoms schliefen die Hunde ein. Nach 120 mg/kg NaBr per Klysma schliefen die Hunde rascher und länger ein, was auch 3 Stunden später noch deutlich war. Die Latenz auf die Speichelsekretion war aber von 2 auf 4 Sekunden verlängert und die Schwelle erhöht. Nach 280 mg/kg NaBr trat auf 140 Schläge des Metronoms eine Speichelsekretion auf. Nach 6 Stunden trat eine Speichelsekretion nur nach ganz großen Reizen auf, bei 140 Metronomschlägen kam der Hund in tiefen Schlaf. Nach 17 Stunden war die Differenzierung verbessert[4208]. Wir sehen, daß die bedingten Reflexe durch Bromid verschieden beeinflußt werden, und zwar Vermehrung bei Schlaf, Verminderung für die Speichelsekretion.

[4201] PETROWA, M. K. u. USSIJEWITSCH, M. A.: Fisiol. Z. 20, 215 (1936), Rona 96, 623. C. 1937 I, 2211.
[4202] PETROWA, M.: Rona 76, 320 (1933).
[4203] JAKOVLEVA, V.: Rona 76, 320 (1933).
[4204] MAJOROV, F.: Rona 76, 321 (1933).
[4205] ROSENTHAL, I.: Rona 76, 321 (1933).
[4206] PETROWA, M. K.: Fisiol. Z. 17, 1128 (1934), Rona 88, 112.
[4207] LINDBERG, A. A.: Fisiol. Z. 20, 749 (1936), Rona 97, 168. C. 1937 II, 3191.

Bei den höheren positiv bedingten Funktionen sehen wir Betonung der Hemmung (siehe auch [4205]). Beim Türkschen Reflex fand sich allerdings keine eindeutige Wirkung auf die Hemmungen des Mesencephalon, während die Erregbarkeit des Rückenmarks immer vermindert wird, gemessen an der Latenz des Reflexes[4211, I].

Affen. Auch hier wird die Hemmung durch Brom verstärkt. Zur Festigung der Differenzierungsreize waren aber viel kleinere Dosen notwendig. Bei Dosen von 2—4 g NaBr erfolgte Enthemmung der Differenzierung[4209, 4211] (1 Anubis-Pavian und 1 Lapunder-Makak). Bei einem kastrierten Affenweibchen übten 0,15—1,0 g NaBr keinen Einfluß auf die Reflexe aus. Größere Dosen (2,0) führten zur Störung der Differenzierungsfähigkeit und — wie beim Hund — Abschwächung der positiv bedingten Reflexe, die schließlich ganz schwanden.

Durch Coffein konnten die Reflexe vorübergehend gebessert werden, auch die Futterverweigerung und mangelhafte Reaktion auf Reize gingen zurück, aber immer nur für kurze Zeit und bei dauernder Darreichung. Dagegen wirkte Strychnin viel stärker und nachhaltiger[4210].

Mensch. Bei intravenöser Injektion von 10—20 g NaBr in 50% Lösung (PATOIR[2537]) klagte das Individuum über Schmerzen bis zur Achselhöhle ausstrahlend. Dann kam es zu Kribbeln in den Extremitäten und Kopfschmerzen. Diese Symptome sind wohl in erster Linie auf die Wirkung der Hypertonie zu beziehen. Dann begannen die Symptome, die wir dem Br' selbst zuschreiben müssen, wie Euphorie, intellektuelle Mattigkeit und zögernde Sprache. Die Sehnenreflexe wurden langsamer, der Rachenreflex verschwand. Auch der Cornealreflex wurde vermindert und konnte schwinden. Von Bedeutung ist das Verhalten der Sensibilität, die Schmerzempfindung wurde langsam und schwach und erreichte ihren größten Tiefstand nach $^1/_2$ Stunde mit der Dauer von 1 Stunde.

Ein Zusatz anderer Narkotica war nur in geringem Maße notwendig, so daß Erbrechen und Kopfschmerzen fast nie auftraten. Auch die postoperativen Schmerzen waren abgeschwächt.

Nach peroralen Gaben von 4—6 g NaBr wurde eine Änderung des Drucksinns nicht beobachtet. Die Schmerzempfindung wurde in manchen Fällen gesteigert, in manchen herabgesetzt[4212]. Auf das Dunkelsehen sollen schon 0,5 g hemmend wirken, und zwar soll die Restitution des Sehpurpurs verzögert werden[4213]. Eine Prüfung der Adaption innerhalb einer (!) Minute ergab auf 1,7 g keine Wirkung[4214, I]. FLINN[2777, II], der durch 4 Monate lange Gabe eine Blutkonzentration von durchschnittlich 50 mg% Br' erreichte, fand keinen Anstieg der Reaktionszeit. Die intellektuelle Kapazität bei vorher und nachher untersuchten Studenten war nicht vermindert, „im Gegenteil sogar vielleicht etwas erhöht".

Ein großes Gebiet bildet die *Bromintoxikation* des Menschen, deren Symptome schon ausführlich dargestellt wurden. Auch im Elektroencephalogramm prägte sich die Intoxikation aus, indem die Wellenfrequenz herabgesetzt wurde, z. B. auf 8,3 in der Sekunde bei 59,6 mg% Br' im Blut, mit Anstieg auf 10,9 (sogenannter α-Rhythmus) bei Abnehmen auf 36,4 mg%[4214].

[4208] WOLFF, H. G. u. GANTT, W. H.: Arch. of Neurol. **33**, 1030 (1935), Rona 89, 203. C. 1935 II, 1909.

[4209] KAMINSKY, S. D. u. MAJOROW, E. P.: Fisiol. Z. **27**, 22 (1939), Rona 117, 460. C. 1940 I, 2498.

[4210] BAMM, L. A.: Fisiol. Z. **27**, 31 (1939), Rona 119, 271. C. 1940 I, 2498.

[4211] BAMM, L. A.: C. 1939 II, 459.

[4211, I] LAPICQUE, L. u. M.: C. rend. Soc. Biol. **135**, 537 (1941). Rona 127, 303.

[4212] MULLIN, F. J. u. LUCKHARDT, A. B.: Arch. internat. Pharmacodyn. **55**, 112 (1937), Rona 101, 169.

[4213] LASAREFF, P. u. COUPER, L.: Rona 50, 308 (1929).

[4214] RUBIN, M. A. u. COHEN, L. H.: Arch. of Neurolog. **40**, 922 (1938). Rona 113, 104.

Die toxischen Symptome datieren LOVELL und BROWN[3259] von einer Konzentration von 150 mg% ab. Die umfassendste Untersuchung mit Analyse von 1000 Patienten stammt von WAGNER und BUNBURY[2588]. Es gab immerhin unter diesem Material zwei Patienten mit einem Gehalt von 200—300 mg% ohne toxische Symptome, zwischen 125—200 mg% war die Zahl 3, zwischen 75 und 125 mg% 28. Dagegen hatten bei der zuletzt erwähnten Konzentration 15 Patienten schon toxische Erscheinungen. Die Symptome bestanden in Tremor, Sprachdefekten, Ataxie, schließlich Stupor. Organisch-nervöse Kranke waren empfindlicher. Die Medikation ist besonders schwierig bei schlechter Halogenausscheidung, dann kann Gabe von NaCl das Br' aus dem peripheren Gewebe verdrängen und die Symptome verschlimmern. Diese Gefahr ist auch sonst zu fürchten.

Vielfach wurde das Krankheitsbild einer toxischen Encephalitis angenommen (z. B. WILE[3417]) und ebenso einer ganzen Reihe anderer Differentialdiagnosen wie Taumellolch in dem oben erwähnten Fall von STOLTE.

Einen Fall von Brompsychose mit Benommenheit, Sinnestäuschungen optischer und akustischer Art, Wahnbildung und Störungen der Aufmerksamkeit, Orientierung und in der sexuellen Sphäre teilte POHLISCH[4215] mit, noch nach einer Dauer von 7 Monaten. Der Fall ist nicht rein, weil auch Morphinismus und Schlafmittelgaben hineinspielen.

c) Besondere Bedingungen der Bromidwirkung — Krampfgifte. Bei Fröschen, deren Rückenmark allein intakt gelassen war, wurde die Art des bei Reiz des N. ischiadicus erhaltenen, gekreuzten Reflexes untersucht[4216, 4217]. Der einfache Reiz führte nicht zu einem Erfolg, sondern er mußte wiederholt werden, d. h. es handelte sich um einen Iterativreflex. Bei Gabe von 0,05 g NaBr pro 30 g Frosch und Untersuchung etwa 5—6 Stunden danach genügte ein einziger Reiz, um den Reflex auszulösen. Außerdem sank die Summationszeit, und es änderte sich die Funktion zwischen notwendiger Reizzahl und Spannung. Die Rheobase wurde nicht wesentlich und nicht konstant erhöht. Blieb der Reflex unter Herrschaft des Thalamus (nur das Großhirn war abgetragen), dann ließ er sich durch einen einzigen Reiz auslösen. Mit der halben Dosis NaBr wurde jetzt meist erst durch wiederholte Reizung ein Erfolg erzielt. Demnach war durch die halbe Dosis der Thalamus ausgeschaltet worden, ohne das Rückenmark zu beeinflussen.

Bei noch stärkeren Dosen (0,1 g/30 g Frosch) hatte der Reflex einen nichtiterativen Charakter und behielt ihn auch bei nachträglicher Zerstörung des Thalamus. Beide Teile des Zentralnervensystems waren beeinflußt. Während beim intakten Thalamus die Spannung nur wenig vom Reizintervall abhängig war, stieg unter NaBr die Spannung mit dem Reizintervall an. Die Erklärung sucht der Autor in der LAPIQUEschen Vorstellung von der doppelten Wurzel der Chronaxie, erstens die der Zelle direkt und zweitens die der Subordination unter die höheren Zentren, die beim Frosch im Thalamus bestehen. Durch das höhere Zentrum wird die Chronaxie erniedrigt, und solange dieses intakt ist, ist der Reflex nicht iterativ; wird es ausgeschaltet, bleibt die lokale höhere Chronaxie, und der einfache Reiz genügt nicht mehr, der Reflex wird ein Iterativreflex.

Ebenso wirkte Bromid erniedrigend auf die Chronaxie des Schaltneurons in mittlerer (0,05 g) und größerer (0,1) Dosis. Wurde der Thalamus in Verbindung mit den Reflexbogen gelassen, dann genügte durch die niedere Chronaxie („die Subordination") der einfache Reiz, wenn nicht durch Bromid der Thalamus aus-

[4214, 1] DITCHBURN, R. W. u. POWER STEELE, E. J.: Nature 1941 I, 745. Rona 132, 147. 0,4—0,7 g Coffein führten zur Beschleunigung.
[4215] POHLISCH, K.: Mschr. Psychiatrie 99, 315 (1938). Klin. Wschr. 1938 II, 1817.
[4216] ACEVEDO, D.: C. rend. Soc. Biol. 104, 181 (1930), Rona 58, 133.
[4217] ACEVEDO, D.: Ann. de Physiologie 6, 427 (1930), Rona 61, 539.

geschaltet wurde. Das ist nur möglich in dem engen Dosenbereich, in dem der Thalamus durch Bromid schon gelähmt wird, das Rückenmark aber noch keine Beeinflussung zeigt (siehe auch LAPICQUE[4211, I]). Auch der Antagonismus Bromid-Pikrotoxin ging über das Mittelhirn[4218].

RUICKHOLDT[4065, I] bewahrte ein Froschrückenmark 24 Stunden in einer Tyrodelösung auf, in der das Cl' durch Br' ersetzt war. Es sprach trotzdem auf Reizung gut an, ein unerwartetes Resultat.

Bei lokaler Applikation isotonischer KCl'-Lösung auf das Rückenmark wurde nur eine Depression des Reflexes gesehen, der durch Ersatz des Cl' durch Br', außerdem durch SO_4'' und J' nicht aufgehoben wurde, sondern sich eher verstärkte[4218].

Die lokale Wirkung wurde durch die Acidität nicht verändert, aber bei Kaninchen ließ sich die Bromwirkung durch Säure verstärken (ebenso wie durch vorherige suboccipitale Punktion der Zisterne mit Entnahme von Liquor)[4220]. Diese Reaktion der Acidität soll auf dem allgemeinen Gesetz beruhen, daß die Wirkung von Anionen durch Säure, die von Kationen durch basische Reaktion verstärkt wird (was wohl nur bei schwachen organischen Ionen gilt).

Bei Vergleich der *antikonvulsivischen Wirkung* gegen zentrale elektrische Reizung bei Kaninchen fand sich bei täglicher subcutaner Injektion verschiedener Bromsalze eine Erhöhung der Reizschwelle. Die Steigerung war am größten bei NaBr (gegenüber K˙, NH_4˙, Mg˙˙, Ca˙˙)[4221], ein Einfluß säuernder Salze war also nicht merkbar.

Der antagonistische Einfluß von Bromid auf experimentelle Krämpfe wurde häufig beobachtet und gemessen. Es werden nicht nur die Krämpfe unterdrückt, sondern auch die tödliche Dosis erhöht. Das gilt übrigens auf Gegenseitigkeit.

Bei der weißen Ratte war die tödliche Dosis von NaBr- und Acetanilidmischungen geringer als der Summe entsprach (SMITH und HAMBURGER[2532]).

Durch 1 g/kg NaBr wurde bei Mäusen die erregende Wirkung von Coffein herabgesetzt oder aufgehoben. Bei 5 mg/kg *Coffein* schlug aber die erregende Wirkung durch (DRUCKREY[2529]). Umgekehrt ließ sich bei Personen, die durch Coffein in einen Erregungszustand gebracht waren, die beruhigende Wirkung von Bromid messen[4222].

Gegen *Cardiazol*krämpfe der weißen Ratte schützten schon 1000 mg/kg NaBr per os, ohne daß Seitenlage eintrat (GROSS und HAAS[4195]). An Kaninchen betrug die schlafmachende Dosis von NaBr bei subcutaner Injektion 0,03 g/kg, die halbe Dosis vermochte schon die Krämpfe von 25 mg/kg Cardiazol zu hemmen, allerdings nur für 35 Minuten[4223].

Bei Mäusen war die 3fache Dosis von *Pikrotoxin* gegenüber der Norm notwendig, um den Tod herbeizuführen, wenn 50% des Bluthalogens aus Br' bestand, bei 25% noch immer die doppelte Dosis. Bei Tauben war etwas Analoges festzustellen (MEYER-NOBEL[2530]).

Durch Auftragen von *Strychnin* auf die motorische Hirnrinde von Hunden konnte ein lokaler Klonus in bestimmten Muskelgruppen hervorgerufen werden. 0,3 g/kg KBr subcutan wirkte wenig auf diesen Klonus, nach peroraler Gabe über 14 Tage bis zu schweren Vergiftungserscheinungen konnte die Strychninwirkung nicht völlig aufgehoben werden (ebensowenig die lokalen elektrischen Reize), aber die Krämpfe verliefen kurz und unvollständig[4224].

[4218] MITOLO, M. u. LIDDO, S.: Boll. Soc. ital. Biol. sper. 4, 456 (1929), Rona 53, 777 Zentralnervensystem der Kröte.
[4219] SCHRIEVER, H. u. PERSCHMANN, G.: Pflügers Arch. 236, 497 (1935).
[4220] PETRUNKINA, A. u. PETRUNKIN, M.: Z. exp. Med. 68, 720 (1929), Rona 54, 825.
[4221] SPIEGEL, E.: Arch. internat. Pharmacodyn. 63, 464 (1939). Rona 121, 293. C. 1940, I 2977. 3 ccm/kg einer n/1 Lösung.
[4222] v. WERZ, R. u. HOMANN, G.: Naunyn-Schmiedebergs Arch. 193, 272 (1935).

Auch bei *Absinth* konnte eine einmalige Dosis von Bromid die Krämpfe der Katzen nicht verhindern, etwas besser nach wiederdolten Gaben[4226].

Die Krampfdosis für Absinth bei Katzen beträgt 0,06 ccm/kg,. 2 g NaBr erhöhte sie auf das Doppelte, aber die Dosis wurde dann letal. 0,5—1 g NaBr für Wochen führte nicht zur deutlichen Wirkung[4227].

*Thujon*krämpfe von Ratten wurden ebenso durch 4mal 100 mg NaBr unterdrückt, noch viele Tage nach der Gabe nachweisbar[4225].

Bei Kaninchen wurden durch 0,15 ccm/kg 2% Thujonlösung Krämpfe erzeugt. Bei täglicher Gabe von 0,33 g NaBr wurden die Konzentrationen im Blut mit 140—150 mg% Br' bestimmt, bei denen keine Krämpfe mehr erfolgten. Einmal waren sie trotz der Konzentration von 225 mg% auslösbar (BOSHES[2766]).

Die minimale Krampfdosis einer 10% Lösung von *Monobromkampfer* betrug (15 Katzen) 0,01 cm/kg, die letale Dosis 0,02 ccm. Nach täglicher *Vorbehandlung* mit 1 g NaBr für 10—14 Tage stieg die minimale Krampfdosis auf 0,0145 ccm/kg, die letale sank auf 0,0155 (7 Katzen).

Dagegen vertrugen normale Tiere 35—55 elektrische Reizungen der Hirnrinde, nach Bromid 80 und mehr. Wurde geprüft, wieviel kurze Verschließungen der Kopfarterien von Tieren ertragen wurden, bevor sie starben, dann kam man bei normalen Tieren auf die Zahl 9—18 mit einer Gesamtdauer von 25—35 Minuten. Durch Bromid wurde sowohl die Zahl, als auch die Dauer der Perioden reduziert (COOMBS und Mitarbeiter[2543]). Ausschließlich das Großhirn treffende Insulte wurden durch Bromidgabe gemildert, nicht dagegen wenn tiefere Teile in Mitleidenschaft gezogen werden, hier verursachte es eine Erhöhung der Toxizität wie bei Monobromkampfer und den wiederholten Anoxämien. Jedoch gilt das nicht allgemein, wie wir durch Vergleiche sehen.

Katzen nach der *Entferung von Schilddrüse mit den Nebenschilddrüsen* zeigten bald starke Krämpfe und gingen in kurzer Zeit zugrunde. Wurden die Tiere vor der Operation in der oben angegebenen Weise vorbehandelt, dann traten Krämpfe nicht auf, die Lebensdauer erreichte 14—28 Tage ohne Entwicklung einer Tetanie. Operierte Tiere zeigten nach Tetanisierung der Hirnrinde eine längere Dauer der Krämpfe. Die Krämpfe überdauerten den Strom um 45—100 Sekunden. Es stellte sich bald eine tonische Dauerkontraktur in der Muskulatur ein, die Tiere wurden steif. Unter Bromid wurde ihr Auftreten hinausgeschoben, und die Tiere ertrugen häufigere Reizungen. Da durch die Vorbehandlung mit Bromiden die Ca''-Werte des Blutes nicht in dem Maße absanken wie ohne Br', wäre daran zu denken, daß hier eine Ursache der Bromidwirkung vorliege. Aber weitere Versuche[4228] zeigten, daß nach Entfernung der Hirnrinde die Tiere auch länger überlebten, also eine ähnliche Wirkung wie nach Bromid — wenn auch in geringerem Maße — zeigten. Dabei kam es zu einer leichteren Entwicklung der Kontraktur. Das Gemeinsame ist die geringere motorische Aktivität und nicht die Verschiebungen im Ca''-Gehalt des Plasmas. Durch Bewegungen (auch Krämpfe) kommt es zur Abgabe von Ca'' aus dem Muskel, und dadurch verbraucht er gewissermaßen seine Reserven. Die Tetanie entsteht nicht in Muskeln, die nicht innerviert sind. Daher kommt die langsamere Entwicklung der Kontraktur unter Bromid. Die Kontrakturen entwickeln sich erst, wenn der Muskel auf den Reiz nicht mehr voll zu antworten vermag, und liegen auf dem Weg zur Erschöpfung. Diese wird

[4223] SIBATA, K.: Fukuoka Acta med. **33**, 6 (1940), Rona 119, 336.
[4224] AMANTEA, F.: Atti. Accad. naz. Lincei VI, **22**, 177 (1935). Rona **92**. 465.
[4225] BARBOUR, H. G. u. DICKERSON, V. C.: J. Pharm. exp. Ther. **65**, 281 (1939).
[4226] NOTKIN, J. u. PIKE, F. H.: Amer. J. Psychiatry 10, 771 (1931). Rona **63**. 828.
[4227] PIKE, F. H., NOTKIN, J., COOMBS. H. C. u. WEINGROW. S. M.: Amer. J. Psychiatry 12, 947 (1933).

aber nach Bromid nicht so leicht erreicht. Wurde der Muskel direkt gereizt (rectus abdominis), dann zeigte sich durch die NaBr-Vorbehandlung keine andere Art der Entwicklung als in der Norm.

Wurde Säuglingen mit latenter Tetanie 1,7 g NaBr verabfolgt, dann erfolgte die Kathodenöffnungszuckung erst auf einen höheren Reiz (BAAR[4188]). Diese Wirkung würde im Sinne der vorigen Versuche als ein Zeichen der Schonung des Muskelstoffwechsels aufzufassen sein, wenn nicht $NaNO_3$ (1,5 g) auch erregbarkeitsherabsetzend wirkte und 2,4 g Na_2SO_4 die Erregbarkeit heraufsetzte, so daß die Beobachtungen insgesamt zweifelhaft werden.

Die *klinische Anwendung* des Bromids geht häufig auf hier im Tierversuch demonstrierte und analysierte Wirkungen zurück und ist außerordentlich vielseitig, so etwa bei postencephalitischen Zuständen[4229], auch bei vielfältigen Erscheinungen neurotischer Art[4230], besonders aber früher bei der Epilepsie. Gerade hier spielt der Antagonismus zum Chlorid eine Rolle, so daß Gesichtspunkte maßgeblich für den Erfolg sind[4231], die — auch wenn die Therapie jetzt meist zugunsten des Luminals usw. verlassen wurde — doch unser theoretisches Interesse verdienen. Dabei wird angegeben, daß KBr und NaBr dem $CaBr_2$ vorzuziehen seien[4232], während bei anderen Erkrankungen nicht nur auf eine synergistische, sondern in Hinsicht auf die exsudativen Nebenwirkungen sogar auf eine antagonistische Wirkung von Anion und Kation hingewiesen wird[4233].

d) Nitrat. Nitrat hat keine speziellen zentralen Wirkungen aufzuweisen, wenn nicht durch die Versuchsanordnung die Gelegenheit zur Methämoglobinbildung gegeben ist, und eine Schädigung des Zentralnervensystems durch die Anoxämie eintritt. KEITH, WHELAN und BANNICK[2568] berichteten von Patienten mit Kumulation in einem Fall, in dem neben Kopfschmerzen, Schwäche (außerdem Übelkeit und Erbrechen) gelegentlich milde Delirien bemerkbar waren. Der Patient blieb in diesem Zustand 10 Tage. Weder Cyanose noch Acidose usw. wurden beobachtet, so daß die Autoren die toxische Wirkung des NO_3' verantwortlich machen. Diese Beobachtung ist so singulär, daß noch andere Momente hinzugekommen sein müssen.

Daß bei Säuglingen mit latenter Tetanie nach $NaNO_3$ die zur Auslösung der Kathodenöffnungszuckung notwendige Spannung erhöht werden soll (BAAR[4188]), wurde oben schon gestreift.

e) Chlorat. Eine spezielle zentrale Wirkung ist nicht vorhanden. Es kommt zu Störungen bei sehr hohen Konzentrationen oder bei Asphyxie durch die Methämoglobinbildung. Die Erscheinungen bestehen in Krämpfen, die modifiziert werden durch das Kation (ULRICH und SHTERNOV[2556] Katzen, Ratten, Meerschweinchen), (FABRE und OKAC[2557], Kaninchen). Die isolierte Linse trübte sich unter dem Einfluß von JO_3' und anderen Oxydationsmitteln[4233, I].

f) Perchlorat. Die Wirkung am Frosch wurde schon von ROST[2445] untersucht. Es wurde eine erhöhte Reflexerregbarkeit beobachtet, besonders nach Zerstörung des Großhirns. Eine auftretende Nikotinstellung wurde auf einen Reiz vón Zentren

[4228] COOMBS, H. C., PIKE, F. H. u. SEARLE, D. S.: Endocrinology 19, 421 (1935), Rona 91, 165.
[4229] DUENSING, F. u. MEYER, L.: Z. ges. Neurol. Psychiatrie 162, 136 (1938).
[4230] STEINMANN, I.: Fortschr. d. Therapie 12, 39 (1936).
[4231] ULRICH, A.: Schweiz. Arch. Neurol. Psychiatr. 18, 622 (1923), Rona 26, 99.
[4232] MARBURG, O.: Wien. klin. Wschr. 1936, Nr. 2. 10—20% von Cl' sollen durch Bromid ersetzt werden.
[4233] BLUM, E.: Schweiz. med. Wschr. 63, 446 (1933).
[4233, I] WEEKERS, R.: Acta biol. Belg. 2, 194 (1942), Rona 132, 464 u. Arch. internat. Physiol. 52, 369 (1942). Soll durch Hemmung des Glucoseverbrauchs bedingt sein.

der Medulla oblongata zurückgeführt. Erschwerend wirkt für die Beurteilung die periphere Wirkung auf die Nervenendplatte, die zur Starre führt und die zentralen Symptome verdeckt. Aber immer kam es zu einem Bild ähnlich der Strychninvergiftung (EICHLER[967]). Auch beim Warmblüter kam es zur Erhöhung der Reflexerregbarkeit, die sich bis zum Tetanus steigern konnte, der durch Narkose allgemein, durch Nervendurchschneidung lokal verhindert werden konnte. Die Schreckhaftigkeit und Ängstlichkeit wird vermehrt (Mäuse, Ratten, Meerschweinchen), Kaninchen zeigten keine derartigen Symptome, sondern mehr Zeichen der Schwäche und Paresen, ebenso Hunde; bei Katzen ließ sich eine Erhöhung der zentralen Reizbarkeit erzielen, aber auch hier traten Paresen auf. SABBATANI[2555] berichtet übrigens beim Kaninchen nach ganz hohen Dosen von Konvulsionen tonischen Charakters. DURAND[2094] gab einem Kaninchen 0,5 g NaClO₄/kg in die hinteren Gesäßmuskeln, 3 Stunden danach war das Tier paralysiert und blieb am Boden liegen, es antwortete schwach auf Reize. Nach 48 Stunden zeigten die vorderen Extremitäten Erregungserscheinungen, die hinteren Parese. 78 Stunden nach der Injektion waren die Extremitäten zum Teil angespannt, von Zeit zu Zeit erfolgte ein tetanischer Anfall. 4 Tage nach der Injektion kam es zum Exitus. Die Sektion offenbarte keine cerebralen Veränderungen.

g) Rhodanid und Vergleich. Beim *Frosch* ergibt sich am Beginn des Vergiftungsbildes ein Stadium der Übererregbarkeit ähnlich wie beim Strychnin mit tonischen Kontraktionen der gesamten Muskulatur auf einen Reiz von außen. In diese Erscheinungen greift nachher die periphere Wirkung auf die Muskulatur ein, die in einer dauernden Starre, die reversibel sein kann, besteht. Erholt sich aber der Frosch, dann erscheint noch einmal das Vergiftungsbild der Reflexerregbarkeit, wenn auch nur angedeutet. Die Dosen, um diese zentralen Wirkungen zu erzielen, sind 2,6 mMol/kg und höher (EICHLER[967]).

Die umfangreichsten Versuche an anderen Tierarten stammen von JAHR[2548], der dasselbe Vergiftungsbild wie oben beim Frosch auch an der Kröte (Pelobates fuscus) beschrieb. Bei dem weiteren Bericht folgen wir vor allem seiner Darstellung.

Bei *Mäusen* traten cerebrale Reizsymptome auf, wie Reflexsteigerung, Schwanzreaktion und tonische Streckkrämpfe. Die zentrale Erregbarkeitssteigerung zeigte sich an der additiven Wirkung zu Pikrotoxin, Coffein und Strychnin (MORIKI[2547]).

Die Art der Reflexerregbarkeit steht nicht bei allen Tieren gleichmäßig im Vordergrund. Bei *Meerschweinchen* ist sie am deutlichsten. 0,5 g/kg NaSCN intraperitoneal führte zu Laufkrämpfen oder mit Masseterenkrampf beginnenden Streckkrämpfen schon ³/₄—2 Stunden nach der Injektion (3 Tiere). 0,3 g/kg hatten Spasmen im Gefolge, aber nicht regelmäßig.

Bemerkenswert ist die Verzögerung der Wirkung, die sich bei einer *Katze* darin äußerte, daß nach einer einzigen intravenösen Injektion von 0,3 g/kg NaSCN sich am 4. Tage Spasmen der Extremitäten mit ataktischem Laufen entwickelten. 0,1 g/kg an 4 aufeinanderfolgenden Tagen gegeben, führten am 8. Tage zu demselben Erscheinungsbild.

Bei einem *Hunde* wurde 0,36 g/kg intravenös verabfolgt. Während der Injektion auftretendes Erbrechen dürfte zentraler Natur sein (auch beobachtet von BANCROFT[4236]), es sei denn, daß eine so starke Ausscheidung von SCN′ in den Magen erfolgt wäre, daß die lokale Reizwirkung zur Geltung gekommen wäre. Aber ein wirkliches Vergiftungsbild entwickelte sich erst nach 24 Stunden mit Spasmen der Extremitäten. Der Hund wurde am 3. Tage tot aufgefunden. ANDERSON und CHEN[2550, 1] gaben täglich an 11 Hunde 100 mg/kg NaSCN. Die

Tiere wurden apathisch, zeigten Ataxie und kamen mit Konzentrationen von 20—35 mg% im Blut schon nach Tagen ad exitum. LINDBERG, WALD und BARKER[4022, 11] unterhielten durch unregelmäßige Gaben einen höheren Blutspiegel für Monate ohne diesen raschen Verfall.

Bei weitem die zahlreichsten Versuche wurden am *Kaninchen* angestellt. Hier traten genau solche Erscheinungen auf wie bei den anderen Versuchstieren, aber neben Spasmen und Erregungserscheinungen, die zu Krämpfen mit regelrechtem Opisthotonus führen konnten (0,5 g/kg subcutan nach 24 Stunden) fanden sich Paresen besonders der hinteren Extremitäten, teilweise mit beträchtlicher Verzögerung. Zog sich die Vergiftung längere Zeit hin, dann kam es oft nur zu Schwächezuständen (BURKHOLDER[2549]), dabei durch gleichzeitige Durchfälle kompliziert.

Die subcutane Dosis für Spasmen und Paresen betrug 0,15—0.20 g/kg, wenn pro Tag wiederholt gegeben (TAUBMANN und HEILBORN[2550]). Einmalige Dosis von 0,1 und 0,25 g per os führte zu keinen Symptomen, ebenso nicht 0,1 intravenös trotz Wiederholungen an 14 aufeinanderfolgenden Tagen.

Von Interesse ist die *Ursache dieser verzögerten Wirkung*. In eigenen Versuchen am Frosch (EICHLER[967]) fand sich eine Giftwirkung noch deutlich, obwohl teilweise schon mehr als 90% der zugeführten Giftmenge ausgeschieden war. Die über den Organismus laufende Konzentrationswelle hinterließ Veränderungen, die nicht so bald abklangen, teilweise sogar noch zu schweren Erscheinungen führen konnten. Die Art des Verlaufs wurde seinerzeit mit Vorgängen in der anorganischen Natur verglichen und dafür der Name Hysteresis verwandt. Es trat nach der Injektion ein Intervall auf, in dem die Tiere kein besonderes Vergiftungsbild boten und — abgesehen vielleicht von einer leichten Erregbarkeitssteigerung — fast als normal angesehen werden konnten, obwohl der tödliche Erfolg später, vielleicht nach Tagen, den Ablauf von Stoffwechselvorgängen dokumentierte.

Analoge Wirkungen fand JAHR beim Kaninchen. Nach intravenöser Gabe von 0,25 g/kg NaSCN kam es sofort nach der Injektion zu spastischen Paresen, die bei 2 Tieren nach wenigen Minuten, bei einem dritten nach ¹/₂ Stunde nur angedeutet und nach 1¹/₂ Stunden nicht mehr ausgelöst werden konnten. Bei einem Tier, das 0,35 g/kg in 2 Dosen im Abstand von 20 Minuten erhielt, traten nach der 1. Injektion von 0,25 g keine spastischen Erscheinungen auf, aber die 2. Injektion von 0,1 g im Abstand von 20 Minuten genügte jetzt zum Auslösen von Spasmen, die aber nach wenigen Minuten völlig verschwunden waren. 21 Stunden später traten wieder Spasmen auf, die sich nach 24 Stunden zu Streckkrämpfen (mit Todeserfolg) steigerten. Also auch hier ein Intervall normalen Befindens.

Hinzuweisen ist auf die Ähnlichkeit des Vergiftungsbildes mit Perchlorat. Bei diesem kam es zu Erregungssymptomen, die beim Frosch zu völliger Identität des Vergiftungsbildes führten; auch beim Warmblüter findet sich große Ähnlichkeit, soweit man dies aus der geringen Zahl der Versuche sehen kann, was bei einem so vielfältig verlaufenden Vergiftungsbild einen Vergleich nicht leicht macht. Beim Perchlorat treten gegenüber den anderen Tieren die Erregungssymptome zugunsten von Paresen zurück, das verzögerte Auftreten von Spasmen ist auch dort zu finden, obwohl — was in diesem Zusammenhang besonders wichtig ist — Perchlorat anscheinend rascher ausgeschieden wird als Rhodanid. Das unterstreicht den ähnlichen Vergiftungstyp bei den beiden Anionen noch. Ob diese Erscheinungen nur peripher im Muskel oder teilweise zentral verursacht sind, soll später bei der Muskulatur diskutiert werden, um die Möglichkeit zu haben, die Resultate am isolierten Muskel heranzuziehen.

Doch wollen wir auf die paretischen Erscheinungen, die beim Kaninchen nach Rhodan besonders hervortreten, hinweisen, weil hier ein Analogon vorliegt, das wir auch bei den am *Menschen* gewonnenen Symptomen als erstes wiederfinden, nämlich die Müdigkeit und Muskelschwäche; es gibt eine ähnliche Beobachtung von ARDEN[2582] nach großen Kaliumdosen.

Nach 40 Minuten stellte sich Kribbeln in den Händen und andere Parästhesien, wäßrige Ausscheidung aus der Nase und vor allem neben Müdigkeit eine beträchtliche Schwäche in den Beinen ein, die sich besonders beim Treppensteigen bemerkbar machte. Zugleich fanden sich Brechneigung und Nausea, Leibschmerz (ohne Durchfall) und Störungen beim Sehen.

Der größte Teil der Symptome gleicht denen nach Rhodanid. KEITH und Mitarbeiter[4233, II] berichteten auch nach 80—85 mg$^0/_0$ K bei peroraler Gabe von Parästhesien, weniger bei langsamem Anstieg der Konzentration im Plasma.

(Siehe dagegen SCHAMP[4239, I] und MILLER und DARROW[4239, II], die allerdings nicht identische Bedingungen zu ARDENS Versuchen geben.)

Man wird unwillkürlich an die am Froschherzen beobachtete additive Wirkung von K· und SCN′ und ClO$_4$′ und an die auch am Muskel von ZIPF — ebenso wie von uns am Herzen — beobachtete antagonistische Wirkung zum Ca·· erinnert, so daß eine allgemeine Gesetzmäßigkeit vorzuliegen scheint. Es ist fast überflüssig darauf hinzuweisen, daß eine Identität der Wirkung von K·-Salz und SCN′ oder ClO$_4$′ am ganzen Tier schon wegen des verschiedenen Schicksals der Ausscheidung und Ladung und hinsichtlich des Eindringungsvermögens in die Zelle nicht bestehen kann. Aber die Ähnlichkeit ist doch erstaunlich (weitere Diskussion über die theoretischen Fragen siehe unter Froschherz S. 724 und Muskel).

Weitere zentrale Symptome beim Menschen, die durch Kumulation bei der Therapie aufgetreten sind, bestehen neben der Müdigkeit und Schwäche — zugleich mit abnehmender Energie[4239] — in Nervosität und Reizbarkeit, Nausea (mit der Frage ob zentral, wie bei obigem Kaninchenversuch), Desorientierung (20 mg$^0/_0$), Gesichtshalluzinationen (bei 35 mg$^0/_0$), Manie mit depressiven Stimmungen, Verfolgungsideen, aber auch Stupor (GARVIN[2599]), motorischer Aphasie, Krämpfen mit Zuckungen und konvulsiven Bewegungen der Extremitäten, Delirien mit Tod im Koma (GOLDRING und CHASIS[2607, 2608], FRIEND und ROBINSON[4234], MASSIE, ETHRIDGE und O'HARE[4147], WALD, LINDBERG und BARKER[2606, 4147, I], ANDERSON und CHEN[2550, I]). Neuerdings wurden Schmerzen in den Kiefern mit Überempfindlichkeit der Zähne gegen Kälte und Ulnarislähmung angegeben[4233, I]. Wenn wir dann noch in dem Bericht von WESTPHAL[2604] von Muskelschmerzen neben der allgemeinen Mattigkeit hören, werden

[4233, I] BLANEY, L. F., GEIGER, A. J. u. ERNST. R. G.: Yale J. biol. Med. **13**, 493 (1941). C. 1942 I, 1399. Toxische Erscheinungen über 15 mg$^0/_0$ im Blut.

[4233, II] KEITH, N. M., OSTERBERG, A. E. u. BURCHELL, H. B.: J. Pharm. exp. Therap. **72**, 22 (1941). C. 1943 II, 1108.

[4234] FRIEND, D. G. u. ROBINSON, R. W.: J. Lab. clin. Med. **24**, 832 (1939). C. 1940 II, 3506.

[4235] BANCROFT, W. D. u. RUTZLER, J. E.: J. physical. Chem. **35**, 1185 (1931). Rona **64**, 398.

[4236] BANCROFT, W. D. u. RUTZLER, J. E.: J. physical. Chem. **35**, 3036 (1931). Rona **64**, 398.

[4237] MERRIAM, H. F. u. RUTZLER, J. E.: Acad. Sci. USA. **20**, 608 (1934). Rona **92**, 505.

[4238] BANCROFT, W. D. u. RUTZLER, J. E.: Proc. nat. Acad. Sci. USA. **20**, 501 (1934). Rona **85**, 197.

[4239] MAKAROV, P.: Protoplasma **24**, 593 (1935). Rona **94**, 648. Versuche an Paramäcien, Colpidien, Verticellen, Pyxidien mit Vitalfärbung und Ultramikroskopie.

[4239, I] SCHAMP, H. M.: Endocrinology **29**, 459 (1941). C. 1942 II, 1933. Bei chronischer Infusion von KCl-Lösungen (6—8$^0/_0$ KCl; 6 ccm/Std.) an nicht narkotisierte Hunde ließ sich keine Asthenie erzielen.

[4239, II] MILLER, H. C. u. DARROW, D. C.: Am. J. Physiol. **129**, 264 (1940). Rona **129**, 368. Verschiedene Methoden zur Veränderung des K·-Gehaltes in Muskel und Plasma bei Ratten. Eine Beziehung zwischen K·-Analysen und Mechanogrammen war nicht zu finden.

wir die Ähnlichkeit mit den Verhältnissen im Tierversuch nicht übersehen können, erweitert durch die psychischen Symptome. Beim Perchlorat beobachtete ROST bei der Analyse am Tier „eine Ängstlichkeit“, die mit Verfolgungsideen in Analogie gebracht werden könnte.

Anschließend sind noch einige Bemerkungen zu machen, die sich aus Versuchen ergeben, die von BANCROFT und Mitarbeitern[4235-4238] unternommen wurden, um den *Antagonismus gegen narkotische Substanzen* darzutun. Es wurde in der ursprünglichen Arbeit[4235] dargestellt, daß der Schlaf durch Äther, Amytal und Morphinnarkose, ebenso die Vergiftung von Strychnin und Histamin beim Kaninchen durch Vorbehandlung mit 0,150 g/kg NaSCN verkürzt oder aufgehoben werden soll, während es bei Menschen, die unter Alkohol stehen, einschläfernd wirke[4236].

Unser Interesse beanspruchen zuerst die diese Versuche begleitenden theoretischen Vorstellungen. Es soll sich bei der Wirkung auf den Alkoholschlaf um eine Beruhigung der sensiblen Nerven durch Peptisation des Rhodanids handeln. Die durch das Narkoticum bedingte reversible Koagulation der Kolloide des Zentralnervensystems soll dagegen durch die Peptisation aufgehoben werden.

Durch hohe Konzentrationen narkotischer Substanzen (Alkohol, Urethan, Äther, Chloroform) gelang es, in Infusorien eine Dispersitätsverminderung nachzuweisen[4239]. Die Veränderungen waren allerdings an irreversible Störungen gebunden und ergaben keinen Aufschluß für die Theorie der Narkose. Ließ man n/10 Lösungen verschiedener K'-Salze bis zu 10 Stunden auf das Zentralnervensystem einwirken[4240], dann zeigte sich im Vergleich zu destilliertem Wasser immer eine Hemmung der Quellung, wie das aus osmotischen Gründen zu erwarten ist. Die Quellungshemmung war dabei $SO_4'' > SCN' > Br' > NO_3' > Cl' > J'$, also durchaus nicht in der erwarteten Reihenfolge. Wir werden aber diesen Versuchen, die mehr ein Kunstprodukt darstellen, keine Beweiskraft in irgendeiner Richtung zubilligen können. Dagegen scheint uns ein wesentlicher Einwand gegen BANCROFT in der Art der Verteilung des SCN' im Zentralnervensystem zu liegen, die wir oben ausführlich behandelten. Denn wie man eine Peptisation erreicht, wenn die Ionen gar nicht an Ort und Stelle vorhanden sind, ist nicht einzusehen, ganz abgesehen davon, daß die wirkliche Peptisation in vitro sehr viel höherer Konzentration bedarf, als wir sie je im Organismus erreichen können.

Neuerdings teilte BANCROFT[4238] Versuche über den Antagonismus von Rhodanid auf die Narkose des Kaninchens mit Amytal mit.

Die Narkosedauer, gerechnet vom primären Kriechen (Crawling) bis zum normalen Herumspringen, wurde nur im Bereich von etwa 50 mg/kg bis etwa 150 mg/kg verkürzt, von 150—170 mg% gab es eine Zone, in der der Schlaf verlängert wurde, um dann (mit 1 Punkt belegt!) wieder eine kürzere Zeit zu ergeben.

Die Kurve wird folgendermaßen ausgelegt: daß das Amytal aus seiner Bindung an die sensiblen Nerven durch SCN' verdrängt werde und ihre Reizbarkeit vermehre, was zum Erwachen des schlafenden Tieres führe. Aber etwas von dem Amytal, das von den sensorischen Nerven verdrängt wird, werde an die Proteine der Bewußtseinszentren gezwungen und bringe eine höhere Tendenz zum Schlaf. Wir sehen, wie hier Hypothese auf Hypothese gehäuft wurde, ohne auch nur ein ausreichendes Fundament zu besitzen.

Wir werden bei den Erregungswirkungen durchaus eine gewisse antagonistische Wirkung im toxischen Bereich des Rhodanids erwarten können, ohne allerdings den Mut zu haben, die Erregung als eine Peptisierung aufzufassen — schon bei Berücksichtigung der Verteilungsgesetze. Bei den intravenösen Gaben können vorübergehend während der Injektion Krämpfe auftreten, die allerdings durch Narkotica unterdrückbar sind (MORIKI[2547]).

Aber es handelt sich außerdem um die experimentelle Fundierung. Die ersten Versuche von Bancroft bestehen aus Experimenten an einem Tier. Auch später in der letzten Arbeit ist der einzelne Punkt der Kurve weder durch andere Versuche, noch durch Fragen nach Streuung und dergleichen festgelegt. Dadurch sind wellenförmige Bewegungen durchaus möglich. Bei dieser Art der Beweisführung ist es weiterhin nicht verwunderlich, daß es zwar eine ganze Reihe von Autoren gegeben hat, die dieses Phänomen nachprüften, aber nicht einen, der es bestätigen konnte.

Bei den Versuchen an Mäusen von Moriki[2547] fand sich eine Erleichterung der Krämpfe von Strychnin, Pikrotoxin und Coffein durch Rhodanid, wie es sich nach der Wirkung erwarten läßt. Auch das Straubsche Schwanzphänomen nach Morphin an der Maus wurde erleichtert, also ein Synergismus mit Morphin, weil dieses bei der Maus ein Erregungsmittel darstellt. Die Versuche mit Erhöhung der Histaminresistenz durch SCN′ erklären sich aus den Untersuchungen[4241], nach denen Histamin durch acidotische Stoffwechseländerung weniger wirksam ist, und eine solche Stoffwechseländerung wird vom Muskel her erzwungen. Auch eine gesteigerte Atmung kann in derselben Richtung wirken (Eichler und Speda).

Burkholder[2549] konnte weder mit Äther noch mit Amytal am Kaninchen einen Effekt erzielen. An 24 Kaninchen mit Morphin wurde durch 150—500 mg/kg NaSCN die Anästhesie verlängert, auch bei Amytal und Äther ließ sich beim Kaninchen eher eine Vertiefung der Narkose erreichen[4242]. Morphin an Ratte und Maus in größerer Dosis führte zu einer stärkeren Wirkung, während äquivalente NaCl-Mengen eher antagonistisch wirkten. Es wurde die toxische Wirkung bestimmt bei gleichzeitiger Gabe von Morphin — HCl 1 g + 3 g NaSCN[4243]. Dieses Problem scheint abgeschlossen zu sein.

h) Cyanat. Am Frosch führte 0,5 g/kg zu einem Vergiftungsbild, das mit Aufregung, Streckkrämpfen und sonstigen Symptomen ganz ähnlich Pikrotoxin verlief. Nach Exstirpation des Großhirns waren die Frösche giftempfindlicher geworden, d. h. wir finden einen Angriff am Rückenmark, prinzipiell aber unterschieden von den Reflexkrämpfen mit Strychnin. Denn durch einen sensiblen Reiz ließ sich ein Krampfanfall nicht hervorrufen. Durch Kokainisierung wurden die Krämpfe nicht unterdrückt. vielleicht etwas vermindert.

Sowohl an Mäusen (0,25—0,33 g/kg NaCNO) als auch bei Hunden (0,16 g/kg/Std infundiert) wurden klonisch-tonische Krämpfe erzielt (Voigt[2447]).

i) Sulfat. Nach intravenöser Injektion großer Dosen von Na_2SO_4 bei Kaninchen (n/1 Lösung 1 ccm/min/kg) wurde häufig ein Tremor gesehen, der den Körper ergriff (Da Val[2476]). 2,4 g Na_2SO_4 an Säuglinge mit latenter Tetanie gegeben, führte zu einer Steigerung der Erregbarkeit. Die Spannung der Kathodenöffnungszuckung konnte herabgesetzt werden (Baar[4188]).

k) Persulfat. Tiere, die nicht rasch an Bildung von Methämoglobin zugrunde gingen, starben nach 1—2 Tagen an allgemeiner Depression (Da Val[2476]).

l) Tetrathionat. Nach Injektion von 0,21 g/kg bei Kaninchen trat nach einigen Stunden neuromuskuläre Erregung und Stupor auf (Cacciavillani[2488]).

m) Ferrocyanid. Es wurden zur Nierenfunktionsprüfung 0,25 g $Na_4Fe(CN)_6$ in 10 ccm Aq. dest. gelöst und langsam intravenös verabfolgt[4244]. Von 145 Patienten reagierten 9,6%, und zwar zeigten 7 Patienten Erbrechen und Nausea, 6 weitere

[4240] Haldi, J. A., Rauth, J. W., Larkin, J. u. Wright, P.: Amer. J. Physiol. 80, 631 (1927), Rona 42, 10.
[4241] Eichler, O. u. Mügge, H.: Naunyn-Schmiedebergs Arch. 159, 633 (1931).
[4242] Hirschfelder, A. D. u. Cunningham, R. W.: Proc. Soc. exp. Biol. Med. 80, 866 (1933), Rona 76, 376.
[4243] Ort, J. M. u. Christiansen, W. G.: J. Amer. pharm. Ass. 25, 593, Rona 97, 512. C. 1937 I, 1183.

Schwindel und Schwäche oder Synkope. CHIOSA[4244, 1] berichtete von einer merkwürdigen analgetischen Wirkung bei Neuritiden, die sogar erlaube Morphin wegzulassen, wenn man $Fe(CN)_6$ nur erst wiederholt gegeben habe (optimale Dosis 0,5 g intravenös).

n) Phosphat. Die Symptome der akuten Vergiftung, wie sie schon auf S. 361 mit den notwendigen Dosen behandelt wurden, verlaufen unter dem Bilde der Tetanie. Schon an der eben zitierten Stelle wurde die Ursache der Vergiftung und ein zumindest wichtiges Begleitsymptom, die Erniedrigung des Blutkalks besprochen. Es wurde dabei darauf hingewiesen, daß eine völlige Identität der Wirkung mit der Erniedrigung des Ca·· nicht vorliege, und teilweise können schon am Anfang einer Injektion die Symptome der Tetanie entwickelt sein, ohne daß die Analyse eine Abnahme des Ca·· aufzeigen kann. Das liegt dann daran, daß die Reaktion des Ca·· mit PO_4''' nur sehr langsam stattfindet, und nach den Versuchen von McLEAN und HINRICHS[2838] ein Gleichgewicht erst in längerer Zeit erreicht ist, etwa im Sinne einer Bildung von kolloidalem Ca··-Phosphat. Dieses wird dann nach GERSH[2851] sehr rasch aus dem Blut in das Retikuloendothel aufgenommen. Wir können daraus den Schluß ziehen, daß die viel rascher auftretende Beseitigung des Ca·· aus dem Blut meist nicht erst über eine kolloidale Zwischenstufe geht. Man wird aber nicht von vornherein die Unwichtigkeit des sich entwickelnden Kolloids für den Ablauf der Symptome annehmen können.

Es wurde nun gefunden[4245], daß die Injektion von kolloidalem Calciumphosphat, dessen Lösung merkwürdigerweise eine grünliche Farbe hatte, beim Kaninchen das Bild eines anaphylaktischen Schocks veranlaßte. Weder HOESCH[2837] bei gleichzeitiger Infusion von Calciumgluconat und PO_4''', noch McLEAN und HINRICHS[2838] bei direkter Gabe von kolloidalem $Ca_3(PO_4)_2$ konnten solche oder ähnliche Wirkung beobachten, die es uns gestatten würde, auf diese Weise den Effekt zu erklären, was sich auch aus der Tatsache der Erniedrigung des Ca·· im Plasma spontan ergäbe.

Die Abhängigkeit der Tetanie von dem Ca··-Gehalt des Blutes und der Phosphatdosis möge hier tabellarisch wiedergegeben werden in Ergänzung zu den Tabellen auf S. 363—365 (siehe auch [4245, 1]). Dort haben wir Angaben über das Verhalten des Ca·· im Blut niedergelegt und verweisen darauf, ohne diese Zahlen jetzt zu wiederholen.

Tabelle 330.

Autor	Tierart	Dosis	Ca mg°$_0$	Bemerkung
HÖSCH[2837] . . .	Hund	33 ccm/kg isotonisches neutrales Phosphat subcutan	in 3 Std. 6,4	Tetanie durch Ca-Gluconat beseitigt
McLEAN und HINRICHS[2838] . .	Hund	m/2 PO_4''' 150 mg/kg P	7,2	Krämpfe
BRULL[3316] . . .	Hund	150 mg/kg	6,0	Sichere Tetanie. Bei 75 mg/kg kann Tetanie auftreten
TISDALL[2469] . . .	4 Hunde	144, 150, 170, 150 mg/kg P neutral	5,6 7,0 6,4 5,7	Alle Tetanie, nur der zweite Hund überlebte
	3 Hunde	150, 150, 180 mg/kg P als H_3PO_4	5,5 6,5 6,3	Keine Tetanie
SALVESEN, HASTINGS und McINTOCH[2470] .	4 Hunde	wiederholte Gaben	7,5 7,6 6,5 6,3	Analysen während des tetanischen Anfalls. Mg-Gehalt fiel zu gleicher Zeit um 20—30%
SIWE[2820]	2 Kaninchen	0,6 g/kg K_2HPO_4 intraperitoneal	8,2	Krämpfe u. Überreizbarkeit
			10,3	Unruhe u. Überreizbarkeit

Zwei Momente sind aus der Tabelle ersichtlich, nämlich die Wirksamkeit der Erniedrigung des *Plasmacalciums*, das im allgemeinen einen bestimmten Wert unterschritten hat, wenn Krämpfe auftreten.

Dann ergibt sich eine Konkurrenz mit der *Acidität*, die nach dieser Tabelle bei Hunden, nach der Tabelle von UNDERHILL und Mitarbeitern[2468] auf S. 364f. bei Kaninchen eine Rolle spielt, ohne daß diese Resultate immer bestätigt werden konnten. PAGE[2457] unterscheidet sogar dreierlei Symptomenbilder. Phosphorsäure soll am Kaninchen plötzlichen Tod nach sehr schwachen Krämpfen, das primäre Phosphat soll heftige Krämpfe, die anderen eine regelrechte Tetanie veranlassen. Wir werden die Überschneidung der sauren und kalkfällenden Eigenschaften durchaus für möglich halten. Wenn wirklich eine Verschiebung der Acidität erreicht wird, kann in der Erhöhung des ionisierten Anteils ein Versuch zur Erklärung liegen.

GREENWALD[3823] berichtet von einem Hunde, der parenteral 100 ccm einer Phosphatlösung vom p_H 7,4 erhielt. Er zeigte keine Andeutung von Tetanie, erst als der Hund erbrach, kam es zum tetanischen Anfall, der durch Ca''-Gabe beseitigt werden konnte.

Die Auffassung ist möglich, daß der Verlust saurer Valenzen den letzten Anstoß gegeben habe, wie es eine Tetanie nach Pylorusverschluß mit Alkalose gibt (siehe TISDALL[2469]). Aber die Sache kann ohne das erklärt werden dadurch, daß man das Erbrechen als ein erstes — wenn auch sehr seltenes — Symptom eines tetanischen Anfalls ansieht. Durch Gabe saurer Valenzen ist die Möglichkeit gegeben — auf die Dauer gesehen — Ca'' aus dem Skelett zu mobilisieren, ähnlich wie beim Krampfanfall im Muskel Säure entsteht und so regulierend wirkt (siehe später). Das kann hier nicht maßgeblich sein, da die Mobilisierung nie so rasch eintreten kann, wie sich auch aus den Analysen ergibt.

In den Versuchen von OSSER[2467] mit fortgesetzten Infusionen an Kaninchen starben die Tiere teils während der Infusion, teils einige Stunden verspätet, teils auch erst (bei 1,075 g/kg Na_2HPO_4) nach Tagen, ohne daß Krämpfe auftraten, nur mit unspezifischer Gewichtsabnahme, die vorübergehend war, wenn die Tiere überlebten (siehe dazu GREENFIELD[4245, I]).

Als Grenze des tetanischen Niveaus wird von ihm 0,125 g/kg angegeben. Bei einmaliger rascherer intravenöser Injektion kam es in den Versuchen von ADDIS, MEYERS und BAYER[2464] meist nicht bei Dosen von 25—75 mg/kg P zu toxischen Erscheinungen, einmal wurde ein Krampf nach 50 mg/kg beobachtet, während der Injektion beginnend und 3 Minuten andauernd.

Es liegen also zwei differente Wirkungen vor: die rasche Wirkung wird bestimmt nicht durch Ca-Mangel zu erklären sein, dazu ist der Erfolg zu rasch. Hier muß die direkte Wirkung des Phosphats angenommen werden. Es sind in diesem Falle nicht echte tetanische Erscheinungen. Diese werden wohl erst durch Ca''-Mangel entstehen und sind zum Teil — jedenfalls was Kontrakturen der Muskulatur betrifft — durch periphere Wirkung zu erklären, wie die Versuche von COOMBS und Mitarbeitern[2543, 4228], über die wir gleich berichten werden, lehren. Es bleibt als dritte Möglichkeit die verzögerte Wirkung am Kaninchen in den Versuchen von OSSER[2467]. Hier spielt anwesendes PO_4''' keine Rolle mehr, da die Ausscheidung längst beendet ist. Das gilt auch bei den Versuchen an Hunden, denn diese scheiden zugeführtes Phosphat schon in wenigen Stunden aus.

[4244] PLOTZ, M. u. ROTHENBERGER, M.: J. Lab. clin. Med. 24, 844 (1939). C. 1940 II. 3505.
[4244, I] CHIOSA, L.: Bull. Acad. med. 12, 153 (1942). Rona 132, 673. 0,1 g/kg Na Fe(CN)$_6$ hatte keine Wirkung auf Atmung und Herz.
[4245] LUCIANI, F.: Riv. Biol. 17, 265 (1934), Rona 85, 189. Die Lösungen hatten eine grüne Farbe.
[4245, I] GREENFIELD, I.: J. Labor. a. clin. Med. 27, 68 (1941), Rona 129,437. Versuche an 6 Kaninchen mit Blutkalkbestimmungen. Tiere überlebten. (Original lag mir nicht vor.)

Von anderen auf der Tabelle angedeuteten Möglichkeiten wollen wir das K·
als die Tetanie begünstigendes Ion ansehen. Darauf scheinen die Analysen von
SIWE[2829] hinzudeuten. Nach UNDERHILL, GROSS und COHEN[2468] ist die Tetanie
nicht bedingt durch die Erniedrigung des Ca··, sondern durch das Verhältnis
Ca/Na, zumal es nach $NaHCO_3$ zu tetanischen Erscheinungen kam. Damit soll
auch erklärt werden, daß das tertiäre Phosphat mit seinem größeren Na·-Gehalt
zu Tetanie führte, nicht aber das primäre, obwohl die Erniedrigung des Calciums
gleich groß ist. Auf diesem Wege sei K· wirksam und nach der Untersuchung
obiger Autoren sei von K· nur $^2/_3$ wie von Na· notwendig.

Wenn wir diese begünstigende Wirkung von K· festhalten, müssen wir auf
die Stellung von Phosphat in der Hofmeisterschen Reihe eingehen, eine Eigenschaft, die neben der kalkfällenden Funktion nie berücksichtigt wird, und deren
Bedeutung wir nicht abschätzen können. Wenn wir nach unserer Darstellung
in den letzten Kapiteln (siehe besonders die Versuche am isolierten Herzen)
fragen, wie wir diese Stellung einordnen sollen bei Übertragung auf das lebende
System, wo einfache kolloidchemische Vorstellungen versagen müssen, dann
würden wir eine zwiespältige Wirkung erwarten müssen, d. h. einen Widerspruch
in sich. Denn nach bisheriger Erfahrung würden Ca·· und PO_4''' analog wirken,
also bestimmte PO_4'''-Ionen würden Ca··-Ionen ersetzen können. Damit wäre die
begünstigende Wirkung von K· verständlich, wenn man den Synergismus mit
dem Ca··-Mangel, nicht aber hinsichtlich der Phosphatwirkung selbst in Betracht
zieht. Wenn wir die Wirkung bei ganz rascher Injektion auf das Phosphat selbst
beziehen könnten, wäre ein Weg gefunden, einen Antagonismus zu eruieren.

Nun ist die Tetanie an sich in ihren Symptomen durchaus nicht immer zentral
bedingt. Diese Komplikation ist aber neben der raschen Einfügung von PO_4'''
in organische Bindung, die nur aus den Versuchen mit radioaktivem ^{32}P bekannt
wurde, nicht die einzige, denn als dritter Punkt soll auf die Abnahme des Mg··
in den Versuchen von SALVESEN und anderen[2470] hingewiesen werden. Diese Abnahme ist nicht immer vorhanden, bei längerer Tetanie finden wir eine Erhöhung,
als Versuch einer Regulation aufzufassen (siehe EICHLER[2451, I]).

Die eben erwähnten Komplikationen durch das Verhältnis des Ca·· im Blut
ergeben sich auch in den Versuchen von COOMBS, PIKE und SEARLE[4228], die an
Katzen arbeiteten, deren *Nebenschilddrüsen* entfernt waren. Nach jedem Krampfanfall kam es zum Anstieg des vorher erniedrigten Ca·· um etwa 40%. Aber auch
das PO_4''' stieg um etwa denselben Betrag an, so daß das Verhältnis Ca/P von 1
sich nicht änderte (Durchschnitt von 9 Tieren). Nach vorheriger Bromidbehandlung war das Verhältnis Ca/P vor den Krämpfen 1,4, nachher 1,3, da sich Ca··
um 16% und P um 28% erhöhte (8 Tiere). Dieser verschiedene Gehalt an Ca··
und seine Zunahme wäre vielleicht sogar als eine Art zweckmäßiger Gegenregulation aufzufassen, wenn der Ursprung des Ca·· nicht gegen diese einfache Auffassung sofort Bedenken laut werden ließe. Denn das Ca·· kann in dieser Geschwindigkeit nur aus der Muskulatur stammen, und der Verlust des Ca·· wird von der
Muskulatur mit dem Auftreten einer Kontraktur beantwortet. Diese tritt wegen
des anfänglich höheren Ca·· beim bromidvorbehandelten Tier später auf, und
auch der vom Zentralnervensystem unabhängige Muskel zeigt sie nicht, wird also
geschont. Durch Ca··-Gaben konnte umgekehrt die Kontraktur, nicht aber die
Ermüdung verzögert werden.

Bei 3 Tieren mit Exstirpation der Nebenniere sank der Quotient nach Krämpfen z. B.
von 2 auf 1,2, also viel stärker. Die Bedeutung dieser Beobachtung ist nicht ersichtlich

Bei Ratten, deren Nebenschilddrüsen exstirpiert waren, konnte eine Tetanie
erzielt werden, je nachdem, welches Verhältnis Ca/P in der Nahrung vorhanden
war. So war bei einem Verhältnis von Ca/P = 1,66 keine Tetanie bei 57 Tieren

zu erzielen, bei 0,83 hatten 3 von 20 Tieren eine Tetanie, aber schließlich war eine Mortalität von 40% vorhanden. Tetanie entwickelte sich innerhalb 48 Stunden nach der Operation. Tiere, die dann nicht befallen wurden, lebten monatelang und gingen eher an Schwäche und Kollaps als an Tetanie zugrunde. Bei Ca/P 0,025 starben 16 von 44 Ratten an Tetanie. Absolut bestimmt also das $Ca^{..}$ nicht den Ausbruch der Erkrankung, wenn auch zum Zustandekommen der Tetanie die Erniedrigung des $Ca^{..}$ im Blut notwendig ist. Das Auftreten der Erkrankung gibt am besten einen *Vergleich mit Serumanalysen* von $Ca^{..}$.

Vier tödliche Fälle schwerster Tetanie traten auf bei einem Gehalt von 3,9 bis 5,6 mg% $Ca^{..}$. Milde Tetanie fand sich bei 8 Tieren mit 3,6 — 5,5 mg% und bei 3 Tieren mit 6,2—7,1 mg% $Ca^{..}$. Milde Tetanie entwickelte sich häufig bei der Blutentnahme. Es gab andererseits ganz niedrige $Ca^{..}$-Werte, ohne daß die Tiere Symptome von Tetanie zeigten. Von Bedeutung war die Herkunft der Rattenstämme. Auch sahen wir einen Faktor abseits der $Ca^{..}$-Werte des Serums[4246].

Führte man Phosphat (0,3—1,5 g Na_2HPO_4/Tag/kg) Säuglingen mit latenter Spasmophilie zu, dann kam es zu Konvulsionen und Laryngospasmus, während normale gar nicht darauf reagierten. Der Effekt war begleitet von einer Senkung des Serum-$Ca^{..}$, die man nach denselben Dosen bei normalen Kindern nicht erreichen kann. Ein Versuchsprotokoll soll wiedergegeben werden[4247].

1 Jahr altes 6 kg schweres Kind mit latenter Spasmophilie $Ca^{..}$: 9,9 mg% im Serum, erhielt 3mal 1,0 Na_2HPO_4. 1 Stunde nach der letzten Gabe ist $Ca^{..}$ auf 7,8 mg% gesunken, Chvostek positiv, 3mal dieselbe Dosis am 2. Tag, 3mal die doppelte Dosis am 3. Tag. $Ca^{..}$: 6,0 mg%, Laryngospasmus. 2 Tage ohne Behandlung führte den $Ca^{..}$-Gehalt wiederum auf 11 mg%. Bei einem 2. Kind trat der Laryngospasmus bei 6,0 mg% auf, während 6.3 mg% einige Tage vorher noch keine Erscheinungen brachte.

Die Versuche wurden auch andernorts ausgeführt, ohne daß eine direkte Beziehung zwischen Senkung des $Ca^{..}$ und Phosphatgabe und Symptomen erzielbar war. Mit K_2HPO_4 konnte sogar eine elektrische Übererregbarkeitszunahme gesehen werden, ohne daß es zur Abnahme des $Ca^{..}$ im Serum kam, auch hier die additive Wirkung des $K^{.}$ (KLERCKER und ODIN[2841]). BAAR[4188] fand nach 2,7 g Na_2HPO_4 schon eine Erregbarkeitssteigerung nach 15 Minuten, mit einem Maximum nach einer Stunde. Das primäre Salz wirkte schwächer.

Wenn man Ratten in den Unterschenkel $^1/_4$ einer innerhalb 4 Tagen tödlichen Dosis von Tetanustoxin injizierte, war nach 4 Tagen eine lokale Starre festzustellen. NH_4Cl verzögerte den Eintritt der Starre, nicht aber wirkte Phosphat in irgendeiner Richtung[4248]. Vielleicht gibt es keine additive Wirkung, weil nach Einwirkung von Tetanustoxin im Rückenmark der Gehalt an anorganischem Phosphat zunimmt[4249]. Das dürfte aber kaum zu einer Verstärkung der Krämpfe führen.

Vielfache Wirkungen wurden dem Phosphat bei anderen Funktionen des Zentralnervensystems zugeschrieben. Die Wirkung auf die Arbeitsfähigkeit wird in dem Kapitel über die Muskulatur behandelt, obwohl bei irgendwelchen Effekten eine zentrale Beeinflussung nicht leicht auszuschließen ist.

Untersuchungen wurden mit bestimmten *psychophysischen Testen* an 6 Männern ausgeführt[4250]. Durch Diktat einer Reihe zweistelliger Zahlen sollte Gedächtnis und Aufmerksamkeit geprüft werden. Die motorische Funktion wurde untersucht durch die Geschwindigkeit des Schreibens zweistelliger Zahlen. Durch Nachzeichnen bestimmter Figürchen sollte eine komplizierte Koordination untersucht werden.

[4246] HOSKINS, M.: Endocrinology 19. 453 (1935). Rona 91, 160. Diät: Haferflocken 40, Gelatine 10, Dextrin 41, Weizenkleber, NaCl und KCl auf 100 Teile.
[4247] ROHMER, P. u. WORINGER, P.: C. rend. Soc. biol. 89, 575 (1923), Rona 28, 209.
[4248] DIXON, H. H. u. RANSON, S. W.: J. of Pharm. exp. Ther. 38, 51 (1930), Rona 55, 540. Auch F' wirkte nicht.
[4249] AOKI, C.: Rona 87, 145 (1934). Kaninchen.
[4250] PUNI, C. A.: Arbeitsphysiologie 8, 20 (1934).

Nach Gaben von NaH_2PO_4 in der Menge von 1—3 g wurde die Ermüdung geringer. Die großen Dosen von 10 g, 9 Stunden vor der Arbeit, hatten nicht den gleich günstigen Effekt wie 1 g $1^1/_2$ Stunden vor der Arbeit. Die Resultate wurden wegen des geringen Materials als vorläufig gewertet. Weiterhin liegen die Versuche von MARBE[4251] mit dem Kraepelinschen Rechentest an 3 Erwachsenen und 27 Kindern vor, weiter wurde 5 Erwachsenen und 7 Kindern die Aufgabe gestellt, aus Buchstabenreihen bestimmte Buchstaben auszustreichen (Bourdontest), und schließlich wurden noch Reaktionsgeschwindigkeiten gemessen. Die Erwachsenen erhielten 3—5, die Kinder 2 g Recresal. Nicht eine einzige Abweichung lag außerhalb der Fehlergrenze. Manche Vergleichslösungen (z. B. Aq. dest. mit 1 Tropfen Kongorot) führten sogar zu besseren Resultaten. Kürzlich wurden von EHRENBERG[4252, I] Versuche mitgeteilt, bei denen nach 4 Tabletten Recresal am Tage, bessere Resultate beim Rechentest erzielt wurden, wenn eine körperliche Leistung am Fahrradergometer zwischengeschaltet wurde. Phosphatmangel ist bei den Versuchspersonen wahrscheinlich.

Bei Versuchen am *Reflex der Speichelsekretion* aus einer Parotisfistel am Hunde bei Auslösen verschiedener Geschmacksqualitäten wurde durch Gabe von Na_2HPO_4 die Reizschwelle für HCl erniedrigt, die für NaCl und Chinin unverändert gelassen (TIMOFEJEFF und Mitarbeiter[4192]). Die Abstumpfung der Reizschwellen, die nach Arbeit immer beobachtet wurde, ließ sich durch vorherige Phosphatgabe verhindern[4252].

o) **Pyrophosphat, Trimetaphosphat, Hexametaphosphat.** Pyrophosphat (50 mg/kg), Trimetaphosphat (240 mg/kg) führten bei Kaninchen während der Injektion zu Krämpfen, die durch $Ca^{\cdot\cdot}$-Gabe nicht beseitigt werden konnten, weil — abgesehen von einem Versuch mit Pyrophosphat — die Tiere zu rasch zugrunde gingen. Kaninchen, die 40 Tage lang täglich 75 mg/kg Hexametaphosphat intravenös erhielten, reagierten manchmal mit Krampfanfällen. Mäuse reagierten mit Krämpfen (BEHRENS[2474]). Durch Glycerophosphat kann eine Tetanie erzeugt werden, aber es sind dazu die doppelten Äquivalente notwendig, die bei schon gespaltenem Phosphat ausreichend wären (BOYD, HINES und STEARNS[2471]). Nach Injektion von 0,3 ccm verschiedener Phosphatverbindungen in die Arterie von Cervicalsegmenten der chloralisierten Katze wurden die Aktionspotentiale in den Muskeln der oberen Extremität aufgezeichnet. Nach Adenosintriphosphat in Konzentrationen $5—25 \cdot 10^{-6}$ mol/cc. kam es für mehrere Sekunden zu starken tetanusähnlichen Kontraktionen. Triphosphat und Pyrophosphat in äquivalenter Menge leisteten das gleiche, nicht aber PO_4''', Kreatininphosphat oder Muskeladenylsäure[4252, II]. FELDBERG und HEBB[4252, III] präparierten bei Katzen unter Chloralose das Ganglion cervicale supremum und injizierten in die Durchströmungsflüssigkeit 0,2—0,4 ccm derselben Phosphatverbindungen. Pyrophosphat hatte eine starke Reizwirkung des sympathischen Ganglion im Gefolge, aber in großen Dosen (> 5 mg) führte es zu sehr starker Vasokonstriktion. Dieser Gefäßreaktion ging die Reizung schon voran, die vielleicht durch Ca-Fällung verursacht sein konnte. Daran schloß sich eine Phase geringer Reizempfindlichkeit an, mindestens 1 Stunde dauernd. Bei < 1 mg konnte die Reaktion alle 5—10 Minuten wiederholt werden, ohne das Ganglion zu schädigen. 0,4 mg Adenosintriphosphat wirkte (auf P berechnet) wie 0,1 mg P_2O_7. Dieses war P_7O_{10}. Phosphat

[4251] MARBE, K.: Naunyn-Schmiedebergs Arch. 167, 404 (1932).
[4252] KROLL-LIFSCHITZ, D. J.: Arb. allruss. Inst. exp. Med. 1. 47 (1936). C. 1936 II, 1566.
[4252, I] EHRENBERG, R.: Dtsch. med. Wschr. 1948, 168.
[4252, II] BUCHTHAL, F., ENGBRECK, L., STEN-KNUDSEN, O. u. THOMSON E.: J. Physiol. 106, 3 P. (1947).
[4252, III] FELDBERG, W. u. HEBB, C.: J. Physiol. *107*, 210 (1948).

war doppelt so wirksam wie Adenosintriphosphat. Die Wirkung ließ sich durch Curare nicht beseitigen, das die Reizung von Acetylcholin und vom Nerven her hemmte (Tetraäthylpyrophosphat u. ä. siehe unter Fluorid).

p) Phosphit. Ein Meerschweinchen erhielt wiederholt 0,2 g Na_2HPO_3 am Tag. Es zittert, schreit bei jeder Berührung, tags darauf ist es schwer krank und geht zugrunde (ENGEL[2432]).

q) Fluorid. Fluorid besitzt ebenso die Eigenschaft der Kalkfällung. Aber in demselben — vielleicht noch höherem — Maße, wie bei der Phosphatwirkung nicht allein Ca''-Mangel wirksam ist, gilt das für Fluorid, das eine spezielle Fermentgiftigkeit besitzt. Selbst nach Injektion von nur 100—120 mg CaF_2 fand sich beim Menschen eine Reaktion von einer Stunde, die sich in Zittern, Schwitzen und Übelbefinden zeigte (SIMONIN und PIERRON[4174]). Bei einer an Ca'' armen Diät mit Ca/P 0,26 zeigten Ratten in den Versuchen von IRVING und NIENABER[2497, I] (siehe Näheres Kapitel H) jedoch schon tetanusähnliche Anfälle bei Dosen, die sonst gut vertragen wurden.

Bei Vergiftungssymptomen des Frosches oder der Kröte nach NaF zeigte sich ein diffuses Zittern über den ganzen Organismus mit anschließender Unmöglichkeit der Bewegung (DE NITO[2434]), oder die Bewegungen wurden träge. Bei den großen Dosen, die LIPMANN[2433] verwandte (0,02 mol/kg), entwickelte sich eine Starre, die bei den entnervten Muskeln nicht zu finden war. Wir werden an die eben referierten Versuche von COOMBS und Mitarbeitern mit Katzen ohne Nebenschilddrüsen erinnert.

Ob die auftretenden trägen Bewegungen auf einer Beeinflussung des Zentralnervensystems beruhen, ist nicht entschieden. Darauf scheint ein Befund von MORUZZI[4253] hinzudeuten. Es wurden die Potentiale der Hirnrinde der Katze registriert. Nach Injektion von NaF in die Carotis wurden diese Potentiale — rasch reversibel — stark vermindert und zwar sowohl die spontanen, als auch die durch Reize ausgelösten.

Das beim Warmblüter auftretende Vergiftungsbild besteht aus Tremor mit gelegentlich weitergehenden klonisch-tonischen Krämpfen. Bei der Ratte erwiesen sich die anderen Fluorpräparate (Na_2SiF_6 und sogar $BaSiF_6$) genau so giftig, wie es ihrem Fluorgehalt entsprach. Nur BaF_2 zeigte mehr das Lähmungsstadium (MUEHLBERGER[2510]). Ob dieses Lähmungsstadium bzw. die Schwächezustände ausschließlich auf Zirkulationsstörungen zurückzuführen sind (COSTANTINI[2497]), ist nicht erwiesen (siehe oben).

Von Interesse ist die Beobachtung von LITZKA[4254] mit Fluortyrosin an Mäusen. Diese Verbindung war giftiger als ihrem Fluorgehalt entsprach. So führte NaF bei subcutaner Gabe 18 mg/kg F', als Fluortyrosin aber schon 1 mg/kg F' zum Tode; außerdem ist der Verlauf der Vergiftung bei der Maus ein anderer. Während NaF und in dieser Hinsicht auch o-Fluorbenzoesäure mit Muskelzuckungen, Tremor und teilweise auch tonischen Streckkrämpfen einhergingen, war bei 3-Fluortyrosin nach einer kurzen Phase der Depression ein Bild mit ausgeprägten tonischen Streckkrämpfen zu beobachten (8—10 mg/kg). Gelegentlich kam es zu einem zweiten Stadium mit einer Phase des Rausches und Herumtaumeln, das bald von schwersten tonischen Krämpfen mit absoluter Starre abgelöst wurde. Die Krämpfe ließen sich durch Reize auslösen. LITZKA glaubt hier eine Art von Urämie vor sich zu haben. Die Befunde wurden weniger bei Meerschweinchen erhoben. In Versuchen an Ratten[4255] ergab sich dasselbe Bild bei Dosierung von 10—15 mg/kg, teilweise mit Krämpfen nach 1—2 Tagen und besonders nach wiederholten Dosen. Bei Untersuchung einer Anzahl anderer fluorhaltiger aromatischer Produkte, besonders 2 Körper der Konstitution des Fluortyrosins, dem aber noch in den Benzolring ein Br oder J eingefügt war, fanden sich auch im Vergiftungsbild die langdauernden Krämpfe[4255, I].

[4253] MORUZZI, G.: C. rend. Soc. biol. 129, 884 (1938), Rona 112, 109.
[4254] LITZKA, G.: Naunyn-Schmiedebergs Arch. 183, 427 (1936).
[4255] EICHLER, O. u. EULER, H.: Naunyn-Schmiedebergs Arch. 199, 162 (1942).

Eine Reihe neuerer Substanzen, die eine zerstörende Wirkung auf die Cholinesterase besitzen — über diese finden sich Angaben auf S. 375f. — manifestieren sich besonders am Zentralnervensystem. In den Versuchen von FREEDMAN und Mitarbeitern[2527, VII u. VIII] an Ratten zeigten die Tiere, die nicht aktiv nach 1 oder 2 mg/kg *Diisopropylfluorophosphat* zugrunde gegangen waren, Schreckhaftigkeit, spontanes Zittern bei schwerer Erkrankung, bei schwächerer eine Unruhe mit intermittierendem Zittern, während leicht Erkrankte nur unruhig waren. Die Symptome klangen ab ungefähr mit der Regeneration des Fermentes. Das Elektroencephalogramm zeigte große Schwankungen des Potentials wie beim epileptischen Anfall. Diese ließen sich durch Atropin unterdrücken, aber nicht die kleinen schnellen Amplituden. Nach Injektion in die Carotis entwickelte sich ein einseitiges Syndrom. Der Kopf drehte sich zur anderen Seite und Kreisbewegungen („compulsive circling movements") nach dieser Seite wurden ausgeführt, also eine Labyrinth-Komponente trat hervor. In den Versuchen von BROOKS und Mitarbeitern[2527, XI] wurde gleichzeitig der Sauerstoffverbrauch und die Potentialwellen am isolierten Froschhirn auch unter 0,5% Coffein beobachtet, bei 10 mMol wurde der Sauerstoffverbrauch auf 5% herabgedrückt, die elektrischen Wellen auf 2—3/Sek. verlangsamt. Mit Coffein wurden die Wellen von 5 mMol an unterdrückt, von 10 mMol nach 2 Minuten vernichtet. Im allgemeinen war das Froschhirn $^1/_{100}$ so empfindlich, wie das vom Warmblüter.

Methylfluoracetat (am isolierten Froschhirn). 12 mMol hemmt die O_2-Atmung um 45%, die Cholinesterase ist bei 10 mMol bereits um 50% beseitigt, die Wirkung auf die Potentialwellen beginnt bei 12 mMol, das die Amplituden halbiert, vorerst ohne Einfluß auf die Frequenz. Dieselbe Konzentration unter Coffein hemmte die Atmung nur um 20%, die Wellen sind für 1 Minute gesteigert. Höhere Konzentrationen wirken rascher. Es besteht volle Reversibilität, wenn innerhalb weniger Minuten ausgewaschen wird, dann nicht mehr. Das Na-Salz zeigte bis 50 mMol gar keine Wirkung.

Tetraaethylpyrophosphat. Bei 10^{-4} beginnen sich die spontanen elektrischen Wellen zu ändern. Diese Wirkung steigerte sich nur wenig bis 10 mMol, führte dann rasch zur völligen Vernichtung. Auch hier gibt es nach Coffein eine vorübergehende Steigerung der Amplituden. Wurden von 2 der hier erwähnten Substanzen die halben Konzentrationen zusammen gegeben, die die elektrischen Potentialwellen hemmten, dann vermögen sie nicht den vollen Effekt zu erzielen. Also ist die Art ihrer Wirkung unterschieden. Die einfache Formel Cholinesterasevernichtung = Stärke der Wirkung sei nicht ausreichend.

Hexaaethyltetraphosphat wirkte ähnlich auf die durch intraventriculäre Einspritzung von d-Tubocurarin hervorgerufenen Krämpfe wie Eserin und steigerte zentral den Blutdruck[4255, II].

VI. Die peripheren Nerven.

a) Erregbarkeit. Bei Anwendung *hypertonischer Lösungen* (3—20% NaCl) am N. ischiadicus des Frosches fand sich eine Zunahme der Zuckungen im Muskel in Form von spontanen unregelmäßigen Aktionen einzelner Fibrillen, oder es kam sogar zu längeren tetanischen Plateaus. Diese Erscheinungen blieben bei Erniedrigung der Temperatur der Spülflüssigkeit des Nerven auf 0° aus und traten bei Erwärmen wieder auf. Bei Fröschen, die vorher durch Austrocknung Wasser verloren hatten, war der Erfolg geringer. Der Angriffspunkt dieser Effekte ist in

---

[4255, I] EULER, H., EICHLER, O. u. HINDEMITH, H.: Naunyn-Schmiedebergs Arch. Bd. 206. 75 (1949).

[4255, II] SALAMA, S.: J. Physiol. 108, 50 P (1949).

der Schnittfläche des Nerven zu suchen, da dann, wenn der unverletzte Nerv durch einen Trog mit der hypertonischen Lösung geführt wurde, nichts zu beobachten war[4256]. In den Riesenaxon des Tintenfisches trat in Na·-armer Lösung während der Erregung Na· ein. Die Konzentration Na· wurde von 455 auf 711 mMol/l gesteigert und schädigte in 5—15 Minuten, weil sie stark hypertonisch ist, vorher zeigte der Nerv ein erhöhtes Aktionspotenzial. Dieser Anstieg ließ sich nicht durch Glucose erreichen, war also nicht vom osmotischen Druck abhängig. Das Aktionspotential wird in Na·-freien Lösungen vernichtet. In Na·-armen Lösungen ist die Leitungsgeschwindigkeit herabgesetzt[4255, III].

Bromid ist allgemein bekannt als indifferentes Ion, und entsprechend konnte RUICKHOLDT[4065, I] den Ischiadicus und Gastrocnemius in Bromtyrode aufbewahren, ohne daß nach 24 Stunden sich eine Schädigung gezeigt hätte.

Im Gegensatz dazu steht der Befund, daß 0,1—1,0% NaBr die Reizbarkeit des N. ischiadicus von Rana esculenta herabsetzte und 0,005—0,01% führte (irreversibel) zu demselben Effekt, aber man mußte länger (15—20 Minuten) warten. 2% NaBr und darüber erhöhte die Erregbarkeit[4258]. Dementsprechend wurde vorgeschlagen, eine 0,5% — also stark hypotonische — NaBr-Lösung als Lokalanästhetikum zu verwenden. Es sei allein und besonders in Verbindung mit $^1/_8$—$^1/_4$% Novocain besonders gut brauchbar[4259].

Bei Anwendung von K·-Salzen verschiedener Anionen wurde der Nerv rascher vergiftet. Die Reihe war: Br' > NO₃' > Cl' > J' > SCN'[4257]. Die Reihenfolge entspricht nicht den Verhältnissen, wie wir sie an anderen Systemen (z. B. Herz usw.) fanden, ist auch sonst völlig unerwartet. Dort wurde gerade ein die K·-Wirkung begünstigender Effekt durch die stark lyotropen Anionen beobachtet, bzw. eine Ca··-antagonistische Wirkung.

b) Eine Reihe von Untersuchungen[4260—4262] fanden eine Beziehung zwischen dem **Sauerstoffverbrauch** des Froschnerven bei 21° bzw. dem Hundenerv bei 38° und den kalkfällenden Eigenschaften. Alle kalkfällenden Ionen, entsprechend ihrer Fähigkeit, den Kalk auszufällen, führen zu einer Erhöhung des Sauerstoffverbrauchs, wie folgende Reihe angibt, bei der isotonische Lösungen prozentweise mit der indifferenten NaCl-Lösung gemischt wurden[4261].

Tabelle 331.

Salz	Prozentsatz der Konzentration	Erhöhung des O_2-Verbrauchs
NaF	30	25%
Phosphat . .	10	15%
	100	40%
Na₂SO₄ . . .	100	7%
Oxalat . . .	30 und 100	90 und 88%

Tartrat erhöhte um 20% und Citrat um 105%[4260]. Von den Anionen erhöhten SCN' und J' nur um 5%, NO₂' um 23%, SCN' beim Hundenerven um 21% und NO₃' nur um 10%[4261]. Bromid war indifferent.

[4255, III] HODGKIN, A. L. u. KATZ, B.: J. Physiol. 108, 37 (1949).
[4256] OZORIO, M., DE ALMEIDA, O., MOUSSATCHE, H. u. DIAS, M. V.: C. rend. Soc. Biol. 129, 422 (1938). Rona 111, 542.
[4257] TANEMURA, I.: Aichi J. exp. Med. 1. 29 (1923). Rona 24. 328.
[4258] DANILEWSKY, B. u. PERICHANJANZ, J.: Naunyn-Schmiedebergs Arch. 105, 319 (1925). Rona 40, 160.
[4259] DIMITRIEV, I. P.: Vestn. Chir. 57, 282 (1939). Rona 114, 657.
[4260] CHANG, T. H., GERARD, R. W. u. SHAFFER, M.: Amer. J. Physiol. 101, 19 (1932), Rona 69, 285.
[4261] CHANG, T. H., GERARD, R. W. u. SHAFFER, M.: Amer. J. Physiol. 111, 681 (1935), Rona 88, 48.
[4262] GERARD, R. W.: Proc. Soc. exp. Biol. Med. 27, 1052 (1930).

Wenn die Autoren zu dem Schluß kommen, daß beim Nervengaswechsel ein Antagonismus weniger zwischen K· und Ca·· bzw. Ca·· und Na· bestehe, sondern eher zwischen Anion und Kation, dann würde die Richtung des Effektes mit den Erwartungen übereinstimmen, d. h. Fällung von Ca·· erhöht den Stoffwechsel. Ionen, die Ca-antagonistisch wirken, tun dasselbe, und das wird vor allem bei SCN', J' und NO_3' eintreten. Das Intervall dazwischen verhält sich indifferent.

c) Bei Prüfung des elektrotonischen Stroms fand sich[4263], daß Aufbewahren in 0,65% NaCl zu einem Intensitätsverlust führte. Der Abfall ging rascher, wenn das Cl' durch SCN' und J' ersetzt war, während NO_3' und Br' etwa wie Cl' wirkte, und SO_4'' zu keiner Änderung führte. Hier kann es sich um einen Vorgang handeln, der dem obigen analog ist, d. h. die Anionenwirkung addiert sich zu der des Ca··-Schwundes. Aber ebenso ist die Auslegung möglich, daß der Diffusionsprozeß selbst begünstigt wird, daß also nicht der Nerv, sondern das umgebende Bindegewebe betroffen wird. 0,02% $CaCl_2$ konnte den Effekt völlig verhindern. Dann verursachten J', Br', NO_3' und SO_4'' nur eine geringe Steigerung der elektrischen Erregbarkeit, der eine schwache Senkung folgte. SCN' ließ die Steigerungsphase vermissen und führte gleich zu einer Senkung. Bei Prüfung des Katelektrotonus und Anelektrotonus wurde durch SCN' und J' die Schwelle des Anelektrotonus beeinflußt und zwar erniedrigt und die Spannungsstromfunktion verändert. Der Katelektrotonus wird durch J' etwas verändert, nicht durch SCN', während gerade hier die Kationen wirksam sind (K·, Ca··), also ein durchaus anderer Effekt, wobei der Stromtransport eine Rolle spielt. Es wurden isotonische Lösungen angewandt[4264], [4265]. Mit NaF wurde der Elektrotonus vermindert, aber bei 3 mm Eintauchstrecke in konzentrierter Lösung wurden noch Spuren davon wahrgenommen. Der Abfall in der ersten Stunde betrug 75—90% des anfänglichen Betrages[4266].

Das Membranpotential der Froschnerven wurde durch SCN' und NO_3' nicht verändert, der marklosen Nerven der Seespinne aber gering erhöht, während KCl zur Minderung führte[4267], ein Vorgang gegen die Erwartung. Bei spontan rhythmisch tätigem Nerven wurde durch SCN' und Hyposulfit das negative Nachpotential reduziert. SCN' vergrößerte das Verletzungspotential, das durch Ca-Entzug dagegen vermindert wurde[4268, I].

d) Eine gewisse Bedeutung haben die Untersuchungen über die additive Wirkung von **Lokalanästhetikum** und Anion. Es wurde Cocain unter demselben p_H in Form eines Salzes mit verschiedenen Anionen an der Kaninchen-Cornea geprüft[4269—4271]. Wenn die Stärke des Chlorids mit 1 gesetzt wurde, fand sich folgende Reihe: Citrat 0,2, Tartrat 0,6, Sulfat 0,8, Phosphat 1,0, Chlorid 1,0, J' 1,2, SCN' 1,5.

Diese Reihe gleicht nicht nur der Hofmeisterschen Reihe, sondern zum Teil auch den Angaben von GERARD und Mitarbeitern[4260] über die Erhöhung des O_2-Verbrauches des Nerven, nur daß die lyotropen Ionen stärker einwirken, was für

[4263] HÖBER, R. u. STROHE, H.: Pflügers Arch. 222, 71 (1929), Rona 51, 233.
[4264] CHWEITZER, A.: C. rend. Soc. Biol. 127, 497 (1938), Rona 106, 394. C. 1939 II, 459.
[4265] CHWEITZER, A.: C. rend. Soc. Biol. 130, 1051 (1939), Rona 114, 27.
[4266] JAENECKE, A.: Beitr. z. Physiol. 3, 199 (1926), Rona 38, 370.
[4267] WILLBRANDT, W.: J. gen. Physiol. 20, 519 (1937), Rona 100, 556.
[4268] GLÜCKS. H.: Dissertation Halle 1933, Rona 80, 536.
[4268, I] COPPÉE, G.: Acta biol. Belg. 1, 50 (1941), Rona 132, 455.
[4269] REGNIER, J. u. DAVID, R.: C. rend. Acad. Sci. 200, 1428 (1935), Rona 88, 151.
[4270] REGNIER, J. u. DAVID, R.: J. Pharmacie VIII s. 22, 16 (1935), Rona 89, 446. C. 1936 I, 1257.
[4271] REGNIER, J. u. DAVID, R.: Anesth. et Analg. 1, 285 (1935), Rona 89, 194.

die Theorie von Bedeutung ist. Eine Ca''-Fällung ist hier nicht zu erwarten. Auch das Phosphat fällt aus der Reihe heraus.

Benzoesäure hat 6- und Phenylessigsäure 12fache Wirkung. Fluor vermag in organischer Bindung zu lokalanästhetischen Verbindungen zu führen[4274, I].

Salze des Novocains am motorischen Nerven angewandt, führen zu einem ähnlichen Resultat wie vorher[4272—4274]. Die Wirkung des Novocains wurde nur durch K_2SO_4 verstärkt. Wurde dazu noch eine Pufferung mit Phosphat angewandt, dann erfolgte eine weitere Verstärkung[4268]. Diese Wirkung könnte man als eine Ca''-Fällung auffassen, wenn ein Antagonismus K'-Ca'' sich überhaupt am Nerven so einfach demonstrieren ließe, wenn auch vereinzelt solche Berichte vorliegen.

Nach der Darstellung von FLECKENSTEIN[4274, II] ist die lokalanästhetische Wirkung begleitet von einer Hemmung der während des Erregungsprozesses ablaufenden Permeabilitätserhöhung, sie müßte also antagonistisch dem SCN' wirken, wie es bei der Entwicklung einer Kontraktur des Muskels auch zur Beobachtung kommt. In den Versuchen von REGNIER ist genau das Gegenteil eingetreten, und damit wird wiederum die von uns hier verfolgte Regel durchbrochen.

So konservieren Ca''-Ionen die Leitung des Nerven gegenüber der Kälte. K' läßt die Leitung schon bei geringeren Temperaturgraden verschwinden (HOLMES[1715]).

Die Leitung des marklosen Nerven wird durch K' gestört (WILLBRANDT[4267, 4275]). Andererseits können Ca''-freie Nerven von Fröschen, die man 12 Stunden bei 2° gelassen hat, nach Erwärmung auf 6° eine spontane Tätigkeit zeigen[4274]. Eine einheitliche Linie ist nicht zu erreichen, wenn auch Anklänge an die Theorie vorhanden sind.

Die Nervenendplatten zeigen eine besondere Lage. Für Perchlorat hat ROST[2445] gezeigt, daß die fibrillären Muskelzuckungen beim Frosch durch Curare in noch nicht die Leitung vollkommen unterbrechender Dosis gehemmt werden können, was für einen Angriff an dieser Stelle sprechen könnte. Hier finden wir wiederum eine Analogie zum Ca''-Verlust, den wir an Stoffwechselversuchen mit Jodid auch nachweisen konnten (EICHLER[2451, I], siehe später Stoffwechsel).

Fluoressigsäure[4274, III]. Die Säure selbst ist gegenüber dem N. ischiadicus des Frosches verhältnismäßig indifferent hinsichtlich Sauerstoffverbrauch und Aktionspotentialen. Stets zeigt sich der Sauerstoffverbrauch empfindlicher als die Entwicklung von Potentialen. 0.1 mol hemmte z. B. nach 3 Stunden Einwirkung schon um 40, nach 4 Stunden um 55%, ohne daß die Stromkurven sich geändert hätten. Demgegenüber blockiert der Methylester den Nerven schon in 5 m molarer Lösung in 3—4 Stunden vollständig, bei 50 mMol/l schon in $1\frac{1}{2}$ Stunden. Fortgesetzte Tetanisierung änderte den Verlauf der Blockade nicht im Gegensatz zu Jodessigsäure. Wenn das Potential jedoch erst zu sinken beginnt, gelingt es nicht mehr, den Prozeß durch Waschen aufzuhalten oder gar rückläufig zu beeinflussen. Sinken der Leitungsgeschwindigkeit und Anstieg der Schwelle (auf das 2—5fache) gehen parallel. Während die Schwelle sofort steigt, in 15 Minuten aufs Doppelte, in 30 Minuten auf das 3fache, beträgt der Aktionsstrom noch 95% der Norm. Die Sauerstoffzehrung ist bei 1 mMol schon um 50% und bei 5 mMol auf 20% gesunken, wo nur die Hälfte der Fasern blockiert ist.

[4272] REGNIER, J. u. QUEVAUVILLER, A.: C. rend. Soc. Biol. 122, 251 (1936), Rona 95, 515.
[4273] REGNIER, J. u. QUEVAUVILLER, A.: Bull. Sci. pharmacol. 43, 401 (1936), Rona 97, 64.
[4274] REGNIER, J., DELANGE, R. u. DAVID, R.: C. rend. Acad. Sci. 202, 591 (1936), Rona 98, 661. C. 1936 II, 1572.
[4274, I] CAMPAIONE, E. E., STARKE JR., A. C., FOSDICK, L. S. u. DRAGSTADT, C. A.: J. Pharm. exp. Ther. 71, 59 (1941). Rona 126, 109. Ester der p-Fluorbenzoesäure.
[4274, II] FLECKENSTEIN, A. u. HARDT, A.: Klin. Wschr. 27, 360 (1949).
[4274, III] BOGARSKY, L. L., ROSENBLATT, A. D., POSTEL, S. u. GERARD, R. W.: Am. J. Physiol. 157, 291 (1949). Winterfrösche sind halb so empfindlich wie Sommerfrösche.

Zusatz von Fumarsäure steigert den Sauerstoffverbrauch, z. B. von 20%
auf 50%, und eine Hemmung der weiteren Entwicklung des Blocks zeigt, daß
beide Größen nicht völlig unabhängig voneinander sind: Glucose, Äthylalkohol,
Essigsäure, Brenztraubensäure und Ketoglutaminat waren unwirksam, Malat
und vielleicht Oxalessigsäure wirkten schwach.

VII. Willkürliche Muskulatur.

a) Chlorid-Hypertonische Lösung. Hier spielt der Verlust des Ionengleichgewichtes, wie man es an isolierten Froschmuskeln herstellen kann, eine Rolle.
In reiner 0,7% NaCl-Lösung, die auf das Nervenmuskelpräparat des Frosches
einwirkt, wird die direkte und indirekte Erregbarkeit gelähmt (LOCKE). Vorher
entstehen fibrilläre Muskelzuckungen. Bei Messung der Chronaxie von Gastrocnemius und Sartorius ergibt sich eine 2phasische Wirkung, die hier wiedergegeben wird, und zwar die Chronaxiewerte in msec. (nach [4277]):

Tabelle 332.

Zeit	Nerv	Muskel
0	0,3	0,3
20 Minuten	0,3	0,2
30 „	0,3	0,4
90 „	0,4	0,6
140 „	unerregbar	0,9

Es entwickelte sich eine curareartige Wirkung nach einer Phase erhöhter
Erregbarkeit. Das Muskelflimmern ist auch bei Gaben von NaCl am ganzen
Frosch auffällig und gefolgt von teilweise lockerer Starre (EICHLER[967]), vielleicht
im Einklang mit Verlust von $Mg^{··}$ aus der Nervenendplatte (EICHLER[2451, I]).
Wurden die Muskeln im Laewen-Trendelenburgschen Präparat durchströmt
und das Volumen gemessen, wenn Lösungen verschiedenen Drucks durchlaufen,
dann kam es unter den hypertonen Lösungen zum Wasserverlust[4278], wie es auch
am ganzen Tier für einige Stunden beobachtet wurde (EICHLER[846, 2441, I]). Wurde
aber die Durchströmung fortgesetzt, dann kam es zu einem Punkt, wo der entgegengesetzte Prozeß eintrat, der auf eine Membranschädigung zurückgeführt
werden kann (wie [4278]). Bei isoliertem Muskel nahm das Volumen noch zu, selbst
wenn der osmotische Druck gegenüber der Norm verdoppelt wurde[4280]. Wurde
das Ionenmilieu nicht geändert, sondern die Lockesche Lösung, nur von verschiedenem Druck, auf Ratte und Froschmuskeln (durchströmt) angewandt, dann
kam es immer zur Zunahme des Volumens, die bei starker Hypertonie und besonders bei Gummizusatz weniger rasch verlief[4281]. Die Zunahme soll bei ermü-
detem Muskel größer sein als bei normalem[4280].

Es handelt sich nicht um eine Schädigung der Membranen, sondern es muß
ein Stoffwechselvorgang in den Muskelfasern verlaufen, der mit Erhöhung des
osmotischen Druckes einhergeht, wie er auch nach starker Arbeit besonders bei
ungenügender Restitution und zu geringer Abfuhr der Stoffwechselwirkung vorkommt. Bei dieser Volumenzunahme geht die elektrische Erregbarkeit zurück

[4275] COWAN, S. L.: Proc. roy. Soc. B 115, 216 (1934) J. exp. Biol. 10, 401 (1933). J. Physiol. 82, 432 (1934). Maca Nerv.
[4276] COPPÉE, G.: C. rend. Soc. Biol. 133, 278 (1940). Rona 121, 344.
[4277] LAPICQUE, L. u. M.: C. rend. Soc. Biol. 113, 1036 (1933). Rona 75, 622.
[4278] BÜRGER, M. u. BAUR, M.: Z. ges. exp. Med. 42, 296 (1924). Rona 29, 936.

und erlischt. Diese Vorgänge wurden durch $NaNO_3$-Lösungen beschleunigt. Die fibrillären Muskelzuckungen wurden bei isotonischer $NaNO_3$-Lösung lebhafter[4280].

Bei Prüfung der *Muskelkontraktion* auf direkten Einzelreiz nach Eintauchen von Froschsartorien in Ringerlösung normaler, halber und doppelter Salzkonzentration fand sich[4279], daß die Zuckungsdauer im „Halbringer" verkürzt, im „Doppelringer" verlängert ist. Die Viscosität bei letzterem soll vergrößert worden sein. Die Kontraktionswelle am M. semimembranosus wurde entsprechend im Doppelringer verlangsamt, im Halbringer beschleunigt.

Vielfache Untersuchungen wurden der Frage der NaCl-Darreichung *bei körperlicher Arbeit* gewidmet. So waren die Leistungen bei Bergsteigen, Langlauf oder einem Marsch von 15—17 km besser und die Erschöpfung geringer, wenn den Versuchspersonen vorher 2—8 g NaCl in Wasser verabreicht worden war[4282]. Wurde einem Studenten von 19 Jahren tägliche Arbeitsleistungen zugemutet, während die NaCl-Zufuhr auf 3,5 g NaCl beschränkt wurde[4283], dann trat Launenhaftigkeit, starke Reizbarkeit — bis zu Erregungszuständen sich steigernd — auf. Diese Erscheinungen wurden besonders deutlich bei Hitze, wenn die Arbeit mit starkem Schweißverlust einherging. Da, wie wir schon im Kapitel Ausscheidung ausführten, die Schweißdrüsen nicht in der Lage sind, selbst bei schwerem Chlormangel ihre Sekretion wie die Niere einzuschränken, muß es in solchen Fällen zu einem Verlust an Chloriden kommen, der schon zu den ersten hypochlorämischen Symptomen und bei dadurch veränderter Muskulatur zu verminderter Arbeit führt. Gabe von Wasser wäre in diesem Zustand ungünstig, wenn aber dem Wasser einige Gramm NaCl zugefügt sind, werden die Symptome beseitigt[4284].

Diese Fragen werden später in dem Abschnitt über Chloridmangel behandelt werden. Es soll noch darauf hingewiesen werden, daß Arbeiter, die an Hitzearbeit gewöhnt sind, nach den Untersuchungen von Lehmann und Szakall[3977, 4283, 4284] andere Verhältnisse bieten sollen. Sie sind gewöhnt, unter geringem NaCl-Gehalt zu arbeiten und schränken gerade dann ihre Schweißsekretion ein. Gaben von NaCl würden diese Akklimatisation stören, und durch Schweißsekretion würde der vorherige Vorteil eingebüßt.

Die Vorgänge sind eng gekoppelt mit den Bedingungen der Wärmeregulation, an der die Sekretion der Schweißdrüsen maßgeblich beteiligt ist. Bei Marschübungen war der Gewichtsverlust durch Schwitzen nach den Kochsalzgaben geringer[4282].

b) Bromid. Bromid besitzt anscheinend keine spezielle Wirkung auf die Muskulatur. Gastrocnemien 24 Stunden im Brom-Ringer aufbewahrt, behielten ihre normale Reizbarkeit (Ruickoldt[4065, 1]). In den Untersuchungen von Coombs, Pike und Searle[4228, 2543] an Katzen, deren Nebenschilddrüsen entfernt waren, zeigte sich, daß die Kontraktion auf Reizung nach der vorherigen Bromidbehandlung später auftrat. Das liegt erstens daran, daß der $Ca^{\cdot\cdot}$-Gehalt im Serum höher war, als bei nichtvorbehandelten Tieren, dann aber auch an der geringeren Zahl von Krämpfen, die den $Ca^{\cdot\cdot}$-Bestand der Muskeln nicht erschöpften. Dasselbe konnte durch Denervierung erreicht werden; bei nicht operierten Katzen war eine Wirkung der Bromidbehandlung auf die Ermüdungskurve des M. rectus abdominis nicht nachzuweisen. Der sonst vorhandene Effekt ist also zentral bedingt.

Eine Erhöhung der Arbeitsfähigkeit ergab sich, wenn am Tage vor einer starken Arbeit 12 g KBr verabfolgt wurde. Dieser Effekt sei indirekt durch eine Erschwerung der Arbeitsdyspnoe zu erklären (Becker-Freyseng und andere[4343]).

Während in diesen Versuchen eine Identität von Cl′ und Br′ vorzuliegen scheint, werden wir später bei den Vergleichen sehen, daß gelegentliche Unterschiede doch nachweisbar waren.

[4279] Seto, T.: Arb. med. Univ. Okayama 5, 73 (1936), Rona 98, 61.
[4280] Bucciardi, G.: Arch. di Fisiol. 31, 19 (1932), Rona 68, 462.
[4281] Parry, A. A.: J. cellul. comp. Physiol. 8, 277 (1936), Rona 96, 39.
[4282] Cassinis, U. u. Adilardi, G.: Giorn. Med. mil. 80, 61 (1932), Rona 66, 750.

c) Perchlorat. Dieses Anion wird deshalb anschließend behandelt, weil dabei das Prinzipielle der Wirkung besonders deutlich herauszustellen ist. Nach den Untersuchungen von ROST[2445] am Frosch ist Perchlorat als spezifisches Muskelgift zu betrachten; später wurde die Identität mit Rhodanid (EICHLER[1089]) und schließlich Analogie zu den anderen Anionen der Hofmeisterschen Reihe hervorgehoben (EICHLER[967]). Die Starre des Frosches ist außerordentlich ähnlich bei SCN' und ClO_4', „so daß auf der Höhe der Wirkung 2 Tiere, die mit den beiden Anionen vergiftet worden sind, nicht auseinandergehalten werden können, es sei denn durch die $FeCl_3$-Reaktion auf Rhodanid".

Die Muskelwirkung des Kaltblüters wurde von ROST ausführlich beschrieben in ihrem Beginn mit fibrillären Zuckungen bis zum Übergang in Starre. Es fand sich eine Ähnlichkeit mit Coffein, die sich sogar durch vorübergehende Erhöhung der Muskelkontraktionen unter Reizwirkung, ebenso wie in dem Verhalten der isolierten Muskelfasern im Zupfpräparat unter dem Mikroskop zeigte, auch in diesem Punkt also eine Identität mit Rhodaniden (siehe später). Ähnlichkeit mit Coffein wurde nicht gefunden hinsichtlich der Neigung der verschiedenen Froscharten zu Kontrakturen, auf die SCHMIEDEBERG[4285] hinwies. BOEHM[4286] fand am isolierten Muskel, daß Temporarien die Starre gut, kräftige Esculenten weniger sicher auslösen ließen.

ROST fand beim Warmblüter das Vergiftungsbild eher beherrscht von zentralen Erregungssymptomen, die wohl zu tonischen Krämpfen führten, aber nicht weitergingen; beim Kaninchen kam es zu Erschlaffungen. DURAND[2094] sah, als er einem Kaninchen von 1,9 kg 0,5 g/kg in den rechten Gesäßmuskel spritzte, zuerst eine schmerzhafte Reaktion. Das Tier versuchte sofort auszureißen, als die ersten Tropfen das Gewebe erreichten. Dann blieb die Muskulatur des Beines lokal steif, auch bei Bewegungen, war aber nicht gelähmt. 5 Minuten später begann das Kaninchen die Herrschaft darüber wiederzugewinnen. Im weiteren Verlauf zeigte sich gerade an dieser Stelle die Neigung zu Paresen. SABBATANI[2555] injizierte $NaClO_4$ intravenös in Dosen, die schon rasch zum Tode führten. Das Kaninchen erstarrte dabei in allen Muskeln, Flexoren und Tensoren. Die Glieder der hinteren Extremitäten nahmen den charakteristischen Anblick der Krallen an. Das Herz blieb stehen, und die Rigidität ging direkt in die Totenstarre über.

Die Verhältnisse *am isolierten Muskel* wurden in erster Linie von MESSINI[4288,4289] und BOEHM[4286,4287] untersucht.

Wurde ein Froschbein in eine isotonische Lösung von $NaClO_4$ eingetaucht, dann kam es zu fasciculärem oberflächlichen Flimmern für 30—60 Minuten. Selbst wenn diese Lösung mit isotonischer NaCl- oder Ringer-Lösung verdünnt wurde, so daß nur noch 10% ClO_4' übrig blieb, fand sich das Phänomen.

Es wurde mit einer Reihe von Mischungen isotonischer Lösungen die Erregbarkeit geprüft, die in reiner NaCl-Lösung 50 Stunden erhalten blieb. Bei Zusatz von $NaClO_4$ fanden sich folgende Zeiten:

20% 8—13 Stunden (12 Versuche),
50% $2^3/_4$ Stunden,
80% 2 Stunden 10 Minuten,
100% $1^1/_2$—$2^1/_2$ Stunden.

BOEHM[4286] verwandte für seine Untersuchungen den isolierten M. sartorius. Dadurch wurde erreicht, daß die Diffusion als störendes Moment kaum in Frage kam. Deshalb verliefen bei ihm die Vorgänge auch rascher und gründlicher.

[4283] LEHMANN, G. u. SZAKALL, A.: Arbeitsphysiol. 10, 608 (1939). Rona 118, 226.
[4284] KRAUT, W. u. DROESE, W.: Angewandte Chemie 54, 1 (1941). Zusammenfassender Bericht.
[4285] SCHMIEDEBERG, O.: Naunyn-Schmiedebergs Arch. 2, 62 (1874).
[4286] BOEHM, G.: Naunyn-Schmiedebergs Arch. 146, 327 (1929). Rona 54, 453.

Mit n/8 Lösung fand sich anfangs eine primäre Kontraktur mit fibrillären Zuckungen von 1—3 Minuten Dauer. Nach 5—10 Minuten setzte eine sekundäre Dauerstarre ein. In $^1/_4$ Stunde hatte sich der Muskel auf ein Drittel seiner Länge kontrahiert. In diesem Zustand blieb die Starre 12 Stunden unverändert.

Die Erscheinungen betreffen den Muskel nur so weit, als er in die Lösung eingetaucht wird, und zwar auch dann, wenn die Nervenendigungen die Lösung nicht berühren. ROST hatte in orientierenden Versuchen für das primäre Zucken die Möglichkeit einer Wirkung auf die Nervenendplatte in Betracht gezogen. Auf den Verlauf der Starre hatte Curare keinen Einfluß.

Selbst m/100—m/200 Lösungen führten noch zum Erfolg. Die sekundäre Kontraktur entwickelte eine Spannung von 40—60% des Tetanus, ähnlich wie bei der Kontraktur auf Chloroform. Demgegenüber verursachte NaSCN eine geringere erste Spannung und eine zweite Kontraktur qualitativ wie ClO_4', aber selbst isotonische Lösung führte nicht zu einer dauernden Starre (siehe darüber später).

Für unsere Diskussion ist die Behauptung von MESSINI[4288-4291] von Bedeutung, die schon am isolierten Froschherzen S. 724 besprochen wurde, daß ClO_4' durch eine direkte K-Fällung oder wenigstens Aktivitätseinschränkung des K' wirke. Daß weder physikochemisch, noch nach der topologischen Verteilung diese Behauptung aufrechterhalten werden kann, wurde wiederholt und an verschiedenen Stellen dargetan. Aber es wäre immerhin eine eventuelle antagonistische Wirkung von Bedeutung.

So fand sich bei Prüfung der Dauer der Erregbarkeit des Froschbeins bei Einwirken von 20% isotonischer $NaClO_4$-Lösung in Ringer durch 1.6% isotonisches KCl eine Verlängerung der Erregbarkeit auf 17 Stunden (statt 8—13 Stunden). Dann aber kam es zur additiven Wirkung: Bei 8% des isotonischen KCl Verkürzung auf 7 Stunden usw.

Nach $CaCl_2$ 0,054 mMol hörten die anfänglichen Zuckungen auf. 0,021 mMol hemmte die Kontraktur (auch $MgCl_2$).

Diese Versuche zeigen eine Wirkung so unsicherer Art, daß darauf keine Theorie basiert werden kann. Bei geringer Steigerung der Konzentration wird z. B. schon ein Effekt ganz entgegen der vorgeschlagenen Theorie erreicht, und Ca·· läßt sich überhaupt nicht einordnen. Auch die oben erwähnten Schwierigkeiten der Diffusion erschweren die Auslegung.

Bei den Versuchen von BOEHM wurden durch 0,02% $CaCl_2$ die fibrillären Zuckungen, die die erste Kontraktur auf ClO_4' begleiteten, unterdrückt, durch 0,3% $CaCl_2$ wurde die erste Kontraktur, nicht aber die sekundäre Kontraktur beseitigt, die dagegen durch Novocain 1:1000 oder Atropin unterdrückt werden konnte, wenn der Muskel mit diesen Substanzen vorbehandelt wurde. Die Ähnlichkeit mit der Rhodanstarre war deutlich. Auch m/24 $KClO_4$ führte zur Starre, während KSCN in derselben Konzentration unwirksam war, wie orientierende Versuche ergaben.

Wir sehen die Verhältnisse auch hier wie am Herzen sich entwickeln, d. h. ClO_4' wirkt wie eine Verminderung von Ca·· und synergistisch mit Kalium. CHARLIER[4291, I] setzt ClO_4' in eine Reihe mit Veratrin, das den Froschmuskel für Kalium sensibilisiert. Gerade die Befunde von MESSINI, vorurteilsfrei betrachtet, können dafür Zeugnis ablegen. Eine Ähnlichkeit wurde bei Versuchen am Laewen-

[4287] BOEHM, G.: Biochem. Z. 209, 489 (1929). Rona 52, 558.
[4288] MESSINI, M.: Boll. Soc. ital. Biol. sper. 4, 185 (1929). Rona 52, 68.
[4289] MESSINI, M.: Naunyn-Schmiedebergs Arch. 141, 307 (1929). Rona 52, 68.
[4290] MESSINI, M.: Biochem. Z. 213, 200 (1929). Rona 53, 486.
[4291] MESSINI, M.: Boll. Soc. ital. Biol. sper. 4, 980 (1929). Rona 54, 392.
[4291, I] CHARLIER, R.: C. rend. Soc. Biol. 141, 199 (1947) C. 1948 II, 869. Auch Permanganat und Perborat haben dieselbe Wirkung, nicht aber Jodat.

Trendelenburgschen Präparat gesehen, wo bei Ca$\cdot\cdot$-Mangel primär fibrilläre Zuckungen und sekundär ein Tonusanstieg zur Beobachtung kamen[4292].

d) Rhodanid, mit Bemerkungen über Jodid. Rhodanid ist als Kontraktursubstanz schon lange bekannt und wurde vielseitig untersucht. Die ältere Literatur wurde von HUNT[4293] zusammengefaßt. Hier kommt es nochmals darauf an, die Ähnlichkeit mit ClO_4' herauszuheben. Das wird schon deutlich bei der Verfolgung der *histologischen Bilder* nach Einwirkung z. B. isotonischer Lösungen von NaSCN auf den Sartorius der Temporarien[4294, 4295], wobei sich die anderen Anionen anschließen. Aber SCN′ ist wirksam in weitem Abstand vor ihnen.

Es erfolgt unter Bewegungen eine Störung der Struktur im Sinne der Geldrollenbildung, Verwerfung der Querstreifung bis Abriß der Faser und Homogenisierung.

Es kommt zu einer primären Reizung und einer Kontraktur, die reversibel ist. Bestimmte auftretende Flimmerbewegungen ließen sich teilweise durch Curare beseitigen, so daß eine Reizung der Nervenendplatte in Frage gezogen wurde und zwar um so mehr, als diese nach vorheriger Durchschneidung des Nerven, wenn 7 Tage gewartet wurde, vermieden wurde.

Nach FÜRTH (siehe [4293]) ist Curare ein Antagonist des Rhodanids, eine Beobachtung, deren Grund wir jetzt so verstehen werden, daß Curare den Muskel vor den Impulsen des Zentralnervensystems schützt und damit den mit Kontraktionen verbundenen Calciumverlust verhindert. In eigenen Versuchen[4295, I] wurde 14 Tage vor dem Versuch an der einen Seite der N. ischiadicus durchschnitten. Dieser Muskel fiel nicht in Starre. Es gehören also die Impulse vom Zentralnervensystem dazu.

Ca$\cdot\cdot$ zeigt sich hier ebenso wie beim Perchlorat als Antagonist des SCN′ und des J′. Nach bestimmter Zeit kann man nachweisen, daß gerade zur Zeit der höchsten Jodidgiftigkeit auch die größte Ca$\cdot\cdot$-Ausscheidung merkbar wird, in ihrem Umfang zum größten Teil wohl ein Zeichen einer versuchten Regulation des Organismus (EICHLER[2369, I]).

Trotzdem tritt im Organismus des Frosches nach Gabe von SCN′ und J′ die Kontraktur bzw. Muskelstarre schon bei einer Konzentration auf, die noch nicht wirksam war, wenn man dieselben Konzentrationen in vitro einwirken ließ. Zugleich dauerte die Kontraktur an, wenn schon die Ausscheidung den größten Teil des SCN′ entfernt hatte. Das könnte erstens dadurch eine Erklärung finden, daß das Ca$\cdot\cdot$ teilweise aus der Muskulatur mobilisiert wurde, wie in den Versuchen von COOMBS und Mitarbeitern an tetaniekranken Katzen.

Ebenso ist aber die Dauer der Einwirkung von Bedeutung. 4 mMol/kg NaSCN war die durchschnittliche tödliche Dosis. Mit Dosen in diesem Bereich, meist aber mit geringeren, fand sich das Maximum der Erkrankungen, d.h. Starren, etwa 30—40 Stunden nach der Gabe, obwohl wir erwarten können, daß nach etwa 2—3 Stunden eine völlige Gleichverteilung der in den Lymphsack verabfolgten Dosen erfolgt ist (EICHLER[846]). Auf Gewichtsprozente schematisch umgerechnet, gäbe obige maximale Zahl den Wert von 32,4 mg% = 0,0324%. Nun führt am isolierten Muskel 0,03% NaSCN noch nicht zur Kontraktur. Der einfache Vergleich dieser Werte würde einen falschen Eindruck geben, weil das

[4292] GAEDE, D.: Naunyn-Schmiedebergs Arch. 188, 169 (1937). Versuche März 1936.
[4293] HUNT, R.: Heffter-Heubners Handbuch Bd. I, S. 827 (1923).
[4294] ZEIGER, K. u. SCHREIBER, H.: Pflügers Arch. 215, 386 (1927), Rona 40, 367.
[4295] ZEIGER, K. u. SCHREIBER, H.: Ztschr. wiss. Biol. B. Ztschr. f. Zellforsch. u. mikroskop. Anat. 4, 617 (1927), Rona 41, 329. Am raschesten ist die Wirkung von SCN′, dann $SO_4'' > J' > NO_3' > Br' \lesssim Cl'$. Die Art der Reihenfolge würde für eine Oberflächenladung als maßgeblich sprechen. Das stark hydrophile SO_4'' besitzt dafür die doppelte Ladung.
[4295, I] EICHLER, O.: Unveröffentlichte Versuche.

Rhodanid nach Messungen über die extracellulären Räume bei Jodid (EICHLER[2448, 1]) höchstens 60% des im Gewicht des Frosches ausgedrückten Raumes einnehmen kann. Die tatsächliche Konzentration, die den Muskel umspült, wäre demnach etwa 2mal so groß, betrüge also rund 0,06%. Es bleibt, wie man sieht, immer noch ein beträchtlicher Abstand, der natürlich in der Kalkulation durch die Dauer der Einwirkung einerseits verkleinert, durch die fortwährende Ausscheidung, die schon über die Hälfte beseitigt haben würde, aber vergrößert würde.

Die Verhältnisse wurden in eigenen ausgedehnten Versuchen an Fröschen (EICHLER[2448, 1]) bei einer toxischen Dosis von Jodid (21,43 mMol/kg) untersucht und folgendes Verhalten der Giftwirkung zu der Konzentration im Blut gefunden. Das Maximum der Konzentration nach dieser Gabe fiel ungefähr in die 2.—4. Stunde. Die ersten Symptome (Erregung, Neigung zu Muskelspasmen) begannen aber frühestens nach der 6. Stunde. Die Konzentration im Muskel hatte ihr Maximum zwischen der 2. und 4. Stunde, um dann fortgesetzt abzusinken. Wichtig ist die Größe extracellulärer Räume im Muskel. Diese zeigten eine deutliche Beziehung zu der Starre des Krankheitsbildes mit folgendem Verhalten in den ersten 24 Stunden. Zuerst nahmen sie zu, nur wenig bedingt durch anfängliche Erregung, dann aber fortgeführt und vertieft durch das J' selbst. Nach dem Maximum in der 2.—4. Stunde gab es einen Rückgang im Verlauf der nächsten 24 Stunden, so daß der Ausgangspunkt erreicht wurde, wobei die Funktion des Muskels aber verändert war.

Bei dem funktionellen Verhalten der Frösche ist deutlich, daß schwere Erkrankung (Starre, Steifheit) und Exitus mit großen extracellulären Räumen einhergehen. Kleine extracelluläre Räume geben im allgemeinen ein normales Erscheinungsbild des Tieres. Nach dem Tonus der Muskelfasern wäre das umgekehrte Verhalten zu erwarten, da Spannungszunahme zu Verkleinerung der extracellulären Phase Anlaß gibt.

Während diese Regel hinsichtlich der extracellulären Räume gilt, ist eine zweite Beziehung mit der Konzentration im Blute hervorzuheben. Diese ist nämlich bei den kranken Tieren besonders hoch, obwohl die weiten extracellulären Räume durch die Verbreiterung des Bettes eher das Gegenteil erwarten lassen. Obwohl durch Verengerung der Räume eine aktive Ausscheidung durch die Gewebe abgeleitet werden kann, genügt dieser Effekt nicht zur Erklärung, sondern es folgt, daß eine Beziehung der Empfindlichkeit des Muskels gegen die Giftwirkung des Jodids mit der Ausscheidungsfähigkeit der Niere besteht. Es handelt sich um ein gemeinsames Strukturelement beider Organe, das sich gegenüber J' dokumentiert. Da die Ausscheidung um so besser vonstatten geht, je geringer die Rückresorption ist, und da bei der Rückresorption die Größe der Poren in den Tubulis eine Rolle spielt, würde man eine Gemeinsamkeit in der besonderen Dichte der Membranstruktur erblicken können, wenn dem nicht viele Bedenken entgegenständen, z. B. Jodid dringt in die Muskelfaser nicht ein. Für unsere Frage nach der Ursache der verschiedenen Empfindlichkeit der Muskeln in vitro und in vivo bei Rhodanid wiesen diese Versuche vor allem auf die Zeitgebundenheit der Jodid- und auch Rhodanidwirkung hin.

Die Erzeugung der Kontraktur bedarf auch in vitro einer gewissen Zeit, aber wegen der geringeren Haltbarkeit der Präparate wird nie solange gewartet wie in vivo, wie folgende Angaben lehren. Es wurde nach $1^1/_2$ Minuten noch keine Wirkung am Sartorius wahrgenommen, die maximale Wirkung trat erst nach 2—3 Minuten und später ein[4299]. Eine direkte und irreversible Kontraktur wurde nach mehrfach isotonischen Lösungen gesehen. Das Ausmaß der Kontraktur erreichte noch nicht das Maximum, aufgesetzte Reize konnten zur weiteren Verkürzung führen, was die Bedeutung der nervösen Verbindung mit dem Muskel am ganzen Tier illustriert. Die Muskeln erreichen manchmal ein glasiges Aussehen[4302]. Bei Untersuchung der Gastrocnemien der südamerikanischen Kröte Bufo marinus kam es in 2% NaSCN zuerst zu einer reversiblen Kontraktur, die aber nicht das Ausmaß des maximalen Reizes erreichte. Erst später kam es zur weiteren Verkürzung, die dann irreversibel war[4296].

Diese Wirkung wurde durch 0,5% Novocain zum größten Teil aufgehoben, nicht durch Atropin, wohl aber durch 0,2% $CaCl_2$. Die Aufhebung der Kontraktur gelang auch am ganzen Frosch, teilweise so, daß nur der Muskel, in den Novocain injiziert wurde, schlaff blieb, während die anderen Muskeln in Starre fielen. Die Reizbarkeit vom Zentrum aus war dabei erhalten[4310]. 0,05% SCN' bewirkte bei Gastrocnemien fibrilläre Zuckungen und Kontraktur. 0,1% Novocain konnte nur die ersteren, nicht die Kontraktur verhindern[4300].

Wichtig ist immer die Wirkung von Ca``, das schon in der Konzentration der Ringerlösung von Bedeutung ist. ZIPF[4309] hält als Ursache für die anfängliche Rhodankontraktur die Abgabe von Ca``-Ionen für möglich. Nach unserer Auffassung handelt es sich um einen echten Antagonismus. Gibt man zu NaSCN in isotonische Lösung eine entsprechende Lösung von NaCl, anstatt NaSCN mit Ringer zu verdünnen, dann genügt das Fehlen der geringen Ca``-Mengen schon, um die Kontraktur größer werden zu lassen. $CaCl_2$ in etwas höherer Konzentration (aber auch Sr`` und Mg``) läßt sie nicht zustande kommen. Ba`` verstärkte die Kontraktur[4299].

Von GELLHORN[4298] wurde eine sekundäre Kontraktur von folgendem Verlauf beobachtet: Wenn man den Sartorius in eine SCN'-Lösung hineinbrachte, die selbst noch nicht zur Kontraktur führte, und dann auf Ringerlösung umwechselte, dann erfolgte sekundär eine Kontraktur, die um so stärker ausfiel, je mehr die Ringerlösung mit Kochsalzlösung verdünnt wurde.

0,5 ccm isotonische $CaCl_2$-Lösung zu 16 ccm Badflüssigkeit verhindern die Kontraktur völlig, und ebenso wirkten andere 2wertige Ionen in der Reihenfolge Ca``, Sr``, Mg`` > Cu`` > Co``, Fe``. Es soll dieses als ein Permeabilitätsphänomen aufgefaßt werden. SCN' erhöhte die Permeabilität usw. Andererseits konnten Reizungen die Permeabilität erhöhen, und entsprechend wurde dadurch die Neigung zur Kontraktur — auch der sekundären — erhöht. Wir wissen heute, daß SCN' nicht in die Muskelfasern eindringt, ebensowenig wie andere Anionen, es sei denn, daß die Fasern schwer geschädigt sind, in unseren Versuchen (EICHLER[2448, I]) erfolgte das selbst bei schwerster Erkrankung des Frosches nicht.

Die Kontraktur auf K` ähnelt der von SCN' nur darin nicht, daß die SCN'-Kontraktur durch Ba`` verstärkt, die von KCl aber abgeschwächt wird[4299]. Ähnlich wie bei SCN' sekundär ein Lähmungsstadium erfolgt, wurde auch gelegentlich nach KCl eine Erschlaffung gesehen, ohne daß sich eine erhöhte Permeabilität für PO_4``` nachweisen ließ[4303]. Eine Permeabilitätserhöhung für K` ist beim Muskel kaum anzunehmen, da K` selbst in die Zelle einzudringen vermag.

Wir haben über die Möglichkeiten beim Herzen auf S. 724ff. gesprochen. Wie dort durch K` eine Erschlaffung vermehrt wird, kommt es durch KCl am Muskel zur Steigerung der Empfindlichkeit gegen SCN'. Bei Anwendung 2—3mal unterschwelliger Rhodandosen und 3—6mal unterschwelliger KCl-Dosen wurde Starre erzielt, also nicht nur ein additiver, sondern potenzierter Effekt[4300]. Ebenso wurde die Kontraktur von Jodid (1—2%) durch K` vermehrt, aber NaJ und NaSCN potenzierten sich nur hinsichtlich der fibrillären Zuckungen. BACQ[4306],

[4296] NEUSCHLOSS, S. M.: Pflügers Arch. 207, 43 (1925). Rona 31, 223.
[4297] YAMADA, K.: Naunyn-Schmiedebergs Arch. 168, 19 (1932), Rona 71, 630.
[4298] GELLHORN, E.: Amr. J. Physiol. 96, 203 (1931).
[4299] GELLHORN, E.: Amer. J. Physiol. 96, 477 (1931). Rona 61, 451.
[4300] OKAGAWA, M.: Naunyn-Schmiedebergs Arch. 111, 99 (1926). Rona 36, 467.
[4300, I] VANREMOORTERE, E.: J. Pharm. exp. Therap. 96, 276 (1949).

fand eine sensibilisierende Wirkung des SCN′ für K˙, ebenso des ClO_4′ (CHARLIER[4291, 1]). Die Wirkung erwies sich ähnlich der von Veratrin beim rectus abdominis der Kröte. Diese Analogie erwies sich jedoch bei näherer Untersuchung nur als scheinbar[4300, 1]. Nach Behandlung des M. rectus abdominis von Fröschen (Rana temporaria und pipiens, aber ebenso reagierte Rana esculenta Hungar.) mit NaSCN in der Konzentration 1:2000 wurde innerhalb von 2—3 Minuten die Wirkung von Kaliumgaben auf das 10—15fache erhöht. Die angegebene Rhodanidkonzentration allein führte selbst nach Einwirkung von über 1 Stunde zu keiner Verkürzung. Die Sensibilisierung für Kalium verlief anders wie nach Vorbehandlung mit reiner Glucoselösung. Bei dieser erfolgte die Kontraktion träge und verzögert, bei Rhodanid rasch.

Curare vermindert die Empfindlichkeit des Muskels gegen Kalium, aber wenn die Konzentration entsprechend gesteigert wird, erweist sich die Sensibilisierung durch Rhodanid von gleicher Größe wie ohne Curare. Wählt man als Reiz den Zusatz von Acetylcholin und vergleicht den Erfolg nach Vorbehandlung mit gleicher Konzentration von Rhodanid wie oben, dann ergibt sich auch eine Sensibilisierung, die aber höchstens zur Verdopplung der Antwort führt. Beide Versuche sind nach VANREMOORTERE[4300, 1] nicht zu vergleichen. Acetylcholin wirke wahrscheinlich nur auf dem Umwege, daß es Kalium freisetzt. Nach diesen Befunden wird man die im Vergiftungsbild vorkommende Streckstarre und die Bedeutung der Innervation des Muskels zu ihrer Entwicklung verstehen.

Bei Versuchen mit der Produktion elektromotorischer Ströme fand sich, daß KCl und SCN′ Ströme negativer Art und zwar reversibel veranlaßten. Es wurde trotz verschiedener Ladung der fraglichen Ionen keine dem K˙ entgegengesetzte Wirkung des SCN′ gefunden, was wir auch nicht erwarten durften. Wichtig ist der Hinweis, daß K˙ und Ca˙˙ nur im engen Bereich antagonistisch wirken, was durch verschiedene Angriffspunkte erklärbar wird, eine Auffassung, die wir wiederholt diskutierten (siehe auch [4306]).

Von Interesse ist die Wirkung von Rhodanid auf die *Funktion des Muskels*. Man kann ähnlich wie ROST es beim Perchlorat berichtet, auch hier eine vorübergehende Begünstigung sehen. Nach BACQ[4306, 1] ist bei der Kröte die Zuckung veratrinähnlich. Die Spannung der Kontraktur ist geringer als bei ClO_4′ und wurde beim Vergleich mit dem maximalen Tetanus nach indirekter oder direkter Reizung mit 1,8% bzw. 3,9% angegeben[4298]. Wenn der Tetanus noch nicht eingetreten ist, wurden häufig erhöhte Amplituden beobachtet, so daß man sogar die phantastische Ansicht äußerte[4304], „daß durch das beim Rauchen entstehende Rhodanid die Leistungsfähigkeit gesteigert werden könnte". Wenn Muskeln durch Alkohol (4%) gelähmt waren, kehrte die vorher erloschene Erregbarkeit unter 0,3% NaSCN zurück ([4300], siehe auch [4305]). Wenn Kaninchen mit der tödlichen Dosis von 0,2 g/kg NaSCN behandelt waren, und man den M. tibialis herausnahm, zeigte er gesteigerte Leistung[4297]. Über den Einfluß von SCN′ auf verabfolgte Reize, den zeitlichen Verlauf und die Wirkung von Ca˙˙, orientiert folgende Abbildung 67 von CHAO[4301].

[4301] CHAO, I.: J. cellul. a. comp. Physiol. 6, 1 (1935). Rona 87, 534.
[4302] LANGE, H. u. MAYER, M. E.: Hoppe-Seylers Z. 141, 181 (1924). Rona 30, 546.
[4303] VOGEL, H.: Hoppe-Seylers Z. 118, 50 (1921). Gastrocnemien von Esculenten, isotonische KCl und K_2SO_4.
[4304] HORVARTH, A. A.: Japan. med. World 6, 133 (1926), Rona 39, 178.
[4305] BERNARDI, O. M.: Boll. Soc. biol. sperim. 1, 76 (1926), Rona 36, 611.
[4306] LEUBE, K. O.: Dissertation Tübingen 1938, Rona 119, 211.
[4306, 1] BACQ, Z. M.: Arch. internat. Pharmacodyn 67, 323 (1942). Rona 131, 69. Rectus abdominis von Bufo vulgaris.
[4307] SERENI: J. Physiol. 60, 1 (1925).

Auf der Abbildung ist außer der depressiven Wirkung von Ca·· auf die nachträglich auftretende Kontraktur hinzuweisen, die wohl der sekundären Kontraktur von GELLHORN entspricht. Diese Art der Wirkung wurde bei keinem der anderen untersuchten Ionen (Br′, NO$_3$′, J′) aufgefunden, was schon aus der viel geringeren Wirksamkeit dieser Ionen erhellt. Bei ClO$_4$′ würde man es wohl erreichen können.

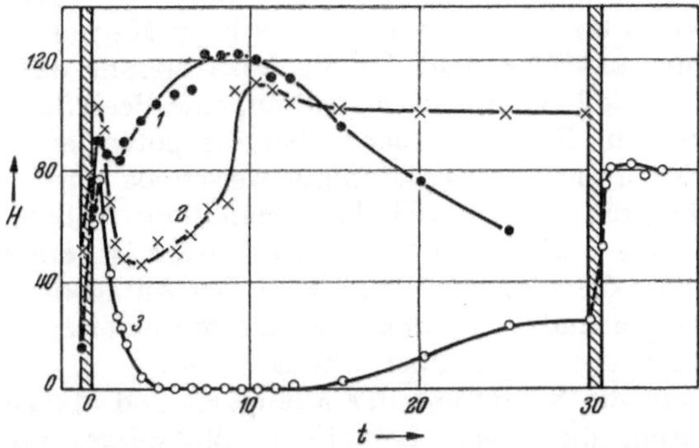

Abb. 67. Kontraktionshöhe in mm, wenn der Muskel sich in isotonischem NaSCN befindet. 1. Ohne Zusatz von Ca··. 2. 1 mMol CaCl$_2$. 3. 3 mMol CaCl$_2$. Ordinate: Höhe der Kontraktion in mm. Abscisse: Zeit der Immersion in Minuten. Nach 30 Minuten Wechsel der Lösung gegen Ringerlösung. (Nach CHAO[4301]).

Besonders interessiert uns auf der Abbildung (Kurve 1) die Tatsache, daß die Erhöhung der Zuckungen über 100°/₀ nur vorübergehend zu beobachten ist. Bei den Versuchen von YAMADA[4297] an Kaninchen wurde eine Verbesserung der Funktion nur kurze Zeit nach einmaliger Gabe geschen. Bei längerem Warten oder bei wiederholter Gabe (3 Tage hintereinander je 0,15 g/kg NaSCN) ergab sich eine beträchtliche Leistungsverminderung (siehe auch TAUBMANN und HEILBORN[2550]), begleitet von einem starken Glykogenschwund bis auf 20°/₀ des Anfangsgehaltes.

Das Phosphagen nahm am isolierten Muskel nicht ab, entsprechend einer Konstanz der Werte von Kreatinin[4308]. Es wurde dagegen bei der Rhodanidkontraktur eine Zunahme der freien PO$_4$‴ gefunden[4302] [was einer vermehrten Ausscheidung nach Jodidvergiftung entspricht (EICHLER[2369, I, 2451, I])]. In diesen Versuchen handelte es sich aber um eine fast völlige Zertrümmerung des Muskels vor der Analyse, deren Zahlen also nicht unbedingt beweisend sind, durch unsere Ausscheidungsversuche aber gestützt und erweitert werden.

Bei der reversiblen Kontraktur der Krötenmuskeln[4296] fand sich keine erhöhte Lactacidogenzerstörung. Hier fehlt die Analyse besonders der langdauernden reversiblen Kontraktur, wie sie am ganzen Tier zur Beobachtung kam (siehe EICHLER[967]). Bei der anfänglichen Leistungssteigerung soll eine erhöhte Milchsäurebildung stattfinden (YAMADA[4297]), aber die Resultate an 2 Versuchen, bei denen das Glykogen keine entsprechende Abnahme zeigte, sind nicht ausreichend zur funktionellen Betrachtung, wenn man die Frage nach der Ökonomie stellt. Wir werden hier an Versuche von SERENI[4307] erinnert. Wurden Froschmuskeln in 0,7°/₀ NaCl übertragen, dann erfolgte eine Spannungsentwicklung, und es tauchte eine residuale Kontraktur auf. Die Wärmeentwicklung stieg und sank, aber der Quotient $\dfrac{\text{entwickelte Wärme}}{\text{Spannung}}$ wuchs immer, d. h. die Ökonomie nahm ab. Bei Erniedrigung von CaCl$_2$ oder Erhöhung von KCl gab es einen raschen reversiblen Abfall des Quotienten, also eine Zunahme der Ökonomie, besonders bei

Ca''-Mangel. Wenn die Analogie völlig wäre, müßte die Phase der Kontraktionserhöhung bei SCN' mit einer erhöhten Ökonomie einhergehen. Aber diese Vorgänge sind nur flüchtig. Die Wirkung von SCN' ist viel komplexer als die von K'-Überschuß, wobei allerdings hinzuzusetzen wäre, daß an eine dauernde Erhöhung des K' wegen des durchaus verschiedenen Schicksals der Ausscheidung nicht gedacht werden kann. Immerhin sehen wir im Prinzip die Beziehungen der Wirkungsaddition von K' einerseits, SCN' und ClO_4' oder J' andererseits, ebenso der Subtraktion hinsichtlich Ca'', wie es beim Herzen dargestellt wurde, deutlich. VANREMOORTERE[4300, I] sieht für die Lokalisierung der Einwirkung des Rhodanids auf den Muskel als unbefriedigend an, eine Beeinflussung der Muskelfaser selbst anzunehmen. Seine Versuche über die potenzierende Wirkung auf die Acetylcholinwirkung am Rectus abdominis weisen als vorwiegenden Angriffspunkt auf die Stellen, die auf Acetylcholin-Behandlung Kalium freisetzen. Daß dieser Effekt eine Rolle spielt und am empfindlichsten ist, ergibt sich aus einer Reihe anderer Befunde, die wir schon aufführten. Der Antagonismus zum Calcium scheint jedoch darauf hinzudeuten, daß auch die Muskelfaseroberfläche in ihrer Gesamtheit nicht indifferent gegenüber Rhodanid ist.

Es bleibt noch auf die Symptome der Müdigkeit und Muskelschwäche beim Menschen hinzuweisen, die schon bei einem Blutspiegel unterhalb 8 mg% auftreten und nach einigen Wochen verschwinden. Das wurde von allen berichtet, die SCN' beim Menschen zu therapeutischen Zwecken längere Zeit angewandt haben (WESTPHAL[2604], FRIEND und ROBINSON[4234], WALD, LINDBERG und BARKER[2606]). Für diese Wirkung finden sich im Tierversuch auch am isolierten Muskel Hinweise. Von GOLDSTEIN und HOLBURN[4520, VIII] wird für die Muskelschwäche eine gestörte Fähigkeit zur Nutzung des Sauerstoffs verantwortlich gemacht. Diese wiederum wird abgeleitet aus der Fähigkeit des Rhodanids, mit 3 wertigem Eisen Komplexe zu bilden. Dadurch werden ähnlich wie bei Blausäure die Fermente gelähmt und die arteriovenöse Differenz nimmt ab. Wir wollen vorerst nicht bestreiten, daß die Sauerstoffnutzung des Muskels auch in niederen Konzentrationen abnimmt. Die von obigen Autoren verwandten Dosierungen sind sehr hoch. Da jedoch eine analoge Muskelschwäche nach Perchlorat und Jodid auftritt, die beide keine oder eine geringe Tendenz zur Komplexbildung zeigen, wird man diese Eigenschaft des Rhodans nicht anführen dürfen, jedoch fand sich eine merkwürdige Beeinflussung der Katalase (siehe S. 198), die unabhängig von dem, was wir über die Fähigkeit der Komplexbildung der Anionen wissen, in der Ordnung der Hofmeisterschen Reihe stattfindet. Welche periphere Komponente in den Vergiftungsbildern mit tonischen Krämpfen usw. vorliegt (JAHR[2548]), wurde nicht untersucht.

e) **Vergleich verschiedener Ionen untereinander.** Bekannt ist das Phänomen von SCHWARZ (siehe [4293]), nach dem durch Rohrzucker gelähmte Muskeln in verschiedenen Salzlösungen ihre Erregbarkeit zurückerlangen konnten. Die Stärke, in der dies erfolgte, folgte der Reihe $SCN' > J' > Br' > NO_3' > Cl'$. Nach der Tendenz der Oberflächenladung könnte man den Versuch zu folgender Vorstellung machen können: durch den Rohrzucker wurden die Membranen außen ihrer polarisierenden Ionen beraubt. Je eher diese Grenze neu besetzt wird,

[4308] RIESSER, O. u. HAMANN, F.: Hoppe-Seylers Z. 143, 59 (1925). Rona 31, 360. KSCN 1:1000.
[4309] ZIPF, K.: Naunyn-Schmiedebergs Arch. 149, 76 (1930).
[4310] DE BOER, S.: Arch. Neerl. physiol. 9, 423 (1924). Rona 30, 652. In der Diskussion wies MAGNUS darauf hin, daß am Froschherzen durch Novocain die direkte Erregung aufgehoben sein kann, während sie bei indirekter noch vorhanden ist.
[4311] SEO, T.: Pflügers Arch. 205, 518 (1924), Rona 30, 53.

desto eher kann man eine Rückkehr der Erregbarkeit erwarten. Hier könnte die Wertigkeit von Bedeutung sein, und das 2wertige Sulfat müßte dann stärker wirksam sein als SCN′, wie etwa bei den ζ-Potentialen (siehe [4312]). Wenn man aber die Muskeln in 2 Na_2SO_4 + $^1/_4$ NaCl + $4^1/_4$ Teile isotonischen Rohrzucker brachte, dann zeigte sich bei Konstanthaltung des Sulfats, daß die Erholung auch bei $^1/_8$ NaCl zustande kommen kann, nicht mehr regelmäßig bei $^1/_{16}$ NaCl. Diese kleinen Cl′-Mengen hatten trotz des Sulfats eine Bedeutung. Anfangs erfolgten dabei starke Kontraktionen ohne Erschlaffung, dann wurden die Kontraktionen geringer unter Zunahme der Erschlaffung von den Resten der vorherigen Summation. Der ganz normale Verlauf in dem obigen Versuch mit NaCl wurde bei einem Teil NaCl erreicht, $^1/_2$ Teil NaCl zeigte noch gerade eine Andeutung des oben beschriebenen Phänomens. Die Grenze der Erholung war bei J′, SCN′ und $NO_3′$ $^1/_{32}$, bei Br′ $^1/_{16}$, so daß die Reihe der Wirksamkeit entstand: Cl′ < Br′ < $NO_3′$ = J′ = SCN′. Die oben versuchsweise entwickelte Vorstellung erweist sich also als unzureichend. Es kann sich nicht um einen Vorgang handeln, der dem ζ-Potential analog ist, und der sich manchmal auch bei lyophilen Kolloiden findet, sondern wir müssen auf die Messungen zurückgreifen, die an den Potentialen der Quecksilberoberfläche von GOUY (siehe S. 96) gewonnen wurden, an der die mehrwertigen Ionen wie Phosphat und Sulfat einen geringeren Effekt hatten als z. B. Rhodanid, ähnlich nicht nur den Potentialen an den Phasengrenzen, sondern auch bei regelrechten Membranen.

Fluorid konnte das Sulfat übrigens nicht ersetzen[4311]. Sonst wurde die Kontrakturwirkung von J′ und SCN′ durch Rohrzucker beschleunigt (HIRUMA[3143]). Die mechanische Reizbarkeit ließ sich durch NaCl, nicht aber durch Na-Oxalat und Na-Citrat wiederherstellen. Das Entscheidende scheint nicht in dem Cl′ zu liegen, sondern in der Blockade von Ca··-Ionen[4314, I].

Diese Vorgänge wird man als eine Wirkung auf die Reizbarkeit betrachten. Muskeln, die nach fortgesetzter Reizung in 350 ccm Ringerlösung + 150 ccm isotonischer Sulfatlösung sich nicht mehr kontrahierten, konnten z. B. von Cl′ $\gtrless$ Br′ < J′ < SCN′ wiederhergestellt werden[4313]. Eine ähnliche Reihe erhielt CHAO[4301].

Er stellte die Kontraktionshöhe des Muskels (Frosch-Sartorius) in Ringer auf 20 mm ein, dann brachte er die Muskeln in eine Ringerlösung, in der NaCl durch äquivalente Salze ersetzt war, ließ den Muskel 10 Minuten darin und reizte wieder. Die Höhe der Kontraktionen (Durchschnitt von 8 Versuchen) waren bei Br′ 35, $NO_3′$ 75, J′ 90, während SCN′ in der Art des Verlaufs abwich. Es kam auf 80 mm und stieg nach Wechseln auf Normalringer auf 100, während bei den anderen Salzen ein Abfall einsetzte.

In weiteren Versuchen[4314] wurde die sensibilisierende Wirkung für eine chemische Reizung auf NaCl-Lösung mit 5 mMol KCl, die selbst schon eine leichte Kontraktur hervorrief, geprüft. Es wurde untersucht, wie lange der Muskel vorher in die isotonische sensibilisierende Lösung eingetaucht werden mußte, damit der Reiz erfolgte. Die Sartorien wurden einem Frosch entnommen, der vorher gründlich curarisiert worden war. Eine Reihe mit SCN′ = 100 gesetzt, zeigt folgende Zahlen: NaCl:5, Br′:30, $NO_3′$:41, $ClO_3′$:46, J′:63, SCN′:100.

Beim Chlorat ließ sich die Sensibilisierung nur einmal erreichen, während die anderen Salze wiederholte Reize gestatteten. Vielleicht spielt die Acidität eine Rolle.

In den Versuchen von MATHEWS[4614] wirkte m/8 $NaClO_3$ auf den normalen Gastrocnemius nicht anders als NaCl, hatte aber vorher eine Reizung stattgefunden, dann erfolgte Kontraktur.

<hr>

[4312] SUGI. Y.: Jap. J. med. Sci. Transact. III. Biophysics **3**, 27 (1934), Rona **84**, 383. Die Salzruheströme sollen der Reihe folgen: $SO_4″$, Citrat, $HPO_4″$ > Cl′, J′, Br′ > $NO_3′$ > SCN′. Die Anionenlösungen sind negativ. Am verletzten Muskel NaSCN —25 mV, NaCl —35 mV, am unverletzten noch kleiner und unsicherer.
[4313] GELLHORN, E.: Protoplasma **16**, 369 (1932), Rona **70**, 61.

Nach der Dauer gerechnet genügte für eine maximale Sensibilisierung bei Cl' 10 Minuten, Br $=NO_3'$ 6 Minuten, J' 2 Minuten, SCN' 1 Minute. Hier waren zum Teil wohl nur die ganz oberflächlichen Schichten betroffen. Dieselbe Reihe wurde mit Kältereizen beobachtet[4315]. Eine andere Art von Reiz erfolgte durch Bestrahlung, nachdem der Muskel mit Eosin gefärbt worden war[4316]. Der Muskel reagierte mit einer einzelnen Zuckung oder mit einem Tetanus. Er durfte in die Salzlösungen nur 1—2 Minuten eingetaucht werden, da sonst die Belichtung weniger wirksam wurde. Aus Vergleichen von je 12—35 Experimenten an Muskelpaaren ergab sich folgende relative Zuckungshöhe, wobei nur rechts und links der Tabelle zu vergleichen sind.

Tabelle 333.

NaCl	1,0	NaBr	1,7
NaBr	1,5	$NaNO_3$	2,1
NaCl	0,9	$NaNO_3$	2,2
$NaNO_3$	1,9	NaJ	2,1

m/8 NaSCN konnte nicht geprüft werden, weil Kontraktionen schon ohne Belichtung auftraten. m/800 $CaCl_2$ hemmte die Lichtwirkung völlig, wenn die Reizwirkung der Salzlösung noch vorhanden war oder wenigstens zur Hälfte. Curare verzögerte die Reaktion.

Durch Eosin + Bestrahlung wurde der Sauerstoffverbrauch des Muskels um 135—185% erhöht. Das wurde durch Zusatz von $NaNO_3$ in keiner Richtung geändert[4317].

Durch K'-Salze wurde eine verschieden rasche Erregbarkeitsabnahme erzielt: $SO_4'' > NO_3' > Br' > Cl'$. Die Wirkung auf die Kontraktilität wurde durch den Quotienten $\frac{\text{Kontrakturhöhe}}{\text{Zuckungshöhe}}$ abzuschätzen versucht. Mit KCl $= 100$ war die Größe bei Br' 110, SO_4'' 120, J' 155, NO_3' 160 bei Temporarienmuskeln. Bei der Kröte war die Reihe: SO_4'' (95) $< Cl'$ (100) $< NO_3'$ (170) $< SCN'$ (180). Die Berechnung ist bei den Fehlermöglichkeiten schwierig.

Die einzelnen Muskeln reagierten verschieden. Die Kontraktur geht am raschesten in die Höhe beim Sartorius, um nach wenigen Sekunden wieder abzusinken und nach 1—3 Minuten die alte Abscisse zu erreichen. Ebenso waren die Frösche verschieden geeignet. Am besten sind die Tiere im Sommer und Herbst. Bei den Winterfröschen gehen die Kontrakturen langsamer zurück[4318].

f) Sulfat-Sulfit und andere Schwefelsauerstoffsäuren. Man könnte die Frage stellen, ob nicht durch die Ionen eine direkte Einwirkung auf das Myosin stattfinde. Das ist bis zu einem gewissen Grade nicht so fernliegend nach den Befunden von EDSALL und MEHL[4318, 1]. 0,3 mol KCSN vernichtete die Doppelbrechung dieses Eiweißkörpers, der mit der Kontraktion des Muskels in Zusammenhang steht, in weniger als 10 Minuten. 0,28 mol KJ benötigte dazu 20—25 Minuten, 0,44 mol KBr 20 Minuten, 1,9 mol NaCl 1 Stunde. Die Reihe wäre also wenigstens vorhanden, wenn nicht unter $CaCl_2$ dieser Effekt außerordentlich rasch abliefe, und KCl den Zustand des Kolloids in 0,5 molarer Lösung für 2 Wochen konservierte. Solche Auffassung, die hier nur versucht wurde, ist schon deshalb zu verwerfen, weil die Anionen unter den Bedingungen des Organismus, entgegen CONVAYs Versuchen, nicht in die Zelle eindringen. Das gilt auch für die extremsten Zustände, die mit dem Leben noch vereinbar sind. Entgegen der von uns herausgestellten Beziehung zu K' und Ca'', zur Anreicherung an Membranen und Grenzflächen, zur Polarisierung und Depolarisierung von Membranen, sind wir davon überzeugt, daß diese Vorstellungen nur vorläufige

[4314] CHAO I.: Amer. J. Physiol. 109, 550 (1934), Rona 83, 533.

[4314, 1] HEILBRUNN, L. V. u. ASHKENAZ, E. W.: Physiol. Zool. 14, 281 (1941). C. 1942 I, 2031.

[4315] CHAO, I.: Amer. J. Physiol. 109, 561 (1934), Rona 83, 533.

[4316] LILLIE, R. S., HINRICHS, M. A. u. KOSMAN, A. J.: J. cellul. comp. Physiol. 6, 487 (1935), Rona 91, 93.

[4317] LILLIE, R. S., HINRICHS, M. A. u. KOSMAN, A. J.: J. cellul. comp. Physiol. 6, 505 (1935).

sind. Gerade unsere Versuche an der Oberfläche der Herzmuskelfaser zeigen die unabsehbare Kompliziertheit der Verhältnisse, in die sich stets noch Stoffwechselvorgänge einmischen. Das einzige Argument für eine einfachere Wirkung erscheint mir zur Zeit die fast identische Wirkung von Perchlorat und Rhodanid, trotz weit differierender chemischer Eigenschaften. *Sulfat* in seiner Wirkung auf den Muskel, auch hinsichtlich seiner die Erregbarkeit dämpfenden Eigenschaften auf den Froschmuskel, wurde beim Vergleich der Anionen wiederholt berührt. Hier soll das Zusammenwirken mit $BaCl_2$ erwähnt werden[4319, 4320].

Wurde ein Muskel der Kröte in $BaCl_2$ (n/10) hineingebracht, dann entwickelten sich 25 Minuten später fibrilläre Zuckungen. Wurde das Ba'' durch isotonische Lösung von Na_2SO_4 ersetzt, dann dauerte die Kontraktion fort unter allmählicher Abschwächung. Das fand sich ebenso bei den Kontrollen, also handelt es sich nicht um eine Entgiftung. Die Kontraktur wurde nicht verändert, entwickelte sich vielleicht noch stärker unter SO_4''. Wurde zuerst Na_2SO_4 30 Minuten lang angewandt und dann $BaCl_2$ für 2 Stunden, dann entwickelte sich die Kontraktur, aber die fibrillären Zuckungen blieben weg. Wesentlich dafür war die Dauer des Einwirkens des Sulfats. 10 Minuten sind mindestens notwendig, 5 Minuten Einwirkung führte nur zur Verzögerung der Zuckungen.

Teilweise handelt es sich um Fragen der Fällung, aber auch die Erregbarkeitsminderung durch SO_4'' kann eine Rolle spielen.

Sulfit wurde angewandt an Froschsartorien, weil es die Resynthese des Glykogens aus Milchsäure verhinderte. 0,035 mol Na_2SO_3 (pH 7,2) wirkte auf Sartorien $30^1/_2$ Stunden lang ein, führte aber nur zu einer Verminderung der maximalen Kontraktionen um 25%[4321]. *Hyposulfit* verursachte in den Versuchen von BACQ[4306, I] am rectus abdominis der Kröte eine veratrinähnliche Zuckung.

Tetrathionat vermag nach der Definition von BACQ[4318, II] den Lundsgaardeffekt hervorzurufen. Eine Substanz, die dazu in der Lage ist, darf selbst kein Kontrakturgift sein. Aber nach jedem Reiz ist die Erschlaffung unvollkommener, und schließlich ist die Kontraktur vollkommen. Dieses Phänomen wurde von LUNDSGAARD zuerst bei Vergiftung durch Jodessigsäure beobachtet und ist zurückzuführen auf die Hemmung des glycolytischen Zirkels, bevor Milchsäure gebildet wird. Deshalb verläuft die Kontraktur in strengem Sinne ohne Ansammlung von Milchsäure, im Gegensatz zu den Kontrakturgiften wie Perchlorat, Rhodanid, Chloroform, Coffein usw. Die Ursache der Wirksamkeit von Jodessigsäure ist in der Reaktion mit Sulfhydrylgruppen zu finden, die zur ungestörten Funktion zahlreicher Fermente notwendig sind. Alle Substanzen, die diese Gruppe in irgendeiner Form maskieren, müssen deshalb nach der Arbeitshypothese von BACQ den Lundsgaardeffekt zeigen. Das zeigt er an Schwermetallen und vor allem an Oxydationsmitteln. Unter diesen erwies sich in den Versuchen von GOFFART und FISCHER[1474, II; 2491, II] das Tetrathionat, dessen Reaktion mit Glutathion und -SH im Eiweißkörper bewiesen wurde, als besonders wirksam.

Wurde der M. rectus abdominis eines Frosches 1 Stunde in 1% Tetrathionatlösung belassen, dann entwickelte sich nach Reizung mit KCl (1 ccm 5% KCl zu 15 ccm Lösung alle 5 Minuten) eine zunehmende Kontraktur, die vollständiger bei 25° als bei 18° war. Wurde beim Kaninchen intraarteriell 1 ccm einer m/3 Lösung von $Na_2S_4O_6$ injiziert, dann rückten die Fußpunkte des vom Nerven gereizten M. gastrocnemius höher als Zeichen der beginnenden Kontraktur. Am unverletzten Tier sind die Wiederherstellungsvorgänge offenbar so stark, daß

[4318] BETHE, A. u. FRANKE, F.: Biochem. Z. 156, 190 (1925). Rona 31, 359.
[4318, I] BACQ, M. Z. M.: Bull. Acad. Roy. de Med. Belgique VI. Serie, 7, 108 (1942).
[4318, II] EDSALL, J. T. u. MEHL, J. W.: J. biol. Chem. 133, 409 (1940).
[4319] CALIFANO, L.: Rev. pat. sper. 4, 418 (1929). Rona 55, 48.
[4320] FERRANNINI, A.: Riv. Path. sper. 4, 454 (1929). Rona 55, 48.
[4321] JONES, R. N.: J. of Physiol. 83, 47 P (1935). Rona 88, 210.

diese Wirkung nur vorübergehend ist, also eine regelrechte Kontraktur nicht eintritt. Bei starker Vergiftung mit so hohen Dosen wie 1 g/kg, war bei Hund und Kaninchen die Muskelwirkung in Form von Steifigkeit der Hinterbeine sichtbar. Bei Titration des reduzierten Glutathion war diese Form nur um 24 $\%$ vermindert. Da diese Ionen in die Zelle nur sehr spät, in die Muskeln gar nicht eindringen, so daß PHILIPS und Mitarbeiter nach Entfernung der Niere eine Verteilung ausschließlich in der extracellulären Flüssigkeit fanden, müßte man bei der Geschwindigkeit der Antwort annehmen, daß die Reaktion ausschließlich von der Zelloberfläche her stattfindet. Das würde auch verständlich machen, daß der Prozentsatz der reagierenden -SH beim Muskel nur klein ist.

Die Wirkung von anderen Oxydationsmitteln wie Persulfat (0,5 $\%$ 30—60 Minuten lang) und Chlorat (0,5—0,2 $\%$ 10—30 Minuten lang) sind schwach. Jodat hat dann einen starken und nachhaltigen Effekt beim Froschrectus, wenn dieser vorher schon mit Chlorat oder Perchlorat vorbehandelt worden war. Umgekehrt hatte die Vorbehandlung mit Jodat keine erleichternde Wirkung für Chlorat.

Diese Art der Wirkung, besonders was Perchlorat anbetrifft, wird man nicht auf eine Oxydation von Sulfhydrylgruppen zurückführen dürfen, da Perchlorat selbst in vivo nicht reduziert wird, auch viel zu beständig ist. Daß trotzdem eine bahnende Wirkung eintritt, wird auf die Begünstigung der Kontraktur am Muskel, vor allem auf seinen Synergismus mit K˙, also einen Hofmeistereffekt, zurückgeführt werden müssen. Damit rücken aber beide Erscheinungen eng zusammen. Man wird auch beim Chlorat eine direkte Oxydation nicht gerne annehmen, bis die Abnahme der Sulfhydrylgruppen wirklich bewiesen ist. Chlorat ist zwar weit labiler als Perchlorat, aber wie wir bei der Ausscheidung sahen, wird es durchaus nicht stets zersetzt, selbst nicht unter den dafür günstigeren Bedingungen des Versuchs am unverletzten Warmblüter. In den oben erwähnten Versuchen von GELLHORN[4313] hatte Chlorat eine deutliche Wirkung entsprechend Perchlorat (siehe S. 795).

An der Haut fand GOFFARTH[4166, II] allerdings, wenn auch erst bei vielstündiger Einwirkung von Bromat, Chlorat und sogar Perchlorat, eine Abnahme der Sulfhydrylgruppen, die durch Cyanid reversibel beeinflußt werden konnte.

g) Phosphat. Die Frage des Phosphats hat beim Muskel ein sehr vielseitiges Gesicht, und zwar durch die Notwendigkeit des Phosphats zum Abbau der die Muskelkraft spendenden Kohlenhydrate. Durch Phosphorylierungen wird erreicht, daß die einzelnen Stufen der Energiefreisetzung stets nur klein sind, die Entropie also stets nur wenig zunimmt. Das geschieht durch einen Einbau in den Stoffwechsel, der in dem Kapitel der Muskelbreie, ebenso bei dem Verhalten des radioaktiven Isotops usw. ausführlich behandelt wurde. Nach der Tätigkeit des Muskels häuft sich jedenfalls anorganische Phosphorsäure an.

Häufig fand sich, daß z. B. der isolierte Muskel des Frosches bei Tätigkeit, aber auch schon in Ruhe, anorganisches Phosphat an die Umgebung abgab, ein Befund von EMBDEN, der vielfache Bestätigung fand. Es wurde Abgabe vermehrt gefunden bei unzureichender O_2-Versorgung oder gar Anaerobiose, noch mehr bei erhöhtem CO_2-Druck in der umgebenden Atmosphäre[4323–4325].

Die erhöhte Abgabe erfolgte beim Vergleich mit dem Gehalt durchaus nicht rasch, wenn der Muskel im Tier gelassen wurde. Bei stark ermüdeten Gastrocnemien der dekapitierten Katze erfolgten die Veränderungen im Blut nach beiden Richtungen, trotz konstanter Erhöhung des Gehaltes im Muskel[4322].

[4322] IRVING, L. u. BASTEDO, G. M.: Amer. J. Physiol. 86, 225 (1928). Katzen dekapitiert Gastrocnemius.
[4323] ILJIN, W. S. u. TICHALSKAJA, W. W.: Z. exp. Med. 80, 129 (1931), Rona 66, 572.

Es ist eine häufig gestellte Frage, ob durch Zufuhr von Phosphaten in der Nahrung der Muskelstoffwechsel zu einer vermehrten Synthese wichtiger Zellbestandteile gezwungen werden könne, wie etwa im isolierten und zerkleinerten Muskel, der in isotonische Phosphatlösung gebracht wurde, wodurch der Gehalt an Hexosemonophosphat zunahm, also die Synthese von Hexose-Phosphat erzwungen wurde[4326]. So wurde bei Hunden der Gehalt der Muskeln an Kreatin erhöht, wenn sie einige Tage 1 g/kg NaH_2PO_4 und andere Salze erhalten hatten[4327]. Bei normalen und noch mehr bei hungernden Katzen führte intravenöse Injektion von Phosphat zu einem Anstieg des Lactacidogens und Glykogens[4328], zugleich mit Erniedrigung des Blutzuckers. Das soll sich besonders bei Insulinmangel bemerkbar machen, woraus auf eine aktivierende Wirkung auf das Insulin geschlossen wird[4329]. Wir wollen nicht die Frage der Fehlerquellen, Streuung usw. diskutieren, der in den meisten Arbeiten keine Beachtung geschenkt wurde. Der Phosphagengehalt von Froschmuskeln nahm nach Gabe von Phosphat ab. Das lag an dem Auftreten von Flimmern der Muskeln, was daraus ersichtlich wurde, daß nach Durchschneidung des Nerven das Flimmern ausblieb, der Phosphagengehalt auf normaler Höhe blieb[4330], und das Zusammenwirken der nervösen Impulse mit der Phosphatwirkung bzw. dem Ca''-Mangel bewies.

In dieser Hinsicht hat Phosphat eine 2fache Wirkung, denn nach der Hofmeisterschen Reihe muß es eine Wirkung entfalten, die dem Ca'' gleichgerichtet ist. Darauf scheint die Beobachtung hinzudeuten, daß die die Muskelarbeit begünstigende Wirkung von Coffein durch Phosphatpufferung der Lösung vermindert wurde[4331]. Wurden die Mm. Semitendinosi des Frosches in einer Lösung mit erhöhtem Phosphatgehalt (100 mg°/₀ P) anaerob aufbewahrt für 3 Stunden, dann fand sich der Phosphagengehalt um 50°/₀ erhöht, die Hexosemonophosphorsäure blieb normal, aber der Glykogenzerfall wurde eingeschränkt und die Milchsäurebildung vermindert. Auch bei Vergiftung mit Jodessigsäure war Phosphokreatin vermehrt, das Hexosediphosphat vermindert. Die Autoren[4332, 4333] wiesen darauf hin, daß die Wirkung genau der des K' entgegengesetzt sei, daß also das Hauptkation und das Hauptanion des Muskels entgegengesetzte Tendenzen verfolgen. Wir könnten in dieser Bemerkung eine gewisse Beziehung zu der Stellung des Phosphats in der Hofmeisterschen Reihe sehen.

Diese Wirkung wird aber fast immer maskiert und sogar weit überdeckt durch die zweite Eigenschaft des Phosphats, nämlich die Kalkfällung. In den Versuchen von COOMBS, PIKE und SEARLE mit Katzen, deren Nebenschilddrüsen entfernt worden waren, fand sich der Zusammenhang der entstehenden Muskelkontraktur mit einer Kalkverminderung und zwar besonders im Muskel selbst. Darauf führen die Autoren es zurück, daß vorher denervierte Muskeln nicht leicht in Kontraktur gebracht werden konnten, wenn man sie von einem Ansatzpunkt ablöste und reizte. Die innervierten Muskeln hatten durch vorherige Krampf-

[4324] ILJIN, W. S. u. TICHALSKAJA, W. W.: Z. exp. Med. 80, 136 (1931), Rona 66, 573.
[4325] ILJIN, W. S. u. TICHALSKAJA, W. W.: Fisiol. Z. 14, 289 (1931). Rona 68, 269.
[4326] CORI, C. F. u. G. T.: Proc. Soc. exp. Biol. Med. 34, 702 (1936). Rona 97, 406.
[4327] DEL GUERRA, G.: Sperimentale 88, 811 (1934). Rona 86, 425.
[4328] JAKOWLEW, N. N.: J. Physiol. USSR. 22, 639 (1937). C. 1938 II, 2784.
[4329] WESELKIN, N. W.: Fisiol. Z. 19, 93 (1935). Rona 93, 46.
[4330] MOSCHINI, A.: C. rend. Soc. biol. 109, 579 (1932). Rona 66, 732.
[4331] CHENEY, R. H.: J. Pharm. exp. Ther. 48, 470 (1933), Rona 86, 54. Rana pipiens
[4332] WAJZER, J. u. LIPPMANN, R.: Bull. Soc. Chim. Biol. 19, 1010 (1937). Rona 103, 207, C. 1939 II. 895.
[4333] WAJZER, J. u. LIPPMANN, R.: C. rend. Soc. biol. 124, 1090 (1937), Rona 102, 46, C. 1939 II. 895.

anfälle Calcium eingebüßt, wie aus dem Anstieg des $Ca^{..}$ im Plasma nach einem solchen Anfall geschlossen werden konnte.

Dem brasilianischen Frosch Laptodactylus ocellatus mit Gewichten von 80 bis 150 g wurde in die Art. tib. Ringerlösung mit $0,5\%$ NaH_2PO_4 wiederholt injiziert[4334, 1]. Es entstand ein neuromuskulärer Block, der nach $0,2\%$ reversibel war. Dieser Block charakterisiert sich dadurch, daß der Muskel seine Empfindlichkeit gegenüber Acetylcholin behält, zum Unterschied von Curare, aber analog dem Mangel an Calcium.

Die Bedeutung des Quotienten Ca/P für den Tonus fand sich nur angedeutet in den Versuchen von GAEDE[4292] am Laewen-Trendelenburgschen Präparat. PO_4/Ca 0,018—0,94 waren wirkungslos.

Bei Rana pipiens von 100 g Gewicht verursachte intraperitoneale Injektion von 5 ccm einer Mischung von 0,3 mol Na_2HPO_4 und 0,05 mol NaH_2PO_4 Zuckungen und etwas Starre. Bei Reizung des Gastrocnemius zeigte sich schon bei 6 Reizen/Sekunde ein Tetanus, während beim normalen Froschmuskel 30 Reize pro Sekunde notwendig sind[4334]. Der Muskel ermüdete mit Kontraktur. Nach Aussetzen der Reize war die Erschlaffung verzögert (siehe auch DIXON und RANSON[2429]). Derselbe Effekt ließ sich übrigens durch 2 ccm 1,2 mol $NaHCO_3$ erreichen und wurde auf eine Entwässerung zurückgeführt. Wir sehen zugleich die Analogie zu der Tetanie.

Chemisch wurde eine Verminderung der Phosphokreatinwerte und Vermehrung des anorganischen Phosphats gefunden. Bei Hunden (und Fröschen), denen der Grenzstrang des Sympathicus einseitig entfernt worden war, zeigte sich im Muskel eine Verminderung des anorganischen Phosphats auf Kosten des Phosphokreatinins, während der Ruhetonus vermindert war[4335, 4336]. Auf die durch Acetylcholin hervorgerufene Tonussteigerung am Rectus abdominis wurde durch Phosphat eine den Effekt herabsetzende Wirkung gefunden[4337].

h) Phosphat und Arbeit[5338]. Seitdem bekannt war, welche Rolle die Phosphorsäure bei der Steuerung spielt, um die in den Kohlenhydraten liegende Energie für die Muskelarbeit und Muskelkontraktion stufenweise, d. h. mit möglichster Ökonomie, nutzbar zu machen, lag der Versuch nahe, durch Phosphatzufuhr eine Verbesserung der Leistung zu erzielen. Den ersten Untersuchern[4339] dieser Verhältnisse gelang ein Nachweis in der erwarteten Richtung, aber schon ihnen stand die Möglichkeit vor Augen, daß hier einem aktuellen Mangel in der Ernährung, wie er durch die Verhältnisse des ersten Weltkrieges gegeben war, abgeholfen wurde. Unter solchen Bedingungen wird man eine günstige Wirkung ohne weiteres erwarten dürfen. Es ist aber sehr die Frage, ob unter wirklich ausreichender Ernährung dasselbe eintritt.

Die zur Klärung der Verhältnisse angestellten Versuche lassen sich in 2 Gruppen teilen, die eine Gruppe der Autoren erhofft sich durch eine einmalige, mehr oder weniger lange vorher gegebene Phosphatdosis eine Einwirkung, die andere hält eine längere Zufuhr für notwendig. Abgesehen davon liegt ein wichtiges Problem in der Frage des Mechanismus der Phosphatwirkung — wenn sie einmal erst nachgewiesen ist. Es ist dabei durchaus nicht die erste Annahme[4339] verbindlich, nach der das Phosphat zuerst zur Anwendung kam, da eine vermehrte

[4334] DIXON, H. H., DAVENPORT, H. A. u. RANSON, S. W.: J. biol. Chem. 82, 61 (1929), Rona 52, 70.

[4334, 1] BROWN, G. L. u. DIAS, M. V.: J. Physiol. 107, P 46 (1948).

[4335] HIRAOKA, Y.: Mitt. med. Akad. Kioti 12, 573 (1934), Rona 85, 139.

[4336] HIRAOKA, Y.: Mitt. med. Akad. Kioto 12, 615 (1934), Rona 85, 140.

[4337] BRIEM, H. J.: Pflügers Arch. 242, 450 (1939).

[4338] ATZLER, E.: Erg. d. Physiol. 41, 203 (1939). Zusammenfassende Darstellung.

[4339] EMBDEN, G., GRAFE, E. u. SCHMITZ, E.: Hoppe-Seylers Z. 113, 67 (1921).

Arbeit auch durch Angriff an anderen Systemen erzielt werden könnte. Nun zeigen die Versuche von DENNIG und Mitarbeitern[4340-4342], daß eine Vermehrung der Alkalireserve durch Zufuhr basischer Valenzen die Leistung erhöht, durch saure Valenzen die Leistung vermindert wird. Beim Phosphat wird (z. B. im Recresal) das primäre Salz zugeführt, das säuern müßte, selbst wenn die Niere der zugeführten Säure Herr wird, so daß eine aktuelle Verminderung der Alkalireserve nicht meßbar wird.

Die Wirkung bei erschöpfender Arbeit wird zum Teil auf dem Umwege über die Atmung angenommen, da ein begrenzender Faktor in der Arbeitsdyspnoe gesehen wird, so daß Substanzen, die die Atmung beruhigen, wie Laudanon, Eukodal, Luminal, Medinal und auch Bromid mit Verkleinerung des Atemvolumens die Leistungsfähigkeit erhöhen[4343]. Ersichtlich ist, daß sehr viele Möglichkeiten offen stehen neben dem direkten Eingreifen in den Kohlenhydratstoffwechsel.

Es wäre auch noch die Beeinflussung irgendeines Muskelelementes durch das Phosphation selbst zu nennen. Darunter wäre die Angabe[4344] zu rechnen, daß nach 10 g NaH_2PO_4 am Tage die Chronaxie des Flexor digitorum communis, die sonst wärend der Arbeit zunimmt, weniger zunimmt. An dieser Untersuchung sieht man schon einen Fehler der hier vorliegenden Experimente, nämlich die Voraussetzung, daß ein Effekt schon nachgewiesen sei. Dadurch wird manchmal ein Resultat in die Protokolle hineingelesen, oder man begnügt sich mit orientierenden Versuchen. Bei Unbehandelten stieg die Chronaxie von 0,275 auf 0,310 m/sec, und dieser an der Fehlergrenze liegende Anstieg war nach PO_4''' geringer geworden, dabei war teilweise keine Reversibilität vorhanden nach Absetzen der Phosphatzufuhr, und es wurde — abgesehen von der Kleinheit der Ausschläge (die sich im Bereich von 10 % bewegten) — dem Faktor des Trainings selten genügende Beachtung geschenkt.

Zuerst erwähnen wir die Versuche mit einmaliger oder *kurzdauernder Zufuhr* von Phosphat. Man kann dabei die Leistung oder die Stoffwechseländerung berücksichtigen. So soll nach 3—6 Tabletten Recresal der O_2-Verbrauch nach einer Arbeit von 2 Minuten Dauer (!) um fast 30 % zurückgehen[4347]. In viel gründlicheren Versuchen konnte das nicht bestätigt werden[4346]. Die Schweißabsonderung soll nach Gaben von Phosphat (1—3 g 1—2 Stunden oder 5—10 g 9—10 Stunden vor der Arbeit am Velotrab) eingeschränkt werden (KRESTOWNIKOW und Mitarbeiter[3834, 4345]). Dabei nahmen die Temperaturen an Haut, Stirn und Brust — mit Thermoelementen gemessen[4348] — zu. Abgesehen von den sehr häufigen Abweichungen, würde das für eine andere Art der Wärmeregulation, vielleicht mehr über den Kreislauf sprechen. Während die durch die Milchsäurebildung veranlaßte Einschränkung der Alkalireserve nicht verändert wurde, soll

[4340] DENNIG, H., PETERS, K. u. SCHNEIKERT, O.: Naunyn-Schmiedebergs Arch. 165, 161 (1932).
[4341] DENNIG, H., BECKER-FREYSENG, H., KRAUSE, E. u. ALBATH, W.: Naunyn-Schmiedebergs Arch. 186, 611 (1937).
[4342] DENNIG, H.: Naunyn-Schmiedebergs Arch. 195, 258 (1940).
[4343] BECKER-FREYSENG, H., DOROW, H. u. SCHRÖDER, R.: Naunyn-Schmiedebergs Arch. 195, 266 (1940).
[4344] LATMANISOWA, L. W.: Arbeitsphysiol. 8, 147 (1934). Rona 88, 335. Dauer der Versuche an 3 Personen 2 Monate. a) Fiziol. Z. 17, 377 (1934), Rona 80, 630.
[4345] KRESTOWNIKOW, A., KORJAKINA, A., KOSSOWSKAJA, E., PETROWA-RETELSKAJA u. SCHIROBOKOW, S.: Arbeitsphysiologie 8, 13 (1934). Rona 81, 92.
[4346] RIABUSCHINSKY, N.: Z. exp. Med. 72, 20 (1930), Rona 57, 433.
[4347] HINSBERG, K.: Z. exp. Med. 59, 262 (1928), Rona 46, 73. Übungseffekt nicht berücksichtigt.
[4348] KOGAN, G. u. KRESTOWNIKOW, A.: Arbeitsphysiologie 8, 24 (1934), Rona 80, 630.

die Resynthese der Milchsäure beschleunigt stattfinden, wenn vorher Phosphat gegeben wurde. Dazu ist zu bemerken, daß eine Resynthese solchen Schwankungen unterworfen ist, daß ein wirklich signifikanter Nachweis nicht leicht zu führen sein dürfte und in diesen Versuchen auch nicht gelungen ist, ebensowenig wie es z. B. bei Hunden[4349] und Menschen[4350, 4354] gelang.

Beim Menschen hatte 2,5 g NaH_2PO_4 am Abend vorher und 2 Stunden vor der Arbeit und selbst Verdoppelung dieser Dosis keinen Einfluß auf O_2-Verbrauch, Alkalireserve, N-Ausscheidungund Acetonkörper. Ebensowenig wurde die Muskelarbeit beeinflußt[4350]. Nach 10 g $NaH_2PO_4 \cdot H_2O$ 5 Stunden vor dem Auf- und Abwärtslaufen von Treppen wurde keine Wirkung auf die Arbeit, CO_2-Spannung und Blutchemismus gesehen[4354]. Die Laufkapazität von Hunden nahm durch einmalige Gaben von 4 g $NaH_2PO_4 \cdot H_2O$ unmittelbar, $^1/_2$, 1 oder 2 Stunden vor der Arbeit nicht zu, ebensowenig bei 1 Woche fortgesetzten Gaben derselben Dosis täglich $^1/_2$, 1 oder 10 g 5 Stunden vor der Arbeit. Bei 7,8 g $Na_2HPO_4 \cdot 12 H_2O$ unter denselben Bedingungen ließ sich kein Effekt erzielen, auch nicht hinsichtlich verschiedener Blutbestandteile. Erwähnenswert ist, daß während der ersten 15 Minuten nach der Eingabe durch Laufen die Resorption von PO_4''' begünstigt wird, aber eine Beziehung der Ermüdung zum PO_4'''-Gehalt des Plasmas war nicht vorhanden[4349], so daß der Schluß berechtigt ist, daß die PO_4'''-Ionen selbst auf den Arbeitsvorgang in corpore nicht einwirkten.

Bei Versuchen an 4 Studenten[4346] über die Fähigkeit, mit der rechten Hand eine bestimmte Last zu heben und zu senken, fand sich bei Zufuhr von 200 ccm eines Getränkes von 15% Zucker mit 7—9 g NaH_2PO_4 im Vergleich zu 15% Zucker mit Citronensäure 10—12 Stunden vor dem Versuch bei 2 Personen eine Verbesserung der Arbeitsfähigkeit, bei den beiden anderen nicht. Ein Trainingseffekt wurde durch Übung von 3 Wochen auszuschalten versucht. Die durch die Diät zugeführte Phosphatmenge wurde mit 1—4 g täglich geschätzt, so daß eine Mangelernährung nicht vorliegen dürfte. Trotz diesen einzelstehenden Resultaten werden wir feststellen müssen, daß ein eindeutig positiver Effekt nicht anzunehmen ist (siehe auch KRAUT[4284]).

Bei *Versuchen mit längerer Dauer* sind die Beobachtungen an einem Sportkurs zu erwähnen[4351]. Ein Teil der Teilnehmer (28) erhielt täglich 5 Wochen lang 3 g NaH_2PO_4 (Recresal). Der Vergleich fand statt mit einer zweiten Gruppe und zeigte bessere Leistungen im Gewichtstoßen, Hantelübungen und 3000-m-Lauf, während bei 100-m-Lauf und Schwimmen (rasche Übungen) ein Unterschied zu den Kontrollen nicht beobachtet wurde. Der Umfang des Oberarmes hatte bei der Phosphatgruppe mehr zugenommen und auch das Körpergewicht. Diese Effekte scheinen auf eine mangelhafte Ernährung hinzuweisen, ebenso wie die Beobachtung, daß nach Absetzen des Phosphats Abnahme bei der Versuchsgruppe einsetzte, die allerdings auch zugleich die Kontrolle betraf, so daß schließlich nach 3 Wochen beide Gruppen sich wenig unterschieden. Subjektiv klagten 3 Versuchspersonen über schlechten Schlaf, manche „glaubten sich stärker".

Solche psychischen Symptome wurden auch in den langdauernden Versuchen von POPPELREUTER[4352] beobachtet. 5—7g Recresal täglich führte zum Anstieg der dynamometrischen Kraft. Der Übungseffekt wurde nicht ausgeschlossen. Eine Abnahme der Leistungsfähigkeit nach Absetzen des Phosphats fand sich

[4349] MORSE, M.: J. biol. Chem. 128, LXXIII (1939). 4 g.
[4350] DOUGLAS, C. G. u. CURTICE, F. C.: Proc. roy. Soc. B. 119, 381 (1936).
[4351] HERXHEIMER, H.: Klin. Wschr. 1922, 480.

nur bei sehr langem Gebrauch. Die Stimmung soll gebessert werden (siehe auch[4353]), aber umgekehrt findet sich die Angabe, daß ein Assistent immer dann keine Lust hatte Recresal zu nehmen, wenn er schlechte Stimmung hatte. Dann kann man natürlich leicht bessere Leistungen beobachten. Unter sonstigen Wirkungen sehen wir gelegentlich leichten Schlaf oder Schlaflosigkeit angegeben, Beseitigung eines chronischen Schnupfens, erhöhte Alkoholtoleranz und schließlich laxierende Wirkungen. Nach Dosen von 9—20 g fand sich das gleiche, aber nicht bei verzettelter Dosis. Daß die ganzen Erscheinungen auch bei 2—3mal täglich 0,8 g hervorgerufen werden konnten, scheint die Wirkung auf die Verdauung auszuschalten, aber die Beobachtungen mehr in das Gebiet der psychischen Beeinflussungen hinüberzuschieben. FLYNN[4355] konnte auch bei lang dauernder Gabe an Mensch und Hund keinen Effekt auf die Leistungsfähigkeit beobachten und will ihn ausschließlich mit einer laxierenden, Stuhlgang regelnden Wirkung erklären, eine Vorstellung, die durchaus plausibel klingt.

Neben dieser Auslegung ist die bei manchen Personen nach Arbeit auftretende P-Ausscheidung zu erwähnen, über die schon früher gesprochen wurde, ohne daß ganz eindeutige Resultate zur Beobachtung kamen. Wenn eine negative Bilanz auftritt, wird ein gewisser Ersatz günstig sein. Die Dosis darf aber nicht so groß werden, daß durch auftretende Durchfälle die Resorption verhindert wird.

In ausgedehnten Versuchen an Hunden und Menschen versuchten ATZLER und Mitarbeiter[2742] die Verhältnisse zu klären.

Zuerst sollen Versuche an 3 Hunden (von 18,5—19 kg) erwähnt werden, die in einer Tretbahn eine abgemessene Arbeit von 20000 mkg zu leisten hatten. Die Normalgabe von 0,75 g P_2O_5/Tag erwies sich als unzureichend, bei 0,8 g schien der Mindestbedarf zu liegen. An den Arbeitstagen wurde 0,1 g P_2O_5 verloren. Nach Zulage von 0,6 g P_2O_5 in Form von Na_2HPO_4 wird die N-Bilanz leicht negativ, die P-Bilanz leicht positiv. Wird unter diesen Bedingungen Arbeit geleistet, dann wird die P-Bilanz trotzdem leicht negativ, ebenso die N-Bilanz. Eine Begünstigung des Stoffwechsels war also nicht zu beobachten.

In Versuchen an 3 Personen wurde bei einer Versuchsperson zuerst ein Trainingseffekt gesehen. Nach Zulage von PO_4''' (7 g P_2O_5) setzte sich die Erhöhung der Arbeit fort. Nach Absetzen der Zufuhr ging sie zurück auf den alten Wert. Das Körpergewicht fiel während der P_2O_5-Gabe ab und stieg nach Absetzen wieder an, also ganz im Gegensatz zu den Befunden von HERXHEIMER. Der Kalorienbedarf pro mkg wurde durch P nicht beeinflußt. Störend an diesem Versuch war die Tatsache, daß die Leistung schon während der Phosphatperiode absank infolge einer interkurrenten Erkrankung, so daß also der Rückgang der Leistung nach Absetzen der Phosphatzulage nicht einwandfrei scheint. Bei einer weiteren Versuchsperson führten 7 g NaH_2PO_4/Tag anfangs zu einer Verbesserung der Leistung, die aber noch während der Phosphatgabe zu dem vorherigen Wert zurückging. 5 g Candiolin verschlechterte die Arbeit, dieser Effekt war darauf zurückzuführen, daß die Versuchsperson mit Sorgen zu kämpfen hatte. Man ersieht daraus die Labilität solcher Resultate. Eine andere Versuchsperson (Frau) erhielt 3 g Candiolin und zeigte eine Steigerung der Leistung um 3,4%.

Es liegt auch hier kein ganz einwandfreier Versuch der Leistungssteigerung vor. Bessere Resultate wurden mit Lecithin erhalten, und ATZLER[4338, 4356—4358]

[4352] POPPELREUTER. W.: Arbeitsphysiologie 3. 605 (1930), Rona 60, 245.
[4353] RODHE. E.: Svenska läkartidningen 21. 1145 (1924). Rona 31, 243. Indikationen: Nervöses Herzklopfen. Basedow, günstige Wirkung bei P-armer vegetabilischer Diät.
[4354] HALDANE. J. B. S. u. QUASTEL, J. H.: J. Physiol. 59, 138 (1924).
[4355] FLYNN, F. B.: U. S. Health reports XLI. Nr. 29, 1463, zit. nach FREEMAN[4093].

stellt die Verhältnisse so dar, daß bei denjenigen, die sich nicht trainieren lassen, ein positiver Phosphateffekt nicht auftrete, wohl aber bei denjenigen, die einem Training zugänglich sind. Das läßt die Vermutung zu, daß entweder die Vorperiode nicht lang genug gedauert hatte und nach einer anscheinenden Pause noch ein sekundärer Trainingseffekt auftrat, oder daß das Training einherging mit einer Hypertrophie der Muskulatur, zu deren Aufbau die dargebotenen Phosphate der Nahrung nicht ausreichten. Hier spielt also ein Moment der Unterernährung eine Rolle, auf das ATZLER[4356-4358] den größten Wert legt. Es handelt sich um eine Mangelerkrankung, bei der Phosphat den begrenzenden Faktor darstellt. Bei dieser Unterernährung soll ebenso die Stickstoffbilanz wichtig sein, weshalb Lecithinphosphor besonders nützlich sei. Wir sehen aus den Versuchen mit radioaktivem ^{32}P, daß dargebotenes Phosphat sowieso sehr rasch in eine Lipoidbindung übergeht, so daß bei Überwiegen der Lecithinwirkung das Cholin eine Rolle spielen könnte, dessen eine Stoffwechselwirkung von BEST gefunden wurde (andererseits wurde ein großer Teil des Lecithins schon im Darm zersetzt).

Auf jeden Fall ist aus diesen Versuchen ersichtlich, daß die Theorie, nach der durch EMBDEN die Einführung von Phosphat zur Steigerung der Leistungsfähigkeit erfolgte, durchaus nicht richtig ist, denn im akuten Versuch ließ sich keine Wirkung erzielen. Eine Abhängigkeit der Leistungsfähigkeit vom Phosphatspiegel des Blutes ist nicht vorhanden, und im chronischen Versuch ist der Effekt schwer nachweisbar und auf das Gebiet der Beseitigung einer Mangelernährung geschoben.

i) Pyrophosphat. Das Vorhandensein von Pyrophosphat im Muskel wurde von LOHMANN[546, 3450, 1619] nachgewiesen, und wir haben schon darauf hingewiesen, daß es sich um eine Bindung des Pyrophosphats mit Adenylsäure u. a. handelt, so daß also kein echtes Ion P_2O_7'''' im Muskel vorliegt. Nur bei winterschlafenden Tieren soll es sich finden (CORI).

Nach KAHLSON (zitiert nach FELDBERG[4252, III]) wurde an isolierten Bündeln des Froschmuskels durch Pyrophosphat eine tetanische Kontraktion mit Kontraktur erzielt. Das gleiche gelang mit Triphosphat, aber ohne Änderung der Doppelbrechung. Durch intraarterielle Injektion wurde beim Warmblüter auch eine tetanische Kontraktion durch P_2O_7 wie P_3O_{10} in der Menge von 0,4—4 mg erzielt, nicht aber durch PO_4. Der Effekt setzte sich durch trotz Denervierung und Curaresierung des Muskels.

Versuche, den Pyrophosphatgehalt durch von außen zugeführtes P_2O_7'''' zu steigern, waren nur durch Schädigung des Muskels von Erfolg begleitet. Es wurde gefunden, daß durch Reizung des Muskels die Pyrophosphatfraktion zerfällt, und zwar irreversibel, wenn der Zerfall 50% des vorhandenen erreicht. Bei Starre war die Spaltung komplett. LUNDSGAARD[4359] glaubte, daß aus der exothermen Spaltung Arbeit geleistet werden könne. Wir haben die Verhältnisse und ihre Verknüpfung schon früher dargestellt und können jetzt darauf verweisen (S. 215, 232, 245).

Substanzen mit Anticholinesterase-Wirkung, wie Hexaäthyltetraphosphat und Tetraäthylpyrophosphat, verstärken die Exkursionen des isolierten Zwerchfells der Ratte in Konzentrationen 1:400·10⁶ bis 1:40·10⁶, bei 1:4·10⁶ gab es nur eine Hemmung. Die zuletzt erwähnte Substanz erwies sich antagonistisch gegenüber Curare und war 4mal wirksamer als die erstere[4359, III].

[4356] ATZLER, E.: Z. Volksernährung 11. 17 (1936). Rona 93. 338.
[4357] ATZLER, E.: Umsch. Wiss. Techn. 42. 258 (1938). C. 1938 I. 4072.
[4358] ATZLER, E., LEHMANN, G. u. SZAKALL, A.: Münch. med. Wschr. 1937 II. 1455, Rona 105, 86.
[4359] LUNDSGAARD, E.: Verh. 14. internat. Kongr. Physiol. 161 (1932). Rona 72, 49.

k) Phosphit. Bei Injektion von 1 ccm einer 0,5% Lösung von Na_3PO_3 in den Dorsallymphsack des Frosches fand sich, daß mit einem Maximum nach 45 Minuten die im Verbande der Durchblutung belassenen Muskeln weniger ermüdeten oder, wenn vorher ermüdet, sich erholten. Derselbe Effekt konnte auch am isolierten Muskel erzielt werden. Ähnlich wirkten dimethylaminoäthylphenylphosphinsaures Na˙ (Tonophosphan) und dimethyldibenzylphosphinsaures Na˙ (Perphosphor), die Phosphit als maßgebliche Gruppe besitzen[4359, I u. 4359, II].

l) Fluorid. Die Möglichkeiten der Einwirkung von Fluorid sind größer als bei jedem anderen Anion. Jedoch kann hier die Stellung des Fluorids in der Hofmeisterschen Reihe nur eine untergeordnete Rolle spielen, weil die Wirkung auf die Fermente schon in viel kleineren Konzentrationen deutlich ist. Ebenso wird die Tatsache eines schwerlöslichen Ca˙˙-Salzes in den Hintergrund treten, oder der Effekt bedeutend modifiziert werden müssen, wie in den Versuchen von DIXON und RANSON[2429] an Fröschen bei Vergleich mit Phosphat. Muskeln von Fröschen, die mit Phosphat behandelt wurden, zeigten bei Reiz sehr rasch auftretende Kontraktur, während nach Vergiftung mit NaF schon bei 12 Zuckungen zuerst eine Ermüdung ohne eine Spur von Kontraktur deutlich wird, die auf der Unmöglichkeit der Kontraktion beruht, während Phosphat zur Unmöglichkeit der Erschlaffung führt. Aber schließlich ging der Fluoridmuskel doch in Starre über. Die Scheidung ging in dem eben zitierten Versuche so weit, daß bei F′ im Gegensatz zu Phosphat keine fibrillären Zuckungen zustande kamen.

Diese strenge Trennung läßt sich sonst nicht immer finden. So sah LIPMANN[2433] nach 0,02 mol/kg NaF schon 30 Minuten nach der Injektion in dem benachbarten Muskel fibrilläre Zuckungen, die 25 Minuten später aufhörten und trägen Bewegungen wichen, später entwickelte sich eine Starre, die aber nicht in den entnervten Hinterbeinen merkbar wurde. Die so vergifteten Muskeln waren schlecht zu erregen. Auch bei Aufbewahren von Froschgastrocnemien für $30\frac{1}{2}$ Stunden in 0,026 molar NaF hatte die Erregbarkeit stark gelitten (siehe JONES[4321]). m/8 NaF führte nach der Auffassung von BÖHM[4286] nach einer vorübergehenden Kontraktur mit fibrillären Zuckungen sekundär zu einer Absterbeverkürzung mäßigen Grades, Na_2SiF_6 auch, aber in geringerem Ausmaße.

Anders ist die Einwirkung von $NaBF_4$ zu werten. Eintauchen in m/8 Lösung führte sofort zur Kontraktur und zwar an der Stelle, wo die Lösungen einwirkten, also ohne Beziehungen zur Nerveneintrittsstelle (Sartorius). BOEHM[4286, 4287] setzte diese Wirkung in Analogie zur Wirkung von Perchlorat, wobei aber mit Borfluorid nicht gut zu arbeiten ist, weil die Zersetzung sofort beginnt. Im akuten Vergiftungsbild des Warmblüters spielen sowohl Muskelzuckungen als Tremor, vielleicht auch Schwäche eine Rolle (COSTANTINI[2497]).

An isolierten Froschmuskeln führte m/50 NaF sowohl zu verminderter Kontraktionshöhe, als auch zur Erhöhung der Reizschwelle bei direkter Reizung, die indirekte Reizung wurde unmöglich gemacht[4360]. Dieser Effekt ist von um so größerem Interesse, als nach den Untersuchungen von KAHLSON und UVNÄS[1203] beim rectus abdominis von ungarischen Ochsenfröschen eine Konzentration von NaF 1:100000 zu einer Empfindlichkeitssteigerung gegen Acetylcholin auf das

[4359, I] BARONE, R. M.: Boll. Soc. ital. Biol. sper. 15, 762 (1940), Rona 124, 32.
[4359, II] BARONE, R. M.: Arch. Scienze biol. 27, 127 (1941), Rona 127, 311. C. 1942 I, 773. Auch die Herzarbeit wird begünstigt.
[4359, III] BURGER, A. S. V., KEELE, C. A. u. SLOME, D.: J. Pharm. exp. Therap. 96, 396 (1949). Hier auch Angaben über die Wirkung auf Darm, Herz, Kreislauf, Salivation. Die Wirkung entsprach der von Acetylcholin.
[4360] RJABINOWSKAJA, A. M.: C. rend. Acad. Sci. URSS. 23, 958 (1939), Rona 116, 562. C. 1940 II, 2047.

Doppelte führte. Diese Sensibilisierung wurde auch durch 1:10000 Na_2SiF_6 erreicht, war leicht auswaschbar und trat sofort ein im Gegensatz zu Physostigmin, das erst einer vorherigen längeren Einwirkungszeit bedurfte. Es läge nahe, diese Wirkung von F′ auf eine Hemmungswirkung auf die Cholinesterase zu beziehen, aber selbst in Konzentrationen 1:8000 NaF wird dieses Ferment nicht ganz gelähmt. Hier liegt eine andere Art von Angriffspunkt vor, während die Autoren es durchaus für möglich halten, daß die nach großen Dosen auftretende Kontraktur einer Acetylcholinkontraktur entspricht. Die Hemmung der Cholinesterase steht aber doch im Zusammenhang mit einer Sensibilisierung für Acetylcholin, wie Versuche mit Diisopropylfluorophosphonat in den Versuchen von QUILLIAM und STRONG[1202, VII] zeigten. Aber man kann nicht eine direkte Parallelität zwischen dem Grad der Fermenthemmung (bzw. hier Vernichtung) und der Sensibilisierung auffinden. Es bleibt stets noch ein Rest, der hindert, die gesamte Wirkung dieser Substanzen mit Fermentwirkung ausgeschöpft zu haben. Jedoch ließ sich eine Myasthenia gravis günstig beeinflussen[4360, I], wie mit dem analog wirksamen Tetraäthylpyrophosphat[4360, II].

Wenn wir hier zuerst neue Möglichkeiten des Angriffs behandelt haben, dürfen wir doch nicht vergessen, daß das Hauptaugenmerk bei der Fluoridwirkung auf die Beeinflussung des Kohlenhydratstoffwechsels gerichtet sein muß. In dem Kapitel der Fermentsysteme haben wir darüber berichtet und wissen daher, daß es in Muskelbreien einen genauen Angriffspunkt besitzt, daß es zur Analyse des Kohlenhydratstoffwechsels fast unentbehrlich ist. Trotzdem können wir vorausschicken, daß diese Beobachtungen noch nicht zwangsläufig zu einer Erklärung der eben beschriebenen Funktionsänderungen der Muskulatur ausreichen. Jedoch gelang eine Übertragung teilweise, denn in starken (isotonischen) Lösungen wurde auch am ganzen Muskel eine Abnahme der anorganischen Phosphorsäure beobachtet (LANGE und MAYER[4302]). Dasselbe trat schon nach m/50 NaF auf und zwar verstärkt, wenn eine gleichzeitige Reizung vorgenommen wurde[4361]. Die Auffassung, daß durch Permeabilitätserhöhung der Muskelfasergrenzschicht die Konzentrationen im Muskel erhöht wurden, ist nicht erwiesen, da wir über die Verteilung von F′ im Muskel nichts wissen. Es besteht hier durchaus die Möglichkeit des Eindringens, weil F′ als schwache Säure teilweise undissoziiert anderen Gesetzen gehorchen könnte. Eher wahrscheinlich ist es, daß durch den erhöhten Umsatz des Phosphats ein größerer Teil als Ester übrigbleibt.

LIPMAN[2433] maß die Milchsäurebildung im stark fluoridvergifteten Muskel im Verhältnis zur Spannungsentwicklung bei Tetanus von 4 mal 2 Sekunden Dauer. Unter Fluorid nahm die Spannung ab, aber die Milchsäurebildung relativ noch mehr. Nachträglich wurde eine spätere Milchsäurebildung persistierend gefunden. Es bildete sich Harden-Youngscher, schwer hydrolisierbarer Ester. Die Spannungsentwicklung nach Phosphagen blieb erhalten. Wir sehen die Vorgänge ähnlich verlaufen wie im Muskelbrei, und die dort beobachtete Hemmung der Milchsäurebildung zeigt sich auch hier. Die Entwicklung der Spannung im Verhältnis zur Milchsäurebildung zeigt nur, daß die primäre Muskelkraft nicht durch die Milchsäure hervorgebracht wird, wie es LUNDSGAARD zeigte. Damit ist aber deutlich, daß die verminderte Spannung, ebensowenig wie die verminderte Reizbarkeit, mit einem Angriff am Kohlenhydrat- und Phosphatstoffwechsel erschöpft werden kann. Die durch 0,02% NaF in Ca-freier Ringerlösung verursachte Min-

---

[4360, I] GADDUM, I. H. u. WILSON, A.: Nature 159, 680 (1947). C. 1948 I. 208.

[4360, II] BURGES, A. S. V., KEELE, C. A. u. McALPIN, D.: Lancet 1948, 519. Substanz soll ein völliger Ersatz für Prostigmin bei Mysthenia gravis sein. Es kumuliert mehr und ist wirksamer per os. 10 mg per os = 100—150 mg Prostigmin.

[4361] EMBDEN, G. u. HENTSCHEL, H.: Biochem. Z. 156, 343 (1925), Rona 32, 62.

derung der Kontraktionen ließ sich durch Vitamin B_1, B_2, Nicotinsäureamid und Ascorbinsäure nicht hemmen[4363, II].

Krötenmuskeln nahmen in NaF-haltigen Salzlösungen weniger rasch an Gewicht zu als in Ringerlösung[4363, I]. Es handelt sich hier kaum um eine Störung der Impermeabilität, sondern um eine Hemmung der Bildung osmotisch aktiver Substanzen, wofür wir mancherlei Hinweise gegeben haben.

Beim Kaninchen kam es nach 0,1 g/kg NaF subcutan zur Abnahme des PO_4''' und des Lactacidogen im Muskel, während das Phosphagen sich nicht änderte (ausbleibend nach Durchschneidung der Splanchnici)[4362, 4363]. Das schwer hydrolysierbare Phosphat und Adenylsäure war vermehrt bei kleinen F'-Mengen (80 mg/kg), vermindert bei 120 mg/kg. Bei Hungerkaninchen sind diese Fraktionen immer vermindert. Im ganzen wurde keine eindeutige Verschiebung innerhalb der Phosphatfraktionen gesehen. Durch obige Fluoriddosen wurde eine beträchtliche Hyperglykämie gesehen, die aber den Glykogengehalt des Muskels wenig beeinflußte, so daß auf eine Hemmung der Glykogenolyse geschlossen wurde[4363]. Dieser Schluß ist nicht zwingend, da der Traubenzucker aus der Leber stammt, und der Muskel sein Glykogen meist über die Milchsäure verliert.

Diisopropylfluorophosphat als Vernichter der Cholinesterase, muß seine Wirkungen auch an der Muskulatur, besonders der Nervenendplatte zeigen. Bei der schweren Vergiftung (FREEDMAN und Mitarbeiter[2527, VII u. VIII]) kommt es zu spontanem Zittern, gefolgt von Muskelschwäche bis zur Paralyse. In diesen Symptomen sind auch Folgen zentralen Angriffs enthalten. Aber bei intraarterieller Injektion gibt es in den beteiligten Muskelgruppen gleichfalls fibrilläre Zuckungen.

Werden bei der Katze (unter Äthernarkose) in die den Musc. tibialis anticus versorgende Arterie 200 γ der Substanz gegeben[4363, III], dann erfolgt zuerst eine Erhöhung der Amplitude bei Muskelreizung. Nach Zusatz des Acetylcholin kommt es rasch zur Depression. Nach 1 mg kam es zuerst zu raschem Anstieg (Spannung wuchs z. B. von 0,7 auf 1,5 kg) mit raschem Abfall. Nach Unterbrechung der Reizung für 1—10 Minuten erholte sich der Muskel. Dasselbe war nach tetanischer Reizung und der einfachen Acetylcholingabe zu sehen. Die Ursache der Depression sei in der Ansammlung des Acetylcholins zu suchen. Sie betrifft die gesamte Muskelfaser. Während der Phase der Leistungssteigerung wurden bei Ableitung der Potentiale auf einen Reiz mehrere Entladungen in die Nervenendplatte registriert, wie unter Physostigmin.

Methylfluoracetat hemmt beim Muskel die Resynthese von Phosphorkreatin, den Sauerstoffverbrauch und die Wärmeproduktion. Diese Wirkungen sind aber — im Gegensatz zum Nerven — reversibel (BOYARSKI und Mitarbeiter[4274, III]).

VIII. Glatte Muskulatur.

a) Hypertonische Lösungen — Chlorid. Bei Gabe hypertonischer Lösungen von NaCl in tödlicher Menge zeigt sich z. B. bei Kaninchen eine Entleerung von Kot zugleich mit Krämpfen vor dem Tode (MELLI und TASSO[2534]). SENGA[2536] fand bei längeren Infusionen gerade bei dünneren Lösungen Durchfälle, allerdings zugleich mit starker Füllung der Därme durch Sekretion der Drüsen.

Neben diesen beiden Möglichkeiten ist noch eine Anregung der Peristaltik und der anderen Darmbewegungen durch intravenöse Injektion von Bedeutung

[4362] NAKAMURA, H.: Jap. J. med. Sci. IV. Pharmakol. 5, 53 (1930). Rona 61, 584.
[4363] MIYOSHI, M.: Mitt. med. Akad. Kioto 18, 1411 (1935). Rona 88, 209.
[4363, I] SASAKI, Y.: Biophysics 6, 67 (1940). Rona 126, 137.
[4363, II] KAHLE, W.: Dissertation Göttingen 1941. Rona 133, 187. Sartorius des Frosches.
[4363, III] BROWN, G. L., BURNS, B. D. u. FELDBERG, W.: J. Physiol. 107, 346 (1948).

und war häufig Objekt von Untersuchungen mit den verschiedensten Methoden und Tieren.

Bei Injektion von 0,2 g/kg NaCl in 7—25% Lösung kam es beim *Kaninchen* zur Vermehrung der Peristaltik — am Bauchfenster beobachtet — und zwar auch dann, wenn der Darm durch Äthernarkose, Abkühlen oder Atropinzufuhr gelähmt war. Wenn die erste Injektion keinen Erfolg hatte, konnte er durch die zweite sofort erreicht werden. Die Darmbewegungen waren koordiniert und dauerten mehrere Stunden, wobei aber die einzelnen Darmabschnitte verschieden reagierten, am besten das Jejunum, dann das Colon, am wenigsten das Coecum (Schnohr[4135]). Der Effekt wurde von Sakane[4364] erst 5—30 Minuten nach der Injektion beobachtet und dauerte dann 1 Stunde, und zwar auch bei schwerster Darmparese nach Peritonitis und Ileus. Daß eine Beeinflussung nicht auf dem Wege über den N. vagus stattfindet, zeigten die Versuche mit Atropin.

Die Versuche ließen sich an *Hunden* wiederholen, d. h. der Effekt trat sowohl nach Atropin als nach Durchschneidung des N. vagus auf[4365, 4366]. Der Tonus und auch die Pendelbewegungen nahmen zu. Wurde der Reizeffekt des N. splanchnicus geprüft, dann zeigte sich eine geringere Hemmungswirkung nach 1 ccm/kg 20% NaCl. Während der Reizeffekt vorher noch einige Minuten nach Aufhören eines kurzen Reizes in Form der Stilllegung der Därme bestehen blieb, gelang trotz der durch 20% NaCl angeregten Peristaltik eine Beruhigung der Bewegungen, aber sofort nach Aufhören des Reizes setzten die Bewegungen wieder ein. Wenn der Reiz längere Zeit dauerte, dann kehrte trotz seines Fortbestehens die Peristaltik wieder zurück[4367]. Der Schluß der Autoren, daß der Sympathicus selbst gehemmt wird, ist allerdings nicht zweifelsfrei fundiert, da ein peripherer Angriff an der Muskulatur oder den Darmganglien zu demselben Effekt führen würde. Die Darmbewegungen wurden mittels eines in den Darm eingeführten Gummiballons aufgezeichnet. Dabei zeigte sich die größte Empfindlichkeit beim Duodenum auch hinsichtlich der Dauer der Peristaltik. Beim Dickdarm dauerte sie nur 2—3 Minuten von der Injektion angefangen, konnte aber immer wieder ausgelöst werden, selbst nach Lähmung durch $CHCl_3$ und Atropin (Bouisset und Fabre[4178]). Bei Prüfung der Passagezeit einer in eine Thiry-Vella-Fistel eingeführten Kugel fand sich gerade bei den Tieren, deren Passage verlängert war, auf 10 ccm 5% NaCl eine Verkürzung[4368].

Am Magen konnten auf diese Weise keine Bewegungen ausgelöst werden, das ließ sich auch an der Entleerungszeit des Magens unter röntgenologischer Kontrolle bei Katzen nachweisen. Nur bei vollkommen bewegungslosem Magen konnten im Schatten nach 20% NaCl Formveränderungen und Peristaltik gesehen werden, allerdings ohne daß die Entleerungszeit abgekürzt wurde. Es wurde aus diesem Befund auf einen gleichzeitigen Pylorospasmus geschlossen[4369].

Bei Versuchen an der *Katze* führte 0,2 g/kg NaCl in 20% Lösung bei Därmen mit guter Peristaltik in erster Linie zur Tonussteigerung; war vorher der Darm gelähmt, dann erfolgte für 20 Minuten eine regelmäßige Peristaltik. Nach vorheriger Denervation erfolgte zuerst eine Art Krampf, der dann in eine Peristaltik mit erhöhtem Tonus überging (Ruding[4133]).

Ebenso wie NaCl wirkten äquivalente Mengen von NaBr, NaJ, $NaNO_3$, NaSCN und Na-Acetat, so daß eine spezifische Anionenwirkung nicht vorzuliegen

[4364] Sakane, Y.: Mitt. med. Akad. Kioto 11, 425 (1934), Rona 85, 566.
[4365] Colombi, C. u. Sacchi, U.: Fisiol. e. Med. 4, 120 (1933), Rona 73, 559.
[4366] Perazzo, G.: Arch. ital. Chir. 47, 163 (1937), Rona 105, 94.
[4367] Bouisset, L. u. Fabre, P.: C. rend. Soc. Biol. 107, 688 (1931), Rona 65, 486.
[4368] Prather, E. O., Nelson, M. u. Bliss jr., A. R.: J. amer. pharmaceut. Assoc. 20, 1291 (1931), Rona 66, 77.

scheint, aber Glucose und Harnstoff waren viel weniger wirksam (RUDING[4133]). Demnach scheint eine Ionenverschiebung doch notwendig. Isotonische Lösungen wirkten nicht, außer denjenigen von Na_2CO_3 bei Versuchen an Katzen[4372]. 2,5 ccm/kg 3,6% NaCl oder 5,6% Na_2SO_4 führten zu einem Effekt für einige Minuten, auch hier[4372] entsprechend der Hypertonie, nur $Mg\cdot\cdot$-Salze brachten eine Erschlaffung.

Bei Versuchen am Kaninchen, wo Darmbewegungen durch ein Bauchfenster beobachtet wurden[4370, 4371], wirkten n/1 Lösungen von NaCl, NaBr, NaF, $Na_2S_2O_3$, Na_2HPO_4, Na_2SO_4 anregend auf die Peristaltik. n/4 KCl führte zur Anregung, $CaCl_2$ nur zur Hemmung. Na_2HPO_4, Na_2SO_4 und NaF wirkten schon in n/4 Lösungen. Ihnen wird eine besondere Wirkung auf dem Umweg über den $Ca\cdot\cdot$-Entzug zugeschrieben. Da von diesen Lösungen aber nur 2 ccm/kg zur Injektion kamen, ist diese Vorstellung nicht haltbar, bei Sulfat unmöglich.

Durch Einbringen hypertonischer Lösungen in das Duodenum oder Rectum können gleiche, länger anhaltende, aber weniger intensive Wirkungen erzielt werden ([4365]: Hunde, [4364]: Kaninchen). Vom Darm aus sollen aber zu starke Konzentrationen ($> 3\%$ NaCl) eher hemmend wirken. Klysmen mit iso- oder hypotoner Lösung waren ohne Erfolg, hypertone (10—15%) führten zur Peristaltik, und zwar nicht nur am Kaninchen, sondern auch am Menschen, mit Darmfisteln nachgewiesen[4373]. Der Mechanismus soll nach der Applikationsart verschieden sein.

Der Effekt vom Darm aus mit 2% NaCl ließ sich weder durch Durchschneidung von Vagus und Sympathicus, noch durch Atropin, noch durch Rückenmarkanästhesie ausschalten. Vom Rectum aus wirkte sowohl Durchschneidung der Vagi, als auch Rückenmarkanästhesie und Atropin hemmend, nicht aber Durchschneidung der Splanchnici[4374]. Hier soll ein Reflexbogen über den Vaguskern vorliegen. Ähnlich wurden die Blasenbewegungen des Kaninchens durch ein Klysma von 50 ccm 2% NaCl erregt[4375]. Von der Oberfläche des vorgelagerten Dünndarms von Katzen (unter Chloralose) aus konnte durch 10% NaCl eine Erweiterung der Pupille ausgelöst werden[4373, I].

Auch am *isolierten Darm* von Kaninchen und Katze ließ sich durch hypertone Lösungen, sowohl an der Längs- als auch an der Ringmuskulatur, eine Tonussteigerung erzielen, die aber nur einige Minuten anhielt (RUDING[4133]). Bei Versuchen an isolierten Darmschlingen des Kaninchens[4376] konnte die 20% NaCl-Lösung sowohl von der Seite des Darmlumens, als auch von der Serosa aus herangebracht werden. Von innen her wurde die Peristaltik, bzw. die Bewegungen der Längs- und Ringmuskulatur nur dann, wenn in Ringer keine Bewegungen stattfanden, vermehrt. War in Ringer schon Bewegung vorhanden, dann erfolgte nach Einwirkung der 20% NaCl-Lösung bald ein Trägewerden der Bewegungen, und schließlich trat Atonie und Bewegungslosigkeit auf. Von der Serosa her erfolgte regelmäßig nur Vermehrung der Bewegungen.

Bei Versuchen am isolierten Magen von Rana esculenta (Sommer und Herbst) wurde durch n/1 NaCl die Tätigkeit des Präparates gehemmt, gleichgültig ob die Einwirkung von außen oder innen erfolgte, während Hypotonie mehr erregend wirkte[4378]. Am isolierten Harnleiter von Meerschweinchen wird den Anionen (Cl', NO_3', Br') eine Hemmung zugeschrieben[4379].

[4369] JONGKEES. L. B. W.: Arch. internat. Pharmacodyn. 48, 85 (1934). Rona 82, 99.
[4370] COSTANTINI, A. u. BALLARIN, G.: Bull. Soc. ital. Biol. sper. 9, 1029 (1934). Rona 84, 419.
[4371] COSTANTINI, A. u. BALLARIN, G.: Arch. ital. Chir. 39, 401 (1935), Rona 87, 112.
[4372] DREYER, N. B. u. TSUNG, TH.: J. of Pharmacol. exp. Ther. 36, 629 (1929). Rona 52, 497.
[4373] KIN, K.: Keijo J. med. 4, 76 (1933). Rona 74, 487.
[4373, I] DOWNMAN, C. B. B., McSWINEY, B. A. u. VOSS, C. C.: J. Physiol. 107, 97 (1948).
[4374] KIN, K.: Keijo J. med. 4, 325 (1933). Rona 76, 485.
[4375] HIRANO, S.: Keijo J. med. 5, 229 (1934), Rona 87, 138.
[4376] DOCIMO, L.: Fisiol. e. Med. 3, 805 (1932). Rona 72, 669. Geringere Konzentrationen als 20% wirkten unregelmäßig.
[4377] EITEL, H. u. LOESER, A.: Dtsch. Z. f. Chirurgie 243, 781 (1934), Rona 85, 340.
[4378] GOLDENBERG, E. E.: Pflügers Arch. 202, 365 (1924), Rona 25, 333.
[4379] TESTONI, P.: Amer. Chim. applicata 26, 370 (1936). C. 1937 I, 122.

Wenn Kaninchendarm in Tyrodelösungen, deren Cl' durch SO_4'', NO_3' oder CH_3COO' ersetzt war, 4—6 Stunden lagerte, so daß das Cl' herausgewaschen wurde, wurden keine Bewegungen mehr gesehen und auch Physostigmin war wirkungslos. Wurden diese Darmstücke in normale Tyrode zurückgebracht, dann gewannen sie ihre normale Funktion zurück. Ebenso waren Darmstücke von Kaninchen, die durch Diät und Diuretin in einen Zustand starker Hypochlorämie gebracht worden waren, in Cl'-armer Tyrodelösung nur wenig beweglich, wurden sie dagegen in normale Tyrode gebracht, dann setzten die Kontraktionen gut und kräftig ein. Diese Befunde[4377] sollen die Bedeutung von Cl' für die Darmperistaltik dartun und den günstigen Einfluß von hypertoner NaCl auf die Darmperistaltik bei Ileus erklären. Die Erklärung ist nicht notwendig; wie wir oben gesehen haben, wirkt jede hypertone Lösung (auch ohne Cl') anregend auf die Peristaltik. Die Versuchsbedingungen der Cl'-Verarmung sind übrigens extrem, man kann Cl' durch Br' ersetzen ohne Schaden für die Motilität.

b) Bromid. In Bromtyrode behielt ein Darmstück vom Kaninchen seine normale Reaktionsfähigkeit (RUICKOLDT[4065, I], desgl. [4380]). KRUSE[4381] fand am Ösophagus, Magen und Darm von Frosch und Schildkröte keine Wirkung. Der Dünndarm von Hund und Katze und die Tuba Fallopii des Hundes wird durch Brommengen eher gereizt. Bei pathologischen Bedingungen am Menschen liegen die Verhältnisse ganz anders. Wenn durch zentrale Einwirkung eine vermehrte Peristaltik des Magens oder krampfartige Spasmen auftreten, dann kann durch die beruhigende Wirkung des Bromids ein therapeutischer Effekt erzielt werden, der sich auch auf die Säuresekretion erstrecken kann[4382]. (Siehe weiteres im Abschnitt Vergleich.)

c) Chlorat. Im Vergiftungsbild finden sich sowohl bei peroraler als auch parenteraler Gabe — besonders bei Katzen und Hunden — Durchfälle (ULRICH und SHTERNOV[2556]). Es dürfte sich um einfache Salzwirkungen handeln. Auch das Duodenum von Hunden wird zur Kontraktion gebracht[4383], aber es soll sich um eine oxydative Wirkung handeln, da zugleich HCl gegeben werden muß, um den gewünschten Erfolg zu erreichen. Dadurch werden die Oxydationen begünstigt, und K˙ soll dabei in die Zelle eintreten. Deshalb muß das K˙-Salz verabreicht werden. Es wird also nicht gesagt, wo die Oxydationen durch die HCl-Gabe vermehrt werden. Es handelt sich wohl um eine modifizierte K˙-Wirkung. Dosis 2,0 ccm 8,22% $KClO_3$.

d) Perchlorat. Am *Uterus* des Meerschweinchens sollte die dem K˙ antagonistische Wirkung des ClO_4' dargetan werden, da dieses Anion die Aktivität des K˙ vermindern soll[4384]. (Siehe darüber Diskussion bei Wirkung auf das Froschherz und den Muskel). Die zur Anwendung kommenden Konzentrationen waren 0,000612 g äquiv. %. Auf den Bildern sieht man nur eine Tonuszunahme durch ClO_4', aber niemals eine Tonusabnahme, wenn ClO_4' zur Tonuszunahme auf K˙ gesetzt wurde. Da die Lösungen nie länger als 1 Minute einwirkten, sind die Ausschläge nicht eindeutig auf das einwirkende Agens zu beziehen. Beim Ösophagus von Katze und Meerschweinchen fand sich einmal ein ganz vorübergehender Effekt für Sekunden. Beim Froschmagen führte 0,0015 g äquiv. % $NaClO_4$ zur Tonuszunahme. Kein eindeutig auswertbares Material liegt vor, aber die berichteten Effekte entsprechen durchaus der Wirkung von Rhodanid.

[4380] NOLLE, I.: Rona **46**, 807 (1928).
[4381] KRUSE, T.: J. Pharm. exp. Ther. **14**, 149 (1919).
[4382] RYSS, S. M. u. TSCHERKASSKI, M. A.: C. **1937** I, 379.
[4383] CAMP, W. J. R.: J. Pharmacol. exp. Ther. **58**, 393 (1936), Rona **100**, 145.
[4384] MESSINI, M.: Arch. internat .Pharmacodyn. **36**, 123 (1929), Rona **55**, 828.

e) Rhodanid. Unter den Vergiftungssymptomen nach Rhodanid findet man sowohl bei Menschen (WALD, LINDBERG und BARKER[2606]) als auch Tieren Durchfälle. Bei manchen Menschen fand sich eine vermehrte Motilität des Magens (TAKACS[4061]). Bei Kaninchen, Katzen und Hunden wurden Durchfälle, besonders nach wiederholter Darreichung (nach JAHR[2548] von 0,05—0,1 g/kg) beobachtet. Eine vermehrte Aktivität des Darmes fand sich bald nach der Injektion (BURKHOLDER[2549]), aber schon die einmalige Injektion von 0,15 g/kg NaSCN führte im Laufe von Tagen unter Durchfällen und starker Gewichtsabnahme zum Tode, die Wirkung ist daher nicht zu erklären mit einer einfachen Salzwirkung, wie etwa 0,2 g/kg NaCl zu vermehrter Peristaltik führt.

Durchfälle spielen übrigens auch bei Kaninchen eine Rolle als einziges Symptom nach 0,5 g/kg KJ per os (SHOEMAKER und UNDERHILL[3431]).

Bei isolierten Muskeln von Oktopoden, Dekapoden, Schnecken und Sipunkulus wurde unter KSCN 1:500 teilweise eine Steigerung der Zuckungshöhe und Erregbarkeit, teilweise der Leistungsfähigkeit beobachtet, ohne daß regelrechte Kontrakturen in Erscheinung traten[4385]. GODEAUX[4389, I u. II] prüfte Rhodanid an einer Reihe von Wirbellosen und fand, abgesehen von Limnaea, ebenso wie durch Veratrin eine Sensibilisierung für K·, teilweise schon bei sehr kleinen Konzentrationen. Die Muskeln ziehen sich bis zu 30mal so stark zusammen wie ohne Vorbehandlung mit Rhodanid. Beim Regenwurm waren schon Konzentrationen von 0,02%, beim Blutegel 0,2% sehr stark wirksam. Versuche am Magen und retractor penis des Hundes zeigten durch SCN′ und NO$_3$′ anfänglich Erschlaffung, nach plötzlicher Entfernung trat dann eine Kontraktion auf. K· reizte gleich (SINGH[4411]).

f) Vergleiche. Bei Anwendung an Bronchialmuskeln zeigten Cl′, Br′, NO$_3$′ keinen Einfluß. Jodid und im Abstand SCN′ führte zu Tonussteigerungen[4388]. Hier scheint eine Hofmeistersche Reihe wenigstens in den Endgliedern angedeutet.

Beim Kaninchendarm nach MAGNUS wurde $^1/_2$ oder $^1/_4$ des NaCl der Tyrodelösung durch andere Anionen ersetzt. SO$_4$″ wirkte stärker als Br′ und J′ in Richtung einer Kontraktion. Bei Rückkehr zur normalen Tyrodelösung gab es eine vorübergehende Verkleinerung. Wurden 100% des Cl′ ersetzt, dann kam es durch SO$_4$″ zur Kontraktion. NO$_3$′ war auch jetzt wenig schädlich, SCN′ wirkte nicht wesentlich. Mangel an Cl′ spielte keine Rolle. Die gesamten Ionen führen nicht zu einem eindeutigen Effekt. Wenn man aber nur 20—30 mg Na$_2$HPO$_4$ oder 25—50 mg NaF zu 75 ccm Tyrode setzte, kam es zu rascher Kontraktur, weil die Ca··-fällende Wirkung zur Geltung kam[4386]. Nach RUSSO[4094, I] war der Tonusanstieg bei Ca-fällenden Ionen besonders am Froschmagen nur vorübergehend (siehe S. 816f).

Am Blutegelmuskel war die Reihenfolge der Begünstigung der Kontraktur SCN′, J′ < NO$_3$′ < Br′ < Cl′ < SO$_4$″. Unter den Kationen wirkte Ca·· kontrakturerregend[4389], was mit der antagonistischen Beziehung von Ca·· und SCN′, über die wir wiederholt sprachen, auch konform geht, obwohl hier die Reihenfolge eine andere ist. Am Magen des Frosches wird der durch isotonische Glucose (50% zu Ringer) hervorgerufene Stillstand der Bewegungen durch SCN′ in 5 Minuten wieder aufgehoben, bei NaJ dauert es länger bis zu diesem Effekt[4387].

[4385] RIESSER, O.: Naunyn-Schmiedebergs Arch. 120, 282 (1927). C. 1927 I. 2664.
[4386] JENDRASSIK, L. u. ANTAL, L.: Biochem. Z. 171, 296 (1926). Rona 38. 893.
[4387] GELLHORN, E. u. MOLDAVSKY, L. F.: Protoplasma 21, 270 (1934), Rona 82, 64.
[4388] TRENDELENBURG, P.: Naunyn-Schmiedebergs Arch. 69, 79 (1912).
[4389] BANDO, M.: J. of Biophysics 2, LXXVIII (1927). Rona 45. 49.
[4389, I] GODEAUX, J.: Acta biol. Belg. 2, 63 (1942), Rona 182. 454.
[4389, II] GODEAUX, J.: Arch. internat. Pharmacodyn. 67, 425 (1942), Rona 181, 291.

In ausgedehnten Versuchen[4390] an dem glatten M. anterior retractor des Byssus Mytilus edulis fand sich bei Ersatz der Cl'-Lösung (0,56 molar) durch andere Anionen ein Reiz in der Reihenfolge Cl' < Br' < NO_3' < J' < SCN'. Der Reiz konnte auch mit elektrischem Strom ebenso wie mit Kaliumlösungen hervorgerufen werden. Dieser war schon durch eine 10fach kleinere Konzentration (0,056 mol) auszulösen, als durch Anionen. Die Anionen können diesen Reiz von sich aus modifizieren, z. B. bei $NaNO_3$ kontrahiert sich der Muskel auf KCl langsamer. NaBr ist in dieser Hinsicht weniger wirksam, nur die Ciliarbewegung des Muskels wurde durch Br' mehr gelähmt als durch NO_3'. Die Verschiedenheit der Wirkung der Ionen auf die Spannungsentwicklung gibt folgende Tabelle in g als Durchschnitt von je 7 Versuchen:

Tabelle 334.

Reiz	Cl'	Br'	NO_3'	J'	SCN'
Wechselstrom . .	33	28	22	9	5
K'	13	18	19	32	36

Während die Stromwirkung vermindert wird durch die lyotropen Ionen, findet der Reiz durch K' eine Bahnung, durch Ca'' eine Schwächung[4390, I]. Die Auslegung dieses Befundes kann in der mehrfach von uns skizzierten Art erfolgen, d. h. Synergismus zwischen SCN' und K', Antagonismus zu Ca''. (Siehe dazu die oben erwähnten Versuche von GODEAUX[4389, I].) Ca'' ist aber zur Reizbarkeit der reizaufnehmenden Elemente notwendig und daher hier Verminderung durch SCN' und die angedeutete Reihe der Ionen. Die Auslegung ist aber nicht zwangsläufig. Man kann eine permeabilitätserhöhende Wirkung durch SCN' für K' verantwortlich machen, wenn man solchen Effekt auch erst nachweisen müßte, und wir die Auslegung für nicht fundiert genug halten, da K' sowieso einzutreten vermag. Wenn man bei diesem Bilde bleibt und sich erinnert, daß zum Reizeffekt Membranen polarisiert werden müssen (NERNST, HILL), dann wird eine Permeabilitätserhöhung die Möglichkeit der Polarisation vermindern und den Effekt erklären. Beide Deutungen können in sich geschlossen bleiben, nur daß die erste sich nicht auf ein physikochemisches Bild festlegt und alles offenbleibt, das Gesetz in verschiedenen Organen gilt, während zu der letzten schon sehr definierte Vorstellungen gehören, deren Prüfung zur Zeit wohl schwer möglich sein dürfte.

Neuerliche Versuche[4390, I] an Mytilusmuskel und Froschmagen führten weiter. Die durch Br', NO_3', J' und SCN' bewirkte Kontraktur hatte ebenso ihr Spannungsoptimum bei 20° wie die nach KCl. Der Spannungsanstieg ebenso wie die Erschlaffung erfolgte langsamer, wahrscheinlich bedingt durch Steigerung der Viscosität. Diese kann aber nicht mehr durch eine Polarisation von Membranen erklärt werden, eher durch die bei beiden Muskeln erfolgende Gewichtsvermehrung. Die durch obige Anionen erfolgte Kontraktur führte zur Erhöhung des O_2-Verbrauches. Bei KCl und ebenso der Reihe bis KSCN erfolgte aber eher eine Abnahme, wenn die Kontraktur extreme Grade erreichte.

g) Sulfat. Für die Abführwirkung der Sulfate wird auch heute noch die alte auf BUCHHEIM[4391] zurückgehende These Geltung haben, nach der infolge der schweren Resorbierbarkeit des SO_4'' und osmotischen Festhaltens von Wasser im Darm eine Dehnung der Darmwand stattfindet, und die Dehnung den physio-

[4390] SINGH, I : J. Physiol. 92, 62 (1938).
[4390, I] RAO, M. S. u. SINGH, I.: J. Physiol. 98, 12 (1940), Rona 125, 254.
[4391] BUCHHEIM: Arch. f. physik. Heilkunde 1854.

logischen Reiz zur Anregung der Peristaltik darstellt. Wenn aber solche Dehnungen auftreten, kann die Peristaltikwelle über den ganzen Darm hineilen und zur Entleerung führen, ohne daß das Sulfat mitgeführt wird. Bei Zusatz von Kolloiden können diese die Flüssigkeit aufnehmen, festhalten und so wirksam sein, während Sulfat selbst schon längst resorbiert ist (ZÖRKENDÖRFER[2695]). Eine spezielle Wirkung durch parenterale intravenöse Gabe ließ sich am Meerschweinchendarm nicht nachweisen, wenn die Lösungen isoton verabfolgt wurden ([4392], siehe auch [4393]). Daß hypertonische Lösungen zum Effekt führen, wurde schon dargelegt.

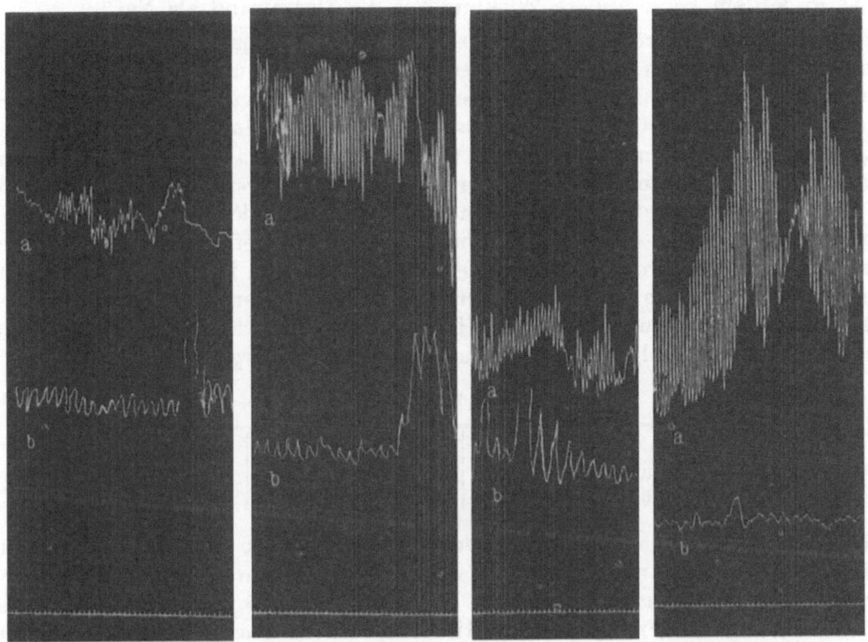

Abb. 68. Wirkungen isotonischer Salzlösungen in Kontakt mit der Schleimhaut einer isolierten DarmSchlinge auf Magen- und Darm- (isolierte Schlinge) tätigkeit. Schottischer Schäferhund (nicht narkotisiert) 6/27/35. Zeit: 6 Sekunden (nach ROTH u. CRITTENDEN[4391].

Wenn Sulfatlösungen ($MgSO_4$) in das Duodenum selbst gebracht werden, soll eine Diarrhoe nur selten auftreten, während dieselbe Menge peroral gegeben zu einem Effekt führen soll[4394]. Es wird für die Sulfatwirkung die Freisetzung eines Hormons verantwortlich gemacht, das vorwiegend in der Magenwand befindlich, nur durch Sulfat ausgewaschen werden kann. Diese Beobachtung steht vereinzelt da, verglichen wird der Extrakt aus der zerkleinerten Magenschleimhaut in vitro mit den Verhältnissen in vivo.

Nach allen anderen Versuchen wird man genau das Gegenteil erwarten müssen, z. B. fand sich bei Hunden, daß die Wirkung bei Applikation in den Magen sehr schwach ist bei Vergleich mit konstanten Flüssigkeitsmengen[4396—4398]. Dieser Effekt ist zu erwarten, ebenso wie die Unwirksamkeit isotonischer Lösungen, wenn man die Volumina vergleicht, aber bei genügenden Mengen waren auch diese wirksam. Ein gewisser Unterschied zwischen Na_2SO_4 und $MgSO_4$ wurde in diesen Versuchen beobachtet. In isotonischer Lösung vermehrte Na_2SO_4 die Aktivität doppelt, $MgSO_4$ 4 mal gegenüber einer Kontrolle mit NaCl. $MgSO_4$ verursachte einen stärkeren Anstieg der Flüssigkeit im Darm. Die Unterschiede auf den Tonus geben wir auf obiger Abbildung 68 wieder.

[4392] KANDA, Z.: Naunyn-Schmiedebergs Arch. **192**, 64 (1939). Auch S_2O_3'' hatte keine Wirkung.

Von Bedeutung sind weitere zwei Beobachtungen: erstens, daß die Darmaktivität während der Brunst erniedrigt ist und dann, daß die Reizwirkung durch Atropin hemmbar sein soll. Die letztere Beobachtung kann zu dem Schluß verführen, daß ein Vagusreiz an dem Sulfateffekt beteiligt ist, wozu noch als Grund hinzukommt, daß die Flüssigkeitsmenge allein nicht beteiligt ist, sondern außerdem eine spezifische Wirkung. Daß das Atropinargument aber nicht stichhaltig ist, sieht man aus folgendem: Wenn durch seine Gabe der Tonus des Darmes abnimmt, muß die Wandspannung sinken, die als treibendes Moment proportional dem Radius und Druck ist. In Versuchen an der Katze[4399] hatte $MgSO_4$ außerdem keine andere Wirkung auf die Darmwand als NaCl.

In Versuchen mit röntgenologischer Kontrolle des Kontrastbreis im Magendarmkanal[4395] fand sich, daß die Entleerung des Magens durch Na_2SO_4 verzögert wurde (über eine 2phasische Wirkung siehe [4401]). Aber es wurde eine stark hypertonische Lösung (40 g in 200 ccm Wasser) verabreicht. Stark hypertonische Lösungen bleiben länger im Magen liegen, werden langsamer abgegeben und können dann zur Resorption kommen. Dadurch wird es dann verständlich, daß schließlich nur die Passage des Breis durch das Colon beschleunigt wird, worüber ZÖRKENDÖRFER[1935, 3733, 4400] ausführliche Versuche ausgeführt hat. Auch bei kleinen Salzmengen wird eine gewisse Menge von Wasser im Darm zurückgehalten, die dann den Stuhl im Colon erreichen kann. Die Gefrierpunktsdepression des Stuhls ist im allgemeinen auf gleicher Höhe, gleichgültig wie stark die zugeführte Salzlösung war, wie folgende kleine Zusammenstellung ergibt (nach [4400]).

Tabelle 335.

Salzlösung $^o/_o$	0,5	2,0	4,0	8,0
$\varDelta$ der Lösung	0,26°	0,80°	1,55°	—
$\varDelta$ des Stuhls	0,62	0,66	0,64	0,71

In weiteren Versuchen an Menschen wurde die Menge von Na_2SO_4 gesucht, die gerade zur Entleerung von flüssigen Stühlen führt, wenn sie in 500 ccm Wasser morgens aufgenommen wird. Es fand sich für Na_2SO_4 5 g, für NaCl 10 g als Grenzdosis, Mischungen wirkten additiv. Hier wirkte auch NaCl. Beide Ionen waren in den Faeces zwar gegen die Norm vermehrt, aber doch nur in kleiner Menge vorhanden. Es mußte auch hier das NaCl anfangs schlecht resorbiert worden sein, später aber das zurückgehaltene Wasser den Kolloiden anvertraut haben, um im Dickdarm die notwendige Erhöhung der Wandspannung zu erzielen. Dazu ist folgendes zu sagen. Die im Stuhlgang erhöht gefundenen NaCl-Mengen brauchen nicht notwendig dieselben Moleküle zu sein, die eingegeben wurden, sie können auch aus Darmsekreten stammen. Die langsame Resorption spricht gegen sonstige Beobachtungen, deshalb muß man die Möglichkeit in

[4393] Popow, N. A. u. Christophorow, I. D.: Fiziol. Z. 18. 818 (1935). Rona 91. 126.
[4394] Onodera, N.: Japan. med. World 8, 58 (1928). Rona 46. 671.
[4395] Maiorana, F.: Quad. radiol. 7. 129 (1936). Rona 97. 344.
[4396] Roth, G. B. u. Crittenden, P. J.: Proc. Soc. exp. Biol. Med. 32. 91 (1934). Rona 86, 256.
[4397] Roth, G. B. u. Crittenden, P. J.: Arch. internat. Pharmacodyn. 53. 339 (1936). Rona 98. 499.
[4398] Roth, G. B. u. Crittenden, P. J.: Arch. internat. Pharmacodyn. 53, 346 (1936). Rona 98, 500.
[4399] Lium, R. u. Florey, H. W.: Quart. J. exp. Physiol. 29. 303 (1939). C. 1940 II. 2332.
[4400] Zörkendörfer, W.: Dtsch. med. Wschr. 1931. Nr. 47.
[4400, I] Loth, C. H.: Dissertation Breslau 1941.
[4401] Hirsch, S., Federlin, A. u. Martin, A.: Z. exp. Med. 43. 741 (1924). Untersuchung auch von Brunnen.

Betracht ziehen, daß die Verflüssigung durch eine auf NaCl erhöhte Darmsekretion Cl-armen Sekretes zurückzuführen sei, ähnlich wie bei den Kaninchenversuchen mit parenteraler Gabe (S. 807).

Ein gewisser Unterschied findet sich sekundär bei Darreichung von $MgSO_4$ und Na_2SO_4, denn da $Mg^{\cdot\cdot}$ schlechter resorbiert wird als SO_4'', kommt es zu einem Basenverlust und stärkerer Säuerung des Urins.

ZÖRKENDÖRFER[1935] untersuchte ausführlich die Frage, ob durch die Reduktion des Sulfats zu H_2S die spezielle Wirkung des Schwefelwasserstoffs auf die Darmwand sich bemerkbar macht. Es ergab sich dabei, daß im Gegensatz zu Schwefel eine Reduktion im Dünndarm nicht in Frage kommt, sondern nur im Dickdarm mit Hilfe von Bakterien zu erwarten ist. Wenn dieser Schwefelwasserstoff durch $FeSO_4$ abgefangen wurde, ergab sich, daß eine Verschlechterung der Wirkung nicht merkbar wurde. Die durch FeS bestimmte Menge gebildeten Schwefelwasserstoffs blieb unterhalb der Reizschwelle bei Vergleich mit Schwefel.

Wir sehen, daß die Vorstellung von BUCHHEIM im allgemeinen auch heute kaum einer Korrektur bedarf. Die spätere Auffassung einer kalkfällenden Wirkung durch Sulfat ist deshalb unzureichend, weil das $CaSO_4$ viel zu stark löslich ist. Wenn eine Aktivitätseinschränkung eine Rolle spielen sollte, müßte $MgSO_4$ als 2wertiges Salz stärker wirken. Dazu gehört aber die Frage, an welcher Stelle denn die Aktivität eingeschränkt werden sollte. Vom Darmlumen aus würde dieser Effekt nicht durch die Schleimhaut an der Muskulatur merkbar werden. Würde man den Effekt aber in die Muskulatur verlegen, dann müßte doch die Wirksamkeit gerade bei guter Resorption deutlich werden, tatsächlich ist die Wirkung der Sulfate gerade dann deutlich, wenn eine möglichst geringe Resorption stattfindet. Dagegen sprechen auch die Versuche an isolierten Därmen.

Am isolierten Froschmagen setzte Sulfat (und auch Phosphat) den Tonus und die automatischen Bewegungen herab[4402].

Am speziell konstruierten Darmpräparat[4403] von Meerschweinchen, Kaninchen und zum Teil Igel setzte doppelt hypertonische Lösung zuerst die Peristaltik herauf, zugleich mit größerer Förderleistung, dann kam es zu leichtem Tonusanstieg und sofort (d. h. 5 Minuten) zur Verminderung der peristaltischen Wellen, also im ganzen eine Hemmung, die bei Umwechseln auf normalen Tyrode reversibel war, aber um so schwerer, je konzentrierter die Lösung war. Bei isotonischem Na_2SO_4 dauerten die Wellen stundenlang, aber die Leistung war schließlich verringert, auch hier eine langsam eintretende Hemmung. Besonders der Katzendarm reagierte bald mit Hemmung — auch mit der Methode nach MAGNUS — und zwar viel rascher, weil die Flüssigkeit von außen herankommt. BAUR[4403] stellt die Beziehungen zum ganzen Tier so dar, daß die Bedingungen zur Hemmung durch den raschen Weitertransport und die Verdünnung nie erfüllt werden. Aber unvereinbar sind auch diese Beobachtungen — von ZÖRKENDÖRFER[1935] wird noch mehr Literatur aufgezählt — mit der Vorstellung, daß die Peristaltikvermehrung auf dem Umwege über eine Kalkfällung zustande kommt.

h) Sulfit. Sulfit als leicht resorbierbares Salz hat keine anderen Wirkungen, wie sie bei der lokalen Wirkung beschrieben wurden. Bei Verabfolgung von Mengen bis 2 g $Na_2SO_3 \cdot 7 H_2O$ an Katzen wurde von ZÖRKENDÖRFER[1935] nie eine Abführwirkung beobachtet.

Bei Behandlung des glatten Muskels von Mytilus edulis mit n/100 Na_2SO_3 konnte im Stoffwechsel keine Brenztraubensäure abgefangen werden, die Milchsäurebildung wurde nicht verändert[4404].

[4402] RUSSO, G.: Boll. Soc. ital. Biol. sper. 4, 208 (1929). Rona 52, 173.
[4403] BAUR, M.: Naunyn-Schmiedebergs Arch. 109, 22 (1925). Rona 34, 515.

i) Thiosulfat. Nach 18 g $Na_2S_2O_3$ und mehr, am Menschen verabfolgt, traten mehrere flüssige Stühle auf. Auch 10 g und sogar 5,0 g konnten zu Stuhlgang führen (NYIRI[3752]).

k) Hyposulfit. Hyposulfit ($Na_2S_2O_4$) führte am isolierten Darm von Hund und Kaninchen zu Kontrakturen. 15 ccm einer 20% Lösung wurden zu 350 ccm Badeflüssigkeit gegeben[4405].

l) Ferrocyanid. Ferrocyanid gehört als schwer resorbierbares Salz zu den salinischen Abführmitteln. Bei Messung der Bewegungen des Duodenum von Hunden erfolgte nach 1,75 ccm 7,08% $K_4Fe(CN)_6$ eine Erschlaffung, während $K_3Fe(CN)_6$ zu einer Vermehrung des Tonus führen soll (CAMP[4383]).

m) Phosphat. Auch Phosphat ist unter die schwer resorbierbaren Salze zu rechnen und kann zu Durchfällen führen. Bei Kaninchen führten tägliche Gaben von 2 g $(NH_4)H_2PO_4$, dem Futter beigemischt, nach 7—8 Tagen zu Durchfällen[4406], vielleicht durch sekundäre Stoffwechseländerungen verstärkt. Das wurde auch beim Menschen gesehen und zwar nach intravenöser Gabe, die sich an eine $CaCl_2$-Gabe anschloß (SCHULZ[2789]). Eine merkwürdige Wirkung wurde bei langdauernden Versuchen an Ratten beobachtet[4407]. Bei verschiedenen Diäten fanden sich bei einem $Mg^{..}$-Gehalt von 0,8% ($Mg^{..}$ als $MgSO_4$) den ganzen Versuch über dauernde Durchfälle, aber nur wenn der Gehalt an $Ca^{..}$ 0,48 und P 0,38% betrug; war der Gehalt an diesen Ionen größer, kamen keine Durchfälle zur Beobachtung.

Nach einer besonderen Diät mit großen Mengen von Calciumphosphat fanden sich in dem Magen von Mäusen Verkalkungen (DREYFUSS[4152]).

Wurde zum isolierten Darm des Kaninchens Phosphat zugesetzt, und zwar 1 ccm m/15 zu 125 ccm Lösung, dann kam es zum Tonusanstieg, aber die Zahl und Höhe der Amplituden wurde vermindert. Die doppelte Menge erniedrigte den Tonus. Die Wirkungen waren reversibel[4408]. In anderen Versuchen am Kaninchendarm[4409] wirkten 0,005% NaH_2PO_4 optimal, jede Änderung nach oben und nach unten war ungünstig[4409]. Bei 0,048% $Na_2HPO_4 \cdot 12 H_2O$ ging der Pendeltyp zum periodischen Typ (also Hemmung der Peristaltik) über, zugleich mit wachsendem Tonus, verminderter Erschlaffung und eventuell Spasmen, bei 0,029% waren die Verhältnisse dieselben, nur geringer im Ausmaß. Die Periodizität war verursacht durch Calciumfällung, Zusatz von $PO_4^{'''}$ zu Ca-freiem Ringer verursachte Erhöhung des Tonus, aber auch Verstärkung der Bewegungen, also eine $Ca^{..}$-ähnliche Wirkung[4410]. Der Meerschweinchendarm kontrahierte sich auf P_2O_7 (FELDBERG und HEBB[4252, III]).

RUSSO[4094, I] untersuchte neben dem Kaninchendarm auch den isolierten Froschmagen. Bei beiden Präparaten wurde im Prinzip dasselbe gefunden, erweitert durch Citrat und Oxalat.

n) Phosphit. Bei einem Meerschweinchen traten als Vergiftungssymptome Durchfälle ein. Der Katzendarm zeigte auf 10^{-9} Tonuszunahme. Die Meerschweinchenblase wurde durch $1:100:10^7$ zu besseren Kontraktionen ohne Tonusanstieg gebracht, $1:10^5$ verschlechterte die Bewegungen. Beim Kaninchenuterus waren 10^{-5} deutlich schädlich, 10^{-6} wirkten verbessernd (ENGEL[2432]).

[4404] GLAISTER, D. u. KERLY, M.: J. Physiol. **87**, 56 (1936).
[4405] BINET, L. u. MICHEL, J.: Nutrition **4**, 53 (1934). Rona **81**, 184.
[4406] WÜNSCHE, O.: Klin. Wschr. **1936** II, 1102. Rona **96**, 242.
[4407] HAAG, J. R. u. PALMER, L. S.: J. biol. Chem. **76**, 367 (1928). Rona **45**, 338.
[4408] MAGEE, H. E. u. REID, C.: J. Physiol. **63**, 97 (1927). Rona **43**, 258.
[4409] McCALLUM, J. W. u. MAGEE, H. E.: Quart. J. exp. Physiol. **20**, 21 (1930). Rona **56**, 83.
[4410] SOLLMANN, T., v. OETTINGEN, W. F. u. ISHIKAWA, Y.: Amer. J. Physiol. **87**, 293 (1928). Rona **49**, 768.

o) **Fluorid.** Im Vergiftungsbild stehen auch hier Durchfälle, ohne daß der Mechanismus klargestellt wäre. Die Wirkung der einzelnen Präparate (NaF, Na_2SiF_6) ist abhängig von ihrem F'-Gehalt (Ratten und Kaninchen, MUEHL-BERGER[2510], Rinder, GOETZE[2524, I]). Bei Katzen führten 10—15 mg/kg NaF intravenös schon zu einer leichten Erhöhung des Darmtonus, worauf Pilocarpin (3—5 mg/kg) nicht wesentlich einwirkte (SALANT und KLEITMAN[2517]). DE NITO[2434] sah dagegen eine Tonusabnahme des isolierten Darmes bei Konzentrationen von 1:100000. RUSSO[4094, I] sah an Froschmagen und Kaninchendarm auch nur Hemmungen.

Der Blutegelmuskel zeigte in NaF-Konzentrationen 1:2000 spontane Zuckungen, vielleicht bedingt durch Ca''-Fällung. 1:3000 führte zu keiner Sensibilisierung für Acetylcholin wie beim rectus abdominis des Frosches, obwohl eine Hemmung der Esterase sehr deutlich war (KAHLSON und UVNÄS[1203, 4412]). Der glatte Muskel von Mytilus edulis bildete weder in m/50 noch m/10 NaF weniger Milchsäure, bei der höheren Konzentration wurde auf Reiz eine frühere Ermüdung beobachtet (GLAISTER und KERLY[4404]).

Bei etwas länger dauernder peroraler Darreichung von Fluoriden an Meerschweinchen kam es zu einer Atrophie der Wandungen des Darmkanals, der durchscheinend und brüchig wurde (COSTANTINI[2506]). Über die Funktion des Darmes wurden keine Angaben gemacht, abgesehen von mangelhafter Ernährung der Tiere.

IX. Veränderungen der Resorption im Darmkanal.

Über gegenseitige Beeinflussungen der Ionen im Darm wurde schon berichtet (S. 412ff). Hier sollen die wenigen Experimente über die Einwirkung auf die Darmwand in anderer Hinsicht, auf dem Wege über den Inhalt des Verdauungskanals dargestellt werden.

a) Chlorid. Mit der Vermehrung der Peristaltik kann man durch Gabe von 1,7 g/kg NaCl intravenös an Hunden und Katzen die Resorption von Wasser aus dem Darminhalt beträchtlich hemmen [von 127 auf 39,1 ccm in $^1/_2$ Stunde (HUGHSON und SCARFF[2541])]. Dieser den osmotischen Verhältnissen ganz entgegengesetzte Befund wird vielleicht dadurch eine Erklärung finden können, daß die Sekretion der Drüsen der Darmwand — wie auch sonst beobachtet — angeregt wird, und daß dieser Effekt sich durchsetzt. Die Resorption von 5% Glucose aus der isolierten Darmschlinge von Hunden wurde durch NaCl-Zusatz gehemmt, bei 1% Glucose wirkte 0,1—0,50% NaCl beschleunigend, höhere Konzentrationen wirkten wieder hemmend[4415]. Die auf eine Jodessigsäurevergiftung folgende Resorptionshemmung von Glucose bei Ratten konnte durch 1,5 ccm einer 1% NaCl-Lösung 2 und 6 Stunden vor der Glucosegabe, aber auch durch Na_2CO_3 aufgehoben werden. Die sonstigen toxischen Erscheinungen der Jodessgisäurevergiftung wurden durch diese Behandlung vermindert oder aufgehoben[4416]. Nach Nebennierenentfernung war die Resorption von Glucose gegenüber Xylose in den Rattenversuchen von MARRAZI[4416, I] herabgesetzt, und nicht beeinflußbar durch NaCl-Gaben. Allerdings wurde die Herabsetzung auch bei den Tieren gesehen, die hungerten oder nur scheinoperiert waren. Wahrscheinlich war die Wirkung der Scheinoperation nur auf die anschließende Appetitlosigkeit zurückzuführen.

[4411] SINGH, I.: J. Physiol. **98**. 155 (1940). C. **1941 I**. 1056.
[4412] KAHANE, E. u. LEVY, J.: C. rend. Acad. Sci. **204**. 1752 (1937), Rona **102**, 151.
[4413] HATTORI, S.: J. of oriental. Med. **1**, 51 (1923). Rona **22**, 60.
[4414] VERZÁR, F. u. LASZT, L.: Biochem. Z. **270**, 24 (1934).
[4415] GLATZEL, H.: Z. exp. Med. **103**. 725 (1938), Rona **110**, 75.

Die Resorption von Fettsäure soll durch m/30 NaCl begünstigt, durch m/20 eher gehemmt werden[4414]. Bei 3 Menschen (16, 18, 33 Jahre) wurde der Fettgehalt im Stuhlgang während salzarmer Diät und bei Zulage von 15 g NaCl in Perioden von je 3 Tagen bestimmt. Der Fett- und Fettsäuregehalt war in der salzreichen Periode immer etwa doppelt so groß wie in der salzarmen Periode[4413]. Der Schluß, daß eine Hemmung der Fettspaltung allein hierfür verantwortlich zu machen sei, ist schon deshalb nicht maßgeblich, weil auch die Fettsäuren vermehrt auftraten. Man wird eher nach der Geschwindigkeit des Transportes der Speisen durch den Darm fragen müssen.

b) Verschiedene Anionen. Bei Messung der Potentialbildung der Magenschleimhaut der Katze (MISLOWITZER[2691]) fand sich stärkste Erniedrigung bei SCN', weniger bei J', noch weniger bei Chlorid und dann Sulfat. Bei Prüfung der Permeabilität des isolierten Froschmagens für Cyanol mußte der osmotische Druck von SCN' 8—9fach, von Cl' und Br' 9fach, von SO_4'' 10fach der Isotonie im Mageninnern gesteigert werden, damit Farbstoff in der Durchströmungsflüssigkeit auftrat, die spezielle Wirkung der Ionen war im Verhältnis zum osmotischen Druck minimal.

c) Phosphat. Wurden die Salze in isotonischer Lösung als Durchströmungsflüssigkeit verwandt, dann kam kein Unterschied zur Entwicklung außer bei Phosphat. m/10 Phosphat wirkte steigernd auf die Permeabilität für Cyanol. Schon nach 30 Minuten Durchströmung trat der Farbstoff in der Außenlösung auf. Dieser Effekt konnte durch SO_4'' gehemmt werden. Phosphat wirkte also nicht vom Lumen, wohl aber von der Blutseite her steigernd auf die Permeabilität (MOND[984]). Permeabilitätssteigerung durch Phosphat für perorale Gaben von Histamin, Adrenalin, Guanidin wurde auch am unverletzten Tier nach großen Phosphatgaben beobachtet (SPADOLINI[4171, 4172]). Der Effekt war an eine Hypocalcämie von 8—9 mg% geknüpft und ließ sich ebenso durch Oxalat hervorrufen. Es fand sich für die erhöhte Permeabilität eine anatomisch nachweisbare Störung mit ödematöser Schwellung, Hämorrhagien und Nekrosen der Darmzotten. Von innen verursachte 0,1, 0,2 und 0,5% Phosphat vom p_H 7,0 eine merkbare Schwellung der Zotten der Katze mit einer deutlichen Schleimabsonderung. Die Bewegungen wurden nicht beeinflußt (MAGEE und REID[2745]).

Für eine vermehrte und verbesserte Resorption kann das Verhalten der Zottenbewegungen — Zottenpumpe — eine Erklärung bieten. Vermehrte Bewegung muß zu einer stärkeren Aufnahme von Nahrungsstoffen führen. Diese Bewegung soll unter der Herrschaft eines Hormons Villikinin stehen, das durch Säure aktiviert werden soll. In Versuchen an Hunden wurden die Zottenbewegungen unter dem Mikroskop beobachtet. In das abgebundene Duodenum wurden die einzelnen Lösungen injiziert. Die Anionen der angewandten Säuren waren nicht ohne Bedeutung. n/10 H_3PO_4 wirkte stärker als n/10 HNO_3 oder n/10 H_2SO_4, neutrales NaCl hatte keine Bedeutung[4417].

Sonst werden die Einwirkungen auf die Resorption meist mit einer chemischen Reaktion in der Darmwand zu erklären versucht, und deshalb wird besonders Phosphat als Partner einer Phosphorylierung in den Kreis der Betrachtung gezogen. So führte 0,2% Phosphat bei Ratten zur Beschleunigung der Resorption von Glucose, nicht aber von Xylose (MAGEE und REID[2745]). Dieser Befund am offenen Darm wurde auch an der abgebundenen Darmschlinge von WILLBRANDT und

[4416] LASZT, L.: Nature **144.** 244 (1939). C. **1940** I. 2496.
[4416, I] MARRAZI, R.: Amer. J. Physiol. **131,** 36 (1940). Rona **125.** 54.
[4417] v. KOKAS, E. u. v. LUDANY, G.: Pflügers Arch. **236,** 166 (1935). Rona **90.** 338.

Laszt[1791] bestätigt, und wurde ebenso bei anderen Puffern, z. B. Borat- und Acetat puffern beobachtet[4418]. Xylose wurde nicht beeinflußt (dagegen NaCl[4420]). Am nach Pawlow isolierten Magen wirkte PO_4''' auf Glucose, nicht aber auf Galaktose. Lävulose und Lactose sollen sogar schlechter resorbiert werden[4419]. Wenn die Nahrung selbst nicht genügend Phosphat biete, dann vermöge die Darmwand PO_4''' zu sezernieren, das dann gemeinsam mit der Glucose in die Darmwand eintrete. Wird das Phosphat durch Zusatz von Cerchlorid gefällt, dann leide sofort die Resorption von Glucose (Laszt[4420, I]).

In anderen Versuchen[4421] konnte bei Glucoseresorption entweder kein Einfluß oder bei höheren Phosphatkonzentrationen sogar eine Hemmung gesehen werden.

Auch eine Begünstigung der Fettresorption wurde beobachtet (bis $80^0/_0$). besonders wenn zugleich Glycerin oder Glycerophosphat zugesetzt wird[4414]. Dieser Befund ließ sich nicht bestätigen, durch größere Mengen von Phosphat wurde die Resorption gehemmt[4422]. Wir haben schon darauf hingewiesen, daß außerdem bei größeren Phosphatgaben Durchfälle auftreten, die besonders die Fettresorption hemmen.

Daß ein Einbau des Phosphats während der Resorption von Fett oder Zucker nicht erhöht wird, konnte durch Anwendung von ^{32}P erwiesen werden (siehe S. 585ff).

d) Fluorid. Bei Einbringen von 0,05—0,1 g NaF in 20 ccm Lösung, die NaCl, Glucose, Fettsäure und Glykokoll enthielt, in abgebundene Darmschlingen von Kaninchen, fand sich bei Traubenzucker, Fettsäure und Glykokoll eine Hemmung der Resorption. Wasser und NaCl wurde sogar vermehrt abgegeben (Nakamura[2717]). Wenn Ratten, denen in eine abgebundene Darmschlinge Glucoselösung gegeben worden war, 0,03 g/kg NaF intravenös erhielten, woran sie in einer Stunde zugrunde gingen, wurde doch keine Störung der Glucoseresorption gesehen [auch keine Hemmung der Phosphorylierung (Willbrandt und Laszt[1791])]. Die Resorption von Fructose wurde durch innen gegebenes n/100 NaF nicht geändert beim Darm der Katze (Lundsgaard[3457]). Es handelt sich also nicht um die Hemmung einer spezifisch fermentativen, schon bekannten und definierbaren Reaktion.

X. Wirkung auf Drüsen mit äußerer Sekretion.

a) Hautdrüsen. Wir haben schon erwähnt, daß Gaben von NaCl und Phosphat die Schweißsekretion und Perspiratio insensibilis vermindern können, was für das leichtere Ertragen von Arbeit in der Hitze vorteilhaft sein kann. Bezüglich Rhodanid wurde in den Vergiftungssymptomen bei klinischer Darreichung teils über Schweiß (Wald, Lindberg und Barker[2606]), teils über trockene Haut geklagt (Dale und Robinson[4234]).

b) Milchsekretion. Die Milchsekretion leidet bei jeder Vergiftung, die mit einer schlechten Gewichtsentwicklung verbunden ist. Ziegen, die 10 g $NaClO_3$ täglich erhielten, vertrugen diese Fütterung einen Monat reaktionslos. Dann aber sank der Milchertrag rapide ab, um nach Absetzen des Chlorats rasch auf die alte Höhe anzusteigen (Brigl und Windheuser[3684]).

[4418] Laszt, L.: Biochem. Z. **276**, 40 (1935). Rona **86**, 262.
[4419] Medwedew, B. M. u. Faitelberg, R. O.: Fisiol. Z. **22**, 649 (1937), Rona **104**, 385. C. **1939** I, 172.
[4420] Verzar, F. u. Süllmann, H.: Biochem. Z. **289**, 323 (1937).
[4420, I] Laszt, L.: Schweiz. med. Wschr. **1942** I, 193, Rona **130**, 176.
[4421] Westenbrink, H. G. K.: Acta brev. neerl. **6**, 36 (1936), Rona **95**, 303.
[4422] Irwin, M. H., Weber, J. u. Steenbock, H.: J. Nutrit. **12**, 365 (1936). Rona **99**, 606. C. **1937** I, 118.

c) Speicheldrüsen. Bei Hunden wurde intravenös dauernd Pilocarpin zugeführt. Durch gleichzeitige Gabe von isotonischem NaCl und Na_2SO_4 wurde die Sekretion der Submaxillaris vermehrt bei Steigerung der Durchblutung. Wurden hypertonische Lösungen verabfolgt, dann stieg die Durchblutung weiter, aber die Sekretion wurde gehemmt (EDDY[3896]). Beim Menschen wurden 20 g NaCl in 200 ccm Wasser verabfolgt. Nach 30 Minuten machte sich Durst bemerkbar, nach 1 Stunde war der Mund trocken, nach 2 Stunden versiegte die Speichelsekretion ganz (ARDEN[2582]).

Bei Vergiftung mit Fluoriden war dagegen eine vermehrte Speichelsekretion bemerkbar (MUEHLBERGER[2510]), auch nach Diisopropylfluorophosphat (FREEMAN und Mitarbeitern[2527, VII u. VIII]).

d) Magendrüsen. Nach Zufuhr von 5 ccm/kg 30% NaCl an Katzen ging parallel mit dem Sinken des intraokularen Drucks die Magensaftsekretion zurück, z. B. von 3 ccm auf 0,21, die freie Salzsäure von 145 auf 51 (NOBLE und ROBERTSON[3943]).

Bei längeren intravenösen Infusionen iso- und hypotonischer NaCl-Lösungen bei Kaninchen wurde neben vielfachen Transsudaten und Ödemen auch eine Ansammlung von Flüssigkeit im Magen und den Därmen beobachtet (SENGA[2536]). In Analogie zu dem Verhalten der Speichelsekretion könnte man dieses für eine vermehrte Sekretion der Drüsen halten. Wurde Hunden längere Zeit Nitrat verabfolgt, dann kam es zu einer Hypochlorämie und, ebenso wie bei auf anderem Wege hervorgerufenen Zuständen dieser Art, zu einer verminderten HCl-Sekretion (HIATT[3690, I]).

In Versuchen an Hunden wurde die reflektorische Anregung der Magensekretion aus einem isolierten Pawlowschen Magen auf eine Eingießung verschieden konzentrierter Salzlösungen in den Hauptmagen geprüft[4423]. Die Sekretion auf n/40 NaCl war geringer als auf Aq. dest. $NaHCO_3$, NaH_2PO_4 und NaF wirkten dagegen stärker, das Sekret bestand aus wirklichem Magensaft. Na_2SO_4, Na_2CO_3 und Na_2HPO_4 verursachten dagegen nur eine Sekretion von Schleim. Different soll die Verdauungskraft des abgegebenen Saftes sein mit einem Optimum beim NaCl. Dagegen wird die HCl-Sekretion nach Histamin durch stärker konzentriertes NaCl proportional der Konzentration gehemmt, stärker als durch Glucose gleichen osmotischen Drucks[4428, I].

In Versuchen an Hunden wurde die Magensaftsekretion durch SCN' vermindert. Dieser Effekt wurde über eine Hemmung der Kohlensäureanhydrase zu erklären versucht, da Säuresekretion und Bildung von Kohlensäure proportional seien[4424]. FELDBERG, KEILIN und MANN[3915, III] konnten die HCl-Sekretion auf Histamin bei der großhirnlosen Katze durch 1,0 g/kg NaSCN unterdrücken, nicht aber durch Sulfanilamid, das die Kohlensäureanhydrase stärker hemmt (siehe auch S. 691f).

Bei intravenöser Gabe von 0,5 g NaSCN an Patienten wurde dagegen eine Erhöhung des Säurewertes des Magensaftes teilweise von 50—100, ja sogar 100—150% erreicht. Selbst bei völliger Achylie wurde eine Magensaftabsonderung gesehen (TAKACS[4061]) im Gegensatz zu anderen Befunden (siehe oben).

e) Gallensekretion. STEPP und DÜTTMANN[4425] fanden bei Hunden, daß Sulfate Gallenentleerung verursachen, während 10% NaCl und Na_2HPO_4 keinen Einfluß haben. Bei Menschen, denen die Salzlösungen (2,5 n NaCl) mit der Duodenalsonde

[4423] RASENKOV, I.: Rona 44. 539 (1926).
[4424] DAVENPORT, H. W.: Amer. J. Physiol. 129. 505 (1940). C. 1941 I, 1046, Rona 131, 406.
[4425] STEPP, W. u. DÜTTMANN, G.: Klin. Wschr. 1923, 1587.

gegeben wurden, erfolgte eine Vermehrung der Saftmenge, aber die Bilirubin-werte stiegen nie an, so daß eine Vermehrung der Sekretion aller Drüsen, die in das Duodenum münden anzunehmen ist. Spezifisch cholagog sind nur die Sulfate und zwar gleichgültig, ob Na_2SO_4 oder $MgSO_4$, wenn nur die Konzentration genügend hoch ist (30%). Schwächere Konzentrationen führen zu einer Vermehrung des Duodenalsaftes ohne Steigerung des Bilirubingehaltes[4429]. Auch in Mineralquellen ist maßgeblich das SO_4''-Ion[4428].

Bei Zufuhr durch das Colon wurde Cholerese beobachtet, zugleich mit vermehrter Ausscheidung von Bilirubin, was als Funktionssteigerung der Leber aufgefaßt wurde (FRIED[3732]).

Bei Versuchen an Hunden[4427] wurden die Drucke in der Gallenblase gemessen und auf konzentrierte 10—20% Na_2SO_4 (selten bei 5,5%) keine Kontraktion der Gallenblase beobachtet. Die Austreibung erfaßte erst die Leber und dann die Blasengalle und soll auf einer Erschlaffung des Sphincters beruhen. Bei Beobachtung einer Gallenfistel wurde sogar eine gallensenkende Wirkung beobachtet, eine Vermehrung des Nucleoproteids der Galle soll andererseits auf eine Reizung der Sekretion hindeuten[4430]. Das Verhältnis Cholesterin/Gallensäuren erhöhte sich[4431]. Eindeutig wissen wir die Entleerung der Gallenblase festgestellt, alles andere wurde nicht genügend bestätigt, zumal für diese Untersuchungen meist Leberkranke Verwendung fanden, und es nicht in unserem Bereich liegt, die Pathologie der Leber hier darzustellen.

$Na_2S_2O_3$ (0,05—0,6) führte bei Hunden zur Vermehrung der Gallensekretion, wenn es ins Duodenum in starker Konzentration gegeben wurde, während die subcutane Gabe keinen Effekt veranlaßte[4432].

Durch 40 mg/kg NaF wurde die cholagoge Reaktion der Leber auf Injektion von Blasengalle in eine Mesenterialvene bei Chloralose-narkotisierten Hunden nicht verändert[4433].

f) Pankreas. Eine Anregung der Sekretion wurde durch konzentrierte Salzlösungen erzielt. Nach Gabe von Rhodanid wurde bei Hunden keine Änderung beobachtet, obwohl auch in der Pankreas große Mengen von Kohlensäureanhydrase vorhanden sind (TUCKER und BALL[3968, II]).

XI. Wirkung auf die Leber.

Die Wirkungen wurden meist im Kapitel über Stoffwechsel behandelt, weil die Leber nicht aus dem Zusammenhang herausgenommen werden kann.

a) Sulfat. Sulfat verursachte keine vermehrte Zuckermobilisierung, wenn es in der Menge von m/100 und m/200 als Na_2SO_4 der Durchströmungsflüssigkeit der isolierten Krötenleber zugesetzt wurde, $MgSO_4$ wirkte dagegen stark. Beide Salze veränderten nicht die Abgabe von Milchsäure[4434]. Bei Ratten, die 25—50 Tage mit verschiedenen Sulfatquellen getränkt wurden, fand sich ein differenter Effekt je nach der Ernährung, z. B. bewirkte die Franzensbader Glaubersalz-

[4426] LEWIN, E. M.: Dermatolog. Wschr. 86, 832 (1928), Rona 52, 662.
[4427] BRUGSCH, TH. u. HORSTERS, H.: Naunyn-Schmiedebergs Arch. 118, 305 (1926), Rona 40. 84.
[4428] LANGNER, A.: Dissertation Breslau 1938.
[4428, I] PRATT, C. L. G.: J. Physiol. 99, 154 (1940). C. 1943 II, 1480.
[4429] FRAUDÉ, H.: Dissertation Breslau 1938.
[4430] DE NUNNO, K.: Fol. med. 11, 281 (1925), Rona 33, 562.
[4431] PETROVSKY, G. A. u. BATOURENKO, T. I.: Eksper. Med. 5, 49 (1935), Rona 92, 589.
[4432] LEBDUSKA, J.: C. rend. Soc. Biol. 98, 1171 (1928), Rona 47, 171.
[4433] BOUCKAERT, J. J. u. SAADI-NAZIM: C. rend. Soc. Biol. 97, 359 (1927), Rona 42, 689.

quelle bei Kohlenhydratkost Glykogenvermehrung und Abnahme des Leberfettes mit relativem Gewichtsverlust, bei Eiweiß-Fettkost wurde Fett vermehrt und Glykogen vermindert[4435].

b) Thiosulfat. Thiosulfat in der Menge von 1—2 g an 390—480 g schwere Tauben verfüttert, führte zu geringfügiger Zunahme des Glutathion in der Leber (Arnovljewitsch[2485]).

Bei Patienten soll die Salvarsanschädigung durch $Na_2S_2O_3$ verhindert werden[4426]. Siehe darüber ausführlicher Kapitel P.

c) Persulfat. Persulfat, in tödlichen Mengen gegeben, verursachte in der Leber leichte Degeneration. War die Dosis so hoch (2,81—1,78 g/kg), daß der Tod in wenigen Stunden erfolgte, dann zeigte sich eine starke Hyperämie mit leichter grauer Verfärbung, vielleicht teilweise bedingt durch die Methämoglobinbildung (Da Val[2476]).

d) Phosphit. Nach tödlicher Vergiftung finden sich beim Meerschweinchen deutliche Verfettungen der Leberzellen mit erheblicher Hyperämie. Bei Fröschen wurden keine derartigen Befunde erhoben (Engel[2432]).

e) Fluorid. Bei einmaligen toxischen Gaben zeigte sich in der Leber Hyperämie, hydropische Degeneration und gelegentlich etwas fettige Infiltration: Kaninchen (Muehlberger[2510]). Die Erscheinungen waren nicht regelmäßig zu erheben (Costantini[2497]).

Bei den Versuchen von Machle, Thamann, Kilzmiller und Cholak[2524] mit Enhalation von Fluorwasserstoffdämpfen und Nebeln fand sich bei Meerschweinchen in 43 % der Fälle komplette Nekrose des Leberparenchyms mit Verlust der Architektur, Destruktion des Cytoplasmas und Verlust der Kerne, besonders bei den rasch sterbenden Tieren. Bei Meerschweinchen, die erst nach Wochen oder Monaten starben, war in 54 % der Fälle eine fettige Degeneration zu sehen.

Bei Durchströmung isolierter Krötenlebern mit Lösungen, die m/200 oder m/100 NaF enthielten, wurde die Abgabe von Zucker vermehrt, von Milchsäure aber vermindert[4434]. Werden die Lebern von Kaninchen, die normal ernährt waren oder 4—6 Tage gehungert hatten, mit Ringerlösung durchspült, dann wird anorganische Phosphorsäure ausgeschwemmt. Das konnte durch Zusatz von 0,2 % Glucose gehemmt werden. Die Wirkung der Glucose wird durch m/50—m/400 NaF verhindert, während die Milchsäure zunimmt[4436]. Wollte man diesen Effekt durch eine Fermentwirkung verstehen, dann würde man nicht recht weiter kommen, da wir eher das Entgegengesetzte erwarten müßten. Einen anderen Aspekt gibt vielleicht die gleichzeitige Mitteilung, daß ebenso wie Fluorid die Erhöhung des Ca-Gehaltes in der Ringerlösung wirkt. Diese Koinzidenz würde aber Beziehungen mit den lyotropen Eigenschaften des Ions herstellen, wie wir es schon wiederholt demonstrieren konnten.

Die Versuche über organische Fluoride (Euler, Eichler und Hindemith[4255, 1]) betreffen Vergiftungen über längere Zeit und werden im Kapitel O ausführlicher erwähnt.

f) Chlorat. Katzen, die 0,5 und 1,0 g/kg $NaClO_3$ erhalten hatten und daran starben, zeigten Schädigungen der Leber mit fettiger Degeneration. Es wurde sogar behauptet, daß eine Leberstörung mit sekundärer Acidose den ersten

[4434] Iino, Y.: Mitt. med. Akad. Kioto 4, 99 (1930). Rona 58, 85.
[4435] Arnoldi, W. u. Kucera, V.: Z. exp. Med. 79, 311 (1931). Rona 65, 719.
[4436] Engelhardt, W. A. u. Parschin, A. N.: Biochem. Z. 208, 221 (1929). Rona 51, 66.

Anstoß zur Methämoglobinbildung gäbe (RICHARDSON[2561]). Da Hämolyse bei Vergiftungen ein sehr häufiges Begleitsymptom ist, ist es verständlich, wenn in geeigneter Dosierung Ikterus zur Beobachtung kam (1,1 g/kg bei Katzen) (STEYN[2559]).

g) Rhodanid. Bei Untersuchung des O_2-Verbrauchs von isolierter Rattenleber fand sich bei 15 mg% noch keine Reduktion des O_2-Verbrauchs. 20 und 30 mg% zeigten 11 und 15% Verminderung, aber selbst 400 und 800 mg% führten erst zu 28 und 37% Hemmung. Wurden die Leberschnitte in Serum von Patienten suspendiert, die mit Rhodanid behandelt worden waren und 8—22 mg% SCN' enthielten, dann gab es einen Abfall von 3,1—9,8%, Werte (bis auf einen einzigen mit 15%), die durchaus im normalen Bereich liegen. Rhodanid wirkt also nicht über eine Stoffwechselsenkung (FRIEND und ROBINSON[4234]). Bei den 3—4 Monate lang fortgeführten Versuchen von LINDBERG, WALD und BARKER[4022,I] mit Rhodanid an Hunden fanden sich beträchtliche histologische Veränderungen in der Leber: Intracelluläre fettige Vacuolisation ohne Zeichen einer Regeneration.

Einige Versuche über die Rhodanbildung in der Kaninchenleber aus zugesetztem Acetonitril sollen noch mitgeteilt werden. Durch Glucose und 1-Asparaginsäure wurde die Rhodanbildung beschleunigt[4437], teilweise auch nach vorheriger Vergiftung des Tieres mit Phosphor[4438].

XII. Wirkung auf die Niere.

a) Chlorid-Hypertonische Lösungen. Über die diuretische Wirkung wurde im Kapitel Ausscheidung gesprochen. 10% NaCl führte weder bei Menschen noch beim Hund zu irgendwelchen Schädigungen[4439]. Dagegen fanden BALLIF und DEREVICI[2583] nach Injektion von 100 ccm 30% NaCl bei 2 (von 12) Patienten eine „Nephritis" von 3—4 Stunden Dauer. Sie zeigte sich in einer raschen Abnahme der Cl-Ausscheidung und in dem Auftreten von Erythrocyten im Sediment. Bei bis zum Tode fortgesetzten Infusionen von NaCl-Lösungen am Kaninchen fanden sich keine Schädigungen bei 0,9% NaCl. Bei den dünneren Lösungen war die Oberfläche rotbraun, die Epithelien der gewundenen Kanälchen waren degeneriert, auch Hämorrhagien kamen zur Beobachtung. Bei den hypertonischen Lösungen fand sich dasselbe, nur daß die Oberfläche normal war (SENGA[2536]). Über die Beeinflussung auf dem Wege über den N. vagus nach Scheinfütterung siehe HASRATJAN[3628,I], S. 626.

b) Chlorat. Bei der akuten Vergiftung mit Chlorat kam es auf dem Umwege über eine Hämolyse zur Urämie, die dann den Tod herbeiführen konnte (STEYN[2559]). Die Nierenfunktion kann anfangs beschleunigt sein und mit einem plötzlichen Umschlag zur Anurie führen, jedenfalls ist das Leben in einem bestimmten Bereich abhängig von der Diurese. Auch anfängliche Hemmung derselben kann die Methämoglobinbildung beschleunigen (ULRICH und SHTERNOV[2556]). Deshalb ist es naheliegend, bei geringeren Dosen nach irgendwelchen spezifischen Wirkungen zu suchen, die bei der häufigen Anwendung des Anions zu therapeutischen Zwecken, besonders bei chronischer Darreichung irgendeine Störung befürchten lassen könnten.

[4437] FUJIWARA, N.: Jap. J. Gastroenterol. 9, 223 (1937). Rona 107, 235.
[4438] FUJIWARA, N.: Jap. J. Gastroenterol. 9, 250 (1937). Rona 107, 236.
[4439] LINDBERG, H. A., WALD, M. H. u. BARKER, M. H.: Arch. internat. Med. 63, 907 (1939). Rona 116, 261.

Die Angaben der Literatur sind in dieser Hinsicht außerordentlich spärlich. Nach längerdauernder Vergiftung von Kaninchen mit 0,2—0,8 g/kg $KClO_3$ subcutan, wobei 2 Tiere am 25., 1 Tier am 15. Tage der täglichen Behandlung starben, zeigten sich ,,Nierenläsionen'' (TRABUCCHI[2566]).

Bei 3 Hammeln (etwa 70—75 kg), die täglich 10 und 20 g $NaClO_3$ 2 Monate lang erhalten hatten, fand sich bei einer Niere leichte, bei der anderen intensivere Rötung, bei 1 Tier die Markschicht etwas gerötet, keine pathologischen Bestandteile; bei dem letzteren in der Markschicht vermehrte streifige Rötung. Dasselbe wurde bei 2 Ziegen von 40 kg registriert, die 10 und 20 g $NaClO_3$ erhalten hatten. Im Sediment zeigten sich einzelne Harnblasenzellen (BRIGL und WINDHEUSER[3684]).

Es bleiben noch die Versuche von RICHARDSON[2561] zu erwähnen. Katzen mit täglichen Dosen von 0,05 g/kg zeigten Fibrosis und Atrophie der distalen Nierentubuli, besonders in der Gegend der Pyramiden, bei mehr als 0,25 g/kg waren fettige Degenerationen in den proximalen Tubuli zu sehen. Nach 0,5 und 1,0 g/kg fand sich Abschilferung der Nierenepithelien, die aber auch nach entsprechenden NaCl-Gaben gesehen wurde. Tauben waren widerstandsfähiger. Wir sehen also überall undeutliche und wirklich nur bei sehr hohen Dosen erzielbare Veränderungen, so daß diese Frage höchstens in Richtung der Harmlosigkeit des Ions selbst entschieden ist, wenn man sich mit diesen Versuchen zufrieden geben will.

c) Bromat. Bei längerer Fütterung von Ratten zeigte sich chronische Nephritis, aber ebenso bei den nicht behandelten Kontrollen, so daß eine Wirkung des Ions selbst nicht anzunehmen sei (BESKER und HANGAI-SZABO[2493]).

d) Rhodanid. Verschiedentlich fanden sich nach einer größeren Gabe von Rhodanid im Harn von Versuchstieren Erythrocyten, Epithelien, Zylinder und Eiweiß. JAHR[2548], dem wir hier folgen, beobachtete ein Kaninchen, bei dem bereits 10 Minuten nach intravenöser Injektion von 0,3 g/kg NaSCN im Harn Eiweiß und Erythrocyten auftraten. Das Sediment verschwand am 4., das Eiweiß am 8. Tag.

Sektionsbefunde waren deutlich, besonders wenn die Tiere eine höhere Dosis SCN' einige Tage überlebten. Die Nieren schienen leicht ödematös und auffallend dunkelbraun. Histologisch zeigte sich teilweiser Zellzerfall von den Glomerulis, im Kapselraum einzelne durchgetretene Erythrocyten, die Markkanälchen vacuolisiert, verfettete Zellen enthaltend. Die gewundenen Kanälchen waren teilweise erweitert und mit hyalinen Schollen angefüllt.

In der menschlichen Therapie wurden wohl zu kleine Dosen angewandt, um solche Bilder zu veranlassen. Jedoch findet sich als Kontraindikation das Vorliegen von Nierenstörungen. Bei einer Frau mit einer retinitis albuminurica, die in 14 Tagen 9,77 g NaSCN erhalten hatte, kam es zuletzt zur Anurie (GOLDRING und CHASIS[2607]). Es ist aber nicht eindeutig, ob diese Anurie durch SCN' veranlaßt oder auch nur beschleunigt wurde.

e) Sulfat. Die diuretische Wirkung von SO_4'' wurde schon ausführlich behandelt. Bei im Abstand von 3 Tagen wiederholter Einnahme fand sich nicht mehr derselbe diuretische Effekt (BUCEEK und KUCERA[2694]). Es ist unsicher, ob eine Anpassung der Niere stattgefunden hat.

Mit der Diurese wurde beim Menschen Harnsäure vermehrt ausgeschwemmt, beim Kaninchen aber weniger Allantoin[4440]. Die Diurese selbst führte nicht zu einem vermehrten O_2-Verbrauch, obwohl z. B. am Herz-Lungen-Nierenpräparat die Urinmenge bei Zusatz von 2 g Na_2SO_4 auf 1 Liter Blut von 0,3 ccm/10 Minuten in 20 Minuten auf das Maximum von 4,0 ccm/10 Minuten anstieg. Eher kann man

---

[4440] STRANSKY, E.: Biochem. Z. **133**, 446 (1922), Rona 17, 338. Karlsbader Wasser.

eine geringe Abnahme aus den Tabellen herauslesen[4441]. Die Ausscheidung von Glucose nach Injektion bei Kaninchen wurde durch SO_4'' (aber auch PO_4''' und J', nicht durch NaCl) herabgesetzt, ohne daß sich eine Erniedrigung des Blutspiegels bemerkbar machte[4442]. Vielleicht haben wir hier eine zwangsläufige osmotische Rückresorption vor uns wie gegenüber Chlorid, aber wir haben im Kapitel Ausscheidung durchaus eine direkte Beeinflussung der rückresorbierenden Harnkanälchen für wahrscheinlich gehalten.

Dieser noch physiologisch zu deutende Effekt geht in pathologische Veränderung über, wenn man versucht, durch Infusion von hypertonischem Na_2SO_4 das Cl aus dem Blut zu verdrängen. Von einem gewissen Punkt an kommt es zu einer starken Hypertonie im Blut, weil die Niere nicht mehr regulieren kann. Bei solcher Infusion fand sich in den Nieren ein weiter Zwischenraum zwischen den Kapillaren der Glomeruli und der Bowmannschen Kapsel, die Tubuli-Zellen zeigten einen leichten Grad von Degeneration (GOUDSMITH, POWER und BOLLMANN[2941]). Diese Befunde am Hunde entsprechen den Resultaten an Kaninchen von DA VAL[2476], der in den Nieren neben Hyperämie vacuoläre Degeneration der Tubuli contorti fand, allerdings ohne daß dadurch der Tod erklärbar würde. Bei $3^1/_2$—4 Wochen lang fortgesetzten täglichen Injektionen von 5 ccm 7% oder 25% Lösung von Na_2SO_4 an Kaninchen fand sich, daß zunehmend mit der Konzentration der Lösung die Größe der Glomeruli zunahm. Harnstoff wirkte noch stärker[4443].

Bei Prüfung des Verhaltens isolierter Nierenstückchen in isotonischen Salzlösungen fand sich, daß SO_4'' schrumpfend wirkte, PO_4''' nicht. $NO_3' > Cl'$ wirkte etwas quellend[4444].

f) Persulfat. Persulfat verursachte bei einem Vergiftungsverlauf, der mehr als 4 Stunden in Anspruch nahm, nephritische Veränderungen (DA VAL[2476]).

g) Thiosulfat. Thiosulfat verursachte an Hunden in Menge von 0,16 g/kg subcutan Diurese, ebenso bei intravenöser Gabe. Die Diurese war stärker als einer Salzdiurese entsprechen würde (LEBDUSKA[4432]). Über die Ungiftigkeit berichten GILMAN und Mitarbeiter[4444, I].

h) Tetrathionat. ($Na_2S_4O_6$). Einige Stunden nach der Injektion von 0,1 bis 0,21 g/kg kam es bei Kaninchen zur Oligurie, Eiweiß und Zylinder traten auf. Es war eine akute Nephrosis entstanden. In den Glomeruluskapseln wurde ein Eiweißexsudat gesehen (CACCIAVILLANI[2488]). In den Versuchen von PHILIPS, GILMAN, KOELLE und ALLAN[277, V] verursachten 100 mg/kg $Na_2S_4O_6 \cdot 2\,H_2O$ sicheren Tod mit totaler Anurie bei Hunden und Kaninchen. Minimal letale Dosen führten zu einer raschen degenerativen Läsion der proximalen tubuli. Schon in 30—60 Minuten war die Anurie vollkommen. Die nekrotischen Massen der Epithelien verstopften die Lumina völlig. Die tubuli der Nieren waren gefüllt mit Primärharn, so daß das Trockengewicht 30 Minuten nach der Vergiftung von Kaninchen 14,6—16% betrug, während die vorher entfernten, noch gesunden Nieren der anderen Seite mit 21,5—22,5% gemessen wurden.

Da das Tetrathionat auf Sulfhydrylgruppen einwirkt, also ähnliche Eigenschaften hat wie Sublimat, wurde in dieser Richtung der Mechanismus der Einwirkung auf die Nieren gesucht, und es fand sich auch eine Abnahme der Succinoxydase. Aber genau so fand sich eine Störung der Cytochromoxydase, und das

[4441] FEE, A. R.: J. Physiol. **67**, 14 (1929), Rona **50**, 566.
[4442] CONVAY, E. J.: J. of Physiol. **58**, 234 (1923), Rona **26**, 210.
[4443] WICHERT, M., JAKOWLEWA, A. u. POSPELOFF, S.: Z. exp. Med. **44**, 168 (1924), Rona **80**, 762.
[4444] v. FARKAS, G. u. v. BORBELY, F.: Z. exp. Med. **70**, 720, (1930), Rona **56**, 749.
[4444, I] GILMAN, H., PHILIPS, F. S. u. KEOLLE, E. S.: Amer. J. Physiol. **146**, 348 (1943).

wurde mit Recht für ein Zeichen gehalten, daß damit nur das Vorliegen einer Gewebsnekrose und nicht mehr demonstriert werde. Eine Wirkung auf die Bauchspeicheldrüse kam nicht zur Beobachtung, während Alloxan, das auch mit -SH reagiert, dort einwirkt. Die Wirkung des Tetrathionat auf die Niere ist in verschiedener Hinsicht von der auf die Pankreas unterschieden. Die Nierenzellen sind auch für solche Ionen permeabel, die in andere Zellen nicht einzudringen vermögen. Weiterhin findet in den Harnwegen eine Konzentrierung statt. GOFFART und FISCHER[2491, II] fanden, daß Tetrathionat in der ersten halben Stunde nach Gabe in der hohen Dosis von 1 g/kg stark konzentriert wurde, d. h. in der Zeit, als noch kein Ödem die Epithelien zur völligen Anurie geführt hatte. Die Schädigung hat ihren ersten Prädelictionsort da, wo Wasser resorbiert wird und die Konzentration von S_2O_6'' ansteigen muß. Der Verlust an Sulfhydrylgruppen war weitestgehend, der an reduziertem Glutathion stieg bis 77 %.

i) Ferrocyanid. .Ein Patient, der 2,8 g $Na_4Fe(CN)_6$ = 20 mg/kg intravenös erhalten hatte, zeigte bald darauf eine deutliche Albuminurie, begleitet von granulierten Zylindern, Leukocyten, Epithelien und gelegentlich Erythrocyten. Die Erythrocyten verschwanden rasch, Eiweiß und Leukocyten erst in 14 Tagen. Andere Patienten, die zum Teil größere Mengen erhalten hatten, zeigten eine Schädigung viel geringeren Grades oder gar nicht. Bei Kaninchen und Hunden war dergleichen nie zur Beobachtung gekommen (MILLER und WINKLER[3763]). Bei Gabe von 0,25 g in 10 ccm Aq. ·dest. an 145 Patienten reagierte einer mit Anurie von 8 Stunden, ein weiterer völlig gesunder Mensch mit Hämaturie für 3 Stunden. Nach dieser Zeit wurde der Urin normal in jeder Hinsicht (PLOTZ und ROTHENBERGER[4244]).

k) Phosphat. Bei der Zufuhr von Phosphaten wird die Acidität neben dem PO_4''' selbst zu beachten sein. Es brauchen z. B. nach Gabe von KH_2PO_4 durchaus keine Veränderungen im Blut nachweisbar zu sein, und trotzdem wird der Urin sauer[4445]. Wir haben diese Verhältnisse schon teilweise bei den Ausscheidungsvorgängen dargestellt. Aber abgesehen von der Acidität wird man nach dem Auftreten von pathologischen Harnbestandteilen und nach einer Änderung der Nierenfunktion fahnden. So steht die Ca''-Ausscheidung mit der von Phosphat in Korrelation, aber sicher bedingt durch die analogen Verhältnisse im Serum.

Bei täglichen, 4 Wochen lang wiederholten Gaben von NaH_2PO_4 in der Menge, von 0,4 bis 3,0 g an 4 Kaninchen und 0,2—4,0 g an 5 Meerschweinchen fand HINSBERG[2463], abgesehen von Lipoiden, keine Erscheinungen im Urin, bei Tötung auf der Höhe der Phosphatwirkung wurde gelegentlich eine trübe Schwellung der Nieren gesehen.

Bei Gabe großer Mengen (31 E/kg) von Parathormon an Hunde kam es nach einer anfänglichen Steigerung der P-Ausscheidung zu einer Verminderung mit Anstieg von PO_4''' im Blutplasma. Gleichzeitig war die Ausscheidung von Stickstoff vermindert und die von Ammoniak, trotz Anstieg der Urinacidität von 6,8 auf 5,8, nicht vermehrt. Dagegen stieg das Urinvolumen und die Cl'-Ausscheidung. Es handelte sich um eine Nierenschädigung (LOGAN[3828]); wahrscheinlich ist, daß sie durch das PO_4''' hervorgerufen wurde. Denn durch Phosphat in größeren Dosen wird meist eine Nierenschädigung verursacht, wie öfters berichtet wurde. Beide Faktoren können jedoch aus einem Gesichtspunkt erklärt werden, da nach unserer Deduktion über den Ort der NH_4'-Bildung diese und die Rückresorption von Cl' in den abführenden Wegen des Nephrons lokalisiert, zur Erhaltung des Prinzips der Elektroneutralität bei der Permeation beitragen (O. und L. EICHLER[2369, I]).

[4445] BRESSFIELD, C. R. u. BEHRMANN, V. S.: Amer. J. Physiol. **119**, 276 (1937).

ADDIS, MEYERS und BAYER[4464] sahen bei Kaninchen häufig Eiweiß im Urin, und OSSER[2467] berichtete nach einmaliger Injektion bei Kaninchen nephrotische Veränderungen. Auch HIRSCH[4447] sah bei Versuchen an Tieren Eiweiß und Zylinder im Harn. Die Nierenepithelien schwollen zuerst, später wurden sie nekrotisch. Vielfach erschienen Verfettungen. Die Dosis des primären Salzes war aber so hoch getrieben, daß die Tiere mit einer Alkalireserve von 12 und 27 zugrunde gingen. Bei geeigneten Diäten konnten Kalkablagerungen in der Niere erzielt werden (DREYFUSS[4152]), doch war dazu längere Darreichung notwendig.

Die ausführlichsten Versuche wurden an Ratten vorgenommen. Bei einmaliger Zufuhr von 2—5 ccm einer 20 % Lösung NaH_2PO_4 subcutan oder intraperitoneal an 38 Ratten im Gewicht von 130—420 g wurden nach einem Stadium der Krankheit — man wird es vielleicht subtetanisch nennen, da die Tiere, abgesehen von heftiger Atmung für 2 Stunden keine Krämpfe zeigten — aber nur bei 5—6 Ratten Nierenschädigungen beobachtet mit Schwellung und Vakuolisierung der ersten tubuli contorti, nur bei 3 Tieren traten regelrechte Nekrosen auf.

Die Zellen setzen sich zusammen aus einem Teil mit Bürstensaum (Mitochondrien) und einem freien Teil. In diesem Teil spielten sich die pathologischen Veränderungen ab. Durch Zerfall wurden die Tubuli im Lumen größer, das zerfallende Material backte später zusammen und verkalkte, so daß beide Prozesse auf diese Weise zusammenhingen. Niemals wurden Nekrosen der Terminalsegmente der ersten tubuli contorti beobachtet. Der Bürstensaum an dieser Stelle sei auch in der Norm weniger regelmäßig, was zu Mißdeutungen führen könne (DUGUID[2462]).

Wurde eine Diät mit 5 % NaH_2PO_4 3—4 Wochen verabreicht, dann entwickelte sich eine regelrechte tubuläre Nephritis, besonders wenn man große Mengen Vitamin D (200000—40000 E) gleichzeitig gab. Auch wenn die Fütterung nach einer Zeit sistiert wurde, entwickelte sich der Nierenprozeß weiter. Anfangs nur tubulär, wurde er später glomerulär, und es zeigten sich arterielle Schädigungen wie bei der menschlichen chronischen Nephritis, wobei sogar die Herzhypertrophie häufig zur Beobachtung kam. In den schwersten Fällen degenerierten sogar die Glomeruli hyalin, ebenso die Arteriolen (DUGUID[2462]).

McKAY und OLIVER[4448] verabreichten 9 verschiedene Diäten mit einer Grundkost aus 17,2 % Protein, 25,1 % Fett, 42,7 % Kohlenhydrate, 6,3 % Wasser, 3,4 % Cellulose und 10 % Agar-Agar, der durch Salz ersetzt wurde. Es wurde Wert darauf gelegt, ob saure Salze oder alkalische irgendwie sich unterschieden, aber es wurde kein Unterschied beobachtet, obwohl die Zahl der Tiere mit 18 bis 25 Ratten pro Diät zu einem Urteil hätte ausreichen müssen.

An der Niere wurde eine Vergrößerung des Gewichts beobachtet, zunehmend mit der Phosphatdosierung. Die Zunahme, geprüft an 24 (18) Tieren, erfolgte auf das Doppelte ohne Unterschied, ob NaH_2PO_4 oder Na_2HPO_4 gegeben wurde (siehe dazu [5067, 5068]).

Die Farbe war gräulich, die Oberfläche teilweise gesprenkelt oder gar granulär, die Konsistenz härter, bedingt wohl durch histologische Fibrosis, die von Rundzelleninfiltrationen begleitet war.

Die früheste Läsion fand sich bei 10 % Na_2HPO_4 nach 1 Tag, aber im allgemeinen erst später. Am 3. Tage zeigten sich schon Verkalkungen, besonders in der äußersten Zone der Medulla mit gleichzeitigen Degenerationen. Dann zog die Degeneration weiter in die Rinde hinein, so daß sie schmaler erschien. Wert wurde auf die Lokalisation der ersten sonst nicht üblichen Erscheinungen im äußersten Ende der proximalen tubuli gelegt, ein Befund, der von DUGUID,

[4446] BOLLIGER, A.: J. biol. Chem. 78, LXXIV (1928), Rona 47, 125.
[4447] HIRSCH, E. F.: Arch. of internat. med. 81, 862 (1923), Rona 22, 269.
[4448] McKAY, E. M. u. OLIVER, J.: J. exp. Med. 61, 319 (1935). Rona 87, 80.

wie wir oben sahen, nicht erhoben werden konnte. Die hier beobachteten Veränderungen hatten eigentlich schon am 3. Tage ihr volles Ausmaß erreicht, bildeten sich aber nach Absetzen des Phosphats nicht so bald zurück. Die Regeneration führte zu ganz unregelmäßigen Zellen. Merkwürdig ist, daß intraperitoneale Injektion derselben Phosphatdosis nur zu vorübergehender Schwellung führte.

GOUGH, DUGUID und DAVIES[3829] verabreichten eine Grunddiät aus 30 Teilen Kartoffeln und 70 Teilen Brot. Dazu wurden erstens 5% NaH_2PO_4, zweitens 13,8% Na_3PO_4, teilweise mit 20000 E Vitamin D täglich zugefügt. Ca··-Gehalt betrug $< 0,05\%$, $P > 1\%$.

Die Stärke der Veränderungen wurde an dem Ca··-Gehalt der Nieren kontrolliert, der sich folgendermaßen verhielt (im Durchschnitt von je 6 Tieren, mit Vitamin-D-Zulage je 12 und 9 Tiere):

Tabelle 336.

	Ca··	P	Bemerkungen
Diät I	0,55 mg	0,45 mμ	Verkalkungen schwach, gelegentlich Nephrose
„ I + Vit. D .	4,89	3,03	hier stärkste Nephrose, Verkalkung
„ II	1,49	0,43	Verkalkung vorhanden, keine Nephrose
„ II + Vit. D .	2,06	1,35	Nephrose, gelegentlich Verkalkungen

Ohne Vitamin D waren die Veränderungen also gering, mit D aber sehr stark betont.

Während die großen Phosphatgaben zu nephrotischen Veränderungen führten, wurde von BOLLIGER[4446] berichtet, daß durch Phosphatgaben die interstitielle Nephritis von Hunden auf Röntgenbestrahlung günstig beeinflußt wurde. Dosis 420—470 mg P 1—3mal wöchentlich intravenös.

l) Phosphit. Bei tödlicher Vergiftung von Meerschweinchen wurde außer starker Blutfüllung in den Glomerulis nur von vereinzelten Blutaustritten in der Nierenrinde berichtet (ENGEL[2432]).

m) Fluorid. Bei intravenöser Injektion von 10—70 mg CaF_2 in halbkolloidaler Lösung fand sich beim Menschen eine Diurese mit gleichzeitiger Verminderung der Phosphatausscheidung (SIMONIN und PIERRON[4174]).

Bei akuter Vergiftung bestand das einzige Symptom in Kongestion und Ödem der Nieren, vielleicht gelegentlich mit Hämorrhagien verbunden (COSTANTINI[2497]). Dasselbe wurde in den Versuchen von MACHLE, THAMANN, KILZMILLER und CHOLAK[2524] nach Einatmung von Fluorwasserstoffnebeln bei Meerschweinchen und Kaninchen beobachtet. Wenn z. B. Meerschweinchen längere Zeit überlebten und erst nach Wochen oder gar Monaten starben, dann wurden bei 54% der Tiere fettige Degenerationen beobachtet. Degenerationen der Tubuli, die schon normal vorkamen, waren schwerer und ausgedehnter, ebenso die glomerulären Exsudaten.

n) Cyanat hatte bei Ratten eine diuretische Wirkung[4448, I].

XIII. Wirkungen auf den Stoffwechsel und innere Sekretion.

In vielen Punkten sind Vorgänge im Stoffwechsel nicht von Betrachtungen zu trennen, die wir bei Verteilung oder Ausscheidung oder auch bei der Funktion spezieller Organe behandeln mußten. Die Einfügung des Phosphats

---

[4448, I] SCHÜTZ, F.: Brit. J. Pharmacol. 1, 186 (1946), zit. nach HOLTHAM u. SCHÜTZ[441, IV].

in den Stoffwechsel der Fette, mit dem wir in seiner ganzen Bedeutung erst durch die Anwendung markierten radioaktiven Phosphats bekannt wurden, hat in entsprechender Umgebung seinen Platz gefunden (S. 571—597). Daß die Beziehungen der Sulfatausscheidung zu der Abgabe von Chlorid und Wasser usw. entsprechend untergebracht wurden, ist selbstverständlich. Hier handelt es sich mehr um eine Nachlese und zugleich um eine Einleitung in die letzten Kapitel, die sich mit chronischen Einwirkungen oder Mangel von Cl', PO_4''' und F' befassen sollen; Übergänge und Überschneidungen sind nicht zu vermeiden.

1. Chlorid-Hypertonische Lösungen.

a) Mineralstoffwechsel. Wenn große Dosen NaCl zur Injektion kommen, erfolgen zwangsläufig Verschiebungen des Gehalts der anderen Ionen im Plasma, So konnten 2 Tage nach einer Gabe von etwa 0,75 g/kg NaCl noch folgende Änderungen im Plasma registriert werden (nach MELLI und TASSO[2534]) in mg%:

Tabelle 337.

Ion	$Na^{\cdot}$			$K^{\cdot}$			$Ca^{\cdot\cdot}$		
vorher .	302	297	312	29	25	21	10	9,5	9
nachher .	312	314	328	33	29,2	26	11,9	11,9	11,2

Anscheinend liegt eine Regulation vor, die zur Erhöhung sämtlicher Ionen führte. Nach 0,36 g/kg wurden weder bei $Ca^{\cdot\cdot}$, noch $Mg^{\cdot\cdot}$ oder PO_4''' bis zu 4 Stunden nach der Gabe Veränderungen gemerkt (BROOKFIELD[2871]). Die Veränderungen 1 Stunde nach einer einzigen großen Gabe an Kaninchen zeigt folgende Zahlenreihe (nach CHAHOVITCH und VICHNJITSCH[3203]):

Tabelle 338.

Gewicht in kg	Dosis			P	$Ca^{\cdot\cdot}$	$K^{\cdot}$
1,63	20 ccm	15%	NaCl	6,58	12.2	15,0
1,65	20 ,,	20%	,,	3,66	12.6	16,3
1,65	20 ,,	25%	,,	6,04	11,04	19,88
1,95	20 ,,	30%	,,	7,25	13.0	27,69

Wurde Ratten 1.5% NaCl zu trinken gegeben, dann war neben einem verstärkten Ansatz von Cl' ein solcher von $Mg^{\cdot\cdot}$ und eine Abnahme des PO_4''' vorhanden, während 0,4% NaCl zur Ausschwemmung von Sulfat führte (HELLER und HADDAD[3610]). Nach peroraler Gabe von NaCl soll sich die $Ca^{\cdot\cdot}$-Ausnutzung bei Kaninchen verbessern, ebenso nach intravenösen Injektionen[4449].

Bei der letzten Tabelle sehen wir 2 Punkte, die ins Auge fallen: das erste ist der Anstieg des Phosphats im Blut, vor allem aber die Zunahme des $K^{\cdot}$. In anderen Versuchen[4458] war die Wirkung nicht so ausgesprochen (höchstens 2 mg%). Eine Zunahme der Ausscheidung im Urin wurde in unseren Versuchen[4450] an Fröschen in den ersten Stunden nach NaCl-Injektionen und bei jeder Aufregung, z. B. schon durch Belichtung gefunden, und VOLLMER[2431] fand dasselbe nach Coffeininjektionen. Jedenfalls weist diese Veränderung auf einen Angriffspunkt am Muskel hin, ebenso die Zunahme der anorganischen Phosphorsäure[4451].

[4449] BECKA, J.: C. 1936 II, 4025. Dosis und Zahl der Tiere nicht ersichtlich. Periode von 10 Tagen.

[4450] EICHLER, O. u. L.: Naunyn-Schmiedebergs Arch. 199, 4 (1942).

[4451] BEHRENS, B.: Naunyn-Schmiedebergs Arch. 128, 104 (1928). (Pharmakologenkongreß 1927.)

Wie in den obigen Befunden eine Erhöhung des Gehaltes irgendeiner anorganischen Substanz im Blutplasma konform geht mit einer Ausscheidung im Harn, so kann man umgekehrt mit aller gebotenen Vorsicht aus einer erhöhten Ausscheidung auf eine vorhergehende Erhöhung im Gehalt des Plasmas schließen. Natürlich muß der Anstieg nicht groß sein besonders bei Ionen, die leicht ausgeschieden werden, wie z. B. $K^{\cdot}$, aber eine Beziehung zu funktionellen Änderungen wird wenigstens qualitativ gegeben sein.

Eine Mobilisierung aus dem Gewebe muß jedenfalls stattgefunden haben, und für diesen Vorgang werden die Befunde im Urin ein empfindlicheres Reagens darstellen als Änderungen in der Konzentration des Blutes, da sich im Urin — entsprechend einem Zeitintegral — die kleinen Steigerungen im Plasma addieren. In diesem Sinne lassen sich unsere (EICHLER[2441, 1]) zahlreichen Analysen an Fröschen auswerten.

In diesen Versuchen erhielten 3 Gruppen von je 60 Fröschen 10 mMol/kg (0.585 g/kg) NaCl in 2 m, m/1 oder m/2 Konzentration in den Lymphsack. Die Ausscheidung wurde in kurzen Intervallen insgesamt bis 77 Stunden nach der Injektion auf $Na^{\cdot}$, Cl', $K^{\cdot}$, $Mg^{\cdot\cdot}$, $Ca^{\cdot\cdot}$, PO_4''' kontrolliert. Von den angeführten Ionen haben wir über $Na^{\cdot}$ und Cl' an gegebener Stelle schon berichtet und beschränken uns auf die 4 anderen Substanzen.

Die Durchschnitte aller 3 Versuche geben wir auf S. 831 wieder und wollen jetzt nur über die Unterschiede der 3 verschiedenen Konzentrationen berichten.

In den ersten Stunden fiel eine vermehrte Ausscheidung von $K^{\cdot}$ auf, die um so stärker ist, je konzentrierter die verabfolgte Lösung war. Diese Abgabe wird als lokale Schädigung vor allem der Bauchmuskeln aufzufassen sein, die von den konzentrierten Lösungen noch vor ihrer Verdünnung durch die Flüssigkeiten des Organismus umspült wurden. Dieser Vorgang müßte begleitet sein von einer entsprechenden Ausscheidung von Phosphat. Das gilt aber nur sehr bedingt und nicht in der erwarteten Reihenfolge der Schädigung. Daß eine Verzögerung gegenüber der $K^{\cdot}$-Ausscheidung erfolgt, ist nichts Ungewöhnliches, wir haben das bei den Arbeitsversuchen mit Phosphat erwähnt. Aber die Ausscheidung von P ist darüber hinaus rasch bei m/2 NaCl, etwas verzögert bei der 2 m NaCl und kaum angedeutet bei der m/1 Lösung, und in dieser Reihenfolge ist auch die Gesamtausscheidung am Ende der 77 Stunden zu ordnen. Es gab also keine fortschreitende Abhängigkeit mit der Konzentration und mit der $K^{\cdot}$-Abgabe.

Nach FENN[4452] muß man bei Erregung des Muskels mit einer Abgabe von $Mg^{\cdot\cdot}$, wenn auch gegenüber $K^{\cdot}$ in nur geringer Menge rechnen. In unseren Versuchen finden wir keine Parallelität. Obwohl schon in der ersten Beobachtungsperiode von 4 Stunden die Ausscheidung gegenüber der Norm bei allen Konzentrationen (m/2 > m/1 > 2 m) stark über die Norm erhöht ist, steigen die erhaltenen Werte noch weiter, um erst in der zweiten Hälfte des Versuchs allmählich zu sinken.

In gleicher Weise haben wir das Verhalten von $Ca^{\cdot\cdot}$ zu beschreiben. $Ca^{\cdot\cdot}$ und $Mg^{\cdot\cdot}$ sind die Ionen, die gegenüber der vorher bestimmten Normalausscheidung um das Vielfache gesteigerte Werte aufweisen. Bei $K^{\cdot}$ findet man das nur am Anfang und etwas angedeutet gegen das Ende des Versuchs. Bei P eindeutig vor allem in den letzten Versuchsperioden.

Es wurde der Versuch einer weiteren Auswertung der Befunde vorgenommen, um einen Einblick über Herkunft der Ionen und Sinn ihrer Mobilisierung zu erhalten. Der Gedankengang basierte auf dem vorwiegenden Angriff des NaCl am Muskel. Wenn Muskelsubstanz durch die Giftwirkung verlorenging,

---

[4452] FENN, W. O.: Physiolog. rev. **16**, 450 (1936).

mußten ihre Bestandteile in denselben Proportionen im Urin erscheinen, wie sie im Muskel vorliegen. Als Grundlage wurden die Analysen von FENN[4452] und als Bezugsion das am leichtesten mobilisierbare K' gewählt. Durch Bildung des Quotienten Ca/P wurde versucht, in die Beteiligung des Skelettsystems einen Einblick zu erhalten. Aus den so angestellten Rechnungen, die wir hier nicht wiederholen wollen, steht vor allem die Mobilisierung von Ca und Mg im Vordergrund. Ca" stammt fast ganz aus den Knochen, ohne daß aber PO_4''' in gleicher Proportion frei wird. Dessen Quelle ist im Gegenteil, besonders in den letzten Versuchsperioden, d. h. am 3. Tage, im Muskel zu suchen. Umgekehrt kann Mg" nicht aus dem Muskel stammen und ebensowenig aus dem Knochen, wenn man die Proportion des Ca" und Mg" im Skelett des Frosches zur Grundlage annimmt.

Die Mobilisierung von Ca" aus dem Skelett ist leicht durch die sich entwickelnde Acidose zu erklären. Um aber in dem Auftreten von Mg" einen funktionellen Sinn zu ergründen, wurde der Quotient $\dfrac{K^{\cdot}}{Ca^{\cdot\cdot} + Mg^{\cdot\cdot}}$ gebildet, dessen Steigen die Tendenz zur Tetanie und Starre, dessen Sinken eine beruhigende Wirkung auf Zentralnervensystem und Muskel ergeben kann. Dieser Quotient war gerade dann am niedrigsten, wenn nach dem allgemeinen Vergiftungsverlauf die Krankheitssymptome einsetzen. Sein Sinken kann also mit gutem Recht als ein Versuch der Regulation aufgefaßt werden, wie er auch nach langdauernder fortgesetzter Belichtung schließlich sank.

Daß Regulationen dieser Art bei fortgesetzter Abgabe der regulierenden Substanzen im Urin sich schließlich erschöpfen, zeigen die Analysen des Endzustandes der Frösche. Wurden die bis zum Ende des Versuchs von 77 Stunden ausgeschiedenen Substanzen in Beziehung gesetzt zu den im Organismus des Frosches nach eigenen Analysen vorhandenen Mineralien, dann fanden sich die auf folgender Tabelle angegebenen Werte (als $^0/_0$):

Tabelle 339.

Lösung	Mg"	P	Ca"	K'	Na'
2 molar . .	4.19	0.38	0.27	2.90	+5.96
1 ,, . .	3.78	0.29	0.22	2.77	+4.45
$^1/_2$,, . .	4.26	0.39	0.29	2.49	÷ 1.72
Durchschnitt	4.08	0.35	0.26	2.65	+4.03

Ersichtlich ist auf dieser Tabelle der beträchtliche Verlust von K', während die Bestände an P und Ca" nur wenig geschmälert wurden. Den größten Verlust zeigt aber das Mg", während Na' noch nicht restlos ausgeschieden wurde. Wenn wir diesen Mg"-Verlust vermehrt denken bei höherer Dosierung von NaCl, wird hier ein schwacher Punkt der angenommenen Regulation liegen müssen. Da Mg" darin auf die Nervenendplatte einwirkt, wird sich vielleicht darin die Tendenz zum Muskelflimmern nach NaCl-Vergiftung erklären.

b) Alkalireserve. Wichtig ist in diesem Zusammenhang das Verhalten der Alkalireserve. Nach Infusion von 20—25 ccm 0,9 $^0/_0$ NaCl an 3 Kaninchen kam es gleichzeitig mit einer geringfügigen Temperatursteigerung von 0,4° nach $^1/_2$ Stunde zu einer Steigerung der Alkalireserve von 5—8 Vol$^0/_0$[4454]. Dieser Befund ist einzigartig, da wir aus den Befunden von BEHRENS[4451] wissen, daß bei höheren Dosen immer eine acidotische Stoffwechsellage zustande kommt, die sich nicht nur in Verminderung der Alkalireserve im Blut, sondern auch in einer Aciditätszunahme des Urins dokumentierte, so daß also eine bevorzugte Ausscheidung von Na· im Urin als Grund nicht in Frage kommt. Bei unseren Froschversuchen (EICHLER[2441, I]) fand sich sogar eine bevorzugte Ausscheidung von Cl′, wenigstens an dem ersten Tage der NaCl-Gabe.

Allerdings war die Summe der Kationen, bei denen außer Na· noch K·, Ca·· und Mg·· Berücksichtigung fand, größer als die der Anionen Cl′ und PO_4‴, und zwar während der ganzen Versuchsdauer von 77 Stunden. Über die Acidität des Harns ist dabei nichts ausgesagt. Auch in den Normalversuchen[4450] fand sich eine überlegene Ausscheidung der Kationen.

HASTINGS und EICHELBERGER[4457, I] fanden bei Hunden schon die Andeutung einer Acidose bei 0,07 g/kg NaCl (dagegen [4457, II]). ODAIRA[4453] gab seinen Tieren 10 ccm/kg Körpergewicht in 6 Minuten. 0,85% hatte keine Wirkung, 5% NaCl senkte die Alkalireserve um 5 Vol% mit Rückkehr zur Norm in $^1/_2$ Stunde, 10% NaCl senkte um 7—13%, und nach 1 Stunde war der Ausgangspunkt erreicht. Diese Tiere waren teilweise kollabiert und zeigten eine Senkung der Körpertemperatur um 2—$2^1/_2°$, während LIPSCHITZ[2925, 4455] nach 1 g/kg NaCl subcutan eine Abnahme der Alkalireserve und gleichzeitig Temperatursteigerung sah, so daß also diese nicht ätiologisch zusammenhängen.

Versuche am Menschen[4456] zeigten das Eingreifen der vorherigen Diät. Es wurde die Wirkung von 7,9 g NaCl in 300 ccm Wasser bei peroraler Verabfolgung untersucht. Saure und alkalische Vordiät hatten keine prinzipielle Bedeutung. War die Diät an sich salzreich (+ 15 g NaCl täglich) — vielleicht sind die Perioden von 3 Tagen etwas kurz für diese Messung — dann war die Alkalireserve um 2 Vol% höher. Durch zusätzliche NaCl-Gabe wurde sie gesenkt, stärker bei saurer oder basischer Diät, während bei NaCl-armer Diät keine Beeinflussung erfolgte. Eine Verminderung der Alkalireserve war bei Säuglingen zu beobachten, die zu einer normalen Kost NaCl-Zulage erhielten. Die Reaktion des Urins wurde nach der alkalischen Seite verschoben[4457].

Die Tatsache, daß bei einer genügend großen Dosis NaCl eine Verminderung der Alkalireserve sich bemerkbar macht, scheint genügend gesichert. Versuche von BEHRENS[4452] zeigten, daß eine Verschiebung der Ionen als Ursache nicht für die Wirkung in Frage kommt wie etwa beim Kochsalzfieber, denn wenn die Salze der Ringerlösung in äquilibrierter Menge, aber stärkerer Konzentration angewandt wurden, ließ sich die Acidose nicht vermeiden.

Der erste Gedanke über die Ursache war, nach der Abgabe von Säuren aus dem Gewebe zu fahnden. BEHRENS[4452] hatte eine geringe Vermehrung der anorganischen Phosphorsäure gefunden, aber die Ketonkörper schienen unverändert zu sein. Jedenfalls sind die Äquivalente nicht ausreichend. Die *Milchsäure* als Ursache anzunehmen lag nahe. Versuche an Fröschen (EICHLER[967]) hatten gezeigt, daß Injektion von hypertonischer NaCl-Lösung in den Brustlymphsack zu einer beträchtlichen Vermehrung der Milchsäure in den Mm. Gastrocnemii führt. Diese Erhöhung klang in etwa 6—7 Stunden, bei Winterfröschen aber in 4—5 Stunden ab und wurde nicht auf eine direkte Einwirkung von NaCl auf die unter-

[4453] ODAIRA, T.: Tohoku J. exp. med. 4, 523 (1924), Rona 26, 438.
[4454] FUJIMAKI, Y.: Naunyn-Schmiedebergs Arch. 103, 178 (1924), Rona 30, 592.
[4455] LIPSCHITZ, W.: Arch. internat. Pharmacodyn. 53, 187 (1936), Rona 98, 246.
[4456] GLATZEL, H. u. SCHMITT, F.: Z. exp. Med. 94, 370 (1934), Rona 85, 108.
[4457] SCHOENTHAL, L. u. MORTON, M.: Amer. J. dis. Childr. 37, 244 (1929), Rona 51, 72.
[4457, I] HASTINGS, A. B. u. EICHELBERGER, L.: J. biol. Chem. 117, 73 (1937).
[4457, II] CIMINO, S.: Ann. ital. Chir. 19, 649 (1940), Rona 123, 384. Mit 5 ccm 20% NaCl bei Hunden keine Verminderung der Alkalireserve, auch nicht bei folgender Narkose über deren Eigenwirkung hinaus. Nach 15 ccm 20% Glucose wurde das beobachtet.
[4458] HUDOFFSKY, B., MALORNY, G. u. NETTER, H.: Pflügers Arch. 243, 388 (1940).
[4459] OHARA, M.: Jap. J. med. Sci. IV. Pharmacol. 5, 17 (1931), Rona 66, 258.
[4460] OHARA, M.: Mitt. med. Acad. Kioto 8, 137 (1933), Rona 74, 692.
[4461] HALDI, J.: Amer. J. Physiol. 105, 43 (1933), Rona 75, 743.

suchten Muskeln zurückgeführt, sondern auf einen Transport der Milchsäure auf dem Blutwege aus den der stark hypertonischen Lösung anliegenden und sichtlich stark geschädigten Muskeln des Rumpfes — besonders des Bauches — wie auch bei Krämpfen mit Cardiazol der nicht aktive, denervierte Muskel einen erhöhten Milchsäuregehalt besaß. Dafür, daß dieser Effekt maßgeblich war, sprach auch die Tatsache, daß das Maximum der Konzentration schon fast nach 15 Minuten und endgültig nach 1 Stunde erreicht war und von da aus konstant sank, während die Erkrankung bei den Fröschen selbst erst viel später, etwa nach 20—28 Stunden ihren Höhepunkt erreichte.

In den Versuchen an Winterfröschen zeigte sich nach 14—16 Stunden ein sekundärer kleiner Anstieg. Die Milchsäurebildung, die sich beim Kaninchen auch im Blute bemerkbar machte, reichte für die Erklärung des Effektes, wie ein eigener orientierender Versuch zeigte, nicht aus[4461, I].

Bei Gabe von 0,6 g/kg NH_4Cl an Kaninchen wurde schon durch die bekannte Umwandlung des NH_4' in Harnstoff eine Acidose erzielt; diese wurde noch verstärkt, weil zugleich neben einer Hyperglykämie eine Milchsäurebildung stattfand. Bei Zufuhr verschiedener Ammonsalze zeigte sich die stärkste Wirkung beim Chlorid, dann folgte Phosphat (mit etwas Verzögerung) und schließlich Sulfat[4459, 4460].

Man könnte auf einen spezifischen Einfluß des Chlorids schließen, wenn nicht nach Gabe von 20 ccm/kg m/1 $NaHCO_3$ am Hunde derselbe Effekt einträte[4461]. 15—25 Minuten nach einer solchen Gabe getötet, wurde nicht nur im Blut, sondern auch in Niere und Muskel (nicht im Gehirn) eine Erhöhung des Milchsäuregehaltes gefunden. Das macht es verständlich, daß Gaben von $NaHCO_3$ an Kaninchen bei BEHRENS[4452] zwar zur Vermehrung der Alkalireserve führten, nicht aber den Tod der Tiere aufhalten konnten. Hier spielt offenbar der osmotische Druck die maßgebliche Rolle, Milchsäure wird vermehrt gebildet, wie in den eigenen Versuchen.

Die Ursache würde man in verschiedenen Momenten sehen können. Die Milchsäurebildung und Hyperglykämie nach Ammonsalzen war geringer, wenn die Nn. splanchnici durchschnitten waren. Man könnte also eine Adrenalinausschüttung bei dem intakten Tier vermuten. Aber ganz gleich, ob dieser Effekt auftritt, ist auf die Tatsache hinzuweisen, daß die Milchsäurebildung und vielleicht auch die Bildung von Zucker ein Prozeß ist, der dem osmotischen Druck der Umgebung von der Muskelfaser aus das Gleichgewicht halten kann. Während am Anfang ein Wasserverlust aus der Muskelfaser stattfindet mit Zunahme der extracellulären Räume, gewinnt später die Faser wiederum ihr Wasser zurück mit gleichzeitiger Zunahme der intracellulären Räume, obwohl weder eine Wasserzufuhr, noch eine wesentliche Ausscheidung oder eine neue Verteilung den Anlaß dazu gegeben haben können. Hier kann es sich nur um Vorgänge handeln, die geeignet sind, den osmotischen Druck innerhalb der Zelle zu vermehren, wie es nach den thermoelektrischen Messungen von HILL in der Muskelfaser während der Kontraktion stattfindet. Dieser Effekt wurde sowohl in Milchsäurebildung und Glykogenverlust[4462] gesehen und als ein Regulationsvorgang auszulegen versucht. Teilweise war übrigens das Anion (z. B. J') wirksamer als der osmotische Druck. Bei Kaninchen und einigen Katzen wurde eine Erhöhung der Milchsäure nach NaCl im Blut nicht beobachtet, aber in den gleichen Versuchen wurde auch keine Zunahme der extracellulären Räume und keine Abnahme des Wassergehaltes gesehen (NETTER und Mitarbeiter[4458]).

[4461, I] EICHLER, O.: Nicht veröffentlichte Versuche.
[4462] EICHLER, O.: Naunyn-Schmiedebergs Arch. 187, 82 (1936). Verh. d. dtsch. Pharm. Gesell. in Gießen.

Gleichgültig, wie diese Auffassungen und Vorstellungen einzuschätzen sind, interessiert hier die Frage nach der Acidose im Blut, die mit diesen Versuchen wohl einen Ansatz zur Klärung, aber nicht die Klärung selbst erfährt, wenn man nicht die quantitativen Betrachtungen, die allein entscheiden können, vernachlässigen will. Tatsächlich wurde nun die Lösung in ganz anderer Richtung gefunden. Ein erster Ansatz wurde sichtbar bei den Befunden von KAPLANSKI und BOLDIREWA[2665]. Wurden Karauschen 30 Tage lang in $1^1/_2$—$2^0/_0$ NaCl gesetzt, dann zeigte sich, daß das Na· im Muskel teilweise bis aufs Doppelte anstieg, während dasselbe beim Chlorid im Blut eintrat — Na· war in die Muskelfaser gegangen und hatte das Cl', das in die Zellen nicht eindringen konnte, allein zurückgelassen, so daß eine Acidose resultieren mußte, was von den Autoren allerdings nicht beachtet wurde. Und in dieser Richtung wurde von HUDOFFSKY, MALORNY und NETTER[4458] das Problem geklärt. Bei Gabe von NaCl an Kaninchen und Katzen nahm tatsächlich Na· in den Muskelfasern zu, gleichlaufend mit der Acidose, d. h. Verminderung der Alkalireserve im Blut. Gleichgültig ist es für diese Betrachtungen, ob das Na· nach FENNs Auffassung in die Faser selbst eindringt, oder nach NETTER in der oberen Grenzschicht lokalisiert bleibt, die das Na· durch Abnahme der Dielektrizitätskonstante speziell aufnehmen könnte.

Doch muß Wert darauf gelegt werden, daß die Aufnahme von Na· begleitet ist von der Abgabe von K·. Wenn dieses abgegeben wird (wie in eigenen Versuchen an Fröschen), dann wird es in jedem Fall durch die Niere rasch beseitigt, so daß weder eine Aufrechterhaltung der Alkalireserve, noch eine Schädigung z. B. des Herzens eintreten kann. Nach NETTER und Mitarbeitern findet der Austausch dagegen mit H· statt, das wiederum sich im Blut an Eiweißkörper bindet oder zum Abrauchen von CO_2 führt. Diese Effekte bringen es dahin, daß die Abgabe von Na· an die Muskelfaser bzw. die Abnahme des Na· im Blut größer ist als die Abnahme der Alkalireserve, daß der verlangte Effekt die quantitativen Bedingungen reichlich erfüllt. Dazu ist es von besonderer Bedeutung, daß diese Vorgänge in oder an der Muskelfaser das Na· aus dem Blut beseitigen, ohne daß ein osmotisch äquivalentes Ion auftritt, so daß sie also im Sinne der Osmoregulation bei diesen hypertonen Lösungen verlaufen, (beim Kaninchen übrigens stärker als bei der Katze). Wenn man die Symptome der Giftwirkung mit Muskelflimmern bis zur Starre in Betracht zieht, geht die Zweckmäßigkeit des Vorganges noch weiter. Denn durch die Säure wird aus dem Skelett Ca·· mobilisiert, das unmittelbar therapeutisch am Muskel wirken kann (EICHLER[2141, I]).

Wenn auch von NETTER und Mitarbeitern keine Milchsäurebildung beobachtet wurde, so sind solche Wirkungen doch nicht auszuschließen, und vielfache Befunde liegen in dieser Richtung. Eine Beziehung zwischen Milchsäuregehalt (und allerdings Abnahme der Milchsäure) und Na·-Aufnahme während der Reizung wurde von MALORNY und NETTER[4470] mitgeteilt, wenn das Na· über die Resynthese der Milchsäure in der Muskulatur festgehalten wurde.

c) Gasstoffwechsel und Fieber. Nach 0,2—0,4 g NaCl subcutan soll der Sauerstoffverbrauch des Menschen um 4—19$^0/_0$ steigen[4463, 4464], nach 25 g NaCl peroral um rund 15$^0/_0$[4465]. Bei Ratten war physiologische Kochsalzlösung unwirksam, wurde 1 ccm 8$^0/_0$ NaCl-Lösung subcutan injiziert, dann ging die CO_2- und O_2-Abgabe zuerst zurück und dann geringfügig in die Höhe[4466].

[4463] CASTEX, M. R. u. SCHTEINGART, M.: Rev. Soc. argent. Biol. 8. 319 (1932). Rona 69. 706.

[4464] CASTEX, M. R. u. SCHTEINGART, M.: C. rend. Soc. Biol. 111. 400 (1932), Rona 70. 698. 10 Versuchspersonen.

[4465] WALDBOTT, G.: Dtsch. Arch. klin. Med. 143. 325 (1924), Rona 25, 329.

[4466] FUJIMOTO, K.: Mitt. med. Akad. Kioto 9, 467 (1933), Rona 78, 87.

Bekannt ist die Fieberreaktion nach NaCl-Gabe. LIPSCHITZ[2925, 4455] maß $1^{1}/_{4}$ Stunde nach 1 g/kg NaCl subcutan beim Kaninchen im Durchschnitt von 8 Tieren eine Temperatur von 40,4°, die nach $5^{1}/_{2}$ Stunden auf 39,8° zurückgegangen war, also die vorher gemessene Norm von 39,3° noch nicht erreicht hatte. Diese Fiebersteigerung, die zugleich mit einer Stoffwechselsteigerung einherging, trat nicht auf, wenn statt reinen Kochsalzes eine nach Ringer äquilibrierte Lösung Verwendung fand[4467].

Bei Säuglingen wurde auch bei peroraler Gabe von NaCl bei freier Zufuhr von Wasser eine leichte Fieberreaktion beobachtet (SCHOENTHAL und MORTON[4457]). Es soll sich ein Kochsalzanreicherungsfieber und ein Durstkochsalzfieber unterscheiden lassen. Das erste entsteht nach Gabe von 2 g NaCl und mehr in konzentrierter Lösung, innerhalb nicht zu langer Zeit verabreicht. Das Fieber erscheint nach 2—6 Stunden und fällt nach 12—24 Stunden ab. Gelegentlich kam es zu Durchfällen. Das Durstkochsalzfieber entsteht, wenn physiologische und schwächere Lösungen über den Tag verteilt verabreicht werden. Dieses Fieber erscheint nicht so häufig[4468].

Durch Antipyrin und Pyramidon lassen sich diese Fieber gut beeinflussen[4469]. Wenn aber bei Lungenentzündungen reichlich NaCl (15—30 g/Tag) gegeben wird, dann hält sich dagegen das Fieber in geringeren Grenzen (37,2—38,3°) als bei denen ohne NaCl (SUNDERMANN[3654]). Vielleicht spielt an diesem Ausschlag die größere Möglichkeit der Perspiratio eine Rolle. Allerdings zeigte sich in den Versuchen von FINKELSTEIN[4468], daß gerade dann, wenn nach Kochsalz Fieber auftrat, die Perspiratio groß war unter Einsparung an Harnwasser, während ohne Fieber die Perspiratio beschränkt war. Man wird sich fragen, welcher Vorgang der erste ist. Auch das Schwitzen nach Arbeit wurde durch vorherige Kochsalzgabe eingeschränkt (CASSINIS und ADILARDI[4282]). Auf die Bedeutung des Kochsalzes für die Wärmeabgabe durch den Schweiß nach den Arbeiten von LEHMANN und SZAKALL[4283] wurde schon bei der Muskulatur eingegangen.

d) Kohlenhydratstoffwechsel. Beziehungen von NaCl, wenigstens dem Kation des Salzes zum Kohlenhydratstoffwechsel, ergaben sich schon bei Versuchen, in denen während der Reizung des Muskels und der darauffolgenden Milchsäurebeseitigung speziell Na· in die Muskelfaser aufgenommen wurde. Sonst sind 2 Faktoren zu nennen, die genau entgegengesetzt verlaufen, nämlich zu einer Erhöhung oder zu einer Erniedrigung des Blutzuckers führen. Erhöhungen wurden besonders bei großen Dosen hypertoner Salzlösungen gesehen. Bei Gabe von 5, 10 oder 15 ccm einer 20% NaCl-Lösung wurde stets Blutzuckersteigerung bei Kaninchen gesehen, ebenso nach 50 ccm 0,9% NaCl, wenn die Zufuhr intravenös und ohne Entfernung der Nebennieren stattfand. Perorale Zufuhr wirkte nicht ([4472], siehe auch [4471]). Bei Gabe von 5 ccm/kg m/1 und m/2 NaCl wurde keine Veränderung gesehen, während äquimolekulare Mengen von NaBr merkwürdigerweise immer den Blutzucker mit einem Maximum nach $2—2^{1}/_{2}$ Stunden um 32 bis 93 mg% erhöhten[4473].

Ammonsalze $PO_4''' > SO_4'' > Cl'$ führen zur Hyperglykämie und zwar auch nach Exstirpation der Nebennieren, nicht aber nach Durchschneidung der Nn. splanchnici. Na·-Salze waren unwirksam. Mg··-Salze wirksam[4477, 4479]. Nach Injektion 5—10 ccm einer be-

[4467] RIETSCHEL-STRIECK: Tagung der Pharm. Gesell. in Würzburg S. 104 (1927). Naunyn-Schmiedebergs Arch. 1928.
[4468] FINKELSTEIN. H. u. WEIL. E.: Z. Kinderheilkd. 50, 259 (1930). Rona 60, 251.
[4469] FINKELSTEIN. H. u. WEIL, E.: Z. Kinderheilkd. 50, 288 (1930). Rona 60, 252.
[4470] MALORNY. G. u. NETTER, H.: Pflügers Arch. 238, 152 (1937).
[4471] BAUDOUIN: C. rend. Soc. Biol. 128, 1193 (1936).
[4472] MARCONI. F. u. DI MARCO, I.: Fisiol. e. Med. 8, 417 (1937). Rona 107, 102.
[4473] JENTGENS, H.: Biochem. Z. 277, 273 (1935). Rona 88, 448. C. 1935 II, 394.

strahlten 0.9% Lösung von NaCl an 2 kg schwere Kaninchen kam es zur Hyperglykämie. Diese Wirkung sei auf radioaktive Cl'-Isotope zurückzuführen ([4476, I] mit Bemerkung).

Die Literatur über diese Befunde ist groß. Wichtiger ist die Unzahl von Versuchen, die einen genau entgegengesetzten Effekt demonstrieren konnten und eine inverse Beziehung zwischen Blutzucker und Blutchlorid streng dartun zu können glauben. Wenn allerdings beim Kaninchen Glucoselösung in den Peritonealraum injiziert wird, führt eine Resorption der Glucose zu einer Hyperglykämie und der Einstrom von Cl' in die Peritonealflüssigkeit wird den Cl'-Gehalt des Blutes vermindern[4474]. Dieser Effekt ist künstlich und hat mit den hier wesentlichen Faktoren nichts zu tun. Wesentlich ist, daß durch NaCl eine Blutzuckererniedrigung erzielt werden kann auch bei peroraler Gabe. Intravenöse Gabe von NaCl führte plötzlich nur bei starker Hypertonie, nicht aber bei Isotonie zu einer Blutzuckersenkung, hypotone Lösungen wirkten in entgegengesetzter Richtung. Das war auch bei Hunden, die 0.7% NaCl erhielten, zu beobachten, während 0.9% wirkungslos blieb[4476]. Diese den Blutzucker mindernde Wirkung wurde ebenso nach 20 g NaCl peroral gesehen, dauerte beim Diabetiker längere Zeit an und erreichte ein größeres Ausmaß[4475].

Bei Herannahen der diabetischen Acidose zeigt sich eine Hypochlorämie (MEYER-BISCH[4121]). Starkes Absinken des Blutchlorids wird sogar mitverantwortlich dafür gemacht, daß Diabeteskranke sich manchmal refraktär gegen *Insulin* verhalten. Ausreichende Gaben von NaCl mit und ohne Insulin können dann den Blutzucker erniedrigen[4480, 4484]. Bei Vergleich der Wirkung von Insulin auf den Blutzucker nach peroraler Zufuhr von 10 g NaCl in 20—30 ccm Wasser bedeutete es in jedem Falle eine Verstärkung des Insulineffektes. beim Diabetiker war das deutlicher ([4486, I], siehe auch [4486, I]).

20 ccm 15—20% NaCl intravenös führte beim Diabetiker zu einer Senkung des Blutzuckers um 12—43% (Durchschnitt 25%). Die Blutzuckerkurve nach Gabe von Glucose verlief flacher ([4482], siehe dazu [4486, II]). Bei Ratten des Yale-Stammes, die zu einer geringeren Toleranz für Glucose neigten, konnte die Toleranz durch gleichzeitige Injektion mit isotonischer NaCl-Lösung erhöht werden und zwar sowohl beim intakten Tier, als auch nach teilweiser Exstirpation des Pankreas. Als Ursachen werden in Betracht gezogen: Steigerung der Glykogenbildung u. a. Veränderung des Na/K[4476, II; 4483]. Zugleich wurden alle Zeichen verbesserter Zuckerassimilation beobachtet. Eiweißeinsparung, verminderte Ketosis, steigender respiratorischer Quotient, Erhöhung des Leberglykogens[4476, II].

[4474] LOISELEUR, J.: C. rend. Soc. Biol. 123, 491 (1936), Rona 100, 260.

[4475] CHIORAZZO, G.: Clinica 4, 510 (1938), Rona 110, 162. Diejenigen Patienten, die eine geringere HCl-Sekretion der Magendrüsen zeigten, reagierten geringer, die hyperaciden stärker mit Blutzuckersenkung.

[4476] GREGG, D. E.: Amer. J. Physiol. 104, 344 (1933), Rona 74, 692. Gleichzeitig Erhöhung des respiratorischen Quotienten.

[4476, I] FRADA, G.: Boll. Soc. ital. Biol. sper. 16, 298 (1941), Rona 127, 567. Die Bestrahlung erfolgte in 0,9% NaCl durch ein Radiumpräparat direkt in der Lösung! Wie groß mag die Trefferwahrscheinlichkeit in den dünnen Lösungen sein? Dann entsteht ein Isotop mit einer Halbwertszeit von Minuten. Die Überlegung, was unter diesen Bedingungen eine Bestrahlung von Wochen nützen soll, muß man dem Autor überlassen. Bisher wurden Effekte von radioaktiven Isotopen nur bei ganz großen Mengen, die nur im Cyclotron oder gar im Uranpile hergestellt werden können, erzielt. Wurden lang bestrahlte Lösungen in größerer Menge injiziert, dann wirkten sie schließlich weniger. Zuletzt sei angefügt, daß ^{38}Cl durch einen(dp) oder (n, γ) Prozeß aus Chlorid gewonnen wird. Beide Prozesse sind in dieser Versuchsanordnung nicht möglich.

[4476, II] ORTEN, J. M. u. DEVLIN, H. B.: J. biol. Chem. 133, LXXIV (1940) u. 136, 461 (1940). C. 1942 I, 1395, Rona 129, 42.

[4477] MASAMUNE, H.: Rona 46, 89 (1927).

[4478] MASAMUNE, H.: Rona 46, 89 (1927).

[4479] MASAMUNE, H.: Rona 46, 90 (1927).

[4480] POCZKA, N. u. STEIGERWALDT, F.: Z. exp. Med. 96, 20 (1935), Rona 88, 419.

Die Wirkung soll abhängig sein von der Stoffwechselausgangslage, und deshalb reagiert der Diabetiker besonders im insulinrefraktären Stadium auf Kochsalz mit Blutzuckersenkung[4484]. Wenn auch Cl' die Diastase aktiviert, wird eine besondere Wirkung auf die Verdauungstätigkeit nicht in Erscheinung treten[4485,4486].

Über den näheren *Mechanismus* dieser Wirkung, abgesehen von einer vielleicht vorliegenden Aktivierung von Insulin, wurden vielfache Versuche angestellt. Die Aktivierung ist deshalb schwer zu verstehen, weil wir die Wirkung des Insulins in der Zelle selbst anzusetzen haben, während das Cl' nur außerhalb der Zelle bleibt. Das Cl' hat dabei eine Bedeutung für diese Stoffwechselwirkung, denn z. B. Gaben von $NaHCO_3$ (in Mengen von 0,2 und 0,5 g an Ratten von 160—180 g) führten zur Hyperglykämie und Verlust von Leberglykogen[4487]. Wurde demgegenüber bei Kaninchen ein Stück Leber zur Glykogenbestimmung entfernt, den Tieren dann täglich 1 g NaCl in 10% Lösung verabfolgt, dann fand sich bei neuerlicher Glykogenbestimmung bei 5 Kaninchen eine Erhöhung, bei 2 Tieren keine Änderung und bei 2 Tieren eine Erniedrigung, so daß der Schluß einer glykogenbildenden Wirkung des NaCl gezogen wurde[4488]. Diese Wirkung ist durchaus erklärbar durch einen die Insulinwirkung verbessernden Effekt, denn eine Insulinausschüttung spielt sicher eine ganz untergeordnete Rolle in-

Bei Versuchen an Hunden, denen in die Pfortader 0,9 oder 1,0% NaCl[4490] fundiert wurde, kam es anfangs für 2 Minuten zu einer Steigerung des Zuckers in der Lebervene um 20—30 mg%. Trotz weiterer Infusion fiel der Zucker wieder ab. Wurde die Pankreas vorher entfernt, dann kam nur eine Senkung zustande, aber nur dann, wenn die Operation nicht länger als $1/2$ Stunde zurücklag, so daß noch genügend Insulin im Gewebe angenommen werden konnte. Später war keine Wirkung mehr vorhanden, sie wurde durch Insulininjektion aber wiederhergestellt.

Isotonische Lösungen von Na_2HCO_3, Na_2HPO_4 führten nur zu dem primären Blutzuckeranstieg um 10—15 mg%, nicht aber zu dem sekundären Fall. Na_2SO_4 wirkte durch Blutverdünnung, NaJ prinzipiell gleich wie NaCl, ebenso NH_4Cl und $CaCl_2$, KCl besonders hinsichtlich der primären Blutzuckersteigerung, die lange anhält. Für sie scheint also Halogen, besonders das Cl', maßgeblich zu sein[4489,4490]. Die Auffassung über die Vermehrung der diastatischen Kraft der Leberzelle durch Cl' scheint unvollkommen, wie schon dargestellt, maßgeblich dagegen die Bedeutung des Insulins für die sekundäre Senkung.

Bei Versuchen mit Goldfischen (BURGE und ESTES[1975]) wurde der Zuckerverbrauch nicht erhöht, wenn die Tiere sich in einer 0,2% NaCl-Lösung befanden. In 40 Stunden verbrauchten die Fische im Wasser 33% des Zuckers, in NaCl etwa ebensoviel. Ein Unterschied fand sich bei Mg··, da in 0,2% $MgSO_4$ 21%, in 0,2% $MgCl_2$ 28% verbraucht wurden. Unsicher ist, ob dieser Unterschied signifikant ist, er könnte höchstens für eine einsparende Wirkung des schwerer permeierenden Sulfats sprechen.

e) Stickstoff-Stoffwechsel. Bei Kaninchen änderte NaCl in der Menge von 0,3—0,75 g/kg den Quotienten C/N im Harn nicht, während $NaHCO_3$ den

[4481] MASSOBRIO, E. u. BOCCUZZI, G.: Giorn. Accad. med. Torino 101, 423 (1938), Rona 111, 242.

[4482] GLASS, J. u. BEILESS, I.: Z. exp. Med. 73, 801 (1930), Rona 59, 581.

[4483] ORTEN, J. M. u. DEVLIN, H. B.: Proc. Soc. exp. Biol. Med. 42, 632 (1939). C. 1940 II, 1460.

[4484] GLATZEL, H.: Z. exp. Med. 99, 236 (1936), Rona 98, 73.

[4485] GLATZEL, H.: Z. exp. Med. 99, 250 (1936), Rona 98, 73.

[4486] GLATZEL, H.: Z. exp. Med. 99, 258 (1936), Rona 98, 73.

[4486,I] FOFFANI, G.: Rass. Fisiopat. 12, 289 (1940), Rona 128, 266. Durch Insulin kommt es manchmal zur NaCl-Retention.

[4486,II] SAYERS, G. u. ORTEN, J. M.: Proc. Soc. exp. Biol. Med. 46, 287 (1941). C. 1941 II, 2455. Bei Zusatz von NaCl zu einer intraperitonealen Gabe von Glucose wurde deren Ausscheidung durch die Nieren begünstigt.

Quotienten senkt[4491]. Bei Ratten führte Injektion von Salzlösung zu Retention von Kreatinin und Umwandlung in Kreatin, dieses wurde besonders bei großen Kochsalzmengen vermehrt ausgeschieden[4490, II].

Der Harnsäurespiegel im Blut sank nach Gaben von 15 g NaCl, aber nur bedingt durch die Blutverdünnung, erst sekundär setzte im Urin eine unbedeutende Ausschwemmung ein[4492]. Bei Fütterung von NaCl an Kücken fand sich keine Einwirkung auf den Harnsäurestoffwechsel, während Fütterung von $NaHCO_3$ zu schweren gichtischen Veränderungen führte. Das Ausbleiben dieser Veränderungen ist aber nicht dem Cl' spezifisch, da auch bei Na_2SO_4 dasselbe geschah[4494]. Weitere Stoffwechselvorgänge, bedingt durch Cl', werden in dem Kapitel über chronische Veränderungen bei Cl'-Zufuhr zu finden sein.

Nach Gabe von 10 g NaCl stieg die Menge der Cholesterinester im Blut auf das Doppelte. Genau so wirkte ein Gemisch von anderen Na'-Salzen[4493].

f) Innere Sekretion. Nach Belastung von Ratten mit NaCl 5—7 Tage lang trat in der Hypophyse eine Verminderung des uterus-wirksamen und antidiuretischen Prinzips ein. Eine Veränderung der Empfindlichkeit gegen dieses wurde nicht erreicht, ebensowenig durch NaCl-Entzug[4490, I]. In den Versuchen von VERNEY[3630, I] an Hunden wurde die Verarmung der Neurohypophyse quantitativ verfolgt. Die Abgabe des Hormons wurde durch Injektion von hypertonischen NaCl-Lösungen in die Art. Carotis erzwungen. Auf solche Injektion folgte eine langdauernde Hemmung der Diurese, ausgelöst durch besondere Osmoreceptoren im Versorgungsgebiet der Carotis interna. Die Menge des abgegebenen Hormons stieg anfangs mit der Dauer der Injektion. Die Empfindlichkeit kann man daraus ersehen, daß schon $1,8\%$ Steigerung des osmotischen Drucks im Plasma der Carotis einen deutlichen Effekt auf den Urinfluß hatte, also schon zur Abgabe des Hormons geführt hatte. Während Na_2SO_4 und Rohrzucker genau wie Kochsalz gleichen Druckes wirkten, war Glucose schwächer.

Die oben erwähnte Vermehrung der Kreatinausscheidung auf Kochsalzlösung war bei kastrierten Ratten größer[4490, II].

Die Züchtung von Schilddrüsenfibroblasten in vitro gelang sehr gut, auch wenn in dem umgebenden Nährmedium 80% des Cl' durch J' ersetzt war[4495]. Wurden Ratten mit einer Jodmangeldiät ohne Cl'-Zusatz aufgezogen, dann zeigte sich ein starker J'- und Trockengehalt der Schilddrüse, die Tiere wuchsen schlecht[4496].

2. Bromid.

a) Die Alkalireserve von Kaninchen wurde durch 10 ccm/kg isotonisches NaBr intravenös um 4—5 Vol% erhöht (ODAIRA[4453]). Die Reaktion des Blutes soll sich nach 0,75 g/kg NaBr für 16—37 Stunden nach der alkalischen Seite

[4487] STÖHR, R.: Hoppe-Seylers Z. **217**. 156 (1933). Rona **75**. 270.
[4488] GALLI, T. u. RAFFO, L.: Arch. Pat. e. clin. Med. **20**. 109 (1939). Rona **122**, 607.
[4489] GLATZEL, H.: Verh. d. ges. inn. Med. 1936. 420. Rona **96**. 52.
[4490] FREY, J. u. GLATZEL, H.: Z. exp. Med. **98**. 409 (1936). Rona **95**. 290.
[4491] WATANABE, M. u. TASLAKOWA, T.: Biochem. Z. **178**. 286 (1926). Rona **39**. 676.
[4492] HARDING, J. V., ALLIN, K. D. u. VAN WYCK, H. B.: J. biol. Chem. **62**. 61 (1924), Rona **30**. 753.
[4493] LASCH, F. u. ROLLER, D.: Z. exp. Med. **97**. 224 (1935). Rona **91**. 572.
[4494] DELAPLANE, G. F.: Vet. Alum. Quart. **21**, 149 (1934). Rona **81**. 248.
[4495] VOGELAAR, J. P. M. u. ERLICHMAN, E.: Amer. J. Canc. **37**. 242 (1939). Rona **121**, 331. C. 1940 I. 1847.
[4496] REMINGTON, R. E.: Proc. Soc. exp. Biol. Med. **37**. 652 (1938). Rona 110. 111.
[4496, I] LIEBERT, PH.: Naunyn-Schmiedebergs Arch. **198**. 87 (1941).
[4496, II] BEARD, H. H., ESPENAN, I. K., KOVEN, A. L. u. PIZZOLATO, P.: Endocrinology **29**, 762 (1941), Rona **130**, 53.

verschieben auf p_H 7,78 (!), gleichzeitig mit Anstieg der Alkalireserve[4497]. Allerdings war der Ausgangspunkt so stark im Sauren mit einer Alkalireserve von 29,0, daß er keinen normalen Wert mehr darstellt. Eine Vermehrung der Alkalireserve läßt sich meist bei abnehmender Aktivität des Atemzentrums beobachten.

b) Gasstoffwechsel. Trotz verminderter Beweglichkeit wurde eine Herabsetzung der Körpertemperatur selbst nach hohen Dosen mit Plasma-Brom bis 406 mg% nicht beobachtet, wohl aber war die Atmung vermindert (WINKLER[4164]). In den Versuchen von TADA[1777] erhielten die Kaninchen 5 ccm/kg 10% NaCl oder eine äquivalente 17,61% Lösung von NaBr in 4 Minuten intravenös. Während nach NaCl Steigerungen des O_2-Verbrauchs von 4,3—8,3% zur Beobachtung kamen, stieg nach NaBr der Stoffwechsel in den ersten Minuten um nur 2% an. Darauf folgte eine beträchtliche Senkung von 10,9—28,7% in 6 Versuchen. Die Körpertemperatur fiel zuletzt etwas ab. Wir sehen hier einen wohl durch die zentrale Beruhigung bedingten deutlichen Unterschied gegenüber Cl'.

Bei fiebernden Ratten wurde die antipyretische Wirkung von Acetanilid durch Br' allein und Coffein mit NaBr zusammen aufgehoben oder vermindert (SMITH und HAMBOURGER[2532]).

MORUZZI[4499, I u. 4499, II] führte langdauernde Versuche an Hunden und Ratten mit 0,2 g/kg NaBr täglich durch und fand eine zunehmende Reduktion der CO_2-Ausscheidung, beim Hund schließlich um 18—25%, bei der Ratte nach 200 Tagen sogar um 40—50%. Diese Endwerte werden erreicht mit starken Schwankungen nach einer fortschreitend verlaufenden Senkung in den ersten Tagen der Darreichung. Nach Absetzen des Bromids gehen die Veränderungen bald zurück. Der Effekt ist wenigstens zum Teil auf eine Veränderung der Schilddrüse zurückzuführen (siehe darüber später).

c) In der **hyperglykämischen Reaktion** ähnelt Br' dem Cl'. 0,1 g/kg NaBr verursachte schon manchmal eine Hyperglykämie, die bei 1 g/kg in 5% Lösung deutlicher wurde[4498].

d) Mineralstoffwechsel. Bei Darreichung kleiner Bromiddosen an Hunde (0,01 g/kg NaBr per os) stieg die Ca''-Ausscheidung in Stuhl und Urin an, bei 0,05 g/kg fand sich ein Abfall[4499]. Auf einen Angriff am Mineralstoffwechsel scheinen die Beobachtungen von COOMBS und Mitarbeitern[4228] hinzudeuten. Katzen, die 14 Tage täglich mit 1 g NaBr vorbehandelt waren, hatten 2 Tage nach der Parathyreoidoperation einen Ca''-Gehalt von 7,8 ($\pm$ 0,5) mg% und einen P-Gehalt von 4,9 mg%. Ohne die Bromidvorbehandlung waren die Werte 6,0 $\pm$ 1,05 mg% und 5,8 $\pm$ 0,5 mg%. Wenn nach der Erzeugung von Krämpfen die entstehende Hyperglykämie bei den Bromidtieren geringer war, dann war das nur auf die geringere Schwere der Krämpfe zurückzuführen.

e) Bei Beobachtung der **Kohlenstoff- und Stickstoffausscheidung** im Harn von Kaninchen wurde die Ausscheidung sowohl von C als auch von N durch Behandlung mit Br' vermindert, der Quotient C/N änderte sich nicht (WATANABE und TASLAKOWA[4491]). Eine lang fortgeführte Stickstoffbilanz wurde von IBERTI[4500] nach täglicher Darreichung von 0,2 g/kg NaBr an 2 heranwachsenden Hunden ausgeführt, indem 2 Kontrollen desselben Wurfes daneben verglichen wurden. Während in der Beobachtungseinheit von den Kontrollen 3,66 und 4,45 g N_2

[4497] FRÖHLICH, H.: Naunyn-Schmiedebergs Arch. 151, 323 (1930).
[4498] HAZARD, R., VAILLE, C. u. CAGNAUX, Y.: J. Pharmacie VIII. 26, 101 (1937), Rona 103, 326. C. 1937 II. 3483.
[4499] BRAGA, C.: Rass. Ter. e. Pat. clin. 5, 93 (1933). Rona 73, 659.
[4499, I] MORUZZI, G.: Boll. Soc. ital. Biol. sper. 15, 1110 (1940). Rona 124, 105.
[4499, II] MORUZZI, G.: Schweiz. med. Wschr. 71, 354 (1940).
[4500] IBERTI, U.: Clin. med. ital. N. s. 71, 235 (1940), Rona 121, 143.

zurückgehalten wurde, war die Stickstoffbilanz bei den beiden Bromidtieren mit 9,33 und 11,59 g N_2 deutlich positiver. Diese Befunde wurden in die von MORUZZI nachgewiesene Beeinflussung des endokrinen Systems durch langdauernde Darreichung von Bromiden hineingestellt. Bei Prüfung des Stoffwechsels der Purinkörper an Ratten fand sich bei 3 Monate währender täglicher Gabe von 0,2 g/kg NaBr ein Konstantbleiben des Gesamtpurinstickstoffs und Allantoins, eine Abnahme der Harnsäureausscheidung[4501 I].

f) Innere Sekretion. Eine Beeinflussung der *Schilddrüse* wurde schon verhältnismäßig früh als Folge einer längeren Bromiddarreichung berichtet. Tauben erhielten 50 Tage lang Bromid zugeführt, und während die anderen Organe keine histologischen Veränderungen zeigten, wurde in der Schilddrüse eine Größenzunahme der epithelialen Zellen mit Hyperämie beobachtet und als Zeichen erhöhter Aktivität gedeutet[4501]. Dieselbe Deutung erfuhren Versuche an 3 Meerschweinchen, die täglich 0,25—0,75 g/kg NaBr erhalten hatten.

Es zeigte sich, daß in der Zelle der Schilddrüse die Zahl der Mitosen von 158 der Norm auf 897 gesteigert war. Nach statistischer Berechnung ist die Wahrscheinlichkeit, daß es sich um einen Zufall handelt, mit 1:60 angegeben. Ebenso waren die Acini der Drüsen von 0,8—1,2 μ der Norm auf 1,3—2,2 μ vermehrt. Bei Jodid war die Zahl der Mitosen noch 5mal so groß wie bei Bromid, und auch darin unterschied sich das Bild bei Bromid, daß hier das Kolloid vacuolisiert und weich war, ohne daß allerdings Phagocyten und Lymphocyten vermehrt zur Beobachtung kamen[4502].

Die hier mitgeteilten Versuche sind charakterisiert durch die Kürze der Versuchsperioden, die von Bedeutung zu sein scheint.

Ausgedehnte Versuche an 12 Wochen alten Ratten wurden von HAMILTON[4503] unternommen.

Die Tiere — 123 Ratten, darunter 51 Kontrollen, alle von demselben Wistar-Stamm — wurden auf eine Grunddiät (gemahlener Weizen 67,5, Rohcasein 15, Milchpulver 10, Butter 5,2, $CaCO_3$ 1,5, NaCl 0,8 + 1% Lebertran) gesetzt. Eine Gruppe von 18 Tieren, die direkte Kontrolle, erhielt eine jodarme Diät aus 85,0 Minesotaweizen, 10,0 Casein, 3,5 Minesotaspinat, 1,0 $CaCO_3$ und 0,5 NaCl. Zu dieser Diät wurden die verschiedenen Zusätze gemacht, wie folgende Zusammenstellung ergibt:

I.	0,5—1,0% NaBr	9 Ratten	51—89 Tage
II.	0,5—0,75% NaBr	16 Ratten	vom 17. Tage ab Tötung alle 5 Tage
III.	0,5—1,0% NaBr + NaJ	5 Ratten	
IV.	2,0—3,0% NaCl	9 Ratten	92—149 Tage
V.	2,0—10,0 mg NaF/Tag		71—119 Tage.

Die Resultate gegenüber der Norm geben folgende Gewichte der Schilddrüse, die auf 100 g Tier berechnet wurden:

Tabelle 340.

Tier	Zahl	Gewichte	Quotient $\dfrac{\text{Differenz}}{\text{Streuung der Differenz}}$	
			gegenüber Normalen	gegenüber den direkten Kontrollen
Normale	33	$10,39 \pm 0,35$		
Direkte Kontrolle	18	$10,25 \pm 0,54$	0,21	—
Gruppe I	9	$17,41 \pm 1,81$	6,16	5,90
Gruppe III	5	$14,85 \pm 1,43$	3,04	3,01
0,5—1,0% NaJ	16	$12,32 \pm 0,68$	2,52	2,37
Gruppe V	9	$8,97 \pm 0,07$	3,99	2,34
Gruppe IV	9	$11,53 \pm 0,71$	1,26	1,08

[4501] MINOWODA, H.: Acta dermatolog. **11**, 381 (1928), Rona **48**, 284.

[4501, I] IBERTI, U. u. FABBINI, V.: Arch. Fisiopatologia 10, 49 (1942), Rona **132**, 37.

[4502] MARGOLIN, E. S.: Proc. Soc. exp. Biol. Med. **30** 495 (1933), Rona **73**, 304.

[4503] HAMILTON, A. S.: Endrocrinology **18**, 170 (1934), Rona **80**, 305.

Ersichtlich ist die signifikante Zunahme der Gewichte unter Bromid, die größer war als nach Jodid. Kochsalz hatte keine Bedeutung. Wichtig ist *das histologische Bild* der Schilddrüse.

Es fand sich kein Kolloid in den Follikeln, und wo es doch darin war, mit peripherer Vacuolisation. Es färbte sich ganz tief mit Eosin. In den Acini waren zahlreiche (desquamierte oder phagocytische?) Zellen vorhanden. Die Epithelien sind platt bis hochkubisch, das Cytoplasma vielfach vacuolisiert, die Kerne pyknotisch, die Follikelzellen sind etwas kleiner als in der Norm. Das Stroma etwas vermehrt, die Blutgefäße wechseln von geringer zu schwerer Hyperämie. Es wird von dem Autor hinzugefügt, daß die Bilder denen ähneln, die nach langer und schwerer Infektion beschrieben wurden.

Hier haben wir eine Andeutung von Disintegration, ähnlich wie wir es in den Versuchen von MORUZZI finden, aber verbunden mit vermehrter Funktion. Dabei waren die Tiere von HAMILTON bei Versuchsbeginn schon ziemlich alt, und von MORUZZI wurde gerade darauf Wert gelegt, daß die Wirkung um so tiefgreifender war, je jünger die Tiere bei Versuchsbeginn waren, ja daß die größten Ausschläge dann zur Beobachtung kamen, wenn das Bromid der Mutter schon während der Schwangerschaft zugeführt wurde, und so die Jungen von Anbeginn diesem Milieu ausgesetzt waren. Der Beginn des Versuchs in den ersten Tagen bis zum Gewicht von 29 g schien weniger wirksam zu sein[4512]. Dieser Fragenkomplex wurde vor allem von MORUZZI und SIMON bearbeitet.

Wurden Hunde mit 0,08—0,25 g/kg NaBr täglich behandelt, dann stieg während der ersten 4 Wochen der Bromgehalt in der Schilddrüse an, sank aber wieder ab. Der Jodgehalt zeigte nach anfänglich geringfügiger Beeinflussung nur ein allmähliches, aber schließlich sehr weitgehendes Absinken. Es wurde zuletzt nur noch 5 mg% J in der Schilddrüse erreicht (MORUZZI[3403, 4507]). Nach SIMON[4503, I u. II] sinkt der Jodgehalt sofort bei steigendem Bromgehalt. Hier handelte es sich nicht um eine einfache Verdrängung des J' aus der Schilddrüse (siehe auch SIMON[3421]). Die Histologie zeigte niedere Epithelien, Verlust der Zellgrenzen und Epitheldesquamation[4508]. Wurde mit Brom vorbehandelten Hunden die Schilddrüse entnommen, getrocknet und zur Prüfung der Aktivität an Ratten verfüttert, dann zeigte sich eine nur halb so große Aktivität wie bei normalen Tieren[4503, III]. Nur in den ersten Stadien der Behandlung wurden übrigens auch Bilder einer Hyperfunktion gesehen[4513]. Später sank der Grundumsatz um 15—20%. Das wurde auch bei Mäusen (MORUZZI[3423]) und Kaninchen (MORUZZI[3421]) beobachtet. Bei Ratten wurde die CO_2-Produktion nach 150 Tagen Fütterung von Brom in der Menge von 0,2 g/kg NaBr von 2 auf $< 1,5$ CO_2/g/Std. gesenkt. Die Senkung verlief periodisch, denn nach einer vorübergehenden Senkung nach 30 Tagen wird die Norm wieder erreicht, und dann erst erfolgt der stärkere Abfall[4504].

Bei Epileptikern, die einer langdauernden Bromidmedikation ausgesetzt waren, wurde selbst bei Plasmawerten bis 200 mg% keine Änderung des Grundumsatzes, ebensowenig wie eine Verschlechterung des Ernährungszustandes beobachtet[4505]. AMSTEIN[4512, I] fand jedoch bei 4 von 5 mit Bromid behandelten Epileptikern Abnahme des Grundumsatzes, aber immer unterhalb 14%.

Neben Verminderung des Grundumsatzes blieben die Tiere im *Wachstum* zurück. So erreichte bei täglicher Gabe von 0,04—0,08 g/kg NaBr ein Hund ein Gewicht von 5 kg, während ein Tier des gleichen Wurfes zu gleicher Zeit auf 10 kg kam[4509]. Die Wachstumshemmung erstreckte sich nicht gleichmäßig auf alle Teile, so daß etwa die Proportionen erhalten waren. Die behandelten Tiere

[4503, I] MORUZZI, G.: Arch. Farmacol. sper. **73**, 27 (1942), Rona **131**, 328 } Polemik.
[4503, II] SIMON, J.: ebenda S. 29 (1942), Rona **131**, 328
[4503, III] MORUZZI, G. u. COBISI, A. M.: Arch. di Fisiol. **42**, 424 (1942), Rona **133**, 417.
[4504] MORUZZI, G.: Naturwissenschaften **1940**, 286.

von IBERTI[4510] hatten eine kürzere Körperlänge (117 gegen 124), die Gliedmaßen waren kürzer (17,5 gegen 22 bei den hinteren, 30 gegen 34 cm bei den vorderen Extremitäten), dagegen war der Brustumfang vergrößert (69 gegen 61 cm). Die Bromidtiere sahen plumper aus und wogen in diesen Versuchen mehr. Dadurch ist die positive Stickstoffbilanz zu erklären, die an diesem Hunde gemessen wurde[4500]. Das Entscheidende der Diskrepanz soll das Alter der Tiere sein, mit dem sie in den Versuch genommen wurden[4512]. Bei Versuchen an Ratten war keine Wachstumshemmung zu beobachten, wenn die Tiere anfangs nur 29 g wogen. Es wurde an den Knochen eine Zunahme des Knochengewichtes und ihres Kalkgehaltes gemessen.

Bei den größeren Tieren ließ sich das Bild vergleichen einer Hypofunktion der Schilddrüse und einer Hypertrophie der *Thymus*, auch histologisch. Es war eine Gewichtsverminderung der Knochen mit Verminderung des Ca, H_2O, N, P, aber Zunahme des Verhältnisses Ca/N zu registrieren[4512]. Bei Röntgenuntersuchungen an Hunden zeigten sich Verkalkungsstörungen und Wachstumsstillstand, besonders an den Knochenkernen der langen Knochen. Das gleiche wurde an Ratten gesehen, und zwar waren die Tiere besonders empfindlich, wenn die Eltern schon mit Br' behandelt waren[4511]. Die Metadiaphysenlinie war konvexer, dicker und dichter, aber die Struktur der Spongiosa nicht verändert[4508].

Auch die *Hypophyse* zeigte gewisse histologische Veränderungen, z. B. Verarmung an Chromophilen im Verhältnis zu den chromophoben Zellen, die pars intermedia hatte eine streifenförmige Anordnung wie im embryonalen Leben[4508].

Die *Keimdrüsen* hatten Zeichen einer Unterentwicklung[4508]. Die Fertilität der Tiere nahm ab[4511, 4506]. Bei Ratten, die täglich die übliche Dosis von 0,2 g/kg NaBr erhielten, zeigten sich bald Veränderungen des oestralen Rhythmus. Der Oestrus wurde teilweise seltener, blieb aber dann längere Zeit bestehen. Nach Absetzen von Br' gingen diese Veränderungen, auch ihre histologische Grundlage, bald zurück, während die Veränderungen der Thyreoidea länger persistierten[4513].

Von KNAB[4514] wurde nach Gabe von 0,6 g/kg bei Ratten keine Hemmung der Brunst gesehen, aber bei 0,8—1,2 gab es Andeutungen davon, während Dosen z. B. von 1,5 g/kg, bei denen 1 Tier schon zum Exitus gekommen war, keine Beeinflussung zeigten. Die Darreichung der Bromide erfolgte subcutan, aber nur 6 Tage hintereinander, so daß diese Versuche die eben dargestellten Befunde nicht widerlegen.

Bei Hühnern gab es keine Wachstumshemmung in der ersten Generation, jedoch zeigte sie sich, wenn die Tiere nach Behandlung der Henne nach dem Schlüpfen in den Versuch genommen wurden, aber nur bei den Hähnchen. Deren Hoden wurden atrophisch, ohne daß die Libido Schaden litt. In der nächsten Generation war die Atrophie wieder geringer geworden[4514, I].

[4505] ARIEFF, A. J.: J. Labor. clin. Med. **25**, 19 (1939). C. **1940** I, 3415.
[4506] MORUZZI, G.: Giorn. clin. med. **20**, 199 (1939), Rona **114**, 230.
[4507] MORUZZI, G.: Arch. di Fisiol. **40**, 172 (1940), Rona **122**, 132.
[4508] MORUZZI, G. u. BORGATTI, G.: Arch. di Fisiol. **40**, 115 (1940), Rona **122**, 132.
[4509] MORUZZI, G. u. BORGATTI, G.: Atti R. Acad. naz. Lincei **27**, 303 (1938). C. **1938** II, 1985.
[4510] IBERTI, U.: Clin. med. ital. **71**, 123 (1940), Rona **121**, 143.
[4511] MORUZZI, G. u. BORGATTI, G.: Boll. Soc. ital. Biol. sper. **14**, 202 (1939), Rona **115**, 120.
[4512] TANZI, B.: Giorn. clin. med. **20**, 1620 (1939), Rona **118**, 144.
[4512, I] AMSTEIN, R.: Schweiz. med. Wschr. **1942**, I, 130, Rona **129**, 438.
[4513] BORGATTI, G.: Nuova vet. **17**, 309 (1939) Rona **117**, 467. Dauer der Versuche: 3 Monate.
[4514] KNAB, R.: Dissertation bei Groß, Leipzig 1935, Rona **90**, 428.

3. Nitrat.

Nach Zufuhr von 100—200 g KNO_3 in den Pansen normaler Rinder wurde eine Giftwirkung erzielt durch Reduktion von etwa 10% in Nitrit. Im Blut wurde, abgesehen von Methämoglobin, eine Senkung von $Ca^{..}$, $PO_4^{'''}$ und $Mg^{..}$ des Serums um 20% beobachtet (SEEKLES und SJOLLEMA[2569]). Einem Hunde, der mit Glucose gefüttert wurde, verabfolgte man 3 g KNO_3. Dadurch fiel die im Urin ausgeschiedene β-Oxybuttersäure von 264 auf 44, die Oxalsäure von 87 auf 31 mg[4515]. Bei langdauernder Fütterung bis zu hypochlorämischen Zuständen wurde die Alkalireserve im Blut vermehrt (HIATT[3690, 1]).

4. Bromat.

Ratten, deren Futter $KBrO_3$ in der 100fachen Menge, wie es in das Mehl zur Veredelung kommt, enthielt (60—80 mg/kg Futter), blieben im Wachstum zurück (BECKER und HANGAI-SZABO[2493]).

5. Chlorat.

Durch Dosen unterhalb 2 g/kg $NaClO_3$, in 35—100 Minuten zugeführt, wurde bei Kaninchen der Reststickstoff des Blutes um durchschnittlich 35% gesenkt. Bei Dosen über 2 g/kg kam es dagegen zu deutlichen Steigerungen[4517]. Der Ammoniak des Blutes wurde unerheblich gesteigert[4516]. Es wurden in jedem Fall hypertonische Lösungen verabfolgt. FLOREN und HEITE[3994, I] fanden keine Abnahme von Ascorbinsäure und Glutathion nach ClO_3'-Gabe an Meerschweinchen.

6. Rhodanid, Jodid und Vergleiche.

Daß Rhodanid im Stoffwechsel gebildet wird, zeigen uns die Versuche von LANG[1704].

Ein Kranker erhielt in der Nahrung täglich 1,2 mg zugeführt, schied aber täglich 3—4 mg aus. Es gelang aus Senfölen und Rhodanestern SCN' zu erhalten und zwar auch im Leberbrei; bei durchströmten Lebern bildete sich SCN' aus m/500 HCN und m/800 $Na_2S_2O_3$, die der Durchströmungsflüssigkeit zugesetzt waren.

Bei Zufuhr von mit radioaktivem ^{35}S markiertem SCN an der Ratte fand sich in den Versuchen von WOOD, WILLIAMS und KINGSLAND[4101] ein Teil (1—4%) im Urin oxydiert, d. h. der Schwefel im Sulfat. Die Oxydation erfolgte wahrscheinlich im Darmkanal durch Bakterien, wo es sich auch in organischer Bindung fand. Die Autoren schließen, daß eine Oxydation von SCN' im Organismus keine Rolle spiele, wenn sie überhaupt stattfinde.

In den Versuchen von GOLDSTEIN und HOLBURN[4520, VIII] an Hunden erwiesen sich schon 300 mg/kg intravenös verabfolgt als letal. 200 mg/kg als subletal. Dabei wurde vor allem die arteriovenöse Sauerstoffdifferenz tiefgreifend beeinflußt. In einem repräsentativen Experiment stieg der Rhodanidgehalt im Plasma auf 75,4 mg% NaSCN und sank im Verlauf von 4 Tagen auf 22,3 mg%. Die durchschnittlichen Werte der Sauerstoffsättigung gibt Tab. 341.

Tabelle 341.

	Normaler Ausgangswert %	Werte auf der Höhe der Intoxikation
Arterielle O_2-Sättigung (4 Hunde)	95,7	85,1
Venöse O_2-Sättigung (6 Hunde)	53,8	73,6
Arteriovenöse Differenz (4 Hunde)	6,99	1,63

[4514, I] BORGATTI, G.: Boll. Soc. ital. Biol. sper. 17, 182 (1942). Rona 131, 72. 0,15—0,30 kg NaBr subcutan täglich.

[4515] FLEURET, P. H.: C. rend. Soc. Biol. 118, 1569 (1935). Rona 89, 84.

[4516] LEVENSONS, J.: Dissertation Basel 1935. Rona 89, 363.

[4517] BÜTTNER, H. E.: Z. exp. Med. 93, 391 (1934). Rona 79, 622. 12 Tiere.

Das hervorstechendste Symptom bei der Vergiftung war die Muskelschwäche, konvulsive Muskelzuckungen wurden bei 4, Durchfälle bei 4 und Erbrechen bei 2 Hunden beobachtet. Dazu kamen die nervösen Erregungserscheinungen. Alle Symptome gingen zurück mit dem Anstieg der arteriovenösen Sauerstoffdifferenz, aber auch dem Sinken der Rhodanidkonzentration im Plasma. Die Autoren wollen die Gesamtheit der Erscheinungen durch eine Hypoxie wie nach Blausäure erklären. Auch bei Kranken unter Rhodantherapie sei ein herabgesetzter O_2-Verbrauch beobachtet worden. „Nach Eintritt in die Zellen blockiert SCN die respiratorischen Enzyme und stört die normale Sauerstoffaufnahme durch die Zelle." Dieser Auffassung steht entgegen, daß SCN praktisch in die Zelle nicht eindringt, daß es zu Komplexen mit 3 wertigem Eisen neigt, aber ganz analoge Symptome, besonders von der Muskulatur her, finden sich nach Jodid und vor allem Perchlorat, die wenig oder keine Neigung zur Komplexbildung besitzen. Für diese Symptome gilt die Stellung des Anions in der Hofmeisterschen Reihe. Von Fermenten wird nur die Katalase in ähnlicher Sequenz beeinflußt.

KSCN in Mengen von 25—500 mg/kg war bei Hühnchen und Kaninchen wirkungslos, 500—1000 mg/kg führte zum Anstieg des Blutzuckers[4518].

Meerschweinchen von 200 g Gewicht wurden mit thyreotropem Hormon behandelt. 6 Tiere zeigten einen durchschnittlichen Anstieg des Stoffwechsels von 38%. Waren sie täglich mit 0,01 g NaSCN 4 Wochen lang behandelt worden, dann stieg der Stoffwechsel (2 Tiere) um 63%, nach 0,2 g NaJ um 18% (4 Tiere) an. Die Wirkungen lagen also in verschiedener Richtung[4519]. Es hat sich gezeigt, daß man mit Rhodanid einen Kropf hervorrufen kann[4520, I u. II] wie durch andere Thio-Verbindungen, wie Thioharnstoff und Allylthioharnstoff[4520, III]. Die Art des Eintritts von Rhodanid in die Schilddrüse und die Bildung einer Verbindung, die sich sonst in keinem Organ findet, haben wir nach den Versuchen von WOOD und WILLIAMS[3432, IX] ausführlich auf S. 562 dargelegt. Der lokale Einbau ist nicht ohne Bedeutung für den Jodstoffwechsel, denn mit ^{131}J läßt sich dartun, daß es die Bildung des normalen jodierten Hormons hemmt[4520, IV—VI]. In Versuchen an Ratten[4520, VII] konnten 2 hintereinandergeschaltete Phasen gefunden werden, bis das Jod seinen Platz im Molekül des Thyroxins gefunden hatte. Zuerst wird das Jod nur aufgenommen und bleibt in anorganischer Form, bis es schließlich nach Oxydation in elementares Jod organisch gebunden wird. Durch Propylthiourazil wird die Anreicherung nicht gehemmt, es bleibt in anorganischer dialysierbarer Form, obwohl es 200—300fach gegenüber dem Plasma konzentriert ist; Rhodanid wirkt schon auf die Aufnahme des Jods und zwar proportional der Konzentration[4520, VI]. Die Art der Wirkung ist also verschieden von der anderer Thioverbindungen.

In den Versuchen von LINDBERG, WALD und BARKER[4022, II] erhielten Hunde täglich soviel SCN', daß der Blutspiegel im toxischen Bereich gehalten wurde.

[4518] TSURU, C.: J. of orient. Med. 18, 53 (1933). Rona 74, 691.
[4519] CUTTING, W. C. u. ROBSON, G. C.: J. Pharm. exp. Ther. 66, 389 (1939).
[4520] SANDBERG, M. u. HOLLY, O. M.: J. biol. Chem. 97, 31 (1932), Rona 70, 699.
[4520, I] ASTWOOD, E. B.: J. Pharmacol. exp. Therap. 78, 79 (1943).
[4520, II] RAWSON, R. W., HERTZ, S. u. MEANS, J. H.: Am. Int. Med. 19, 829 (1943).
[4520, III] WAGNER-JAUREGG, TH.: Naturwissenschaften 1946, 49.
[4520, IV] ROMELL, L. G.: Schweiz. med. Wschr. 1948, 810.
[4520, V] McKANZIE, C. G.: Endocrinology 40, 137 (1947).
[4520, VI] VAN DER LAAN: Endocrinology 40, 403 (1947).
[4520, VII] TAUROG, A., CHAIKOFF, J. L. u. FELLER, D. D.: J. biol. Chem. 171, 189 (1947).
[4520, VIII] GOLDSTEIN, F. u. HOLBURN, R. R.: J. Pharmacol. exp. Therap. 96, 285 (1949).

Während der Steigerung sank der Cholesterinspiegel im Plasma, wie folgende Abbildung zeigt:

Ebenso sank der Eiweißgehalt im Plasma.

Äthylrhodanid (entsprechend 3,7 mg S täglich) führte zur Senkung der Schwefelausscheidung im Harn des Kaninchens[4520].

Da keine systematischen Versuche über Rhodanid vorliegen, seien eigene Versuche (EICHLER[2369, I, 2451, I]) mit Jodid an Fröschen hier angeführt, die bei der Ähnlichkeit der Wirkung von J', SCN' und ClO_4' wenigstens einen vorläufigen Einblick gewähren können.

Die Tiere erhielten, wie auf S. 830 10 mMol/kg NaCl, diesmal dieselben Äquivalente in denselben Konzentrationen von NaJ in den Bauchlymphsack. Die Ausscheidung von Na', J' und Cl' wurde auf S. 638 in der Abbildung wiedergegeben.

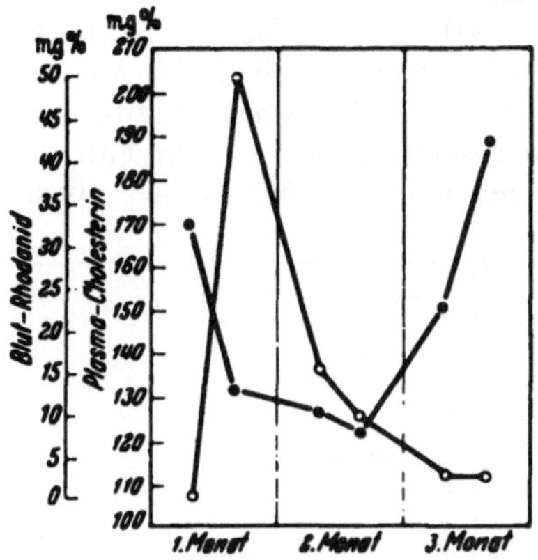

Von der Wirkung der einzelnen Konzentrationen wollen wir nur erwähnen, daß die

Abb. 69. Die Beziehungen zwischen ○ Blut-Rhodanid (mg%) und ● Plasma-Cholesterin (mg%) beim Hund.

Mobilisierung von K' und Mg'' bei der halbmolaren Lösung am schwächsten war, dafür wurde — nach der Ausscheidung zu urteilen — Ca'' stärker freigemacht. Daraus wurde die frühere Beobachtung zu erklären versucht, daß bei Fröschen nach m/2 NaJ das Herz überwiegend in Systole zum Stillstand kam, während bei der stärkeren Konzentration die nach der Eigenwirkung von J' zu erwartende Diastole zurückblieb. K' und Mg'' führen zur Diastole, Ca'' zur Systole. Es besteht die Möglichkeit, daß zwar die Konzentrationen alle unterschwellig geändert sind, da aber hier alle 3 Änderungen in derselben Richtung — nämlich das Herz in Systole zu bringen — wirksam sind, konnte sich schließlich der Effekt ergeben.

Wir geben die Resultate nur als Durchschnitte aus allen 3 Versuchen mit zusammen 180 Fröschen, zugleich im Vergleich mit den NaCl-Versuchen auf folgender Abbildung 70 wieder.

Auf der Abbildung ist sofort die große Überlegenheit des Jodids bei der Ausscheidung von Ca'', P und K' ersichtlich. Eine Ausnahme macht das Mg''. In den ersten Stunden ist bei Mg'' eine etwas größere Wirkung von Jodid vorhanden, die man wenigstens zum Teil auf die auch bei K' deutliche, besonders starke Schädigung der Bauchmuskeln wird zurückführen können. Die Summenkurve auf der rechten Seite der Abbildung zeigt die Geringfügigkeit des Unterschiedes. Deshalb werden wir in der Mg''-Mobilisierung die Wirkung des Na' sehen können, das bei beiden Versuchsserien in gleicher Menge zugeführt wurde. Daß eine vermittelnde Acidose auszuschalten sein wird, zeigt die viel stärkere Mobilisierung von Ca'' aus dem Skelett nach Jodid. Die anderen Unterschiede müssen dem Anion zugeschrieben werden.

Die Mobilisierung des Ca'' erfolgte — nach ähnlicher Analyse wie auf S. 830 beschrieben — aus dem Skelett, das Phosphat aber nur zum Teil aus dieser Quelle, meist aus der Muskulatur, zumal in der letzten Periode des Versuchs. Diese Änderungen gehen konform mit denen von K' und zwar zu einer Zeit, in der das Jodid schon fast ganz den Organismus verlassen hat. Dieser Vorgang ist als eine Hysteresis aufzufassen.

Bei Verfolgung des Quotienten $\frac{K'}{Ca'' + Mg''}$ finden wir bei Jodid eine Senkung in der Zeit der größten Erkrankung, beginnend nach der 8. Stunde. Deshalb muß

die Abgabe von Mg·· und Ca·· nicht nur als Folge einer Acidose, sondern darüber
hinaus wirksam in einem Regulationsvorgang angesehen werden. MESSINI (siehe
S. 788) fand eine Hemmung der Kontraktur des Muskels auf ClO_4' nicht nur durch
Ca··, sondern auch durch Mg··. Da ClO_4' nach ROST auch einen Angriff an der
Nervenendplatte hat, würde sich die Wirkung von Mg·· dadurch erklären. Wir
neigen dazu, in unserem Fall die Na·-Wirkung in die Nervenendplatte zu verlegen und dem Mg·· einen speziell hemmenden Einfluß zuzuschreiben, da Mg

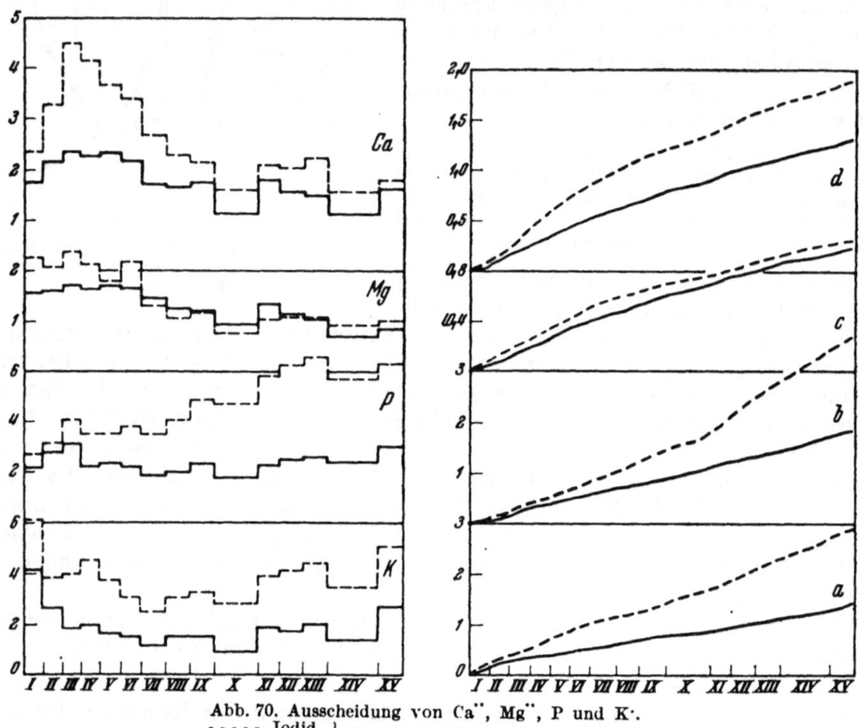

Abb. 70. Ausscheidung von Ca··, Mg··, P und K·.
----- Jodid ⎫
——— Chlorid ⎭ Durchschnitte von je 3 Versuchen.
Links: Ordinate ¹/₁₀₀ mMol/kg/Std. Rechts: Ordinate mMol als Summenkurve. Abscisse: Zeit in Perioden.

offensichtlich durch Na· mobilisiert wird. Na· könnte das Mg·· auch aus den
Nervenendplatten verdrängen und so das auftretende Muskelflimmern begün-
stigen. Da dieses ebenso nach SCN' und ClO_4' vorhanden ist, obwohl die Na·-
Mengen sehr viel geringer sind, zeigt sich eine Mithilfe der Anionen, die sich beim
Jodid schon angedeutet findet (siehe Tab. 342).

Ca·· vermag auch an der Nervenendplatte, aber vor allem an den Muskelfasern,
ebenso wie am Zentralnervensystem einen wohltätigen Effekt zu entfalten. Hier
ist auf die Versuche von COOMBS und Mitarbeitern (S. 768f. und 799f.) an
parathyreopriven Katzen hinzuweisen, bei denen Ca··-Mobilisierung zu einer
Dämpfung der zentralen Erregung beiträgt. Wenn sie aus dem Muskel allein
gedeckt wird, verfällt er in tonische Starre.

Zu weiteren Überlegungen in dieser Richtung verweisen wir auf die Original-
arbeiten, aber um den Unterschied der beiden Anionen nochmals deutlich zu
machen, legen wir auf folgender Tabelle nieder, welche Änderungen im Mineralbestand der Frösche am Ende des Versuchs, d. h. 77 Stunden nach der Injektion,
eingetreten sind (als % des anfangs Vorhandenen).

Tabelle 342.

	Mg$^{..}$	P	Ca$^{..}$	K$^{.}$	Na$^{.}$
Chlorid	— 4 1	— 0,35	— 0,26	— 2,65	+ 4,03
Jodid	— 4,5	— 0,70	— 0,38	— 5,58	— 7,38

Die Reihenfolge der Ionen hat sich völlig geändert. Während bei Chlorid noch ein Rest von Na$^{.}$ übriggeblieben war, ist beim Jodid ein starker Verlust eingetreten. Die anderen Zahlen bedürfen keiner weiteren Erläuterung.

Nach dem Befund von HINCHEY, HINES und GHORMLEY[2610, I] zeigte sich nach länger dauernder Rhodangabe bei manchen älteren Patienten eine Osteoporose, die auf einen Eingriff am Ca$^{..}$-Stoffwechsel hinweisen könnte.

7. Sulfat..

Bei der abführenden Wirkung der Sulfate werden durch die Faeces eine Reihe von Stoffen entfernt und so der Stoffwechsel des Organismus beeinflußt. Die Verhältnisse bei dem Basenverlust haben wir schon besprochen. Aber auch andere Stoffe, wie Bilirubin, Gallensäure und schließlich Cholesterin werden dabei entfernt. So kam es zur Senkung des Blutcholesterins bei gleichzeitiger vermehrter Ausscheidung im Kot[4521], so daß eine eigene Stoffwechselwirkung des Sulfats in dieser Richtung auszuscheiden ist.

a) Mineralstoffwechsel. Bei den anorganischen Bestandteilen ist eine Stoffwechseländerung von den Folgen der Abführwirkung nicht mehr ohne weiteres auseinanderzuhalten.

Es fand sich bei Tränkung von Kaninchen mit Karlsbader Mühlbrunnen vor allem eine Vermehrung des Ca$^{..}$ im Blut um $\geq$ 1 mg%. Bei 50% der Tiere wurde geringfügig PO$_4$''' und K$^{.}$ vermehrt, Mg$^{..}$ etwas vermindert. Bei Fütterung derselben Sulfatmenge wurde nur die Wirkung auf das K$^{.}$ beobachtet[4522]. Bei Bilanzversuchen führte Sulfat zu einer besseren Ca$^{..}$-Ausnutzung und zu positiver Bilanz (BECKER[4449]).

Bei parenteraler Gabe von Sulfat sind die Verhältnisse etwas anders, wie die folgende Tabelle von BROCKFIELD[2871] zeigt. Allerdings handelt es sich hier um einen akuten Versuch.

Tabelle 343.

Injektion von Natriumsulfat (1,0 g Na$_2$SO$_4$ · 10 H$_2$O = 0,006 g äquiv. Na$^{.}$/kg) Kaninchen (2500 g) nüchtern. Konzentrationen im Blut.

Zeit in Stunden nach der Injektion	Calcium mg/100 ccm	Magnesium mg/100 ccm	Anorgan. Phosphat mg/100 ccm
0	14,34	2,629	4,700
$^1/_3$	13,52	2,629	3,536
$1^3/_4$	12,20	2,505	3,106
4	11,20	2,557	3,572

Bei intraperitonealer Infusion von 20 ccm 5% Na$_2$SO$_4$ gab es einen Abfall des K$^{.}$ und einen Anstieg des Ca$^{..}$ (einmal vielleicht auch des P) (CHAHOVITSCH und VICHNJITSCH[3203]). Die Bedingungen liegen hier aber wiederum anders, da in die Flüssigkeit der Peritonealhöhle Ionen diffundieren müssen.

b) Alkalireserve. Bei intravenöser Gabe von 10 ccm/kg isotonischer (1,64%) Na$_2$SO$_4$-Lösung an Kaninchen wurde die Alkalireserve um 4—6 Vol% vermindert mit Rückkehr zur Norm in 30—50 Minuten (ODAIRA[4153]).

[4521] IMHÄUSER, K.: Klin. Wschr. **1930** I, 71, Rona **55**, 118.
[4522] STRANSKY, E.: Naunyn-Schmiedebergs Arch. **176**, 510 (1934).
[4522a] STRANSKY, E.: Naunyn-Schmiedebergs Arch. **178**, 724 (1935).

c) Kohlenhydratstoffwechsel. Wurden Goldfische in Zuckerlösungen gesetzt, denen 0,2 % Na_2SO_4 zugesetzt war, dann zeigte sich gegenüber der Norm mit 33 % Verbrauch keine Veränderung. Bei $MgSO_4$ war der Verbrauch 21 %, während $MgCl_2$ mit 28 % im Bereich der Norm blieb (BURGE und ESTES[1975, 4523]).

Bei Injektion von 19 mg Na_2SO_4 an Kaninchen wurde eine Steigerung des Blutzuckers von 90 auf 110 mg % gesehen[4525]. Bei einem Hunde von 17 kg führte aber 3malige Gabe von 25 ccm 25 % Na_2SO_4 zu keiner Veränderung, auch die hyperglykämische Reaktion nach Glucosezufuhr wurde nicht beeinflußt[4524]. Bei Verabreichung von Sulfatwassern, wie Marienbader Quellen, wurde demgegenüber bei Zuckerkranken eine Erniedrigung des Blutzuckers, eine Verminderung der Ausscheidung von Glucose und zum Teil der Acetonkörper und auch eine Phosphatretention beobachtet[4525, 4526]. Bei diesen Effekten soll teilweise das $Ca^{··}$ mitwirken[4528].

d) Stickstoff-Stoffwechsel. Bei verschiedenen Marienbader Quellen, wie Kreuzbrunnen, Glaubersalzquelle IV und Alexanderquelle, bewirkten besonders die hypotonischen eine vermehrte Ausscheidung von Stickstoff (Harnstoff, Harnsäure und Kreatinin) parallelgehend mit der Diurese (ZÖRKENDÖRFER[3733, 4527]).

Bei einem jungen Hahn wurde die Harnsäure vermehrt ausgeschieden, parallelgehend mit der Diurese, die ebenso durch NaCl erreichbar war[4531]. Bei einem Schaf wurde 50—75 ccm/kg isotonischer oder 5fach konzentrierter Lösung intravenös verabfolgt. Man erreichte eine vermehrte Ausscheidung von Harnsäure und Harnstoff, deren gegenseitiges Verhältnis vollkommen konstant blieb. NaCl wirkte auch, aber Na_2SO_4 anfangs bedeutend stärker[4529]. Demgegenüber wurde beim Menschen keine vermehrte Harnsäureausscheidung beobachtet (1 Versuch). Beim Kaninchen, das statt Wasser eine Tyrodelösung zu trinken erhielt, in der die Cl'-Ionen durch SO_4'' ersetzt waren, wurde eine Verminderung der Allantoinausscheidung erreicht.

Während der Durchschnitt einer vorherigen Periode von 5 Tagen 0,15 g betrug, ergaben die folgenden Perioden 0,137 und 0,126 g und Rückkehr zu Leitungswasser veränderte den Ausschlag auf 0,1 g[4530]. Dieser Effekt ist also nicht über jeden Zweifel erhaben.

Ratten, die täglich 1 ccm 10 % Na_2SO_4/100 g Tier intraperitoneal 3—10 Tage erhielten, zeigten einen höheren Gehalt an Glutathiongehalt der Organe mit gleichzeitiger Abnahme der Ascorbinsäure[4532]. Nach Fütterung von Ratten mit verschiedenen Glaubersalzquellen fand sich keine Änderung des Gesamt- und Sulfatschwefels[4533].

8. Sulfit.

5 Tage perorale Zufuhr von 1 ccm 10 % Na_2SO_4 äquimolekularer Lösung von Na_2SO_3 führte bei Ratten zu einer Zunahme des Glutathions, zu einer Abnahme

[4523] ESTES, A. M., WILLIAMS, E. u. BURGE, W. E.: Amer. J. Physiol. **85**, 366 (1928). Rona **47**, 548.

[4524] VAN DE VELDE, J.: C. rend. Soc. Biol. **102**, 596 (1929). Rona **54**, 643.

[4525] KOJIMA, M.: Z. exp. Med. **91**, 257 (1933). Rona **77**, 95.

[4526] KAUFFMANN-COSLA, O. u. ZÖRKENDÖRFER, W.: Med. Klinik **1927**, Nr. 10.

[4527] KAUFFMANN-COSLA, O. u. ZÖRKENDÖRFER, W.: Biochem. Z. **184**, 19 (1927).

[4528] KAUFFMANN-COSLA, O.: Bull. de la Soc. d. Chim. Biol. **10**, 394 (1928). Rona **46**, 382.

[4529] MORRIS, J. L., JERSEY, V. u. WAY, C. T.: Amer. J. Physiol. **70**, 122 (1924), Rona **29**, 618.

[4530] STRANSKY, E.: Biochem. Z. **148**, 433 (1923). Rona **25**, 57.

[4531] DREYER, N. B. u. YOUNG, E. G.: J. biol. Chem. **97**, LXX (1932).

[4532] YAMADA, J.: C. **1940** I. 589.

[4533] ARNOLDI, W., LISS, G. u. ROSAM, L.: Z. exp. Med. **80**, 633 (1932). Rona **67**, 500. Die Autoren behaupten eine Vermehrung des Schwefelgehaltes. Diese Behauptung findet in ihren Analysen keine Grundlage.

der Ascorbinsäure[4532]. Im Urin stieg der Quotient C/N an, während der Quotient Vakatsauerstoff/C Neigung zur Senkung zeigte[4525]. Am Langendorfherzen gelang es, durch Sulfitzusatz geringe Mengen von Acetaldehyd abzufangen (KORTSCHAGIN und M. LEWITOW[1660]). Zusatz von $NaHSO_3$ in der Menge von 0,1% (15 Tage), 0,2% (15 Tage) und 0,4% (19 Tage) zur Nahrung änderte den Brunstzyklus von Ratten nicht[4534].

IRVING und Mitarbeiter[4534, I] fütterten männlichen Ratten eine Diät, der 0,0125—2% $NaHSO_3$ zugesetzt worden war. Von 0,25% an fanden sich histologische Veränderungen am Zahn. Am Schmelz fehlte das Pigment, aber es gab keine Hypoplasie. Die Bildung des Dentins war schwer gestört, besonders bei den Schneidezähnen. Der alveolare Knochen zeigte osteoclastische Resorption. Entzündungen an der Gingiva und Epithelveränderungen im Nasolacrimaltract führen die Autoren dazu, einen Vergleich mit Mangel an Vitamin A, bei manchen Organen von Rhiboflavin anzustellen.

9. Thiosulfat und Polythionate.

In kleinen Gaben sank der Blutzucker, und das Leberglykogen stieg (Hühnchen: [4518], Tauben: HATTORI[4063]). Aber bei großen Dosen wurde auch beim Zucker eine Steigerung hervorgerufen, deren Verlauf nach Gabe von 0,7 g/kg $Na_2S_2O_3$ in 25% Lösung als Durchschnitt von 9 Tieren in folgendem gezeigt wird (nach MARPLES und MYERS[4063]):

Tabelle 344.

	normal	1 Min.	15 Min.	30 Min.	60 Min.	90 Min.	180 Min.	300 Min.
Zucker mγ% . .	129	169	152	153	144	120	130	124
NaCl mγ% . .	530	510	539	540	530	540	568	554

Der Sauerstoffverbrauch soll gesenkt werden[4535].

Häufig wurde der Gehalt an Glutathion untersucht. In Richtung der Steigerung des Gehaltes der Rattenorgane war S_2O_3'' am wirksamsten gegenüber den äquivalenten Mengen von SO_4'' und SO_3''. Entsprechend nahm der Gehalt an Ascorbinsäure ab[4532]. Bei Tauben (390—480 g), die täglich 1—2 g $Na_2S_2O_3$ erhielten, nahm der Glutathiongehalt sowohl im Blut (von 45—62,5 auf 70—84,5 mg%) als auch in der Leber (von 280—295 mg% auf 310—337,5 mg%) zu. Die Tiere hatten alle an Gewicht eingebüßt (ARNOVLJEVITSCH[2485]). Der Gehalt in der Leber stieg bei wiederholten kleinen Gaben eher an als der des Blutes, beide konnten aber schon nach einmaliger großer Gabe in die Höhe gehen (HATTORI[4062]). Nach Gaben von 5 mg/kg S in Form von S_2O_3'' subcutan 24—32 Tage lang täglich stieg der Glutathiongehalt in den einzelnen Organen des Kaninchens, und zwar in der Niere um 13,3%, Leber 5,3%, Blut 3,0%, Milz 1,2%, Muskel um 0,7%. Das Körpergewicht der Tiere hatte gegenüber den Kontrollen mit 1,4% um 15,1% zugenommen[4536].

Durch Gabe von $Na_2S_2O_3$ wurde der Jodspiegel im Blut in 3 Tagen gesenkt, ebenso der Schilddrüse. Bei häufiger Fortsetzung bis zu mehreren Monaten zeigte sich histologisch eine Ausdehnung der Follikel der Schilddrüse[4536, I].

[4534] PUHLMANN, H.: Naunyn-Schmiedebergs Arch. 193, 136 (1939).
[4534, I] IRVING, J. T., WEINMAN, J. P., SCHOURI, I. u. FITZHUGH, O. G.: J. dent. Res. 27, 762 (1948).
[4535] SHINOBE, S.: Rona 65, 270 (1931).
[4536] GAJATTO, S.: Arch. ital. Soc. farmacol. 8, 103 (1939), Rona 116, 70.
[4536, I] BIANCALANA, L.: Lancet. 252, 613 (1947). C. 1947 I. 1114.

Polythionate. Durch Polythionate wurde der Blutzucker bei Kaninchen vermindert und zwar beim Di-, Tri- und Tetrathionat bei Dosen, die nicht kleiner sein durften als 1,3 mg S/kg Tier. Von Pentathionat bedurfte es zu demselben Effekt der doppelten Dosis, außerdem trat die Reaktion mit Verzögerung ein, so daß der Schluß gezogen wurde, es bedürfe erst einer sekundären Umwandlung, für die (sehr unwahrscheinlich) Tetrathionat angenommen wurde[4537]. Auf ähnliche Werte kommt CHISTONI[4539].

Nach Tetrathionat mit $47,45^0/_0$ S stieg der Blutzucker bei einer Dosis von 0,02 g/kg von 135 in 2 Stunden bis 189 $mg^0/_0$ und blieb einige weitere Stunden hoch. 0,01 g/kg zeigte keine Wirkung, und bei 0,0025 g/kg gab es Senkung des Blutzuckers, z. B. von 135 in 2 Stunden auf 89 $mg^0/_0$, nach weiteren 2 Stunden auf 102 $mg^0/_0$. Wurde der Blutzucker künstlich erhöht, dann war der Abfall noch größer, und unter diesen Bedingungen wurde auch bei Thiosulfat (0,005 g/kg) eine Senkung deutlicher, die beim unvorbehandelten Tier (Glucosezufuhr) vielfach $10—15\ mg^0/_0$ erreichte, trotz hohen Anfangsgehaltes. Die Zufuhr der Polythionate erfolgte immer subcutan.

Mit der Senkung des Blutzuckers gleichlaufend kam es zu einem Anstieg des Glutathions im Blut, der Blutzucker kehrte zwar häufig rascher auf die Norm zurück als das Glutathion, trotzdem muß eine enge Verbindung zwischen beiden angenommen werden[4538]. Der Befund einer Erhöhung des Glutathions gilt nur für das Gesamtglutathion. In den ausgedehnten Versuchen von GOFFART und FISCHER[2491, II] fand sich daneben eine Abnahme der reduzierten Form, weil die in vitro vorhandene, oxydative Wirkung des Tetrathionats sich auch in vivo nachweisen ließ. Nach dieser Oxydation kommt es zum Einströmen der -SH-Verbindung aus den Geweben. Dadurch nimmt das Gesamtglutathion zu, wie es BRAGA bei seinen kleinen Dosen ebenfalls nachweisen konnte. Die Gewebe verlieren dabei und zwar am meisten die Niere, dann folgen Leber und Muskel. So ließ sich eine halbquantitative Beziehung zwischen Dosis und dieser Reaktion gewinnen. Aber der Verlust der Organe, besonders der Leber an reduziertem Glutathion ist nicht groß genug, um den Gewinn des Blutes zu decken. Also muß es trotz den Versuchen von GILMAN und Mitarbeitern[4537, I], nach denen auch Tetrathionat extracellulär bleibt, in die Zellen eingedrungen sein, um dort oxydativ zu wirken, wenigstens unter den extremen Bedingungen dieser Versuche. Das durch S_4O_6'' oxydierte Glutathion war übrigens nicht quantitativ in den alten Zustand zurückzuführen, was auf Nebenreaktionen hindeutet.

Der Befund, daß durch Behandlung von Kaninchen mit Tetrathionat die durch intravenöse Gabe von kolloidalem Schwefel veranlaßte Ausscheidung von H_2S vermindert wurde (MENEGHETTI[1773]), ist zu vergleichen mit den HEFFTERschen Versuchen, nach denen durch die Sulfhydrylgruppen der Darmwand eine Reduktion des Schwefels zu H_2S im Dünndarm bedingt ist.

10. Persulfat.

80—120 mg $K_2S_2O_8$ auf 1 kg Futter führte bei Ratten zu einer gewissen Hemmung des Wachstums. Das war vielleicht dadurch bedingt, daß die Tiere das Futter schlechter nahmen. Diese Menge war etwa 100mal so groß, wie die bei der Mehlveredelung vorkommenden Mengen (BECKER und HANGAI-SZABO[2493]).

11. Phosphat.

a) Anorganischer Stoffwechsel. Das erste und auffälligste Symptom einer Gabe von Phosphaten ist das Verhalten des Ca''-Spiegels im Blute, der immer erniedrigt wird (z. B. SALVESEN, HASTINGS und McINTOSH[2470]) und zwar ungefähr

---

[4537] BRAGA. C.: Ateneo parm. II. **6**, 194 (1934). Rona **83**. 448.

in der gleichen Stärke, ob man saure oder neutrale Lösungen verabfolgte (TISDALL[2469]), besonders stark, wenn das $Ca^{..}$ vorher durch Gabe von AT 10 oder Ca-Gluconat erhöht war (HOESCH[2837]). Bei Umstellung einer normalen Nahrung auf eine Diät von 0,8 mg $Ca^{..}$ und 400 mg P, also einem Ca/P von 1:500 sank das $Ca^{..}$ im Blut von 10 auf 6,4 mg% schon innerhalb 24 Stunden, aber nur bei Ratten, deren Gewicht unterhalb 100 g lag[4540]. Ältere Ratten, ähnlich wie ältere Menschen, reagierten viel träger. Über diese Frage wurde schon an verschiedenen Stellen, z. B. hinsichtlich des Zustandekommens der Tetanie, gesprochen, und sie wird noch behandelt werden in dem Kapitel über Phosphate in der Diät.

Hinzuweisen wäre auf den Befund von McLEAN und HINRICHS[2838], daß nach Gabe von Phosphaten der Übergang des $Ca^{..}$ in eine kolloidale Verbindung nicht rasch stattfindet, sondern daß anfangs eine nichtkolloidale Verbindung vorliegt bei vorhandener Übersättigung, die erst in 3—6 Stunden verschwindet. Die Analysen wurden in dem Kapitel des $PO_4^{'''}$ im Blut (S. 438ff.) wiedergegeben. Wenn die Reaktion so langsam stattfindet, und das $Ca^{..}$ des Blutes trotzdem verhältnismäßig rasch absinkt, muß das $Ca_3(PO_4)_2$ nicht erst nach Umsetzung und Übergang in kolloidale Form, sondern auf andere Weise in den Organen aufgenommen werden.

Die Versuche von GERSH[2851] zeigen, daß kolloidales Calciumphosphat erst in dem Reticuloendothel aufgenommen und später abgegeben wird. Vielleicht sind auf den sekundären Transport die Erhöhungen von $Ca^{..}$ im Blut von Kaninchen durch Phosphat nach SIEGWART und ZENTNER[2513] zu beziehen, die somit einzig in der Literatur dastehen.

HARNAPP[2541] konnte bei Zusatz von Phosphat bis 13 mg% P keine Vermehrung des ultrafiltrierbaren Calciums feststellen. Auch daraus folgt, daß eine direkte Fällung durch anorganisches Phosphat nicht die Ursache für die Erniedrigung des Serum-Calciums sein kann. In den Versuchen mit Produktion einer Tetanie wurden zwar beträchtlich höhere Werte an P erreicht, aber Tatsache ist, daß auch unterhalb des angegebenen Punktes eine negative Korrelation im Blut zwischen $Ca^{..}$ und P besteht, wie wir es schon darstellten. Das bedeutet, daß in diesem Bereich andere Faktoren der Regulation wirksam sein müssen und zwar gebunden an eine Koppelung beider Ionen. Diese Frage wird noch behandelt werden müssen.

In den Versuchen von LASH und ROLLER[4151], in denen Kaninchen verschiedene $Na^{.}$-Salze (Citrat + Tartrat + Sulfat + Phosphat) rasch injiziert wurden, kam es zu Verschiebungen in der Zusammensetzung des Blutes. Die Verhältnisse werden aber bestens charakterisiert durch folgende Angaben über die Werte in mg% als Durchschnitte von 6 Tieren:

Tabelle 345. .

	$Ca^{..}$	$Na^{.}$	$K^{.}$	$Mg^{..}$	Cl'
vorher .	15,65	337	18,1	3,91	·539
nachher .	9,24	511	45,5	1,59	787

Auffällig war die Erhöhung des $K^{.}$ und Cl', die Erniedrigung des $Mg^{..}$ Außerdem war der Reststickstoff erhöht. Hier ist die Wirkung keine reine

---

[4537, 1] GILMAN, A., PHILIPS, F. S., KOELLE, E. S., ALLEN, P. P. u. ST. JOHN, E.: Am. J. Physiol. 147, 115 (1946).

[4538] BRAGA, C.: Ateno parm. 7, 181 (1935), Rona 90, 572.

[4539] CHISTONI, A.: Riv. Pat. sper. 9, 1 (1932), Rona 70, 785.

[4540] HESS, A. F., WEINSTOCK, M. u. RIVKIN, H.: Proc. Soc. exp. Biol. Med. 26, 199 (1928/29).

[4541] HARNAPP, G. O.: Mschr. Kinderheilkunde 82, 352 (1940), Rona 121, 229.

Phosphatwirkung, wenn auch das Vergiftungsbild häufig ähnlich der Tetanie verlief. Die Senkung des $Mg^{··}$ wurde ebenso nach Gabe reinen Phosphats beobachtet (S. 777).

Bei Kranken mit Herzfehlern, die kurz vor dem Tode mit 6 g K_2HPO_4 behandelt worden waren, wurde der Gehalt verschiedener Organe an $K^·$ nach dem Tode, und zwar auf Frisch- und Trockengewicht bezogen, untersucht und mit entsprechenden nicht behandelten Kranken verglichen. Der Kaliumgehalt lag in der Leber, Niere und dem Herzen, besonders aber beim Muskel (0,297% K statt 0,199) bei den mit K_2HPO_4 behandelten Kranken höher[4542].

Nach Phosphatgabe verschwand das immer im Blut aufzufindende Nitrit (STIEGLITZ und PALMER[3997]). Der Ammoniakgehalt des Blutes war nach Gabe von H_3PO_4, nicht nach HCl oder H_2SO_4, erhöht[4543].

b) Säure-Basengleichgewicht. $(NH_4)_2HPO_4$ dem Menschen zugeführt, führte zur Säuerung des Urins, und zwar trat $^1/_3$ der Äquivalente (Phosphat 3 basisch gerechnet) als Säure in Erscheinung[4544]. Bei Gabe von isotonischer Phosphatlösung des p_H 7,4 in der Menge von 10 ccm/kg Kaninchen wurde die Alkalireserve anfänglich — jedesmal bei 6 Tieren beobachtet — um 1—3 Vol% erhöht. Nach 20—30 Minuten kam es zum Umschlag mit Säuerung, die nach 55 Minuten ihr Maximum erreichte. Die Alkalireserve sank dann im Durchschnitt um 7 Vol% (ODAIRA[4453]). Bei der Acidose nach NH_4Cl erfolgte eine PO_4'''-Ausschwemmung und Abnahme der Glycerindiphosphorsäure im Blut[4545]. Der Verlust wurde nach Gabe von Phosphat sehr rasch ausgeglichen[4546].

c) Gas- und Kohlenhydratstoffwechsel. Intravenöse Gabe von Phosphat (isotonisch) an Kaninchen, deren Kohlenhydratbestand durch 7—16 Hungertage erschöpft war, führte zu keiner Stoffwechselsteigerung und Steigerung des RQ., im Gegensatz zu dem normalen Tier. Wurden diesen Tieren vorher Traubenzuckerlösungen verabfolgt, dann kam die normale Reaktion zustande[4550]. Es soll sich so die spezifische Wirkung des Phosphats auf den Kohlenhydratstoffwechsel dartun lassen. Wurde aber bei 2 Rindern, die 2 Monate vorher phosphatarm (0,18% P) ernährt waren, täglich 100 g NaH_2PO_4 zu der aus Alfalfaheu, Prärieheu, Melasse, Mais und Hafer bestehenden Diät zugelegt, dann sank der Sauerstoffverbrauch ab. In Kalorien/kg/Tag gemessen, sank der Stoffwechsel als Durchschnitt von je 6 Bestimmungen von 32,9 auf 28,0 und 35,7 auf 30,5 bei den Tieren ab[4551], ein Befund, dessen Beziehung zu dem Kohlenhydratstoffwechsel nicht direkt ersichtlich ist. Die Verbrennung von Alkohol soll beim Kaninchen durch Gabe von 10 ccm isotonischer Phosphatlösung von p_H 8,0—8,2 verlangsamt werden[4585].

Eine allgemeine Stoffwechselwirkung im Sinne einer Erniedrigung der spezifisch dynamischen Wirkung fanden ABELIN und Mitarbeiter[4548, 4549, 4552, 4554].

Bei Ratten, die vorher 30 Stunden gehungert hatten, stieg der respiratorische Quotient auf etwa 1, wenn sie 3 g Rohrzucker erhielten. Wurde zu derselben Menge Rohrzucker 1 g Na_2HPO_4 gegeben, dann stieg er nur auf 0,77—0,84, oder wenn nachträglich 0,75 g gegeben wurde, wenn der Quotient schon hoch war, dann sank er ab.

Das Leberglykogen war bei Phosphatzugabe zugleich niedriger, und zwar waren diese Beobachtungen nicht nur bei Rohrzucker, sondern auch Glucose, Dioxyaceton, nicht aber bei Lävulose, „da es den Glykogengehalt der Leber

[4542] CALHOUN, J. A., CULLEN, G. E., CLARKE, G. u. HARRISON, T. R.: J. clin. Invest. **9**, 693 (1931), Rona **62**, 354.
[4543] v. MORACZEWSKI, W. u. SADOWSKI, T.: Naunyn-Schmiedebergs Arch. **186**, 721 (1937).
[4544] ROEDER, H.: Dissertation Jena 1939 bei Lintzel.
[4545] RAPOPORT, S.: Biochem. Z. **289**, 411 (1937).
[4546] RAPOPORT, S.: Biochem. Z. **289**, 416 (1937).
[4547] SCHMUTZLER, E.: Biochem. Z. **200**, 407 (1928), Rona **50**, 536.

nicht beeinflusse"[4549]. Nach Eiweißfütterung wurde die spezifisch dynamische Wirkung von 25% auf 12% gesenkt[4552]. Das Verhalten erwies sich aber nicht für Phosphat spezifisch, wie folgende Versuchsreihe zeigt[4548]:

10 Ratten wurde nach einer Hungerperiode von 18—24 Stunden 2—2,5 g Rohrzucker gegeben. 8—10 Stunden später wurden die Tiere getötet und das Leberglykogen mit 4,23% bestimmt. Wurde 8 Tieren 3 Stunden nach Rohrzuckergabe 1 g Na_2HPO_4 gegeben, dann war der Gehalt nur 1,7%, nach 1 g Karlsbader Salz nur 0,54%. Dasselbe ließ sich mit 0,5 g Na_2SO_3 oder $NaHCO_3$ oder $CaCl_2$ erreichen[4554]. Wurde dazu noch 5 E Insulin verabfolgt, dann wurde der Glykogengehalt auf 0 herabgedrückt.

Bei Versuchen an einem Hund wurde weder hinsichtlich des R Q. nach Glucose, noch hinsichtlich der spezifisch dynamischen Wirkung nach Fleischfütterung bei Zulage von 15 oder 20 g Phosphat an ein 29 kg schweres Tier ein Unterschied gemessen[4547]. Der Unterschied dieser sich widersprechenden Resultate beruht kaum auf dem verschiedenen Tiermaterial oder einer anderen Leitung der Versuche, sondern wohl ausschließlich auf der Dosierung. ABELIN gibt in seinen Publikationen nur selten das Gewicht der Tiere an[4552] oder [4554], erwähnt aber einmal, daß es sich bei einer Ratte um ein 250 g schweres Tier handelt, also ist die Dosis mit 4 g/kg Na_2HPO_4 anzusetzen, eine enorme Dosis, von der man starke Durchfälle erwarten muß. Dadurch wird der Ablauf der Prozesse schon resorptiv verändert, und daher kommt es, daß Karlsbader Salz in derselben Dosis zu demselben Effekt führte. Aber auch bei starken Kochsalzgaben ist die Abnahme von Glykogen in der Leber bekannt, so daß diese Befunde nicht anders als unspezifische Salzwirkungen zu werten sind und mit Phosphat nichts zu tun haben.

Die Schwierigkeit, einen Glykogenansatz durch Phosphat nachzuweisen, zeigen auch folgende Versuche:

Bei Durchströmung der Leber von Rana fusca mit Zusatz von Phosphat wurde keine Änderung des Zuckers in der Durchströmungsflüssigkeit beobachtet[4568]. Das Glykogen der Leber nahm nicht zu bei Gabe von Phosphat an Katzen[4575]. Bei Kaninchen wurde bei Fütterung der Tiere mit Fructose in der Leber 2,75% Glykogen gefunden. Zusatz von Phosphat (0,5 g/kg Na_2HPO_4) vermehrte die Menge auf 3,4% (10 Versuche), bei weiterem Zusatz von Cholsäure auf 4,5% (10 Tiere)[4582, 4583]. Diese Werte scheinen noch im Bereich der Streuung zu liegen, die gerade beim Leberglykogen ganz besonders groß ist, ebenso sind die Werte mit Glucose, Mannose, Galaktose nicht verändert[4582]. Dagegen soll das Glykogen in den Muskeln und ebenso der Lactacidogengehalt zunehmen[4575, 4584].

Wenn also eine Beeinflussung des Blutzuckers durch Phosphat erreichbar ist, muß man nach dem Schicksal der Glucose nach wie vor suchen. Denn der Versuch der Anwendung von Phosphat zur Beeinflussung des Kohlenhydratstoffwechsels ist eine naheliegende Konsequenz aus den vielfachen Beobachtungen über eine entgegengesetzte Konzentrationsbewegung zwischen Phosphat und Blutzucker, wie sie unter den verschiedensten Bedingungen festgestellt wurde.

d) Phosphat und Blutzucker. Beim Menschen kam es nach Gabe von 100 g Glucose zum Abfall des P im Blut von (0,5—1,0) im Durchschnitt 0,8 mg%.

[4548] ABELIN, I.: Biochem. Z. 205, 457 (1929), Rona 50, 536.
[4549] ABELIN, I.: Biochem. Z. 175, 274 (1926), Rona 88, 687.
[4550] MITANI, N.: Rona 79, 598 (1934).
[4551] RIDDELL, W. H., HUGHES, J. S. u. FITCH, J. B.: Amer. J. Physiol. 106, 676 (1933), Rona 78, 239.
[4552] ABELIN, I. u. KOBORI, B.: Biochem. Z. 180, 211 (1927), Rona 40, 676.
[4553] ELIAS, H., GÜDEMANN, J. u. KORNFELD, F.: Z. ges. exp. Med. 42, 560 (1924), Rona 29, 425.

Die anfängliche Höhe des P-Spiegels hatte keine Bedeutung für die Senkung[4557]. Die Senkung ließ sich ebenso mit (15 g) Dextrin — per os gegeben — erreichen, und war bei jungen Hunden leichter auszulösen als bei älteren. Die Phosphatase des Serums nahm gleichzeitig zu[4556]. Bei konstanter Infusion von Glucose von 0,25—2,0 g/kg/Stunde an Hunde wurde das Phosphat um 23—64% gesenkt, während das K˙ durchschnittlich um 20% sank[4555]. Da mit Glykogen zugleich K˙ besonders im Muskel eingelagert wird, läßt sich eine Glykogenbildung erschließen. Das Verhalten des Plasmaphosphats in Beziehung zum Blutzuckerspiegel zeigt nebenstehende Abbildung 71, die an nicht narkotisierten Hunden, die zum Stilliegen dressiert waren, gewonnen wurde[4560].

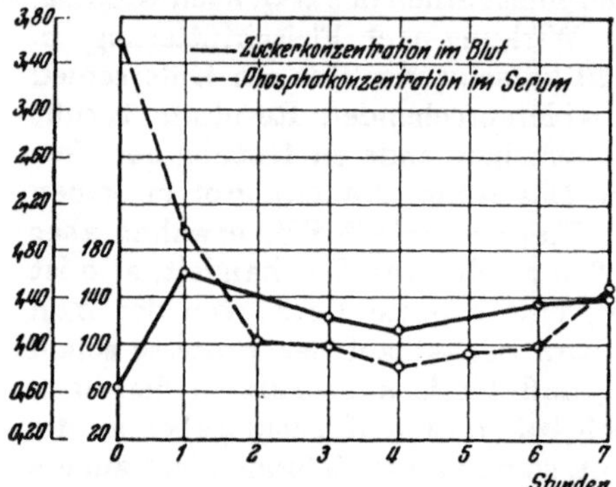

Abb. 71. ·———· Zuckerkonzentration im Blut. ·—·· Phosphatkonzentration im Serum. Konzentration von Blutzucker und Serumphosphat in Stunden. Normale Hunde erhielten 2 g Glucose pro kg Körpergewicht pro Stunde.

Mit der Senkung des Phosphats im Plasma ging die Ausscheidung im Urin zurück.

Das Verschwinden von Phospat fand sogar in geringem Umfange am Herz-Lungenpräparat statt bei gleichzeitigem Anstieg von Phosphokreatinin und Hexosemonophosphat, ohne daß allerdings eine direkte quantitative Beziehung hergestellt wurde[4559]. Wurde die Leber von Hunden exstirpiert, dann erfolgte die Senkung rascher, ebenso die Rückkehr zu normalen Werten; eine deutliche Senkung erfolgte beim Starlingschen Präparat, wenn die hinteren Extremitäten in den Kreislauf eingeschaltet wurden, dagegen wenig bei ausschließlicher Durchströmung der Eingeweide (siehe dazu [4563]). Exstirpation der Nebennieren störte das Verhalten nicht, doch fehlte jede Wirkung nach Exstirpation der Pankreas, konnte aber durch Insulingabe wiederhergestellt werden[4558, 4560, 4564, I]. Hier liegt also Inkongruenz beider Bewegungen vor, wie man im übrigen auch auf der Kurve eine Verzögerung der Phosphatsenkung gegenüber der Hyperglykämie beobachten kann (siehe auch [4564]). Die Verzögerung des Minimums betrug in anderen Versuchen[4561] etwa 40 Minuten. Rascher erfolgte der Fall nach Dioxyaceton[4564, I]. Wurde die Pankreas nur zu 95% entfernt, gab es eine Senkung der Phosphate,

[4554] KOBORI. B.: Biochem. Z. 180, 218 (1927), Rona 40, 671. Nach Candiolin keine Erhöhung des RQ.
[4555] FLOCK, E., BOLLMANN, J. L., MANN, F. C. u. KENDALL, E. C.: J. biol. Chem. 125, 57 (1938).
[4556] BODANSKY, A.: J. biol. Chem. 104, 473 (1934).
[4557] FARQUHARSON, R. E. u. TIBBETS, D. M.: J. clin. Invest. 10, 271 (1931).
[4558] POLLACK, H.: Amer. J. Physiol. 105, 79 (1933), Rona 75, 647.
[4559] POLLACK, H., FLOCK, E., ESSEX, H. E. u. BOLLMAN, J. L.: J. Physiol. 110, 97 (1934), Rona 84, 605.
[4560] POLLACK, H., MILLET, R. F., ESSEX, H. E., MANN, F. C. u. BOLLMAN, J. L.: J. Physiol. 110, 117 (1934), Rona 84, 581.
[4561] BOLLIGER, A. u. HARTMAN, F. W.: J. biol. Chem. 64, 91 (1925), Rona 32, 548.
[4562] ELLSWORTH, R. u. WEINSTEIN, A.: Bull. Hopkins Hosp. 53, 21 (1933), Rona 75, 372.
[4563] ARAPOWA, A. A.: Vestn. Rentgenol. 13, 338 (1934), Rona 89, 83. Die Abgabe von PO₄''' aus dem Darm soll nach Glucose vermindert sein, aber von der Leber retiniert werden.
[4564] POSPELOV, S. u. RAJEWSKAJA, R.: Russkaja Klinika 7, 758 (1927), Rona 43, 64. Geringe Beziehungen bei Kranken, die 30%₀ Glucose oder Adrenalin erhielten.
[4564, I] MACLEOD, J. J. R.: Ergeb. der Physiologie 30, 484 (1930).
[4565] MISTRETTA, A.: Probl. alimentare 4, 85 (1934), Rona 87, 80.

aber das Minimum wurde erst nach 3 Stunden erreicht. Insulin scheint zu dieser Reaktion notwendig zu sein, und sie läßt sich nur bei seiner Anwesenheit auslösen. Bei Hunden, die durch Hungern von 11 und 14 Tagen einen Hungerdiabetes hatten, blieb sie auch aus[4555].

Bei ausschließlicher Gabe von Insulin sank das PO_4''' und die Glucose gemeinsam bis zu Werten, wo hypoglykämische Symptome auftraten. Dann begann das Phosphat wieder zu steigen, ohne daß die Glucose sich änderte. Exstirpation der Nebenniere hatte auf diesen Ablauf keinen Einfluß[4562]. Die Beziehung zur Insulinwirkung ergab sich weiterhin aus den Analysen von BOSE und DE[2821]. Während gesunde Personen gut mit Phosphatsenkung für 2 Stunden auf Gabe von 100 g Glucose reagierten, war die Reaktion bei Diabetikern abgeschwächt und zwar um so mehr, je schwerer die Erkrankung war. Gabe von Insulin führte bei den schwereren Erkrankungen zu einer viel geringeren und flüchtigeren Phosphatsenkung als bei normalen.

Bei Kindern unterhalb 2 Jahren wurden durch Umstellen auf eine kohlenhydratreichere oder nur aus Zucker und Tee bestehende Nahrung nur geringe und schwankende Ausschläge erhalten (bei reiner Tee-Zucker-Diät 8 Kinder Senkung von 0—1.21 mg%). Bei Gabe von Vitamin D wurde dieser Abfall durch unregelmäßige Ausschläge ersetzt[4565].

Nach SOSKIN und Mitarbeitern[4566, I] verschwindet das Phosphat nicht aus dem Blut in das Gewebe, sondern geht in organische Bindung über. Das säurelösliche Phosphat des Blutes steigt an. Die Zunahme des Hexosemonophosphats im Skelettmuskel sei durch eine gleichzeitig erfolgende Adrenalinwirkung bedingt und gehöre nicht zwangsläufig zur Senkung des Blutphosphats.

Senkung des Phosphats wurde erreicht bei Hyperglykämie durch Adrenalin[4561, 4562], Zuckerstich und Pituitrin[4561]. Der uteruswirksame Teil hatte dabei eine andere Wirkung als der pressorische. Dieser bringt einen Anstieg von Phosphat und Zucker. Das wird von FRASER[4566, II], von dem diese Versuche an Hunden stammen, entweder auf eine Anoxie des Gewebes infolge Gefäßverengerung oder eine Hemmung der Insulinsekretion oder beides zurückgeführt. Beim oxytocischen Hormon kommt es dagegen zum Absinken des PO_4''' infolge Insulinsekretion, die durch Hyperglykämie bedingt ist. Man sieht das vielfache Ineinandergreifen der Regulationen. Bei Wärmestich waren die Resultate schwankend[4566].

Diese Befunde ließen die Hoffnung aufkommen, umgekehrt durch *Phosphatgabe* den Blutzucker zu erniedrigen. Von Goldfischen, die sich in Lösungen von 0.15 K_2HPO_4 befanden, wurden in 40 Stunden 68%, in entsprechenden Lösungen von Na_2HPO_4 46% der anwesenden Glucose verbraucht, während bei anderen Salzen und Wasser der Verbrauch zwischen 28—35% schwankte. Ebenso wirkten die Phosphate auf Paramaecien (BURGE und ESTERS[1975, 4523]). Dies scheint auf einen höheren Verbrauch oder auch Ansatz von Glykogen hinzuweisen, kann aber die Verhältnisse beim Warmblüter nicht ohne weiteres erklären, zumal ein höherer Sauerstoffverbrauch nicht zur Beobachtung kam.

Es wurden von Page[2457] sogar Steigerungen des Blutzuckers nach Phosphatinjektionen bei Kaninchen beobachtet. Die Dosen waren allerdings hoch, und der Erfolg ist als unspezifisch aufzufassen. Die Wirkung stuft sich danach ab. Bei Kaninchen führten Injektionen von 2 ccm/kg n/1 oder n/3 NaH_2PO_4 oder Na_2HPO_4 zur Hyperglykämie. Weniger als 0.4 ccm waren unwirksam, und dazwischen befand sich eine Zone der Senkung. Bei Hunden führten > 1 ccm der n/3 oder ~ 0.5 ccm der n/1 Lösung zur Blutzuckerabnahme[4569]. Dieselben Verhältnisse

[4566] MIYOSHI, M. u. SUNABA, Y.: Mitt. med. Akad. Kioto 13, 1186 (1935). Rona 87, 92.
[4566, I] SOSKIN, S., LEVINE, R. u. HECHTER, O.: Amer. J. Physiol. 134, 40 (1941). C. 1943 I, 741. Versuche an Pankrea tektomierten und adrenalektomierten Hunden.
[4566, II] FRASER, A. M.: J. Physiol. 108, 345 (1949).

gibt SUCKAWA[4572] an. 300 mg/kg Na_2HPO_4 setzten den Blutzucker von Kaninchen herab, 500—700 mg/kg verursachten erst Anstieg mit folgendem Abfall. 2,5 bis 6 g/kg führten immer zur Hyperglykämie mit reichlicher Zuckerausscheidung im Harn und Anstieg der Körpertemperatur.

Splanchnicusdurchschneidung hob diese Wirkung auf, was auf das Zwischentreten von Adrenalin hinweist. Beim erwachsenen normalen Menschen wurde nach 125 ccm n/3 Na_2HPO_4 keine Einwirkung gesehen, ebenso nicht beim intakten Hunde nach 2 ccm/kg n/1 NaH_2PO_4[4567]. Beim Säugling wurde nach Frauenmilch der Blutzucker stärker erhöht als nach Kuhmilch. Der Unterschied konnte durch Angleichung des Phosphatgehaltes der Frauenmilch an die Kuhmilch vermieden werden[4573].

Hier findet sich also ein Hinweis darauf, daß durch Phosphatgabe nicht nur der normale, sondern vielleicht in erhöhtem Maße der künstlich gesteigerte Blutzuckerspiegel vermindert werden konnte.

Beim Diabetiker wirkte Phosphat stärker blutzuckersenkend. Bei Gabe von 100 ccm n/3 Na_2HPO_4 (1.9 g/kg) sank der Blutzucker z. B. von 282 auf 163 mg% und die Zuckerausscheidung im Urin wurde vermindert ([4567], siehe auch [4553]). Bei 5 Patienten mit Diabetes wurde aber nach intravenöser Infusion von 100 ccm n/1 NaH_2PO_4 keine Änderung des Sauerstoffverbrauchs und der CO_2-Abgabe gefunden[4553]. Am pankreaslosen Hund konnte von dem einen keine Senkung beobachtet werden[4567], wohl aber von anderen Autoren[4571]. Bei Katzen, denen nur der größte Teil der Pankreas entfernt worden war, gelang es sowohl durch anorganisches Phosphat als auch durch hexosediphosphorsaures Na[4575].

Die Hyperglykämie auf Glucoseinjektion wurde beim Hund durch Phosphat vermindert ([4574], kaum eine Wirkung bei VAN DE VELDE[4524]), ebenso die nach Adrenalin ([4574], wenig Ausschlag [4570]). Die beim Säugling durch Adrenalin hervorgerufene Hyperglykämie, Glucosurie und Ketonurie wurde durch Na_2HPO_4 herabgesetzt[4576], was auf ein Zusammenwirken mit Insulin hinzuweisen scheint. Phosphat allein förderte die Acetonbildung im Hunger[4581].

Bei gleichzeitiger Gabe von Insulin und Phosphat war die Wirkung auf den Blutzucker stärker als ohne Phosphat, z. B. beim Hund[4579], oder nicht ganz konstant beim Kaninchen[4577, 4578]. Andererseits wurde über eine Minderung der Blutzuckersenkung auf Insulin berichtet[4574]. Diese soll nur bei kleineren Insulindosen eintreten, während bei größeren eine Additivität der Wirkungen erzielt wird[4580]. In diesem Zusammenhang interessieren die Versuche von FRANKS und Mitarbeitern[4580, I] an Kranken mit schwerster diabetischer Acidose. Im unbehandelten Koma ist der Gehalt des Plasmas an anorganischem Phosphat erhöht. Nach Insulin gab es einen besonders tiefen Abfall, und dieses tiefe Niveau hielt sich noch lange deutlich unter normalen Werten. Zusätzlich injizierte Phosphate

[4567] FRIEDLÄNDER, K. u. ROSENTHAL, W. G.: Naunyn-Schmiedebergs Arch. 112, 65 (1926), Rona 37, 366.
[4568] ELIAS, H.: Biochem. Z. 138, 279 (1923). Rona 22, 64.
[4569] ELIAS, H.: Biochem. Z. 138, 284 (1923). Rona 22, 64.
[4570] ELIAS, H.: Biochem. Z. 138, 294 (1923). Rona 22, 64.
[4571] ELIAS, H.: Biochem. Z. 138, 299 (1923). Rona 22, 64.
[4572] SUCKAWA, T.: Mitt. med. Akad. Kioto 3, 35 (1929). Rona 52, 823.
[4573] WELCKER, A. u. JÄGER, O.: Z. f. Kinderheilk. 34, 594 (1927), Rona 43, 63.
[4574] NISHIMOTO, H.: Jap. J. of exp. Med. 7, 207 (1929), Rona 51, 718.
[4575] ILJIN, W. S., JAKOWLEW, N. N. u. WESSELKINA, W. M.: Z. exp. Med. 93, 679 (1934), Rona 80, 622.
[4576] BEUMER, H.: Z. f. Kinderheilk. 35, 305 (1923), Rona 22, 69.
[4577] ALCHIERI, A.: Boll. soc. med. chir. Pavia 37, 933 (1925), Rona 35, 685. 6—30 E Insulin + 50 ccm n/3 Phosphatlösung.
[4578] ALCHIERI, A.: Arch. di Fisiol. 23, 549 (1925), Rona 36, 841.
[4579] DESGREZ, A., BIERRY, H. u. RATHERY, F.: C. rend. Acad. Science 180, 1554 (1925), Rona 32, 582.
[4580] KOLODZIEJSKA, S. u. FUNK. C.: C. rend. Soc. Biol. 91, 1477 (1924). Rona 81, 380.
[4580, I] FRANKS, M., BERRIS, R. F., KAPLAN, N. O. u. MYERS, B. G.: Arch. int. Med. 81, 42 (1948), zit. nach Schweiz. med. Wschr. 1948, 1183.

wurden stark retiniert. Deshalb wurde den Kranken zu der üblichen Acidose-
behandlung 1,319—2,638 g P als Na-Salz in gepufferter Lösung von 500—1000 ccm
während 4 Stunden langsam infundiert. Diese Dosierung war noch nicht hoch
genug, um den vorherigen Phosphatverlust auszugleichen, denn nach Aussetzen
der Zufuhr sank die Urinausscheidung auf unternormale Werte. Unter der P-
Behandlung wurden die Kohlenhydrate besser ausgenützt. Cl' und Alkalireserve
im Serum stiegen an, und der Wasserverlust im Urin war geringer. Die Bewußt-
seinstrübung wurde rascher behoben, und es ließ sich eine statistisch gesicherte
Abnahme der Letalität beobachten.

Viele der Befunde sind zurückzuführen auf Zufallsprodukte, da auf die Frage
der Streuung bei den betreffenden Versuchsbedingungen nie Wert gelegt wurde.
Vielleicht wird man aber trotz des Gewirrs der Widersprüche auf eine Wirkung
des Phosphats schließen können, die sich in Verstärkung des Insulineffektes
dokumentiert, aber auf einen engen Dosierungsbereich beschränkt ist.

Bei der Beziehung Senkung des PO_4''' bei Steigerung der Glucose und umgekehrt, ist die Beeinflussung durch Glucose viel leichter zu erreichen. Eine
Senkung des Blutzuckers wird leichter durch Phosphat zu erreichen sein, wenn
er über die Norm erhöht ist. Das ist selbstverständlich, da eine Reihe von Regulationen gegen die Senkung des normalen Blutzuckers vorhanden sind. Das wird
schließlich auch beim Phosphat zu erwarten sein, aber diese Regulationen reagieren
langsamer, als der Einbau des PO_4''' in die Gewebe erfolgt, so daß ein zeitliches
Intervall einer Senkung sehr viel leichter erreicht wird, als bei der Beeinflussung
der Glucose. Wenn die Resultate also auch widerspruchsvoll sind, wird man das
nicht anders erwarten dürfen, selbst wenn man eine Beeinflussung als gegeben
voraussetzt.

12. Pyrophosphat.

Pyrophosphat in der Menge von 80—700 mg/kg Kaninchen subcutan verabfolgt, verursachte eine erhebliche Hyperglykämie mit einem Maximum nach
2—4 Stunden. Sie konnte durch Durchschneidung der Nn. splanchnici und
Injektion von $CaCl_2$ partiell gehemmt werden (SUCKAWA[4572]).

Bei isolierten Geweben wurde durch m/15 Pyrophosphat der O_2-Verbrauch um 48—68%
vermindert. Das wurde an Milz, Niere und Leber nachgewiesen. Noch stärker wird die Aktivierung des O_2-Verbrauchs durch Paraphenylendiamin gehemmt[4586].

Eine ausführlichere Studie über die Umsetzung von Pyrophosphat am Froschherzen wurde von EICHLER und STOBER[4583, I] vorgenommen. Da das Ion nicht
in die unverletzte Zelle einzudringen vermag, konnte man schließen, daß es sich
um eine Pyrophosphatase handelte, die in der Oberfläche der Herzmuskelfaser
eingebaut ist. Dieses wurde durch folgende Befunde erhärtet: 1. Die Umsetzungen
nach der Konzentration folgen den Gesetzen einer Phosphatase, auch in der
Hemmung durch das sich bildende Phosphat. 2. Durch eine vermehrte Frequenz
wurde der Umsatz nicht erhöht, aber durch eine Erhöhung des Drucks in der
Kanüle in bestimmtem Bereich, weil damit eine Entfaltung der Oberfläche
resultierte. 3. Der Temperaturkoeffizient entsprach mit $Q_{10} \cdot 1,4$—1,6 der Größe
einer Fermentreaktion. 4. Durch Mg wurde die Wirkung gehemmt entsprechend
einem Desmoferment. 5. Es handelte sich um eine alkalische Phosphatase. Denn
bei Steigerung des p_H in der Kanüle vermehrten sich die Umsetzungen. In der
Zelle kann man solche p_H-Verschiebungen nicht erreichen. 6. Ein fluoriertes
Prontalbin, das alkalische Phosphatasen lähmte, führte auch zur Hemmung der

[4581] BEUMER, H. u. SOECKNICK, A.: Z. f. Kinderheilk. 87, 236 (1924), Rona 26, 271.
[4582] FUZITA, S.: J. of Biochem. 13, 219 (1931), Rona 64, 93.
[4583] WATANABE, K.: J. of Biochem. 21, 197 (1935), Rona 87, 564.
[4583, I] EICHLER, O. u. STOBER, W.: Naunyn-Schmiedebergs Arch. 205, 647 (1948).

P_2O_7-Umsetzung. Von Interesse ist es, daß die Aktivität der Herzmuskeloberfläche sich als größer herausgestellt hat, als das Präparat einer gereinigten alkalischen Phosphatase, so daß wesentliche Teile der Oberfläche von dem Kolloid des Ferments eingenommen sein mußten. In den Versuchen von EICHLER und SCHMEISER (siehe S. 597) mit ^{32}P markiertem Pyrophosphat wurde das fehlende Eindringen des Anions in die Zelle bewiesen, wodurch die Folgerungen über die Oberfläche der Herzmuskelfaser eine weitere Fundierung erhielten.

13. Metaphosphat.

Metaphosphat erhöhte beim Kaninchen den Blutzucker, der aber ganz allmählich anstieg und erst nach 7—24 Stunden das Maximum erreichte. Diese Wirkung wurde weder durch Durchschneidung der Nn. splanchnici, noch durch gleichzeitige Injektionen von $CaCl_2$ gehemmt (SUKAWA[4572]).

14. Fluorid.

a) Mineralstoffwechsel. Bei Fluorid steht ebenso wie beim Phosphat die Frage nach dem Verhalten des Calciums im Serum zur Diskussion, da F′ das relativ schwer lösliche CaF_2 bildet. Eine gewisse Senkung wurde beobachtet z. B. bei Kaninchen (SUGAWA[4022]). Nach 60 mg/kg NaF intravenös wurde das Ca·· im Blut von 16,6 auf 14,7 mg%, der P von 7,3 auf 5,5 mg% erniedrigt gefunden (PAWLOCIE und BOGDANOVIC), aber die Analysen wurden erst 2 Tage nach der Injektion ausgeführt. Eine so lange Nachwirkung müßte eine Wirkung bei wiederholter Gabe verstärkt finden lassen. Aber selbst 100—122 Tage Zufütterung von 30 mg/kg NaF führten nur zur Abnahme des Blutcalciums von 17,6 auf 14,5 mg im Durchschnitt von 9 Kaninchen, während die Kontrollen eine Abnahme von 18,1 auf 17 mg% zeigten.

Bei Versuchen von JODLBAUER[2511] wurde an Kaninchen täglich 50 mg/kg verabfolgt. 30 Minuten nach der letzten Gabe war der Blutkalk von normal 17,4 auf 12,6 mg% und beim Tode ($3\frac{1}{2}$ Stunden nach der Injektion) auf 8,8 mg% gefallen. Wir haben also einen beträchtlichen Abfall im Moment des Todes. Er erreicht aber nicht das Ausmaß wie bei einer noch nicht zur Tetanie führenden Phosphatdosis. 15 mg/kg für 9 Tage brachten das Ca·· um etwa 1 mg% zum Absinken. Nach einmaliger subcutaner Gabe von 0,4 g/kg NaF beim Kaninchen (wobei das Tier nach $2\frac{1}{2}$ Stunden starb) betrug der Ca··-Gehalt noch 11,1 mg%, aber der mit Eiweiß fällbare Anteil des Ca·· war gesunken (SIEGWART und ZENTNER[2513]).

Den Verlauf des Calciumabfalls im Blut nach Durchschnittswerten in Versuchen an 9 Hunden, die 30 mg/kg NaF erhalten hatten, zeigt folgende Tabelle (nach [4587, 4588]):

Tabelle 346.

Zeit	0	$^1/_2$	1	$1^1/_2$	2	3	4	5	24 Std
NaF bei normalen Hunden	11,4	9,5	8,4	8,7	8,1	9,3	9,2		10,6
nach Entfernung von Schilddrüsen und Nebenschilddrüsen .	11,4			7,6		7,4		7,4	7,4
nur nach Entfernung der Schilddrüse . . .						9,5			7,4

[4584] JAKOVLEV, N. N.: Fiziol. Z. **22**, 639 (1937), Rona **103**, 564.
[4585] UKAI, M.: Rona **120**, 328 (1940).
[4586] MUNTWYLER, E. u. BINNS, D.: Amer. J. Physiol. **108**, 80 (1934), Rona **80**, 220.
[4587] GERSHMANN, R.: C. rend. Soc. Biol. **104**, 411 (1930), Rona **57**, 113.
[4588] GERSHMANN, R.: Rev. Soc. argent. Biol. **6**, 25 (1930), Rona **58**, 348.

Die Senkung des Calciums erreichte nach 2 Stunden das Maximum (der P war von 3,2 auf 5,0 mg% gestiegen, die Korrelation war also nicht gestört) und war nach 24 Stunden schon zur Norm zurückgekehrt. Deshalb ist es natürlich, wenn chronische Gabe von 5 mg/kg NaF an Kaninchen (BOGDANOVIC[4589]) oder 4,52 mg/kg F' an Hunde (GREENWOOD, HEWITT und NELSON[2520]) keine Änderung herbeiführte, ja gelegentlich sogar von Steigerungen des Calciums berichtet wird (SUGAWA[4022]). Die Senkungen des Ca·· nach Fluorid geben viel schwerere Probleme auf wie nach Phosphat. Wir können nicht annehmen, daß CaF_2 in kolloidaler Form im Reticuloendothel aufgenommen wird, denn dazu ist es zu giftig und lokal ätzend. Wird nun CaF_2 im Knochen eingelagert oder adsorbiert? Was zwingt es dorthin? Merkwürdig ist die Erhöhung des Phosphats bei Senkung des Ca··. Der Anstieg war noch geringfügig in den Versuchen von GERSHMAN[4787,4788] und ließ die Korrelation anscheinend intakt. In den Versuchen von HANDLER[4604, I] mit subletaler Vergiftung des Kaninchens (200 mg/kg NaF subcutan) fanden sich Werte bis 14,9 mg% P im Serum. Diese Erhöhung müßte schon ausreichen, um die Senkung des Blutcalciums zu erklären. Aber die Senkung erreichte mit 7—8 mg% nicht höhere Grade als auf der Tabelle 346, jedoch verbunden mit einer stärkeren Acidose, so daß die Alkalireserve schließlich nur 8 Vol.% betrug mit einem Milchsäurewert von 303 mg%. Hier muß das Calcium des Knochens eingesprungen sein, und wir werden uns die Frage vorlegen, wieviel von dem Phosphat des Blutes aus dem Knochen stammt, und in welchem Zustand sich das Ca befindet bei einem Ca · P von über 100. Wenn unter den Bedingungen dieses Versuchs die Nebenschilddrüsen entfernt worden wären, dann wäre das PO_4 im Plasma sicher noch höher angestiegen, und dann hätte man auch eine stärkere Senkung des Ca erwarten müssen. Man sieht, wie die Beschreibung Ca-Fällung als CaF_2, also Ca-Verminderung, ganz wesentliche Punkte völlig außer Acht läßt.

Die Beobachtungen über Veränderungen des Ca-Gehaltes haben schon öfters das Augenmerk auf das Verhalten der *Nebenschilddrüsen* gelenkt. In der letzten Tabelle[4587] zeigte sich bei nebenschilddrüsenlosen Hunden die Wirkung von NaF anscheinend intensiver, so daß bei der NaF-Wirkung ein Reiz auf die Nebenschilddrüsen als gegenregulatorisches Prinzip anzunehmen wäre. PAVLOVIC und TIBOMIROV[2515] fanden nach akuter Vergiftung bei Kaninchen eine Hyperämie der Drüse, zugleich auch Hämorrhagien. Die Zellen waren im Volumen vermehrt, Protoplasma etwas weniger, gelegentlich Fettkügelchen enthaltend; die Kerne waren manchmal schlecht gefärbt, teilweise Vakuolen oder Pyknosen. Zusammengefaßt: Parenchymatöse Degeneration mit etwas Verfettung und Hämorrhagien. Bei chronischer Vergiftung herrschte fettige Degeneration vor.

Bei Versuchen an Ratten[4592] mit chronischer Vergiftung fand sich manchmal eine Hypertrophie der Drüse (siehe dazu [4591]), meist allerdings nur eine Zunahme der hellen Zellen, die auf eine erhöhte Aktivität hinweisen sollen. Manche Erscheinungen bei den Veränderungen im Knochen würden mit diesen Beobachtungen gut im Einklang stehen, die wir aber als Krankheitsbild der Fluorose noch zu behandeln haben werden. Die Veränderungen des Knochens und der Zähne haben aber nichts zu schaffen mit der kalkfällenden Eigenschaft des Fluorids. So kam es nach der einmaligen Gabe von 9 mg/kg F', als CaF_2 verabfolgt, bei Ratten an den Nagezähnen zum Auftreten einer weißen Stelle im Durchmesser von 1—2 mm, zuerst unter der Schleimhaut am 9. Tage. Diese Stelle schob sich mit dem Wachstum des Zahns weiter und verschwand schließlich an der Spitze nach 21—24 Tagen. Dies war nur bei 3 von 10 Ratten zu beobachten und

[4589] BOGDANOVIC, S. B.: Naunyn-Schmiedebergs Arch. **178**, 104 (1935), Rona **87**, 362.
[4590] LOEWE, S. u. SALFELD, H.: Proc. Soc. exp. Biol. Med. **32**, 1649 (1935), Rona **90**, 413.

ging nicht mit der Dosis von Fluorid parallel, denn selbst 20—30 mg/kg F' ließen das Phänomen — das sich bei unbehandelten Tieren nie zeigte — nicht auftreten, so daß die Wirkung von F' nur als *eine* Bedingung aufzufassen sei[4590]. Ganz gleich wie man diese Beobachtung interpretieren will, die Ca''-Fällung wird hier nicht herangezogen werden können, sondern wir haben es mit einem Vorgang zu tun, der bei chronischer Gabe jederzeit reproduzierbar ist und seinen ersten Grund wohl in einer Störung der Farbbildung im Zahnkern hat, also ein schwieriger fermentativer Vorgang.

b) Von der Seite einer **Fermenthemmung** her wird häufig die Wirkung auf andere Symptome zu deuten versucht, ohne daß ein regelrechter Beweis vorliegt. Man wird die Verminderung der Milchsäure in der Lymphe nach NaF verstehen[4593]. Aber nach 40—50 mg/kg NaF kam es zur Vermehrung der Milchsäure und Abnahme der Alkalireserve des Kaninchens. Diese Reaktion wurde verstärkt durch $MgSO_4$, aber ebenso wie der Anstieg des Blutzuckers gehemmt durch Resektion der Nn. splanchnici[4594, 4595]. Die Wirkung soll durch eine Ca''-Fällung veranlaßt sein[4595], aber Oxalat machte eine Hyperglykämie, die durch Splanchnicidurchschneidung nicht beeinflußt wurde[4596]. Wir können also nicht leicht Ca''-Fällung und Fermentgiftigkeit bei der Entwicklung der Symptome auseinanderhalten. Die Fermentgiftigkeit wird in sehr vielen Fällen nur als Schlagwort oder mit einer überbrückenden Phantasie eingeführt. Eine Berechtigung, eine Phosphatasehemmung anzunehmen, sehen wir in den Versuchen von KAPLAN und GREENBERG[4604, III], die bei Ratten eine Ansammlung von Glucose-6-Phosphat in der Leber beobachteten, wie im Leberbrei von OSTERN, HERBERT und HOLMES[4604, IV]. Da in der Leberzelle das p_H unterhalb 6,0 liegt, wären die Bedingungen für Fluorid, das nur die sauren Phosphatasen lähmt, vorhanden. Aber obwohl die Autoren die hohe Dosierung von 750 mg/kg anwenden, fehlt doch der Nachweis, daß das Fluorid in der Zelle tatsächlich in geeigneter Konzentration anzutreffen ist. Man kann auch aus den Analysen der Umsetzungen bei Anwendung von $^{32}PO_4$ nicht die Lähmung eines speziellen Ferments herauslesen. Es fand sich ein starker Anstieg des gesamten säurelöslichen $^{32}PO_4$. Dazu steht im Gegensatz der geringe Anstieg des $^{31}PO_4$. Das soll auf das Zurückhalten von $^{32}PO_4$ in Glucose-6-Phosphat hindeuten. Dieser Ester wird mit dem Eindringen des PO_4 in die Zelle in Zusammenhang gebracht (siehe S. 595f). Sonst fand sich eine Verminderung der labilen Phosphatgruppe, aber die spezifischen Aktivitäten blieben dieselben wie bei den Kontrollgruppen. Es wurde also die Menge des Phosphats hoher Energiestufe vermindert im Verein mit dem Verlust von Glucose, so daß bei diesen Versuchen, bei denen die Tiere nach 25—35 Minuten ad exitum kamen, der Blutzucker sank.

c) Eine **Hyperglykämie** wurde häufig gefunden, und zwar abhängig von der Dosis. Notwendig waren dazu Mengen von 0,02—0,05 g/kg (HAZARD, VAILLE und GAGNAUX[4498], Kaninchen). Steigerungen um 73, 103 und 123% nach 80, 100 und 120 mg% NaF werden berichtet (Kaninchen, MIYOSHI[4363]). Der „gebundene

---

[4591] CALLAM, M.: Münch. med. Wschr. **82**, 1534 (1935). C. **1935 II**, 3400. Es wird die tägliche Gabe von mehrmals 5—20 Tropfen 1% NaF empfohlen bei Erkrankungen, „die mit den Nebenschilddrüsen zusammenhängen", z. B. Krämpfe der Kinder, Epilepsie, Knocheneiterungen und entzündliche Erkrankungen. Für die geistige Frische sei es wirksamer als Recresal. Auch Narbenkeloide vergehen usw. Diese „Indikationen" haben mit unseren Befunden nichts zu tun.

[4592] EULER, H., EICHLER, O. u. HINDEMITH, H.: Naunyn-Schmiedebergs Arch. **206**, 75 (1949).

[4593] HOJO, Y.: Arb. III. Abt. anat. Inst. Kyoto 4, 115 (1934), Rona **89**, 394.

[4594] SUCKAWA, T. u. TAKEHIRO, S.: Mitt. med. Akad. Kioto **3**, 142 (1929), Rona **53**, 756.

[4595] SUCKAWA, T.: Mitt. med. Akad. Kioto **3**, 12 (1929), Rona **52**, 822.

[4596] SUCKAWA, T.: Mitt. med. Akad. Kioto **3**, 35 (1929), Rona **52**, 823.

Zucker" soll dabei abnehmen[4597]. Bei Hunden waren nach MAGENTA[2522, 4598] nur bei Dosen über 10 mg/kg NaF Steigerungen zu sehen, bei tödlichen Dosen teilweise bis 300 mg%, aber bei 14 Hunden wurde keine Glykosurie gesehen. GOLDEM-BERG[4599] sah auch erst bei Dosen von 10 und 50 mg/kg NaF Hyperglykämie von 70 und 105 mg% bis zu 30 Stunden, und nur bei letzteren fand sich eine Zuckerausscheidung im Urin, dagegen wurde solche Ausscheidung sehr leicht bei Lämmern und Ziegenlämmern produziert. Zum Beispiel erhielt ein Lamm von 5 kg o,3 g NaF. Nach einigen Stunden fand sich im Urin 5⁰/₀₀ Zucker, ein Lamm von dem doppelten Gewicht, das dieselbe Dosis erhielt, schied 15⁰/₀₀ Zucker aus. Diese Ausscheidung war oft mit Temperatursteigerungen bis 40,8⁰ verbunden, beides klang aber in 24 Stunden ab. Ein Mensch mit Akromegalie zeigte dagegen auf 0,1 g NaF keine Steigerung, sondern Senkung des Blutzuckers von 88 auf 67 mg%.

Wichtig ist das Verhalten der Hyperglykämie durch NaF zur *Insulin*zufuhr. Zum Teil konnte sie durch Insulin beseitigt werden[4600], andererseits kam es nach 0,1 g NaF mit 1 E Insulin in den ersten beiden Stunden zu einer Steigerung des Blutzuckers, in der 3. und 4. Stunde zu einer leichten Senkung, also das Insulin schlug durch, das sich restlos nach Splanchnicotomie durchsetzte (NAKAMURA[4362]). In anderen Versuchen[4601] wurde zuerst 1 E Insulin verabfolgt, und wenn die Blutzuckersenkung etwa 60 Minuten nach der Gabe schon deutlich war, wurden dem Kaninchen 75 mg/kg NaF verabfolgt. Es kam sofort zum Blutzuckeranstieg, der weit über die Norm hinausging und etwa die Größe erreichte, als wenn Insulin gar nicht gegeben worden wäre (200—250 mg%). Aus diesem Befund wird auf eine gegen Insulin antagonistische Wirkung geschlossen, vielleicht bedingt durch den Gewebsstoffwechsel wie am isolierten glykolytischen Prozeß, nicht aber bedingt durch Mobilisierung von Leberglykogen[4601]. Diese Auffassung wäre noch zu beweisen durch Bestimmungen des Leberglykogens, dessen Abnahme gerade die Versuche von YU[4600] zeigten.

Während der Hyperglykämie des Kaninchens nahm das Muskelglykogen beim gut ernährten Tier nur wenig ab, deutlicher nach Hunger; nach der Durschschneidung der Nn. splanchnici stieg das Glykogen sogar an, so daß eine Hemmung der *Glykogenolyse* durch NaF angenommen wurde, wenn die zentralen Impulse (Adrenalin ?) wegfielen. Das Absinken des anorganischen Phosphats beim normalen Kaninchenmuskel entsprach den Verhältnissen im Muskelbrei. Das Lactacidogen nahm nicht zu, wohl aber die schwer hydrolisierbaren Ester und Adenosintriphosphat. Dieses war bei hoher Dosis von 120 mg/kg NaF vermindert, was mit der schlechteren Arbeitsfähigkeit des Muskels konform geht. Nach Durchschneidung der Nn. splanchnici war das Lactacidogen sehr vermehrt (MIYOSHI[4363].) Die Versuche zeigen jedenfalls, daß die Hyperglykämie nicht aus dem Glykogen des Muskels stammt, das der Leber nimmt dagegen ab. Die Vielfalt der Befunde erfährt eine Klärung vor allem durch die Versuche von HANDLER und Mitarbeitern[4604, I u. II]. Beim Kaninchen fand sich eine Steigerung des Blutzuckers nach den hohen Dosen von 200 mg/kg NaF bis auf Werte von 580 mg% (Milchsäure

[4597] YANO, H.: Mitt. med. Akad. Kioto 4, 71 (1930), Rona 57, 274.

[4598] MAGENTA, M. A.: Rev. de la Soc. Argentin. de Biol. 3, 691 (1927), Rona 45, 285.

[4599] GOLDEMBERG, L.: J. Physiol. et Path. gen. 26, 426 (1928), Rona 48, 406.

[4600] YU, J. M.: Chin. J. Physiol. 15, 1 (1940). C. 1940 II, 1604.

[4601] LAUGHTON, N. B. u. MACALLUM, A. B.: Biochem. J. 29, 1257 (1935), Rona 89, 411. C. 1936 I, 797.

[4602] LITZKA, G.: Naunyn-Schmiedebergs Arch. 183, 436 (1936).

[4603] GORLITZER, V.: Naunyn-Schmiedebergs Arch. 165, 443 (1932), Rona 68. 579.

[4604] KISCH, B.: Biochem. Z. 273, 338 (1934), Rona 88, 520.

[4604, I] HANDLER, P.: J. biol. Chem. 161, 57 (1945).

[4604, II] HANDLER, P., HERRING, H. E. u. HEBB, TR. u. J. H.: J. biol. Chem. 164, 679 (1946).

stieg auf 303 mg%, die Brenztraubensäure von 1,3 auf 3,7 mg%), aber in der letzten Zeit vor dem Tod gab es einen Abfall, wie ihn KAPLAN und GREENBERG[4604, III] nur bei ihren Dosierungen sahen. Ähnlich wirkte Jodessigsäure und Malonsäure, die den glykolytischen Prozeß im Organbrei auch stören. Mit niederen Dosen ließ sich eine Hyperglykämie nicht erzielen, wenn die Tiere gehungert hatten, also kein Leberglykogen besaßen.

Am besten werden die Vorgänge durch die Analysen von HANDLER, HERRING und HEBB[4604, II] illustriert, die wir auf Tabelle 347 wiedergeben:

Tabelle 347.
Na-Fluorid 250 mg/kg subcutan. Jeder Wert Durchschnitt von 6 Ratten.

Behandlung	Blutzucker mg%	Blutmilchsäure mg%	Leberglykogen %	Muskelglykogen %
Kontrolle	116 ± 12	16 ± 3	$3,9 \pm 0,5$	$0,71 \pm 0,05$
NaF	202 ± 26	193 ± 25	$0,63 \pm 0,08$	$0,14 \pm 0,02$
Insulin 80 E/kg . .	41 ± 7	24 ± 5	$4,8 \pm 0,4$	$0,68 \pm 0,07$
NaF 30 Minuten nach Insulin + 1,5 g Glucose intraperitoneal pro Tier zugleich mit	91 ± 8	214 ± 17	$0,82 \pm 0,10$	$0,60 \pm 0,04$
Insulin.	116 ± 9	167 ± 18	$1,21 \pm 0,09$	$0,63 \pm 0,05$

Der Blutzucker stammte ausschließlich aus dem Leberglykogen. Die Gabe von Insulin vermochte die Hyperglykämie, aber nicht den Verlust des Leberglykogens zu verhindern, wohl aber verhinderte es Entleerung der Glykogenreserven des Muskels. Das ist aber nicht aufzufassen als ein Schutz des Glykogens, denn dieses wird — unbeeinflußbar durch Insulin — in Milchsäure umgewandelt, sondern es beschleunigt und verbessert die Umsetzung des Blutzuckers in Muskelglykogen. Nur so sei es zu verstehen, daß die Leber ihr Glykogen verliert, und der Blutzucker normal bleibt.

LITZKA sah nach Gabe von Fluortyrosin beim Menschen Senkungen des Blutzuckers, und die durch Thyroxin hervorgerufene Glykogenabnahme der Leber konnte gehemmt werden. Das konnten EULER, EICHLER und HINDEMITH[4255, I] am histologischen Schnitt, auch bei anderen organischen Fluorverbindungen wie Fluortyrosin, dem J und Br eingefügt war, vor allem aber mit 1(3-Fluor-4-oxy-phenyl-1-methyl-2-methylaminoäthan), einem fluorierten Veritol, beobachten.

d) Gaswechsel. Wenn Ca`·`-freier Ringer[4604] oder Ca-Fällung durch F′[4601] zur Einschränkung des O_2-Verbrauches von Rattengeweben führt, könnte man vielleicht eine Wirkung des F′ auf den Gasstoffwechsel des gesamten Tieres erwarten. Dieser Schluß wäre durchaus unberechtigt, da die Ca`·`-Senkung durch F′ nur minimal ist und in obigen Versuchen extreme Werte angewandt wurden (m/5 NaF).

Durch Gabe von HF bei der Maus durch Auftropfen auf die Haut (!), aber auch durch subcutane Gaben wurde eine verminderte CO_2-Produktion beobachtet[4603]. Die Mäuse waren anscheinend moribund.

GOLDEMBERG[2500, 2501] konnte den Stoffwechsel von Ratten durch eine einmalige intraperitoneale Injektion um 12—63% senken. Die Senkung setzte rasch nach der Injektion ein und dauerte einige Tage. Inwieweit eine verminderte Motilität bei der Erkrankung vorgelegen hat, ist nicht ersichtlich. 2—3 mg/kg führten zu außerordentlich schwankenden Werten. Senkungen von 24% standen Steigerungen von 28% gegenüber. Man konnte dagegen eine Senkung erhalten, wenn die Dosis von 3—4 mg/Ratte 6—8 Monate fortgesetzt wurde. Die Schwierigkeit

[4604, III] KAPLAN, N. O. u. GREENBERG, D. M.: J. biol. Chem. 156, 525 (1944).
[4604, IV] OSTERN, P., HERBERT, O. u. HOLMES, E.: Biochem. J. 33, 1858 (1939).

liegt darin, daß nach so langer Zeit schon eine normale Senkung des Stoffwechsels mit dem Wachstum der Tiere zustandekommt.

e) Schilddrüse. Diese Befunde hängen eng zusammen mit der Frage nach der Wirkung von Fluoriden bei Basedow, bzw. die Wirkung auf die Schilddrüse. Die Ergebnisse sind sehr schwankend. In den Versuchen von CUTTING und ROBSON[4519] an Meerschweinchen wurde bei 2 mit 0,1 g NaF täglich 4 Wochen lang vorbehandelten Tieren durch thyreotropes Hormon eine Stoffwechselsteigerung von 68% erreicht, während 6 unbehandelte Kontrollen nur eine Steigerung von 38% zeigten. Also war zum mindesten keine Einschränkung der Stoffwechselwirkung erreicht worden, vielleicht war die Behandlung etwas zu kurz gewesen. GOLDEMBERG[2499] fand bei seinen mit 2—3 mg NaF am Tage behandelten Ratten eine Hypertrophie der Schilddrüse auf das 5—8fache ihres Gewichtes mit cellulärer Hyperplasie. Die Zellen füllten die Follikel aus, woraus der Schluß gezogen wurde, daß F' die Ursache des Kropfes sein könnte. HAMILTON[4503], der 9 Ratten 71—119 Tage lang mit 2—10 mg NaF/Tag fütterte, fand am Ende der Versuchszeit niemals eine Zunahme des Schilddrüsengewichtes, sondern sogar eine signifikante Abnahme von etwa 15% (Tabelle S. 840). Histologisch erschienen die Drüsen normal. Das Kolloid färbte sich nur wenig und blaß mit Eosin, das Epithel war niedrig und flach, das Bindegewebsstroma spärlich, im allgemeinen keine Erscheinungen, die von dem Normalen wesentlich abwichen. In noch weiter ausgedehnten Versuchen[4606] an über 50 Tieren, die teilweise 5—6 Monate mit NaF gefüttert wurden, konnte dieser Befund bestätigt werden. Es kam gelegentlich zu Abschilferungserscheinungen in das Innere der Acini, aber diese waren nur dann wirklich deutlich, wenn die Tiere im Versuch gestorben und nicht getötet worden waren. Schon geringfügiges Liegenlassen führte zu postmortalen Erscheinungen[4606].

PHILIPPS, ENGLISH und HART[2523] fanden in Versuchen mit Hühnchen, daß die Giftigkeit der Schilddrüsenfütterung durch Zulage von Fluorid nicht vermindert, von einer bestimmten Dosis (0,22% NaF der Diät + 0,2% getrocknete Schilddrüse) sogar beträchtlich erhöht wurde. Die theoretische Grundlage einer NaF-Wirkung auf Schilddrüse und Stoffwechsel ist nach allen bisherigen Versuchen, gerade von denen, die mit großem Material vorgenommen wurden, als nicht fundiert anzusehen.

LITZKA[4602] konnte durch 0,5 mg/kg NaF täglich 15 Tage lang die Acetonitrilresistenz der weißen Maus ebensowenig wie die Thyroxinwirkung, gemessen am Acetonitrilrest, verändern. Wenn Fluortyrosin eine Wirkung aufzeigt, wird man diesen Effekt nicht auf das Fluorid an sich, sondern auf die Sonderheiten des Moleküls beziehen. Dieses Fluortyrosin wirkte übrigens auf das histologische Bild der Schilddrüse nicht ein, ebensowenig eine Reihe anderer organischer Fluoride (siehe weitere Ausführungen im Abschnitt O). Dieser Befund konnte auch an der Ratte bestätigt werden.

Nach Fluorbenzol, an Ratten verfüttert, wurde im Urin p-Fluorphenylmerkaptursäure gefunden[4606, I].

XIV. Einwirkung auf Wachstum und Entwicklung. - Geschwülste.

Stoffwechselvorgänge, die die Befruchtung des Eies begleiten, ergeben die Möglichkeit, daß Anionen einwirken. Bei dieser Einwirkung sind übertragene Versuche nicht gültig, z. B. setzten 2 Goldfische in einer Phosphatlösung,

[4605] KISCH, B.: Biochem. Z. **273**, 345 (1934), Rona **83**, 520.
[4606] EULER, H., EICHLER, O. u. HINDEMITH, H.: Naunyn-Schmiedebergs Arch. **206**, 75 (1949).
[4606, I] YOUNG, L. u. BARSKY, S. H.: J. biol. Chem. **154**, 389 (1944).

wie wir schon berichteten, mehr Zucker in 30 Versuchsstunden um, als aus anderen Salzlösungen oder Leitungswasser. Dasselbe geschah aus Lösungen, denen Spermien zugesetzt waren[4607], die große Phosphatmengen enthielten, anfangs gebunden waren, aber bald frei wurden. Der Schluß, daß die während der Befruchtung verlaufende Stoffwechselerhöhung auf Phosphat zurückzuführen sei, wird durch solche Versuche kaum gestützt. Tatsächlich wird z. B. während der Entwicklung von Teleostier- oder Funduluseiern HPO_4'' und HCO_3' gebildet, während Cl' durch eine Art Sekretionsprozeß ausgestoßen wird (IRVING und MANERY[3311]). Diese Eier, z. B. die von Arbacia, sind sonst für Anionen impermeabel (HÖBER[931]). Daß Anionen mit dem Entwicklungsprozeß eng zusammenhängen, ist vielleicht daraus verständlich, daß mit der Spezialisierung der Organe deren Cl'-Gehalt abnimmt. Hier wird es sich darum handeln, wie die sich entwickelnden Zellen von außen durch Ionen beeinflußt werden. Dazu gehört auch die Frage der Carcinomentwicklung. In diesen Bereich auch noch Mitosegifte und Substanzen hineinzuziehen, die Mutationen erzeugen, ist nach der Theorie der Krebsentstehung von K. H. BAUER[4608, I] als einer somatischen Mutation innerlich berechtigt. Da aus dieser Vorstellung auch die Wirksamkeit mutativer Stoffe zur Wachstumshemmung des Krebses fließt, ist der Kreis geschlossen.

a) Chlorid-Bromid. Durch tägliche Zulage von 0,3 g NaCl an Kaninchen wurde das Brown-Pearce-Kaninchen-Carcinom maligner[4608]. Bei Mäusetumoren war weder NaCl noch Na_2HPO_4 von Bedeutung, nur KCl wirkte begünstigend, vielleicht, weil die wachsenden Zellen sehr viel $K^{\cdot}$ enthalten[4609].

Wurden Spermien von Rana fusca und Bufo vulgaris in verschieden konzentrierte Lösungen von NaCl hineingebracht, dann nahm ihre Motilität zu und erreichte bei 0,1—0,25% ihr Maximum. Die Befruchtung von zugesetzten Eiern fand bei diesen Konzentrationen rascher und sicherer statt, bei über 0,3% NaCl wurde durch geringere Beweglichkeit der Spermien eine Befruchtung überhaupt nicht mehr erreicht. Die Fähigkeit konnte durch Verdünnen der Lösung oder durch Spülen in Wasser wiederhergestellt werden. Die Widerstandsfähigkeit der Spermien blieb in optimalen Salzlösungen länger erhalten als in Wasser, und nur darin unterschied sich NaBr von NaCl, daß in Bromid diese Widerstandsfähigkeit nicht so lange anhielt, und daß früher anormale Befruchtungen resultierten[4610].

b) Hypochlorit, Hypobromit. Durch NaOCl können Zysten von Nematoden wie Heterodera schachtii aufgelöst werden. So können durch verdünnte Lösungen die Larven zum frühen Ausschlüpfen gebracht werden, besonders geschieht das, wenn $Ca(OCl)_2$ zur Anwendung kommt. Es soll sich um eine besondere Beeinflussung des Eiweißes handeln[4612], über deren Möglichkeit und Abhängigkeit von dem p_H wir in der chemischen Einleitung gesprochen haben.

Läßt man Brom auf Eidotter einwirken und gibt dieses Kaulquappen von Bufo vulgaris zu fressen, dann ist die Metamorphose beschleunigt, aber disharmonisch, so daß die Tiere schließlich absterben[4611].

c) Chlorat-Bromat. Beim befruchteten Keim des Seeigels Strongylocentrotus pulcherrimus wird durch Bildung der Exogastrula die Vegetatisierung bzw. eine Änderung der Verhältnisse zwischen animalem und vegetativem Gefälle des Keims

[4607] VERDA, J. D., GREEN, F. C. u. BURGE, W. E.: Amer. J. Physiol. **90**, 544 (1929), Rona **54**, 39.

[4608] COLLIER, W. A. u. COHN, A.: Z. Krebsforschung **38**, 291 (1933), Rona **73**, 61.

[4608, I] BAUER, K. H.: Das Krebsproblem. Springer 1949.

[4609] HÄNDEL, M.: Z. Krebsforschung **21**, 281 (1924), Rona **28**, 226.

[4610] BARTHELEMY, H.: C. rend. Acad. Sciences **177**, 654 (1923), Rona **23**, 335.

[4611] FAMIANI, V.: Atti. Accad. naz. Lincei VI. **21**, 821 (1935), Rona **91**, 69. C. **1936** II, 106.

dokumentiert. 0,325% $KClO_3$ in Meerwasser führte zur Bildung einer Exogastrula. Diese war schwächlich und bewegte sich schwerfällig auf dem Boden der Schalen. Ähnlich dem Lithium-Keim fehlte ihr der zapfenförmige Auswuchs am animalen Pol. Eine schwächere Lösung ist wirkungslos, eine stärkere hemmt die Entwicklung[4613]. Bei Funduluseiern selbst liegt die Giftwirkung bei $^2/_3$ m $KClO_3$, m/10 $KBrO_3$ und m/30 KJO_3 (bei den beiden ersten in Abhängigkeit von ihrer Zersetzungsspannung[4614]). Durch verschiedene Salze können Eier von Seeigeln zur parthenogenetischen Entwicklung angeregt werden. Bei Strongylocentrotus lividus erwiesen sich wirksam Br', BrO_3', JO_3', NO_3', aber auch SO_3'', SO_4'', F' und zwar sowohl die $K^{\cdot}$- als auch die $Na^{\cdot}$-Salze[4615].

d) Rhodanid und Vergleiche. Bei Einwirkung auf Eier von Arbacia punctulata wirkten 2,1% NaSCN leicht toxisch und 3,5% letal. Zwischen diesen beiden Konzentrationen ließ sich eine durch Peptisation bedingte Änderung der Viscosität nachweisen, aber Kombination mit Urethan führte zu e ner Steigerung der Giftwirkung, nicht zu einer Abnahme, wie man es erwarten müßte, wenn eine durch Narkoticis bedingte Koagulation im Plasma durch das peptisierende Ion aufgehoben würde[4616]. Die Strömungsdoppelbrechung in den Eiern von Sandschnecken wurde durch $Ca^{\cdot\cdot}$ und SCN' erhöht, durch $K^{\cdot}$ und SO_4'' vermindert[4615, I].

Durch Vorbehandlung von Froscheiern (Rana temporaria) mit SCN' wurde die Befruchtung verhindert. Das soll auf einer Quellung der Gallerte beruhen, die durch ihre Dicke das Eindringen der Spermien verhindert. Durch $CaCl_2$ ließ sich dieser toxische Effekt beim Jodid noch aufheben, aber nicht mehr beim SCN' ([4617], siehe auch [4619, I]).

Die Membranbildung von Nauplien von Artemisia salina L (Meeresgarnele) war noch bei 0,6—0,7 mol NaSCN optimal.

Für die anderen Salze sind die Konzentrationen: $Cl' = 0,5$, $Br' = 0,45$, $NO_3' = 0,5$, $SO_4'' = 0,4$ ($J' > 0,7$). Für die Nauplien ist schon 0,01 mol NaSCN und NaJ toxisch, aber erst 0,56 mol $NaNO_3$ (BOONE und BAAS-BECKING[2424]).

Die optimale Konzentration für die Seeigeleientwicklung ist bei Sulfat 0,533 NO_3' 0,4, Br' 0,21, J' 0,24 m[4619]. Bei der Entwicklung gibt es eine Farbänderung Diese wird gefördert in der Reihe $SCN' > J' > Br'$, Cl'.

Bei den Versuchen an Paracentrotus lividus und Psammectinus microtuberculatus[4619] trat bei $2^1/_2$ mol NaSCN nach 50 Minuten der Farbumschlag nach Hellorange auf. Die Oberfläche leuchtete silberweiß-blau auf und die Furchung erfolgte zu 100%. Bei konzentrierterer NaCl erfolgte dasselbe, aber 87% der Eier waren ungefurcht geblieben. Sulfat wirkte besser als NaCl, fiel also aus der lyotropen Reihe heraus. Bei SCN' erfolgte später die Cytolyse, und während Bromid anfangs sich etwa so verhielt wie NaCl (nach 40 Minuten 49% fehlender Farbumschlag gegenüber 68% bei NaCl), zeigte es später auch eine stärkere Cytolyse.

Die einzelnen Stadien der Entwicklung zeigten also eine durchaus verschiedene Empfindlichkeit. Gegenüber 0,5% NaSCN waren z. B. die Embryonen der Rana

[4612] SMEDLEY, E. M.: J. of Helminth 14, 11 (1936), Rona 95, 30.
[4613] MOTOMURA, I.: Sci. Rep. Tohoku Univ. IV. 9, 123 (1934), Rona 85, 46.
[4614] MATHEWS, A. P.: Amer. J. Physiol. 11, 237 (1904).
[4615] POPOFF, M., DOBREFF, M. u. PASPALEFF, G.: C. rend. Acad. Sci. 183, 511 (1926), Rona 38, 787.
[4615, I] PFEIFFER, zit. nach SCHMIDT, W. I.: Ergebn. d. Physiol. 44, 27 (1941).
[4616] GUERLAC, H. E.: Proc. Soc. exp. Biol. u. Med. 30, 265 (1932), Rona 72, 426.
[4617] GELLHORN, E.: Pflügers Arch. 200, 552 (1923), Rona 24, 192.
[4618] RANZI, S. u. TAMINI, E.: Naturwissenschaften 1939, 566, Rona 118, 30.
[4619] RUNNSTRÖM, J.: Protoplasma 4, 388 (1928).
[4619, I] RULON, O.: Physiologic. Zool. 14, 305 (1941). C. 1942 II, 2, 163. Entwicklungshemmung (und Störung) bei Eiern von Dendraster excentricus durch NaSCN, besonders bei Fehlen des $Ca^{\cdot\cdot}$ im Meerwasser.
[4620] SINDAHL, P. E.: Acta Zoologica 17, 179—365 (1936).

esculenta weniger empfindlich als frühere und spätere Stadien und vertrugen eine 4fach so lange und längere Behandlung. Das soll an einer vorwiegenden Verwendung der Kohlenhydrate liegen, die gerade in diesem Stadium (nach dem R Q.) umgesetzt werden.

Von besonderem theoretischen Interesse sind die Wirkungen der Ionen auf die weitere *Entwicklung des Seeigeleis* durch Vorbehandlung vor der Befruchtung. Wurden Seeigeleier mit 90 Teilen Ca''-freien Meerwassers und 10 Teilen 0,54 mol NaSCN 12—20 Stunden behandelt, dann entwickelten die Eier nach Befruchtung den Urdarm nur angedeutet, es hatte eine Animalisierung stattgefunden. Pyocyanin, das die Atmung steigerte begünstigte, Anaerobiose hemmte diese Vorgänge[4621]. Das konnte soweit gehen, daß die Kulturen nur eine totale Wimperschopfblastula entwickelten, d. h. eine Blastula, die nur aus Zylinderepithel besteht, und deren Oberfläche mit langen steifen Wimpern besetzt ist. Die Zellstreckung im Entoderm war mange.haft und die Wand folglich dicker als normal. Eine ektodermisierende Wirkung wurde verstärkt[4622]. Auch in der Gewebskultur mit Bindegewebe und Epithel wurde durch $SCN' > J' > Br' > Cl'$ das Wachstum der Epithelien begünstigt, während SO_4'' und PO_4''' indifferent waren[4624].

Völlig lassen sich diese Beobachtungen nicht einander gleichsetzen, besonders auch nicht hinsichtlich SO_4'', wie wir später sehen werden. Aber an den Seeigeleiern wirkte Jodid ähnlich, wenn auch schwächer als SCN', und was einen Gegensatz zu früher entwickelten Gedankengängen abgeben könnte, auch ähnlich dem Kaliummangel[4620]. Daneben gibt es überreife Eier, die eine abnorme Entwicklung zeigen, z. B. bleibt die Abhebung der Membran aus, die Befruchtung ist selten und führt zu Mißbildungen usw. Diese Überreife ließ sich sowohl durch SCN' und J', als auch durch Ca''-Mangel hemmen. In der Reihenfolge $SCN', J > Br' > > NO_3' > Cl' > SO_4''$ wird eine Dispergierung der Pigmentkörnchen außerhalb des Bereiches des Pigmentringes erreicht bei den ersten 3 Gliedern der Reihe, die letzten führen zu einer Zusammenziehung der Pigmente innerhalb des Bereiches des Pigmentringes und zu seiner Verengerung. Die mit SCN' behandelten Eier hoben bei der Befruchtung eine hohe Membran ab, bei Br' und NO_3' war die Membran niedrig oder fehlte.

Bei der animalisierenden Wirkung 24 Stunden nach Einbringen fand sich folgende Reihe: $SCN' > J' > SO_4'' > Br' > NO_3' > Cl'$. Br' und NO_3' führten schon zur Hemmung und vielleicht zu einer speziellen Wirkung. Da in Ca''-freiem Meerwasser auch eine Animalisierung stattfindet, könnte SO_4'' seine Stellung vielleicht durch die Ca''-fällende Wirkung haben, wenn nicht die Löslichkeit von $CaSO_4$ doch beträchtlich wäre. Die besondere Stellung des SO_4'' gegenüber unserer bisherigen Darstellung ergibt sich eher daraus, daß ein SO_4''-Mangel möglich ist, der in einer allgemeinen Differenzierungshemmung sich ausdrückt und durch Ca''-Zugabe erhöht wird. Auch hierbei wird aber das Entoderm klein, die Wimperschopfplatte vielfach vergrößert. Die Atmung wird durch SO_4''-Mangel erst nach 11 Stunden, d. h. im Blastulastadium verändert, er hemmt den Teil der Atmung, der durch Lithium nicht hemmbar ist. Die Larven bilden ohne SO_4'' kein Pigment, SO_4'' kann aber ersetzt werden durch S_2O_3'' und SO_3'', wahrscheinlich durch vorherige Oxydation. SCN' wirkt nach der Befruchtung hemmend auf die Urdarmbildung, schwächer wirkte J'. Es kam manchmal zu keiner Mundbildung und vor allem zu Abnormitäten des Skeletts, zugleich mit

---

[4621] RUNNSTRÖM, J. u. THÖRNBLOM, D.: Naturwissenschaften **24**, 447 (1936). C. **1937 I**, 1458.

[4622] LEHMANN, F. E.: Rev. suisse Zool. **44**, 1 (1937). Rona **101**, 44.

[4623] RANZI, S. u. TAMINI, E.: Naturwissenschaften **28**, 458 (1940). C. **1940 II**, 3058.

[4624] TRAUBE u. KNACKE, E.: Z. Krebsforschung **42**, 324 (1935). Rona **91**, 82.

Fehlen der Kalkabsonderung. Allerdings kam es auch gelegentlich zu einer vegetatisierenden Wirkung durch SCN′, indem der Skelettbildnerring animalwärts verschoben wurde. Das wird durch Permeabilitätsunterschiede zu erklären versucht[4620].

Ein Antagonist des SCN′ ist das Li·, das zur Vegetatisierung, d. h. zur Verschiebung der Grenzen in animale Richtung führt und Differenzierungshemmungen im animalen Teil veranlaßt. Diese Wirkung kann man teilweise durch gleichzeitigen Zusatz von SCN′ kompensieren, weniger durch J′. Vorbehandlung mit J′ führt aber nicht zur Aufhebung der Li·-Wirkung auf die Atmung, sondern macht sogar, daß Li den von ihm beeinflußbaren Teil in geringeren Konzentrationen lähmt[4620].

Werden die Blastulae von Rana esculenta mit 0,5 oder 1 % NaSCN behandelt, dann wird die Chorda vergrößert ausgebildet[4625, III], das Neuralrohr kleiner, die Rumpf- und Schwanzteile verzögert entwickelt. Beim Explantat von der Initialgastrula des Axolotls wird nicht nur die Bildung der Chorda, sondern auch nervöser Elemente begünstigt[4625, II]. Die Begünstigung der Chorda soll damit erklärt werden, daß sie sich durch den von SCN′ begünstigten Kohlenhydratstoffwechsel weiterentwickelt, während die Neuralzellen vorwiegend auf den Proteinstoffwechsel angewiesen seien[4618]. Die Hintergründe dieser Behauptungen über den Stoffwechsel sind nicht ersichtlich, fand sich doch z. B. bei F′ und P_2O_7'''' keine Wirkung[4625, I].

Begünstigung wurde auch bei Amblystoma tigrinum gesehen. Nach Isolierung des animalen Pols und Abtrennung der Chorda wurde keine Neuralanlage und keine Chorda bei Weiterzüchtung erzielt, weil der Evocator der Chorda nicht abgegeben wurde. Das geschah aber in 34,7% der Fälle bei Behandlung mit SCN′. Das wird dadurch erklärt, daß Zellen den Evocator abgeben in der SCN′-Behandlung, die das sonst nicht tun[4623]. Man kann das nach RUNNSTRÖM ausdrücken: „Im Seeigelkeim kommen 2 gegeneinanderwirkende und gegeneinandergerichtete Gefälle vor, mit Höhepunkt am animalen und vegetativen Pol". Einwirkung des SCN′ könnte dann die eine Tendenz schwächen und der anderen zum Durchbruch verhelfen (siehe auch [4630, I]).

Bei Pflanzen wurde die Mutationshäufigkeit durch SCN′ vermehrt[4625]. An der Maus fand sich in den Versuchen von DUSTIN[441, III] bei der Menge von 5—10 mg eine Reihe von cytologischen Konsequenzen, die eine Ähnlichkeit mit Urethan hatten. Das gleiche ließ sich bei *Cyanat* in der Menge von 5 mg erreichen.

In den Zellen des Darmkanals war eine pyknotische Degeneration zu sehen, und zwar schon 6 Stunden nach der Injektion. Entsprechende Bilder ließen sich an den Keimzentren der Milz und der cortikalen Region der Thymus gewinnen, die sich bei wiederholter Zufuhr zu völliger Destruktion steigerten. Cyanat war wirksamer als Urethan.

Es ist die Frage, ob bei all diesen Momenten kolloidchemische Formeln —Quellung, Schrumpfung—ausreichen, wenn auch für die Permeabilität für Wasser, an der Volumenänderung mit dem Mikroskop gemessen, gerade bei Eiern von Arbacia punktata entsprechende Werte gefunden wurden. Durch $K_4Fe(CN)_6$ wurde die Permeabilität für Wasser 8mal gegenüber KCl, 4 mal gegenüber K_2SO_4 erhöht[4226], also nur der Ladung entsprechend.

[4625] STUBBE, H.: Biol. Zentralbl. **60**, 113 (1940), Rona **121**, 333. C. **1940 II**, 352.

[4625, I] PEASE, D. C.: J. exp. Zool. **86**, 381 (1941), Rona **127**, 118. Seeigeleier. Ferricyanide begünstigen die Entwicklung der Ventralzone. Diffusionsmethode.

[4625, II] RANZI, S. C. S. u. TAMINI, E.: C. **1942 I**, 1521, Rona **133**, 28.

[4625, III] RANZI, S.: Naturwissenschaften **1942**, 329.

[4626] LUCKÉ, B. u. McCUTCHEON, M.: J. gen. Physiol. **12**, 571 (1929).

Bei Eiern von Rana temporaria wurde durch 0,015% $MgSO_4$ die Abhebung der Membran nach kühleren Temperaturen verschoben (STEINER[2091]).

e) Thiosulfat.

BINET und MAGROU[2337, 2338] fanden eine raschere Metamorphose von Kaulquappen der Rana temporaria. An Triton taeniatus, Bufo und Rana wurde das nicht bestätigt (Konzentration 0,1—0,2%)[4627], ebensowenig bei der Entwicklung von Seeigeleiern (ZIRPOLO[2335]).

Durch Beimischung von 0,4% $Na_2S_2O_3$ zur Nahrung gelang es JAFFEE[4628, I], die Entwicklung von Tumoren bei Mäusen nach einer einzigen Injektion von Methylcholanthren zu reduzieren. In derselben Dosis konnte die Entwicklung von Krebsen in der Leber, aber auch in anderen Organen, nach p-Dimethylamino-azobenzol fast völlig unterdrückt werden.

f) Phosphat.

f) Phosphat. Phosphat mit Glucose zusammen beschleunigte das Wachstum von Kaulquappen von Rana temporaria[4628]. MILANI[4628, II] gab Drosophila hohe Phosphatkonzentrationen in der Nahrung und erhielt eine Letalmutation. Dieser Befund wurde von BUZZATI-TRAVENI nicht bestätigt und durch eine zusätzliche Änderung in der Nahrung zu erklären versucht.

g) Fluorid.

Die Gefrierpunktsdifferenz zwischen Eiklar und Eidotter des Hühnereis wurde durch Injektion von 0,1 g NaF in das Eiweiß fast aufgehoben (nicht aber durch KCN). Das soll beweisen, daß die Gefrierpunktsdifferenz durch einen vitalen Vorgang unterhalten wird[4630, I].

Durch 0,06 mol NaF wurde die Säurebildung von zerstörten Arbaciaeiern nicht gehemmt. Dagegen wurde der O_2-Verbrauch auf Zusatz von Pyocyanin und Hexosemonophosphat durch diese Konzentration auf 30% reduziert[4629]. Die Entwicklung von Eiern von Rana fusca und esculenta sowie Triton wurde durch m/40 NaF, das die Milchsäureproduktion hemmte, nicht beeinflußt[4630].

Kröteneier, die mit Froschsperma befruchtet waren, entwickelten sich meist nur bis zum Blastulastadium. Waren die Spermien aber einige Minuten in einer Lösung von 1:150 NaF, dann wurden einige Embryonen von 10 Tagen erzielt, wie bei der gewöhnlichen parthenogenetischen Entwicklung. Das Fluorid hatte den Spermakern getötet[4631].

8,5—10,5 mg% NaF hemmte die Entwicklung von Froschlarven nur um 10%, aber nach Einbringen in Leitungswasser zeigte sich nachträglich eine starke Wachstumsbeschleunigung[4632]. Nach GORLITZER[4603] soll durch 1:25000 HF schon eine Entwicklungshemmung an Kaulquappen beginnen, allerdings erst 6 Wochen nach Einsetzen in diese Lösung.

Von KRAFT[1536] wurde geprüft, inwieweit die durch Thyroxin bedingte Metamorphose von Kaulquappen durch NaF gehemmt werden konnte. Während 120 γ NaF auf ein Gefäß mit 300 ccm Inhalt die Metamorphose auf 15 γ Tyrosin nicht beeinflußte, gelang es mit 565 γ NaF, aber diese Konzentration war schon schwer toxisch und die Tiere starben am 4. Tage. Eindeutiger scheinen die Versuche mit Fluortyrosin verlaufen zu sein, wo ein Festhalten des Quappenstadiums durch 70 γ F' gelang (= 700 γ Fluortyrosin).

[4627] MOROZOV, B.: C. rend. Acad. Sci. URSS 1, 333 (1935), Rona 88, 539.

[4628] PERICHANJANZ, J. I. u. SSUDILOWSKAJA, O. N.: J. Physiol. USSR. 20, 566 (1936). C. 1937 I, 4116.

[4628, I] JAFFÉE, W. G.: Experientia 4, 234 (1948).

[4628, II] AUERBACH, CH.: Biol. rev. Cambridge philosoph. Soc. 22, 355 (1949).

[4629] RUNNSTRÖM, J.: Biol. Bull. 69, 345 (1935), Rona 91, 27.

[4630] BRACHET, J.: C. rend. Soc. biol. 129, 18 (1938), Rona 112, 374.

[4630, I] BASU, N. M. u. MITRA, M. C.: J. Indian. Chem. Soc. 17, 111 (1940), Rona 124, 22.

[4630, II] RULON, O.: Proc. Soc. exp. Biol. Med. 45, 23 (1940). C. 1942 I, 3111. Entwicklung des „Sanddollars".

[4631] ROSTAND, J.: C. rend. Soc. Biol. 99, 502 (1928). Ber. wiss. Biol. 11, 92.

[4632] TEN CATE, G.: Nederl. Tijdschr. Geneesk. 1940, 575, Rona 121, 332.

XV. Übersicht.

Bisher haben wir die Haupteinteilung nach Organsystemen getroffen, um so unmittelbar die Wirkung der einzelnen Ionen untereinander vergleichen zu können. Das gab uns die Gelegenheit zu Betrachtungen über das Thema „chemische Konstitution und pharmakologische Wirkung". Wir wollen jetzt eine Übersicht mit der Haupteinteilung nach chemischen Substanzen geben. Sie kann nur kurz und nicht erschöpfend sein und wird mehr in Form von Hinweisen auf die Hauptdarstellung bestehen, kann diese also nicht ersetzen. An dieser Stelle werden wir auch nur die wichtigsten Anionen heranziehen, weil bei anderen die Untersuchung meist nicht über das Anfangsstadium hinausgeht. Eine Information erfolgt am besten über das Register.

a) Chlorid-Hypertonische Lösung. Wir werden die Änderungen an isolierten Organen fast völlig übergehen können, da ein isoliertes Organ nicht die Fähigkeiten der Regulation gegenüber Abweichungen der Isotonie wie der gesamte Organismus besitzt. Während bei diesem ein großes Interesse für die Vorgänge besteht, auch wenn die Dosis zum Exitus führt, ist solch ein Absterbevorgang am isolierten Organ kaum von Bedeutung, es sei denn, daß Abläufe im Gesamtorganismus dadurch eine besondere Illustration erfahren. Wir wissen, daß die Erythrocyten schrumpfen, und dies erfolgt auch am Gesamtorganismus. Bei ganz besonders hoher Konzentration kann die Membran der roten Blutkörperchen aber bis zur Hämolyse geschädigt werden. Das kann ebenso am Gesamttier bei intravenöser Injektion auftreten, wird aber immer nur ganz unwesentliche Ausmaße annehmen können.

Das Verhalten der Leukocyten (S. 719) ist durchaus nicht einheitlich. Über Zunahme der Leukocyten und Thrombocyten wird berichtet, vielfach ist aber eine Leukopenie vorhergehend. Wichtiger ist die Zahl der Erythrocyten. Diese verhalten sich different nach dem Ort der Zufuhr, z. B. kommt es bei intravenöser und intraperitonealer Zufuhr zur Abnahme (S. 720 und 734), die durch eine Verdünnung des Blutes mit Hydrämie entweder durch die Menge der infundierten Flüssigkeit, oder bei starker Hypertonie der verwandten Lösung durch Einströmen von Gewebsflüssigkeit zum osmotischen Ausgleich ihre Erklärung findet. Bei peroraler Gabe kann es vorübergehend zu einer Vermehrung der Erythrocyten kommen, nämlich solange die hypertone Lösung noch Flüssigkeit in den Darm zieht. Hat erst die Resorption stattgefunden, dann finden wir die Zahl der Erythrocyten auch hier vermindert.

Im ganzen hängen diese Vorgänge von dem Salz ab, das in der verabfolgten Lösung vorliegt. Perorale Dosen von Sulfat, Phosphat oder Ferrocyanid werden zur Entleerung von flüssigen Stühlen führen, ohne daß etwas anderes als eine Bluteindickung merkbar wird. Sinngemäß wird dasselbe auch durch intraperitoneale Gabe dieser Salze erfolgen, weil die Resorption nur langsam vorschreitet.

Die Dauer der Veränderungen nach intravenöser Zufuhr wird von dem weiteren Schicksal des Ions im Organismus abhängen. Entweder erfolgt — wie bei Sulfat — eine rasche Entleerung durch die Niere, oder NaCl wird mit Wasser in Form von Ödemen in den Geweben deponiert.

Die im Blut auftretende Flüssigkeit entstammt den Geweben. Es interessiert besonders das Verhalten des Liquor- (S. 736) und Augeninnendrucks (S. 7 37), die sich häufig gleichmäßig verhalten. Nach einfachen Regeln könnte man aussagen: Gabe hypotonischer Lösung erhöht, hypertone erniedrigt den Druck. Für die hypotonen Lösungen — in genügender Menge verabfolgt — gilt diese

Aussage, kann es doch sogar zu Hirnödem kommen. Bei den hypertonen Lösungen finden sich aber mehrphasische Abläufe. Der Liquordruck steigt häufig zuerst an, und dann erst folgt eine Senkung. Die Tendenz zur Senkung ist bei Na_2SO_4 größer als bei NaCl. Die Senkung des Augendrucks ist viel langdauernder als die Dehydratation der Gewebe, was auf ein viel komplexeres Geschehen als einfache osmotische Vorgänge hindeutet.

Man wird als Begleitsymptom eine Vermehrung der absoluten und zirkulierenden Blutmenge und Zunahme des Lymphflusses erwarten müssen (S. 736). Diese haben nicht zwangsläufig eine Steigerung des Blutdrucks im Gefolge. So kommt es bei rascher Injektion leicht zu primären Blutdrucksenkungen, die durch eine Schädigung des Herzens bedingt sind. Bei langsamerer Gabe erfolgt dann eine überwiegende Blutdrucksteigerung. Aber dieser Verlauf ist durchaus nicht eindeutig, Drucksenkungen überwiegen meist. Vielleicht wird die vermehrte Plasmamenge in die erweiterten extracellulären Räume aufgenommen, sicher spielt auch eine Vergrößerung des Milzvolumens eine Rolle, neben Stoffwechselveränderungen wie Acidose, die von sich aus auf den Kreislauf rückwirken können. Schädigungen der Kapillaren kommen vor bei Gabe von hypotonen Lösungen mit Neigung zu Transsudaten, bei hypertonen dagegen Blutungen auch in den Lungen (S. 747).

Bei sehr rascher Injektion hypertoner Lösungen kommt es zu Schädigungen der Atmung (S. 753) noch vor der des Herzens. Gewöhnlich ist eine Anregung der Atmung vorhanden, teils wohl durch die sich entwickelnde Acidose bedingt, manchmal aber nur während der langsamen Injektion selbst beobachtet.

Vom Zentralnervensystem (S. 757) ist vor allem die Neigung zu Krämpfen nach großen Dosen zu erwähnen, die ergänzt wird durch peripher ausgelöste fibrilläre Muskelzuckungen (S. 785). Die Reizschwelle für den Elektroschok wird verändert (S. 758). Bei kleineren Gaben an das nicht narkotisierte Tier oder den Menschen tritt Durst auf (S. 759), aber nicht bedingt durch eine Dehydration der Gewebe.

Die Arbeitsfähigkeit (S. 786) wird durch NaCl-Gabe verbessert, wenn mit der verlangten Arbeit starke Schweißsekretion verbunden ist. Ist diese sehr ausgiebig, dann wird eine Verarmung an NaCl auch die Arbeitsfähigkeit der Muskeln und die Stimmung verschlechtern.

Durch intravenöse Gabe hypertoner Lösung kann eine vermehrte Peristaltik des Darms ausgelöst werden, und zwar mehr und länger anhaltend beim Duodenum, abnehmend zum Dickdarm (S. 807f). Dieser Erfolg ist peripher bedingt und durch $Na^{\cdot}$-Salze mit beliebigen Anionen auslösbar. Dasselbe läßt sich, aber mit geringerer Intensität und etwas längerer Dauer, durch perorale Gaben erzielen. Nach parenteraler Gabe großer Flüssigkeitsmengen kommt es zu dünnflüssigen Darmentleerungen, bedingt durch eine vermehrte Sekretion der Darmdrüsen. Unter solchen Bedingungen findet sich eine Hemmung der Resorption aus dem Darmkanal, und zwar nicht nur von Wasser, sondern auch anderen Substanzen (S. 817). Bei Verabfolgung hypertoner Lösungen kommt es zu einer verminderten Sekretion in den Speichel- und Magendrüsen. Das gilt nicht für die Niere (S. 823), wenn man von einer gelegentlichen Schädigung durch zu starke Hypertonie absieht.

Von den Stoffwechselwirkungen (S. 829) sind vor allem folgende zu nennen: Die Alkalireserve des Blutes wird vermindert, da nur $Na^{\cdot}$ in die Muskelfasern einzutreten vermag, nicht aber Cl'. Daraus resultiert eine Mobilisierung von $Ca^{\cdot\cdot}$ aus dem Skelett. Die Muskulatur gibt $K^{\cdot}$ und Phosphat ab. $Mg^{\cdot\cdot}$ wird bei großen Dosen aus den Geweben frei. Hierbei spielen regulatorische Fragen eine Rolle neben der direkten Schädigung. Wesentlich ist noch das bekannte

Kochsalzfieber (S. 834) und die Neigung zur Hyperglykämie (S. 835) bei parenteraler Zufuhr größerer konzentrierter NaCl-Mengen. Bei kleineren Mengen, auch nach peroraler Zufuhr, kam es häufg zu einer Senkung des Blutzuckers (S. 836) besonders bei vorheriger Hyperglykämie. Als Ursache wird eine Aktivierung des Insulins angegeben. Wiederholte Gaben führten zur Verminderung des uteruswirksamen und antidiuretischen Prinzips der Hypophyse, auslösbar durch den osmotischen Druck des das Gehirn versorgenden Plasmas (S. 838). Diese Beobachtungen leiten schon zu dem Thema der chronischen Behandlung mit NaCl über, das einem gesonderten Kapitel vorbehalten bleibt.

b) Bromid. In vielen Punkten ergab sich Gleichheit der Wirkung mit dem Chlorid, d. h. entsprechend dem osmotischen Druck und der verabreichten Menge. Selbst bei Monate dauernder Darreichung in mäßigen Mengen fanden sich keine Abweichungen im Blutbild (S. 720) und Blutdruck (S. 742). Wichtig ist die Grenze, innerhalb der Cl′ durch Br′ vertreten werden kann. Am isolierten Herzen (S. 722) wird die Kontraktilität der Muskelfasern und die Automatie nicht gestört. Bei künstlichem Reiz wurde eine geringfügige Abnahme der Reizbarkeit gefunden. In den Gefäßen kommt anscheinend gelegentlich eine leichte Erweiterung zum Vorschein.

Andererseits wird eine etwas stärkere Hemmung der Entzündungsbereitschaft gegenüber den gleichen Äquivalenten von NaCl vermutet (S. 748). Umgekehrt ist die größere Neigung zu Exsudationen auf Haut und Schleimhäuten bekannt (S. 756), die beim NaCl nur auf den Schleimhäuten und auch nur unter extremen Bedingungen wahrnehmbar sind.

Diese Unterschiede treten aber nur bei längerdauernder Darreichung hervor. Im akuten Versuch ist fast nur der dämpfende Einfluß auf das Zentralnervensystem sichtbar. An der Atmung (S. 754) zeigt sich besonders deutlich Gleichheit und Abweichung von NaCl. Bei intravenöser Gabe einer hypertonischen Lösung erfolgt zuerst eine Zunahme der Atmung durch den osmotischen Reiz. Während aber bei NaCl die sich entwickelnde Acidose eine vermehrte Ventilation unterhält, überwiegt beim Br′ die lähmende Wirkung, die schließlich zum Exitus bei noch schlagendem Herzen führt.

Die lähmende Wirkung des Bromids auf das Zentralnervensystem (S. 760ff.) ist die wohl hervorstechendste und bekannteste Folge einer Bromidmedikation. Die einzelnen Tierarten unterscheiden sich hierbei im Prinzip — abgesehen von geringen quantitativen Unterschieden — nicht. Bei den Tieren werden zuerst Bewegungsstörungen deutlich, bei der Taube wird das Fliegen aufgegeben (S. 761), bei den anderen Tieren zeigt sich zuerst die Parese der Hinterbeine. Bei ganz großen Dosen gibt es wiederum das Vergiftungsbild von NaCl mit Krämpfen usw. Nur die Katze (S. 762) reagiert bei langsamer Darreichung mit tagelang anhaltenden Laufbewegungen, die aber schließlich auch der ublichen Ataxie und Schläfrigkeit weichen, die — nebenbei bemerkt — nach Exstirpation der Nebenschilddrüsen viel schwächer sind. Die Schläfrigkeit kann so hohe Grade erreichen, daß eine operationsreife Narkose entsteht, auch bei einmaliger intravenöser Injektion am Menschen. Das ist um so erstaunlicher, als wir aus den Verteilungsgesetzen wissen, daß Br′ besonders schwer und langsam ins Zentralnervensystem eindringt. Bevor noch solche Wirkungsstärke erreicht wird, ja bevor noch überhaupt ein sichtbarer Effekt vorhanden ist, werden aber die verschiedensten experimentellen Krämpfe wie nach Cardiazol, Absinthol durch Nebenschilddrüsenexstirpation verhindert (S. 766).

Die einzelnen Teile des Zentralnervensystems werden durchaus nicht gleichmäßig betroffen, wenn man die Dosis allmählich steigert. Bei bedingten Reflexen wird z. B. nicht etwa die Erregung vermindert, sondern die Hemmung zuerst verstärkt. So konnte durch verschiedene hemmende Faktoren eine Art von psychotischer Störung ausgelöst werden, die nur durch Bromid heilbar war. Höheie Dosen störten die bedingten Reflexe überhaupt (S. 764). Ebenso wurden die Reflexe im Rückenmark teils verstärkt, teils gestört (S. 763). Durch Ausfall des Thalamus konnten bei seiner größeren Empfindlichkeit die Reflexe des Rückenmarks verstärkt werden, d. h. der Erfolg trat schon nach einem Reiz ein, während es ohne Hemmung des Thalamus durch Br′ wiederholter Reizung bedurfte. Nach Erhöhung der Dosen wurde das Rückenmark gelähmt, und das alte Verhältnis war wiederhergestellt (S. 764).

Eine Beeinflussung der Muskeln (S. 786), auch der glatten (S. 810), ist nicht feststellbar. Im Stoffwechsel (S. 838) findet sich häufig der enge Anschluß an NaCl z. B. Hyperglykämie, nur der vermehrte Gasstoffwechsel bleibt fort, wahrscheinlich bedingt durch eine Einschränkung der Bewegungen, was schließlich auch die Einschränkung der Stickstoffausscheidung (S. 839) verständlich macht.

Bei längerdauernder Medikation gibt es eine Stoffwechseleinschränkung auf dem Umwege über die Schilddrüse (S. 840). Diese enthält dann weniger Jod, zeigt auch histologische Zeichen verminderter Funktion oder Disintegration. Die Befunde an Ratten ließen sich auf den Epileptiker nur zum Teil übertragen (S. 841). Wird die Bromdarreichung schon in frühem Alter begonnen, dann zeigte sich eine Einschränkung des Wachstums (S. 841) mit histologischen Veränderungen in der Hypophyse (S. 842), eine verminderte Fertilität mit Unterentwicklung der Keimdrüsen und Störung des Östrus. Diese Erscheinungen bildeten sich nach Absetzen der Brommedikation mehr oder weniger rasch zurück.

c) Rhodanid. Hier haben wir ein Anion beträchtlicher Giftigkeit vor uns. Während bei einmaliger Gabe höchstens eine Leukocytose oder Linksverschiebung vorkommt, finden wir bei fortgesetzter Zufuhr in toxischer Höhe beim Hunde (S. 721) eine Abnahme der Zahl der Erythrocyten und ihres Färbeindexes, ebenso gehen die Eiweißkörper im Blut zurück. Die Abnahme der Erythrocyten ist bedingt durch eine Schädigung des Knochenmarks, der Eiweißkörper durch eine Beeinträchtigung der Leber. Die Zahl der Leukocyten zeigte keine systematische Änderung. Die Veränderungen sind reversibel, wenn auch langsam. Das isolierte Herz (S. 723) wird schon durch relativ kleine Konzentrationen ungünstig beeinflußt: Abnahme der Amplituden mit Neigung zur Erschlaffung und Stillstand in Diastole, Zunahme der Reizschwelle. Diese Erscheinungen werden durch Ca·· vermindert, durch K· verstärkt. Eine Schädigung des Herzens ist aber nicht als Ursache einer Blutdrucksenkung anzusprechen (S. 743). Im akuten Versuch treten Senkungen nur sehr flüchtig auf, wenn nicht schwer toxische Dosen verabfolgt werden. Bei chronischer Darreichung und vorher erhöhtem Blutdruck sind die Erfolge außerordentlich variabel. Berichte von Erfolg und Mißerfolg stehen nebeneinander. Wenn Blutdrucksenkungen zustande kommen, sollen sie durch eine periphere Gefäßerweiterung bedingt sein. Eine Cholesterinarteriosklerose des Kaninchens läßt sich günstig beeinflussen. Vielleicht ist das auf die bei Hunden beobachtete Senkung des Cholesterinspiegels (verminderte Bildung ?) zurückzuführen.

Eine lokale Wirkung führt zu Erbrechen und sonstigen gastrointestinalen Störungen bei peroraler, zu Nekrosen und Blutungen bei subcutaner Gabe (S. 750). Als Schädigung der Kapillaren ist die Neigung zu Entzündungen, Schnupfen, Pneumonien und Exsudaten aufzufassen, teilweise vielleicht auch bestimmte Erkrankungen der Haut (S. 750). Eine spezielle Wirkung auf die Atmung ist nicht vorhanden, es sei in toxischer Dosis zugleich mit Krämpfen (S. 755). Diese zentrale Wirkung führt beim Frosch zu Vergiftungsbildern wie nach Strychnin (S. 770). Beim Warmblüter ist Reflexsteigerung und Neigung zu tonischen Krämpfen vorhanden, diese entwickeln sich erst im Verlaufe von Stunden. Die Veränderungen bedürfen also einer bedeutenden Anlaufzeit. Die so erzielten Veränderungen bahnen Krämpfe nach Coffein usw. und sind narkotischen Substanzen antagonistisch (S. 773). Dauert die Vergiftung zu lange, dann kommt es zu Paresen und Muskelschwäche, beim Menschen zu Müdigkeit als erstem Symptom der Intoxikation. Später sind cerebrale Erscheinungen nicht selten (Halluzinationen, Depressionen usw.) (S. 772).

Es ist von Interesse, daß Müdigkeit und Schwäche auch bei der Verabfolgung großer K$^{\cdot}$-Dosen auftreten. Von diesen im Zentralnervensystem lokalisierten Erscheinungen ist die periphere Wirkung auf die Muskulatur (S. 789) nicht zu trennen. Am isolierten Muskel und am ganzen Frosch beherrschen regelrechte Starren das Bild der Intoxikation. Die dazu notwendige Konzentration ist beim ganzen Tier geringer. Das ist vor allem auf 2 Punkte zurückzuführen; nämlich die längere Dauer der Wirkung und die Mitwirkung des Zentralnervensystems am ganzen Tier; wohl vorwiegend deshalb wirkt Curare teilweise antagonistisch, und nicht weil SCN′ an der Nervenendplatte angreift. Der Angriff an dieser Stelle ergibt sich aus der sensibilisierenden Wirkung für K$^{\cdot}$ und Acetylcholin, das zur Freisetzung von K$^{\cdot}$ führt (S. 794). Antagonostisch der Starre in vitro sind Ca$^{\cdot\cdot}$ und Mg$^{\cdot\cdot}$, synergistisch wie beim Herzen das K$^{\cdot}$. Wir wollen die Versuche mit Jodid, das ähnlich aber schwächer wirkt, anführen (S. 790). Hier versucht der Organismus eine Regulation durch Mobilisierung von Ca$^{\cdot\cdot}$ und Mg$^{\cdot\cdot}$. Die extracellulären Räume sind während der Starre größer.

Unter besonderen Bedingungen kann man durch SCN′ eine erhöhte Arbeitsfähigkeit des Muskels in vitro, wenn auch nur für kurze Zeit erreichen. Das ist am Warmblüter nur sehr bedingt möglich. Dauert die Vergiftung etwas länger, dann sinkt die Arbeitsfähigkeit der Muskulatur ab, überleitend zu den Befunden von Schwäche auch am Menschen. Die Spasmen und Starrezustände sind im übrigen ebenso beim Warmblüter auszulösen, wenn auch schwieriger, wegen der Neigung zu Paresen.

Am isolierten glatten Muskel finden wir Zunahme des Tonus, bei niederen Tieren der Arbeitsfähigkeit (S. 812). Der Reiz durch K$^{\cdot}$ wird verstärkt (S. 812), dabei kommt es zu einer Viscositätszunahme, wie aus der Trägheit der Zuckung geschlossen wird. Am ganzen Tier treten Durchfälle auf. Die Sekretion der Salzsäure im Magen auf Histamin wird gehemmt (S. 820). Eine Störung der Niere mit Auftreten von Eiweiß, Zylindern und Erythrocyten findet sich nach größeren Gaben, bei chronischer Zufuhr auch histologische Veränderungen (S. 824).

Die Schädigung der Leber (S. 823) mit ihren Folgen für das Plasmaeiweiß haben wir schon erwähnt. Im Stoffwechsel spielt Rhodanid eine Doppelrolle, es wird bei Zufuhr geeigneter Substanzen im Organismus gebildet, dann aber wirkt es in größeren Dosen aktiv ein (S. 843), bewirkt z. B. die Erniedrigung des Cholesterins im Blut. In toxischer Dosis wird die Sauerstoffnutzung des Blutes gestört, so daß die arteriovenöse O_2-Differenz kleiner wird. Ihrer Größe folgen die sichtbaren toxischen Symptome. Wahrscheinlich hat es ganz ähnliche Wirkungen auf den Mineralstoffwechsel wie Jodid. In diesem Falle würde eine vermehrte Ausscheidung von Ca$^{\cdot\cdot}$ und Mg$^{\cdot\cdot}$ am Anfang, eine von K$^{\cdot}$ und P in der zweiten Hälfte des Versuches zu erwarten sein. Die Mobilisierung von Ca$^{\cdot\cdot}$ und Mg$^{\cdot\cdot}$ wäre regulativ auszufassen. In der Schilddrüse wird die Aufnahme von Jod gehemmt (S. 844).

d) Perchlorat. Soweit dieses Anion zur Untersuchung kam, hat es fast ganz gleiche Effekte gezeigt wie das Rhodanid. Wir brauchen das nicht nochmals zu wiederholen. Unterschiede finden sich in der größeren Ausscheidungsgeschwindigkeit des ClO_4'. Man kann von keiner chronischen Vergiftung berichten, weil solche Versuche nicht ausgeführt wurden. Die Gleichheit der Wirkung zeigt, daß für den Wirkungsmechanismus in erster Linie die Hofmeistereffekte maßgeblich sein werden. Für die Hemmung der Salzsäuresekretion durch Rhodanid kann eine Komplexbildung mit dem Zink der Kohlensäureanhydrase jetzt nicht verantwortlich gemacht werden. Vielleicht ist die Schädigung der Blutbildung (und der Leber?) auf die spezielle Komplexbildung mit Cu zurückzuführen, da dem Cu eine so große Rolle in der Blutbildung zugeschrieben wird. Da ClO_4' keine Neigung zum Eingehen in Komplexe zeigt, würde man mit ihm keine Wirkung dieser Art erwarten dürfen. Versuche sind nicht ausgeführt worden.

e) Chlorat. Im Gegensatz zu Perchlorat sitzt beim Chlorat der Sauerstoff locker. Daher steht eine oxydative Wirkung auf den Blutfarbstoff im Vordergrund. Die Entwicklung von Methämoglobin erfolgt auch in vitro nach einer Verzögerung einsetzend, dann aber in Form einer autokatalytischen Reaktion steigend mit zunehmender Acidität (S. 708f.). Eine Methämoglobinbildung in vivo braucht nicht immer vorhanden zu sein, sondern ist meist nur bei mittleren Dosen da. Bei ganz großen Dosen kann die einfache Salzwirkung vorherrschen.

Als Zwischenprodukt nach der primären Reduktion von ClO_3' ist das Auftreten von ClO_2' anzunehmen. Dieses greift auch die Zellmembran an und führt zur Hämolyse. Das rote Blutbild ändert sich entsprechend der einfachen Salzwirkung oder der Hämolyse. Sonst wird gelegentlich von Leukocytose berichtet (S. 721).

Kreislauf und Atmung (S. 754) werden in Form der einfachen Salzwirkung oder der durch Methämoglobinbildung bedingten Anoxämie beherrscht. Das gilt auch von der zentralen Wirkung (S. 769). Am isolierten Muskel gab es zum Teil eine Einordnung nach den lyotropen Eigenschaften (S. 795). Für Kontraktionen der glatten Muskulatur zugleich mit Durchfällen ist die chemische oder physikalische Ursache nicht sicher (S. 810). Für Schädigungen der Leber (S. 822) und der Niere (S. 823) gilt dasselbe. Stoffwechselwirkungen wurden nie systematisch untersucht.

f) Sulfat. Eine spezielle Wirkung spielt eine geringe Rolle, die nicht auf zwei Eigenschaften zurückgeführt werden könnte. Die Schwierigkeit der Permeation durch Membranen, damit die Abführwirkung, dann zum Teil die Diurese. Dazu kommt noch die Wirkung auf die Gallenentleerung und die Chemoreceptoren des Sin. caroticii. Alle anderen Eigenschaften lassen sich unter der Überschrift der hypertonischen Lösung wiederfinden.

g) Phosphat. Man spricht davon, daß wenigstens die akute Wirkung des Phosphats durch seine kalkfällende Eigenschaft beherrscht wird. Es ist die Frage, ob diese Formulierung den wirklichen Verhältnissen im Organismus entspricht. Zwar wird eine Reduktion des $Ca^{..}$ im Plasma sehr leicht erreicht, aber in den Konzentrationen, in denen PO_4''' im Serum bei Gabe ansteigt (bei gleichzeitiger Erniedrigung des $Ca^{..}$), ist das Löslichkeitsprodukt manchmal noch gar nicht oder kaum überschritten. Und wenn es überschritten wäre, kommt es durchaus nicht gleich zur Ausbildung einer Fällung, die in Form eines kolloidalen Apatits ins Reticuloendothel aufgenommen würde. Bevor diese Reaktion ablaufen kann, reduziert sich schon das $Ca^{..}$, so daß eine unabhängige Regulation angenommen werden muß. An dieser Stelle wird man den Robinsonschen anorganischen

Mechanismus der Verknöcherung einsetzen müssen, der damit eine analoge Funktion erhält, wie die Kohlensäureanhydrase bei der Entfernung der Kohlensäure aus dem Blut. Das überaus rasche Verschwinden des radioaktiven $^{32}PO_4'''$ aus dem Blut gibt auch einen Hinweis.

In isolierten Organen haben wir diese Möglichkeit nicht, am isolierten Herzen ist z. B. eine spezifische Wirkung des PO_4''' in Richtung eines Ca'', Synergismus nachweisbar (S. 727). Ebenso wird man bei sehr raschen Injektionen eine direkte PO_4'''-Wirkung annehmen dürfen, z. B. wenn das Atemzentrum gelähmt wird bei weiter schlagendem Herzen (S. 746). Ein gleichzeitig auftretendes Lungenödem braucht weder einer Ca''-Fällung noch der direkten PO_4'''-Wirkung zugeschrieben zu werden, da jede Störung der Atmung zu demselben Effekt führen kann. Eine Ca''-Fällung muß jedoch für die Schädigung der Kapillaren an den Darmzotten verantwortlich gemacht werden, wobei Ödeme und Nekrosen resultierten.

Die vorherrschenden Symptome der Vergiftung spielen sich in Form der Tetanie, also am Zentralnervensystem ab (S. 775). Die Erniedrigung des Ca'' ist vorhanden, aber die Symptome gehen nicht völlig parallel, sind auch nicht immer restlos durch Ca''-Gabe zu beseitigen. Begünstigend wirken Alkalose bzw. Verlust von Säure wie nach Erbrechen, dann vielleicht Na' und vor allem K', antagonistisch Säure. Das könnte man erklären — ebenso wie das prompte Erscheinen von Krämpfen, ohne daß das Ca'' im Plasma eine analytisch nachweisbare Änderung aufweist — durch Bildung einer löslichen Komplexverbindung zwischen Ca'' und PO_4'''. Komplexverbindungen sind zwar nachgewiesen worden, aber nicht bei dem p_H des Plasmas. Diese Frage ist noch nicht geklärt. Es gibt eine Spätwirkung des PO_4''', die erst nach Tagen zum Tode führt, ohne daß irgendwelche charakteristischen Symptome aufgetreten wären (S. 776). Versuche zur Analyse wurden nicht gemacht.

Für uns ist die Tetanie bedeutungsvoll, weil eine Unzahl von Beziehungen sich hier anknüpfen, z. B. wird während des tetanischen Anfalls Säure frei. Diese könnte durch Mobilisierung von Ca'' aus dem Skelett im Sinne eines Heilungsversuchs gedeutet werden. Außerdem wird Ca'' im Plasma vermehrt, ehe überhaupt die Säure im Knochen gewirkt haben könnte. Das Ca'' stammt dann aus dem Muskel (S. 777), der dadurch aber in die Gefahr eines Dauertonus gerät. Wir haben also auch eine periphere Wirkung am Muskel, und in dieser Richtung könnte die Erhöhung des K' im Plasma begünstigend einwirken.

Neben den grobchemischen Reaktionen des Phosphats im Plasma spielt der Einbau in die vielfältigen organischen Bindungen des Gewebes eine Rolle, deren Folgen für die Funktion des Organs durchaus unklar sind. Das gilt selbst für den so gut durchforschten Muskel (S. 798). Die chemischen Untersuchungen in dieser Richtung sind widersprechend. Teilweise wurden Konzentrationen verwandt, die zu Tetanie oder Muskelflimmern führten, so daß der Hauch der Eigenwirkung weit übertönt wurde von dem Sturm des tetanischen Anfalls.

Zufuhr von organischen Phosphatverbindungen im akuten Versuch (S. 800) brauchen nicht mit einer verbesserten Arbeitsfähigkeit einherzugehen (S. 801). Versuche in dieser Richtung liegen überaus reichlich vor mit völlig entgegengesetzten Resultaten. Das gilt auch von der geistigen Leistungsfähigkeit (S. 778). Je genauer die Experimente geführt wurden, desto weniger wurden positive Resultate erhalten. Es mag sein, daß die bei großen Dosen erzielbare Regulierung des Stuhlganges (S. 816) günstig wirkt, aber mit einiger Sicherheit kann wohl bloß dann ein günstiger Effekt erwartet werden, wenn eine Mangelernährung an Phosphaten bei der Versuchsperson vorliegt.

Die vorher erwähnte Stuhlregulation ist bedingt durch die schwere Resorbierbarkeit des Phosphats, kommt aber auch bei parenteraler Gabe zur Beobachtung (S. 816). Am isolierten Darm ist die Wirkung zwiespältig. In $Ca^{..}$-freiem Ringer führt es zur Vermehrung des Tonus und zu Lähmungen (S. 816). Versuche über eine Resorptionsbegünstigung z. B. von Glucose haben zu keinen eindeutigen Resultaten geführt (S. 818). Zufuhr fortgesetzt großer Mengen führt während des Ausscheidungsprozesses zu nephrotischen Veränderungen in der Niere, teilweise mit Kalkinkrustationen (S. 826).

Beim Stoffwechsel (S. 850) ist neben der Senkung des $Ca^{..}$ auch eine Senkung des $Mg^{..}$, wenigstens im akuten Versuch, beobachtet worden. Wir können diese Reaktion nicht als zweckmäßig ansehen, solange über den Verbleib des $Mg^{..}$ nichts bekannt ist. Von sonstigen Beeinflussungen des Stoffwechsels ist die Wirkung auf den Kohlenhydratstoffwechsel zu nennen, die deutlich nur in einem engen Dosierungsbereich vorhanden ist und anscheinend des Zusammenwirkens mit Insulin bedarf (S. 852). Das Eintreten des $PO_4^{'''}$ in den Fettstoffwechsel wurde im Kapitel über die Verteilung (S. 571 ff.) behandelt. Der chronischen Einwirkung mit $PO_4^{'''}$ als diätetischem Faktor wird ein ganzes Kapitel gewidmet werden.

h) Fluorid. Die $Ca^{..}$-fällende Eigenschaft wird man bei der Hemmung der Blutgerinnung (S. 719) wiederfinden, beim isolierten Herzen (S. 731) überwiegt schon die Eigengiftigkeit, wie sich zeigt, wenn man F' in Form von CaF_2 in die Speiseflüssigkeit gibt. Störung der Überleitung, Verminderung der Kontraktilität und Herzkraft sind die Hauptsymptome, auch beim Herzen im Verband des Organismus (S. 747). Der Stillstand erfolgt nicht eindeutig in Diastole oder Systole. Letztere tritt vor allem nach vorherigem Kammerflimmern in den Vordergrund. Im Sektionsbefund zeigen sich weniger Myokardschäden als lokale Nekrosen und Ödeme im Herzen (S. 747). Der Blutdruck sinkt nach geeigneter Dosierung. Für eine Schädigung der Kapillaren können die Hämorrhagien im Gewebe und die Entzündungen im Darm bei peroraler Zufuhr sprechen. Aber ebenso spielt eine lokale Ätzwirkung hinein, die sich auch nach Gabe von CaF_2 erreichen läßt (S. 752). Diese ist besonders gefürchtet bei Anwendung von Fluorwasserstoff und führt bei Auftropfen auf die äußere Haut zu schweren tiefgreifenden Nekrosen. Bei Einatmung werden die gesamten Atemwege betroffen mit Husten usw. Sekundäre Infektionen treten dazu (S. 757).

Die Atmung (S. 755) wird nach kleinen Dosen erregt, in höheren stellt sich Lähmung ein und zwar völlig bei noch schlagendem Herzen. Die primäre Erregung betrifft auch das übrige Zentralnervensystem (S. 780), Krämpfe klonischtonischer Art treten auf. Ein Bild der Tetanie wie nach Phosphat ist nicht vorhanden. Gelegentlich kommen Muskelflimmern und Starre zustande, hier mischen sich zentrale und periphere Einwirkungen. Im Stoffwechsel am Muskel (S. 806) lassen sich Fermenthemmungen wie am Muskelbrei entdecken. Die Milchsäurebildung wird stärker gehemmt als die Spannungsentwicklung, in den Beziehungen zu Phosphagen tritt aber keine Änderung ein. Das ist nur ein Zeichen dafür, daß zwischen dem Nachweis einer Fermentgiftigkeit und der Beziehung solcher Effekte auf eine Funktionsänderung sich ein weiter, bisher unüberbrückbarer Abgrund auftut. Selbst von der Beobachtung einer Hemmung der Cholinesterase bis zur Sensibilisierung des rectus abdominis gegen Acetylcholin ist noch keine lückenlose Gedankenkette vorhanden, z. B. wurde im glatten Muskel das Ferment auch gelähmt, aber eine Sensibilisierung ist nicht vorhanden (S. 817). Am ganzen Tier wird von Tonuszunahme des Darmes berichtet. Der Ursprung der Durchfälle ist nicht untersucht worden, wahrscheinlich aber auf die lokale

Reizwirkung zu beziehen. Eine Resorptionshemmung aus dem Darm wurde häufig, aber nicht unwidersprochen, beobachtet (S. 819). Die Sekretion von Speichel (S. 820) und Magensaft (S. 820) nahm zu, nicht bei der Galle (S. 820). Der Stoffwechsel der isolierten Leber wird vielfach verändert (Glykogenabbau, Hemmung des Phosphateinbaus usw.), bei tödlicher Dosierung werden histologische Veränderungen sichtbar (S. 822), gelegentlich auch der Niere, abgesehen von dem Zeichen einer Stauung bzw. Kongestion (S. 828).

Beim Stoffwechsel ist zuerst die Erniedrigung des Blutcalciums von Bedeutung. Zu diesem Effekt bedarf es aber ganz hoher Dosierungen. Der Phosphatgehalt steigt dabei an (S. 859). Die Veränderung des Blut-$Ca^{..}$ hat nichts zu schaffen mit den Veränderungen in den Knochen oder Zähnen, die schon nach einer Injektion von CaF_2 auftreten können (S. 859). Besonders bei hohen Dosen wird eine durch Insulin beeinflußbare Hyperglykämie beobachtet, die sogar zur Zuckerausscheidung führen kann. Der Zucker wird aus dem Glykogen der Leber gebildet. Der O_2-Verbrauch wird oft gesenkt gefunden (S. 862), aber dazu sind schon toxische Dosen notwendig. Eine Beeinflussung der Schilddrüse ließ sich weder hinsichtlich des Gewichtes noch des histologischen Bildes eindeutig klarstellen (S. 863). Die durch Thyroxin bedingte Metamorphose der Kaulquappen ließ sich nur in schwer toxischer Dosis hemmen (S. 868). Man kann im ganzen die Fluoridwirkung auf keine einfache Formel bringen.

Chronische Einwirkungen.

An dieser Stelle berücksichtigen wir nur Cl′, $PO_4{'''}$ und F′, während langdauernde Einwirkungen von Bromid und teilweise Rhodanid schon in dem letzten Kapitel behandelt wurden, da bei beiden weniger wichtige und weniger sich abhebende Erscheinungsbilder vorliegen. Als typische chronische Vergiftung ist eigentlich nur die Fluorose zu rechnen, während sowohl Phosphat als auch Chlorid wesentliche Stoffwechselfaktoren darstellen und in ein ganzes System zu stellen sind, das sowohl die Veränderungen bei zu geringer als auch zu starker Zufuhr in sich schließt. Diese Themen sind mit der Diätetik eng verflochten.

M. Mangelhafte und übermäßige Anwesenheit von Chlorid in Nahrung und Organismus[4633].

I. Beziehungen zu verschiedenen Faktoren bei normaler Zufuhr.

1. Na· und Cl′. Bei dem hier vorliegenden Problemenkreis wird nicht das Anion Cl′ allein Berücksichtigung finden können, denn selbst wenn man mit mehr oder weniger Berechtigung sagt, daß es keinen NaCl-, sondern nur einen Na·- und einen Cl′-Stoffwechsel gäbe, gilt das doch nur bei sehr zugespitzter oder extrem exakter Formulierung. Solche Exaktheit wird man pflegen müssen, aber praktisch treten beide Ionen überwiegend in Form des Neutralsalzes an den Organismus heran. Zwar kann Cl′ in der Nahrung als Begleiter anderer Kationen,

---

[4633] GLATZEL, H.: Ergebn. inn. Med. u. Kinderheilkunde **58**, 1 (1937). Das Kochsalzproblem mit 52 Seiten Literaturangaben. Der klinische Gesichtspunkt herrscht vor.

z. B. Kalium oder Natrium gemeinsam mit anderen Anionen, etwa Phosphat, organischen Säuren usw. auftreten, aber schon bei Fleischnahrung sehen wir die Verhältnisse — vorwiegend gemeinsames Vorkommen im Blut und alleiniges Vorliegen von Na· in den geringen Mengen der Muskelfaser — demonstriert, und in erhöhtem Maße gilt das, wenn wir die Salzzufuhr durch die gesalzenen Speisen in Rechnung ziehen.

2. Verluste durch Schweiß. Salzzufuhr ist notwendig und in der Menge abhängig von Nahrung und Klima. GLATZEL[4634] schätzt die in unserem Klima bei üblicher Nahrung für ein Gefühl voller Leistungsfähigkeit notwendigen Kochsalzmengen auf 5—10 g, während bei Untersuchungen auf einer militärischen Expedition in Mittelasien im subtropischen Klima eine Menge von 13,3 g noch nicht ausreichend war, sondern erst 17,5 g genügten[4637]. Die zur Wärmeregulation notwendige Schweißsekretion verbraucht bedeutende Mengen von Chlorid, und sie kann so stark sein, daß ein Außerachtlassen in einer exakten Bilanz beträchtliche Fehler veranlassen kann[4635]. Diese Tatsache wird immer berücksichtigt werden müssen, wenn auch im beschränkten Maße eine Gewöhnung an Hitzearbeit mit geringeren Cl′-Verlusten möglich ist[4638, 4639]. Daß bei starken Chloridverlusten Hitzekrämpfe, also schwere pathologische Erscheinungen auftreten können, ist eine bekannte Tatsache.

Hitzekrämpfe sucht man zu vermeiden, indem man den exponierten Arbeitern (Heizer auf Dampfern usw.) Kochsalzlösung als Getränk verabfolgt. Auch sonstige Zufälle der Hitzeerschöpfung ließen sich experimentell dadurch vermeiden[4634, I] (siehe auch [4639, I]).

Durch starke Schweiße, auch durch therapeutische Schwitzprozeduren, kommt es zu stärkeren Gewichtsverlusten. Diese Gewichtsverluste sind in erster Linie an Verlust von Na· gebunden. Wird danach eine NaCl-arme Kost verabreicht, dann wird der Gewichtsabfall nur langsam ausgeglichen oder kann sich sogar noch fortsetzen. Gibt man aber NaCl oder NaBr, dann kann ein Ausgleich erfolgen[4636], das Anion wäre also nicht von Bedeutung. Aber Br′ hat eine eigene pharmakologische Wirkung und kann Cl′ nur im peripheren Gewebe teilweise ersetzen. Selbst das ungiftige Sulfat ist nicht einmal peripher fähig für Cl′ einzutreten, weil es (wie auch Nitrat, HIATT[3690, I]) der Ausscheidung durch die Niere unterliegt und dabei noch Cl′ mitführt. Dagegen wird man vielleicht $HCO_3′$ oder organische Säuren einsetzen können, aber diese Ionen haben an sich eine alkalisierende Wirkung, können also immer nur eine beschränkte Zeit eintreten.

3. Säure-Basenhaushalt. Gerade NaCl ist durch seine Neutralität befähigt, teilweise durch Festlegung des Na· in den Geweben säuernd, und teilweise durch elektive Ausscheidung oder durch Wandern von Cl′ in anionenpermeable Zellen wie die Erythrocyten, alkalisierend zu wirken. Entsprechende Befunde sind nur bei kurzdauernden Versuchen zu erwarten, wie in den 3-Tage-Versuchen von GLATZEL[4640] mit alkalisierender Kartoffeldiät und säuernder Reisdiät, gemessen an der größeren oder kleineren NH_4·-Ausscheidung im Urin (dagegen [4641] bei

[4634] GLATZEL, H.: Med. Welt **1937**, 103, Rona **100**, 53.
[4634, I] BÖTTNER, H. u. SCHLEGEL, B.: Dtsch. Arch. klin. Med. 187, 281 (1941).
[4635] SZAKALL, A. u. B.: Arbeitsphysiol. 10, 534 (1939), Rona 115, 557.
[4636] BOGENDÖRFER, L.: Naunyn-Schmiedebergs Arch. **89**, 252 (1921), Rona 7, 417.
[4637] MOLTSCHANOWA, O. P., LEGUN, A. F., REDINA, L. W., TSCHETSCHELNITZKAJA, N. N. u. FROLOWA, A. I.: C. **1938** I, 358. Problems nutrit. russ. Wopr. Pitan **5**, 127 (1936).
[4638] LEHMANN, G. u. SZAKALL, A.: Arbeitsphysiol. **9**, 653 (1937), Rona **104**, 244.
[4639] LEHMANN, G. u. SZAKALL, A.: Arbeitsphysiol. **9**, 678 (1937), Rona **104**, 244.
[4639, I] SCHLEGEL, B. u. BÖTTNER, H.: Klin. Wschr. **1942**, 533. Gegen die Hitzebeschwerden war Cola gar nicht, Pervitin wenig und Phosphat etwas wirksam.
[4640] GLATZEL, H.: Z. exp. Med. **90**, 59 (1933), Rona **76**, 660.

Hunden). Von NaCl-Verschiebungen zur Aciditätszunahme des Blutes und Bildung von Ödemen gibt es alle Korrelationen, was eine nicht unbedingte Beziehung zwischen Acidität des Blutes und Ödembildung zu beweisen scheint[4642].

Daß ein Einwandern von Cl′ in die Erythrocyten bei Aciditätsänderungen eintritt und ebenso ein Einwandern von Na· in die Muskelfaser und damit eine Acidose nach Gaben von NaCl-Mengen (bis 0,07 g/kg herunter meßbar), wurde früher ausführlich dargestellt.

4. Kalium. Mit der Einwanderung von Na· in die Muskelfaser ergibt sich zwangsläufig eine Verknüpfung mit Kalium. Es ist eine alte, von BUNGE herrührende Beobachtung, daß durch NaCl-Gaben die K·-Ausscheidung begünstigt wird. Das Cl′ wandert beim Gesunden mehr mit dem Na·[4643]. NaCl-Entziehung führt umgekehrt zu verminderter Ausscheidung des Kaliums bei gleicher Kost[4644]. Aus dieser Tatsache erklärt sich bei vorwiegend von Pflanzenkost lebenden Völkern das große Bedürfnis nach NaCl, während z. B. die Eskimos oder fleischverzehrende Nomaden es nicht in dem Maße bedürfen, weil im Blut der Tiere genügend NaCl zur Verfügung steht (siehe [4645, I]).

Für die Größe der Salzzufuhr ist also die Mischung der Nahrung wichtig. Bei einer Kost aus Fleisch und Kartoffeln mit starker Retention von K· genügten Zulage von 5 g NaCl nicht zum Ausgleich, es wurde die Ausscheidung anfangs sogar vermindert[4645]. Bei Versuchen an Ratten zeigte sich, daß nicht nur der Quotient Na/K wichtig ist, sondern der absolute Gehalt eine noch größere Bedeutung besitzt, z. B. führte 1% K· in der Nahrung zu einer Störung der Fertilität[4646]. In Versuchen an Schweinen wurden statt NaCl äquivalente Mengen von Na-Citrat mit demselben Erfolg verabfolgt. Hier wirkte also das Kation.

Von Bedeutung könnte die Beobachtung sein, daß durch Na·-Gaben zwar die Ausscheidung von K· im Urin vermehrt wurde, daß dies aber auf einer erhöhten Resorption aus den Faeces beruhte. Die K·-Bilanz selbst erfuhr keine Veränderung[4647]. Diese Beobachtung ist bisher nicht bestätigt worden, gilt jedenfalls nicht allgemein. Vielleicht geben bestimmte Beobachtungen in der Bakterienflora einen Hinweis.

Bei 60 Tage dauernder, allgemein mineralstoffarmer Ernährung von Ratten wurde im Kot eine Abnahme des L. acidophilus beobachtet. Schon nach 14 Tagen war er völlig verdrängt[4648]. In diesen Versuchen wirkte Zulage von NaCl und K· nicht auf eine Vermehrung ein, sondern erst Ca·· und Phosphat gemeinsam, so daß nicht völlige Parallelität mit dem Thema besteht. Es eröffnet sich nur eine Analogie.

Bei der raschen Resorbierbarkeit von Na· und K· wird man sich gar nicht erklären können, wie die Ausscheidung im Kot derart großen Schwankungen unterworfen sein könnte, ohne daß tatsächlich eine Assimilation erfolgt, diese erfolgt aber nicht beim Na· sondern beim K·. In Bilanzen von VOLLMER[4652, I] an Ratten war die Na·-Ausscheidung im Kot im Gegensatz zum K· immer niedriger.

Am besten wird das Problem gekennzeichnet durch die Versuche von EMMENS und MARKS[4650, I], die akute KCl-Vergiftung antagonistisch zu beeinflussen.

[4641] NUZZI, P. u. NAPOLI, M.: Boll. Soc. ital. Biol. sper. **9**, 987 (1934), Rona **85**, 109. Messung der Alkalireserve, pH und NH₄· im Urin.

[4642] LABBÉ, M. u. AZÉRAD, E.: C. rend. Soc. biol. **97**, 365 (1927), Rona **43**, 804.

[4643] GLATZEL, H.: Z. exp. Med. **84**, 635 (1932), Rona **71**, 601.

[4644] GLATZEL, H.: Z. exp. Med. **92**, 653 (1934), Rona **79**, 87.

[4645] GLATZEL, H.: Z. exp. Med. **93**, 179 (1934), Rona **79**, 88.

[4645, I] In langdauernden K·-Infusionen fand SCHAMP[4239, I] nur eine vorübergehend vermehrte Ausscheidung von Na·.

[4646] JOHN, J. L. ST.: J. agricult. Res. **37**, 55 (1928), Rona **49**, 343. Grunddiät: Weizenkorn 100, Gluten 10, Butterfett 5, CaCl₂ 0,5, K·-Gehalt 0,32%.

Weiße Mäuse erhielten KCl intraperitoneal. Die mittlere tödliche Dosis von 6,37 mg KCl/10 g Maus wurde zugleich mit 10—20 mg NaCl gegeben. Die Schutzwirkung war beträchtlich. $CaCl_2$ und Glucose hatten keine Wirkung. Es konnte sich also nicht um eine lokale Resorptionshemmung handeln, zumal sich dieser Schutz durch NaCl ebenso bei intravenöser Injektion manifestierte. Zur Charakterisierung der NaCl-Wirkung muß man die Symptome der KCl-Wirkung kennen. 5—10 Minuten gibt es keine Erscheinungen, dann folgen Erregungen, Schwanzphänomen, Springen in die Luft, Krämpfe und Tod nach Atemlähmung bei noch schlagendem Herzen. Das NaCl hätte hier also eine zentrale Wirkung, die sich in der üblichen Vergiftung nicht findet. Von weiterer Bedeutung ist es, in Überleitung zu dem nächsten Abschnitt, daß Desoxycorticosteronacetat jede Wirkung vermissen ließ.

5. Nebenniere. Eng mit dem Ausscheidungsverhältnis von Na˙ und K˙ ist die Nebennierenfunktion verbunden. Durch Kaliumgaben, die ein höheres K˙-Niveau im Blut gewährleisten, wird das Syndrom der Nebenniereninsuffizienz hervorgerufen[4649]. Das gelang jedoch weder SCHAMP[4239, I], noch MILLER und DARROW[4239,II]. Eine K˙-Wirkung kann wegen der Ausscheidung durch die Niere immer nur von kurzer Dauer sein, wie in dem Selbstversuch von ARDEN. Umgekehrt kann man bei Hunden[4650—4652] und Menschen[4650] die Ausscheidung von Na˙ und Cl′ mit erhaltener Aktivität der Nebennierenrinde durch Hormongaben vermindern. Bei den Versuchen von BÖTTNER und SCHLEGEL[4634, I] über Hitzeschäden fand sich dafür eine erhöhte NaCl-Ausscheidung im Schweiß.

Die Ausscheidung von K˙ wurde erhöht gefunden, aber auf Beimischung von Adrenalin bei den Extrakten der Nebenniere zurückgeführt[4651]. Die Dosis von 20—40 Katzeneinheiten Cortin, ohne Adrenalin, führte tatsächlich zu teils .vermehrter, teils verminderter K˙-Ausscheidung. Eindeutiger werden die Resultate, wenn als Ausgangspunkt ein pathologischer Zustand gewählt wird. Dazu gehört die Beachtung der Dosierung. Die Na˙-Ausscheidung bei eingestellter konstanter Diät wurde um 50—90%, die von Cl′ um 10—60% vermindert. Bei wiederholten Gaben wurde die Wirkung geringer und hörte schließlich auf. Eine volle Rückkehr der Reaktion ließ sich erst nach 3 Monaten erreichen, dagegen ließ sich dieser Refraktärzustand durch das Blut eines refraktären Tieres auf ein anderes übertragen. Die Beobachtungen lassen die Vermutung zu, daß eine durch die Höhe der Dosis bedingte toxische Einwirkung vorliegt[4652].

Bei langdauernder Darreichung von Desoxycorticosteron an Ratten[4656, I] und Hunde[4657] entwickelte sich ein Bild von Diabetes insipidus, sogar mit Hypochlorämie. Primär soll der Druck gesteigert werden als Zeichen einer Verschiebung des Na˙ im Organismus. Beim Menschen wurde auch durch 10—20 E eine Minderung der Wirkung, einmal mit Refraktärwerden, beobachtet[4650].

6. Niere. Wurden Tiere nach Exstirpation der Nebennieren in den Versuch genommen, dann wurde die Ausscheidung von K˙ sowohl durch Na˙ als auch

[4647] RICHARDS, M. B., GODDEN, W. u. HUSBAND, A. D.: Biochem. J. 18, 651 (1924), Rona 28, 400.

[4648] EPPRIGHT, E. S., VALLEY, G. u. SMITH, A. H.: J. Bakteriol. 34, 81 (1937), Rona 103, 307.

[4649] ZWEMER, R. I. u. TRUSZKOWSKI, R.: Endocrinology 21, 40 (1937). C. 1937 I, 3664. Versuche an Katzen, Ratten, Mäusen und Meerschweinchen.

[4650] HARTMANN, F. A., LEWIS, L. A. u. TOBY, C. G.: Endocrinology 22, 207 (1938), Rona 106, 450.

[4650, I] EMMENS, C. W. u. MARKS, H. P.: J. Physiol. 101, 131 (1943).

[4651] THORN, G. W., ENGEL, L. L. u. EISENBERG, H.: J. exp. Med. 68, 161 (1938), Rona 110, 168.

[4652] HARROP, G. A.: Cold Spring Harbor Sympos on quant. Biol. 5, 375 (1937). Rona 110, 611. Retention geringer bei peroraler Gabe. Auch manche Sexualhormone wirkten so.

durch Cortin begünstigt, selbst wenn der klinische Erscheinungskomplex nicht dem Gehalt an Na˙ und Cl′ des Plasmas parallel ging. Es gibt Hinweise darauf, daß die Einwirkung von NaCl auch durch Beeinflussung der Niere zu erklären ist und nicht — wie angenommen wird (siehe GLATZEL[4633]) — nur durch Darniederliegen des Kreislaufs. Bei nebennierenlosen Hunden verursachte die Infusion von 10% Glucose (1 g/kg/Std.) eine Unterdrückung der Urinbildung bis zur Anurie, die mehrere Stunden nach Aufhören der Infusion bestehen blieb. Das konnte vermieden werden bei Zusatz von 0,9% NaCl zur Infusionsflüssigkeit. Durch Beseitigung der Anurie wirkte NaCl lebensrettend[4653].

7. Chlorid. Wenn für viele dieser Funktionen auch das Na˙ verantwortlich zu machen ist, und Cl′ mehr die Rolle eines Korrelates spielt (bei vielen hypochlorämischen Zuständen wirkt NaCl besser als $NaHCO_3$, siehe z. B. GLATZEL[4633, S. 76]), ist zum mindesten Cl′ bei der Verdauung von Stärke als Aktivator der Fermente bei der Wirkung von Insulin und bei der Magensaftsekretion notwendig. Die Bedürfnisse nach Cl′ sind anscheinend leichter zu befriedigen. So wuchsen Ratten mit Mais (82%), Casein (15%), Lebertran (1%) schlecht. Die Tiere hatten keine Jungen. Zulagen von 1% Na_2CO_3 oder 1,3% Na_2SO_4 genügten, um normales Wachstum, Vermehrung und Lactation zu gewährleisten. Der Cl′-Gehalt der Nahrung war anscheinend ausreichend[4655]. Der Mais enthielt 0,047% Na˙ und 0,041% Cl′. Die Magensaftsekretion war bei den Tieren normal[4656]. Das Erscheinungsbild des wirklichen Cl′-Mangels durch Diät hervorgebracht ist sehr vielseitig und nicht leicht auf eine Formel zu bringen (siehe später).

Bei der Magensaftsekretion wird eine Doppelrolle des Cl′ möglich sein, nämlich erstens direkt durch Sekretion in den Magen. Eine Hemmung der Sekretion erfolgt aber nur bei ganz extrem niedrigen Cl′-Werten des Blutes. Zweitens soll durch Reizwirkung auf das Zentralnervensystem bei Personen mit Neigung zu Hyperacidität die Magensaftsekretion sich vermehren[4654]. Die Frage der Cl′-Wirkung auf das Zentralnervensystem ist besonders schwierig zu beantworten, weil gerade in diesem Gewebe — wie wir früher darlegten — der Zustand und die Lokalisation des Cl′ eigene Probleme aufgibt. So mag es verständlich erscheinen, daß der Cl′-Entzug in der Diät bei schwangeren Frauen manchmal die eklamptischen Anfälle verhindern soll[4654]. Dieser Befund ist nicht mit den Versuchen von SWINYARD[3396, II] zu vereinbaren, nach denen die Schwelle für den Elektroschock zugleich mit der Erniedrigung des Cl′ im Zentralnervensystem sinkt und nach Gabe von NaCl wieder ansteigt. Aber auch hier liegt noch keine Entscheidung zwischen Cl′ und Na˙ vor. Wir wissen jedoch in erster Annäherung, daß Retention von Na˙ auch gleichzeitig Flüssigkeit im Gewebe zurückhält, während Cl′ einer sogenannten „trockenen Retention" fähig ist, wohl meist verbunden mit acidotischer Stoffwechsellage. Wir haben den Umfang des uns angehenden Fragenkomplexes umrissen, wobei die Funktion anderer Drüsen wie Hypophyse und Thyreoidea nicht aus dem Auge zu lassen ist. Der normale Zustand deckt dabei nur einen kleinen Bereich der gesamten Möglichkeiten.

[4652, I] VOLLMER, H.: Naunyn-Schmiedebergs Arch. **193**, 474 (1939); **194**, 573 (1940); **197**, 611 (1941).

[4653] KENDALL, E. C., FLOCK, E. V., BOLLMAN, J. L. u. MANN, F. C.: J. biol. Chem. **126**, 697 (1938).

[4654] AMBARD, L. u. SCHMID, F.: Paris med. J. **17**, 443 (1927), Rona **41**, 715.

[4655] MILLER, H. G.: J. biol. Chem. **70**, 759 (1926), Rona **39**, 215.

[4656] MITCHELL, H. H. u. CARMAN, G. G.: J. of biol. Chem. **68**, 165 (1926), Rona **39**, 371.

[4656, I] SELYE, H. u. DOSNE, CH.: Proc. Soc. exp. Biol. Med. **44**, 165 (1940). C. **1941** II, 2100. Nebennierenatrophie kann die Erscheinungen nicht erklären.

[4657] RAGAN, CH., FERREBEE, J. W., PHYFE, P., ATCHLEY, D. W. u. LOEB, R. F.: Amer. J. Physiol. **131**, 73 (1940). C. **1942** I, 768.

II. Wirkung von NaCl-Zulagen zum normalen Bedarf.

Die Einteilung erfolgt nach den speziellen Untersuchungen bei den verschiedenen Tierarten, weil die Gesamtheit der untersuchten Faktoren zu vielseitig ist, um sie sinngemäß zu ordnen, zumal eine Übertragung von einer auf die andere Tierart erst nach Sichtung der verschiedenen Verhältnisse möglich ist. Es gibt auch nicht viele gemeinsame, überschauende Gesichtspunkte der Ordnung, wie aus der Darstellung zu ersehen ist. Vor allem ist bei anderer Anordnung das quantitative Element nicht leicht zu berücksichtigen. Dieses war uns aber stets ein besonderes Anliegen.

1. Amphibien. Rana esculenta und Triton cristatus wurden allmählich an höhere NaCl-Konzentrationen des umgebenden Wassers gewöhnt. Die Gewöhnung war aber keine vollkommene, denn es fand sich vermehrte Magensekretion und Verhinderung der Eiablage. Das Zentralnervensystem war gegenüber Strychnin übererregbar geworden, z. B. beim Triton doppelt so' empfindlich. 0,9 mg/kg Strychnin, das in dieser Dosis bei normalen Fröschen noch keine Erscheinungen macht, führte nach Gewöhnung an NaCl in 20—25 Minuten zum Tetanus. Das tetanische Stadium dauerte 12 Stunden, und nach 24—36 Stunden erfolgte der Exitus[4660]. Hier war also eine Steigerung der Erregbarkeit eingetreten. Offenbar ist die Ausgangslage im Verhältnis zum normalen Gehalt wichtig neben dem Vorgang der Verschiebung des Wassers und der Salze.

2. Hühner. Wurde Hähnchen statt Wasser 1,5% NaCl zum Trinken gegeben, dann erhöhte sich der Cl'-Gehalt des Plasmas von 375 mg% in einigen Wochen auf 392 mg%, bei 2% NaCl auf 442 mg%, die Tiere waren moribund; offenbar liegt hier die Grenze der Konzentrationsfähigkeit der Niere; 1,5% $CaCl_2$ erhöhte den Gehalt nicht (HELLER und PAUL[2764]). Die Stickstoffbilanz wurde bei diesen zu vermehrter Futteraufnahme, aber keiner Förderung des N-Ansatzes[4658]. In der festen Nahrung wurde bis 8% NaCl ohne nachteilige Wirkung ertragen, selbst von ganz jungen Tieren. Hühner haben also im ganzen eine hohe Salztoleranz (MITCHELL und McCLURE[5536, u]) (weitere Angaben S. 884, 924).

Die Zufuhr im Wasser hat einen viel nachhaltigeren Einfluß. Das zeigte sich im Verhalten des Blutdrucks. Dieser betrug bei Gabe von Leitungswasser 132/117 mm. Wurde statt dessen 33 Tage 0,9% NaCl geboten, dann stieg er um 22/17 mm an. Eine weitere Zulage auf 1,2 NaCl steigerte den Druck auf 183/154. Bei Absetzen des Kochsalzes fiel der Druck prompt um 43/28 mm (gegenüber einem durchschnittlichen Anstieg von 54/37 mm). Der Rest an Blutdrucksteigerung ist nicht signifikant, aber es fanden sich Veränderungen in den Glomerulis mit Dehnung der Bowmanschen Kapsel und Kompression der Kapillaren[4659, II]. Von anderen Autoren[4659, I] wurde neben der Vergrößerung der Glomeruli eine Schlängelung und Hypertrophie der Nierenarterien besonders der präglomerulären Arteriolen gefunden, so daß man von einem Syndrom wie bei der Nephrosclerosis sprechen konnte. Bei dem Blutdruckanstieg fand sich keineswegs eine Zunahme des Blutvolumens, im Gegenteil Gewichtsverlust und Dehydratation[4659, II].

3. Maus.
Die Tiere wurden in den Versuchen von KLODT[4660, I] mit einem Brot als Grunddiät ernährt, das aus Weizenmehl (750 g), Haferflocken (250 g), Milchpulver (200 g), Butter (NaCl-

---

[4658] WILLCOX, J. S.: Biedermanns Zentralblatt B 9, 121 (1937), Rona 101, 416.

[4659] HELLER, V. G., OWEN, J. R. u. PORTWOOD, L.: J. nutrit. 10, 645 (1935). C. 1936 I, 2132.

[4659, I] KRAKOWER, C. A. u. HEINO, H. E.: Arch. Path. 44, 143 (1947).

[4659, II] LEUEL, R., KATZ, L. N. u. RODBERD, S.: Am. J. Physiol. 152, 557 (1948).

[4660] GUARESCHI, C.: Boll. Soc. ital. Biol. sper. 8, 278 (1933), Rona 75, 611.

[4660, I] KLODT: Arch. Gynäkol. 163, 665 (1937).

frei, 100 g), Preßhefe (30 g) und Wasser (450 g) bereitet war. Das vollkommen ausreichende Brot enthielt 0,0561% Na· und 0,132% Cl'. Zu dieser Grunddiät wurden verschiedene NaCl-Mengen zugesetzt, die in dem Wasser vor dem Backen gelöst wurden.

Selbst bei der Diät mit dem höchsten NaCl-Gehalt (6,87% Na· und 10,6% Cl') traten keine Ödeme auf, aber die Tiere entwickelten sich schlecht. Sie waren träge in den Bewegungen, apathisch, blieben kleiner als die Kontrollen, hatten struppiges Fell und gingen nach wenigen Wochen an ausgesprochener Exsiccose der Gewebe zugrunde. Der Wasserbedarf betrug 7—17 ccm/Tag. Die Gewebe hatten trotzdem an [Na] zugenommen, wie folgende Zusammenstellung ergibt.

Tabelle 348.

Diät Nr.	Die Diät enthält		Na·-Gehalt des Körpers außer Darm in %
	Na· in %	Cl' in %	
1	0,06	0,13	⎫
2	0,30	0,51	⎪
3	0,94	1,38	⎬ 0,140
4	1,23	1,93	⎪
5	1,70	2,66	⎭
6	2.39	3,72	0,152
7	3,52	5,40	0,171
8	4,27	6,62	0,233
9	6,87	10,60	0,242

Hier wird also die „hydropigene" Wirkung des Na· vermißt wie beim Huhn. Der Choridgehalt war bis zu Diät 6 und 7 mit 0,160% normal. Ohne diese Analysen bestände die Möglichkeit, eine völlige Ausscheidung des NaCl anzunehmen.

Trotz des hohen Gehaltes an NaCl war die Gewichtsentwicklung bei Diäten 1—8 nicht verschieden, aber bei Diät 5 wurde die Zahl der Graviditäten geringer, und bei 6—8 kam es nicht mehr zu Geburten. Die Unfruchtbarkeit fand ihre histologische Grundlage in Rückbildung der Ovarien (mit sistierter Bildung eines Corpus luteum, Uterushorn und Scheidenschleimhaut). Bei einigen Tieren waren aber Befunde, die die Sterilität erklärt hätten, nicht zu erheben, dagegen wurde eine mangelhafte Entwicklung stets gesehen, wenn infantile Mäuse in den Versuch kamen. Die Geschlechtsorgane männlicher Tiere wurden durch die Behandlung nicht geändert. Die Wirkung, die auf das Na· zurückgeführt wird, soll auf dem Umwege über Hemmung der gonadotropen Hormone des Hypophysenvorderlappens erfolgen.

4. Ratten. Bei Ratten wurde der Nahrung täglich 250 mg NaCl pro Tier, d. h. etwa 1—1,25 g/kg NaCl zugelegt. Die Organe wurden über 4 Generationen auf den Cl'-Gehalt untersucht. Es fand sich weder eine Abhängigkeit des Gehaltes von der Jahreszeit noch von der Länge der Fütterung. Ein gewisser Anstieg war in der Haut, etwas auch in Niere und Knochen bemerkbar[4661]. Auch hinsichtlich des Wachstums besteht große Regulationsbreite (KLINKE[4952, S. 120]). Vielleicht fand sich eine Nierenvergrößerung, die nicht als pathologisch anzusprechen war. Von RALLI und Mitarbeitern[4662, I] wurde eine gewisse Atrophie der Nebennierenrinde gesehen. Wenn deutliche Abweichungen nachweisbar werden sollen, wird man sie erzielen, wenn der Ausgangspunkt eine besondere Cl'-arme Nahrung darstellt oder wieder bei extremen Zulagen, wie folgende Versuche dartun.

[4661] SCHLEGEL, B. u. BRÜCK, E.: Die Ernährung **5**, 57 (1940). C. **1940** I, 3542.
[4662] HARPUDER, K.: Z. exp. Med. **76**, 709 (1931), Rona **62**, 750.
[4662, I] RALLI, E. P., CLARKE, D. H. u. KENNEDY, E.: J. biol. Chem. **141**, 105 (1941), Rona **130**, 277.

Wurde den Tieren das Kochsalz derart zugefügt, daß sie statt Wasser bestimmte Kochsalzlösungen zum Trinken erhielten, dann kamen Ausschläge zur Beobachtung. 1% NaCl führte allerdings noch nicht zur Zunahme des Na˙, K˙ und Ca˙˙-Gehaltes der Organe, während 0,5% KCl den K˙-Gehalt von Niere, Herz und Milz erhöhte, sonst aber keine Änderungen brachte[4662]. Bei 1,5% NaCl stieg der Cl'-Gehalt von 340 auf 351 mg% an, und diese Dosis brachte die Tiere schon in sehr schlechten Zustand (HELLER und PAUL[2764]).

Die *Stickstoffbilanz* war bei Trinken von Aq. dest. mit 47,3 mg/Periode positiv. 1,0% NaCl ließ sie abnehmen auf 34,5 mg %, 1,5% auf 32,5 mg % und schließlich Trinken von 2% NaCl auf 30,5 mg %, so daß also Ratten mit Verschlechterung der Assimilation reagieren (HELLER und PORTWOOD[4659]). Es soll eine gewisse Entgiftung hoher NaCl-Gaben durch Zusatz anderer Zellmineralien möglich sein[4663].

Aus einer Futtergrunddiät, bestehend aus 33% Casein, 2% Agar-Agar, 44% Traubenzucker, 8% Hefe, 7% Butter, 2% Lebertran und 4% Salzmischung nach OSBORN und MENDEL wurde unter völliger Fortlassung der Salzmischung eine salzarme, teilweise mit Zusatz von NaCl auf einen Gehalt von 6,25 und 9,09% NaCl eine salzreiche Nahrung hergestellt.

Während durch die Salzarmut weder das Muskel- noch das Leber*glykogen* gegenüber der Kontrolldiät verändert war, zeigte sich beim Übergang zu der salzreichen Diät eine signifikante Zunahme des Glykogens der Leber von 0,19 auf 0,197 ± 0,02, auf 0,31 ± 0,03% bei 6,25% NaCl, von 0,37 ± 0,04 auf 0,75 ± 0,03 bei 9,09% NaCl. Das Muskelglykogen wurde nicht verändert. Die Dauer der Fütterung betrug nur 10—15 Tage[4665].

Eine systematische Untersuchung über den Wassergehalt der Gewebe wurde durch EPPRIGHT und SMITH[3520] ausgeführt. Ratten erhielten eine Grunddiät mit 4% Osborn-Mendelscher Salzmischung. Wurde die Salzmischung fortgelassen, dann nahm der Wassergehalt besonders in Niere, Lunge und Milz zu. Zulage von NaCl allein führte zur Zunahme der Hydratation mit Ausnahme des Muskels, besonders aber bei Nebennieren, dann Haut, Lunge und Herz. Wurde zu dieser NaCl-Gabe jetzt noch KCl zugesetzt, dann wurde der Wassergehalt in der Nebenniere beträchtlich vermindert, ebenso in Haut und Lunge, im Skelettmuskel aber etwas vermehrt. Wurde das Osborn-Mendelsche Salzgemisch mit Ausnahme von NaCl und K˙ zugeführt, dann wurde der Wassergehalt von Herz, Muskel und Leber signifikant vermindert. Tiere, die zusätzlich Cl' erhielten, hatten mehr extracelluläres Wasser in den Muskeln als die Kontrollen. Die Hydratation von Muskel und Leber gingen zusammen, außer bei Na˙, das die der Leber, nicht aber die des Muskels begünstigt, während K˙ genau umgekehrt wirkte.

Die Wirkung von NaCl-Zulagen bei einer mangelhaften Diät zeigen die Versuche von MITCHELL und CARMAN[4656].

Eine Gruppe A erhielt eine Diät aus Mais (87%), Casein (10%), Lebertran (2%) und CaCO₃ (1%). Der Gehalt an Na˙ betrug 0,047%, an Cl' 0,041%. Zulage von 1% NaCl zu der Diät brachte den Na˙-Gehalt der Nahrung der Gruppe B von 8 Ratten auf 0,481%, den von Cl' auf 0,724%. Genau dieselben Diäten erhielten 8 Kücken für dieselbe Zeit von 82—84 Tagen.

Gruppe A der Ratten nahm pro Tag 1,36 g, B 2,01 g zu (bei Kücken 3,02 und 4,67 g). Zu der Gewichtszunahme von 1 g sind nötig (Kücken in Klammern): bei A 7,75 g (7,0), bei B 5,83 g (4,5) Futter. Der Unterschied sei nicht durch schlechtere Ausnützung der Nahrung, etwa durch mangelhafte HCl-Sekretion im Magen

[4663] TSUKAMOTO, R.: Biochem. Z. **151**, 216 (1924), Rona **29**, 746.

[4664] KAHLENBERG, O. J., BLACK, A. u. FORBES, E. B.: J. nutrit. **13**, 97 (1937), Rona **100**, 412.

[4665] CRABTREE, D. G. u. LONGWELL, B. B.: Proc. Soc. exp. Biol. Med. **34**, 705 (1936), Rona **97**, 79.

zu erklären, sondern durch höheren Stoffwechsel bei den Tieren der Gruppe A. Die Wachstumshemmung bei der Diät A war übrigens durch Zusatz von 1,0% Na_2CO_3 oder 1,3% Na_2SO_4 zu beheben, war also nicht auf Cl' sondern Na˙ zurückzuführen (MILLER[4655]). Bei Versuchen an Ratten, die Diäten mit 0,007% und 0,502% Na˙ enthielten, wurde durch die Na˙-Zulage die tägliche Gewichtszunahme von 0,5 auf 0,9 g erhöht. Appetit, Fleisch- und Fettbildung war herabgesetzt bei den Tieren mit der geringen Na˙-Menge, vor allem aber zeigten sie einen erhöhten Wärmeverlust[4664], womit wohl auch die schlechtere Futternutzung im obigen Versuch zusammenhängen könnte.

Wurde bei Ratten mit jodarmer Nahrung ein Kropf erzeugt, so hatte NaCl-Zulage darauf keinen Einfluß[4666].

5. Kaninchen. Bei täglicher Zufuhr von 0,2 g/kg NaCl intravenös wurde nach 1 Woche eine leichte Acidosis beobachtet. Der Gehalt der Haut an Na˙ hatte nicht zugenommen, wohl aber der von Ca˙˙ auf das Dreifache, woraus die manchmal günstige Einwirkung von NaCl-Gaben bei Hautkrankheiten erklärt werden soll[4667]. Bei peroraler Zufuhr der 10fachen Menge wurde nur eine geringe Zunahme der Haut an Ca˙˙ und eine geringe Abnahme an K˙ beobachtet, während der NaCl-Gehalt nicht konstant zunahm. Dauer der Versuche 1—3 Wochen[4668].

Nach Zusatz verschiedener Konzentrationen von NaCl zur Nahrung machte sich von 0,4% NaCl ab Durst bemerkbar. Die Menge des vom Tier freiwillig getrunkenen Wassers war abhängig vom NaCl-Gehalt. Wurden Konzentrationen von 1,5% NaCl verabreicht, und die getrunkene Wassermenge gemessen, dann tranken die Tiere soviel, daß der Prozentsatz auf 0,7—1,2% NaCl reduziert wurde.

Der Absorptionskoeffizient der Nahrungsstoffe wird in bestimmtem Bereich verbessert, z. B. sind, um gleiches Gewicht bei den Tieren zu erhalten, folgende calorische Mengen pro kg gerechnet notwendig[4669]:

Normal	134	133	111	123	107,5
+ 1,5% NaCl	131	98	100	107	96

Der Ausschlag ist gering, bei Mengen unterhalb 1% nicht wahrzunehmen, und bei 1,5% NaCl fressen nicht alle Tiere die Nahrung. Steigert man den Gehalt auf 2,5% oder 3,5%, dann verweigert das Tier die Nahrung trotz seines Hungers. Das geschieht tagelang unter beträchtlicher, fortgesetzter Abmagerung. Aber wenn man den Salzgehalt von kleinen Konzentrationen auf größere langsam steigert, dann lassen sich die Tiere gewöhnen, wie folgendes Beispiel illustrieren möge[4669]:

Ein Tier erhält 1,5% NaCl zugelegt und frißt an diesem Tage nur 60% seiner Ration, aber jeden Tag nimmt es etwas mehr zu sich und hat nach 8 Tagen seine normale Ration erreicht. Wird die Salzzugabe jetzt auf 2,5% erhöht, dann verringert es die Ration um 73%, frißt aber jeden Tag mehr und hat am 7. Tage 90% erreicht. Steigert man jetzt auf 3,5%, dann frißt es am 1. Tag kaum 10% weniger als an den anderen Tagen, aber an den folgenden Tagen nimmt es immer weniger zu sich, am 3. Tage nimmt es nur noch 60% von vorher zu sich und beginnt abzumagern.

Man wird vielleicht die Ursache der ersten Verweigerungen im Geschmack sehen. Das spielt bei 3,5% keine Rolle mehr, jetzt beginnt die Schädigung.

6. Hund. Bei 0,5% NaCl Gehalt der Nahrung war . der Trockengehalt der Leber, Lunge und Muskel an Cl' höher als bei Normaldiät. Dasselbe fand sich bei Umrechnung auf Frischgewicht der Organe, so daß man auf eine trockene

---

[4666] REMINGTON, R. E.: Proc. Soc. exp. Biol. Med. **37**, 652 (1938). C. **1939** I, 703.

[4667] KITAMURA, S., IWAGIRI, T., MURAYAMA, M., MA, Y. L. u. TASAKI, K.: Jap. J. Dermatol. **33**, 853 (1933), Rona 75, 744.

[4668] KITAMURA, S., IWAGIRI, T., MURAYAMA, M., MA, Y. L. u. TASAKI, K.: Jap. J. Dermatol. **33**, 873 (1933), Rona 75, 744.

[4669] GOMPEL, M., HAMON, FR. u. MAYER, A.: Ann. de Physiol. **12**, 504 (1936), Rona **96**, 47. C. **1936** II, 2745.

Chlorretention schließen kann. Einige Tiere bekamen Ernährungsstörungen und entwickelten sich schlecht. Doch war dann der Cl'-Gehalt der Lunge und Haut eher vermindert[4670]. Besonders junge, noch saugende Hunde neigten zu trockener Chlorretention und zwar dann, wenn an die Nieren zugleich die Forderung einer erhöhten Stickstoffausscheidung gestellt wurde[4672]. Zum Beispiel wurde jungen Hunden eine auf $^1/_4$ eingeengte Milch verabfolgt, die reich an Cl' (400 mg) und überreich an Eiweiß war. Durch die starke Belastung der Niere mit Stickstoffausscheidung erreichte im Urin die Konzentration von höchstens 500—800 mg% Cl' gegenüber 1200 mg% unter nicht so extremen Bedingungen (KERPEL-FRONIUS[2913]). Einem Hunde wurden in den Versuchen von PAGE und LEWIS[4670, I] täglich 10 g-NaCl 30 Tage lang zugelegt. Diese Menge erhöhte nicht den Blutdruck. Ebensowenig nahm das Körpergewicht zu, weil gleichzeitig Körpergewebe eingeschmolzen wurde. Bei der Sektion zeigte sich eine Hypertrophie der Nebenniere.

Bei nephrektomierten Hunden konnte man durch Gabe von 1,5—2 Liter Ringerlösung sichtbare Ödeme hervorrufen. Wenn die Hälfte dieser Lösung durch Glucoselösung ersetzt wurde, kamen Ödeme nicht zustande. Die Lebensdauer der Tiere wurde bei beiden Lösungen verlängert. Dieser Effekt soll auf der Herstellung „der normalen NaCl-Wasser-Relation", nicht auf Verdünnung harnfähiger Substanzen beruhen[4671].

Eine sehr interessante Versuchsanordnung verwandten McKEE und Mitarbeiter[4672, I]. Bei Hunden wurde ein Aluminiumband um die Vena cava inf. zwischen Zwerchfell und rechtem Herzen angelegt, das den Querschnitt auf $^1/_3$—$^1/_2$ verringerte. Im Bauchraum sammelte sich ein Ascites an, der dieselbe Zusammensetzung von Eiweißkörpern hatte wie das Plasma. Das Eiweißniveau wurde bei hoher Proteindiät unterhalten, auch wenn man den Erguß täglich durch Punktion entfernte. Reduktion des Eiweißes vermehrte die Flüssigkeit im Bauchraum. Dann wurden 6 g NaCl täglich in Kapseln gegeben. Im gleichen Augenblick wuchs die Ansammlung von Ascites im Bauchraum an, ärmer an Protein, aber die Eiweißmenge im Plasma sank unter 4,5%. Wurde in die Kapsel NaCl-freie Salzmischung gegeben, dann blieb der Plasmagehalt etwas unter 6%. Wurde jetzt das NaCl zugesetzt, dann begann sofort der Proteingehalt zu sinken bis auf 4,2% in 10 Tagen. Die N-Bilanz wurde negativ, während normalerweise 70 g neues Eiweiß pro Woche bei einem 10 kg Hund entfernt wurde, stieg die Menge bei NaCl-Zulage auf 95 g. Die kleinste Ansammlung von Ascites fand sich, wenn hohe Gaben von Eiweiß mit niederen von NaCl kombiniert wurden. Dieser Befund hat ein Analogon in der Beobachtung am Menschen, daß Gabe von NaCl bei Pneumonien das Sekret der Bronchien vermehrte.

7. Schwein. Tägliche Zufuhr von 8, 12 und 20 g NaCl in 200 g Fischmehl veränderte den Cl'-Gehalt des Plasmas nicht[4675]. Unschädlich erwiesen sich 1,66 g/kg NaCl täglich. Eine Massenvergiftung von 70 Schweinen trat bei einem Gehalt von 6% NaCl in der Nahrung entsprechend 2,25 g/kg am Tage auf. Am 3. Tage erkrankten die Tiere an Erregung, Speichelfluß, Pupillenerweiterung und Durst. Bei der Sektion fand sich hämorrhagische Gastroenteritis[4677, I].

Wurden junge Schweine mit einer Grunddiät von je 10 Teilen Mais, Hafermehl und Gerste mit 1 Teil Blutmehl ernährt und wurde dazu täglich 30 ccm

[4670] TÖRÖK, G. u. NEUFELD, L.: Arch. Kinderheilk. **102**, 37 (1934), Rona **80**, 431.

[4670, I] PAGE, J. H. u. LEWIS, L. A.: Am. J. Physiol. **156**, 422 (1949).

[4671] BARRY, F. S., SHAFTON, A. L. u. IVY, A. C.: Arch. intern. Med. **51**, 200 (1933), Rona **73**, 302.

[4672] KERPEL, E.: Paris med. **1931** II, 366, Rona **65**, 721.

[4672, I] McKEE, F. W., SCHLOERB, P. R., SCHILLING, J. A., TISCHKOFF, G. H. u. WHIPPLE, G. H.: J. exp. Med. **87**, 457 (1948).

[4673] TERROINE, E. F. u. REICHERT, T.: Arch. internat. Physiol. **32**, 374 (1930), Rona **57**. 420.

[4674] TERROINE, E. F. u. REICHERT, T.: Arch. internat. Physiol. **32**, 391 (1930), Rona **57**, 420. Versuche an 3 Kaninchen, 2 Schafen und 6 Schweinen.

einer 10% NaCl-Lösung gefügt, dann wurden die Bilanzen von N, P_2O_5 und Ca'', die vorher negativ waren, positiv. Das Maßgebliche ist das Na', da Na-Citrat ebenso wirkte (RICHARDS, GODDER und HUSBAND[4647]). Auch wenn die Schweine mit 1% NaCl statt Wasser getränkt wurden, wurde die N-Bilanz von 42,7 mg/Periode auf 48,5 mg positiv[4659]. Die Effekte sollen nur dann merkbar werden, wenn der Na'-Gehalt der Kost vorher nicht ausreichte (< 0,1 g Na/kg/Tag) oder das Verhältnis K/Na sehr hoch (> 3) war, da die K'-Ausscheidung dadurch begünstigt wurde[4674].

Erhielten 8 Schweine von 10—13 kg täglich 1,16 g NaCl zu einer Diät aus Stärke (200 g), Casein (12 g N), Malzextrakt (10 g), Lebertran (12 g) und einige Tropfen Citronensaft zugelegt, dann wurde die Stickstoffbilanz um 1 und 4 g (von 37 und 42) positiver, bei 1,04 g KCl nahm die Bilanz um 13 und 10 g (von 45 und 50) ab[4673].

8. Schaf. Hier liegen die ausführlichen Untersuchungen von LUNDIN und SCHARF[4676, 4677] vor. Ein normales Schaf von 30 kg erhielt 43 Tage lang täglich 60,6 g NaCl. Davon wurde 9% mit 4400 ccm Wasser retiniert. Die Retention trat aber nicht gleich anfangs, sondern erst im Verlauf des Versuchs in Erscheinung. Auf 1 g NaCl wurden 73 ccm H_2O retiniert, also trockene Retention. Der Harn war immer frei von Eiweiß und geformten Bestandteilen. Der NaCl-Gehalt des Harns stieg bis 2,76% im 24-Stundenharn. Die Wasserdampfmenge der Atmung wurde teilweise vermindert, war aber durchschnittlich um 22% vermehrt. Das wird man wohl nur mit einer im Durchschnitt erhöhten Ventilation erklären können, da die ausgeatmete Luft mit Wasserdampf gesättigt ist. Vielleicht war dabei eine Acidose wirksam, die sich jetzt auch auf organische Säuren erstreckte. Denn die Ausscheidung von Milchsäure (von 0,1 auf 0,5—0,7 g täglich) und Brenztraubensäure (von 0,03—0,07 auf 0,4—3,7 g täglich) wurde erhöht. K' wurde vermehrt abgegeben. Ebenso stiegen Cl' und PO_4''' im Blut.

Ein trächtiges Schaf (43 kg), das täglich 60,3 g NaCl erhielt, retinierte in dieser Zeit 41% mit 11400 ccm Wasser. Es fand sich im Urin etwas Eiweiß. Das Konzentrationsmaximum war mit 2,11% geringer als bei dem vorigen Tier. 1 g NaCl retinierte 189 ccm Wasser, also mehr als beim nichtträchtigen Tier. Die Wasserabgabe durch die Lunge war erhöht (70% mehr als im Vorversuch). Die Ausscheidung organischer Säuren im Harn war nicht so stark erhöht wie beim vorigen Tier.

Ein weiteres Schaf (17 kg), vorher partiell nephrektomiert, erhielt täglich 43,4 g und retinierte davon 34% mit 6000 ccm Wasser. Die Konzentrationsfähigkeit der Niere war geringer: maximale Konzentration 1,6%, so daß mehr Wasser zur Ausschwemmung aufgenommen werden mußte. Der Gehalt an Cl' im Blut stieg an (,,trockene Retention"). Bei Steigerung der Dosis auf 100 g NaCl trat unter Urämie der Tod ein. Das Blut enthielt 980 mg% NaCl, 30 mg% P, 260 mg% Rest-N. Die Alkalireserve war bis auf einen Rest von 6 Vol% gesunken. Ein Schaf, das anstatt Wasser 2% NaCl zu trinken erhielt, zeigte bei einer Erhöhung des Serum-Cl' von 380 auf 422 mg% schwerste Erkrankung (HELLER und PAUL[2764]).

Ein merkwürdiges Vergiftungsbild beschreiben MITCHELL und McCLURE[5536, a]. Schafe, denen eine Zeitlang das NaCl entzogen worden war, wurden frei an das Salz herangelassen. Sie verzehrten dann soviel, daß toxische Symptome auftraten (120—240 g/Tier). In akuten Fällen bekommen sie extremen Durst, Bauchschmerzen, kollabieren und kommen ad exitum. Bei weniger akutem Verlauf entstehen Durchfälle (teilweise hämorrhagisch), schwangere Tiere können abortieren. Die Sektion ergibt neben Entzündung des Darmkanals eine Hyperämie der Hirnhäute. Dasselbe Bild findet man auch beim Rindvieh, das 0,75 bis 3,0 kg NaCl verzehren muß.

9. Ziege. Eine Ziege, die partiell nephrektomiert war, reagierte bei einer Tagesgabe von 60 g NaCl mit Albuminurie und Hämaturie, bei 70 g NaCl traten

[4675] RADEFF, T.: Arch. f. wiss. prakt. Tierheilk. 55, 300 (1926), Rona 39, 510.
[4676] LUNDIN, H. u. SCHARF, R.: J. of metabolic research 7/8, 259 (1926), Rona 44, 646.
[4677] SCHARF, R. u. LUNDIN, H.: J. of metabolic research 7/8, 327 (1926), Rona 44, 647.
[4677, I] SALEJ, P. S.: Sovet. Vet. 4, 80 (1940), Rona 127, 208.

Zylinder auf, die noch 6 Monate nach Beendigung des Versuchs nachweisbar waren. Sonst sind die Verhältnisse analog den eben referierten am nephrektomierten Schaf[4676, 4677].

10. Rind[4678]. Zugabe von NaCl zu einer Mangelernährung des Kalbes führte zur Besserung der vorher geringen Gewichtszunahme und des Haarkleides und vermehrte Retention von $Ca^{..}$ und P[4679]. Eine Kuh, die statt Wasser 2% NaCl zum Trinken erhielt, hatte im Blut 396 mg% Cl' gegenüber 341 mg% vorher. Sie verlor 200 Pfund an Gewicht (HELLER und PAUL[2764]).

RAMBE[4680] stellte fest, daß Rinder, die an Osteomalazie und Allotriophagie litten, sich von gesunden Beständen dadurch unterschieden, daß sie ausnehmend hohe NaCl-Gaben (bis 250 g NaCl am Tage) erhielten, und hielt einen ursächlichen Zusammenhang für möglich.

Die Krankheit beginnt mit Appetitlosigkeit der Tiere, aber bald folgt ein Umschlag in Freßlust, wo das kranke Tier an Holzgeräten, Mörtel usw., schließlich Kot und Harn leckt und nagt. Das Haarkleid wird rauh und struppig. Juckreiz ist die Begleiterscheinung einer trockenen, unebenen, harten Haut. Ungern stehen die Tiere auf, so daß Decubitus entsteht. Apathie, Anämie, Atonie des Verdauungstraktes, Leberverfettung und Aceton in der Ausatmungsluft und in der Milch sind üblich. Bei Gravidität kommt es zu Wassersucht der Fruchthäute. Die Brunst bleibt aus oder beim Decken fehlt Trächtigkeit. Bei der Sektion ist die Entmineralisierung der Knochen auf 50—30% der Norm zu sehen, ihr Mark ist serös atrophisch, die Leber und Niere verfettet und gelb, daneben sonstige Zeichen der Kachexie.

Bei systematisch durchgeführten Experimenten bestätigte sich die Vermutung. Diese Experimente enthalten eine Reihe interessanter Momente und sollen hier kurz referiert werden. Das erste Symptom, das sich nach Darreichung von 75 g NaCl nach 8—14 Tagen einstellte, war der Juckreiz, der sich nicht auf irgendeinen parasitären Befall zurückführen ließ. Dagegen zeigte es sich, daß die Rinder große Mengen NaCl durch die Haut auszuscheiden vermögen. Die Ausscheidung wurde nach dem NaCl-Gehalt des durch Striegeln erhaltenen Pulvers abgeschätzt. Die ursprüngliche Probe wurde sorgfältig von Haaren und gröberen Bestandteilen abgesiebt und stellte ein feines, gut gemischtes Pulver dar. Der NaCl-Gehalt war absolut abhängig von der NaCl-Gabe, wie die Zusammenstellung auf Tabelle 349 aus Analysen an 800 Rindern zeigt.

Tabelle 349.

Zugeführte tägliche NaCl-Menge	% NaCl in dem Striegelpulver
0—50 g	0,82
50—100	1,24
100—150	1,62
150—200	2,10
200—250	2,54
250—300	3,26

Die Stärke des Juckreizes nahm mit der vermehrten NaCl-Ausscheidung zu bis auf die Endstadien bei ganz hohen Gaben mit einem Gehalt bis 8% NaCl, wo vielleicht die Apathie einwirkte.

Der NaCl-Gehalt des Harns variierte von 1,09—3,54%, während der Normalwert beim Rinde zwischen 0,2 und 0,8% wechselt. Auffällig waren die anfallsweise verlaufenden Hämoglobinurien, die einen klinisch typischen Verlauf nahmen.

„Einige Tage vorher machte das Tier einen apathischen Eindruck, der Appetit war stark vermindert. Das Tier lag meistens, und wenn es sich erhob, stand es in der Regel mit gekrümmtem Rücken und ließ zuweilen klagende Laute hören."

Der Juckreiz schien zugenommen zu haben mit Steigerung des NaCl-Gehaltes der Striegelprobe. Die Harnsekretion nahm ab, zugleich mit Zunahme des Körpergewichtes um 1—5, manchmal sogar um 10 kg täglich. Das Tier zeigte dann ein runderes, fast geschwollenes Aussehen. Es handelte sich um

[4678] GREEN, H. H.: Emp. J. exp. Agricult. **8**, 363 (1935), Rona **92**, 260. Übersicht.
[4679] SHEEHY, E. J. u. SENIOR, B. J.: J. Dep. Agricult. Dublin **34**, 1 (1936), Rona **97**, 221
[4680] RAMBE, L.: Skand. Arch. **78**, Suppl. **18** (1938).

ein ausgebreitetes diffuses Ödem am Unterbauch. Dann kam es zur Hämoglobinurie. Das·Tier zeigte ein lebhafteres Temperament und besseren Appetit. Mit einsetzender Phase von Polyurie sank die Kochsalzausscheidung in der Haut ab, der Juckreiz verminderte sich. Das Gewicht nahm ab, und in einigen Tagen hatte das Tier sein vorheriges Aussehen. Während dieser Polyurie wurden manchmal enorme Mengen von NaCl ausgeschieden, z. B. ein Tier 569 g Cl' und 317 g Na·. Die Hämoglobinurien, die ihre Residuen in Form von Hämosiderosis der Tubuli contorti hinterließen, dauerten 6—40 Stunden. Die Verdauungstätigkeit zeigte sich beeinträchtigt durch Auftreten von Blähungen des Bauches. Der Stuhl war teilweise hart und war mit Schleim, streifenförmig von Blut eingelagert, überzogen. Bei der Sektion zeigte sich im Pansen 2mal Geschwürsbildung, was vielleicht auf die lokale Einwirkung des Salzes zurückzuführen ist. Die NaCl-Konzentration im Pansen war beträchtlich höher, und durch diese Tatsache wurde die Bakterienflora sehr verändert, die Protozoen schwanden dahin oder büßten an Größe ein. Das kann von Bedeutung sein, wenn die Protozoen als Mittel der Vernichtung schädlicher Bakterien oder als Nahrungsmittel eine Rolle spielen.

Ein junger Bulle zeigte während der Kochsalzzufuhr das Symptom der Onanie mit besonderer Stärke, aber eine brünstige Kuh ließ ihn später völlig gleichgültig.

Von besonderer Bedeutung sind noch die Veränderungen des Knochens, die an Aschengehalt einbüßten. Sie hatten an CaO und P_2O_5 verloren. Im Urin fand man teilweise eine erhöhte Ausscheidung von PO_4''', konstant eine von Ca·. In einem Fall wurde eine erhöhte P-Ausscheidung durch die Haut beobachtet, die Bilanz wird man also im allgemeinen als negativ bezeichnen müssen. Das könnte mit der von BEHRENS gefundenen Säuerung zusammenhängen, die auch in unseren Versuchen (EICHLER[2441, I]) zu erhöhter Ca- und P-Ausscheidung führte, und es vermag auch die osteomalacischen Symptome verständlich zu machen. Eine periodisch auftretende Acidose kann man vielleicht daraus erschließen, daß gelegentlich die Ausscheidung des Na· die des Cl' überwog und umgekehrt.

Der Blutzucker war in späteren Stadien besonders niedrig (um 50 mg%).

Bei der Sektion fanden sich in der Niere, abgesehen von den erwähnten Hämosiderinablagerungen und gelegentlich geringen Verfettungen, weder akute noch chronische Entzündungen, so daß eine mangelhafte Ausscheidung nicht als Ursache einer Retention angesehen werden kann. Die Retention wechselte von trockener zu feuchter.

Die Leber war gelb, teilweise stark mit Fett infiltriert, ebenso teilweise die Muskelfasern. Die Lunge war einmal hyperämisch und auch ödematös. Nur die wohl durch die Hämolyse bedingte Hämosiderosis in Milz, Leber und anderwärts ist noch zu erwähnen. Allen gemeinsam ist die auftretende Kachexie und die tiefgreifende Störung, deren eben geschilderte Symptome durchaus nicht leicht von den üblichen Wirkungen der NaCl-Dosierung beim akuten Versuch her verständlich gemacht werden können. (Siehe noch einige Bemerkungen beim Schaf S. 887.)

11. Mensch. Einem jungen Mann wurden täglich 100 m. aequiv. NaCl in einer Kapsel verabfolgt. In den ersten 3 Tagen wurde 30% retiniert, nachher nicht mehr. Die K·- und Ca··-Ausscheidung war vermehrt, die Veränderungen im Körpergewicht waren minimal[4684].

Wurde dem Körper Wasser entzogen (5%), dann wurde weniger Na· als K· und PO_4''' verloren, woraus auf eine vorwiegende Wasserabgabe aus den Zellen geschlossen wurde[4685]. In diesem Bereich war die Abhängigkeit zwischen Na· und Wassergehalt nicht deutlich.

Das wurde auch an *Säuglingen* beobachtet[4682], die sich gegen NaCl anders verhalten als die Erwachsenen. Sie sollen weniger empfindlich sein gegen Salzzulage[4681]. Das ist verständlich, weil die Speicher zur Aufnahme von NaCl beim Säugling und jungen Tier fast doppelt so groß sind wie die vom Erwachsenen, wie wir früher darlegten. Dagegen ist der Säugling empfindlicher gegen Salzmangel[4681], aber soll viel leichter Wasser als Salz verlieren[4683], woraus dann die relative Unabhängigkeit von Na· und Wasserspeicherung wenigstens für kurze Bilanzen sich ergäbe. Bei großen NaCl-Mengen wird hier auch die K·-Ausscheidung gehemmt[4682]. Damit wäre es verständlich, daß mehr Cl′ als Na· retiniert wird, wenn K· außerhalb des Zellinnern aufbewahrt wird.

Eine Beziehung der trockenen Cl′-Retention besteht mit der Stickstoffausscheidung, die sehr stören kann. Der Zwang zur Stickstoffausscheidung kann leicht zur Hyporchlorämie führen, die mit motorischer Unruhe bis zu Krämpfen und Dyspnoe einhergehen soll, zugleich auch vorkommend mit Exsiccose, Säuglingstoxikose (KERPEL-FRONIUS[2913]).

Beim normalen Erwachsenen wurde die Ausscheidung von N und Kreatinin durch NaCl-Zulage von 10 und 15 g weder bei Kartoffelkost, noch bei Weizenschrotkost mit Fleischkost verändert[4686].

Bei Schwangeren wurde der Eiweißgehalt des Plasmas durch NaCl-Zulage nicht wesentlicher beeinflußt als bei Gesunden, eher geringer, wie folgende Zahlen lehren[4687]:

Tabelle 350.

	Normale	Schwangere
10 g NaCl/Tag .	77,6	68,9
Dechlorierung .	82,3	70,8
10 g NaCl/Tag .	75,8	66,1

Die Wasserretention soll nicht verknüpft sein mit NaCl-Retention[4688]. Zulage von 20 g NaCl zur normalen Krankenhauskost führte zur Zunahme der zirkulierenden Blutmenge schon nach 2—3 Tagen[4692, I].

Von diesen im Bereich des Normalen sich abspielenden Verschiebungen wird die Tatsache der ödemhervorrufenden Wirkung des NaCl bei Nierenkranken und Diabetikern nicht berührt. Diese Frage wurde reichlich geklärt und wird auch uns noch beschäftigen. Ebenso soll nach den Untersuchungen von MAGNUS-LEVY[3640] NaHCO₃ weniger wirksam sein als NaCl. Das wäre zu erwarten, wenn die Säurequellungstheorie der Ödementstehung gültig wäre[4690], aber andererseits findet sich die Angabe einer höheren Wirkung von Soda[4689]. Beimengung anderer Ionen (K·, Ca··) soll mindernd wirken[4691], was aber für das Salzen der Nahrung selbst wohl ohne Bedeutung sein dürfte, wenn sogenannte „äquilibrierte" Salzpräparate Anwendung finden (siehe GLATZEL[4633]).

Unter besonderen Bedingungen wird die sogenannte trockene Chlorretention beobachtet, die einhergeht mit Retention von NaCl (meist Cl′), während nicht die entsprechenden Wassermengen zurückgehalten werden. Solche Art der Speicherung haben wir bei Versuchen auch an normalen Tieren, z. B. den Mäusen von KLODT, den Rindern usw. angetroffen, bedeutungsvoll wurde sie aber in der menschlichen Pathologie. Eine besondere pathologisch-anatomische Diagnose

[4681] FANCONI, G.: Mschr. f. Kinderheilkunde **78**, 1 (1939), Rona **114**, 416.
[4682] GAROT, L., GULKO, O. u. GOTTSCHALK, CH.: Rev. franc. Pediatr. **14**, 545 (1938), Rona **115**, 557.
[4683] GAROT, L., GULKO, O. u. GOTTSCHALK, CH.: Rev. franc. Pediatr. **14**, 588 (1938), Rona **115**, 557.
[4684] WILEY, F. H., WILEY, L. L. u. WÁLLER, D. S.: J. of biol. Chem. **101**, 73 (1933), Rona **75**, 277.
[4685] WILEY, F. H. u. L. L.: J. of biol. Chem. **101**, 83 (1933), Rona **75**, 277.
[4686] GLATZEL, H.: Z. exp. Med. **95**, 542 (1935), Rona **86**, 576.
[4687] LEVY-SOLAL, E. u. LAUDAT, M.: C. rend. Soc. Biol. **118**, 977 (1935), Rona **90**, 292,
[4688] LEVY-SOLAL, E. u. LAUDAT, M.: C. rend. Soc. Biol. **118**, 1325 (1935), Rona **90**, 292.
[4689] OISSTRACH, G. D.: C. **1939 II**, 2081.
[4690] FISCHER, G. H. u. FODOR, A.: Z. ges. exp. Med. **29**, 509 (1922), Rona **17**, 162.

ist dabei nicht vorhanden, sie findet sich bei interstitieller wie bei glomerulärer Nephritis[4692], bei Isosthenurie, Exsiccose oder bei Diabetes insipidus bei Einschränkung der Wasserzufuhr (KERPEL-FRONIUS[2913]). Sie ist durch Chlorentzug zu beseitigen und durch neuerliche Gabe von NaCl wiederherzustellen und kann z. B. die Anfälle der Urämie hervorrufen (angeblich erklärbar durch Imprägnation der Gehirnzellen mit Cl'[4692]). Die Niere scheidet immer mehr Na· als Cl' aus, wodurch eine Acidose mit Beladung der Erythrocyten mit Cl' entsteht, es kann sogar zum Abfall von Na· dabei kommen. BLUM und CAULAERT[3228, 3338—3340, 3641] legen den vorwiegenden Wert auf die Niere, während man auch acidotische Stoffwechsellagen in Betracht ziehen muß. Dadurch tritt Cl in die Gewebe, wodurch der Blutacidose entgegengewirkt wird.

III. Mangel an NaCl und Einfluß von NaCl-Gaben auf die sich entwickelnden Symptome.

Gerade beim Kochsalzmangel, der klinisch eine viel größere Bedeutung hat, als man anfangs annahm, wird sich besonders deutlich die differente Wirkung von Na· und Cl' ergeben, da z. B. auf experimentellem Wege die Möglichkeit vorliegt, etwa durch Erbrechen das Cl' allein und vorwiegend, oder durch Schwitzen, Punktion von Ascites oder Nephritis das Na· und Cl' gemeinsam oder bei Durchfällen und Nebennniereninsuffizienz das Na· vorwiegend zu entfernen. Anstatt aber die Einteilung nach den experimentellen Methoden zu treffen, ziehen wir die Einteilung nach Tierarten vor und sondern nur die Nebennniereninsuffizienz und das sonstige Versagen der inneren Sekretion ab. Als letztes Kapitel folgt die menschliche Pathologie (Zusammenfassung[4693]).

1. Huhn. Durch NaCl-Mangel wird die Produktion und Größe der Eier vermindert (MITCHELL ·und McCLURE[5536, a]).

2. Maus. Mit ausschließlicher Getreidekost ernährte Mäuse erkrankten an Veränderungen der Haut, die der Pellagra ähnelten. Es soll sich um einen Mangel an Na· und Cl' handeln[4697, I].

3. Ratte. *Änderungen durch Diät.*. Eine Reihe von Untersuchungen[4694—4699] beschäftigen sich mit mineralarmer, nicht aber speziell kochsalzarmer Diät. Der Aschengehalt wird mit 0,075% angegeben. Es fehlten also alle Salze. Zur Kontrolle wurde das Osborn-Mendelsche Salzgemisch in der Menge von 4% zugesetzt. Bei dieser Diät war die Zahl der Erythrocyten und ihr Hämoglobingehalt vermehrt[4694], wenn auch nicht deutlich, ohne Zunahme der Reticulocyten[4695]. Die Milz und Nieren waren kleiner, Hoden und Herz nicht[4696].

Durch chlorarme Ernährung (0,01% Cl') wurde Wachstumshemmung erzielt, die bei Kochsalzgaben (0,4% Cl') in vermehrtes Wachstum umschlug, so daß die Tiere aufholten. In Blut und Geweben, außer der Leber, war der Cl'-Gehalt niedriger[4700].

Tiere, die unter Mangel an Vitamin-B-Komplex aufgezogen waren, ergrauten bei gleichzeitigem NaCl-Mangel früher als bei NaCl-Zulagen, atrophische Erscheinungen in der Nebennierenrinde waren aber bei letzteren deutlicher[4705, I].

[4691] DIENST, C. u. KLODT, W.: Med. Welt **1936**, 9.
[4692] VAN CAULAERT, C.: Strassburg med. **2**, 99 (1925), Rona **37**, 385.
[4692, I] KRAUEL, G.: Z. klin. Med. **139**, 459 (1941). Salzarme Kost verringerte die zirkulierende Blutmenge. Kongorotmethode. Herzkranke reagieren ebenso wie Gesunde, aber mit Verschlechterung des Befindens bei NaCl-Zulage.
[4693] KERPEL-FRONIUS, E.: Ergeb. inn. Med. **51**, 623 (1936), Rona **99**, 410.
[4694] SCHULTZ, R. V.: Yale J. Biol. a. Med. **2**, 115 (1929), Rona **54**, 611.

Der Grundumsatz war nach 3 Monaten salzarmer Kost erhöht (19,3% in Kalorien)[4697], obwohl die Tiere weniger aktiv waren. Bei Aktivität war aber die Zunahme der Wärme geringer als bei normalen[4698]. Im 1. Monat der Fütterung war der respiratorische Quotient bei den Versuchstieren gleich dem der Kontrollen (0,89 und 0,88), im 2. und 3. Monat aber niedriger (0,88 und 0,88 zu 0,92 und 0,94). Daraus und aus rascherem Schwund der Fettdepots wurde auf erhöhte Fettverbrennung geschlossen. Die spezifisch dynamische Wirkung war nicht geändert[4699].

Bei diesen Beobachtungen wird wohl $Na\cdot$-*Mangel* die Hauptrolle gespielt haben, worüber die folgenden Untersuchungen exakter unterrichten. Ratten wuchsen bei einer Diät aus 400 g Haferflocken, 16 g rohem Milchalbumin und 2,0 g Lebertran mit 0,011% $Na\cdot$, pro Woche nur um $5,1 \pm 0,22$ g gegenüber 25 g bei normalem $Na\cdot$-Gehalt. 0,2% ist für junge Ratten ausreichend, bei älteren vielleicht noch nicht (siehe dagegen [4706]). 0,009% $Na\cdot$ führte schon zum Stillstand des Gewichtes. Das konnte durch NaCl, $NaNO_3$, $NaHCO_3$, Na_2HPO_4, Na_2SO_4 vermieden werden, nicht aber durch $K\cdot$- oder $Li\cdot$-Salze. Bei Schwangerschaft nahmen die Tiere noch zu. Die Neugeborenen enthielten 1,3 mg $Na\cdot$ gegenüber der Norm von 1,7 mg, waren sonst normal. Die Fruchtbarkeit war also nicht herabgesetzt (siehe dagegen [4706]), aber die Milchproduktion fehlte[4701].

Wurde durch Extraktion der gefütterten Hefe der $Na\cdot$-Mangel noch weiter bis auf 0,002% getrieben, dann traten schwere Erscheinungen auf[4702]. Nach 8 Wochen wurde die Cornea bläulich-grau, es entstanden auf ihr Geschwüre, und ein blutiges Sekret erschien. Bulbäre und ciliäre Injektion mit Verlust der Lidhaare wurde sichtbar. Nach 20 Wochen: ein Bild ähnlich dem Vitamin-A-Mangel war vorhanden, trotz reichlichen Vitamins A in der Diät. Es fand sich aber kein Mangel an Tränenflüssigkeit wie bei Vitamin-A-Mangel. Auch sonst waren Abweichungen vorhanden. Die Tiere starben mit perforierten Augen und Abscessen in der vorderen Augenkammer. Auch in den Lymphdrüsen, besonders des Unterkiefers, fanden sich häufig Abscesse.

Bei der Sektion war der Körper mager, kaum Fett wurde gefunden, die Muskeln waren atrophisch, die Leber tiefer grünlich-braun als normal und gefleckt, ebenso die Nieren. Die Milz war dunkel und klein, in den Lungen fanden sich Infektionen. Die Nebennieren hatten eine orange Farbe im Gegensatz zu dem Rosa der Kontrollen. Die Knochen waren brüchig und weicher: Osteoporose. Es fand sich wenig Osteoid und wenig Knorpelgewebe (das reich an $Na\cdot$ ist), in den Nebenhoden Atrophie.

Die Genitalorgane des Weibchens zeigten auch in den früheren Stadien vor dem in etwa 20 Wochen eintretenden Tode die Verhältnisse wie bei Vitamin-A-Mangel, aber auch hier ließen sich die Symptome nicht durch große Überdosierung

[4695] ORTEN, J. M. u. SMITH, A. H.: J. biol. Chem. **105**, 181 (1934), Rona **80**, 432.

[4696] SWANSON, P. P. u. SMITH, A. H.: Amer. J. Physiol. **116**, 516 (1936), Rona **97**, 75.

[4697] KRISS, M. u. SMITH, A. H.: J. nutrit. **14**, 487 (1937), Rona **105**, 214. C. **1938** I, 1155.

[4697, I] LEUTSKY, K.: Rona **126**, 343 (1940).

[4698] KRISS, M. u. SMITH, A. H.: J. nutrit. **16**, 375 (1938).

[4699] KRISS, M. u. SMITH, A. H.: J. nutrit. **16**, 385 (1938), Rona **112**, 411.

[4700] MARQUIS, M.: C. rend. Soc. Biol. **128**, 449 (1928), Rona **111**, 565. C. **1941** II, 1527,

[4701] SCHOORL, P.: Proc. roy. Acad. Amsterdam **37**, 239 (1934), Rona **80**, 247.

[4702] ORENT-KEILES, E., ROBINSON, A. u. McCOLLUM, E. V.: Amer. J. Physiol. **119**, 651 (1937), Rona **103**, 46. C. **1937** II, 3027.

[4703] ZAGAMI, V.: Atti. naz. Lincei VI, **23**, 629 (1936), Rona **96**, 97.

[4704] ZAGAMI, V. u. CAPWARO, V.: Atti. Acad. naz. Lincei VI, **23**, 635 (1936), Rona **96**, 97.

[4705] ZAGAMI, V.: Atti. Acad. naz. Lincei VI, **23**, 700 (1936), Rona **96**, 97.

[4705, I] RALLI, E. P., CLARKE, D. H. u. KENNEDY, E.: J. biol. Chem. **141**, 105 (1941). C. **1942** I, 1768.

[4706] OSBORN u. MENDEL: J. biol. Chem. **34**, 131 (1918). Fanden bei 0,035% $Na\cdot$ noch normales Wachstum. Nach MILLER soll dabei schon Sterilität vorhanden sein.

von Vitamin A beseitigen. Die Reife wurde verzögert, die Periode der Gestation verlängert, häufig fand sich nur 1 Foet oder völlige Unfruchtbarkeit. Bei den Männchen wurde die Unfruchtbarkeit erst nach mindestens 75—80 Tagen nach Beginn der Diät erwiesen.

Bei Ersatz des in der Diät vorhandenen NaCl durch NaHCO$_3$ wuchsen die Tiere bis zum 90. Tage langsamer als in der Norm, aber rascher als bei der anderen Diät, auch die Augen blieben bis zum 90. Tage normal, aber Nase und Ohren waren blutig, die Testes und Nebennieren kleiner. Auffällig beim reinen Cl′-Mangel ist der Haarverlust im vorderen Teil des Körpers.

Hinweisen müssen wir hier auf den Befund von HIATT[4753, I] an Hunden, der reinen Cl′-Mangel durch reichliche Gaben von NaNO$_3$ erzeugte. Augen, Nase und Mund trockneten aus.

Bei den extremen Diäten findet es sich häufig, daß durch die Nahrungsauswahl selbst noch zusätzliche Faktoren dazukommen, die bei normaler Gabe von NaCl überhaupt nicht in Erscheinung treten. Das hat sich auch besonders bei den fluorarmen Diäten gezeigt (siehe dort). Es ergibt sich dann, daß Krankheitsbilder entstehen, die nicht mit den Befunden der Analyse übereinstimmen und — wenigstens nach den Berichten der Untersucher — nicht leicht vergleichbar sind.

Wenn in einer Diät nur 0,012% Cl′ vorhanden sind, wird man eine Abnahme des Blut-Cl′, zugleich mit Zunahme des HCO$_3$′, und allmähliches Versiegen der Cl′-Ausscheidung im Urin beobachten. Dazu kommt dann noch Stillstand des Wachstums[4706, I].

Der Stillstand des Wachstums war nur zum Teil durch einen Verlust des Appetits zu erklären. Bereits bei 0,02% Cl′ wurde von den in der Nahrung zugeführten Calorien ein größerer Teil in Wärme überführt und weniger angesetzt[4706, II]). Die Fettdepots gingen verloren, die Stickstoffbilanz wurde schlechter. Die Gewebe waren ausgetrocknet. Bei der Analyse des Körpers fand sich ein geringerer Gehalt Cl′, Na′ und K′, während Ca, Mg und P zugleich entsprechend dem höheren Anteil des Skeletts zunahmen. Das Verhältnis Na/K war nicht gestört. Das Gesetz des Minimums zeigte sich darin, daß alle Mineralien mit Ausnahme des Cl′ vermindert retiniert wurden.

CUTHBERTSON und GREENBERG[4706, III] entfernten aus ihrer Diät das Cl′ noch weitgehender, besonders indem das Casein Cl′-frei gemacht wurde. Es blieb so ein Gehalt von nur noch 0,002—0,005%, während Natrium im NaHCO$_3$ (2%) reichlich vorhanden war. Die Kontrolldiät enthielt 0,9% NaHCO$_3$ und 0,6% NaCl. Die Tiere wurden sofort nach der Entwöhnung auf diese Diät gesetzt und erreichten ein Gewicht von 130 g, auf dem sie beharrten. Die Ausnutzung der Nahrung war schlechter. Das Serum-Cl′ war von 352 mg% der Kontrolltiere auf 265 mg% gesunken. Haut, Muskel, Leber, Niere, Gehirn, Hoden, Magen, Lunge zeigten einen geringeren Cl′-Gehalt, sowohl auf Wasser als auf Frischgewicht berechnet. Die Abweichungen betrugen das 2—3fache der Streuung bei Haut, Muskel, Leber und Niere. Bei Herz, Schneidezähnen und Milz fand sich eine Zunahme des Cl′. Beim Herzen zeigte sich ein besonders großer Anstieg der Chloridräume. Aber auch andere Organe wie Haut, Muskel, Leber, Niere, Gehirn, Hoden, Lunge, Schneidezähne, Magen, Milz zeigten einen Anstieg geringeren Ausmaßes. Bei Gehirn und Magen war die Differenz nur 2—3mal der Streuung. Auch der Na-Raum mit ^{22}Na gemessen, stieg meist an. Die Werte für den Cl′-Raum waren größer mit Ausnahme von Muskel, Femur und Carcass. Die Werte zeigen ein leichtes Ödem an. Die Zellen sind wasserarm.

Die Analyse des Blutplasmas bei den Versuchstieren ergab, daß die Basen gegenüber den Kontrollen nicht geringer waren. Gewiß war eine Alkalose vorhanden, aber nicht von ausreichendem Ausmaß, um den Cl′-Verlust zu decken. Es muß noch ein unbekanntes Anion aufgetreten sein. Die Citronensäure kann von Bedeutung sein, denn deren Ausscheidung betrug 7,5 mg am Tage gegenüber nur 0,44 mg bei den Kontrollen.

Bei der *Sektion* fielen die Nieren durch ihre helle Farbe auf. Sie waren bedeckt mit durchsichtigen Flecken. Das ließ den Verdacht auf fettige Degeneration aufkommen, konnte histologisch jedoch nicht bestätigt werden. Dagegen fand sich eine Degeneration der Glomeruli mit cystenähnlichen Strukturen, im Innern kompaktes Zellenmaterial mit zerstörten Zellkernen und teilweise Narbengewebe. Auch die Tubuluszellen boten kein normales Bild. Sie waren meist geschwollen, ihr Kern klein und unregelmäßig, teilweise pyknotisch. Die Zellen der Sammelröhren waren ebenso degeneriert, ihre Lumina mit homogenen Massen gefüllt, überall zeigte sich das interstitielle Gewebe vermehrt. Dieser Schaden begann bereits 4 Wochen nach Beginn der Fütterung mit dieser reinen Cl′-armen Diät.

Es erhebt sich hier die Frage, ob die Niere zu ihrer geordneten Funktion besonders des Cl′ bedarf, wofür Anhaltspunkte vorliegen, oder ob die versuchte Regulation des Organismus zum Ersatz des Anions im Plasma — wie vermehrte Bildung von Citronensäure — den Anlaß für die berichteten Veränderungen gibt.

Wenn eine Hungerperiode auf Cl′-arme Nahrung folgte, dann gab es eine geringere Kreatininausscheidung, die PO_4′′′-Ausscheidung stieg[4703—4705].

Durch Injektion von 10 ccm 15% Glucoselösung/100 g Tier in das Peritoneum und *Erzeugung eines Ascites* kann eine Hypochlorämie erzielt werden, an der die Tiere rasch zugrunde gehen, 5 oder 7,5 ccm wirken langsamer. Die Organe büßen dadurch aber zugleich an Flüssigkeit und Gewicht ein[4710]. Nach Nebennierenexstirpation waren die Tiere empfindlicher. Die Symptome beider Eingriffe sind dieselben, auch hinsichtlich der raschen Ermüdbarkeit der Skeletmuskeln[4708].

Durch 15% Harnstofflösung in derselben Menge kann derselbe Effekt wie durch Glucose erzielt werden. Nach 10 ccm/100 g starben die Tiere innerhalb $1\frac{1}{2}$ Stunden[4707].

Durch Verluste an Cl′ nach intraperitonealer Gabe von 10% des Körpergewichtes an 15% Glucose, teilweise mit Punktion des Ascites, war der Cl′-Gehalt im Blut von 288 auf 190 und 188 mg% herabgegangen. Den Verlust der einzelnen Organe zeigt folgende Tabelle (nach [4711, 4712]):

Tabelle 351.

Organ	Histaminversuch Verlust in %	Glucose Verlust in %
Blut	19,6	35,7
Magen . . .	0	21,8
Niere . . .	29,8	57,1
Lunge . . .	20,6	30,5
Leber	16,5	43,4
Muskel . . .	21,0	46,5
Haut . . .	0	25,3
Gesamttier .	10,1	40,0

Die erhaltenen Werte wurden verglichen mit dem Chlorverlust, der durch Ableitung des auf Histamininjektion sezernierten Magensaftes (3—4% des Körpergewichtes) nach außen erfolgte, aber nur 10% des Körperchlorids umfaßte.

[4706, I] CUTHBERTSON, E. M. u. GREENBERG, D. M.: J. biol. Chem. **145**, 179 (1942).
[4706, II] VOIS, L. u. TACKER, E. J.: J. nutrit. **23**, 365 (1942).
[4706, III] CUTHBERTSON, E. M. u. GREENBERG, D. M.: J. biol. Chem. **160**, 83 (1945).
[4707] GALLI-MAININI, C.: Biochim. Ter. sper. **27**, 17 (1940), Rona **119**, 492.
[4708] MALATO, M. T.: Riv. Pat. sper. II. **7**, 1 (1937), Rona **106**, 40.
[4709] MALATO, M. T.: Arch. Sci. med. **62**, 128 (1936), Rona **98**, 287.

Ersichtlich ist die Zähigkeit, mit der gerade die Haut (neben dem Magen) ihren Cl′-Gehalt festhielt. Der Muskel gab nach starkem Verlust mehr ab als das Blut, als Hinweis für die Abnahme der extracellulären Räume und für Vorgänge in der Muskelfaser selbst, die in derselben Richtung wie bei Ermüdung verlaufen. Allerdings spielen hierbei noch ganz wesentlich kreislaufdynamische Faktoren hinein[4712, I], z. B. Bluteindickung in Abhängigkeit von der Ascitesmenge. Die gesamten extracellulären Räume waren — mit Rhodanid gemessen — kleiner geworden. War vorher den Tieren die Nebennieren exstirpiert worden, dann zeigten sich 2 Insulte, die in derselben Richtung lagen mit schwerem, kollapsähnlichem Krankheitsbild. Es fällt eine Regulationsmöglichkeit fort, kann doch ein Histaminschock oder ein Wundschock vermieden werden, wenn den Tieren allgemein intraperitoneal NaCl-Lösung, am besten kombiniert mit Nebennierenhormon, verabfolgt wird[4712, II]. Wahrscheinlich ist die günstige Wirkung von NaCl-Zufuhr bei Jodessigsäure- oder Colchicinvergiftung so zu verstehen[4712, III].

Wurde während der Cl′-Verarmung die Schwelle für den Elektroschock geprüft, dann zeigte sich eine Erniedrigung der Reizschwelle (SWINYARD[3396, II], siehe Tabelle S. 546). Eine Erhöhung ergab sich nach intraperitonealer Gabe von NaCl oder $CaCl_2$, ein Abfall wiederum nach KCl oder $MgCl_2$[4711, I]. Auch in diesen Prozeß greift die Rebennierenrinde ein (siehe später).

Bei Hypochlorämie durch *Darmverschluß* fand sich in Versuchen von SCHNOHR[4713] ein geringerer Abfall des Cl′ in der Leber, ein deutlicher gerade in der Niere und Haut, während in Lunge und Muskel keine Veränderungen erfolgten. 0,3 g/kg NaCl in 24 Stunden konnte den Abfall verhindern. Bei solchen Salzverlusten kommt es zu einer Stickstoffretention, und diese soll angeblich nicht durch NaCl, sondern durch jede hypertonische Lösung beseitigt werden, z. B. besonders durch $MgSO_4$[4714]. Bei Hypochlorämien infolge Ileus kann auch durch die Schädigung der Operation eine spezielle Aufnahme in den Inhalt und die Wand des Darms erfolgen, ohne daß eine Ableitung nach außen e-folgt, etwa durch Erbrechen.

Aber auch bei anderen Operationen fanden sich mit den Hypochlorämien am Darm Blutungen, Hyperämie usw. Das geschah nicht nur nach partieller Exstirpation der Nebennieren, sondern auch nach der der Epithelkörperchen, nach Ableitung der Galle und sogar nach Injektion großer Mengen von Hypophysenhinterlappenextrakt[4709].

Entsprechend dem daraus folgenden Darniederliegen der Kreislaufregulationen ergibt sich zwangslos die günstige Wirkung von NaCl bei Operation oder sonstigem Schock, wie oben dargelegt[4712, II].

4. Meerschweinchen. Durch Histamingabe und Ableitung des Magensaftes kann man auch beim Meerschweinchen eine Hypochlorämie erzeugen, die verbunden ist — wie bei den anderen Tieren und dem Menschen — mit einer Erhöhung des Reststickstoffs im Blut. Es fand sich eine Verminderung des Cl′ in der Niere, eine Erhöhung aber im Gehirn, vielleicht mit etwas Ödem, worauf die Symptome

---

[4710] MALATO, M. T.: Arch. ital. Med. sper. **4**, 49 (1939), Rona **117**, 100.
[4711] WINTER, K. A.: Klin. Wschr. **1934** II, 1454, Rona **83**, 567.
[4711, I] DAVENPORT, V. D.: Am. J. Physiol. **156**, 322 (1949).
[4712] WINTER, K. A.: Klin. Wschr. **1935** II, 1385.
[4712, I] REMINGTON, J. W.: Endocrinology **26**, 631 (1940), Rona **125**, 292. 10 ccm 5,5% Glucose/100 g oder 10 ccm 10% Saccharose.
[4712, II] PERLA, D., FREIMAN, G. D., SANDBERG, M. u. GREENBERG, S. S.: Proc. Soc. exp. Biol. Med. **43**, 397 (1940), Rona **127**, 275. C. **1941** I, 389. Versuche an Ratten und Mäusen.
[4712, III] CLARK, W. G. u. BARNES, R. H.: Proc. Soc. exp. Biol. Med. **44**, 340 (1940), Rona **127**, 319. Gabe von NaCl + Na-Citrat. KCl wirkte nicht toxicitätssteigernd, außer bei Sublimatvergiftung.
[4713] SCHNOHR, E.: Skand. Arch. Physiol. **63**, 98 (1931). Rona **65**, 207.

bezogen wurden[4715]. Durch intraperitoneale Glucoseinjektion, eventuell mit Nebennierenrindenschädigung, konnte die Lactation gehemmt oder unterdrückt, die Sekretion durch NaCl-Zufuhr wieder in Gang gebracht werden. Die Funktion der Nebennierenrinde ließ sich durch NaCl-Gabe auch in dieser Hinsicht ersetzen[4717]. Bei Skorbut gab es gelegentlich Abnahme des Cl' im Blut[4716].

5. Kaninchen. Durch chlorarme *Ernährung* wird die Ausscheidung des Cl' im Urin vollkommen sistiert. Das geschieht etwa in 14 Tagen[4719]. Die Kaninchen haben an sich schon niedrige Werte im Blut, und durch zusätzliche Gabe von Fleisch ist eine Diurese mit mangelhafter Konzentrierungsfähigkeit für Cl' und N zu beobachten, so daß die Tendenz zur Cl'-Verarmung auftritt[4720]. Das konnte in ganz akuter Weise auch durch Gabe von Wasser erreicht werden. Nach rectaler Zufuhr von 300—400 ccm Wasser ergab sich nur Steigerung der Diurese, bei 500 ccm sah man motorische Unruhe und Speichelfluß, und bei 600 ccm kam es zu Zuckungen, Krämpfen, Pupillenerweiterung, Muskelstarre und schließlich Abnahme der Urinsekretion. Im Gehirn fand sich Ödembildung. Dieses Symptomenbild wurde von HELWIG, SCHUTZ und CURRY[4721] auf Chloridverarmung zurückgeführt. So leicht läßt sie sich bei anderen Versuchstieren nicht erreichen.

Wenn der Urin Cl-frei geworden ist, kann man mit den verschiedensten *Diureticis* eine Chloridausschwemmung erzielen, z. B. mit Purinen (Coffein, Theocin, Diuretin), Quecksilberdiureticis (Salyrgan, Novasurol)[4718], sehr bedingt nur mit pflanzlichen Diureticis[4722-4724]; nicht wirkte aber in dieser Hinsicht die Gabe hypertonischen Traubenzuckers[4718], vielleicht im Zusammenhang der inversen Korrelation mit Chlorid bei der Ausscheidung (siehe aber früher S. 835).

Die Tatsache reichlicher Cl'-Ausscheidung durch *Diuretica* bei gleichzeitiger chlorarmer Ernährung ist ein methodisch häufiges Verfahren, um am Kaninchen die Folgen der Hypochlorämie untersuchen zu können. Bei durch Zugabe von Theophyllin erzwungenem Chlorverlust nahm die Resistenz der Erythrocyten ab, und gleichzeitig mit dem Gehalt an Na' und Cl' nahm auch K' im Serum ab, eine negative Korrelation war also nicht wahrnehmbar. Das wurde auch mit anderer Methode am Hunde erhalten[4725]. MICHELSEN[3104] fand im Blut eine Zunahme des Blutzuckers, der Milchsäure und anderer organischer Säuren, so daß das Bild einer Acidose (ähnlich Diabetes) auftrat. Die Verteilung war für (HCO$_3$') zwischen Erythrocyten und Plasma nicht gestört, für Cl' aber gegenüber den Rechnungen erhöht.

Wichtiger ist das Verhalten des *Reststickstoffs* im Blut.

Bei dem Verfahren von MICHELSEN[4727, 4728] erhielten 3 Kaninchen Mohrrüben als Futter und anfangs 1 g, später 2 g Diuretin jeden 2. Tag. Schon nach der 3. Diuretingabe zeigten sich Zeichen starker Übererregbarkeit, nach der 4. Gabe fielen sie in Apathie, und vor dem Tode kamen sie in einen der Paralyse ähnlichen Zustand. Wurde Diuretin zusammen mit NaCl verabfolgt, dann waren all diese Symptome nicht vorhanden.

[4714] TOKARSKI, ST.: Rona **94**, 72 (1935).
[4715] ROMEO, F.: Biochim. Ter. sper. **23**, 187 (1936), Rona **96**, 590.
[4716] LIOTTA, A.: Clin. pediatr. **21**, 816 (1939), Rona **119**, 232.
[4717] NELSON, W. O. u. GAUNT, R.: Proc. Soc. exp. Biol. Med. **36**, 136 (1937). C. **1938** I, 2003.
[4718] OTA, R.: Okayama-Igakkai Zasshi **48**, 2133 (1936), Rona **97**, 579.
[4719] TOMINAGA, K.: Nagoya J. med. Sci **3**, 45 (1928), Rona **53**, 222.
[4720] MOLNAR, J.: Z. exp. Med. **98**, 692 (1936), Rona **95**, 447.
[4721] HELWIG, F. C., SCHUTZ, C. B. u. CURRY, D. E.: J. amer. med. Assoc. **1935**, 1569.
[4722] VOLLMER, H. u. HINDEMITH, H.: Naunyn-Schmiedebergs Arch. **186**, 565 (1937).
[4723] VOLLMER, H. u. WEIDLICH, R.: Naunyn-Schmiedebergs Arch. **186**, 574 (1937).
[4724] VOLLMER, H.: Naunyn-Schmiedebergs Arch. **186**, 584 (1937).
[4725] LOTTRUP, M. C.: Bibl. Laeg. **124**, 395 (1932), Rona **72**, 328.
[4726] BILBAO, L. u. GRABAR, P.: C. rend. Soc. Biol. **102**, 47 (1929), Rona **54**, 206.
[4727] MICHELSEN, J.: Naunyn-Schmiedebergs Arch. **173**, 737 (1933), Rona **77**, 596.
[4728] MICHELSEN, J.: Naunyn-Schmiedebergs Arch. **173**, 746 (1933), Rona **77**, 596.

Das Diuretin verursachte keine Ausschwemmung des Wassers, da das Körpergewicht nicht abgenommen hatte. Der Cl'-Verlust war dagegen bэträchtlich, und zwar im Augenblick des Todes bei allen 3 Tieren etwa gleich mit 10,7, 12,5, 10,1 mMol/kg (also etwa 40% des Bestandes). Der Rest-N war im Blut von durchschnittlich 21,5 der Norm auf 42 mg%, der des Urea-N auf das Doppelte gestiegen mit der Tendenz, daß der Nichtharnstoff-Stickstoff mehr anstieg als der Harnstoff.

Bei Versuchen, in denen die Kaninchen mit Mais ernährt wurden bei gleichzeitiger Gabe von 1 g Diuretin täglich, wurde sogar 230 mg% (gegenüber vorher 16 mg%) Harnstoff im Blut gefunden, während der Cl'-Gehalt von 0,28% auf 0,22% gesunken war[4726]. Vielleicht ist hier im Gegensatz zu MICHELSEN ein Wasserverlust deutlich geworden. In den Versuchen von MICHELSEN wurde gleichzeitig die Konzentration des Stickstoffs im Urin mit der im Plasma verglichen und im hypochlorämischen Zustand eine Verminderung der Konzentrationsfähigkeit der Niere für Stickstoff festgestellt. Ein Teil der Erhöhung des Rest-N kann also auf die mangelhafte Stickstoffausscheidung zurückgeführt werden.

Diese Auffassung ist vorerst nicht erschöpfend, da zugleich die Stickstoffbilanz negativ ist. Die negative Stickstoffbilanz ist nur zurückzuführen auf die Wirkung des Chlorid- (oder Na·-)Mangels, der sich in erhöhtem Stickstoffzerfall zeigt, weder Dehydratation noch Schädigung der Niere durch Diuretin sind also für den Effekt verantwortlich zu machen. Durch NaCl-Gabe ließ sich die Rest-N-Erhöhung (in 10 Tagen) glatt beseitigen[4726]. Daß eine Beeinflussung der Niere auch eine Rolle spielt, zeigt die verminderte glomeruläre Filtration[4732, I], die nicht restlos auf einen mangelhaften Kreislauf zurückzuführen sein wird (siehe später Hunde).

Auch bei durch Chromatgabe hervorgerufenen *Nephritiden* kommt es zu einem NaCl-Verlust durch die Nieren, die anscheinend das NaCl nicht rückzuresorbieren vermögen. Der Rest-N wird im Blut erhöht. Die Tiere gehen zugrunde. Hier wird durch NaCl-Gabe ein günstiger therapeutischer Erfolg erzielt, wobei aber die gleichzeitige Gabe von Wasser wichtig ist, so daß 0,9% NaCl wirkte, und zwar am besten bei peroraler Zufuhr, nicht aber 10% NaCl. Es kam zur Diurese; Na_2SO_4 wirkte fast so gut, $NaHCO_3$ sehr viel weniger, etwa ebenso wie isotonische Lösungen von Zucker. NaCl: 70%, Na_2SO_4: 50%, $NaHCO_3$: 18%, Glucose: 17% Erfolg. $CaCl_2$, $MgCl_2$, NH_4Cl kein Erfolg[4729, 4730].

Chlorentzug wurde akut beim Kaninchen durch Herstellung eines *Ascites* erreicht mit Injektion von 2, 5 oder 15% Harnstofflösungen in der Menge von 10% des Körpergewichtes. Die Tiere gingen daran nach 24 Stunden, $1^1/_4$ Stunden bzw. 20 Minuten zugrunde (GALLI[4707]). Gebräuchlicher ist Glucose[4732]. War die Lösung hypertonisch (10% des Körpergewichtes), wie z. B. in den Versuchen von DARROW und YANNET[3194] (mit Kaninchen, Affen und Hunden), dann traten die Elektrolyte anfangs so rasch in die Bauchhöhle aus, daß Wasser gleichzeitig mitwanderte und die Flüssigkeit in der Bauchhöhle zunahm. In 4—6 Stunden erst war der Ausgangspunkt erreicht, und ein Verschwinden des Restes erfolgte zwischen 12—24 Stunden. Wir haben hier also eine Reihe verschiedener Phasen, zuerst Verlust von Wasser und Salzen (25% des gesamten Cl' und 20% des Na·).

[4729] MAZGON, R.: Z. exp. Med. **81**, 195 (1932), Rona **68**, 153.
[4730] MAZGON, R.: Z. exp. Med. **84**, 702 (1932), Rona **71**, 601.
[4731] CURTIS, M. G. u. PACHECO, G. A.: Proc. Soc. exp. Biol. Med. **26**, 874 (1929), Rona **52**, 603.
[4732] KERPEL-FRONIUS, E.: Rev. franc. Pediatr. **14**, 56 (1938), Rona **110**, 85.
[4732, I] WILKINSON, B. M. u. McCANCE, R. A.: Quart. J. exp. Physiol. **80**, 249 (1940). C. **1941 II**, 1527. NaCl-Mangel durch Diuretin und intraperitoneale Glucosezufuhr.
[4732, II] SPIEGEL, E. u. WYCIS, H.: Proc. Soc. exp. Biol. Med. **42**, 400 (1939), Rona **127**, 516. Auch Versuche an Katzen.

Die Zunge und die Schleimhäute der Tiere waren trocken, die Haut hatte ihren Turgor verloren, eine Blässe war bei Kaninchen und Affen zu beobachten gewesen. Dazu kam eine Eindickung des Blutes, wobei das relative Blutkörperchenvolumen deshalb besonders zunahm, weil außerdem die einzelne Zelle schwoll. Auch die extracellulären Räume in den Muskeln nahmen ab. Vorübergehend kam es zu völliger Anurie, nach 24 Stunden hatten sich die Tiere erholt. Entfernte man den Ascites durch Punktion in einer Phase etwa dann, wenn die Bauchhöhlenflüssigkeit ihr ursprüngliches Volumen erreicht hatte, dann konnte der Cl'-Gehalt trotzdem wieder ansteigen, weil sich sekundär ein Wasserverlust als möglich erwies[4732].

Noch intensiver — zugleich mit Vermehrung der Flüssigkeit- wird der Cl'-Verlust erreicht, wenn man destilliertes Wasser durch die Bauchhöhle fließen läßt. Werden so 500 ccm/Stunde durchgeleitet, dann tritt nach einer Stunde schon Atemfrequenzvermehrung und lokalisiertes Muskelzittern auf, das sich zu klonisch-tonischen Zuckungen steigernd, in 2—5 Stunden zum Zwerchfellkrampf führt. Es ist deshalb verständlich, daß vor Auftreten solcher Symptome die Neigung zu Krämpfen auf andere Eingriffe zunimmt[4732, II].

Die Hypochlorämie ging bei diesen Versuchen von CURTIS und PACHECO[4731] bis zu 118 mg %, (Durchschnitt 221 mg %). Zugleich sank die Alkalireserve, Rest-N stieg anfangs wenig, aber die Harnsekretion wurde geringer und hörte schließlich auf. Der Blutzucker stieg nicht, und durch Infusion von Glucoselösung wurde das Erscheinungsbild nicht beeinflußt. Wurde durch den Bauchraum 4,2 % Glucose durchgeleitet, dann war der Ablauf der Ereignisse derselbe, nur daß jezt eine starke Steigerung des Blutzuckers von einer gewissen Resorption aus dem Bauchraum zeugte, dagegen wurde bei gleichzeitigen Infusionen von 2,5 % NaCl das Leben der Tiere länger erhalten[4731] (DAVIS, HANKE und CURTIS[3190]).

Nicht nur bei Injektion einer Glucoselösung in die abgeschlossene Bauchhöhle, sondern auch wenn eine 10—30 % Lösung von *Glucose* (20—30 g) *subcutan* verabfolgt wird, sterben die Tiere bei Wiederholung nach Oligurie bis Anurie an Lähmungen. Die Oligurie wurde durch Coffein, Novasurol und Salyrgan nicht durchbrochen, dagegen bewirkte 50 ccm 1,5 % NaCl sofort Harnflut und rettete das Leben. Die Chloride des Blutes waren bis auf die Hälfte vermindert. Man wird eine Diffusion von Chloriden in das von Glucose infiltrierte Gewebe annehmen müssen und diese Diffusion unter dem Gesichtspunkt der Gewebsschädigung zu registrieren versuchen, ohne daß man verlangt, daß Glucose an Ort und Stelle liegenbliebe. Man wird hier an die Versuche von VOLLMER und IRMER[3354] erinnert, die bei subcutaner Injektion von Aq. dest. bei Ratten eine verminderte Chloridausscheidung im Harn fanden. Auch nach *Verbrennungen* wurde Verarmung der Gewebe an Cl' und Zunahme des Reststickstoffs beobachtet[4736], obwohl das zuletzt angeführte Symptom noch auf anderen Ursachen als der Hypochlorämie beruhen kann.

Dagegen gibt es Übergänge zu den Hypochlorämien nach Ileus oder *Pylorusligatur*. Ein Erbrechen als Ursache zu beschuldigen, ist beim Kaninchen, das nicht zu erbrechen vermag, nicht möglich, aber selbst bei Affen und Hunden wurde nach Ligatur des Pylorus eine Hypochlorämie mit deren gesamten Begleitsymptomen — Rest-N-Erhöhung, die durch NaCl-Gabe beseitigt werden konnte — ohne Erbrechen gesehen[4733]. Hier sammelte sich das Sekret der Magendrüsen in großer Menge im Magen an[4734]. Ebenso kann eine Flüssigkeitsansammlung in tieferen Darmpartien, z. B. im Ileum, erfolgen[4738]. Aber selbst bei noch

---

[4733] HADEN u. ORR: J. exp. Med. **37**, 377 (1923). Dasselbe gilt für Affen.
[4734] GAMBLE: Proc. Soc. exp. Biol. Med. **22**, 365 (1924).

tieferen Ligaturen ließ sich ein Cl'-Verlust erzielen, obwohl man doch annehmen könnte, daß zunehmend die Möglichkeit der Rückresorption eintritt. Aber es zeigte sich bei Analysen, daß — wahrscheinlich auf dem Umwege über die Gewebsschädigung — auch in der Darmwand bis zu 6fach höhere Konzentrationen als in der Norm gefunden werden konnten[4737]. Unverständlich ist, daß nach solcher Operation sich Infusionen von 2% Glucose als wirksamer erwiesen haben als 0,9% NaCl-Lösungen[4739].

Daß bei gleichzeitigem Vorliegen einer *Exsiccose* eine hypertonische NaCl-Lösung gelegentlich nicht wirken kann, werden wir verständlich finden selbst dann, wenn sonst mit diesen Lösungen gute Erfolge erzielt wurden, wobei die Beseitigung einer Darmatonie eine Rolle spielen dürfte. Nach der meist berechtigten Auffassung von KERPEL-FRONIUS[4693] ist bei dem hypochlorämischen Symptomenkomplex, dessen Namen wir als üblich übernahmen, die Erniedrigung des NaCl von Exsiccose begleitet. Wir haben aber schon verschiedentlich Ausnahmen davon kennengelernt und werden diese Frage weiter im Auge behalten müssen.

6. Katze. Mit diesen Versuchstieren wurden von GÖMÖRI und Mitarbeitern[4742—4745] nach *Pylorusunterbindung* Untersuchungen ausgeführt, die zum Verständnis unserer Fragen von prinzipieller Bedeutung sind, besonders was das Verhalten des Reststickstoffs betrifft. Wurde Katzen der Pylorus unterbunden, dann entwickelte sich bei dauerndem Verlust von Cl', aber auch Na· durch Erbrechen eine Hypochlorämie gleichzeitig mit Exsiccose. Den Verlauf der Erscheinungen und das Verhalten des Blutes und Kreislaufs geben wir auf folgender Tabelle als Durchschnittswerte von je 4 Tieren (Normalwert von 12 Tieren) wieder[4745]:

Tabelle 352.

Zeit nach der Unterbindung	Körpergew.		% Serum-eiweiß	Kolloid-osmotisch. Druck von Hg	Blut-druck mm Hg	Filtra-tions-druck mm Hg*	Blut-strom in der Carotis	Rest-N
	vor-her	nach-her						
0 . . .	3400	3400	8,1	24	122	37	14	41
24 Std.	3350	3150	8,6	27	110	28	7,8	63
48 „	3680	3250	9,3	29	101	22	5,9	153
72 „	3730	3230	10,3	36	102	17	5,6	174
96 „	3700	3030	12,0	44	108	11	6,5	320

* Druck in den Glomeruli gerechnet = 50% des Carotisdrucks.

In der Gewichtskurve ergibt sich das Fortschreiten der Exsiccose. Die Rest-N-Erhöhung ließ sich in Gehirn, Leber, Muskeln, wenn auch in geringerem Ausmaße feststellen[4742]. In dem Rest-N liegen 2 Faktoren verborgen, nämlich der

[4735] BOUCKAERT, J. P., v. NAYER, P. P., DESMANET, J. L. u. v. OOSTVELDT, M.: Bull. Acad. Med. Belg. VI. 1, 111 (1936), Rona **95**, 186.
[4736] CICALA, G.: Arch. Farmacol. sper. **60**, 312 (1935). C. **1936** I, 1256.
[4737] LAMBRET, O. u. DRIESSENS, J.: C. rend. Soc. Biol. **129**, 575 (1938), Rona **111**, 579. 10 Kaninchen, 5 Hunde.
[4738] TAKEDA, Y.: Arch. jap. Chir. Kyoto **13**, 40 (1936), Rona **94**, 411.
[4739] TAKEDA, Y.: Arch. jap. Chir. Kyoto **13**, 63 (1936), Rona **94**, 412.
[4740] YANNET, H. u. DARROW, D. C.: J. biol. Chem. **134**, 721 (1940). C. **1940** II, 3210, Rona **125**, 346.
[4741] SILVETTE, H. u. BRITTON, S. W.: Amer. J. Physiol. **111**, 305 (1935), Rona **87**, 385.
[4742] GÖMÖRI, P. u. PODHRADSZKY, L.: Acta med. Skand. **92**, 515 (1937), Rona **103**, 408.
[4743] GÖMÖRI, P. u. v. GRUBER, Z.: Klin. Wschr. **1939**, 1417.
[4744] GÖMÖRI, P. u. SARMAI, E.: Klin. Wschr. **1939**, 1465.
[4745] GÖMÖRI, P., PODHRADSZKY, L. u. KRING, J.: Acta med. Skand. **102**, 591 (1939).

Eiweißzerfall in den Geweben und das Unvermögen der Niere zur Ausscheidung. Der vermehrte Eiweißzerfall kann nur eine sekundäre Rolle spielen, da selbst bei großen Fleischdosen mit starkem Zerfall und starkem Anfall von Abbauprodukten die Niere den gestellten Anforderungen glatt gerecht wird. Gegenüber dieser Auffassung wird man geltend machen können, daß der Eiweißzerfall pathologischer Natur ist, und daß diese Abbauprodukte vielleicht schlechter ausscheidbar sind. Dieses Argument hätte nur dann Gültigkeit, wenn der Reststickstoff nicht auch meist aus Harnstoff bestände.

Die weitere Frage, die zur Lösung auffordert, war, ob hier die Exsiccose selbst oder der Mangel an NaCl (oder genauer vielleicht des Na˙) die führende Ursache sei. Durch tägliche Gaben von 0,1 g/kg NaCl ließ sich der Eiweißzerfall nur um 20—30% hemmen, so daß auch dieser zum größten Teil der Exsiccose zu Last zu legen sei. Der größte Anteil entfalle auf das Versagen der Niere. Wie wir schon wiederholt anführten, ist meist in der Niere selbst histologisch kein pathologischer Befund zu erheben, bis auf gelegentliche Befunde von Kalknephrose. Nach KERPEL-FRONIUS (zitiert nach [4744]) sollen Kalkablagerungen sich nur bei alkalotischer Stoffwechsellage finden, und diese ist durchaus nicht bei allen hypochlorämischen Zuständen vorhanden; aber gerade bei Erbrechen sind diese Bedingungen in besonderem Maße gegeben, da durch den HCl-Verlust vorwiegend Anionen aus dem Organismus entfernt werden.

Wurde einer Katze 6 Tage nach einer Ligatur des Pylorus und unter voller Entwicklung des Symptomenkomplexes die eine Niere entfernt und gleichzeitig die Ligatur gelöst, dann ergaben sich an der exstirpierten Niere nicht immer, aber häufig, ausgebreitete Kalkablagerungen. Da der Prozeß nie einseitig verläuft, müssen dieselben Erscheinungen auch in der anderen Niere angenommen werden.

Sobald die Katzen durch Nahrung und Infusionen von 0,9% Kochsalzlösung wieder in guten Zustand gebracht wurden, setzte nicht nur die Harnflut, sondern auch die Stickstoffausscheidung ein. Dabei war die Konzentrationsfähigkeit der Niere hoch. Schon am ersten Tage schwankte der Gehalt zwischen 1,24—1,98% trotz Diurese. Einige Tage später, als kein 0,9%iges NaCl mehr verabfolgt wurde und die Diurese abnahm, wurden 3,8 und 4% N beobachtet[4744]. Das sind alles Zeichen, daß die Kalkablagerungen in der Niere deren Funktion in keiner Weise beeinträchtigen und für die Stickstoffretention nicht verantwortlich zu machen sind. Wurden die Tiere nach 5—6 Wochen getötet und die andere Niere histologisch auf solche Ablagerungen untersucht, dann fand man nur noch geringe Mengen. Also war auch dieser Vorgang reversibel, wobei zuzugeben ist, daß bei längerem Anhalten der Zustände Dauerschädigungen eintreten können.

Mit diesem Befund ergab sich um so mehr die Frage, warum die Niere den Reststickstoff im Blut so hoch anwachsen läßt. Die Antwort wurde in dem Verhalten des Kreislaufs gefunden, dessen wesentliche Momente wir auf der letzten Tabelle niedergelegt haben. Nach den Befunden stellt sich der Vorgang folgendermaßen dar: Durch die Exsiccose, die jetzt in den Vordergrund tritt, wird das Blut eingedickt. Der Blutdruck sinkt, während der kolloidosmotische Druck steigt, so daß also die Filtration in den Glomerulis vermindert werden muß, wie mit Inulin und Kreatinin auch an anderem Versuchsmaterial festgestellt wurde. Dazu kommt aber noch als ein wesentliches Moment die durch die hohe Viscosität bedingte Verlangsamung des Blutumlaufs, die sich auch bei Herzfehlern an der Urinsekretion bemerkbar macht. Durch die Gabe von 10% NaCl wird der Blutdruck gehoben, vielleicht noch Flüssigkeit aus den Geweben angezogen, und daraus ist die Restauration des Kreislaufs und der Urinsekretion mit Absinken des Rest-N leicht abzuleiten. Andererseits zeigt sich die schlechtere

Durchblutung am Elektrokardiogramm dieser Tiere, die sich beschreiben läßt in 2phasischer oder negativer T-Zacke, geringer Spannungsentwicklung und Aufsplitterung des QRS-Komplexes[4743].

Diese Vorstellungen sind an sich geschlossen, lassen keinen Raum für die später zu behandelnde, auch sonst nicht stichhaltige Theorie von BLUM, daß die Erhöhung des Rest-N teleologisch als Versuch des Organismus aufzufassen sei, die fehlenden, osmotisch wirksamen Na·- und Cl′-Ionen zu ersetzen. Trotzdem geben sie noch nicht auf alle Fragen eine Antwort. So findet die Ausscheidung der stickstoffhaltigen Produkte zum Teil nicht durch Filtration in den Glomerulis, sondern durch Ausscheidung durch die tubuli contorti statt. Bei verminderter Filtration müßte die Konzentration an N im Urin hoch sein, aber wir haben früher in den Versuchen von MICHELSEN am Kaninchen gesehen, daß gerade die Konzentrationsfähigkeit der Niere — auch für Farbstoffe — gelitten hat. Man müßte eine Schädigung der tubuli durch den schlechteren Kreislauf annehmen. Wenn wir oben die Tabelle betrachten, sehen wir den Rest-N schon 24 Stunden nach der Pylorusunterbindung erhöht, obwohl der Blutdruck noch 110 mm Hg beträgt und der kolloidosmotische Druck erst von 24 auf 27 mm Hg gestiegen ist. Solche geringen Kreislaufstörungen dürften nicht in dieser Weise e nwirken. Vor allem ist zu beachten, daß Versuche vorliegen ohne Exsiccose, indem wir den Organismus durch große Wassergaben seines NaCl beraubt haben. Oder es wurde durch Glucoselösungen Flüssigkeit zugeführt und trotzdem sistierte die Urinsekretion, ja es kam zu völliger Anurie.

Daß durch die Versuche von GÖMÖRI ein wesentliches Moment für die Verhältnisse aufgedeckt wurde, scheint zweifellos, aber dazu kommt noch die Frage: bedarf die Niere nicht zu ihrer vollen Funktion in allen Teilen die Umspülung mit Na·-Ionen? Die Cl′-Ionen spielen für kürzere Versuche keine große Rolle, aber wir haben schon kurz darauf hingewiesen und werden noch deutlicher sehen, daß auch ihnen keine gleichgültige Funktion zugeteilt ist.

Für die Hypochlorämie durch *Darmverschluß* werden auch nervöse Ursachen verantwortlich gemacht. Wurde einer Katze ein Ballon in den Darm eingelegt, der die freie Passage des Chymus gestattete, dann kam es bei Dehnung des Darmes angeblich über einen Reflex, der nach Denervierung ausblieb, zum Exitus[4746]. Dieser Befund konnte nicht wiederholt werden, wenn der Weitertransport des Speisebreis mit Sicherheit dadurch gewährleistet wurde, daß nur eine Darmschlinge aus dem Zusammenhang völlig isoliert und hier der Ballon angebracht wurde. Es ließ sich kein tödlicher Effekt erzielen, der doch nach obiger Angabe hätte eintreten müssen[4747]. Jedenfalls ist darauf hinzuweisen, daß die bei Ileus vorkommenden Erscheinungen durchaus nicht gegen obige Vorstellungen von GÖMÖRI sprechen, ebensowenig die Verhältnisse nach größeren Operationen, da bei beiden neben Na· und Cl′, die in die geschädigten Gewebe abwandern, auch Flüssigkeit verlorengeht und Exsiccosen auftreten, hierher gehören sogar bestimmte Stadien des Histaminschocks.

Bei *intraperitonealer Gabe von Glucose* wurde allerdings die Bluteindickung nicht auf Plasmaeindickung, sondern auf Plasmaverlust zurückgeführt[4741], dessen Grund nicht ersichtlich ist (siehe dazu die Versuche von McKEE und Mitarbeiter[4672, I, S. 886]).

Bei intraperitonealer Gabe von 20 ccm/kg 10% Glucose war der Na·-Gehalt des Serums 318, des Muskels 31, der Cl′-Gehalt 380 bzw. 34 mg%. Nach 40—50 ccm/kg betrugen die Zahlen für Serum — Cl′ 297 und 22 mg%, d. h. das Muskelchlorid hatte etwas stärker abgenommen[4741].

[4746] TAYLOR und andere: Canad. med. Assoc. 29, 227 (1933), zit. nach [4747].
[4747] ASCROFT, P. B. u LLOYD DAVIES, D V.: J. Physiol. 91, 16 P (1937).

Ausführlichere Analysen geben uns die Versuche von YANNET und DARROW[4740] an Katzen, denen intraperitoneal 1—2mal 75—125 ccm 5% Glucose zugeführt und nach einigen Stunden wieder abgelassen wurde. Der Na·-Gehalt des Herz- und Skeletmuskels — und zwar sowohl das extracelluläre als auch das intracelluläre Na· des Skeletmuskels — sanken gleichsinnig, weniger beim Herzen. In der Leber dagegen folgte das intracelluläre Na· nicht den Bewegungen des Plasmas. Der K·-Gehalt des Plasmas nahm zu. Während im Herzmuskel das Gewebswasser unverändert war, nahm in Leber und Skeletmuskel der Wassergehalt zu, allerdings nur zu $^2/_3$ von dem, was zur Herstellung des osmotischen Drucks nötig war, so daß andere sekundäre Stoffwechselvorgänge eintreten müssen. Hiernach wird also offenbar die Exsiccose nur im Blut selbst erzeugt, nicht in den Geweben, so daß ein erhöhter Eiweißzerfall nicht dadurch erklärbar ist. Jedoch ließ sich durch intraperitoneale Gabe von 1% Na_2SO_4 die vorher aufgehobene Diurese in Gang bringen, was einen neuen Beweis für die wenigstens zeitweilige Ersetzbarkeit des Chloridanions bildet. Die Tiere, deren Muskeln in dieser Weise verändert sind, sind muskelschwach und neigen zum Tremor, wobei nicht ersichtlich ist, ob die Steigerung des K· im Plasma, oder die Wasserverschiebungen in der Muskelfaser das Primäre darstellen, die ähnlich auch bei Ermüdung vorkommen.

Wichtig sind weitere Versuche von YANNET[4747, I], bei denen eine spezielle Verarmung des Plasmas an Cl′ erzielt wurde. Den Katzen wurde in das Peritoneum 10% des Körpergewichtes einer Lösung aus Glucose (5%) und $NaHCO_3$ (150 mMol) verabfolgt und nach 5 Stunden wieder entfernt. Dabei wurden beträchtliche Mengen von Cl′ entzogen. Im Serum fand sich eine Zunahme der Alkalireserve, die teils durch organische Säuren kompensiert war. Der Basengehalt war gleich geblieben, aber der Wassergehalt war geringer, der Reststickstoff erhöht.

7. Hund. Bei Versuchen, durch *Diät* den Hund seiner Vorräte an NaCl zu berauben, wurde eine Diät mit 0,011% Na· an 10 Wochen alte Hunde gefüttert. Neben bald einsetzender Gewichtsabnahme zeigte sich nach 4 Wochen Haarverlust und Trockenheit der Haut. Elektrokardiographisch wurde keine Änderung beobachtet. Abgesehen von Na·-Abnahme des Blutes war K·, Ca··, Mg·· und PO_4''' normal und der Rest-N stieg nur sub finem nach 8 Wochen an. Die Augen blieben normal im Gegensatz zu analogen Versuchen an Ratten[4750] und den Versuchen von HIATT mit Nitrat. In den Versuchen von PAGE und LEWIS[4670, I] wurde die Cornea rauchig. Die Tiere hatten eine stark eiweißhaltige Diät mit 0,01% Natrium, die ihnen 7 Monate lang verabfolgt wurde. Die Nieren waren eingehüllt, um Überdruck zu erzeugen. Bei der Diät verloren die Tiere die Hälfte ihres Gewichts, ohne daß der Blutdruck sich änderte. Zuletzt stieg der Harnstoff auf 149 mg%, aber der Cl′- und Na-Gehalt im Serum zeigte keine signifikanten Änderungen. Jedoch stieg das Plasmaprotein an.

Bei ähnlichen Versuchsreihen, in denen nur auf das Cl′ der Nahrung gesehen und täglich 0,28 g NaCl zugeführt wurde, wurde Cl′-Abnahme im Blut und Zunahme der CO_2-Spannung beobachtet. Das Gleichbleiben der Alkalireserve zeugte von gleichgroßem Verlust an Na·. Die Tiere gingen unter hypochlorämischen Symptomen zugrunde[4748].

Aus 3 Teilen Reisschleim, 3 Teilen Mehl, 4 Teilen Zucker und 3 Teilen Butter wurde eine Diät hergestellt, die mit 3 mg% Cl′ als extrem Cl′-frei zu bezeichnen ist. Es wurden zu diesem Versuche 3 Hunde von 5—6 Tagen gewählt, die in diesem Alter nur eine labile Osmoregulation besitzen. Das Cl′ im Blutserum fiel in

[4747, I] YANNET, H.: J. biol. Chem. **136**, 265 (1940), Rona **126**, 56. Gewebsanalysen siehe im Original.

[4748] CELLINA, M.: Arch. di Sci. biol. **14**, 364 (1930), Rona **56**, 539.

8—10 Tagen von der Norm von 380 mg% auf 240—250 mg%. Auch hier blieb die Alkalireserve normal, der Gefrierpunkt des Blutes sank auf —0,42°, so daß trotz Senkung des Cl′-Spiegels weder Bluteindickung (sondern Verdünnung) noch Oligurie, noch eine Erhöhung des Reststickstoffs mit dem Zwang einer Exsiccose zu dem Symptomenkomplex der sogenannten Hypochlorämie gehören. Ebenso ist es ein eindeutiger Beweis dafür, daß· Reststickstofferhöhung, eventuell auch durch erhöhten Eiweißzerfall, nicht ein Verfahren darstellt, um den osmotischen Druck des Blutes zu erhöhen. Die Tiere waren dabei matt und sogar soporös, teilweise bedingt durch die osmotischen Veränderungen im Zentralnervensystem[4749]. Umgekehrt gelang es nicht, durch Erhöhung des Rest-N durch Infusionen oder Injektionen von Harnstoff[4753], oder Harnstoff und Glykokoll[4754], eine irgendwie mit der Rest-N-Erhöhung zusammenhängende Cl′-Verminderung zu erzielen.

HIATT[3690, I] erzeugte eine extreme und isolierte Hypochlorämie durch fortgesetzte intravenöse *Gaben von NaNO₃* an außerdem noch chlorarm ernährte Hunde. So wurden 70% des Cl′ entfernt. Alle Organe außer der Cerebrospinalflüssigkeit verloren an Cl′. Die Alkalireserve im Blut hatte abgenommen mit Verschiebung der p_H nach der alkalischen Seite. Der Harnstoff war unwesentlich erhöht, der osmotische Druck geringer geworden. Die Erythrocyten sedimendierten rascher. Schon beim Absinken des Cl′ unter 65% des Normalwertes begann ein Austrocknen von Augen, Nase und Mund, auch der Magensaft und seine Acidität nahm ab. Der Prozeß war mit Appetitlosigkeit verbunden.

Den Hunden wurde 1% NaCl zum Trinken angeboten, sie lehnten aber das Getränk ab, obwohl das NaCl ihnen gut getan hätte, denn nach Injektion von NaCl nahmen die Organe ihr Cl′ wieder auf und das NO₃ wurde rasch ausgeschieden, während bei niederem Gehalt an Cl′ sich die Ausscheidung verschlechterte. Wir werden die Frage stellen müssen, was dem Mangel an Cl′ und was dem vorhandenen NO₃′ zuzuschreiben ist. Diese Beobachtungen geben auch für die Funktion des Cl′ bei der Nierensekretion ein Problem auf, das wir bisher nicht beantworten können.

In Bilanzversuchen wurde versucht, durch reichliche *Zufuhr von Wasser* das Cl′ des Organismus auszuwaschen.

Das gelang in unerwartetem und verblüffendem Ausmaß, indem in 157 Tagen 22,9 g Cl′ (wohl NaCl, nach der Tabelle: 22,77 g) aus dem Organismus eines Hundes von durchschnittlich 6,3 kg (Terrier) herausgewaschen wurde[4751]. Diese Menge ist mehr als der Hund überhaupt besitzt, und trotzdem war der Gehalt der Organe am Ende des Versuchs nicht außerhalb des physiologischen Bereichs. „so daß nicht festgestellt werden konnte, woher das Salz stammt", eine Frage, die wohl jeder stellen wird.

Umgekehrt wurde das Verhalten des Cl′ nach *Entwässerung* untersucht[4752]. Das Blutserum enthielt nach der Dehydratation 119—140 m. aequiv. gegenüber vorher 103—108 m. aequiv. Das Verhalten der Gewebe zeigte einen Wasserverlust der Haut von 43%, des Muskels von 35%, des Gehirns, Leber und Niere von 14—9%. Der Cl′-Gehalt in Muskel und Haut hatte dabei abgenommen, so daß der Wasserverlust aus den Zwischengeweben gedeckt wurde. Der Rest-N wurde leider nicht bestimmt[4752].

[4749] KERPEL-FRONIUS, E.: Z. exp. Med. **90**, 676 (1933), Rona **77**, 468.
[4750] TURPEINEN, O.: Amer. J. Hygien. **28**, 104 (1938), Rona **109**, 68. C. **1938 II**, 2780.
[4751] WOLFF, L.: Naunyn-Schmiedebergs Arch. **179**, 200 (1935). In den Angaben befinden sich einige kleinere Rechenfehler. Ein Hund von 6 kg enthält (hoch gerechnet) bei Cl′-Räumen von 30% und NaCl-Gehalt von 0,8% höchstens 16 g NaCl. GLASS[3938] gibt den Gehalt des Hundes an Cl′ mit 0,1% des Gewichtes an.
[4752] HAMILTON, B. u. SCHWARTZ, R.: J. of biol. Chem. **109**, 745 (1935), Rona **89**, 45.
[4753] CAPANI, L.: Rass. Ter. et Pat. clin. **3**, 727 (1931), Rona **67**, 324.
[4754] GROAK, B.: Z. exp. Med. **97**, 823 (1936), Rona **94**, 70. a) Rona **88**, 328.

Bei Versuchen, durch *intraperitoneale Gabe von Glucose* den Organismus des Hundes rasch von Na˙ und Cl′ zu entblößen, wurde, wie schon bei Katzen beschrieben, das Zellvolumen erhöht. Bei Gabe von 50 oder 100 ccm/kg 5,5% Glucose und nachfolgender Punktion[4755—4757] wurde ein Fall des Na˙ und Cl′ im Blut von etwa 15—20% erzielt. Das Blutkörperchenvolumen stieg von 40,7—48% auf 54—65,5%. Bei einem·Hund wurde durch doppelte Glucoseinjektion ein Sinken des Cl′ von 114 auf 76,8 m. aequiv., des Na˙ von 143 auf 111,4 m. aequiv. erzielt, das Tier lag im Kollaps. Nach 18—26 Stunden erholte es sich spontan trotz niedrigen Cl′-Gehaltes, während der Blutharnstoff stieg und der Blutdruck noch niedrig war. Durch Gaben von Rindenhormon wurde der Harnstoff ohne Erhöhung des Elektrolyten erniedrigt[4756].

Bei Prüfung des Verhaltens der Elektrolyte ist als erstes zu bemerken daß nach Analyse der Achilles- und Quadricepssehne die Verteilung von Na˙ (93,1 mMol), Cl′ (78,7 mMol) und K˙ (6,1 mMol) der Norm mit den Donnanquotienten $r_{Cl} = 0,99$ und $r_{Na} = 0,91$ dem Donnangleichgewicht gehorcht. Dieses Gesetz wurde nicht durchbrochen, wenn durch Glucoseinjektion der Na˙- und Cl′-Gehalt sank. Also waren im Bindegewebe nicht besondere Vorgänge zu suchen[4761]. Dagegen nimmt der Gehalt der Zellen durch den außen sinkenden osmotischen Druck zu. Das betrifft die Erythrocyten ebenso wie die Muskelzellen, die dabei an Na˙ verarmen und an K˙ zunehmen[4760]. Die extracelluläre Phase nahm ab[4759]. Es handelt sich durchaus nicht um eine Exsiccose mit Wasserverlust der Gewebe, abgesehen von der Haut (was schon aus dem mangelnden Durst der Tiere ersichtlich ist), sondern nur um eine geringere Verfügbarkeit von Wasser. Dieses wird dann in größerem Maße verfügbar, wenn durch Eiweißzerfall das Quellungswasser frei wird, wodurch vielleicht die spontan erfolgende Besserung in den oben erwähnten Versuchen und auch der Verlauf der Versuche von DARROW und YANNET[4758] zu erklären ist. Damit wäre der Stickstoffzerfall ein durchaus zweckmäßiger Vorgang, aber in ganz anderem Sinne wie ursprünglich von BLUM angenommen wurde.

Der Verlauf dieser Versuche ist in verschiedener Hinsicht von Interesse und soll näher beschrieben werden.

Hunde erhielten mit Casein, Zucker, Dextrin, gehärtetem Fett (Crisco) und Agar eine Diät, die im kg 6 mMol Na˙, 11,1 mMol Cl′, 2,9 mMol K˙ und 71,5 mMol P enthielt. Nach einer Hungerperiode von 18 Stunden erhielten sie 10% des Körpergewichts an 5,5% Glucose intraperitoneal, die 4 Stunden später entfernt wurde.

Etwa 25% von Na˙ und Cl′ des Organismus waren mit diesem Eingriff entzogen worden.

Das Protein im Serum stieg von 6,1 und 6,8 auf 8,3 und 8,1%, das Volumen der Erythrocyten von 52 und 54,5% auf 65,1 und 62,8%. Die Tiere verweigerten die Nahrung, und es bestand Oligurie, später wurde Wasser aufgenommen und sofort im Urin ausgeschieden. Die Dehydratation wurde nicht durchbrochen.

[4755] PARKINS, W. M., TAYLOR, A. R. u. SWINGLE, W. W.: Amer. J. Physiol. **112**, 581 (1935), Rona **90**, 599.

[4756] SWINGLE, W. W., PARKINS, W. M., TAYLOR, R. A. u. HAYS, H. W.: Amer. J. Physiol. **116**, 438 (1936), Rona **99**, 631.

[4757] SWINGLE, W. W., PARKINS, W. M. u. TAYLOR, R. A.: Amer. J. Physiol. **116**, 430 (1936), Rona **99**, 630.

[4758] DARROW, D. C. u. YANNET, H.: J. clin. Invest. **15**, 419 (1936), Rona **96**, 385.

[4759] MUNTWYLER, E., MELLORS, R. C. u. MAUTZ, F. R.: J. biol. Chem. **134**, 345 (1940). C. **1940** II, 3649, Rona **125**, 184.

[4760] MUNTWYLER, E., MELLORS, R. C., MAUTZ, F. R. u. MANGUN, G. H.: J. biol. Chem. **134**, 367 (1940). C. **1940** II, 3650, Rona **125**, 184.

[4761] MUNTWYLER, E., MELLORS, R. C., MAUTZ, F. R. u. MANGUN, G. H.: J. biol. Chem. **134**, 389 (1940). C. **1940** II, 3650.

Diese Periode dauerte 7 Tage, während der das Cl' im Blut nicht vermehrt wurde, aber manchmal begann schon die Restitution und zwar in Parallelität mit dem Eiweißzerfall. Neben der negativen Eiweißbilanz wurde auch P und vor allem K˙ verloren. Nach Zusatz von NaCl zu der Diät wurde die N- und teilweise die P-Bilanz positiv, aber K˙ wurde immer noch vermehrt ausgeschieden. Der wirkliche Stickstoffausgleich erfolgte in der nächsten Periode, in der KCl zugelegt wurde. Dieses wurde zurückgehalten, weil es zum Aufbau der Zelle notwendig war, und deswegen wurde jetzt erst die Stickstoffbilanz stark positiv. Das Cl' des KCl wurde ausgeschieden. Hier haben wir wiederum eine Beziehung zur menschlichen Pathologie, denn auch beim diabetischen Koma und bei kindlichen Durchfällen wurde eine Verbindung zwischen dem Verlust von K˙ und N beobachtet.

Die *Unterbrechung des Darmes* durch Abbinden ermöglicht es, ebenso eine Hypochlorämie zu erzeugen, wie wir schon in den Katzenversuchen darlegten. Hier liegt aber eine besondere Situation vor, wenn die Unterbindung am Pylorus

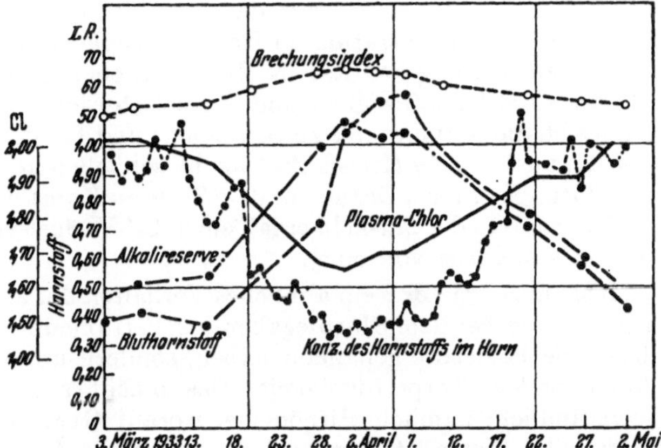

Abb. 72. Veränderungen im Blut und Urin eines Hundes bei chlorfreier Ernährung und Gabe von Histamin + Apomorphin. Hypochlorämie. Chlorid in g/Liter Serum, Alkalireserve dieselbe Ordinate wie Harnstoff aber mit 100 zu multiplizieren, Harnstoff im Blut in g/Liter, ebenso der Harnstoff im Urin (nach AMBARD, STAHL u. KUHLMANN[4766]).

oder nicht viel darunter vorgenommen wurde. Durch das Auftreten von Erbrechen wird Cl' entleert, aber wenig von Na˙ begleitet, und so kommt es zu einer starken Zunahme der Alkalireserve und schließlich zu tetanischen Erscheinungen, wie bei Hyperemesis gravidarum oder Pyloruskrampf der Säuglinge. Dadurch wurde am Anfang die Möglichkeit des Mißverständnisses eröffnet, so z. B. in der Beobachtung, daß NaHCO₃-Lösung keine so gute Wirkung zeige wie NaCl[4762], oder daß Na-Citrat und NaH₂PO₄ oder Na₂HPO₄ nicht günstig wirken, während die Angabe[4763], daß Na₂SO₄ gar nicht und NaBr weniger als NaCl wirken, heute nicht mehr ganz verständlich ist. Einführung von Aq. dest. wirkte nicht auf die Ansammlung des Reststickstoffs, dagegen wurde durch tägliche Gabe von NaCl der Tod der Tiere aufgehalten[4764]. Ausgeschlossen wurde, daß etwa die Reststickstofferhöhung durch Resorption toxischer Produkte erzeugt sein könnte[4765]. Diese bisherigen Versuche sprechen in keiner Weise gegen die Auffassung von GÖMÖRI über die Wichtigkeit des Kreislaufs für die Entstehung des Reststickstoffs.

[4762] HADEN, R. L. u. ORR, TH. G.: J. exp. Med. 38, 55 (1923), Rona 22, 93.
[4763] HADEN, R. L. u. ORR, TH. G.: J. exp. Med. 39, 321 (1924), Rona 34, 209 u. 25, 217.
[4764] HADEN, R. L. u. ORR, TH. G.: J. exp. Med. 41, 707 (1925), Rona 33, 705.
[4765] HADEN, R. L. u. ORR, TH. G.: J. exp. Med. 48, 639 (1928), Rona 50, 83.

In anderen Versuchen wurde derselbe Effekt erzielt durch Gabe von *Apomorphin*, nachdem vorher die Magensaftsekretion durch Histamingaben angeregt wurde. Bei solchem Verfahren gelang es, eine beträchtliche Senkung des Cl' im Blut zu erreichen, besonders wenn man eine Diät von Fleisch täglich gab, wie in beifolgendem Diagramm (nach [4767]). Es kam zum Anstieg des Rest-N mit gleichzeitigem Abfall der Urinmenge[4766]:

Der Hund hatte in diesem Versuch kein Gewicht verloren und zeigte bei beliebiger Wasserzufuhr gute Diurese von 1000—1200 ccm/Tag. Aus dem Verhalten des Brechungsindex des Serums kann auf·eine leichte Wasserverarmung geschlossen werden. Es wird der Eintritt der Rest-N-Erhöhung von der Geschwindigkeit der Dechlorierung abhängig gemacht[4766, 4768]. Wird dieser Vorgang rasch vorgenommen, dann wird eine Erhöhung und Eindickung eher beobachtet. Durch gleichzeitige NaCl-Gabe konnte jede Erkrankung verhindert werden[4769]. Mit derselben Methode gelang es GLASS[3938] in 9—23 Tagen einen Cl'-Verlust zu erzielen, der 43—44% des gesamten Körperbestandes betrug. Die Steigerung des Rest-N begann bei Verlust von 35—40%, aber schon bei 30% zeigte sich eine negative Stickstoffbilanz, die 3—5 Tage dauerte. Dann nahm die N-Ausscheidung bei unveränderter Konzentration im Harn ab, zugleich mit Nachlassen der Diurese und schnellem Anstieg des Rest-N. Bei deutlicher Alkalose im Blut zeigten die Tiere Depression, Schlaflosigkeit und Muskelschwäche. Bei Erhöhung des Rest-N steigerten sich diese Symptome zu Somnolenz und Prostration, woraus man auf die von GÖMÖRI geforderte Kreislaufschwäche schließen könnte. Es kam zu Durchfällen und Blutungen in den Darm, vor dem Tode zu Koma und fibrillären Muskelzuckungen. Die Analyse der Muskeln ergab einen Cl'-Verlust von 60—74%, der Haut von 60%, des Gehirns von 50%.

Die Werte der Muskeln zeigen, daß ein ähnliches Verhalten der extracellulären Räume vorliegen müsse wie bei den Glucosegaben ins Peritoneum. Es wird sich nicht um eine allgemeine Exsiccose gehandelt haben, sondern um einen Wasserverlust aus der kursierenden Körperflüssigkeit. Das macht auch den Befund bei der Sektion verständlich, nämlich Hirnödeme, worauf GLASS das terminale Koma zurückführen will. Dieses „Ödem" erfaßte nicht die für Ionen impermeablen Teile, also die Zellen. Das Gehirnödem erklärt sich daraus, daß von dort die Elektrolyte schwerer diffundieren können. Also müssen diejenigen Partien, die diesen Überschuß behalten, einen höheren osmotischen Druck haben als das Blut, und so ergibt sich zwangsmäßig ein Eindringen von Wasser. Man wird eine Abhängigkeit von der Geschwindigkeit des Elektrolytverlustes aus dem Organismus vermuten können.

Bei vollem Verschluß des Pylorus wurde ein stärkerer Anstieg des Rest-N erreicht und dann, weniger bei der Darreichung von Histamin mit anschließender Magenspülung, wurde auch ein Stickstoffanstieg erzielt mit gleichzeitiger Kalknephrose, die erst nach 3—4 Tagen voll ausgebildet war. Die von KERPEL-FRONIUS geforderte Alkalität war hier erfüllt. Durch NaCl-Gabe ließ sich Stickstoffanstieg und Kalknephrose verhüten[4771]. Mit dieser Methode wurde bei 3 von 7 Hunden regelrechte Tetanie beobachtet[4770]. Durch dauernde Zufuhr von Wasser ins

[4766] AMBARD, L., STAHL, J. u. KUHLMANN, D.: C. rend. Soc. Biol. 112, 816 (1933), Rona 73, 691.
[4767] AMBARD, L., STAHL, J. u. KUHLMANN, D.: Arch. Maladies des reins 8, 3 (1934), Rona 80, 247.
[4768] AMBARD, L., STAHL, J. u. KUHLMANN, D.: Ann. Med. 38, 46 (1935), Rona 89, 23.
[4769] v. CAULAERT u. MANGUIO: C. rend. Soc. Biol. 104, 396 (1930), Rona 57, 270.
[4770] FELTY, A. R. u. MURRAY, H. A.: J. biol. Chem. 57, 573 (1923), Rona 31, 697.
[4771] BÜCHNER, F.: Klin. Wschr. 1938 II, 1636.

Duodenum ließ sich ein .Flüssigkeitsgleichgewicht sicherstellen. Der Verlust an Cl' betrug im Blut 48 und 41%. Der Phosphatgehalt stieg bei einem Hunde von 3,6 auf 4,9 mg% am 2. Tage, über 8,5 am 3., auf 16,8 mg% am 5. Tage. Das p_H des Plasmas stieg an teilweise bis um 0,24 Einheiten, die Alkalireserve erreichte Werte bis 131 Vol%, trotzdem war der Urin sauer. Das Elektrokardiogramm zeigte keine Besonderheiten. Der Anstieg des Harnstoffs erfolgte später als der Basenanstieg und erreichte einmal den Wert von 265 mg%[4770].

Dieselben Erscheinungen fanden sich nach Unterbrechung des Darmes, aber um so weniger rasch, je tiefer der Verschluß vorgenommen wurde[4781]. Durch gleichzeitige Gabe von NaCl konnte der Tod der Tiere hinausgeschoben werden, aber sie mußte das Doppelte der Menge betragen, die durch Erbrechen verlorengegangen war[4774, 4775]. Dieser Überschuß ist verständlich, da nach LAMBRET und DRIESSENS[4737] die Darmwände NaCl auf das 6fache des Normalen anreichern. Deswegen wird Erbrechen zwar als eine wichtige, aber nicht als die einzige Bedingung der Hypochlorämie angegeben[4776].

Im übrigen hatten die Tiere von PRATI[4774, 4775] trotzdem beim Tode einen starken Überschuß an Chlorid in den Geweben, aber ob dieser Überschuß notwendig ist, scheint nicht klar. Wurde die Ligatur mit einer Unterbindung der zu diesem Darmstück führenden Blutgefäße verbunden, dann wurde sowohl der Verlust an Chlorid aus dem Blut, als auch die günstige Wirkung des NaCl vermißt[4774, 4775]. Dieser Befund wird gegen die Annahme einer entgiftenden Wirkung des NaCl gegenüber resorbierten Darmgiften bei Ileus angeführt, denn trotzdem seien die toxischen Symptome doch deutlich. Die Bedingungen sind jedoch grundsätzlich andere, da Peritonitis schon am Anfang eine Rolle spielen wird.

Die Vorstellung einer entgiftenden Wirkung der NaCl-Injektion in der Art, daß sich Cl' mit einem unbekannten Gift X zu XCl verbinde, ist schon chemisch nach den Eigenschaften des Chlorids unhaltbar. Diese Meinung wurde von HADEN und ORR[4777] auf Grund von Zerstörungen eines Jejunumstücks von 8—10 cm Länge, das von Senkung des NaCl im Blut, Zunahme der Alkalireserve und späterem Anstieg des Rest-N begleitet war, gewonnen. Die 9 unbehandelten Tiere lebten nur 2—3 Tage nach diesem Eingriff. Wurde das Hindernis durch Enteroanastomose umgangen, dann lebten sie bis 9 Tage nach dieser Operation; bei täglicher Injektion von 1—2% NaCl oder 5—10% Lösungen intravenös lebten sie viel länger (siehe auch [4779, I]). Noch besser wirkte die gleichzeitige Injektion von Ca'' und K'-Ionen, und als Mittel gegen die Alkalosis die Gabe von NH_4Cl. Die Alkalose im Blut wurde durch das Erbrechen der Hunde veranlaßt. Nach gleichzeitigem Abbinden des Ösophagus wurde die Vermehrung der Alkalireserve nicht beobachtet[4773].

Daß Histamin als Ursache eines hypothetischen Giftes nicht in Frage kommt, zeigt der Befund, daß im Histaminschock eine Säuerung vorliegt (siehe auch [4778]) bei stärkerem Verlust von Na' aus dem Blute[4773].

Die günstige Wirkung der Zufuhr anderer Ionen wird verständlich aus den Analysen von BOTTIN[4772], der bei einem Hunde folgenden Verlust an Aschesubstanzen durch Erbrechen und Salivation bis zum Tode bestimmte: 0,114 g Cl', 0,079 g Na', 0,050 g K' und 0,008 g Ca''/kg Körpergewicht, wobei gleichzeitig 16% Plasmaflüssigkeit verloren wurde, was einem Verlust von

[4772] BOTTIN, J.: Rev. belge Sci. med. 8, 97 (1936), Rona 96, 72.
[4773] ALSINA, F. D.: C. rend. Soc. Biol. 100, 1098 (1929), Rona 52, 766.
[4774] PRATI, M.: Riv. Pat. sper. 4, 440 (1929), Rona 54, 756.
[4775] PRATI, M.: Riv. Pat. sper. 5, 168 (1930), Rona 57, 258.
[4776] BINET, L., VIALA, P. G. u. BURNSTEIN, M.: Paris med. 1934 II, 374, Rona 84, 419.
[4777] HADEN, R. L. u. ORR, T. G.: Arch. of surg. 11, 859 (1925), Rona 36, 70.
[4778] EICHLER, O. u. KILLIAN, H.: Naunyn-Schmiedebergs Arch. 159, 608 (1931).

0,065 g Cl′, 0,049 g Na·, 0,003 g K· und 0,002 g Ca··/kg entsprechen würde. Wir sehen, daß ein großer Teil des Erbrochenen aus den Geweben stammen muß, besonders das K·, dessen Bedeutung für die Erhöhung der Ausscheidung oben in den Versuchen von DARROW und YANNET klargestellt wurde. Tatsächlich hatten auch die Ionen Na·, K· und Ca·· neben Cl′ in der Muskulatur, weniger in Leber, Niere und Herz abgenommen.

Während der sich bei dem Darmverschluß ausbildenden Symptome der Dehydratation und Demineralisation ergab sich eine Senkung des Blutdrucks, auch eine trotz der Austrocknung — die allerdings angeblich mehr die Muskulatur als die Haut betraf (siehe später bei Nebennierenmangel) — deutlich vorhandene Verminderung der Aufsaugungsgeschwindigkeit von physiologischen Kochsalzlösungen, von Adrenalin und Strychnin. Das Blut zeigte Tendenz zur Acidose und Erhöhung des Reststickstoffs. Die Symptome waren nicht identisch denen nach Gabe von Pilocarpin und Apomorphin, und ebensowenig war die Anlegung einer kompletten Darmfistel in derselben Höhe der Occlusion von denselben Folgen begleitet, so daß hier besondere Momente anzunehmen sind (BOTTIN[4772]).

Bei Fisteln des Jejunums waren NaCl-Gaben vorteilhaft zur Beseitigung des erhöhten Rest-N[4779]. Wenn ein Verschluß behoben werden konnte, erfolgte die Rückkehr zur Norm spontan[4780].

Bei Darmverschluß auftretende Rest-N-Erhöhung un Erhöhung des Harnstoffs gingen meist parallel. Es wurde sowohl das formoltitrierbare N als auch Harnstoff erhöht gefunden[4781]. Die N-Ausscheidung war trotz erhaltener Diurese infolge täglicher Injektion von Ringerlösung auf das 2—3fache erhöht. Wurde die unterbundene Schlinge durch Enterostomose umgangen, dann war die Erhöhung — wenn auch nur noch schwach — vorhanden, was auf Vorgänge im Darm hindeuten und für die Resorption toxischer Produkte aus dem Darm sprechen soll. Wichtig ist bei dem Stoffwechsel die vermehrte Ausscheidung von Purinkörpern, während Allantoin keine Änderung zeigte[4782].

In besonderer Versuchsanordnung wurde von HERRIN[4783] in einer Jejunumschlinge durch eine Thirryfistel ein Ballon eingelassen und stark aufgeblasen. Der Darm wurde so stark gedehnt, daß Anorexie erfolgte und sogar gelegentlich ein vorübergehendes Koma eintrat. Im Serum nahm das Cl′ um 26% ab, P um 60%, Ca·· um 18% zu, ebenso Eiweiß um 43%; gelegentlich trat Tetanie auf. Die Verhältnisse sind nur eine neue Wendung des operativen Darmverschlusses. Wurde der Darmsaft abgeleitet, dann zeigte sich, das doppelt soviel abgesondert wurde wie in der Norm. Die Symptome, zu denen auch geringere O_2-Sättigung des Blutes und Auftreten großer Mengen von NH_4· zu rechnen sind, änderten sich nicht prinzipiell.

Daß diese Erscheinungen nicht durch eine reflektorische Beeinflussung infolge Darmdehnung zu verstehen sind, wurde schon oben bei der Katze dargelegt. In anderen Versuchen ließen sich die Symptome durch Denervierung des Darms verhindern[4782, I].

Auch bei Hunden wurde versucht, ob durch NaCl-Gaben eine *Nephritis* günstig beeinflußt werden kann. Nach Sublimat kam es zu Erbrechen, Verminderung der Blutchloride und — trotz verminderter Alkalireserve — zu tetanischen Anfällen. Letztere konnten durch NaCl beseitigt werden[4786]. Nach Unter-

[4779] MICHALOWSKI, E. u. VOGELFANGER, I.: Lyon Chir. **34**, 161 (1937), Rona **101**, 421.
[4779, I] ENDERS, C. A. u. HERRIN, R. C.: Amer. J. Physiol. **126**, P 485 (1939). Bildung eines Blindsacks aus dem Jejunum. Eine Toxämie könne nicht in Frage kommen.
[4780] PAGLIANI, F.: Clin. chir. 7, 645 (1931), Rona **64**, 335.
[4781] FONTAINE, R., GUILLEMET, R., MANDEL, P. u. BRANZEU, P.: C. rend. Soc. Biol. **127**, 1301 (1938), Rona **108**, 65.
[4782] FONTAINE, R., GUILLEMET, R., MANDEL, P. u. BRANZEU, P.: C. rend. Soc. Biol. **127**, 1304 (1938), Rona **108**, 65.
[4782, I] HERRIN, R. C. u. MEEK, W. J.: Amer. J. Physiol. **126**, P 532 (1939).
[4783] HERRIN, R. C.: J. biol. Chem. **108**, 547 (1935).

bindung der Ureteren soll durch 15—20% NaCl-Gabe die Lebensdauer der Hunde verlängert werden[4785]. Allerdings fand sich gelegentlich Hypochlorämie[4784].

8. Rind. Wenn Milchkühe nicht an Salz herangelassen werden, haben sie zuerst einen abnormen Appetit von 2—3 Wochen. Sie brauchen nicht zu erkranken, bis beim Kalben oder bei starker Milchproduktion große Verluste auftreten. Die Erkrankung erfolgt meist ganz plötzlich mit Verlust des Appetits, Abnahme von Körpergewicht und Milchproduktion. Die Augen werden trübe. NaCl-Gabe führt zu dramatischer Erholung, die. gegen die Erwartung auch durch KCl erreichbar war (MITCHELL und McCLURE[5536]).

9. Mensch. Durch *Salzbeschränkung* auf 2 g NaCl täglich konnte das Körpergewicht herabgesetzt werden. Die Abnahme parallelgehend der negativen Bilanz entsprach etwa einer physiologischen Lösung. Durch $NaHCO_3$ konnte das Gewicht nicht so gut wiederhergestellt werden wie durch NaCl[4787]. Es ließ sich durch Diät ein Abfall des Plasma-Cl' um 7% erreichen, dem entgegengesetzt eine Erhöhung des Refraktometerwertes und des Gehaltes an Lipoiden und Proteinen entsprach[4788]. Ausreichend soll in der Nahrung schon die Menge von 200—300 mg Na˙ täglich sein. Die Möglichkeiten der Einsparung sind beim Menschen anscheinend besonders gut entwickelt, denn ein Verlust wurde nur vorübergehend gesehen. Die Einsparung betrifft auch die Ausscheidung durch die Haut ([4790], siehe auch [4791]).

Bei einer Diät mit 0,8 g NaCl täglich fand sich bei 2 gesunden Männern[4789] anfangs eine überreichliche Urinmenge. Auf Belastungen mit Wasser folgte nur eine unzureichende Diurese, und die Cl'-Ausscheidung wurde noch geringer. Eine Gewichtsabnahme war nicht eindeutig während des Versuchs, abgesehen von den ersten Tagen des Salzentzugs. Durch Salyrgan ließ sich noch mehr Cl' zur Ausscheidung bringen. Der NaCl-Wert im Blut war nicht gesunken. Wichtig ist das Befinden der Versuchspersonen während der Zeit des Versuchs.

Zuerst wurde eine Nervosität und Reizbarkeit deutlich, dann wurde schlechter Geschmack im Munde, Ekel bis zum Brechreiz gefühlt. Verstopfung, Müdigkeit, ohne daß Schlaf Erfrischung brachte. Herzklopfen stellte sich nach geringsten Bewegungen ein, Kopfschmerz, Schwindel hinderte jede geistige Konzentration. Nach Rückkehr zur Normalkost folgte schlagartige Besserung.

Offenbar ist nicht jeder fähig, bei so geringer NaCl-Zufuhr seine volle Aktivität zu entfalten. Es besteht natürlich die Möglichkeit, daß bei einer längeren Versuchsdauer — als hier in 10 Tagen — eine gewisse Einstellung erfolgt. Ein Ansatz dazu wurde bei der einen Versuchsperson beobachtet, aber wie labil der Zustand ist, ist daraus zu ersehen, daß schon eine Flüssigkeitsbelastung von 1500 ccm am Tage die Symptome — Müdigkeit, Abgeschlagenheit — in verstärktem Maße zurückbrachte.

Bei täglicher Zufuhr von 1 g NaCl wurde die Entleerungszeit des Magens um 12,7% im Durchschnitt verlängert. Die Verlängerung konnte auf 38,5% erweitert werden, wenn durch Aushebung der Salzverlust verstärkt wurde[4792]. Durch gleichzeitige Gabe von Diureticis (Neptal) ließ sich wie bei Tieren der

[4784] GUARINO, A.: Giorn. clin. med. 14, 368 (1933), Rona 75, 508.
[4785] CHIARIELLO, A. G.: Ann. ital. Chir. 10, 1047 (1931), Rona 65, 125.
[4786] TRUSLER, H. M., FISHER, W. S. u. RICHARDSON, C. L.: Arch. of intern. Med. 41, 234 (1928), Rona 45, 808.
[4787] NONNENBRUCH, W.: Z. ges. exp. Med. 29, 547 (1922), Rona 17, 163.
[4788] LEVY-SOLAL, E. u. LAUDAT, M.: C. rend. Soc. Biol. 118, 851 (1935), Rona 87, 125.
[4789] STROOMANN, G.: Dtsch. med. Wschr. 1938, 484.
[4790] VERHAGE, J. C.: Nederl. Tijdschr. Geneeskunde 84, 4249 (1940). C. 1941 I, 73.
[4791] LEHMANN, G. u. SZAKALL, A.: Arbeitsphysiol. 9, 653 (1937). C. 1938 I, 110. Anpassung an Hitzearbeit.
[4792] MELLINGHOFF, K.: Arch. f. Verdauungskrankheiten 60, 1 (1936), Rona 97, 592.

Cl'-Gehalt im Blut herabsetzen, bei gleichzeitigem Anstieg des Reststickstoffs; schwerer geschieht das durch Abführmittel[4793].

Eine Hypochlorämie läßt sich leicht durch *Schwitzen* erreichen, wobei die Sekretion des Magensaftes anfangs nicht erniedrigt wurde[4794]. Am umfangreichsten und vielseitigsten sind hier die Versuche von McCance und Widdowson[3212, 3559, 3567, 4795—4798]. Der Chloridverlust wurde durch salzarme Diät (Wasser nach Belieben) (Diät siehe [3559]) unterstützt. Die Cl'-Bilanz und den Verlauf des Chloridverlustes haben wir auf S. 615 wiedergegeben, wo zugleich auf die abklingende Ausscheidungskonzentration im Schweiß als Zeichen der Einsparung hingewiesen wurde.

Das Verhalten einiger Blutkonstanten gibt nach Versuchen an einer Person folgende Tabelle wieder, die den Verlust von Na˙ und Cl', vor allem auch an Wasser widerspiegelt[3559]:

Tabelle 353.

Periode	Zellzahl Mill./ cmm	Hämoglobin % von Normalen	Zellvol. %	Serumprotein %	Harnstoff mg/100 ccm	Chloride mg/100 ccm		Alk. res. vol %	Serum mg/100 ccm	
						Plasma	Blutkörp.		Na	K
vor dem Versuch Tag d. Entnahme	5,2	101	44	6,4	31	361	204	69	340	19,4
9. Tag	6,4	125	56	8,0	71	291	168	73	308	19,3
10. Tag	5,9	115	56	7,7	84	275	160	67	302	16,2
11. Tag u. später	6,1	117	52	7,2	69	—	—	—	—	—
nach d. Erholung	4,5	93	40	6,1	25	361	218	66	342	15,0

Der Nüchternblutzucker war bei Salzmangel um 12% höher, und auch bei Zuckerbelastung gab es einen höheren Anstieg ([4796], siehe auch [4798, I]). Das Zellvolumen stieg nur anfangs infolge des höheren osmotischen Druckes innerhalb der Zelle an, später kam es zu einem Ausgleich, der auf Auswanderung von K˙, Na˙ und Cl' aus den Erythrocyten zurückzuführen ist[4797]. Also handelt es sich auf der Tabelle um eine regelrechte Zunahme infolge von Wasserverarmung.

Durch Rohrzucker und Inulin wurde die *extracelluläre Flüssigkeit* bestimmt. Bei der einen Versuchsperson betrug diese 13—14,5 Liter und sank während des Versuchs zuerst auf 10,0—10,3, dann auf 9—9,7 Liter, bei einer zweiten von 11,4—12,4 Liter auf 7,2—7,6 Liter. Das extracelluläre Cl' ging zu 41 und 51% verloren, auf das Körper-Cl' gerechnet aber weniger. Bei Vergleich des Körpergewichtsverlustes, der 4 und 3,3 kg betrug, gegenüber dem Verlust an extracellulärem Wasser von 3,9 und 4,6 kg, muß angenommen werden, daß der Flüssigkeitsverlust sich fast ausschließlich auf die extracelluläre Flüssigkeit bezieht. Die Zellen selbst hatten einen Teil des verlorengegangenen Wassers sogar gewonnen, weil der osmotische Druck vom Plasma (z. B. $\varDelta$ von 0,596° auf 0,547°) abgenommen hatte. Daran beteiligte sich übrigens auch der Liquor cerebrospinalis, dessen Gehalt an Na˙ und Cl' in gleicher Weise zurückgegangen war.

[4793] Ferro-Luzzi, G.: Arch. Farmacol. sper. **55**, 134 (1933), Rona **76**, 101.

[4794] Soley, M. H., Lagen, J. B. u. Lockhart, J. C.: Amer. J. med. Sci. **196**, 88 (1938), Rona **109**, 242.

[4795] McCance, R. A. u. Widdowson, E. M.: J. Physiol. **91**, 222 (1937).

[4796] McCance, R. A.: Biochem. J. **31**, 1276 (1937), Rona **103**, 583. C. **1937 II**, 3912.

[4797] McCance, R. A.: Biochem. J. **31**, 1278 (1937), Rona **103**, 598. C. **1937 II**, 3912.

[4798] McCance, R. A.: Lancet **1936 I**, 823, Rona **95**. 35.

[4798, I] Choremis, K., Papachristou, E. u. Korkas, J.: Schweiz. med. Wschr. **71**, 580 (1941). C. **1941 II**, 3087. Bei Kindern mit Hypochlorämie war die Blutzuckerreaktion nach Adrenalin stärker als in der Norm. Die Blutdruckerhöhung war gleich.

Von besonderer Bedeutung ist das Verhalten des Reststickstoffs, dessen Anstieg wir in der Tabelle sehen, vorwiegend ist Harnstoff vermehrt. Die Stickstoffbilanz war negativ und wurde zum Teil verdeckt durch die Retention. Bei einer Person wurden 45 g N verloren. Bei Rechnung, daß mit dem Stickstoff Muskelsubstanz verloren gegangen sein könnte, würde das eine negative $K^\cdot$-Bilanz von 4500 mg $K^\cdot$ bedeuten. Diese zeigte sich in der erhöhten Ausscheidung, die zum Teil auch im Schweiß stattfand. Wir erinnern wiederum an dieselben Beobachtungen beim Hunde in den Versuchen von DARROW und YANNET (siehe oben).

Woher kommt aber die Erhöhung des Harnstoffgehaltes? Sie hängt eng zusammen mit dem Salzverlust und dem Wasserstoffwechsel. Anfangs wurde eine Gewichtsabnahme entsprechend dem Salzverlust beobachtet, dann aber hörte das auf, trotzdem der Salzverlust weiterging. Zugeführtes Wasser wurde jetzt viele Stunden, einmal 24 Stunden, zurückgehalten. (In vorher referierten Versuchen am Tier wurde teilweise das Gegenteil beobachtet.) Während kurz vorher die Urea-Clearances normal waren, fiel jetzt ihr Wert auf 40—60% des Normalen. Auch die Clearances von Kreatin (von 181 auf 121), Rohrzucker (105 auf 76), Inulin (145 auf 112) zeigten einen Rückgang. Die Urinsekretion wurde während dieser Nierenprüfungen durch Wassergabe auf 2 ccm/Minute gehalten, was allerdings nicht sehr leicht gelang. Das Verhältnis der Clearances: $\dfrac{\text{Urea}}{\text{Kreatin}}$, $\dfrac{\text{Urea}}{\text{Rohrzucker}}$, $\dfrac{\text{Urea}}{\text{Inulin}}$ wurde außerdem noch vermindert.

Bei dieser Situation, die auf eine verminderte Filtration hinweist, war der Blutdruck nicht gefallen, der kolloidosmotische Druck nur unwesentlich erhöht. Die Ursache des Versagens ist nicht leicht erklärlich. Während der Hyperventilation wird in der Norm der Urin alkalisch, und $K^\cdot$ wird 3—5mal soviel ausgeschieden. Das trat bei Salzmangel nicht ein und ließ sich nur als eine mangelhafte Nierenfunktion deuten, die sich auch in schlechterer Ausscheidung von Phosphat und Sulfat zeigte. Aber trotzdem sei die Möglichkeit von Kreislaufstörungen in diesen Resultaten nicht auszuschließen, wenn auch nicht klar sei, worin sie beständen[3567]. Die Vorstellungen, die GÖMÖRI aus Versuchen an der Katze abgeleitet hat, sind hier nicht zur Erklärung ausreichend (siehe auch [4798, II]).

Von Interesse ist die Entwicklung der Symptome:

Die Gewichtsabnahme zeigte sich im Einfallen der Backen. Geschmack und Geruch waren beeinträchtigt, besonders der Geschmack schlecht. Die Zigaretten schmeckten z. B. nicht. Der Schlaf war gut bis auf Albdruck, häufig störte ein diuretischer Drang (Zeichen mangelhaften Kreislaufs?)*. Außerordentlich war die zunehmende Übermüdung. 2 Treppen zu steigen war „ein ernstliches Unternehmen" und verursachte Atemlosigkeit und ein Gefühl der Beengung· hinter dem Sternum. Sogar beim Essen ermüdete man. Die Mattigkeit ergriff (zugleich mit Kopfschmerzen) die geistige Betätigung. Die Pulsfrequenz war in der Ruhe normal, ebenso der Blutdruck. Der intraoculäre Druck zeigte keinen konstanten Wechsel. 2 Männer litten an Muskelkrämpfen, die aber nicht sehr schmerzhaft waren. Jeder Muskel war den Krämpfen zugänglich, aber bevorzugt wurden

---

* Auf meine Bitte führte Dr. WOLFRAM STOBER folgenden Versuch durch: Es wurde die Blase mit einer Flüssigkeit gefüllt und das Volumen gemessen, bei dem das erste Druckgefühl auftrat. Es zeigte sich, daß in dem Zustand des Salzmangels oder Kalium-Überschusses diese zur Miktion führende Sensation schon bei kleineren Füllungen auftauchte. Diese Versuche werden zur Wiederholung und Bestätigung empfohlen.

[4798, II] NADAL, I. W., PEDERSEN, S. u. MADDOCK, H. G.: J. clin. Investig. **20**, 691 (1941), Rona **130**, 383. Vergleich des Elektrolytschocks durch salzarme Kost + Magenaushebung mit der reinen Exsiccose nach Dursten. Beide sind verschieden. Die klinischen Bilder stellen Mischungen zwischen den beiden Extremen dar.

diejenigen, denen Anstrengungen zugemutet wurden, besonders die Hände. (Das erinnert an die Ca$\cdot\cdot$-Verluste bei Bewegungen, die auch die Anfälligkeit für Tetanie vermehrten.)

Die Erholung von diesem Zustand „war dramatisch". $1/_2$ Stunde nach dem Essen von 15 g NaCl kam der gute Geschmack wieder, der Durst erst später und wurde durch reichlich Wasser befriedigt. Bei einer Versuchsperson kehrte der Geruch schon während des Essens zurück. Die Übermüdung wurde jetzt offenbar, indem z. B. die eine Versuchsperson $1^1/_2$ Stunden nach der Salzzufuhr einschlief. Nach $1^1/_2$ Stunden konnten schon Treppen ohne Schwierigkeit gestiegen werden. Bemerkenswert waren vasomotorische Störungen danach, die sich in allgemeinem Hitzegefühl und Prickeln und Pulsieren in den Beinen kundtaten. Eine Versuchsperson hatte Koliken und Durchfälle und war noch am nächsten Tage atemlos und übermüdet[3559]. Der ganze Symptomenkomplex wird von Mc-CANCE[4798] mit den Erscheinungen von Nebenniereninsuffizienz verglichen, aber auf der Tabelle sehen wir, daß der K$\cdot$-Gehalt des Blutes nicht erhöht war. Das mag daran liegen, daß nicht nur die Ausscheidung — zum Teil durch den Schweiß — gut war, wie die Bilanzen zeigten, sondern daß vielleicht auch ein Abströmen in die Muskeln stattfand, die selbst durch die negative Stickstoffbilanz bei der Einschmelzung nicht betroffen waren.

Diese Befunde werfen die Frage nach der *Kochsalzgabe bei sportlicher Leistung* neu auf. Hier bestehen 2 Möglichkeiten. Entweder werden die größeren NaCl-Bestände die Reserven für die Regulation beim Schwitzen usw. vermehren, oder durch zu starke Aufspeicherung von NaCl mit Wasser wird das Körpergewicht erhöht, weshalb manche Trainer für mäßigen NaCl-Verbrauch in der Kost der Sportler eintreten. Demgegenüber weisen MARANON und Mitarbeiter[4886] darauf hin, daß die Athleten des Altertums vor ihren Kämpfen Salz aßen und auch die Kampfstiere mit Salz gefüttert würden, um Ausdauer und Beweglichkeit zu erhöhen. Die günstige Wirkung bei Soldaten wurde früher hervorgehoben. BÖTTNER und SCHLEGEL[4634, I, 4639, I] konnten durch Rindenhormon zwar den Kreislaufkollaps hinausschieben, die NaCl-Verluste durch den Schweiß wurden aber erhöht, so daß sich im Endeffekt die NaCl-Gabe durch das Hormon nur zeitweise ersetzen ließ. Na-Phosphat wirkte auch etwas, weniger Pervitin, und Colanuß gar nicht[4639,I].

Übersicht.

Eine Hypochlorämie kann bei allen im Versuch angewandten Tieren und dem Menschen auf gleiche Weise erreicht werden: Diät (besonders leicht beim Kaninchen), leichter in Kombination mit Diureticis, Erbrechen (kombiniert mit Alkalose), Durchfälle, Schwitzprozeduren beim Menschen, Hervorrufen eines Ascites durch Glucose mit nachträglicher Entfernung der Flüssigkeit, Gabe von Nitrat.

Die Symptome sind bei allen Verfahren dieselben. Das auffälligste ist die Reduktion der extracellulären Flüssigkeit. Damit kombiniert kommt es zu einer herabgeminderten Fähigkeit des Kreislaufs, auf Anforderungen regulierend einzugreifen. Die Plasmaeiweißkörper nehmen zu, ebenso wie das Volumen der Erythrocyten. Das könnte man als eine Exsiccose auffassen. Diese betrifft aber nicht die Zellen wie bei einfachem Wasserverlust, sondern die Zellen schwellen sogar an, weil ihr osmotischer Druck gegenüber dem abgesunkenen des Plasmas überwiegt und Wasser in die Zellen zwingt. Zugleich mit der Vermehrung der Plasmaeiweißkörper kommt es zu einer Erhöhung des Reststickstoffs. Dieser wird zurückgeführt auf mangelhafte Ausscheidung durch die Nieren infolge verminderter Filtration in den Glomerulis (näher dargestellt im Abschnitt Katze). Die Filtration leidet durch die Erhöhung des kolloidosmotischen Drucks im Plasma bei gleichzeitig sinkendem Blutdruck. Daneben findet infolge der Exsiccose noch ein erhöhter Eiweißzerfall statt, der zur Erhöhung des Rest-N beiträgt.

Diese Vorstellung ist an sich geschlossen, vermag aber nicht den ganzen Bereich der Erfahrung zu erschöpfen, denn auch bei reichlicher Wassergabe, die zur Senkung des kolloidosmotischen Drucks führt, wird der Rest-N nicht erniedrigt, was durch NaCl-Gabe sofort geschieht. Die NaCl-Zufuhr kann auch in hypertonischer Lösung erfolgen. Das Wasser wird dann aus den Geweben mobilisiert. Solche Mobilisierung von Wasser findet auch dadurch statt, daß Gewebe — als Ursache des erhöhten Eiweißzerfalls — zur Einschmelzung kommt und ist als Versuch einer Regulation aufzufassen. Da aber gleichzeitig zwangsläufig aus dem Inneren der Zellen K˙ frei wird, finden wir eine direkte Ähnlichkeit mit der Insuffizienz der Nebennieren, obwohl eine Steigerung des Plasma-K˙ nicht vorhanden ist, vielfach sogar eine Senkung. Diese ist auch im Symptomenkomplex der Hypochlorämie, z. B. der Muskelschwäche, neben der mangelhaften Regulation des Kreislaufs sichtbar.

Diese allgemeine Entwicklung wird in verschiedener Weise abgewandelt, wenn bei extremen Diäten dem Organismus im Verlauf von Wochen Zeit zur Regulation gegeben werden kann. Schwäche der Muskulatur mit Neigung zu Krämpfen, verminderte geistige Leistungsfähigkeit treten auf. Die Cornea der Tiere wird trübe, und es kann sogar zur Geschwürbildung und Perforation kommen. Bei isoliertem Chlormangel sieht man den Versuch, das fehlende Cl′ im Plasma durch ein organisches Anion (Citrat) zu ersetzen, schließlich Veränderungen der Niere, die sich beim Salzmangel nur in gestörter Funktion kundgeben. Eine Reihe anderer Abweichungen des Stoffwechsels sind hier nicht erneut aufzuzählen.

IV. Hypochlorämie infolge Exstirpation der Nebennieren.

1. Allgemeine Einleitung. Im letzten Abschnitt wurde immer wieder auf die Ähnlichkeit der Hypochlorämie mit den Erscheinungen der Nebenniereninsuffizienz hingewiesen. Dabei gilt auch hier, daß das führende Ion nicht das Chlorid, sondern das Na˙ darstellen dürfte. Meist wurde in den Analysen in erster Linie das Chlorid berücksichtigt, was an der methodischen Leichtigkeit der Bestimmung liegen mag, gab es doch bis vor kurzem noch durchaus nicht einwandfreie Na˙-Bestimmungen, und auch bei der jetzigen Methodik sind die in der Analyse benötigten Na˙-Mengen größer als bei Cl′.

Es gibt auch andere Drüsen mit innerer Sekretion, die einen Einfluß auf die Cl′-Ausscheidung haben. So kann man durch Gaben von Tonephin eine Erniedrigung des Blutchlorids bei Meerschweinchen erreichen[4801], was auf einen Antagonismus zu der einsparenden Wirkung des Nebennierenrindenhormons hindeuten könnte. Dieses ist nämlich geeignet, die Ausscheidung von Na˙ und Cl′ zu hemmen, selbst beim normalen Tier, wie wir schon früher erwähnten. Wir wissen, daß man durch NaCl-Gaben das nebennierenlose Tier lange am Leben erhalten kann. Trotzdem wurde keine Identität der Symptome der Insuffizienz mit der Tiefe des Abfalls von Na˙ und Cl′ im Blute beobachtet, d. h. es traten Besserungen des Krankheitsbildes auf, ohne daß eine Erhöhung des Blutspiegels zu beobachten gewesen wäre.

Neuerdings[4799, 4803, I] wurden an der Nebenniere 2 Faktoren abgetrennt, von denen der eine, der Na˙-Faktor, die Retention des Na˙ verbessern, der andere lebenerhaltende Faktor synergistisch mit dem ersten wirken soll. Corticosteron

---

[4799] HARTMANN, F. A. u. SPOOR, H. J.: Endocrinology **26**, 871 (1940), Rona **123**, 476.

und vielleicht noch mehr Desoxycorticosteron sollen mit dem Na·-Faktor ähnliche Wirkung haben. Eine Doppelwirkung wird immer deutlicher beim Kohlenhydratstoffwechsel, z. B. die Antiinsulinwirkung, wenn auch darin noch keine Einigkeit vorhanden ist[4806, I—III, 4803, II].

VERZAR[4799, I] hält das Desoxycorticosteron für völlig ausreichend, sämtliche Ausfallserscheinungen der Nebennierenrindenexstirpation zu beseitigen. Insbesondere wird die Arbeitsfähigkeit völlig wiederhergestellt (VÖGTLI[4799, II]). Diese Auffassung wird nicht überall geteilt. Denn indem durch Desoxycorticosteron aus der glomerulären Zone wird der Elektrolytstoffwechsel, durch Corticosteron der Zona fasciculata die Gluconeogenesis kontrolliert[4799, III], letztere vor allem unter der Herrschaft der Hypophyse.

Daß Faktoren unbekannter Natur eine Rolle spielen, scheint der Ablauf der Erscheinungen nach Zerstörung der Nebenniere bei Kröten anzudeuten. Die Tiere gingen 2—4 Tage nach der Operation, früher bei hoher, später bei niederer Temperatur, zugrunde. Die Lebensfrist ließ sich weder verlängern durch Gaben von Cortin noch von NaCl[4800]. Ebenso abweichend verhält sich das Opossum, das nach Nebennierenexstirpation im Blut nicht niedere, sondern höhere Na·- und Cl′-Werte zeigt. Trotzdem überlebten die Tiere die Operation auch nicht länger als 6—8 Tage[4802].

Als weiteren Beweis dafür, daß die Nebennierenrinde nicht nur die Aufgabe hat, ein oder einige Hormone zu produzieren, sondern auch allgemein im Stoffwechsel zu wirken, kann man die Versuche von KOCHAKIAN und VEIL[4799, IV] ansehen. Adrenalektomie verminderte die Ausscheidung von Stickstoff im Urin bei Fasten und die Arginaseaktivität der Leber und Nieren von jungen männlichen Ratten. Zur Besserung war die Gabe von Trinkwasser völlig unwirksam; Desoxycorticosteron (1 mg/Tag) hatte einen leicht verbessernden Effekt nur in Hinsicht auf die Nierenarginase, Nebennierenrindenextrakt gab vermehrte N-Ausscheidung im Urin und verbesserte teilweise die Arginase der Niere, beeinflußte nicht die Leberarginase, Testosteron vermehrte die Nierenarginase beträchtlich.

Einen Unterschied zu den normalen Verhältnissen wird man auch darin erblicken können, daß die vielfach gefundene Beziehung: ,,Steigerung des Blutzuckers und Senkung des Chlorids im Plasma und umgekehrt gehen Hand in Hand", bei Nebennierenentfernung nicht vorliegt. Wir finden Senkung von Cl′ und Blutzucker. Während wir die Empfindlichkeit gegenüber Insulin bei Chloridmangel manchmal abnehmen sehen, fand sich z. B. beim nebennierenlosen Schaf eine erhöhte Empfindlichkeit[4803]. Diese Beobachtungen sind nicht ohne weiteres

[4799, I] VERZAR, F.: Helvetic. Physiol. et. Pharmacol. Acta 1, 389 (1943).
[4799, II] VÖGTLI, W.: Helvetic. Physiol. et. Pharmacol. Acta 1, 393 u. 407 (1943).
[4799, III] DEANE, H. W. u. SHAW, J. H.: J. nutrit. 34, 1 (1947). Diäten mit Mangel an Aneurin, Riboflavin, Pyridoxin.
[4799, IV] KOCHAKIAN, C. D. u. VAIL, V. N.: J. biol. Chem. 169, 1 (1947).
[4800] FUSTINONI, O.: C. rend. Soc. Biol. 128, 1137 (1938), Rona 110, 447.
[4801] TRONCHETTI, F.: Rass. Fisiopat. 11, 10 (1939), Rona 113, 428.
[4802] BRITTON, S. W. u. SILVETTE, H.: Amer. J. Physiol. 118, 21 (1937), Rona 99, 630. C. 1937 I, 3009.
[4803] STRAND, R., ANDERSON, W. u. ALLCROFT, W. M.: Biochem. J. 28, 642 (1934). C. 1935 I, 3561.
[4803, I] KENDALL, E. C.: J. amer. med. Assoc. 105, 1486 (1935), Rona 92, 455. Übersicht.
[4803, II] SWINGLE, W. W., HAYS, H. W., REMINGTON, J. W., COLLINGS, D. W. u. PARKINS, W. M.: Amer. J. Physiol. 132, 249 (1941). C. 1942 I, 370. Hunde nach Nebennierenexstirpation. Muskelquetschung und Darmmassage, intraperitoneale Glucosegabe und intravenöse Adrenalinzufuhr führt zum Kreislaufkollaps, der durch Desoxycorticosteron verhindert werden kann, außer nach Darmmassage. Hier wirkt Nebennierenextrakt.

gleichzusetzen, da wir nach der Drüsenexstirpation auch das Fehlen des dem Insulin antagonistischen Adrenalin zu berücksichtigen haben. Aber man kann auch mit adrenalinfreiem Nebennierenextrakt z. B. den Glykogenansatz in der Leber von Katzen begünstigen[4806, I]. In anderen Punkten, z. B. bei der Krampfbereitschaft nach Insulin[4806, II], kann man eine dem Insulineffekt abträgliche Wirkung der Nebennierenhormone sehen[4806, III].

Unzweifelhaft ist beim höheren Tier die Abnahme des Na· und Cl′ im Blut. Aber es wird nicht in der mangelhaften Fähigkeit der Niere, ohne Nebennierenrinde Na· und Cl′ zurückzuhalten, das Leitsymptom gesehen, obwohl die Symptome der Erkrankung im großen dem eben ausführlich behandelten Bilde der Hypochlorämie entsprechen, sondern die vermehrte Abgabe des Natriums und die Steigerung des K· im Plasma wird an die Spitze gestellt[4804, 4805]. Bei Versuchen mit radioaktiven Isotopen von K· und Na· fand sich allerdings eine gesteigerte Ausscheidung beider Kationen nach Nebennierenexstirpation[4806, IV].

EGER[4803, II] fand bei Ratten, denen Na· entzogen wurde, histologische Veränderungen in der Nebennierenrinde, d. h. Verlust der Lipoide, mit der Dauer des Versuchs von außen nach innen fortschreitend, die er mit einer funktionellen Überbeanspruchung identifiziert. Das könnte für eine führende Bedeutung des Na· sprechen, wenn nicht diese Reaktion sich bei so vielen anderen Zuständen fände: Fortgesetzte Adrenalininjektionen, Insulin, extreme Temperaturen (MARTHE VOGT[4803, IV]), fortgesetzte Gabe von Periston (EICHLER und BARFUSS[4803, V]), verschiedene organische Fluoride (EULER, EICHLER und HINDEMITH[4255, I]).

Man kann durch Steigerung des K· im Plasma, die gewöhnlich nicht leicht zu erreichen ist, weil die Ausscheidung sehr rasch stattfindet — wenn die Dauer dieser Veränderung nur genügend groß ist — dieselben Symptome: Anorexie, Asthenie, Störungen von Herz und Kreislauf, erreichen. Bei normalen Katzen wurde dieser Symptomenkomplex erzielt, wenn der K·-Gehalt im Blut mehrere Stunden 30 mg% betrug, der Tod erfolgte bei 60 mg%. Auch diese K·-Vergiftung kann man durch Cortin günstig beeinflussen, ebenso wie umgekehrt durch K·-Gaben eine latente Nebenniereninsuffizienz zum Vorschein kommen kann[4804].

Nicht nur bei Katzen, sondern auch Mäusen, Ratten und Meerschweinchen wirkte Cortin schützend gegen die K·-Vergiftung. Bei ganz akuter K-Vergiftung bei Mäusen fanden EMMENS und MARKS[4650, I] keine Schutzwirkung durch Desoxycorticosteron-acetat, sondern nur durch gleichzeitige Injektion von NaCl (siehe S. 880). Dieses Versagen ist zu erwarten, da das Hormon zu den träge reagierenden Substanzen gehört.

Durch den K·-Anstieg soll die resultierende Diurese sekundär das NaCl auswaschen. Jedenfalls spielt für die Lebensdauer der Tiere und auch für Addisonkranke das Verhältnis von K· : Na· in der Diät eine wichtige Rolle. Deshalb ist

---

[4803, III] EGER, W.: Virch. Arch. **309**, 811 (1942).

[4803, IV] VOGT, M.: J. Physiol. **106**, 394 (1947).

[4803, V] EICHLER, O. u. BARFUSS, F.: Naunyn-Schmiedebergs Arch. **206**, 346 (1949)

[4804] ZWEMER, R. L.: Cold Spring Harbor Symposia on quant. Biol. **5**, 323 (1937), Rona **111**, 441.

[4805] ZWEMER, R. L. u. TRUSZKOWSKI, R.: Science **1936** I, 558, Rona **95**, 337. C. **1936** II, 1367.

[4806] KENDALL, E. C. u. INGLE, D. I.: Science **1937** II, 18, Rona **103**, 453.

[4806, I] COREY, E. L. u. BRITTON, S. W.: Amer. J. Physiol. **131**, 783 (1941). C. **1941** II, 1406. Isolierte durchströmte Katzenlebern. a) Amer. J. Physiol. **129**, P 316 (1940). C. **1941** I, 2816. Katzen.

[4806, II] HARTMANN, F. A., BROWNELL, K. A., WALTHER, R. u. EDELMANN, A.: Endocrinology **27**, 642 (1940), Rona **125**, 79. Insulin-Krampfwirkung an Mäusen mehr durch Cortin als Na·-Faktor verhindert.

[4806, III] GRATTAN, J. F. u. JENSEN, H.: J. biol. Chem. **135**, 511 (1940), Rona **125**, 80. Antiinsulineffekt durch Corticosteron und andere synthetische Sterone, Wirkung gleich dem glykotropen Effekt des Hypophysenvorderlappens.

auch die Frage berechtigt, ob man dem K˙ nicht die führende Rolle bei der Entwicklung vieler Symptome zubilligen muß. Wir haben bei der Hypochlorämie gesehen, daß schwerste Symptome vorhanden waren ohne die geringste Steigerung des Blutkaliums, ja bei McCANCE war sogar teilweise eine Senkung zu sehen. So konnten auch KENDALL und INGLE[4806] an nebennierenlosen Tieren keine Parallelität der Krankheitserscheinungen mit der Höhe des Blutkaliums sehen, ja durch allmähliche Gewöhnung konnte erreicht werden, daß Tiere mit 40 bis 50 mg% K˙ im Plasma noch in gutem Zustand waren, während andere schon mit 10—15 mg% ad exitum kamen. Auch MILLER und DARROW[4239, II] sowie SCHAMP[4239, I] fanden keine Parallelität.

Den Zusammenhängen ist also nur in einem Komplex von Wirkungen nahezukommen, und in diesem wird das Chlorid, unser eigentlicher Ausgangspunkt, wiederum nur einen kleinen Sektor einnehmen. Aber anders wird man der Wirkung des Chlorids an sich nie näherkommen können. Es handelt sich hier nicht um eines der pharmakologischen Themen, denen man auf die übliche Art gerecht wird. Außerdem wurde zu therapeutischen Effekten meist NaCl verabreicht und andere Na˙-Salze nur zum Vergleich herangezogen.

Welche Rolle in dem Komplex der Nebenniere das NaCl spielt, zeigen die in der Klinik auf Nebenniereninsuffizienz zurückgeführten Krankheitsbilder, von denen ich nur einige herausgreife wie Verbrennung, Strahlenwirkung, Wundschock. Es soll sich um eine Ausschwemmung toxischer Produkte aus dem Gewebe handeln, z. B. Histamin[4807, 4808]. Eine Entgiftung von Histamin und ähnlichen Gifte wurde durch NaCl nach KENDALL und INGLE[4806] nicht erreicht, wohl aber von PERLA und Mitarbeitern[4712, II] besonders in Kombination˙ mit Rindenhormon. Andererseits sind gerade dies Zustände, bei denen mit größeren NaCl-Verlusten zu rechnen ist. Beziehungen sind vielfach vorhanden, wenn sie auch noch nicht so klar herausgestellt sind, daß die Grenzen abgesteckt werden können. Unsere Einteilung muß wiederum nach den Versuchen einzelner Tierspecies vorgenommen werden.

2. Ratten. Die Ähnlichkeit der Nebennierenexstirpation mit einer Hypochlorämie zeigte sich darin, daß nach beiden Verfahren Hyperplasie des lymphatischen Systems, gastro-intestinale Hämorrhagien und Ulcerationen auftraten[4809]. Die Ratten selbst empfanden den Mangel und dokumentierten ihn durch die Auswahl, die sie nach Nebennierenexstirpation unter verschiedenen, ihnen dargebotenen Lösungen in den Versuchen von RICHTER und ECKERT[4810, 4811, 4811, I] trafen. Die Tiere bevorzugten Na˙-Salzlösungen 10mal stärker als Wasser und andere Salzlösungen. Aber auch unter diesen wurde nicht wahllos jedes Salz ohne Berücksichtigung des Anions gewählt. Es gingen 3 Tiere an Na-Lactat (4%), 4 Tiere an Na-Phosphat (2 und 4%), aber 13 Tiere an NaCl (1 und 3%) heran. Nicht gesucht waren Lösungen von NaJ, was im Sinne unserer früheren Darstellung der Analogie zwischen den stark lyotrop wirkenden Ionen und K˙ durchaus zu erwarten ist. K˙-, Ca˙˙-, NH_4˙-, Fe˙˙-, Mg˙˙-Salze wurden nicht genommen, ebensowenig Glucose[4811, I]. Nur wenn sehr mineralarme Diät verabreicht wurde,

[4806, IV] ANDERSON, E., JOSEPH, M. u. HERRING, V.: Proc. Soc. exp. Biol. Med. **42**, 782 (1939), Rona **126**, 636. C. **1941 I**, 2547.

[4807] RIML, O.: Klin. Wschr. **1939**, 265.

[4808] SEYLE, H.: Klin. Wschr. **1938 I**, 666.

[4809] MALATO, M. T.: Giorn. clin. med. **17**, 841 (1936), Rona **97**, 579.

[4810] RICHTER, C. P. u. ECKERT, J. F.: Endocrinology **22**, 214 (1938), Rona **106**, 581. C. **1938 II**. 3413.

[4811] RICHTER, C. P.: Endocrinology **24**, 367 (1939), Rona **113**, 632.

[4811, I] RICHTER, C. P.: Endocrinology **29**, 115 (1941). C. **1942 I**, 768, Rona **129**, 64.

dann wurde auch Ca·· und K· etwas berücksichtigt. Die Mortalität war durch diese Behandlung auf 0 gesunken.

Daß hier ein mit dem Mangel der Nebenniere zusammenhängender·Vorgang vorhanden war, ließ sich dadurch aufzeigen, daß nach Implantation von Nebennieren sich die alte Wahl wiederherstellen ließ, ebenso durch Desoxycorticosteron-acetat[4811, I]. Bevor noch ein wesentlicher Mangel an NaCl bemerkbar war, zeigte sich im Geschmack der Ratten eine Umstellung. Wenn ihnen abgestufte Lösungen von NaCl an Stelle von Aq. dest. dargeboten wurden, dann sah man bei ihnen schon bei Konzentrationen von 1:33000 NaCl eine deutliche Bevorzugung, während sie sonst erst 1:2000 NaCl von Aq. dest. unterscheiden konnten. Diese Grenzkonzentration war so gering, daß ein therapeutischer Effekt nicht bemerkbar sein konnte. Also nicht daraus, daß ihnen aus dem besseren Befinden ein Signal für den Geschmack zufloß und so eine Erfahrung möglich war, ist dieser Effekt zu erklären, sondern es muß eine Beeinflussung der Geschmacksorgane im Munde als führendes Symptom angenommen werden[4811]. Darin hätten wir vielleicht die empfindlichste Änderung des NaCl-Stoffwechsels zu erblicken, zielstrebig, also — teleologisch gesehen — vorteilhaft. Diese Zweckmäßigkeit fand sich zum Teil auch bei den Tieren von ABRANES, DE FRIEZ TOSKSON und LANDIS[4142, I], die durch Encapsulation hypertensiv gemacht worden waren. Gab man ihnen verschiedene Salze zur Auswahl, darunter NaCl, dann wurde dieses mit Beginn steigenden Blutdrucks seltener genommen. Auch in diesen Versuchen spielt der Geschmack eine Rolle, aber ohne daß die Nebennieren beteiligt gewesen wären (siehe S. 742).

In zahlreichen Versuchen konnte dargetan werden, daß durch vermehrte Zufuhr von NaCl die *Lebensdauer* operierter Ratten verlängert werden konnte, und zwar abhängig von der Dosis. So lebten von 80 g schweren Ratten unbehandelte Tiere 8 Tage. Erhielten sie täglich $^{1}/_{4}$ ccm 1% NaCl, dann war diese Zeit nicht vermehrt, bei $^{1}/_{2}$ ccm lebten sie schon 14 Tage, bei 1 ccm $17^{1}/_{2}$ Tage[4812]. Bei Tieren von 50 g, die 5,7 Tage (3—12) überlebten, wurde mit 1 ccm 0,9% NaCl 7,7 (40 Tiere, 5—11 Tage), bei 2mal 1,0 ccm 9,3 Tage (11 Tiere, 7—12 Tage) erzielt[4813]. Die Wirkung war schlechter als vorher. Das lag an dem geringeren Alter der Tiere. Bei Tieren von 150—180 g entwickelte sich nach der Operation neben Gewichtsverlust und geringerem Verbrauch an Wasser und Futter eine fortschreitende Inaktivität und Schwäche. Die Bilanzen von N, P, Ca··, Mg··, K· wurden negativ. Wurde den Tieren jetzt eine Flüssigkeit von 0,7% NaCl, 0,03% CaCl$_2$, 0,015% MgCl$_2$ und 0,035% KCl gegeben, dann wurden sie besser und überlebten 4 Monate mit anscheinender Gesundheit[4814]. Daß diese Lösung wirksamer sei, wurde auch sonst bestätigt[4815], aber nur insoweit es die Zufuhr durch Trinkenlassen betrifft.

Bessere Resultate konnten in den Versuchen von ANDERSON, JOSEPH und HERRING[4818, I u. II] durch 1,6% NaCl, das dem Futter beigemischt wurde, oder durch intraperitoneale Zufuhr von 10 ccm 0,9% NaCl in 2 getrennten Dosierungen erreicht werden, wenn man vor der Operation durch kleine Injektionen eine Art Gewöhnung herbeiführte. Bei den erwachsenen Tieren zeigte sich, daß 4,4% nach der Exstirpation beliebig lange lebten, weil sie akzessorische Nebennieren

[4812] BOILOT, Y., CHOAY, A. u. DEMOLIS, A.: C. rend. Soc. Biol. **123**, 1074 (1936), Rona **100**, 286.
[4813] SCHULZER, P.: J. Physiol. **87**, 222 (1936).
[4814] RUBIN, M. L. u. KRICK, F. J.: Proc. Soc. exp. Biol. Med. **31**, 228 (1933/34).
[4815] GAUNT, R., TOBIN, C. E. u. GAUNT, J. H.: Amer. J. Physiol. **111**, 321 (1935), Rona **87**, 386.
[4816] TOBIN, C. E.: Proc. Soc. exp. Biol. Med. **41**, 599 (1939), Rona **116**, 447.

besaßen. 89% starben in 12 Tagen, 95,6% in 34 Tagen. Bei 1,6% NaCl starben 43,9% in (3—14) 9 Tagen, also nicht weniger als ohne NaCl, aber 56,1% waren noch am Leben nach 30 Tagen gegenüber 6,5% bei den Kontrollen. Nach Aufhören der Salzzufuhr starben alle innerhalb von 18 Tagen mit Ausnahme von einigen Tieren, bei denen akzessorische Nebennieren gefunden wurden (siehe dazu [4818]). Für erwachsene Tiere wird das Optimum der täglichen Zufuhr von 650—1000 mg NaCl angegeben. Niedere Dosen waren unzureichend, höhere schädlich. Gerade diese Dosis kompensierte den Na·-Verlust im Harn.

Abgesehen von der NaCl-Zufuhr und dem Alter der Tiere ist die *Diät* selbst noch von Bedeutung. Von verschiedenen Kostformen bewährte sich besonders (aber nur für Ratten, nicht für Hunde) eine, die aus Brot, frischer Milch und Lattich bestand, in der das Brot eine maßgebliche Rolle spielte[4817]. Diese Rolle ist dem hohen Gehalt an NaCl und dem geringen an KCl zuzuschreiben. Es ist demnach als zweitem Moment dem Verhältnis Na/K eine Bedeutung zuzubilligen, wie wir bei den Versuchen an anderen Tieren näher ausführen können. Schon Zulage von 0,1% KCl zu dem 1% NaCl des Trinkwassers verkürzte das Leben der Tiere[4819].

Man versuchte noch den Gehalt von Flavinphosphat als Faktor einzuführen, da Nebennierenextrakt nur bei flavinhaltiger Diät wirke und auch eine günstige Wirkung allein nach Gabe von Flavinphosphat erzielbar sei[4818]. Dahingehende Befunde ließen sich nicht bestätigen[4821, I].

Es ergibt sich die folgerichtige Frage, was NaCl-Zulage in der Beseitigung von *Ausfallserscheinungen* leistet, abgesehen von der Verlängerung der Lebensdauer. Als erstes Zeichen der Insuffizienz ist die (bis 80%) verminderte Beweglichkeit der Tiere zu bemerken, auch bei den Tieren, die längere Zeit überleben, vielleicht infolge kleiner akzessorischer Drüsen. Wurde den Tieren eine Nebenniere implantiert, dann nahm die Aktivität wiederum zu. Durch NaCl-reiche Diät konnte die Aktivität verbessert werden, und zwar wirkte die Gabe von NaCl sofort auf die Aktivität, während nach Hormongabe erst eine gewisse Zeit verstreichen mußte[4821], also ein analoges Verhalten wie Gabe von Calcium und Parathormon bei Tetanie. Aber bei messenden Versuchen zeigte sich keine völlige Wiederherstellung. Denn wurden Tiere durch Äquilibrierung des Na· und K·-Gehaltes der Nahrung am Leben erhalten und die Arbeitsfähigkeit gegenüber vorher verglichen, dann zeigte sich nur eine geringfügige Verbesserung[4820, 4821, II].

Während also die Symptome bei Hypochlorämie durch NaCl sich „dramatisch" (McCance) beseitigen ließen, gelang das nur zu einem bescheidenen Teil bei der Nebenniereninsuffizienz. Das kann auf einer Störung der Anpassungsfähigkeit beruhen. Selye[4836] prüfte die Reaktionsfähigkeit der Ratten bei Belastung mit Arbeit, Kälte und Formalininjektion. Die nebennierenlosen Tiere reagierten unvollkommen. Wenn wir z. B. bei den normalen Tieren von Senkungen des Plasma-Cl′, des Blutzuckers und Blutvolumens hören, werden

[4817] Swann, H. G.: Amer. J. Physiol. 118, 798 (1937), Rona 101, 450.
[4818] Piojan, M. u. Oberg, S. A.: Proc. Soc. exp. Biol. Med. 36, 187 (1937). C. 1938 I, 2743.
[4818, I] Anderson, E., Joseph, M. u. Herring, V.: Proc. Soc. exp. Biol. Med. 44, 477 (1940), Rona 127, 377.
[4818, II] Anderson, E., Joseph, M. u. Herring, V.: Proc. Soc. exp. Biol. Med. 44, 482 (1940), Rona 127, 377.
[4819] Gaunt, R., Potts, H. E. u. Loomis, E.: Endocrinology 23, 216 (1938), Rona 110, 446.
[4820] Ingle, D. I.: Amer. J. Physiol. 129, 278 (1940). C. 1940 II, 3499.
[4821] Richter, C. P.: Endocrinology 20, 657 (1936), Rona 98, 286.
[4821, I] Ugami, S.: Sci. Pap. Inst. physic. chem. Res. 38, 40 (1940). C. 1941 I, 536.
[4821, II] Ingle, D. I.: Endocrinology 29, 443 (1941), Rona 129. 65.

wir gar nicht erwarten können, daß die nebennierenlosen Tiere hier gleichmäßig antworten können, da ihr Bestand an Cl′ reduziert, der Blutzucker erniedrigt, die Glykogenvorräte erschöpft und das Blutvolumen schon auf dem Umwege über den Verlust an NaCl und die Abnahme der Zwischenflüssigkeit gering ist. Deshalb führte schon der NaCl-Verlust durch subcutane Injektion von Glucose zum tödlichen Ausgang[4825]. Nimmt man ohne weitere Untersuchung, also dogmatisch an, daß diese 3 Reaktionen zweckmäßig sind, dann wird die Intensität der zweckmäßigen Reaktion nicht weit eingreifen können. Dazu kommt noch die durch die mangelhafte Ausscheidungsfähigkeit ungünstige Ansammlung von K˙ im Blut nach solchen Belastungen. Wir sehen nach diesen und früheren Hinweisen, daß durch NaCl-Gabe ein Teil, aber nicht alle der verlangten Reaktionen wiederhergestellt werden können.

Reizschwelle. Eine direkte Beziehung zum Na˙-Gehalt fand DAVENPORT[4711, I] bei Untersuchung der Schwelle für den Elektroschock. Er ließ nach der Nebennierenexstirpation seine Tiere 0,9% NaCl trinken und hielt so die Schwelle etwa auf dem Niveau vor der Operation. Ohne die Kochsalzlösung kam es rasch zum Abfall, ähnlich wie es SWINYARD[3396, II] durch Injektion von Glucose in den Peritonealraum erreichen konnte. In 4 Tagen war die Schwelle um 20% gesunken. Wurde jetzt wiederum die Kochsalzlösung gereicht, dann kehrte sie innerhalb 24 Stunden auf den alten Wert zurück.

Ohne NaCl oder mit anderen Salzen ($MgCl_2$) war das K˙ im Plasma um 67 bis 75%, mit NaCl um 31% höher als in der Norm. Der Blutzucker fiel nach Salzentzug von 118 auf 88 mg%. Aber die Höhe der Elektroschockschwelle stand nicht in Beziehung zum Wasser, Cl′, Na˙ oder K˙ im Gehirn, oder Wasser, Zucker, Cl′ und Ca¨ im Blutplasma, sondern nur zum Na˙-Gehalt im Plasma. Unterhalb 138 m Aeq./Liter Na˙ sank die Schwelle mit erhöhter Erregbarkeit des Zentralnervensystems. Dabei hatte das Gehirn seinen Gehalt an Na˙ und K˙ gehalten. Mit ^{42}K wurde nach Nebennierenentfernung eine erhöhte Kaliumaufnahme bewiesen, jedoch war nur der Umsatz erhöht, nicht der Gehalt.

Reproduktion. McKEOWN und SPURRELL[4823, I] exstirpierten 15 Ratten am 6. bis 9. Tage der Schwangerschaft die Nebennieren und erhielten sie durch NaCl am Leben. Bei 6 Tieren erschien der Oestrus wieder zwischen dem 3.—5. Tage nach der Operation und in 4—5tägigen Intervallen als Zeichen eines Abortus. 2 weitere Tiere warfen tote Junge, bei den anderen Tieren war der Verlauf der Schwangerschaft normal und es kamen lebende, wenn auch kleinere Junge zur Welt. Schwierigkeiten gab es bei der Lactation. Die Mutter versuchte für die Jungen zu sorgen, war aber nicht fähig dazu, die Jungen waren nach 3 Tagen tot. Auch TOBIN[4816] gelang es nicht, durch NaCl-Zulagen zur Nahrung die Lactation wieder in Gang zu bringen, auch wenn die Tiere längere Zeit überlebten.

Bei Gabe von NaCl + $NaHCO_3$ gelang es HEMMINGSEN[4822] bei 3 Weibchen vollen Effekt zu erzielen, so daß das Gewicht sich normal entwickelte, Trächtigkeit usw , während bei 7 anderen Tieren der Erfolg ausblieb. Es wurde bei den Tieren voller Erfolg erreicht, denen Nebennierenextrakte verabfolgt wurden, aber die Lactation kam erst dann in Gang, wenn außerdem noch NaCl zugesetzt wurde[4822]. Das könnte darauf hinweisen, daß in dem Extrakt der oben erwähnte Na˙ Faktor fehlte. Mit anderen Extrakten (Cortidyn) gelang der

[4822] HEMMINGSEN, A. M.: Skand. Arch. Physiol. **76**, 193 (1937), Rona **103**, 107. C. **1938** I, 350.

[4823] SCHULTZE, K. W.: Arch. f. Gynäkol. **166**, 213 (1938). C. **1939** II, 2939.

[4823, I] McKEOWN, T. u. SPURREL, W. R.: J. Physiol. **98**, 255 (1940).

[4824] ALTHAUSEN, T. L., ANDERSON, E. M. u. STOCKHOLM, M.: Proc. Soc. exp. Biol. Med. **40**, 342 (1939), C. **1939** II, 1302.

Effekt[4823]. Wohl muß dieses Fehlen nicht mit einem direkten Einfluß der Nebenniere auf die Milchsekretion zu erklären sein, sondern auf dem Umwege über den allgemeinen Stoffwechsel erfolgen (siehe auch [4823], siehe daneben Beeinflussung der Hypophyse).

Das könnte bei der *Resorption der Glucose* aus dem Darm eine Rolle spielen. Durch Glucosegaben bei nebennierenlosen Ratten entstanden starke Durchfälle und durch Verlust von NaCl in den Darm eine Beschleunigung des Todes[4825]. Die mangelhafte Resorption konnte aber durch NaCl-Gabe wiederhergestellt werden[4824], und es erfolgte ein Ansatz von Glykogen in Muskel und Leber genau wie nach Rindenhormon[4826, I]. Hier wird man nicht allein den Stoffwechsel, sondern die Restitution des Kreislaufs für den NaCl-Erfolg verantwortlich machen können. Auch die Antikörperbildung ließ sich durch Gaben von NaCl mit genügenden Mengen Wasser völig restituieren[4827].

Einen anscheinenden Widerspruch zeigten Versuche mit der Wirkung von Hormon und NaCl auf die Nebenniere selbst. Wenn Nebennieren transplantiert wurden, gingen sie besser an bei Behandlung der Tiere mit NaCl[4822]. Durch Gabe großer Hormonmengen kommt es dagegen zur Atrophie der Nebenniere (weniger nach großen NaCl-Gaben). Die Zellen der Rinde wurden kleiner, Lipoidablagerungen fehlten. Die Atrophie entsprach derjenigen, die man nach Exstirpation der Hypophyse beobachtet[4826]. An sich hängen diese beiden Beobachtungen nur lose zusammen. Man kann die günstige Wirkung der NaCl-Gabe auf eine Verbesserung des Kreislaufs beziehen. Wir haben oben darauf hingewiesen, daß eine NaCl-Gabe rasch, Hormon aber erst nach einem gewissen Intervall zur Wirkung kommt. Also könnten die in der transplantierten Drüse vorhandenen Hormonmengen nicht sofort zur Wirkung kommen und so den Erfolg der Transplantation garantieren.

Die zweite Beobachtung der Atrophie enthüllt uns eine Beziehung zur *Hypophyse*. Wir haben zwar eine Beziehung der Hypophyse zum NaCl-Stoffwechsel, gemeinsam mit der Nebenniere, so daß ein gewisses Bindeglied zwischen beiden Beobachtungen vorliegen könnte. Entscheidend ist jedoch, daß durch große Dosen von Hormon das corticotrope Hormon ausfällt. Beide Beobachtungen unterscheiden sich durch die Quantität des Reizes.

Auf diesem Gebiet findet sich eine Reihe von Untersuchungen. So wurde bei nebennierenlosen Ratten durch Hypophysenvorderlappenextrakt in den ersten 6 Tagen nach der Operation eine Vermehrung der Ketonkörper im Blut erzielt, dann kam es zu einer Abnahme von 6—14 Tagen, dann erfolgte wiederum eine Zunahme, die auf die Hypertrophie akzessorischer Drüsen zurückgeführt wurde. Denn auch Rindenhormon löst 7—11 Tage nach der Operation eine ketonämische Reaktion aus. NaCl und $NaHCO_3$ hatten auf diesen Ablauf keinen Einfluß[4828].

Wurden die Tiere nach der Exstirpation durch NaCl in gutem Allgemeinzustand erhalten, dann waren trotzdem die Leberglykogenwerte und der Blutzucker gesenkt, während der Glykogengehalt des Muskels normal war. Nebennierenrindenextrakte dagegen stellten das Leberglykogen wieder her, beeinflußten aber nicht das Muskelglykogen. Extrakte von Hypophysenvorderlappen setzten die Kohlenhydratverbrennung herab, so daß in gewissem Sinne beide Hormone synergistisch wirken, aber teilweise komplementär. Hemmung der Glykogenverwertung kann eine Ketonkörperbildung begünstigen[4830].

[4825] LASZT, L. u. VERZAR, F.: Biochem. Z. **292**, 159 (1937).
[4826] INGLE, D. I., HIGGINS, G. M. u. KENDALL, E. C.: Anat. Rec. **71**, 363 (1938), Rona **109**, 607.
[4826, I] ANDERSON, E. u. HERRING, V.: Proc. Soc. exp. Biol. Med. **43**, 363 (1940), Rona **127**, 274. C. 1941 I, 533. Tränkung mit 1% NaCl.

Wie umgekehrt die Salztherapie auf die Hypophyse wirkt, zeigen Versuche über den *Brunstzyklus* adrenalektomierter Ratten. Störungen dieses Zyklus, die nach der Exstirpation regelmäßig vorliegen, konnten durch 1 oder 2% NaCl-Lösung bei 55% der Tiere verhütet werden, bei 35 war er unregelmäßig, bei dem Rest völlig unterdrückt. Wurde die Hypophyse infantilen Ratten implantiert, dann zeigte sich bei den Ratten, die ungestörten Zyklus hatten, eine normale Aktivität der Hypophyse; bei den anderen Ratten, die trotz NaCl Unregelmäßigkeiten des Zyklus zeigten, war auch an den transplantierten Hypophysen eine verminderte Aktivität wahrzunehmen[4829].

Auch hier wird man sich fragen, ob der Unterschied auf die direkte Wirkung des NaCl zurückzuführen ist, oder ob sich eine Kreislauffunktion dazwischen stellt. Durch die Versuchsführung waren schon die gegen die NaCl-Therapie resistenten Ratten ausgeschaltet, weil durch Zwischenschalten einer Periode von 8 Tagen ohne NaCl eine Reihe von Tieren fortstarben und nur diejenigen im Versuch blieben, die diese Probe überstanden. Das mag für die Führung des Versuchs vielleicht notwendig sein, läßt aber wiederum die Frage nach akzessorischen Nebennieren zu.

Auf andere Weise fand sich eine weitere Beziehung des NaCl zur Hypophyse[4831—4833]. Nach Entfernung des Hypophysenhinterlappens entwickelt sich bei der Ratte ein Diabetes insipidus. Die Schwere dieses Krankheitsbildes konnte durch die NaCl-Zufuhr beeinflußt werden, indem Entzug des NaCl zu einer beträchtlichen Besserung des Krankheitsbildes führte. Obwohl durch die Erscheinungen sogar der Tod der Tiere herbeigeführt werden konnte, hatte die Ratte trotzdem ein starkes — hier also durchaus nicht günstiges — Verlangen nach Salz. Mit dem Salz wurde der Durst enorm erhöht, so daß z. B. ein Tier von 100 g Gewicht an einem Tage 170 ccm Flüssigkeit aufnahm. Ähnlich wie NaCl wirkte $NaHCO_3$, nicht aber Na_2SO_4, Na-citrat, KCl und $CaCl_2$. Die ungünstige Wirkung der Salzzufuhr (z. B. 250 mg/Tier) beeinflußte auch die Hypophyse direkt. Denn während nach der Operation durch Regeneration des Hinterlappengewebes die Krankheit in 3—4 Wochen bei der Ratte ausheilte, geschah das bei den Salztieren nicht. Diese ungünstige Wirkung des NaCl traf nur den Hinterlappen, vorher die eventuell günstige Wirkung den Vorderlappen.

Das zeigten auch anatomische Untersuchungen[4833, I]. Bei normalen Ratten kam es bei NaCl-Fütterung zu einer Vergrößerung der acidophilen und basophilen Zellen, bei letzteren auch noch zur Vermehrung, die chromophoben nehmen an Zahl ab. Nach Nebennierenexstirpation zeigten sich Veränderungen in den acidophilen und basophilen Zellen, die durch NaCl-Zufuhr fast völlig verhütet werden konnten.

Im *Blut* fand sich nach Exstirpation der Nebennieren eine Abnahme des Na˙[4825, 4835, 4837], während bei Cl' auch eine Abnahme[4835], oder im Gegensatz zu anderen Versuchstieren manchmal keine Änderung[4837] gefunden wurde. Wichtig sind noch Erhöhungen des Gehaltes an K˙ und Reststickstoff[4834]. Die Werte von

[4827] MARMORSTON-GOTTESMAN, J. u. PERLA, D.: J. exp. Med. 50, 93 (1929), Rona 52, 452.
[4828] HOUSSAY, B. A. u. RIETTI, C. T.: C. rend. Soc. Biol. 126, 620 (1937). C. 1938 II, 1797.
[4829] MARTIN, S. J. u. FAZEKAS, J. F.: Proc. Soc. exp. Biol. a. Med. 37, 369 (1937), Rona 109, 279. C. 1938 II, 873.
[4830] RUSSEL, J. A.: Amer. J. Physiol. 128, 552 (1940), Rona 120, 448.
[4831] SWANN, H. G.: Science 1939 II, 67, Rona 117, 407.
[4832] SWANN, H. G.: Amer. J. Physiol. 126, 341 (1939), Rona 115, 373.
[4833] SWANN, H. G. u. PENNER, B. J.: Endocrinology 24, 253 (1939), Rona 113, 90.
[4833, I] KONEFF, A. A., HOLMES, R. O. u. REESE, J. D.: Anat. Rec. 79, 275 (1941), Rona 126, 637.
[4834] INGLE, D. I., NILSON, H. W. u. KENDALL, E. O.: Amer. J. Physiol. 118, 302 (1937), Rona 100, 99.
[4835] HARRISON, H. E. u. DARROW, D. C.: J. clin. Invest. 17, 77 (1938), Rona 107, 426.

Ca·· und Mg·· desgl. SO_4'' (siehe dazu später SO_4''-Steigerungen) im Plasma waren nicht verändert[4837]. Dieses Problem wurde vor allem bei den größeren Versuchstieren bearbeitet.

Auch der Na·-Gehalt der *Muskelfaser* war erniedrigt und stieg (ebenso wie im Gehirn) bei NaCl-Behandlung über den Normalwert[4839]. Der K·-Gehalt des Muskels wurde uneinheitlich bei vermehrtem Wassergehalt[4837], teils erhöht[4835] gefunden. Bei dem letzten Befund gelang es, durch Gabe von NaCl und $NaHCO_3$ auch den K·-Gehalt des Muskels mit dem des Blutes zu senken, nur der der Leber wurde nicht verändert[4835, 4830, I].

Durch Gaben von Cortin wurde der erhöhte K·-Gehalt des Serums erniedrigt, ohne daß der Reststickstoff sich senkte, wenn eine Exstirpation der Niere jede Ausscheidung verhinderte. Der Muskel konnte durch die Gabe von Cortin trotz des hohen (138 und 130 mg%) Harnstoffgehaltes wieder besser arbeiten, ohne den Gehalt an Na· und Cl' im Blut zu ändern[4838]. Wenn auch diese Versuche zu zeigen scheinen, daß nicht die (hier fehlende) Niere der erste Angriffspunkt sein kann, wird man doch die Niere besonders beachten müssen und in der Bilanz von K·, Na· und Cl' wichtige Hinweise erwarten dürfen. Denn es gelang BUELL und TURNER[4840, I] durch Desoxycorticosteronacetat die Anreicherung des K· im Muskel und den Verlust an Na· zu verhindern, beides ähnlich auch durch NaCl zu erreichen. Wir werden daher danach fragen, wo das K· verbleibt, das aus dem Blut verschwunden ist.

Nach der Nebennierenexstirpation wurde zuerst eine *Diurese* mit Verlust von Na· und Cl' gefunden[3840, 4819], auch mit radioaktivem ^{24}Na nachweisbar (ANDERSON und Mitarbeiter[4806, IV]). Phosphat wurde vermehrt ausgeschieden[4837, 4840]. Bei Wasserbelastungsversuchen wurde mehr NaCl ausgewaschen als bei den Kontrollen, während in der Wasserausscheidung kein Unterschied bestand. Im Gegensatz dazu zeigte das Opossum, dessen Na· und Cl'-Gehalt im Plasma nach Nebennierenexstirpation ansteigt, eine Retention von NaCl. Diese konnte durch Injektion von Hypophysenhinterlappenextrakt in eine vermehrte Ausscheidung verkehrt werden[4843].

Bei der Ratte führte Gabe von 0,5% NaCl als Trinkwasser zur Diurese[4840]. Nach größeren Gaben konnte es zu beträchtlicher Verminderung der Harnmenge kommen. Auf Zufuhr von 75 mg NaCl in 5 ccm H_2O pro 100 g Tier kam es zu keiner Änderung der Harnmenge, aber schon 125 mg verkleinerte die Harnmenge auf $^1/_3$. 250 mg vergrößerte die Harnmenge etwas, aber das Verhältnis zu den Kontrollen blieb noch gleich groß. Es zeigte sich eine deletäre Wirkung, da die beiden Tiere bald darauf starben[4837], sie waren auch gegen NaCl empfindlicher als die Normaltiere. Vielleicht ist hier die starke Hypertonie der Lösung zu beachten.

Bei Gabe von 1% NaCl als Trinkwasser[4819] verhielten sich die Tiere bezüglich der Retention nicht viel anders als die normalen unoperierten Kontrollen. Dagegen zeigte sich eine Begünstigung der K·-Ausscheidung[4840—4842] außer bei den großen Dosen[4837]. 0,1% KCl zu 1% NaCl zugesetzt verursachte eine stärkere Diurese, die weit über das hinausging, was bei den nichtoperierten Tieren zur Beobachtung kam[4819]. Große Dosen von KCl führten wiederum zur Oligurie.

[4836] SELYE, H.: Proc. Soc. exp. Biol. Med. **38**, 728 (1938), Rona 111, 94.
[4837] HELVE, O. E.: Biochem. Z. **306**, 343 (1940).
[4838] HARROP, G. A.: J. exp. Med. **64**, 233 (1936).
[4839] CAHANE, M.: Bull. Soc. chim. Biol. 19, 353 (1937), Rona **100**, 467. C. **1937 II**, 3776.
[4840] SANDBERG, M., PERLA, D. u. HOLLY, O. M.: Endocrinology 21, 352 (1937), Rona **108**, 50. C. **1937 II**, 1838.
[4840, I] BUELL, M. V. u. TURNER, E.: Amer. J. Physiol. **134**, 225 (1941). C. **1943 II**, 533.
[4841] MARENZI, A. D.: C. rend. Soc. Biol. **130**, 291 (1939), Rona 114, 108.
[4842] MARENZI, A. D.: C. rend. Soc. Biol. **130**, 292 (1939), Rona 114, 108.

Man wird sich fragen, ob diese merkwürdigen Unterschiede gegenüber dem intakten Tier nicht in einem Versagen des Kreislaufs zu suchen sind, da sich auch im Blut ein Anstieg von K˙ sofort bemerkbar machte[4841]. Trotz Diurese zeigte sich in der Verminderung der Ausscheidung von K˙ sofort der Mangel des Nebennierenhormons. Von Bedeutung ist für die Bilanz, daß durch die schlechte Verdauung ein Teil des K˙ der Nahrung nicht zur Resorption kam und eine höhere Abgabe durch den Kot erfolgte[4841]. Diese Frage wurde bei anderen Versuchstieren einer genaueren Analyse unterzogen.

An dieser Stelle soll noch einmal die Beziehung von NaCl zur Nebennierenrinde von anderer Seite beleuchtet werden und die Bedeutung, die NaCl gewinnt bei *Überdosierung von Desoxycorticosteronacetat*. Bei therapeutischen Dosen zeigt sich, wie die Ausscheidung des Na˙ zugunsten von K˙ gehemmt wird, andererseits wird die Aufnahme von Na˙ in den Muskel begünstigt, die von K˙ gehemmt. Die Wirkung auf die Niere bedeutet Zunahme des Na˙ in den Körperflüssigkeiten und damit Vermehrung der extracellulären, dem Na˙ vorwiegend zugänglichen Flüssigkeiten. Der zweite Vorgang wirkt diesem entgegen, weil das Na˙ in den Zellen aufgenommen wird. Diese Verhältnisse lassen die Vermutung von EICHLER und BARFUSS[4803, V] möglich erscheinen, daß die Nebennierenrinde mit der Regulation der Blutmenge verknüpft ist.

Als weitere Komplikation gibt es die Mobilisierung von Na˙ bei Schwitzen, wie sie nach den Versuchen von BÖTTNER und SCHLEGEL nicht nur zur Verbesserung des Kreislaufs, sondern auch zur erhöhten Ausscheidung von NaCl im Schweiß führt. Der Ursprung dieser Veränderung ist völlig undurchsichtig und ist vielleicht im Muskelstoffwechsel zu suchen (werden die extracellulären Räume verkleinert?).

Bei übermäßiger Dosierung macht sich aber in erster Linie der an der Niere angreifende Teil bemerkbar, besonders in Kombination mit Kochsalzzulagen. SELYE[4844, I] fand bei den Ratten Entwicklung von Überdruck, Nephrosklerosis mit Vergrößerung des Herzens und der Nieren zunehmend mit der Dosis von NaCl, ohne daß KCl auf diesen Ablauf irgendeinen Einfluß gewinnen konnte, außer daß es den Abfall des Serumkaliums, der sonst nebenherläuft, verhinderte (siehe [4844, IV]). Diese Versuche wurden von verschiedenen Seiten nachgeprüft und erweitert, und wir halten sie für wichtig genug, um darüber zu berichten.

KNOWLTON und Mitarbeiter[4844, II] setzten 8 Gruppen von je 8 Ratten auf eine Na-arme Grunddiät aus Weizenmehl, Casein und Lebertran mit 0,89 m.aeq. Na, 1,91 m.aeq. Cl' und 6,17 m.aeq. K/100 g. Die Zusätze waren folgendermaßen verteilt:

Gruppe I 2,5 mg Desoxycorticosteron täglich.
     II 1,5% NaCl + 0,2% NaCl als Trinkwasser + Hormon.
     III 1,5% NaCl + 0,2% NaCl + 0,4% KCl im Trinkwasser + Hormon.
     IV 1,5% NaCl + 0,2% NaCl im Trinkwasser ohne Hormon.

Die Gruppen V—VIII erhielten dasselbe Regime, nur wurde ihnen noch ein nephrotoxisches Serum gegeben.

Der Blutdruck stieg bei allen mehr oder weniger, aber eine richtige Steigerung über 200 mm Hg fand sich nur in Gruppe VI und VII. Wenn also eine der 3 Faktoren NaCl, Hormon und Nierenschädigung fehlte, kam es nicht zu diesem Erfolg. Es wurden die Gewichte von Herzen und Nieren vergrößert gefunden, aber nie bei ausschließlicher Hormongabe. Aus der histologischen Untersuchung ist wichtig das Verhalten der Niere; der Gefäßapparat wurde in den Diäten I—V nicht verändert, aber die tubuli bei II, III, IV. Die Schädigung durch das nephro-

[4843] SILVETTE, H. u. BRITTON, S. W.: Amer. J. Physiol. 121, 528 (1938), Rona 108, 84.
[4844] PUCCINELLI, E.: Atti Accad. Fisiocrit. Siena XI. 7, 445 (1939), Rona 123, 478.
[4844, I] SELYE, H.: J. clin. Endocrinology 6, 117 (1946).
[4844, II] KNOWLTON, A. T., LOEB, E. N., STOCK, H. C. u. SEAGAL, B. C.: J. exp. Med. 85, 187 (1947).

toxische Serum wurde durch Reduktion der NaCl-Gabe weitgehend verhindert. Kalium hatte gar keine Bedeutung auf die Entwicklung der Symptome.

In einer Publikation von FRIEDMAN und Mitarbeiter[4844, III] wurde vor allem die Funktion der Niere geprüft.

Die Zufuhr des Hormons erfolgte durch Desoxycorticosteronacetat. Eine Tablette von 75 mg in 3 gleiche Teile zerbrochen wurde am 1., 11. und 25. Tag implantiert. Die Gruppen I und III tranken Leitungswasser, II und IV 1% NaCl, III und IV erhielten das Hormon.

Am Ende der 2. Woche war bei der Gruppe II die glomeruläre Filtration erhöht. Diese Reaktion auf NaCl wurde durch Hormon verhindert. Das K' im Plasma war in III und IV gefallen und Na' erhöht, weniger Cl', so daß Na/Cl etwas gestiegen war. In Gruppe II war Na' und Cl erhöht.

Nach der 4. Woche war der Blutdruck erhöht bei 6 Tieren von III und 8 Tieren von IV. In der Niere fand sich eine Störung der Sekretion der tubuli trotz erhöhter Filtration, was als eine Konstriktion des vas efferens gedeutet wurde. Die Senkung des Cl' war besonders bei IV deutlicher geworden. Nach 6 Wochen war der Blutdruck erhöht bei Gruppe IV, weniger bei III (10 und 3 Tiere). Die Nierenfiltration von III zeigte weitgehende Anpassung, dafür war bei IV der Zustand weiter verschlechtert, Filtration und Exkretion der Tubuli war zurückgegangen, Plasmafluß auf die Hälfte reduziert.

Die vergrößerte Niere war ischämisch. Die histologischen Bilder zeigten eine glomeruläre Sklerose mäßigen Ausmaßes. Keine Veränderungen an den tubulis. Im Plasma war Na/Cl bei beiden Gruppen, die Hormon erhielten, angestiegen. — Im ganzen zeigte sich hier die Bedeutung der NaCl-Zufuhr. Wir sehen vor allem die besondere Bevorzugung der Cl-Ausscheidung. Wenn das Hormon fehlte, hörte sie auf, und es entwickelte sich eine Acidose. Bei nebennierenlosen Tieren genügt für längere Zeit deshalb nicht NaCl, sondern man muß basisches Salz zulegen (NaHCO$_3$, Na-Acetat). (Siehe Abschnitt Hund.)

In Versuchen von FRIEDMAN und CAMPBELL[4844, V] wurde Desoxycorticosteron implantiert mit 1% NaCl als Trinkwasser und geprüft, wie die gleichzeitige Exstirpation der Nebenniere sich auf die Blutdrucksteigerung und ihre Folgen auswirkt. Bei den operierten Tieren stieg der Druck rascher an, ebenso waren Gewicht von Herz und Niere größer, aber dieser Effekt ging nach 3—4 Wochen zurück, was gegen die direkte günstige Wirkung der Nebenniere spricht.

Eine Nephrosklerose mit Überdruck ließ sich auch durch lyophilisierten Extrakt des Hypophysenvorderlappens bei reichlicher Salzzulage erreichen[4844, VI].

Versuche, die Veränderungen des *Stoffwechsels* festzustellen, haben meist nur zu unzusammenhängenden Resultaten geführt. HELVE[4837] hat hier umfangreiche Analysen mitgeteilt. Die Tendenz des Blutzuckers, des Muskelglykogens und der Blutmilchsäure ging mehr nach einer Erniedrigung. Die Phosphatfraktion des Blutes war nicht verändert, die des Muskels, abgesehen von niedrigeren Phosphagenwerten, auch nicht. Die mit NaF-Zusatz geprüfte Phosphorylierungsfähigkeit zeigte keine Störung, entgegen VERZAR. Nur der Reststickstoff zeigte sich im Blut und Muskel erhöht. Eine Beziehung zu dem NaCl-Gehalt wurde nicht gesucht.

[4844, III] FRIEDMAN, S. M., POLLEY, J. R. u. FRIEDMAN, C. L.: J. exp. Med. 87, 329 (1948).

[4844, IV] SELYE, H.: J. am. Vet. med. Assoz. 103, 140 (1943). Auch bei Hühnchen konnte durch Desoxycorticosteron Nephrosklerosis, cardiovasculäre Schäden und Wasserretention beobachtet werden, besonders wenn sie 0,3% NaCl als Trinkwasser erhielten. Aber nach größeren Gaben von NaCl allein konnte man beim Huhn schon das Syndrom der Nephrosklerosis erzielen.

[4844, V] FRIEDMAN, S. M., FRIEDMAN, C. L. u. CAMPBELL, C. G.: Am. J. Physiol. 157, 241 (1949).

[4844, VI] SELYE, H.: Am. J. med. Sci. 215, 442 (1948). Überdruck ließ sich verhindern durch Reduktion des Caseins der Diät von 30% auf 15%.

In Versuchen am WARBURGschen Apparat[4844] fand sich an Leberschnitten von nebennierenlosen Ratten eine geringfügige Verminderung der Milchsäureoxydation, die Oxydation von Alanin war deutlicher (40%), die der Buttersäure um 80% herabgesetzt. Diese Versuche können nur persistierende, nicht mit NaCl zusammenhängende Störungen wiedergeben, denn in vitro ist der NaCl-Mangel behoben, und wir haben vorher darauf hingewiesen, daß NaCl am ganzen Tier ohne Latenzzeit wirksam wird, im Gegensatz zu den Hormonen.

3. Kaninchen. Nach Exstirpation der Nebennieren fiel der $Na^{\cdot}$- und Cl'-Gehalt, obwohl die Tiere nur kurz überlebten[4845], das Blutkalium stieg aber nur in extremis[4846].

4. Katze. Auch hier fand sich die Erniedrigung des $Na^{\cdot}$ im Plasma konstanter als die des Cl'[4847]. Der Quotient Na/Cl der Verluste war mit 1,26 anders bei Nebennierenexstirpation als bei anderen Zuständen, wie Pankreasexstirpation und Nephrektomie mit 0,59[4848]. Trotz NaCl-Verlust verlaufen die klinischen Erscheinungen anders. Zu erinnern ist an den Befund[4849], daß Cortin den $Na^{\cdot}$-Gehalt des Plasmas nicht verändert und die Symptome beseitigt, daß aber in der Nebenniere noch ein $Na^{\cdot}$-Faktor gefunden wurde. Die Inkonstanz der Cl'-Erniedrigung und die größere Konstanz der $Na^{\cdot}$-Abnahme trotz offenbarer Verluste von $Na^{\cdot}$ und Cl' ist aus den Vorgängen im Gewebe zu erklären. Durch den Verlust von Mineralien muß der osmotische Druck im Blut abnehmen, wodurch die Muskeln an Wasser gewinnen ([4848], sogar proportional der Abnahme des Cl' im Plasma). Dadurch werden aber die in den extracellulären Räumen des Muskels vorhandenen Cl'-Ionen ins Blut abgedrängt und verschleiern gewissermaßen die Größe des Verlustes.

DARROW und Mitarbeiter[4855] fanden dagegen eine Zunahme auch des extracellulären Wassers ebenso wie des intracellulären um 10%, während das $Na^{\cdot}$ im Plasma von 161,7 auf 145,8 m. äquiv., das Cl' von 128,7 auf 115,9 m. äquiv. abgenommen hatte und $K^{\cdot}$ von 4,28 auf 6,63 zunahm. Die Autoren sprechen die Ansicht aus, daß die Abnahme des extracellularen Wassers die anderen Organe, aber nicht Muskel und Herz betreffe. Dieser Befund wurde von anderen nicht bestätigt, obwohl natürlich in der Abnahme der Spannung der Haut ein schon sichtbarer Wasserverlust deutlich wird.

Auch eine Vermehrung des osmotischen Drucks wurde mit einer Gefrierpunktsdepression von —0,75° gegen vorher 0,60—0,62° berichtet. $Na^{\cdot}$- und Cl'-Verluste fanden sich dabei im Muskel, weniger im Gehirn, die Leber konnte sogar höhere Werte zeigen. Erhöhung des kolloidosmotischen Drucks und Abnahme der Urinsekretion vervollständigten das Bild der Exsiccose[4851].

Hier finden sich verschiedene kaum zu vereinbarende Symptome. Der osmotische Druck dürfte nur steigen, wenn die Kristalloide zunehmen, also $Na^{\cdot}$ und Cl'. dann aber werden wir schwerlich Abnahme des Cl' in der Muskelfaser auffinden können. Solche „Exsiccose" trifft aber nur das Blut selbst, es sind die Befunde von GÖMÖRI[4745] anzuführen, der Zunahme des Serumproteins, Abnahme des Blutdrucks und des Filtrationsdrucks in den Glomerulis mit verminderter Durch-

---

[4845] KOREF, O., ARENAS, A. u. BRAVO, A.: Rev. Inst. Bakter. Chile **6**, 59 (1937), Rona **109**, 99.

[4846] MALAGUZZI, C. V.: Arch. de Sci. biol. **21**, 79 (1935), Rona **90**, 566.

[4847] URECHIA, C. I., BENETATO, GR. u. RETEZEANU: Bull. Acad. Med. Roum. 1, 141 (1936), Rona **93**, 557.

[4848] BRITTON, S. W. u. SILVETTE, H.: Amer. J. Physiol. **118**, 594 (1937), Rona **101**, 78.

[4849] HARTMANN, F. A., SPOOR, H. J. u. LEWIS, L. A.: Science **1939** I, 204, Rona **115**, 75.

[4850] DE MIRA, F. u. FONTES, J.: C. rend. Soc. Biol. **131**, 655 (1939), Rona **116**, 98.

[4851] MARGITAY-BECHT, E. u. BINDER, L.: Naunyn-Schmiedebergs Arch. **186**, 96 (1937).

strömung verantwortlich macht für die Erhöhung des Reststickstoffs im Blut. Gabe von NaCl verursachte Erhöhung des Blutdrucks und der Durchströmungsgeschwindigkeit und damit auch Rückgang des Reststickstoffs.

Wir haben schon früher darauf hingewiesen, daß der Rest-N mit wesentlichen Symptomen des Nebennierensyndroms nicht ursächlich zusammenhängt, z. B. blieb bei gleichzeitig exstirpierter Niere der Rest-N hoch nach Gabe von Cortin, aber die Arbeitsfähigkeit des Muskels näherte sich der Norm. Hierbei ist vor allem das $K^{\cdot}$ zu beachten.

Durch Zufuhr von NaCl und Na-acetat kann man die Tiere länger am Leben erhalten, wenn zugleich ausreichend Flüssigkeit geboten wird. Die maximale Überlebensdauer überschritt aber nicht 15 Tage[4854]. Salzzufuhr genügte nicht, es ist zugleich auf den $K^{\cdot}$-Gehalt der Nahrung zu achten, dieser muß niedrig sein. Bei einer Diät aus Casein, Talg, Butter, Zucker, Mehl, Hefe und Knochenasche mit 0,5% Salzen und 15 g NaCl + 5,0 g Na-citrat, die sich bei Hunden bewährt hatte[4852], gingen die Katzen ohne Nebenniere nicht langsamer zugrunde als ohne solche Therapie. Anscheinend fehlten in dieser Diät Vitamine, $Fe^{\cdot\cdot}$, $Ca^{\cdot\cdot}$, P usw. Wenn das Beachtung fand, ließen sich die Tiere am Leben erhalten[4850].

Beschleunigt gingen Tiere ohne Nebennieren zugrunde, wenn durch Verletzung des Hypothalamus mit Degeneration des Traktus supraopticahypophyseus eine Polyurie erzeugt worden war.

Pitressingabe, die sonst nicht den Gehalt des Plasmas an $K^{\cdot}$, $Na^{\cdot}$ und Cl' beeinflußte, verlängerte unter Einsparung von Wasser und Salzen das Leben[4853], weil die einsetzende Harnflut mehr NaCl mitführte. Trotzdem sank der Gehalt an $Na^{\cdot}$ und Cl' weniger, weil der gleichzeitige Wasserverlust stärker war[4855, I].

5. Hunde. An diesem Versuchstier wurden die meisten Versuche bezüglich der Erscheinungen der Nebenniereninsuffizienz angestellt. Die Resultate und besonders die Auffassungen der Befunde sind nicht einheitlich, insbesondere auch nicht, was die Stellung von $Na^{\cdot}$ und Cl' im Geschehen anbetrifft, ebenso wie die Wirkung des Hormons, wobei wir die Frage des isolierten $Na^{\cdot}$-Faktors hier nicht berücksichtigen.

Nach der Nebenniereninsuffizienz kommt es zuerst zu einer Periode der Diurese mit Verlust von $Na^{\cdot}$ und Cl'. Daß gerade diese beiden Ionen in erster Linie betroffen werden, weist auf den vorwiegenden Verlust extracellulären Wassers hin. Eine Prüfung der extracellulären Räume mit Rhodanid offenbarte auch deren Abnahme[4857]. Mit den negativen Bilanzen des $Na^{\cdot}$ und Cl' ist ein Absinken des $Na^{\cdot}$ und Cl' im Blut verbunden.

Einen Überblick geben folgende Versuche von HARROP und Mitarbeitern[4858]. Während der ersten Periode der Diurese kommt es zu einem Anstieg von P, U^+ und $K^{\cdot}$ im Plasma, SO_4'' steigt bei Auftreten der Symptome von 2 mg% auf 12 mg%, parallelgehend mit PO_4''' und der Entwicklung einer Acidose[4859]. Die Acidose ist außerdem die Folge einer größeren Ausscheidung von $Na^{\cdot}$ als von Cl'. Wird in diesem Stadium Hormon verabfolgt, dann kommt es unter neuer-

---

[4852] NILSON, H. W.: Amer. J. Physiol. 118, 620 (1937), Rona 101, 77.

[4853] WINTER, C. A., INGRAM, W. R. u. GROSS, E. G.: Amer. J. Physiol. 127, 64 (1939), Rona 117, 101.

[4854] MARINE, D. u. BAUMANN, E. J.: Amer. J. Physiol. 81, 86 (1927). Auch Na-Acetat wirkte so. Na-Glycerophosphat war fast so wirksam.

[4855] DARROW, D. C., HARRISON, H. E. u. TAFFEL, M.: J. biol. Chem. 130, 487 (1939).

[4855, I] WINTER, C. A., INGRAM, W. R., GROSS, E. G. u. SATTLER, D. G.: Endocrinology 28, 535 (1941), Rona 126, 529.

[4856] MUNTWYLER, E., MAUTZ, F. R., MANGUN, G. u. MELLORS, R. C.: J. biol. Chem. 128, LXXIV (1939).

[4857] HARROP, G. A.: Bull. Hopkins Hosp. 59, 11 (1936), Rona 96, 607.

licher Diurese (die aber zum therapeutischen Effekt nicht notwendig ist) zu einer Ausscheidung der im Blut vorher angestiegenen U^+, $K^{\cdot}$, PO_4''' und Retention von $Na^{\cdot}$ und Cl', die im Plasma zu normalen Werten gelangen. Erhält jetzt der Hund 1 g NaCl und wird dann plötzlich die Hormonverabfolgung eingestellt, dann zeigen sich folgende Änderungen (nach [4858]):

Tabelle 354.

Behandlung	Bilanz m. äquiv.		im Blut m. äquiv.	
	Na$^{\cdot}$	Cl$'$	Na$^{\cdot}$	Cl$'$
Hormongabe			144,8	111,1
ohne Hormon 2 Tage	—66,0	—50,7		
„ „ 2 „	— 5,3	+ 1,6		
„ „ 2 „	— 3,7	—10,6	133,8	101,5*
wieder Hormon	— 2,2	— 9,2		
	+16,0	+ 8,5		
	+16,1	+15,1	140,5	107,5

* Insuffizienzsymptome entwickelt.

An der Gesamtabnahme der extracellulären Phase beteiligte sich auch der Muskel etwas, aber das Verteilungsgesetz des $Na^{\cdot}$, Cl' und $K^{\cdot}$ zwischen Achillessehne und anderen kollagenen Geweben und Plasma war nicht verändert, es gehorchte dem Donnangleichgewicht (MUNTWYLER und Mitarbeiter[4759—4761, 4856]). Die intracelluläre Phase nahm zu, ein Befund, der wohl am konstantesten bei allen Autoren wiederkehrt. Aber schon bei der Wirkung einer Hormongabe fanden sich große Differenzen. Obige Autoren fanden eine klinische Besserung mit Zunahme von $Na^{\cdot}$ und Cl' und Abnahme der Acidose, aber ohne Verdünnung des Blutes und Verschiebung des Wassergehaltes, andere, z. B. SWINGLE und Mitarbeitern[4860] fanden gerade Verdünnung des eingedickten Blutes. Blutdruck, Hämoglobin, Erythrocyten, Blutharnstoff und Blutzucker näherten sich der Norm, während der Gehalt an $Na^{\cdot}$ und Cl' sogar weiter sank, wie folgende Daten anzeigen (Tabelle 355):

Tabelle 355.

	gesund	Insuffizienz	nach Extrakt
Na$^{\cdot}$	140,8	122,9	120,9
Cl$'$	114,2	96,4	93,0

Das Absinken des Cl'-Gehaltes ist nur durch andere Wasserverteilung verständlich, wenn die klinische Besserung einsetzt, da keine Zeit bestanden hatte, durch die Nahrung genügend NaCl zuzuführen, um die Bestände aufzufüllen.

Die Umschichtung von Flüssigkeit kann bei der die Cl'-Räume betreffenden „Exsiccose" aber nur die Organe selbst, die Muskeln in erster Linie betreffen. Das zeigte sich in einer Zunahme der extracellulären Räume[4857]. Aber auch die Gewebe haben nach den ersten Verlusten nicht soviel Wasser zur Verfügung, und deshalb wurde erst bei Zufuhr von Flüssigkeit durch die Nahrung die tatsächliche Restitution des Blutdrucks und auch die notwendige Harnausscheidung erreicht[4861]. Die Verhältnisse zeigten, welche geringen Reserven die Hunde bei

[4858] HARROP, G. A., NICHOLSON, W. M., SOFFER, L. J. u. STRAUSS, M.: Proc. Soc. exp. Biol. Med. **32**, 1312 (1935), Rona **90**, 291.
[4859] SWINGLE, W. W. u. WENNER, W. F.: Proc. Soc. exp. Biol. Med. **25**, 169 (1927).
[4860] SWINGLE, W. W., PARKINS, W. M. u. TAYLOR, A. R.: Proc. Soc. exp. Biol. Med. **34**, 75 (1936), Rona **95**, 305.
[4861] SWINGLE, W. W., PFIFFNER, J. J., VARS, H. M. u. PARKINS, W. M.: Amer. J. Physiol. **108**, 144 (1934), Rona **80**, 308.

voller Insuffizienz gegen leichte Insulte haben, die eine Regulation verlangen. So wurde eine intraperitoneale Traubenzuckerinjektion oder eine Blutentnahme (trotz der Eindickung des Blutes) in diesem Zustande schon mit einem schweren Kollaps beantwortet, selbst wenn mäßige Hormongaben den Zustand des Tieres einiger-maßen erhielten; nur ganz große Dosen des Hormons konnten noch rettend wirken[4855]. Die extracellulären Räume gehören auch zur Regulation des Blut-kreislaufs, obwohl darauf nicht viel geachtet wird.

Bei größerer Gabe von Hormon konnte selbst ein mit salzarmer Kost ernähtes Tier bei einem Cl′-Gehalt von 90—100 m. äquiv. und 120—140 m. äquiv. Na· am Leben erhalten werden. Wurde aber NaCl der Nahrung zugelegt, dann konnte die Hormongabe allmählich reduziert werden[4756]. Praktisch unbegrenzt konnten die operierten Hunde am Leben erhalten werden, wenn nach der Operation erst eine Phase von Behandlung mit Hormon eingeschaltet wurde und dann nachher der Übergang zu der Diät mit Salz erfolgte[4862, I].

Wichtig sind die manchmal auftretenden Krisen. Die sonst frischen Tiere findet man am nächsten Tage mit Erbrechen vor, das Blut enthalten kann; der Stuhlgang ist teerig, aber trotzdem ist das Tier vorerst noch frisch. Nach einigen Stunden sind die Augen eingesunken, Lethargie entwickelt sich, die Extremitäten werden kalt. Der Herzschlag wird zuerst rasch, nachher langsam und unregel-mäßig. Das Atemgeräusch zeigt den Beginn eines Lungenödems an. Zur Auslösung solcher Krisen gehörten manchmal Kleinigkeiten, z. B. Würmer, Staupe, einmal war mit einem Ekzem eine Hypoglykämie (10 mg%) vorhanden, einmal K·-Gabe. Die K·-Gabe wirkte nicht gleich einer Verminderung der Na·-Zufuhr. Dieses mit Sicherheit zum Tode führende Krankheitsbild konnte durch große NaCl-Gaben trotz Regulierung des Na·-Gehaltes im Plasma nicht immer, besser durch Hormon geheilt werden.

Diese Zahlen und Angaben sprechen einerseits gegen die Wichtigkeit des Na·- und Cl′-Gehaltes des Blutes, aber für die Wichtigkeit des NaCl im Zusammen-wirken mit dem Hormon. Wurden einem nebennierenlosen Hund 50 ccm Glucose intraperitoneal gegeben, dann kam es zu Schock und Kollaps. Der Blutdruck sank auf 48 mm Hg, auch wenn das peritoneale Transsudat nicht entfernt wurde. Wurde dieses aber entnommen und das darin enthaltene NaCl dem Hunde in 30% Lösung intravenös verabfolgt, dann konnte das Blutdruckniveau sofort zur Norm zurückgeführt werden (SWINGLE und Mitarbeiter[4757]). Der Schluß, daß dieser Effekt entstände, weil der Hund ohne Nebennieren die Verteilung des Wassers nicht regulieren könne, ist nicht überzeugend, denn auch der unverletzte Hund kann unter solchen Bedingungen in schweren Schock kommen, der sogar tödlich verlaufen kann, wie wir es früher ausführlich bei den hypochlorämischen Zustän-den darstellten. Der entscheidende Unterschied liegt im Quantitativen. Der Hund ohne Nebennieren hat geringere Reserven einzusetzen.

Zur Erhaltung der Gesundheit der Tiere genügen weder andere Na·-Salze allein, noch NaCl allein, beide sind notwendig und müssen in genügender Menge zugeführt werden. Für kurze Zeit kann aber auch nur eine Bedingung genügen.

Ein Hund erhielt 2 g NaCl/kg täglich. Der Harnstoff im Blut betrug < 25 mg%. Bei Salzentzug erfolgte sofortiger Anstieg mit Abfall des Blutdrucks und unwesentlichem Anstieg des Hämoglobins (SWINGLE, PFIFFNER, VARS und PARKINS[4862], siehe auch [4865]).

In diesen Versuchen entwickelten sich manchmal gastrointestinale Störungen mit Durchfällen analog den obigen Krisen. Die Zufuhr des notwendigen NaCl

---

[4862] SWINGLE, W. W., PFIFFNER, J. J., VARS, H. M. u. PARKINS, W. M.: Amer. J. Physiol. **108**, 159 (1934), Rona **80**, 308.
    [4862, I] CLEGHORN, R. A., ARMSTRONG, C. W. J. u. AUSTEN, D. C.: Endocrinology **25**, 888 (1939), Rona **125**, 629.

durch die Nahrung hörte auf, und so erfolgte der Zusammenbruch. Diese Erscheinungen sind vielleicht auf eine Anorexie infolge des stark salzhaltigen Futters zurückzuführen.

In anderen Versuchen wurde pro Tag 8—20 g NaCl zugeführt. Das gelang verhältnismäßig gut, weil nur ein Teil des NaCl im Futter, ein Teil aber durch die zum Trinken bereitgestellte 0,6% NaCl-Lösung erfolgte. Die Tiere verloren nach 50—60 Tagen den Appetit, es erfolgte Erbrechen, Gewichtsverlust und Insuffizienzerscheinungen. Trotz des Erbrechens war die Alkalireserve auf 30 mg% gesunken. Da der Verlust von Na$^{\cdot}$ immer größer ist als der von Cl', muß dieser Effekt unweigerlich früher oder später eintreten. Wurde jetzt $NaHCO_3$ oder noch besser Na-Citrat verabfolgt, dann besserte sich das Befinden der Tiere und es gelang, ein Tier 150 Tage lang ohne Hormon am Leben zu erhalten[4863] (Diät 200 mg% K$^{\cdot}$).

Wurde umgekehrt verfahren und der Versuch gemacht, ob man durch Gabe von Na$^{\cdot}$-Salzen allein ($NaHCO_3$, Na-Gluconat, Na-Lactat) das NaCl ersetzen könnte, dann scheiterte das daran, daß die Tiere das Essen verweigerten. Wurden jetzt die Salze vor der Mahlzeit mit der Schlundsonde verabfolgt, dann traten leicht Durchfälle und sonstige Verdauungsstörungen auf. Wenn dieses Verfahren durch eine intravenöse Injektion verstärkt wurde, gelang es zwar, das K$^{\cdot}$ im Blute zu erniedrigen und den sonst raschen Verlust an Cl' hintanzuhalten, aber infolge des fortdauernden Verlustes der auf etwa 90 m. äquiv. gesunkenen Cl'-Werte hörte die Magensaftsekretion auf und Anorexie machte die Fortführung des Versuchs unmöglich. Auf 4 g NaCl per os bei einem Hund von 10 kg stieg das Cl' auf 108,5 m. äquiv., und die Salzsäuresekretion setzte wieder ein[4864].

Dieser Befund findet kein Analogon in dem nach Pylorusverschluß auftretenden Erbrechen, wo die Cl'-Werte des Plasmas extrem niedrig werden, ohne daß die Magensaftsekretion wesentlich geringer wird. Ganz entschieden ist auch Cl' zur Aktivierung mancher Fermente notwendig, aber die Konzentrationen, die ausreichen zur optimalen Wirkung, sind sehr gering (siehe Fermente).

Ein merkwürdiger Zwischenfall trat manchmal auf, wenn die an sich zureichende Salzzufuhr von 5 g NaCl + 2 g $NaHCO_3$ vermindert wurde. Es entwickelte sich ein Zustand der Nebenniereninsuffizienz, mit schwankendem Gang anfangend. Aber hier war der Spiegel des Na$^{\cdot}$ und Cl' im Blut plötzlich emporgeschnellt, z. B. beim Cl' von 104 auf 129, beim Na$^{\cdot}$ von 134 auf 150 m. äquiv. Der K$^{\cdot}$-Gehalt war allerdings schon vorher von 8,5 auf 18,5—18,9 m. äquiv. gestiegen, und hierdurch kam es zu Muskelstörungen und Rhythmusstörungen des Herzens. Wie die Steigerung des Na$^{\cdot}$ und Cl' im Plasma zu erklären ist, ist unsicher, vielleicht durch Änderungen im Muskelstoffwechsel, worauf der vorherige Anstieg des K$^{\cdot}$ hinweisen könnte. Werden die Aktionen des Muskels unökonomisch, dann muß es zu einer Zunahme des osmotischen Drucks im Muskelinneren kommen mit Aufnahme von Wasser in die Faser. Der Reststickstoff betrug 76 mg%[4864].

Das Verhalten des *Blutzuckers* war außerordentlich variabel, z. B. in den eben angeführten Versuchen fiel er ab, wenn die Tiere unzureichende Mengen von Salz erhalten hatten. Aber zugleich war Anorexie zu beobachten, und es wurde die Auffassung vertreten, daß die Höhe des Blutzuckerspiegels für die

---

[4863] ALLERS, W. D. u. KENDALL, E. C.: Amer. J. Physiol. **118**, 87 (1937). C. **1937 I**, 3009.

[4864] HARROP, G. A., SOFFER, L. J., NICHOLSON, W. M. u. STRAUSS, M.: J. exp. Med. **61**, 839 (1935), Rona **90**, 158. C. **1935 II**, 1051.

[4865] SCHÄFER, W.: Z. exp. Med. **96**, 618 (1935), Rona **90**, 124. Cl' und Rest-N verhielten sich bei nebennierenexstirpierten Hunden entgegengesetzt. Das Blut-Cl' soll auch bei positiver Cl'-Bilanz abnehmen.

Überlebensdauer ohne Bedeutung sei[4864]. Diese Auffassung könnte man auch aus folgenden Versuchen[4866] ableiten. Nach Exstirpation der Nebenniere sanken Blutzucker und Glykogen in Herz, Leber und Muskel, ohne Beziehung der Größe des Abfalls zur Lebensdauer. Diese Werte konnten — besonders was den Blutzucker betrifft — durch Hormon zurückgeführt werden, aber nach NaCl-Gabe wurde die Blutzuckerkonzentration herabgesetzt, und doch lebten die Tiere länger als ohne die Behandlung. Umgekehrt kam es durch Zufuhr von Glucose anschließend an eine Steigerung zu schweren Hypoglykämien (KENDALL und Mitarbeiter[4653, 4863]). Diese konnten so schwer sein, daß z. B. ein Tier mit einem Blutzucker von 19 mg% starb[4863].

Diese Verhältnisse stehen im Gegensatz zu denjenigen beim pankreaslosen Tier, bei dem NaCl-arme Kost mit geringerem Cl'-Gehalt des Blutes zur Verschlechterung der Kohlenhydrattoleranz und der Insulinwirkung, NaCl-Zulage zur Verbesserung beider Faktoren Anlaß gibt (siehe auch [4867]).

Dagegen findet sich hier ein Zusammenhang mit der *Diurese*. Wurde Hunden ohne Nebennieren eine Infusion 10% Glucose in der Menge von 1 g/kg/Stunde verabfolgt (KENDALL, FLOCK, BOLLMAN und MANN[4653]), dann trat Unterdrückung der Urinsekretion bis zur völligen Anurie ein, die noch mehrere Stunden nach Aufhören der Infusion fortbestehen konnte. Während der Anurie stieg das K· im Blut an, und damit entschied sich auch das Schicksal der Tiere. Gelang es, eine Diurese wieder in Gang zu bringen, dann konnte die Ausscheidung des K· begünstigt und das Leben gerettet werden. Und wenn auch die Schwere der Symptome mit der Konzentration von NaCl im Plasma nicht konform ging, ließ sich doch durch Gabe von NaCl die Diurese in Gang bringen, ja wenn der 10% Glucose 0,9% NaCl zugesetzt wurde, kam es gar nicht zur Anurie. In der Begünstigung der K·-Ausscheidung glichen sich die Gaben von Cortin und NaCl[4653, 4868, 4869].

Auch die Verteilung des K· ist gestört, z. B. blieb die Konzentration im Blut länger erhöht bei Hunden ohne Nebennieren als bei normalen[4870]. Aber bei Tieren mit K·-armer Diät, die noch NaCl und Na-Citrat als Zulage erhielten (Diät siehe oben [4852]), wurde bei langsamer Steigerung selbst 10 g K· (gegeben als KH_2PO_4), an 2 aufeinanderfolgenden Tagen verabfolgt, ohne Zusammenbruch ertragen. Hier war anscheinend die Möglichkeit einer geeigneten Verteilung geschaffen worden (NILSON[4852]).

Man wird bei vielen dieser Vorgänge auf die *Nieren* hingewiesen. Ein Hund wurde arm an NaCl ernährt und nach Nebennierenexstirpation durch Cortin am Leben erhalten. Wurde jetzt das Hormon fortgelassen, dann erfolgte sofort Anurie. Der Harnstoff stieg an, und Koma bedrohte das Leben des Tieres. Wurde jetzt Cortin verabfolgt, dann kam es zur Verdünnung des NaCl im Plasma und zur Diurese. Das Hormon führte zur Mobilisierung von Körperwasser[4871]. Dieser Versuch berichtet von einem fast ausschließlich extrarenalen Angriffspunkt der ganzen Vorgänge, denn selbst wenn die Diurese — und damit die Ausscheidung von K· und Harnstoff — ausschließlich von der Funktion des Kreislaufs abhängig wäre, kann man dieses hier nicht annehmen, da bei Cortin weder eine direkte Beeinflussung des Herzens noch des Kreislaufs nachweisbar ist, wenigstens in

[4866] BRITTON, S. W., SILVETTE, H. u. KLINE R.: Amer. J. Physiol. 122, 446 (1938), Rona 109, 100.
[4867] ADLERSBERG, D. u. WACHSTEIN, M.: Klin. Wschr. 1937, 85.
[4868] HARROP, G. A.: Bull. John Hopkins Hosp. 59, 25 (1936). C. 1937 I, 116.
[4869] HARROP, G. A. u. THORN, G. W.: J. of exp. Med. 65, 757 (1937), Rona 104, 613.
[4870] MARENZI, A. D.: Endocrinology 23, 330 (1938), Rona 111, 606.
[4871] SWINGLE, W. W., PARKINS, W. M., TAYLOR, A. R. u. HAYS, H. W.: Amer. J. Physiol. 119, 684 (1937), Rona 103, 272.

kleiner Dosierung. Hunde ohne Nebennieren, aber mit Desoxycorticosteron bei fehlender hoher Salzdiät, reagierten auf Adrenalin umgekehrt (auf Noradrenalin normal), wenn der NaCl-Gehalt im Plasma unter 500 mg% gesenkt wurde[4872, I]. Da die Reserven des Kreislaufs eng mit der Größe der extracellulären Räume zusammenhängen, wird man ohne deren Messung nur schwer eine genaue Definition des Zustandes erlangen können, besonders bei einer Substanz, die zugleich auf den Stoffwechsel wirkt.

Zu diesen Veränderungen als Komplikation kommt der Hinweis auf renale Störungen. Es kann durchaus eine ausreichende Diurese bestehen und doch die Ausscheidung von Harnstoff unzureichend sein; die Konzentrationsfähigkeit leidet, wie bei mit Fleisch ernährten Hunden, die durch NaCl und Cortin am Leben gehalten wurden, nach Fortlassen des NaCl oder Cortins trotz ausreichender Diurese sowohl mit Anstieg des Rest-N, als auch mit minderer Konzentrationsfähigkeit reagierten[4873].

Bei Kontrolle der Kreatininclearance ergaben sich folgende Werte[4872]:

Normal 58 und 65.

Nach Nebennierenexstirpation	Absinken auf 21,
0,7% NaCl + NaHCO$_3$	Anstieg auf 37,
0,7% NaCl + NaHCO$_3$ + Hormon	Anstieg auf 45.

Die Harnstoffclearance war noch stärker abgefallen — wie wir schon früher bei Hypochlorämie darstellten — nämlich auf 7—12% des Normalen. Die Filtration der Glomeruli war geringer geworden. Daneben war eine mangelhafte Funktion der Tubuli festzustellen. Denn trotz verminderter Filtration war die Reabsorption für Na· schlechter, für K· und PO$_4$''' aber besser. Die Tubuli konnten also die Konzentrationsgradienten nicht halten. Wurde jetzt NaCl gegeben, dann wurde die glomeruläre Filtration schon in einer Stunde verdoppelt, aber die Reabsorption des K· in den Tubuli nicht verändert; und wenn NaCl trotzdem die Ausscheidung von K· verbesserte, dann soll das an der vermehrten Diurese liegen, während das Hormon auch die K·-Reabsorption zur Norm zurückführen soll, so daß sogar die Ansicht ausgesprochen wird (DARROW, HARRISON und TAFFEL[4855, 4872]), daß die Niere der Hebel der Gesamterscheinungen der Nebenniereninsuffizienz sein könnte. Daß diese Ansicht in extremer Form nicht richtig sein kann, wurde gerade durch Gegenüberstellung der beiden letzten Versuchsreihen deutlich gemacht.

Ein weiteres Eingreifen auf die Verluste von Na· soll von den *Sexualhormonen* ausgehen, indem Schwangerschaft und Oestrus auf das Befinden der nebennierenlosen Tiere günstig wirken. Oestradiol, Progesterin und in geringem Maße Pregnandiol hielten Na· in der Ausscheidung zurück[4874]. Bei Ratten war Oestron mit gleichzeitiger Anregung der Diurese dagegen schädlich (GAUNT, POTTI und LOOMIS[4819]). Auch die *Hypophyse* wirkt auf die Cl'-Ausscheidung[4875]. Bei gleichzeitiger NaCl-armer Ernährung konnte sogar durch Tonephin eine Hypochlorämie beträchtlichen Ausmaßes (160 mg% Cl', 255 mg% Na·) ohne Rest-N-Erhöhung erreicht werden. Erst bei Beschränkung der Flüssigkeitszufuhr mit Exsiccose stieg der Rest-N an[4876].

[4872] HARRISON, H. E. u. DARROW, D. C.: Amer. J. Physiol. **125**, 631 (1939).

[4872, I] LOCKETT, M. F.: J. Physiol. **108**, 46 P (1949).

[4873] STAHL, J., KUHLMANN, D. u. URBAN, M.: C. rend. Soc. Biol. **127**, 1283 (1938), Rona **108**, 623.

[4874] THORN, G. W. u. HARROP, G. A.: Science **1937** II, 40, Rona **103**, 118.

[4875] DANILOFF, A. A.: Rona **85**, 592 u. 593 (1934).

[4876] ECKE, W.: Dtsch. Z. f. Verdauungskrankheiten **1**, 275 (1939), Rona **113**, 428.

Übersicht. Kochsalz, seine Verteilung und Ausscheidung, erfährt durch jeden physiologischen Vorgang eine Änderung. Eine andere Beteiligung am Stoffwechsel ist nicht vorhanden oder bisher für uns nicht sichtbar. Tiefergreifend und von längerer Dauer sind die Einwirkungen von Hormonen, z. B. der Schilddrüse und Hypophyse. In der Nebennierenrinde haben wir ein Organ kennengelernt, dessen Funktion es ist, über die richtige Verteilung des Salzes zu wachen. Das beleuchtet die Wichtigkeit des NaCl im Bauplan des Organismus. Bei der Betrachtung erscheint es als ein passiver Teil im Getriebe einer aktiven Maschine, wie es wohl mit den meisten Substanzen sein wird, wenn man sie einzeln und nur allein betrachtet.

Die Bedeutung der Nebennierenrinde für unser Problem tritt sowohl bei der Exstirpation der Drüse als auch der Überdosierung des betreffenden Hormons hervor. Nach der Exstirpation schwinden die Vorräte des NaCl dahin und gehen im Urin verloren. Die Folgen dieses Verlustes sind vielseitig: schon frühzeitig büßt die Muskulatur die Fähigkeit zur Arbeitsleistung ein. Dann leidet der Kreislauf, insbesondere die Möglichkeit der Regulation bei außergewöhnlichen Anforderungen infolge Einengung der extracellulären Phase. Kalium wird unzureichend ausgeschieden und häuft sich im Organismus an. Aus allen diesen Ursachen ergeben sich eine Reihe weiterer Folgen in der Funktion. Die Reproduktion ist gestört, ebenso wie die Urinbildung, Appetit und Verdauung, die Reizbarkeit des Zentralnervensystems wird verändert, zahlreiche Einzelheiten des Stoffwechsels erfahren eine Abwandlung. Wir müssen schon erwarten, daß der Organismus sich einzurichten sucht auch bei Fehlen dieses einen Bausteins Kochsalz. Aber es gelingt ihm nicht, denn die Tiere ohne Nebennierenrinde sterben unweigerlich, wenn sie nicht akzessorische Drüsen besitzen, die den Verlust ausgleichen können.

Uns interessiert hierbei folgendes Problem: Wir wissen nicht, was primär dem Fehlen des NaCl, was einer weiteren Funktion des exstirpierten Organs, was einem isolierten Hormon zuzuschreiben ist. Wie verhalten sich die Tiere, denen man das Kochsalz in so weit erhöhter Menge der Nahrung zufügt, daß der Verlust durch den Urin ausgeglichen wird? Damit erreicht man, daß der Bestand an NaCl sich erhält, wenn auch der Durchstrom auf das Mehrfache gesteigert wird.

Der Versuch zeigt als erstes eine Lebensverlängerung, aber die Hilfe dauert nicht an. Wohl ist es möglich, den Kreislauf, und bis zu einem gewissen Grade selbst seine Regulationsfähigkeit, zu bessern, wohl wird die Ausscheidung von Harnstoff und Kalium durch die Niere vermehrt, aber Na· und Cl′ verlassen über den Urin wahllos den Organismus. Für die Nierenfunktion fehlt nicht nur die durch NaCl-Zulage zu verbessernde Kreislauftätigkeit, sondern auch die Unterscheidungsfähigkeit zwischen Kation und Anion.

Sobald das Hormon verabfolgt wird, steigt die Ausscheidung des Cl′ im Verhältnis zum Na·. In der Funktion des Organismus hat Natrium eine vielseitigere Verwendung. Es ist nicht nur im Blutplasma in größerer Menge vorhanden, sondern bildet auch einen Bestandteil zahlreicher Zellen als Chlorid. Nebenher läuft der dauernde Verlust durch die Verdauungssäfte. Das Chlorid des Magensaftes wird leichter im Darm rückresorbiert als das Natrium, das als Bicarbonat durch sämtliche Darmdrüsen ausgeschieden wird. Mit der fehlenden Wahl der Nieren müssen bei alleiniger Lebenserhaltung durch NaCl im nebennierenlosen Tier die Bestände des Organismus an freien Basen zusammenschmelzen. Eine zunehmende Acidosis läßt dieser Therapie nur eine geringe Geltungsdauer. Es muß also eine zusätzliche Gabe von Alkali allein verabfolgt werden. Diese kann aus $NaHCO_3$, Natriumacetat, Natriumcitrat und dergleichen bestehen. Zu bevorzugen ist stets ein verbrennbares Anion, da das Bicarbonat durch Neutralisieren des Magensaftes zu Verdauungsstörungen und Appetitverlust führen kann.

Mit dieser Mischung gelingt es für lange Zeit, das Leben zu erhalten. Die Leistungsfähigkeit der Muskeln steigt, die Nierenfunktion stellt sich wieder her, selbst Junge werden wieder ausgetragen. Die Elektroschockschwelle wird sogar auf die Norm zurückgeführt, aber sonst bleibt alles auf niederem Niveau stehen. Zwar ist es möglich, die Ausscheidung des Kaliums zu erzwingen, aber nur in beschränktem Bereich. Man muß also bei der Diät zugleich die Zufuhr von Kalium beschränken. Steigert man seine Dosis, dann gelingt es auch mit noch so großen Zulagen von Kochsalz nicht, das Verderben aufzuhalten.

Andererseits ist es nicht leicht, die Salzzufuhr übermäßig zu steigern, weil das Tier mit Verdauungsstörungen antwortet, und solche Zwischenfälle können krisenartig einen früheren Tod des Tieres herbeiführen. Wenn Appetitlosigkeit einsetzt, hört die Zufuhr von NaCl durch die Nahrung auf. Das wird noch durch gleichzeitige Durchfälle mit ihren beträchtlichen Natriumverlusten verstärkt, so daß ohne reichliche parenterale Kochsalzgaben, am sichersten in Kombination mit Hormonzufuhr, das Tier nicht zu retten ist. In dieser Kombination wirkt Kochsalz akut und von kurzer Dauer, das Hormon stabilisiert den Effekt, wirkt aber nicht so rasch. Damit ist jedoch die Wirkung des Hormons nicht erschöpft. Mit seiner Hilfe kann Kalium in größerer Menge vertragen werden. Auch andere Funktionen werden wiederhergestellt, die durch die mineralische Diät allein nur verbessert werden, während andere, wie der Kohlenhydratstoffwechsel, nicht ansprechen.

Das Chlorid des Kochsalzes muß ergänzt werden durch Salze wie Bicarbonat, Citrat usw. Aber es kann durch diese Anionen nicht ersetzt werden. Das gilt nicht nur für die Magensaftsekretion und die Aktivierung der Amylasen, nicht nur für die Vermeidung der Tetanie durch Alkalose, sondern auch für die Funktion der Muskeln, der Nieren, des Zentralnervensystems usw. Bicarbonat tritt beiderseits der Zellgrenzen auf, nicht aber Chlorid, so daß eine Art von Polarisierung dieser wichtigen Gebiete stattfindet, die wir der Kürze halber mit Zellmembran bezeichnen. Deren Funktion zu präzisieren ist aber noch kaum begonnen worden.

V. Menschliche Pathologie der Hypochlorämien.

1. Addisonsche Erkrankung[4877]. Es kann sich hier nicht darum handeln, irgendwelche Beschreibungen der Symptomatologie und Klinik dieser und späterer Erkrankungen zu geben, sondern es sollen nur die Ähnlichkeiten oder Identitäten mit den experimentell gewonnenen Erscheinungen angegangen werden, von denen der Addison mit dem durch Exstirpation der Nebenniere hervorgerufenen Bilde vergleichbar ist. Hierzu gehören in erster Linie die Symptome der Adynamie, des niederen Blutdrucks und Blutzuckers mit Eindickung des Blutes und Senkung des NaCl, Erhöhung des Rest-N, K$\cdot$ und eventuell die Exsiccose.

Es ist eine Erschöpfung der Literatur in keiner Weise beabsichtigt; und hier verweisen wir — abgesehen von dem speziellen Gebiet von THADDEA (z. B. [4877]) — auf KERPEL-FRONIUS[4693] und besonders GLATZEL[4633].

Obwohl in sehr zahlreichen Untersuchungen eine Erniedrigung des Na$\cdot$ und Cl′ des Plasmas festgestellt wurde, wäre auch hier durchaus nicht immer die Schwere der Symptome mit der Erniedrigung gleichzusetzen, wie z. B. im präkomatösen Zustand sich normale Werte zeigten[4878]. Wir weisen auf einige Versuchsprotokolle bei nebennierenlosen Hunden hin, wo auch plötzlich ein Anstieg

---

[4877] THADDEA, S.: Klin. Wschr. **1940 I**, 145. Daselbst Hinweis auf weitere Literatur und die Monographie.
[4878] SIWE, S.: Klin. Wschr. **1935 II**, 1359.

über die Norm erfolgte, ohne daß ein wirklicher Grund wegen der Isoliertheit der Befunde angegeben werden konnte, abgesehen von einer möglichen Verringerung der extracellulären Räume des Muskels. Diese Möglichkeit besteht in erhöhtem Maße, wenn bei Analysen ein geringer Wassergehalt in der Muskulatur gefunden wurde[4882], entgegen den meisten Tierversuchen, in denen die Exsiccose vorwiegend das Blut und die chloridzugänglichen Gewebe betraf.

Es wurden extreme Werte des Blut-NaCl mitgeteilt, wie z. B. von SIWE[4878] in einer präkomatösen Krise mit 205 mg% Na˙ und 225 mg % Cl′. In diesem Krankheitsfall bestanden gastrointestinale Störungen mit Durchfällen. Manchmal sieht man auch Erbrechen. Solche Fälle müssen die perorale Zufuhr von NaCl unmöglich machen, so daß die Therapie nicht zur Auswirkung kommen kann. Sie stellen einen bei der mangelhaften NaCl-Bilanz zum exitus führenden Circulus vitiosus dar. Beim Menschen fand sich auch als Komplikation neben dem hohen NaCl-Verlust eine Retention von K˙. Es fand sich z. B. trotz K˙-reicher und NaCl-armer Kost eine größere Ausscheidung im Urin nach Belastung mit NaCl als beim Gesunden mit derselben Kost[4881]. K˙ wurde weniger ausgeschieden, und auf dieser Basis wurde sogar eine Funktionsprüfung der Nebennierenrinde aufgebaut[4879]. Im Blut war dabei das K˙ durchaus nicht immer erhöht[4880].

In den Versuchen von McCANCE mit extremer Hypochlorämie durch Schwitzen und salzarme Kost wurde die Adynamie der Muskeln usw. auch erzielt, ohne daß der K˙-Gehalt des Blutes angestiegen war. Trotzdem sind beim Menschen NaCl-reiche und K˙-arme Diät bei Nebenniereninsuffizienz absolut geboten. Unter solcher Diät kann auch die Pigmentation zurückgehen. Vorteilhaft ist die Kombination von NaCl mit NaHCO$_3$ oder Na-Citrat[4885], die allerdings ohne gleichzeitige K˙-Einschränkung die K˙-Krisen nicht verhindern kann[4884]. Bei genauer Analyse von 3 Addisonkranken[4883] zeigte sich, daß 4 g K˙ täglich und mehr die Ausscheidung von Na˙ und Cl′ und das Auftreten kritischer Symptome beschleunigen. 18 g NaCl + 5 g Na-Citrat konnten diese Symptome nicht beseitigen. Wurde die K˙-Menge auf 1,6 g täglich vermindert, dann kam man mit kleineren NaCl-Dosen aus, und sogar die Injektionen von Cortin konnten entbehrt werden.

Diäten solcher Art zusammenzustellen scheint nicht leicht, weil meist Ca˙˙, P, Fe, Vitamin D, B und G unzureichend sind und extra hinzugefügt werden müssen.

Mit einer Extragabe von 3—8 g einer Mischung von gleichen Teilen NaCl und NaHCO$_3$ gelang es ohne Hormon 14 Fälle am Leben zu erhalten mit Besserung der Adynamie, Fettansatz u. a.[4886]. Hinzuweisen wäre noch darauf, daß die Größe der NaHCO$_3$-Gabe nicht nach der Acidität des Urins beurteilt werden dürfe, da selbst bei alkalotischer Stoffwechsellage die Reaktion des Urins wegen der gestörten Nierenfunktion sauer sein könne[4885].

Bei ausreichender Gabe von NaCl mit Einschränkung von K˙ kann auf jeden Fall die verabfolgte Hormondosis vermindert werden. Wenn das nicht geschieht, sind Überdosierungserscheinungen möglich, wie der Bericht von PENTSCHEW[4887]

[4879] CUTLER, H. H., POWER, M. H. u. WILDER, R. M.: J. amer. med. Assoc. 111, 117
[4880] C. 1939 I, 3569.
(1938). DECOURT, J. u. GUILLAUMIN, CH. O.: C. rend. Soc. Biol. 131, 55 (1939), Rona 115, 204.
[4881] DRYERRE, H. W.: Brit. med. J. 1939 I, 971. C. 1939 II, 3596.
[4882] MARANON, G. u. COLLAZO, J. A.: Klin. Wschr. 1935, 1107.
[4883] WILDER, R. M., KENDALL, E. C., SNELL, A. M., KEPLER, E. J., RYNEARSON, E. H. u. ADAMS, M.: Arch. internat. Med. 59, 367 (1937), Rona 101, 413.
[4884] JERVELL, A.: Nord. med. Tidskr. 16, 1447 (1938). C. 1939 I, 987.
[4885] McCANCE, R. A.: Lancet 1936 I, 704 u. 765, Rona 94, 390.
[4886] MARANON, G., COLLAZO, J. A., GIMENA, J. u. BARBUDO, J.: Ann. Med. 4, 519 (1935), Rona 91, 117.

zeigt, wo Anasarka, Lebervergrößerung durch Stauung und Herzerweiterung beobachtet wurden, die sich nach Absetzen beider Medikamente in wenigen Tagen zurückbildeten. Die Analogie zu den Rattenversuchen S. 922f. ist deutlich.

Auch Flüssigkeitseinschränkung führte zur Retention von NaCl bei gleichzeitiger Entwicklung von Insuffizienzsymptomen[4888]. Beim Gesunden kam es bei Dursten neben der Bluteindickung und Erhöhung der Cl'-Konzentration zu einer Erhöhung des Harnstoffs, bei Addison war dies trotz niedriger Cl'-Werte in der hiermit parallelgehenden Exsiccose nicht vorhanden[4889]. Die Erhöhung des Rest-N soll nach GÖMÖRI[4745] auf der mangelhaften Funktion der Filtration in den Glomerulis beruhen, infolge gleichzeitiger Steigerung des kolloidosmotischen Drucks und verlangsamter Strömung. Gabe von Hormon führte bei schweren Fällen von Addison gleichzeitig zur Abnahme des Harnstoffs im Blut und Zunahme des Blutdrucks[4890].

Ähnlichkeiten mit Addison soll *Pellagra* haben, die mit hohem K', niedrigem Na'-Gehalt im Plasma einhergehend, durch NaCl-Gabe günstig beeinflußt wurde[4891, I].

2. Eine Beziehung zu der Nebenniere soll die **Hypochlorämie der Diabetiker** ergeben, wie sie im schwersten diabetischen Koma vorkommt. Die Cl'-Verluste, die durch die Niere infolge der Diurese stattfinden und schließlich ein Symptomenbild erzeugen, das dem der Addisonkrise gleicht[4891], lassen sich nicht bei erhaltener Regulation der Niere erklären. In solchen Fällen kann dann die Gabe von NaCl, der NaHCO_3 bei der durch die Stoffwechsellage besonders schweren Acidose zugefügt werden muß, lebensrettend wirken und die Insulinwirkung erst ermöglichen[4891]. Daß bei Nebenniereninsuffizienz NaCl auch auf den Glykogenansatz wirkt, haben wir schon bei den Tierversuchen erwähnt. Vielleicht liegt es daran, daß die Bedingungen noch nicht voll erfüllt waren, wenn ADLERSBERG und WACHSTEIN[4867] bei ihren Diabetikern durch NaCl-Gabe keine Verbesserung fanden, wohl aber bei Hunden, deren Pankreas exstirpiert war.

Während der diabetischen Krisen oder auch nach geglückter Behandlung stieg der Harnstoff im Blut an, z. B. auf 166 mg% vom Präkoma in 3 Tagen und auf 269 mg% in 10 Tagen. Dieser Harnstoffgehalt ging erst auf NaCl-Gaben wieder zurück (besser als auf NaHCO_3). Man könnte die Steigerung als ein Zeichen der Exsiccose (siehe GÖMÖRI[4745]) auffassen, aber auch die Schwelle für Glucose stieg auf 400 mg%, so daß eine primäre Nierenfunktionsstörung dafür verantwortlich gemacht wurde[4892, 4893].

3. Bei **Hypochlorämie durch Erbrechen** werden viel größere Erniedrigungen als bei anderen Formen gefunden, weil hierbei vorwiegend das Cl' beseitigt wird, das durch HCO_3' ersetzt werden kann. Durchfälle, durch die Na' aus dem Körper entfernt wird, führten aber schon früher zu Störungen (AMBARD, STALL und KUHLMANN[2882]). Neben der vorhandenen Rest-N-Erhöhung ist besonders die Zunahme der Alkalireserve zu erwähnen, so daß z. B. bei Pylorusstenose leicht Tetanie entstand[4894]. Bei 200 mg% NaCl soll solche Tetanie auftreten[4900].

Die Alkalose war besonders intensiv und gefährlich, wenn gleichzeitig bei Hyperacidität eine Alkalikur ausgeführt wurde (WILDMANN[3945]). Das Erbrechen mußte aber häufiger sein, bei seltenem vermochte der Organismus auszugleichen[4895].

[4887] PENTSCHEW, A.: Klin. Wschr. 1939 II, 1570.
[4888] WILLSON, D. M. u. SUNDERMANN, F. W.: J. clin. Invest. 18, 35 (1939), Rona 114, 67.
[4889] TEITELBAUM, M.: J. Labor. clin. Med. 23, 689 (1938), Rona 107, 406.
[4890] BORST, J. G. G. u. VIERSMA, H. J.: Acta med. Skand. 91, 127 (1937). C. 1937 I, 4522.
[4891] ENGEL, R.: Klin. Wschr. 1937, 775.
[4891, I] GILSANZ, V. u. LARREGLA, N.: Z. Vitaminforschung 10, 223 (1940). C. 1941 I, 2270.
[4892] BLUM, L. u. GRABAR, P.: C. rend. Soc. Biol. 98, 527 (1928), Rona 46, 98.
[4893] BLUM, L. u. GRABAR, P.: C. rend. Acad. Sci. 186, 183 (1928), Rona 45, 233.

Welche extremen Grade der Blutveränderung möglich sind, zeigt folgender Fall einer Hyperacidität mit Pylorusstenose, bei dem der Magensaft durch Dauersonde abgesaugt wurde. Durch die Diät und fortgesetzte rectale Zufuhr von Traubenzuckerlösungen wurde gesorgt, daß keine Dehydratation eintrat[4896]. Die abgeleitete Magensaftmenge betrug 4260 ccm am ersten Tage, an den folgenden Tagen auf 1690 und 1800 ccm fallend, aber die Acidität war gleich trotz der extremen Alkalosis. Die Zusammensetzung des Plasmas änderte sich, Chlorid fiel von 104 mMol auf 64 mMol (in NaCl von 606 auf 373 mg%), die Alkalireserve stieg von 68 auf 130 Vol%, der Blutharnstoff von 36 auf 78 mg% an.

Es war keine Austrocknung erfolgt, wie Bestimmungen mit dem Hämatokriten ergaben. Das scheint für eine Störung der Nierenfunktion selbst zu sprechen, worauf auch aus vermehrtem Auftreten von Diastase im Harn geschlossen wurde[4897].

Die Störung der Nierenfunktion soll nicht auf die Erhöhung der Alkalireserve zurückzuführen sein. Nach NaCl-Darreichung wurde das Konzentrationsvermögen der Niere für Harnstoff und die Wasserausscheidung erhöht. Welches das führende Symptom war, sei nicht sicher[4898]. Die Harnstoffausscheidung bei einem Kranken mit Duodenalstenose stieg nach hypertonischer NaCl-Lösung von 0,25 g auf 1 g in der Stunde an[4899]. Diese Befunde widersprechen nicht absolut der Kreislauftheorie von GÖMÖRI[4745], der auch die Darmblutungsazotämie darunter rechnet. Jedoch wurde bei den beiden Fällen von LYALL und NICOL[4896] durch reichliche Zufuhr von Glucose eine Dehydratation verhindert, und trotzdem kam es zur Erhöhung der Harnstoffwerte. Die Niere gab im Urin kein Chlorid mehr ab. Es scheint, daß bei Unterschreiten der Nierenschwelle für Cl' der Strom der rückresorbierten Flüssigkeit so groß ist, daß zwangsläufig auch der Harnstoff, der Zellgrenzen leicht durchdringen kann (VAN SLYKE), mitgeführt wird. Offenbar ist das Cl' zur Nierenfunktion notwendig und kann vielleicht nur durch Br', kaum durch SO_4 oder NO_3 (siehe HIATT), bestimmt nicht durch HCO_3' ersetzt werden.

Bei tiefer sitzendem Darmverschluß wird unterwegs das Cl' des Magensaftes rückresorbiert, und die Hypochlorämie entwickelt sich weniger rasch[4901], wenn nicht Durchfälle das Bild komplizieren, bei denen zugleich noch die Wasserverluste beträchtlich sind[4902]. Jedenfalls ist die Behandlung mit NaCl vorteilhaft. Zu überlegen ist die Konzentration, die sich nach dem Wasserverlust zu richten hat, und der Zusatz von $NaHCO_3$ oder Na-Citrat, der kontraindiziert ist, wenn durch Verlust von saurem Magensaft eine Alkalose zu fürchten ist. Bei Schwangerschaftserbrechen bewährte sich die Darreichung von Nebennierenrindenhormon[4907, I].

4. Niere. Beim Nierenkranken ist in den meisten Fällen eher eine Retention des NaCl zu fürchten mit all ihren üblichen Konsequenzen wie Ödemen, auch des Gehirns usw., trotzdem kommt eine Hypochlorämie gar nicht so selten vor, weil die Niere Cl' besser als HCO_3' auszuscheiden vermag[4903, 4904].

[4894] HARTMANN, A. F. u. SMYTH, F. S.: Amer. J. dis. of Childr. 32, 1 (1926).
[4895] GOLLWITZER-MEIER, K.: Z. exp. Med. 40, 83 (1929).
[4896] LYALL, A. u. NICOL, B. M.: J. Physiol. 96, 21 (1939).
[4897] MELLINGHOFF, K.: Dtsch. med. Wschr. 1934 II, 1127, Rona 82, 635.
[4898] HOGE, J. G.: Diss. Groningen 1932, Rona 70, 736.
[4899] BORST, J. G. G.: Z. klin. Med. 117, 55 (1931), Rona 64, 141.
[4900] TRUSLER, H.: J. amer. med. Assoc. 91, 538 (1928), Rona 48, 378.
[4901] PAGET, M.: Bull. Soc. Chem. Biol. Paris 12, 409 (1930), Rona 56, 325.
[4902] MERKLEN, P. u. GOUNELLE, H.: Ann. Med. 38, 154 (1935), Rona 91, 152.
[4903] GLATZEL, H.: Klin. Wschr. 1933 I, 853, Rona 74, 711.
[4904] GLATZEL, H.: Z. exp. Med. 88, 454 (1933), Rona 74, 711.

Auch hier sind die Beziehungen des Blutkochsalzspiegels zum Rest-N von Bedeutung. Häufig kam es nach NaCl-Gabe zu einer Vermehrung beider Werte, ohne daß die chlorfreie Kost eine Besserung ergeben hätte[4906], [4907]. Vermehrungen des Rest-N konnten selbst nach NaCl-Gabe vorkommen, wenn vorher der Chlorspiegel im Blute niedrig war[4905]. In anderen Fällen konnte durch Gabe von NaCl sofort eine Minderung der Harnstoffwerte herbeigeführt werden[4907, II]. So sank bei einem Kranken mit fortgeschrittener Nierenerkrankung nach NaCl-Zulage der Harnstoff von 154 auf 26 mg %, um nach strenger Entziehung wiederum auf hohe Werte zu steigen, zugleich mit Retention von Kreatinin und Phosphat. Auch die Konzentrierungsfähigkeit für beide Substanzen sank nach NaCl-Entziehung[4908]. Teilweise wirkte die nach NaCl einsetzende Diurese günstig[4909].

Wurden die Organe von Patienten, die an Urämie gestorben waren, auf Na· und Cl′ analysiert und mit Werten verglichen, die von anderen Kranken erhalten wurden, die vorher eine salzarme Kost erhalten hatten, dann zeigte sich besonders in Leber und Herz, weniger im Gehirn ein vorwiegender Verlust von Cl′[4910, 4911]. Die Niere gab Cl′ rascher als Na· frei, doch waren die hauptsächlichsten Chlorverluste durch gleichzeitiges Erbrechen mit Durchfällen zu finden. PETERS, EISENMANN und WAKEMAN[3643] fanden in 48 von 63 Fällen Erbrechen, 7mal niedrige Salzdiät als Ursache einer Hypochlorämie. Es ist interessant, daß solche Veränderungen durch Diät allein, auch hinsichtlich der Rest-N-Erhöhung, beim Nierengesunden kaum zu erzielen sind. Die Niere vermochte die Cl′-Schwelle nicht einzuhalten und schied auch bei Plasma-Cl′ von 82,9 m. äquiv. noch beträchtliche Cl′-Mengen im Urin aus. Durchfall und vor allem Erbrechen sind aber die hauptsächlichsten Ursachen der auftretenden Hypochlorämie. Trotzdem führt nicht etwa NaCl-Gabe immer zur Steigerung des Blut-Cl′, sondern manchmal sogar zu einer Senkung mit gleichzeitigem Auftreten von Ödemen. Wie die Verhältnisse sich im Blut widerspiegeln, geben wir in einer Abbildung von KERPEL-FRONIUS[4693] wieder:

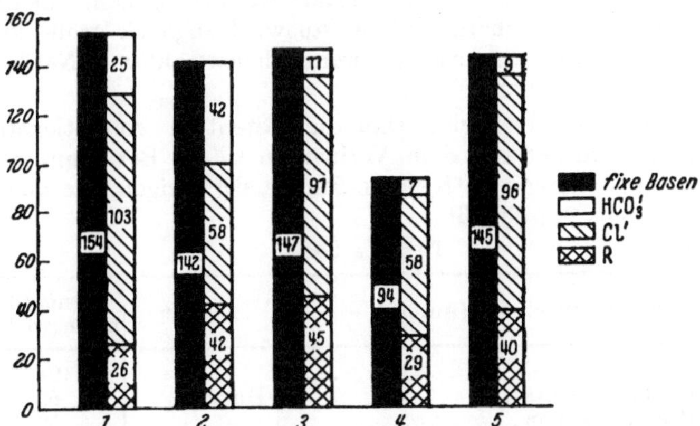

Abb 73. Salzmangelzustände und chloroprive Azotämie. 1. Die normale Ionenbilanz, 2. „gastrisches“, 3. „enterales“, 5. „renales“ Salzmangelbild: 4. Verdeutlicht die Serumkonzentration der Elektrolyten aus 3 auf normalen Blutwassergehalt umgerechnet. R Anionenrest.

[4905] MARINO, S.: Arch. Farmacol. sper. 60, 564 (1935), Rona 93, 344.
[4906] FERRO-LUZZI, G.: Arch. Farmacol. sper. 56, 477 (1933), Rona 77, 467.
[4907] FERRO-LUZZI, G.: Arch. Farmacol. sper. 56, 502 (1933), Rona 77, 467.
[4907, I] KOTZ, J. u. KAUFMAN, M. S.: Amer. J. Obstetr. Gynecol. 39, 449 (1940). C. 1941 I, 2125.
[4907, II] MOGILEWSKI, E. R.: Kasan. med. J. 36, 23 (1940). C. 1941 I, 2684. Bei 7 Fällen von Sublimatvergiftung NaCl-Gabe von therapeutischem Nutzen.

Auf der Abbildung ist im Gegensatz zu der Hypochlorämie nach Erbrechen bei Nierenkranken die Verminderung der Alkalireserve deutlich. Daß dies bei gleichzeitigem Erbrechen möglich ist, braucht nicht durch Durchfälle erklärbar zu sein, sondern dadurch, daß in dem Erbrochenen bei dieser Erkrankung oft wenig Säure aufzufinden ist, sondern nur NaCl. Das mag an der Beimischung von Duodenalsaft oder an der mangelhaften Sekretion der Drüsen liegen. Beim Vergleich mit dem Normalen ist zugleich eine acidotische Stoffwechsellage (Anionenrest R) deutlich, die teilweise noch höhere Grade annehmen kann. Durch die Acidose besteht die Möglichkeit der Verminderung des Cl′ im Plasma, da teils eine Abwanderung von Cl′ in die Erythrocyten, teils auch in das Bindegewebe erfolgt, ganz wie es das Donnangleichgewicht erfordert. Darüber hinaus kann sich erhöhte Gewebsflüssigkeit ansammeln im Sinne der EPPINGERschen serösen Entzündung.

Wird in solcher Situation NaCl verabfolgt, dann kann durch die Abwanderung ins Gewebe und durch die oben erwähnte bevorzugte Ausscheidung des Cl′ durch die Niere, gegen die Erwartung und die Verhältnisse beim Gesunden, die Alkalireserve erhöht werden. Der Quotient Na/Cl verhält sich dann ähnlich wie bei Überdosierung von Desoxycorticosteron. Gewiß gibt es häufig nephrotische Veränderungen, die Cl′ weniger rückresorbieren, aber ein eindeutiger Zusammenhang mit der anatomischen Art der Nierenschädigung ist nicht vorhanden. Selbst bei Schrumpfniere wurde durch NaCl gelegentlich Besserung erzielt[4909].

5. Auch bei **Infektionskrankheiten** gibt es eine Schädigung der Niere, die mit mangelhafter Rückresorption von Cl′ einhergeht. Es fanden sich aber in solchen Fällen auch sonstige Zeichen verschlechterter Funktion, wie Verminderung der Ausscheidung von Phenolrot, Erhöhung der Ambardschen Konstante, geringes spezifisches Gewicht des Urins. Harnstoffretention nahm ab nach NaCl-Gabe, aber die Funktion der Niere kehrte nicht sofort zur Norm zurück[4912]. Doch wird darauf aufmerksam gemacht[4913], daß Cl′-Verluste beträchtlichen Grades bei septischen Erkrankungen durch die starken Schweiße, verbunden mit mangelhafter Nahrungsaufnahme, ausreichend erklärt werden können. Bei Pneumonien verschwinden im Krankheitsherd und im Auswurf zugleich große Mengen von Kochsalz. Man kann dann von Nebennierenrindenextrakt mit NaCl einen günstigen Effekt erwarten (PERLA[4183, I]).

6. **Verschiedenes und Übersicht.** Daß die Retention von stickstoffhaltigen Endprodukten nicht direkt mit dem Verlust an Cl′ in Beziehung steht, möge folgende Zusammenstellung von KERPEL-FRONIUS[4693] zeigen, die auch Verhältnisse des Tierversuchs einschließt:

Tabelle 356.

Form der Salzentziehung (Autor)	Tierart	Serum Cl m.Aeq.p.L.	R. N. mg%
1. Normalwert		104	bis 40
2. Magensaftentziehung (GLASS)	Hund	65	34
3. Dasselbe, späteres Stadium		53	196
4. Pylorusverschluß (PORGES)	Mensch	54	150
5. Chloropenie ohne Alkalopenie (KERPEL-FRONIUS) .	Kaninchen	65	40
6. Entziehung von Pankreassaft (GAMBLE)	Hund	94	200
7. Durchfall (GSELL)	Mensch	94	67
8. Diabetisches Koma (KOLLAPS)	Mensch	90	134
9. Nebennierenrindeninsuffizienz (LOEB, ATCHLEY und Mitarbeiter)	Hund	100	185
10. Na + Cl-Entziehung mittels Dextrose (KERPEL-FRONIUS)	Kaninchen	100	135
11. Hundeexsiccose (KERPEL-FRONIUS)	junger Hund	160	192
12. Dilutionshypochlorämie (KERPEL-FRONIUS) . . .	junger Hund	67	15

Wir haben im Verlauf unserer Darstellung immer wieder darauf hingewiesen, wie wenig der Cl'-Gehalt oder selbst der Na·-Gehalt des Plasmas allein maßgeblich ist für die Symptome der Hypochlorämie, trotzdem in solchen Fällen Zufuhr von NaCl außerordentlich günstig wirken kann, gleichgültig, ob sich eine Erhöhung des erniedrigten Cl'-Spiegels im Blut ergibt oder nicht. Wir haben in K·, in der Mobilisierung von Gewebswasser, in der Aktivierung des Nebennierenrindenhormons, vielleicht auch des Insulins Faktoren, deren Zusammenspiel einen dynamisch gewünschten Effekt zu erreichen vermag, auch ohne daß eine tatsächliche Erhöhung der durch Analyse erniedrigt gefundenen Werte notwendig wäre.

Durch die in der Analyse sich dokumentierenden Verluste von NaCl ergibt sich eine Einschränkung der Gewebsflüssigkeit verbunden mit einer Beanspruchung osmotischer Regulation. Bei vielen operativen Eingriffen erfolgt eine solche Beanspruchung, da in die verletzten Gewebe und ihre Umgebung beträchtliche Cl'-Mengen abfließen können.

So war häufig nach Gastrectomie der Rest-N erhöht, wenn auch die nicht immer angetroffene Hypochlorämie auf eine dazukommende andere Ursache hinweisen könnte[4916]. Aber nicht immer sind postoperative Störungen darauf zurückzuführen. Trotzdem wurden häufig NaCl-Infusionen vor oder nach der Operation empfohlen, z. B. bei Magenoperationen per Klysma[4914], bei Peritonitis[4915], bei ileusartigen Erscheinungen[4917] usw. Heute zieht man die Blutinfusion vor, die nicht nur verlorene Salze, sondern auch Eiweiß ersetzt.

Es kann nicht der Zweck sein, alle Umstände hier anzuführen, die in der Klinik zu hypochlorämischen Zuständen führen können. Aber einige sollen als wichtig doch Erwähnung finden, wobei besonders die Einteilung von GLATZEL[4633] hervorgehoben werden möge. Bei dieser Einteilung wird zwischen Hypochlorämie durch negative Bilanz und solche durch fehlerhafte Verteilung unterschieden.

Zu der ersten Gruppe gehören die Verluste durch häufige Punktion von Ascites wegen der Analogie zu den Tierversuchen, in denen etwa Glucoselösungen intraperitoneal verabreicht werden. Weiter sind hervorzuheben die Hitzekrämpfe bei Arbeitern, die bei Arbeit in der Hitze durch den Schweiß große Kochsalzmengen verlieren. Die Erscheinungen sollen nur zustande kommen, wenn die Entziehung rasch erfolgt, da langsame Entziehung eine Gewöhnung zulasse. Diese dürfte jedoch nur beschränkte Grade annehmen (siehe BÖTTNER[4634,I]).

In der zweiten Gruppe der Hypochlorämien zählt GLATZEL diejenigen auf, bei denen nur Salzverschiebungen innerhalb des Organismus eine Rolle spielen, worunter alle acidotischen Störungen zu nennen sind, darunter Diabetes mellitus, Nieren- und seltener Leberkrankheiten. Hierher sind alle lokalen Verletzungen zu rechnen mit Einströmen von Chlorid. Auf der Grenze zwischen den beiden Gruppen stehen die Verbrennungen, denn hier werden durch das reichliche Sekret, durch den gleichzeitigen Wasserverlust nach außen und durch die starke Durchtränkung der anliegenden Haut mit NaCl große Verluste mit allen ihren Konsequenzen entstehen. Daß dabei Nebennierenrindenhormon günstig wirken soll, ist verständlich; ob aber, wie THADDEA[4877] annimmt, zugleich eine Nebenniereninsuffizienz vorliegt, etwa durch Eiweißzerfallsprodukte, ist erst noch zu erweisen.

[4908] LANDIS, E. M., ELSON, K. A., BOTT, P. A. u. SHIELS, E.: J. clin. Invest. 14, 525 (1935), Rona 92, 99.
[4909] ACHARD, CH.: Riforma med. 1930.I, 1005, Rona 58, 330.
[4910] BLUM, L. u. GRABAR, P.: C. rend. Soc. Biol. 101, 717 (1929), Rona 52, 779.
[4911] BLUM, L. u. GRABAR, P.: C. rend. Soc. Biol. 101, 718 (1929), Rona 52, 779.
[4912] HOGE, J. G.: Nederl. Tijdschr. Geneesk. 1933, 3411, Rona 76, 114.
[4913] SSUCHININ, P. S. u. MARKINA, M. N.: C. 1939 I, 460.
[4914] PAPP, J. u. TEPPERBERG, K.: Chirurg. 8, 493 (1936). Klin. Wschr. 1937, 105.

Unsere Darstellung suchte die umfassende Bedeutung der Probleme aufzuzeigen, bei denen viele Fragen noch offenstehen, denn das Thema des NaCl berührt wichtigste Funktionen des gesamten Organismus, vor allem Kreislauf und Stoffwechsel und den Zusammenhang beider. Na·, K· und die Nebennierenrinde sind ebenso wichtig wie das Cl′.

An welcher Stelle die klinischen Symptome hervortreten, ist durchaus nicht vorauszusehen, da wir gerade die Grenze zwischen Kreislauf und Stoffwechsel, das ganze Gebiet des Bindegewebes, die extracellulären Räume, nur sehr unvollkommen kennen. Das zeigt sich bei der Frage der kochsalzarmen Diät und Entwicklung der Hypertonie. Experimente, die den Zusammenhang aufzeigen, wurden von PERERA[4917, I] kürzlich mitgeteilt. Bei Patienten wurde die NaCl-Zufuhr auf 0,7—0,8 g/Tag beschränkt. Der Blutdruck ging bei 6 Hypertonikern zurück und kehrte nach Zulage von 15 g NaCl auf den alten Wert zurück. SELYE[4917, II] beachtet bei den Druckerhöhungen vor allem den diastolischen Druck und fand einen gemeinsamen Anstieg mit dem Quotienten Na/Cl. Da dieser Quotient durch die Nebennierenrinde beeinflußt wird, sehen wir hierin die Andeutung eines neuen Weges der Erkenntnis.

N. Mangel und Überschuß an Phosphat.
I. Allgemeines.

Während die originale Wirkung von Chlorid teilweise erst durch Erzeugung von Mangelsymptomen erschlossen werden muß, liegt bei Phosphat ein diätetischer Faktor von sofort in die Augen fallender Bedeutung vor. Das zeigt sich nicht nur in den großen Mengen, die zum Aufbau des Skeletts notwendig sind, sondern es spielt in jedem Gewebe, bei Umsatz aller Nahrungsstoffe, als Bestandteil des Blutes eine maßgebliche Rolle. Ein absoluter Mangel an Phosphat ist ganz unvorstellbar und kann nicht ausgehalten werden, wenn durch die im Skelett vorhandenen Reste auch zeitweise ein Bedarf ausgeglichen werden kann, bevor durch Osteoporose und ihre Konsequenzen sich der Mangel klinisch bemerkbar macht.

Die besondere Bedeutung liegt aber darin, daß Phosphat und Calcium zusammen auftreten, und zwar auch in den Ausscheidungen (DEGWITZ[2730], SCHMIDT und GREENBERG[2794]). Eine weitere Komplikation ergibt sich daraus, daß teilweise, z. B. in der Muskulatur, eine Beziehung von P zum Stickstoff vorliegt. Daher gibt es in der Nahrung ein bestimmtes optimales Verhältnis von Ca/P, um rascheres Wachstum, bessere Ausnützung der Nahrung — sowohl hinsichtlich Eiweißansatz als auch kalorisch gesehen — Gesundheit und Eintreten der Geschlechtsreife zu gewährleisten. Das Verhältnis wird mit 1,4:1 angegeben[4919]. Daneben ist die absolute Menge zu beachten. Die Verhältnisse sind wie bei Zufuhr von Eiweiß oder Salz. Das zum Leben notwendige Minimum gewährleistet nicht optimale Aktivität und Leistungsfähigkeit, z. B. 0,45% P der Nahrung übertrifft schon das Minimum, aber 0,57% führte zu rascherer Entwicklung. Weitere Steigerung erwies sich aber nicht mehr als günstig[4919].

[4915] PAPP, J. u. TEPPERBERG, K.: Chirurg. 8, 571 (1936).

[4916] BIDART-MALBRAN, J. C. u. RENNIEWSKI, C.: Arch. argent. Enferm. Apar. digest.12, 92 (1936), Rona 99, 608.

[4917] HEUSSER, H.: Helvet. med. Acta 3, 155 (1936), Rona 94, 390.

[4917, I] PERERA, G. A.: Connecticut State med. J. 11, 961 (1947), zit. nach J. amer. med. Assoc. 1948, 898.

[4917, II] SELYE, F. L.: Canad. Med. Assoc. J. 57, 315 (1947), zit. nach J. amer. med. Assoc. 1947, 1174.

Bei Mäusen wurde eine Störung in der Entwicklung der Spermien durch Mangel an P beobachtet, die allerdings auch bei Mangel anderer Salze, z. B. von $Mg^{..}$, deutlich war[4920]. Bei „phosphatfreien" Diäten, die aus Milch neben Weißbrot bestanden[4918], wird man zwar das geringere Wachstum von Ratten verstehen, aber nicht dem Mangel an P, eher noch an Fe zuschreiben können.

1. Beziehung zum Eisen und der Blutbildung. Eine Beziehung zwischen Fe und Phosphat ergibt sich schon aus der Tatsache, daß das unlösliche $FePO_4$ im Darm nicht resorbiert wird. Dadurch wird bei Überschuß von Fe in der Nahrung die Resorption von PO_4''' gehemmt, was sich auch beim Menschen nachweisen ließ[4924] und bei längerer Dauer zur experimentellen Erzeugung einer Phosphatmangelrachitis brauchbar erwies. Bei Phosphatüberschuß konnte die Resorption von $Fe^{...}$ verhindert werden, und so wurden dann Anämien beobachtet[4921]. Die Wirkung eines Überschusses von Phosphat zeigte sich auch in geringer Zunahme der Zahl der Erythrocyten bei gleichzeitiger Abnahme des Hämoglobins. Eine Zulage von Vitamin D kann durch bessere Assimilation des Phosphats die Hämoglobinbildung sekundär anregen[4925].

Bei Prüfung einer großen Zahl von Quotienten Ca/P, die Ratten im Futter mit Fe dargeboten wurde, fand sich ein ganz bestimmtes Optimum für die Assimilation von Fe.

Das assimilierte Eisen wurde durch Analyse in Leber und Blut ermittelt. Bei einem Quotienten $\frac{Ca}{P}$ von 0,45—0,62 wurden 21—24%, bei 1,87—2,56 18—20%, bei 4,1—4,4 14,8—18,4%, bei 7,65 10,6—13,5% des Eisens verwertet.

Diese Beobachtungen sind das Gegenteil dessen, was man erwarten müßte, wenn die Fällung des Eisens als $FePO_4$ die Resorption hemmte. Ob die stärkere Acidität im Colon bei den niederen Quotienten von Einfluß sein könnte, ist fraglich, da dort die Resorption nicht stattfindet.

Bei Versuchen an anämischen Hunden fand sich bei Zulage von $Ca_3(PO_4)_2$ eine ganz geringe Hemmung, bei KH_2PO_4 eine geringe Förderung der Hämoglobinbildung[4922]. Bei Kaninchen soll eine Kreatininphosphorsäureverbindung, nicht aber $CaHPO_4$ die Hämatopoese begünstigen[4926].

Hier ist darauf hinzuweisen, daß die Resorption von Fe in der 2wertigen Form oder als Komplexsalz erfolgt. Dadurch ist aber die Fällung eingeschränkt auf diejenigen Fälle, wo ein großer Phosphatüberschuß vorliegt. Dieses Phosphat muß anorganisch sein, da eine Esterbindung erst im Laufe der Verdauung gelöst wird, so daß Fe unterdessen schon gut resorbiert sein kann. Immerhin würden die obigen Experimente[4923] eine Diskrepanz zu den Beobachtungen[4919] zeigen, daß ein Ca/P von 1,4 das Optimum an Wachstum gewährleistet, wenn nicht das gemessene Optimum der Fe-Resorption außerordentlich flach wäre. Einen eindeutigen zahlenmäßigen Vergleich — wenn auch nicht unter gleichen Bedingungen — stellen die Versuche von BLUMBERG und ARNOLD[4932, II] dar:

[4918] SCHUB, R. L.: Zbl. Gynäkologie **1935**, 2058, Rona **91**, 311.
[4919] SHERMAN, H. C.: Proc. nat. Acad. Sci. USA **22**, 24 (1936), Rona **93**, 521.
[4920] HIRABAYASHI, N.: Virchows Arch. pathol. Anat. Physiol. **250**, 661 (1924), Rona **28**, 375.
[4921] DAY, H. G., STEIN, H. J. u. McCOLLUM, E. V.: J. biol. Chem. **123**, XXVIII (1938).
[4922] ROBSCHEIT-ROBBINS, F. S. u. WHIPPLE, G. H.: Amer. J. Physiol. **92**, 378 (1930), Rona **56**, 320.
[4923] ANDERSON, H. D., McDONOUGH, K. B. u. ELVEHJEM, C. A.: J. Labor. clin. Med. **25**, 464 (1940), Rona **120**, 81. C. **1940** II, 1166.
[4924] BROCK, J. F.: Clin. Sci. **3**, 37 (1937), Rona **103**, 52.
[4925] DAY, H. G. u. STEIN, H. J.: J. nutrit. **16**, 525 (1938), Rona **112**, 72.
[4926] SUZUKI, U., NAKAHARA, W. u. INUKAI, F.: Sci. Pap. Inst. Physic. chem. Res. **28**, 1 (1935). C. **1936** I, 2770.

Junge wachsende Ratten wurden auf eine Diät aus Brot, Casein, Salzmischung, Vitamine, Cu und Mn gesetzt mit einem Eisengehalt von $11,9\,\gamma$ Fe/g Futter. Nach 35 Tagen hatten sie im Blut nur noch 2,5—5 g, im Durchschnitt 3,9 g% Hämoglobin. Jetzt wurden dieser Diät abgestufte Mengen von Fe zugelegt, und zwar als $FeSO_4$, $FeCl_3$ und $FePO_4$. An der Zunahme des Hämoglobins ließ sich die Assimilation verfolgen. Die besten Werte erhielt man dabei am Anfang, da die Geschwindigkeit gemessen werden sollte. Es zeigte sich nach 2 Wochen, daß das Eisen des $FePO_4$ nur zu 21,2% verglichen mit $FeSO_4$, nach 4 Wochen zu 25% aufgenommen worden war, während $FeCl_3$ sich wie $FeSO_4$ verhielt. Die Salze waren im Brot eingebacken worden.

Das Bestehen noch unbekannter Beziehungen zeigt die Beobachtung, daß eine durch Kobaltgaben bei Ratten hervorgerufene Polycythämie, die bald spontan abklang, durch PO_4'''-Zusätze erhalten bleiben konnte[4932, I].

2. Calcium. Die wichtigste Fällungsreaktion des Phosphats ist aber die mit Calcium, da sich die Knochenbildung auf dieser Grundlage vollzieht. Wir haben über diese Reaktion und die ersten Konsequenzen schon früher (S. 55—70) ausführlich berichtet und können die dort niedergelegten Befunde hier abschließend erweitern. Die primäre Fällung, die man erwarten könnte, würde der Formel $CaHPO_4$ entsprechen, weil zum Zustandekommen dieser Verbindung die geringste Zeit gehört (siehe auch [4927]). Es fand sich aber kein Hinweis auf das Vorkommen einer derartigen Verbindung[4931]. Das Verhältnis Ca/P war immer zu groß (siehe auch [4935]). Diese Bemerkung spricht noch nicht gegen die intermediäre Bedeutung von $CaHPO_4$, das sich dann nach Minuten oder selbst Stunden in die stabile Verbindung umwandeln kann (SHEAR und KRAMER[679, 680]). Als Ruhesubstanz kann aber nur das Hydroxylapatit $3\,Ca_3(PO_4)_2\,Ca(OH)_2$ in Frage kommen (dagegen [4930]), da diese Verbindung die wahrscheinlichste ist und allein beständig bei Anwesenheit von Wasser. Jedenfalls ist der Carbonatapatit unter dieser Bedingung, die man im Organismus wohl als gegeben betrachten kann, nicht beständig (RATHJE[4928]). Daß die abgelagerte Verbindung nicht eindeutig ist, ergibt sich schon aus der früher dargestellten Inkonstanz der Knochenzusammensetzung bezüglich des Quotienten Ca/P (siehe auch [4935]). Es ergäbe sich also die Anwesenheit von $CaCO_3$ neben dem Apatit. Daher kann beim Kochen von Knochen in Na_2HPO_4-Lösungen der Quotient Ca/P abnehmen[4930]. Das Verhältnis von $\dfrac{\text{Carbonat-Ca}^{\cdot\cdot}}{\text{Gesamt-Ca}^{\cdot\cdot}}$ wechselte z. B. von 8% bei jungen zu 16% bei alten Ratten, beim Menschen von 13—17%, auch in pathologischen Verkalkungen (SHEAR, WASHBURN und KRAMER[680]). Die Ablagerung wird also schrittweise und nach nicht genau definierten Bedingungen erfolgen.

3. Verknöcherung. Im großen werden die chemischen Bedingungen von genau definierten histologischen Abläufen der Verknöcherung begleitet, über die POLICARD und ROCHE[685, I] zusammenfassend berichteten. Zunächst ist zwischen Verkalkung und Knochenbildung zu unterscheiden. So kann Knorpel verkalken, aber vor der

[4927] RATHJE, W.: Ber. d. chem. Gesell. **1941**, 342.
[4928] GIESECKE, F. u. RATHJE, W.: Ber. d. chem. Gesell. **1941**, 349.
[4929] KLEMENT, R. u. WEBER, R.: Ber. d. chem. Gesell. **1941**, 374.
[4930] MAREK, J., WELLMANN, O. u. URBANYI, L.: Nat. termeszett Ertes **53**, 734 (1935), Rona **93**, 4.
[4931] ROSEBERRY, J. H., HASTINGS, A. B. u. MORSE, J. K.: J. biol. Chem. **90**, 395 (1930).
[4932] GREENBERG, D. M. u. LARSON, C. E.: J. biol. Chem. **109**, 105 (1935), Rona **88**, 446.
[4932, I] ANDERSON, H. D., UNDERWOOD, E. J. u. ELVEHJEM, C. A.: Amer. J. Physiol. **130**, 373 (1940), Rona **125**, 427.
[4932, II] BLUMBERG, H. u. ARNOLD, A.: J. nutrit. **34**, 373 (1947).
[4933] BENJAMIN, H. R.: J. biol. Chem. **109**, 123 (1935), Rona **88**, 446.

echten Knochenbildung (Ossifikation) wird er erst durch Bindegewebe ersetzt. So findet man histologisch beim Vorgang der Ossifikation eine Zunahme der kollagenen Fasern, ein spezielles Ödem tritt vor der Verkalkung ein, und das Gebiet wird homogen. Nach dieser Vorbereitung erfolgt der Ablauf plötzlich, woraus sich ergäbe, daß eine eventuell dazwischen auftretende Verbindung wie $CaHPO_4$ nicht analytisch in Erscheinung tritt.

Aber der Kalk lagert sich nicht in den kollagenen (SHARPEYschen) Fasern ab, sondern dazwischen, was darin seinen Grund haben könnte, daß Kollagen die Löslichkeit von Apatit stark erhöht[4929]. Wichtig für den ganzen Vorgang ist die Tatsache, daß die Zone der primären Ablagerung nicht direkt am Rande der Zelle, des Osteoblasten erfolgt, sondern in einer gewissen Entfernung. Das gerade weist darauf hin, daß sich der Vorgang im zwar unhomogenen, aber nicht direkt lebenden System abspielt, wohin die Salze diffundieren müssen. Daraus folgt die Möglichkeit, für die Fällungsbedingungen Vorgänge verantwortlich zu machen, die in vitro rekapituliert werden können. Dabei ist wichtig, welche Grundsubstanz an Ort und Stelle anzutreffen ist, die vielleicht durch Bindung von Calcium den Boden für die Vollendung durch Phosphat herstelt. LIESEGANG[4934] erkläite den Abstand der Fällung von der Zelle durch die saure Reaktion, die in der Umgebung der Zelle herrsche. Erst in weiterer Entfernung von der Zelle bestehe die Möglichkeit, daß das aus dem Plasma stammende Alkali die Säure neutralisiere. Gegen diese Auffassung könnte die Beobachtung sprechen, daß gerade dann, wenn die Verkalkung stattfindet, die Durchblutung vermindert wird, und daß eine stärkere Durchblutung immer als das erste Zeichen einer Knochenresorption betrachtet werden könne (POLICARD und ROCHE[685, I]).

Gleichgültig, wie diese ins einzelne gehenden Verhältnisse sein mögen, deren Untersuchung augenblicklich außerhalb des experimentell zugänglichen Teils liegt, ist doch erst die Frage nach den Fällungsbedingungen zu stellen, da gerade hier die Phosphatkonzentration maßgeblich eingreifen muß. Die Bedingungen werden dann nicht nur bei der Ossifikation, sondern bei jeder Verkalkung von Bedeutung sein können. Am nächsten lag es, im Plasma eine Lösung anzunehmen, die hinsichtlich Calciumphosphat übersättigt ist. Da bei Rachitis besonders das Phosphat des Plasmas stark erniedrigt ist, ergäbe sich die Vereinfachung, daß diese Lösung, die an die Stelle der Ca-Fällung diffundiert, jetzt nicht mehr die Bedingungen zur Ausfällung ergeben kann. Empirisch wurde auch ein Produkt $Ca \times P$ gefunden (Ca und P in mg%), das eine bestimmte Größe haben muß, um zur Verkalkung zu führen. Wurde dieses Produkt unterschritten, z. B. durch Erniedrigung des Plasma-Phosphats, dann mangelte die Verkalkung, und Rachitis war das Resultat. Wurde das Produkt überschritten, dann wurde eine Erkrankung nicht beobachtet.

Solche Versuche konnten in vitro mit Schnitten von Knochen junger Tiere ausgeführt werden. Bei Anwesenheit von 10 mg% Ca, einer Ionenstärke $\sqrt{\mu}=0,38$ und dem p_H 7,35 konnten unter Abänderung der PO_4'''-Konzentration folgende Resultate erzielt werden (SHEAR und KRAMER[679]):

Tabelle 357.

P in mg%	$Ca'' \times P$	$[Ca''] [HPO_4'']$ molar 10^6	Erfolg
6	60	4	
5	50	3,3	} Verkalkung
4	40	2,7	
3,5	35	2,3	schwankend
3,0	30	2,0	
2,0	20	1,3	} keine Verkalkung
1,5	15	1,0	

Es handelte sich nicht um eine Präcipitation, die Niederschläge erfolgten in einer Zone an der Epiphyse wie in vivo. Der Faktor $Ca \times P$ ist rein empirisch, kann aber leicht in die Bedingungen des Massenwirkungsgesetzes überführt werden, wenn man $CaHPO_4$ als primär ausfallende Verbindung annimmt. Die Grenze stimmte etwa mit den Verhältnissen bei Rachitis überein, gilt aber nur bei der angegebenen Acidität. Bei p_H 7,0 wurde bei einem $Ca \times P$ von 50 keine Verkalkung erreicht. Außerdem ist noch die lokale Ionenstärke von Bedeutung. Sinkt diese, dann kommt es eher zu einer Ausfällung wegen der entsprechend geringeren Löslichkeit. Unbekannte lokale Faktoren müssen Bedeutung haben, weil wir keinen Grund haben, das Plasma oder das Ultrafiltrat als übersättigt von irgendeiner Verbindung von $Ca^{..}$ und Phosphat anzunehmen, wie wir es schon früher diskutierten (S. 55 ff), (GREENBERG und LARSON[2844, 4932, 4933] dagegen [4935, I]).

4. Phosphatasen. Um diesen Bedingungen gerecht zu werden, wurde vor allem von ROBINSON die Rolle der Phosphatasen in den Vordergrund der Diskussion geschoben. Diese Fermente sind für uns deshalb von Interesse, weil ihre Menge in Blut und Knochen sich — in der uns hier interessierenden Erscheinung der Rachitis — als vermehrt herausgestellt hat und schon bei einer Änderung der Diät im Quotienten Ca/P sich veränderte (FOLLEY und KAY[1229, S. 200]). Bei Schafen war z. B. der minimale Wert bei $Ca/P = {}^1/_2$, ähnlich reagierten Schwein und Huhn.

Für die Mitwirkung der Phosphatasen bei der Verknöcherung gibt es eine große Zahl von Indizien. Nicht nur daß der Gehalt gerade der Knochen an diesem Ferment, und zwar einer alkalischen Phosphatase, besonders groß ist, sondern auch die Verteilung innerhalb des Knochens selbst zeigt eine Anhäufung gerade an den verkalkenden Teilen: Epiphyse, Periost. Während der Entwicklung ist der Phosphatasegehalt im Knochen hoch, am höchsten im fetalen Leben, abklingend mit dem Alter (siehe [4936, 4938], bei Ratten z. B. bis zu 50 g Gewicht als Grenze, später weniger, aber durch $Mg^{..}$ besonders aktivierbar[4937]). Der MECKELsche Knorpel, der nicht verkalkt, enthält keine Phosphatasen. Auch in den Knorpelorganen der Selachier findet sich Phosphatase vermehrt, soweit eine Verkalkung nachweisbar ist, bei den Zähnen der jungen Haie etwa 100 mal so wirksam wie später[4941, 4942], wobei der geringere Phosphatgehalt im Plasma eine zusätzliche Rolle spielen könnte[4943]. Man kann einen Hinweis sogar bei pathologischen Prozessen finden, indem in transplantierten oder sonst leicht verkalkenden Organen der Phosphatasegehalt besonders hoch ist[4936, S. 406].

Durch Vergiftung von Ratten mit Jodessigsäure, die die Phosphorylierung lähmt, ließe sich die entstehende Osteoporose erklären[4940], allerdings kombiniert mit Durchfällen usw., was den Wert des Arguments mindert. Bei Zinkmangelzuständen kam es zur Abnahme der Phosphatase im Blutserum[4941, II].

[4934] LIESEGANG, R. E.: Dtsch. Zahnheilkunde **3**, 803 (1936), Rona **99**, 310.

[4935] BURNS, C. M. u. HENDERSON, N.: Biochem. J. **29**, 2, 2385 (1935). C. **1936 II**, 1566. Schwankung von Ca/P von 1,68—1,97.

[4935, I] Ross, B. D.: Proc. Soc. exp. Biol. Med. **45**, 531 (1940). C. **1942 II**, 801. Bei der Verkalkung von Trichinenlarven spielte das Produkt $Ca \times P$ anscheinend eine sekundäre Rolle.

[4936] KAY, A. D.: Physiol. Rev. **12**, 389 (1932). Zusammenfassung.

[4937] ROCHE, J., FILIPPI, A. u. LEANDRI, A.: Bull. Soc. Chim. Biol. **19**, 1314 (1937), Rona **106**, 141.

[4938] KAY, H. D.: Brit. J. exp. Path. **7**, 177 (1926), Rona **38**, 733.

[4939] STOYE, W.: Klin. Wschr. **5**, 791 (1926), Rona **37**, 498.

[4940] LASST, L. u. VERZAR, F.: Pflügers Arch. **236**, 693 (1935).

[4941] ROCHE, J. u. BULLINGER, E.: C. rend. Acad. Sci. **207**, 947 (1938), Rona **113**, 641.

[4941, I] KROON, D. B.: Arch. neerl. Physiol. **25**, 244 (1941), Rona **124**, 420. C. **1941 I**, 2547.

[4941, II] DAY, H. G. u. McCOLLUM, E. V.: Proc. Soc. exp. Biol. Med. **45**, 282 (1940). C. **1941 I**, 2958.

Die Beziehung der Verkalkung zu der Phosphatase ließe sich noch bei anderen pathologischen Prozessen wiederfinden, besonders wenn man die Untersuchung nicht auf das erkrankte Organ beschränkt.

So fand KAY[4951] bei Ostitis fibrosa, Ostitis deformans und Rachitis im Plasma stark erhöhte Fermentwirkungen. Nach Knochenfraktur war der erhöhte Gehalt an Phosphatase nicht auf den gebrochenen Knochen beschränkt, sondern bei allen Knochen vorhanden, ebenso wie nach Injektion des Parathormons[4945].

Diese Angaben scheinen nicht nur auf die Funktion des Fermentes, sondern auch auf die führende Bedeutung des Phosphates an sich hinzuweisen. So wurde das frühe Auftreten des Phosphats histochemisch im heilenden Rippenknorpel nachgewiesen[4939], und die pathologischen Verkalkungen gingen primär häufiger mit einer Erhöhung des Phosphats als des Calciums im Blut einher[4946].

Diese Beobachtungen geben nur einen Indizienbeweis, ohne daß der tatsächliche Vorgang rekonstruiert wäre. Vor allen Dingen ist die Tatsache einer Änderung, aber nicht deren Richtung das Wiederkehrende. Hierin sind aber gerade die Untersuchungen und Vorstellungen von ROBINSON schrittmachend gewesen und liegen zeitlich vor den Phosphataseuntersuchungen. Die Methodik basiert auf Untersuchung der Kalkablagerung in vitro, deren Bedingungen leichter einer Kontrolle unterworfen werden können. Phosphatase bildet eine Bedingung zur Fällung von $CaHPO_4$ oder Apatit. Die Form der Fällung ist für die gedankenmäßige Festlegung der Bedingungen gleichgültig und verträgt vorerst die völlig isolierte Behandlung, da im Bereich der normalen Acidität die Möglichkeit der Fällung aller in Frage kommenden Verbindungen parallelgehend steigt und sinkt. Durch die ROBINSONschen Darlegungen werden trotz ihrer Unvollkommenheit die früher geäußerten Theorien, etwa Kalkfängertheorie (PFAUNDLER) usw. (siehe darüber [4952]) durch eine mehr spezifizierte und fundierte Vorstellung abgelöst, zumal physikochemische Begriffe zum Aufbau verwandt werden. Genügend Raum für die Wirksamkeit der Zelle ist durchaus gegeben.

Der Ausgangspunkt ist, daß das Plasma und sein Ultrafiltrat hinsichtlich der Kalk-Phosphatverbindungen untersättigt ist. So findet auch eine Kalkausfällung in vitro in solchem Milieu nicht statt, wenn das Löslichkeitsprodukt nicht überschritten wird (siehe die letzte Tabelle). Wenn aber eine lösliche Calcium-Phosphorsäureverbindung hinzugefügt wird, z. B. Calciumglycerophosphat oder Hexosediphosphat, die beide durch das Ferment gespalten werden, dann stellt sich die Bedingung der Übersättigung her, und die Verkalkung kann stattfinden.

Der hier beschriebene „Phosphatase-Mechanismus" schafft nur die Vorbedingung zur Fällung von Calciumphosphat, aber zu der ordnungsmäßigen Einlagerung an bestimmten Stellen, die in vitro nachgemacht werden kann, gehört noch ein zweiter Prozeß, der an lokale Eigenschaften der Gewebe gebunden ist[4947]. Dieser Prozeß wäre vielleicht leichter zu erklären als der erste. Wir müssen daran denken, daß die Kalkeinlagerungen in einer gewissen Entfernung von der Zelle stattfinden. Das würde verlangen, daß Phosphatase sezerniert wird, eine Vorstellung, der keine Hindernisse entgegenstehen können, da Sekretion von Fermenten zu den allgemeinen Erfahrungen gehört. Aber diese Voraussetzung ist noch nicht einmal unbedingt notwendig, da die Bedingungen zur Fällung — etwa durch lokale Verminderung der Ionenstärke — durchaus erst in einem gewissen Abstand von der Zelle gegeben sein können. Schwierigkeiten

[4942] ROCHE, J. u. BULLINGER, E.: Bull. Soc. chim. Biol. **21**, 166 (1939), Rona **117**, 286.
[4943] FONTAINE, M.: C. rend. Acad. Sci. **194**, 395 (1932), Rona **68**, 250.
[4944] MARK, R. E.: Z. ges. exp. Med. **51**, 124 (1926), Rona **37**, 816.
[4945] ROCHE, J. u. FILIPPI, A.: Bull. Soc. chim. Biol. **20**, 1147 (1938), Rona **116**, 287.
[4946] BARR, D. P.: Physiol. rev. **12**, 593 (1932).
[4947] ROBISON, R., MACLEOD, M. u. ROSENHEIM, A. H.: Biochem. J. **24**, 2, 1927 (1930).

macht aber die Tatsache, daß gerade dieser lokale Mechanismus, der „anorganische Mechanismus" von ROBINSON und SOAMES gegen irgendwelche Eingriffe ganz besonders empfindlich ist, z. B. gegen Fluorid auf viel kleinere Konzentrationen reagiert als die Phosphatase und zwar auf Konzentrationen, bei denen die von RATHJE festgelegten Hemmungen der Fällung noch bei weitem nicht eintreten können.

Die Fällung wurde auch gehemmt durch Verminderung der Konzentration von $NaHCO_3$[4947]. Der Schluß, daß dadurch der Charakter der Fällung als Carbonatapatit gegeben sei[4947], ist aber nicht zwingend, da die Beständigkeit dieses Apatits in wäßrigem Milieu in Frage gestellt wird (RATHJE). Ebenso hemmte HCN, Formaldehyd, $CHCl_3$[4947], NaCl (0,5%) (nicht KCl), Gummi arabicum[4948], Eieralbumin und Kochen des Knorpels[4949] die Verknöcherung.

Ebenso wie der normale Knochen verknöchert der rachitische, so daß die Ursache der mangelhaften Verknöcherung bei der Rachitis nicht in dem lokalen Prozeß, sondern in dem niederen Gehalt von Ca·· und P des Serums zu suchen sei ([4950], siehe [4950, I]). Wenn die Verhältnisse aber so liegen, dann wäre es verständlich, daß bei der Rachitis im Knochen reichlich Phosphatase vorhanden ist, sich sogar mit der Erkrankung steigert[4953, I], und die Verkalkung doch leidet. Entsprechend konnte die Verkalkung durch reichlichen Zusatz von Glycerophosphat auch beim rachitischen Knochen erzwungen werden. Durch den niederen Ausgangspunkt im Ca··- und P-Gehalt des Plasmas könne die Phosphatase den Gehalt an Phosphorsäure nicht soweit heben, daß die Bedingungen zur Fällung gegeben seien[4936, 4938]. Vielleicht handelt es sich um eine versuchte Regulation.

Als Forderung bleibt die Berücksichtigung der erhöhten Plasmaphosphatase, die die Phosphorsäureester des Plasmas zersetzen soll. Hier fehlt aber der Nachweis. Wenn auch im Plasma geringe Konzentrationen von Phosphorsäureestern (0,33 mg%) in der Zeit starker Verkalkungen gelegentlich beobachtet wurden, fehlen diese Verhältnisse doch bei Rachitis als konstanter und auswertbarer Unterschied. Gabe von Candiolin (hexosephosphorsaures Ca) an rachitische Ratten[4944] kann natürlich nicht anders wirken als dem Phosphatgehalt entspricht. Warum sind aber die Phosphatasen bei anderen Knochenerkrankungen erhöht? Hier hilft die Vorstellung daß die Phosphatasen auch zur Auflösung des Knochens dienen, indem die Phosphorsäureester mit löslichem Ca··-Salz gebildet werden, ins Blut diffundieren und dort durch die erhöhte Phosphatase der Spaltung anheimfallen. Bei Rachitis kehrt die Phosphatase im Plasma durchaus nicht sofort mit der Heilung zur Norm zurück[4953]. Bei Hypervitaminose D ist wiederum das Ferment im Knochen vermindert, obwohl eine Osteoporose eintritt ([4936], siehe [4950, I]). Da die Vorgänge extrazellulär stattfinden, müssen die auftretenden Zellen (Osteoklasten) erst die Bedingungen zu solchen Synthesen bilden, hier versagt das physikochemische Bild, da die Zelle augenblicklich die Grenze der Einsicht bilden muß.

Von SCHÜPBACH[4951] wurde eine Übersicht des Verhaltens der alkalischen Knochenphosphatase und einige andere Daten des Plasmas bei generalisierten Knochenerkrankungen zusammengestellt. Wir geben eine Tabelle wieder auf S. 1025.

[4948] SHIPLEY, P. G. u. HOLT, L. E.: The John Hopkins Hospit. Bull. **40**, 1 (1927).

[4949] SHIPLEY, P. G., KRAMER, B. u. HOWLAND, J.: Amer. J. dis. of Childr. **30**, 37 (1925), Rona **34**, 609.

[4950] SHIPLEY, P. G., KRAMER, B. u. HOWLAND, J.: Biochem. J. **20**, 379 (1926).

[4950, I] v. KRAEMER, V., LANDTMAN, B. u. SIMOLA, P. E.: Acta Physiol. Skand. **1**, 285 (1940), Rona **124**, 176. C. **1941** I, 2961. Geringe Verringerung der Ca··-Aufnahme bei rachitischen, Ca··-Hunger bei Knochen von Ratten nach Überdosierung von Vitamin D.

[4951] SCHÜPBACH, A.: Helvet. Medic. Acta. **15**, 537 (1948).

[4952] KLINKE, K.: Der Mineralstoffwechsel, Leipzig 1931.

[4953] SHOHL, A. T.: J. of the amer. med. Assoc. **111**, 614 (1938).

[4953, I] ROCHE, I. u. SIMONOT, M. TH.: Bull. Acad. Med. **105** (3), 272 (1941), Rona **129**, 377. C. **1942** II, 801.

Abgesehen davon ist noch der lokale Faktor ein besonderes Rätsel, da er — bei extracellulärer Verkalkung — empfindlicher ist als das Ferment und doch nicht an die Zellstruktur gebunden ist, sondern in dem mikroskopisch homogenen Feld der Einlagerung zu suchen ist. Eine gewisse Ähnlichkeit zu der Kalkfängertheorie ist gegeben, nur daß die Vorstellung weniger vage, sondern durch ein Jahrzehnt experimenteller Arbeit definiert ist.

Daß bei diesen Vorgängen Phosphat ein führender Faktor ist, wie KAY[4936] auch betont, und nicht das $Ca^{..}$ bevorzugt zu berücksichtigen ist, ist aus der offenbaren Bedeutung der Phosphatasen ersichtlich, deren Entstehen von der Phosphatzufuhr in der Nahrung selbst beeinflußt werden kann. Auf Phosphat als führende Substanz weist die Leichtigkeit hin, mit der andere Kationen ($Pb^{..}$, $Ra^{..}$, $Sr^{..}$) im Knochen eingelagert werden können. Daß sich im Knochen außer Apatit noch freies $CaCO_3$ befindet, wird keine besondere Vorstellung verlangen, da in der chemischen Einleitung auf die Möglichkeit der Adsorption gerade von $CaCO_3$ an Apatit auch aus nicht übersättigter Lösung hingewiesen wurde. Außerdem könnte $CaCO_3$ sich niederschlagen, wenn aus dem Knochen nur Phosphat allein durch Umwandlung in einen organischen Ester herausgelöst wird. Für $Ca^{..}$ bestehen dann im alkalischen Milieu gute Bedingungen zur Fällung. Daß aber die Knochenbildung noch von vielen anderen Momenten abhängt, soll jetzt kurz behandelt werden.

5. Es möge kurz die Einwirkung des **weißen Phosphors** Erwähnung finden. Weißer Phosphor diente früher als Zusatz zu den Lebertranpräparaten. Diese Anwendung hat sich wohl aus der Beobachtung der Osteosklerose nach chronischer Gabe von Phosphor entwickelt. Es wäre damit die Möglichkeit zuzugeben, daß wenigstens die mechanischen Verkrümmungen nach Rachitis rascher zum Stillstand kommen könnten.

Bei Knochenbrüchen des Kaninchens fand sich kein Einfluß[4957], im Dentin nur unregelmäßige Verkalkungen[4958, I].

Aber es zeigte sich in Versuchen an Ratten, daß eine wirkliche Sklerose nur bei einer an $Ca^{..}$ und P ausreichenden Kost in Erscheinung trat.

Bei Tieren, an denen durch NH_4Cl eine Osteoporose erzwungen werden kann, nahm der Aschegehalt zu, die osteoiden Säume ab[4954]. Das würde mit einer an Hunden unter diesen Bedingungen beobachteten vermehrten Kalkretention[4955] übereinstimmen. Aber alle — jedenfalls lokal zu erhebenden — günstigen Veränderungen könnten auch bei rachitischen Ratten auf einen *Wachstumsstillstand* zurückgeführt werden. An der Metaphyse fanden sich Bänder, die sich röntgenologisch durch Undurchlässigkeit und chemisch durch einen normalen Aschegehalt auszeichneten. Diese Bänder seien aber Zeichen einer Wachstumshemmung im Knochen[4956]. Wachstumsstillstände mit denselben Folgen zeigten sich auch bei Kindern, z. B. im Anschluß an Infektionskrankheiten.

6. Verschiedene Bedingungen.

Bei Kaninchen trat Rachitis mit Störung des $Ca^{..}$- und P-Stoffwechsels auf, wenn sie mit Schistosomum japonicum infiziert waren. Teilweise genügte die Infektion der Mutter, auch bei den Jungen Rachitis, die auf Toxine zurückzuführen wäre, zu erzeugen[4959]. Bei Hühnern wirkt Zusatz von 5—10% Schwefelblumen zur Nahrung in derselben Richtung.

[4954] BERNHARDT, H. u. RABL, C. R. H.: Z. klin. Med. 102, 147 (1925), Rona 35, 271.
[4955] BERNHARDT, H.: Z. klin. Med. 102, 174 (1925), Rona 35, 272.
[4956] ADAMS, C. O.: Proc. Soc. exp. Biol. Med. 39, 351 (1938), Rona 112, 637.
[4957] ADAMS, C. O.: Proc. Soc. exp. Biol. Med. 38, 449 (1938). C. 1940 I, 2341.
[4958] HOLMES, C. E., DEOBALD, H. J. u. HERICK, C. A.: Poultry Science 17, 136 (1938). C. 1938 II, 107.
[4958, I] ADAMS, C. O. u. SARNAT, B. G.: Arch. Pathol. 30, 1192 (1940). C. 1941 II, 500. Kaninchen und Ratten. Ebenso wirkt Arsenik.

Die Wirkung kleinerer Dosen kann durch Überschuß von Vitamin D kompensiert werden[4959]. Bekannt ist die bei Meerschweinchenskorbut auftretende Knochenresorption des Kieferknochens, die allein durch Vitamin C zu beseitigen ist[4960]. Daneben sind unter diesen Bedingungen Blutungen am Knochen regelmäßig vorhanden, sie können aber auch durch eine Änderung des Verhältnisses Ca/P erzeugt werden[4961].

7. Säure-Basenverhältnis. Weiterhin ist ein sehr wichtiger diätetischer Faktor das Säure-Basenverhältnis der Kost. Dabei sind 2 Orte des Angriffs denkbar, an erster Stelle die Acidität im Magendarmkanal, dann die im Organismus. Es scheint eine durchaus plausible Erklärung, daß bei stärkerer Alkalität im Darm die Bedingungen zur Fällung unlöslicher Phosphate eher gegeben sind, so daß dann also die Resorption beider Elemente leidet. Hierher ist das Auftreten allgemeiner osteoporotischer Veränderungen mit schweren Deformationen bei gesunden Hunden zu rechnen, denen der Magen exstirpiert war[4962]. Es kann der Mangel der Depotfunktion des Magens wirken, wodurch die Speise zu rasch forttransportiert wird. Ebenso kann die Alkalosis nach dem Essen (durch Fehlen der HCl-Sekretion) die Retention vermindern, vor allem wird durch das Fehlen der Salzsäure die Lösung der Phosphate im Darm erschwert. Ebenso kann aber eine direkte Alkalität der Nahrung wirken, darunter neben Ca·· auch Mg·· betreffend. Übermäßig saure Nahrung (z. B. NH_4Cl) führt zur Lösung des Knochens. Diese Acidität kann aber auch durch zu große Phosphatmengen bei ausschließlicher Fleischnahrung in Erscheinung treten[4963].

8. Nahrungswahl. Eine in einseitiger Richtung ausgebaute Nahrung kann eigentlich nur unter dem Zwang des Laboratoriums eine Rolle spielen, da anscheinend die Möglichkeit der „instinktiven" Auswahl eine Rolle spielt. Darüber unterrichten folgende interessanten Versuche von RICHTER und ECKERT[4965]. Wurden bei Ratten die Nebenschilddrüsen entfernt, dann starben daran 52 % unter den Erscheinungen der Tetanie. Stellte man diesen Ratten zur Auswahl Lösungen von Wasser, Calcium- (oder auch Mg·· und Sr··) Salzen bzw. Phosphat hin, dann wählten sie im Gegensatz zu den Verhältnissen vor der Operation bevorzugt Ca··, Mg·· und Sr·· und flohen Phosphat. Durch diese freie Wahl wurde die Mortalität auf 0 heruntergedrückt. Die Befunde ließen sich im wesentlichen bestätigen[4962, I].

Wir haben hier ein ähnliches Verhalten, wie wir es schon bei analogen Versuchen mit NaCl nach Exstirpation der Nebennieren berichteten. Beide Befunde sind in der Richtung auszuwerten, daß die im Blut sich nach der Operation abspielenden Konzentrationsänderungen auch in den Geschmacksorganen merkbar werden und so die Wahl leiten. Es ist noch durchaus zweifelhaft, ob die Tiere eine phosphatreiche Nahrung vermeiden werden, wenn das Phosphat in organischer Bindung für den Geschmack maskiert ist. Wir werden nachher sehen, daß z. B. Haustiere nicht immer diese feine Unterscheidung besitzen für das, was ihnen nützt, obwohl wir — bei unserer Unkenntnis der in den Sinnesendorganen sich abspielenden Stoffwechselvorgänge — auch durchaus für nicht ausgeschlossen halten können, daß ein gewisser Mangel oder Überschuß z. B. an

[4959] KAWAMURA, R. u. KASAMA, Y: J. exp. Med. 42, 793 (1925).

[4960] HARMAN, M. T., KRAMER, M. M. u. KIRGIS, H. D.: J. nutrit. 15, 277 (1938), Rona 109, 62.

[4961] LECOQ, R.: Verh. 2. internat. Kongr. vergl. Path. 2, 372 (1931), Rona 70, 690.

[4962] BUSSABARGER, R. A., FREEMAN, S. u. JVY, A. C.: Amer. J. Physiol. 121, 137 (1938), Rona 108, 302.

[4962, I] WILENS, S. L. u. WALLER, R. K.: Endrocrinology 28, 828 (1941), Rona 127, 273. C. 1941 II, 1639.

[4963] MAREK, J., WELLMANN, O. u. URBANYI, L.: Math. nat. Anz. ungar. Akad. s. Wissenschaft 57, 1020 (1938). C. 1939 II, 455.

[4964] SHOHL, A. T., BROWN, H. B., ROSE, C. S. u. SAUERWEIN, E.: J. biol. Chem. 97, X (1932), Rona 70, 282.

Phosphorsäureestern lokal merkbar wird und durch direkte Diffusion von außen ausgeglichen und so zur Leitung einer Auswahl von verschiedenen Möglichkeiten wird.

Bei den Versuchen von SHELLING[5159] mit Ratten nach Exstirpation der Parathyreoidea wurde ein nicht so instinktsicheres Verhalten registriert. Erhielten die Tiere eine Kost, die zur Tetanie führte, dann wurde sie anfangs gefressen, aber plötzlich hörten sie damit auf. Wenn ihnen eine gute Diät vorgesetzt wurde, „dann sind die Ratten zuerst mißtrauisch, wenn sie sie aber erst zu sich genommen haben und finden sie ungefährlich, dann fressen sie". Im Gegensatz dazu wählten rachitische Ratten nicht das Vitamin-D-haltige Öl bevorzugt, wenn es ihnen mit vitaminfreiem zugleich angeboten wurde[4967, I].

9. Ca··, P und Vitamin D. Wenn wir auch nach unserem Thema Phosphat in den Vordergrund, gewissermaßen als Angelpunkt der ganzen Stoffwechselvorgänge setzen müssen, würde seine ausschließliche Beachtung schon in erster Annäherung nicht befriedigen, es sei denn, daß man die Forderung stellt, daß ein gewisses Minimum an Phosphat in der Nahrung vorhanden sein muß. Aber diese Forderung — die nach der historischen Entwicklung durchaus nicht zuerst gestellt wurde, weil man extrem phosphatarme Nahrungen gar nicht herstellen wollte und konnte — wird von vornherein illusorisch, weil das Phosphatminimum je nach dem Gehalt der Diät an Calcium sich ändert[4964]. Man wird also 2 Momente zu beachten haben, nämlich die absolute Menge und den Quotienten Ca/P ([4964] und später). Bei der normalen Diät des Menschen ist P immer sehr stark vertreten, so daß der Ca··-Gabe eine größere therapeutische Bedeutung zuzubilligen sei[4968]. Diese Aussage gilt nicht mehr für die Kriegs- und vor allem Nachkriegsnahrung in Deutschland.

Dazu kommt als drittes Moment der Gehalt der Diät an Vitamin D. Hier sind aber die einzelnen Tierarten durchaus voneinander unterschieden, woraus sich die Notwendigkeit ergibt, die Verhältnisse getrennt nach den einzelnen Versuchstieren zu behandeln. So genügt z. B. bei der Ratte eine Beseitigung des Vitamin D aus der Nahrung nicht, man muß das Verhältnis Ca/P extrem groß oder extrem klein gestalten, um zu Knochenveränderungen zu gelangen, von denen wiederum nur ein hoher Quotient zu Bildern ähnlich der menschlichen Rachitis führt.

Bei der Maus genügt auch dieses Verfahren nicht. Mäuse mit Salzmischungen nach OSBORN und MENDEL aufgezogen, zeigten nicht die erwarteten Veränderungen[4966]. Vielleicht ist das damit zu erklären, daß der bei solchen Diäten einsetzende Stillstand der Entwicklung regulierend wirkt. Es ist nicht ein Gesetz, aber doch eine Regel (siehe SHOHL[4953]), daß Rachitis vorwiegend bei raschem Wachstum zu erwarten ist. Diese Beobachtung ist dadurch erklärbar, daß z. B. die stark an Masse zunehmende Muskulatur das in der Nahrung dargebotene Phosphat an sich reißt.

10. Weitere Bedingungen zur Rachitis. Wenn wir eine Reihe von Momenten, die bei der Phosphatwirkung wesentlich werden können, kurz aufzählten, so ist doch gleich hinzuzusetzen, daß diese Aufzählung noch lange nicht erschöpfend ist und später an geeigneter Stelle nachzuholen ist, z. B. der Fettgehalt der Nahrung, die Sonnenstrahlung usw. Aber unbedingt von Bedeutung ist die Frage, wie wir das Phosphat in unserer Diät zuführen. Das kann nicht allein als anorganisches Phosphat geschehen, weil (siehe Kapitel: Resorption) die Phosphor-

[4965] RICHTER, C. u. ECKERT, J.: Amer. J. med. Sci. 198, 9 (1939), Rona 116, 443.
[4966] BEARD, H. H.: Amer. J. Physiol. 75, 658 (1926), Rona 37, 327.
[4967] WILLIAMS, D. E., McLEOD, F. C. u. MORRELL, E.: J. nutrit. 19, 251 (1940). C. 1941 I, 535.
[4967,I] YOUNG, P. TH. u. WITTENBORN, J. R.: J. comp. Psychol. 30, 261 (1940), Rona 124, 308.

säureester weniger als solche, sondern größtenteils nach der hydrolytischen Spaltung zur Resorption kommen. Wenn auch der Nahrungsbissen nicht mit anorganischem Phosphat in den Magen gelangt, so ist doch das Auftreten im Blut vorwiegend als solches anzunehmen. Aber eine Trennung würde gar nicht ausführbar sein, da außerdem in den Diäten des Experiments Phosphate als solche zugesetzt werden. Durch Berücksichtigung der organischen Phosphate oder — anders ausgedrückt — durch Berechnung nach dem Gehalt der veraschten Nahrung an Phosphat bzw. einfachem Phosphor, wird eine Vereinfachung der Verhältnisse herbeigeführt, die durchaus berechtigt ist.

Damit erhebt sich aber eine andere Frage, nämlich ob der ganze so in der Asche auftauchende und analysierte Phosphor auch assimilierbar ist. Diese Frage ist zu verneinen. So zeigte sich, daß bei Fütterung der Ratten mit P-armem Heu[4967] das P schlechter verwertbar ist als bei P-reicherem. Eine Nahrung mit 0,16% P und Ca/P 3:1 genügte gerade zum Wachstum, aber wurde das Heu P-arm, dann war die Retention unzureichend, wobei die Möglichkeit vorliegt, daß einfach das Nahrungsvolumen zu groß wird, um das P-Minimum zu erreichen. Fragen dieser Art spielen keine Rolle bei der Zufuhr des Phosphats als Phytin, das nicht nur schlechter spaltbar und weniger resorbierbar ist, so daß es mit dem Kot zum Teil ohne Nutzung ausgeschieden wird, sondern auch noch Ca·· von der Resorption zurückhalten kann. Dies soll uns jetzt allgemein beschäftigen, bevor wir über die Untersuchungen an den einzelnen Tierarten berichten.

II. Das Phytinphosphat (Ca-Mg-Inosinhexaphosphat) der Nahrung.

Es ist schon verhältnismäßig lange bekannt, daß Körnerfrüchte, Cerealien, einen toxischen Effekt haben, der geeignet ist, die Verkalkungen des wachsenden Knochens zu stören. Man hat nach der Ursache gesucht und glaubte anfangs dafür eine säuernde Wirkung[4978] verantwortlich machen zu können. Man wird diese Wirkung nicht aus dem Auge verlieren dürfen (siehe auch GLATZEL). Aber diese Auslegung genügte nicht, denn durch Zusatz von Basen konnte die Schädigung nicht beseitigt werden. Daher wurde man dazu geführt, irgendwelche Toxamine[4970] zu isolieren, die bei Zusatz zu einer anderen Diät rachitisch wirken sollten[4975]. Bei den ersten Versuchen zum exakten Nachweis fehlte die Beachtung des Mineralgehaltes der Nahrung, der besonders bei Ratten von leitender Bedeutung ist.

Auch von anderen Giftwirkungen[4973] wurde gesprochen, z. B. bei Kaninchen und Mäusen mit pathologischen Prozessen in Haut und Nervmuskelapparat, die sich beim Kaninchen durch kleine Mengen von Kohl beseitigen ließen, also von unserem Thema abführen.

Ein Beispiel gibt eine Untersuchungsreihe, bei der die Entwicklung der Zahncaries bei 5½ Jahre alten Kindern unter verschiedenen Diäten registriert wurde mit folgenden Resultaten[4969]:

Tabelle 358.

Diät Nr.	Ca··	P	Ca··/P	Bemerkungen über die Diät	% Caries
8	1,7	1,9	0,89	frei von Cerealien, Fisch	0,37
7	1,3	1,6	0,81	Brot und Reis	1,0
6	1,5	1,8	0,84	Brot	1,8
5	1,1	1,4	0,69	Brot, Wegnahme von Milch, Ei und Lebertran gegenüber 6	3,0
4	1,0	1,5	0,76	Diät 5, aber Hafermehl dazu	5,8

[4968] LOEW, O.: Dtsch. med. Wschr. 1934 II, 1242, Rona 82, 591.
[4969] MELLANBY, M. u. PATTISON, C. L.: Brit. med. J. 1932 II, 507.
[4970] MELLANBY, E.: Perspectives in Biochemistry S, 318 (1938).

In jeder Gruppe befanden sich nur 20 Kinder, und man muß diese Zahl für
das gefällte Urteil, daß Cerealien die Caries weniger verhüten, für unzureichend
halten. Demonstriert wurde zugleich, daß Hafermehl besonders zu fürchten sei.
Bei vergleichenden Versuchen mit Reis und Hafer an Ratten[4974] fand sich ebenso
bei gleichem Ca$\cdot\cdot$- und P-Gehalt und dem Ca/P 3,9 bei Hafernahrung eine stärkere
Rachitis. Der mit Wasser extrahierte Hafer erzeugte dagegen weniger Rachitis;
der Extrakt, einer Reisdiät zugesetzt, hemmte die Verkalkung der Knochen
(Röntgenkontrolle, Wachstum, Knochenasche), während der Extrakt von Gerste,
der Haferdiät zugesetzt, Rachitis verhinderte. Diese Beobachtungen liegen völlig
in Richtung unbekannter Toxamine in Cerealien, deren Vorhandensein die weitere
Entwicklung der Forschung unsicher machte. Der erste Schritt führte zur Berücksichtigung der quantitativen Verhältnisse von Ca$\cdot\cdot$ und P.

Der P-Gehalt betrug bei Hafer 0,33%, Gerste 0,319%, Weizenmehl 0,299%,
Maismehl 0,148 und Reismehl 0,116% (siehe auch [5003]). Wenn zugleich durch
Zusatz von $CaCO_3$ für Ausgleich der Unterschiede gesorgt wurde, so daß eine Diät
mit Ca/P 4:1 dargereicht wurde, blieben doch Differenzen, indem Mais > Hafer >
> Reis > Weizen zu Rachitis führte[4972]. Bei Vergleich fand sich bei Fütterung
von Mais 24,9%, Weizen 43,6%, Hafer 35,2% Asche im Knochen, auch hier[4977]
die obige Reihenfolge. Wurde durch weitere Phosphatzusätze ein Ausgleich geschaffen, dann hörten die Differenzen auf. Die Diät 3143 von McCOLLUM mit
33 Teilen Weizen, 33 Teilen Mais, 14 Teilen Gelatine, 15 Teilen Weizenkleber,
1 Teil NaCl und 3 Teilen $CaCO_3$ erwies sich immer rachitogen, gleichgültig, welches
Getreide an Stelle von Mais oder Weizen zur Anwendung kam.

Wichtiger als Zusatz von Phosphat erschien aber der Zusatz von Calcium,
da für das Verhältnis Ca/P folgende Werte sich ergaben[4976] (Tabelle 359):

Tabelle 359.

	Weizen	Hafer	Mais
Ca/P	1/5,1	1/5,1	1/6,1
mg% Ca . .	114	113	81
mg% P . . .	580	570	494

Aus diesen Analysen ergab sich ein starker Überschuß an Phosphat, trotzdem war das Verhältnis nicht so variabel, daß daraus die Reihenfolge der
antirachitischen Kraft, die von links nach rechts in der Tabelle absinkt, erklärbar
gewesen wäre. Ein gewisser Ausgleich wurde durch Zusatz von Ca$\cdot\cdot$-Salzen erreicht, wie folgende Tabelle aus Versuchen an Ratten mit Hafermehl zeigt,
trotzdem war das Resultat nicht befriedigend und bildete für die Annahme des
Toxamins eher eine Stütze[4971]:

Tabelle 360.

Zugabe zur Grunddiät	Ca$\cdot\cdot$ %	P %	Ca/P Verh.	Wirkung auf die Knochenverkalkung
1. Hafermehl	0.205	0,47	0,42	sehr schlecht
2. Hafermehl und $CaCO_3$	0,35	0,47	0,74	weit besser als 1
3. Hafermehl und $Ca_3(PO_4)_2$. . .	0,32	0,58	0,55	wie 2 und weit besser als 1
4. Hafermehl und K_3PO_4 . . .	0,20	0,58	0,34	ebenso wie 1

[4971] GREEN, H. N. u. MELLANBY, E.: Biochem. J. 22, 1, 102 (1928).
[4972] GYÖRGY, P., POPOVICIU, G. u. SANO, T.: Z. Kinderheilkunde 55, 442 (1933), Rona
76, 662.
[4973] TSCHERKESS, H.: Arch. Sci. biol. russ. 43, 55 (1936). C. 1938 II, 343.
[4974] BRUIN, M. D. u. BOUMAN, J.: Z. Vitaminforschung 6, 295 (1937), Rona 104, 233.
C. 1938 I, 108.
[4975] HOLST, P.: J. of Hygiene 26, 437 (1927).

Das gilt ebenso für den Befund, daß durch Hydrolyse mit HCl sich die rachitogene Wirkung der Cerealien beseitigen ließ (siehe auch [4970]).

Durch Behandlung der verschiedenen Getreidearten mit Pankreasfermenten in vitro spaltete sich bei dem stark rachitogen wirkenden Mais weniger PO_4''' ab als aus Weizen[4980]. Wenn man annahm, daß nichthydrolysierte Phosphatester nicht resorbiert wurden, mußte das bedeuten, daß man eine gewisse Menge von P in der Diät zwar analysierte und in Rechnung stellte, aber es kam nicht zur Resorption der Verbindung. Das in der Nahrung vorhandene PO_4''' mußte in großer Menge im Kot erscheinen. Dabei ist es natürlich möglich, daß Bakterien des Darmes die Spaltung noch nachträglich auszuführen vermögen, wobei allerdings die Frage offen steht, ob im Dickdarm eine Resorption noch wesentlich einsetzt oder durch eine Assimilation durch Bakterien vollends verhindert wird.

Schließlich fand das Problem eine Lösung darin, daß das Phosphat in einer besonderen Verbindung, dem Phytin, gerade in den Cerealien besonders reichlich vertreten ist (siehe auch [4880, I]). Denn in der Art der vorhandenen Kohlenhydrate ließ sich kein Unterschied wahrnehmen[4979].

Nicht das Gesamtphosphat ist als Phytin gebunden, sondern nur ein Teil, nach den Lebensmitteln verschieden und auch nach der Ursprungsquelle[4984 I, 4991]. Bei Reife nimmt der Gehalt der Cerealien zu[4990]. Cerealien enthalten 50—70% davon, der Gehalt sinkt über die Ölsaaten und Nüsse mit noch relativ viel Phytin zu den grünen Pflanzen und Wurzelfrüchten, die teilweise gar nichts enthalten (siehe Tabellen[4992]). Deren geringer Gehalt ist vielleicht dadurch erklärbar, daß Wurzeln, Knollen und grüne Blätter viel Phytase enthalten, die bei rohem Verzehr eine Abspaltung noch ermöglicht. PEDERSEN[5284, III] hält auch für Getreide den Phytasegehalt für wichtig.

Für die bei der Assimilation sich ergebenden Resultate sind die *chemischen Eigenschaften* des Phytin maßgeblich. Das Calciumsalz ist löslich bei p_H 2,8, schon bei p_H 3,0 beginnt die Fällung. Das Magnesiumsalz ist löslich bei p_H 5,0, Fe-Salz ist in n/6 HCl noch unlöslich. Mg-Ionen können das Ca vor der Fällung schützen, wenn sie im Überschuß vorhanden sind (nach McCANCE und WIDDOWSON[5005, II]). Die Verbindung ist gegen Kochen unempfindlich[4989, 4990], ebensowenig wird sie durch Backen zerstört, wenn die Auflockerung durch Backpulver versucht wird[4984, II]. Jedoch zersetzt sie sich, wenn das Backen mit Sauerteig vorgenommen wird, und zwar während der Führung des Teigs. Bei den üblichen Verfahren wurde zu 50%, gespalten[4989, 4990]. McCANCE und WIDDOWSON[5005, I] erreichten eine Spaltung zu über 90%, indem sie den Teig auf 50° 6 Stunden lang bei p_H 4,5 hielten.

Die Fermente, die sich schon in Pflanzen finden, spalten den Ester. Das ist für verschiedene Verdauungsfermente des Darmkanals nicht möglich. Da aber vielfach Bakterien und andere Bedingungen wirksam werden, ergibt sich ein durchaus verschiedenes Verhalten der Tiere.

Schweine z. B. vermögen den Phytinphosphor gut auszunützen, und wenn man den Überschuß an P der Nahrung durch Zusatz von Calciumsalzen ausgleicht, wird eine Rachitis verhindert[4988]. Aber Ratten ebenso wie die anderen Laboratoriumstiere und auch der Mensch entwickeln die notwendigen Bedingungen

[4976] THOMAS, B. H. u. STEENBOCK, H.: Biochem. J. 30, 177 (1936).

[4977] STEENBOCK, H., BLACK, A. u. THOMAS, B. H.: J. biol. Chem. 85, 585 (1929).

[4978] INGLE, D. J.: J. agricult. Science 3, 22 (1908—1909).

[4979] SPEIRS, M. u. SHERMAN, H. C.: J. nutrit. 11, 211 (1936), Rona 96, 233.

[4980] POPOVICIU, CH., BENETATO, GR. u. OPREANU, R.: C. rend. Soc. Biol. 119, 445 (1935), Rona 88, 564.

[4980, I] RAPOPORT, S.: J. biol. Chem. 135, 403 (1940), Rona 125, 349. Phytin wurde in den Erythrocyten von Vögeln aufgefunden.

[4981] LECOQ, R. u. BARBAN, M. J.: C. rend. Acad. Sci. 199, 1255 (1934). C. 1935 I, 3564.

[4982] LOWE, J. T. u. STEENBOCK, H.: Biochem. J. 30, 1126 (1936). C. 1936 II, 1754.

nicht und scheiden meist etwa 50% des aufgenommenen Phytins aus, so daß der zugeführte Phosphor zum Knochenbau nicht benutzt werden kann. Das gilt im übrigen nicht nur von der Inositolhexaphosphorsäure, sondern auch von Verbindungen wie Triphenylphosphat und Guajacolphosphat, deren Phosphat ebensowenig als Mittel zur Verhütung der Rachitis voll eingesetzt werden kann[4981]. Hefenucleinsäure und Phosphatide wurden voll ausgenützt[5000, I].

Die Bedeutung des Phytinphosphats für die Assimilation möge folgende Tabelle beleuchten, deren Resultate an Ratten gewonnen wurden (nach [4982]):

Tabelle 361.

Diät	% anorg. P der Diät	Total-P	anorgan. als % des Gesamt-P	Ca/P	Asche des Femur als Durchschnitt von je 6 Tieren in %
reifer Mais	0,02	0,33	6	4/1	27,8
,, ,, $+$ H_3PO_4	0,15	0,46	33	2,9/1	36,2
,, ,, $+$ Phytin	0,02	0,46	4	2,9/1	27,8
,, ,, $+$ H_3PO_4	0,26	0,57	45	2,3/1	44,5
,, ,, $+$ Phytin	0,02	0,57	3	2,3/1	29,4
,, ,, $+$ Na-Glycerophosphat .	0,02	0,57	3	2,3/1	52,8

Auf der Tabelle ist ersichtlich, daß Phytin schlecht, Glycerophosphat aber voll ausgenutzt wird, vielleicht sogar besser als H_3PO_4, was seinen Grund in der verschiedenen Acidität haben könnte. Dieselbe schlechte Ausnutzbarkeit fand sich bei Menschen, Hunden und Kaninchen. Bei Hühnern wurde nach Maisfütterung häufiger Perosis (siehe darüber später) gesehen, aber keine Andeutung eines die Verkalkung hemmenden Faktors bei Hafer[4984]. Trotzdem ließ sich nachweisen, daß 50—85% der aufgenommenen Phytinmenge im Kot erschien[4986, 4987] (siehe dazu [4980, I]).

Zu extremen Diäten als Ergänzung zugesetzt, hatte Phytinphosphat keine Wirkung[4985]. Die Resultate ließen sich nicht immer quantitativ wiederholen; deutliche Verkalkungsverbesserungen waren zu erzielen, wobei Hafer und Weizen besser wirkten als Mais[4993]. Die Wirkung der Cerealien allein wird sich nach dem hohen Gehalt an P und dem niederen an Ca·· richten. Bei Mehlarten kann der Quotient Ca/P den Wert $1/_{12}$ erreichen[4995]. Wenn aber zu einer Diät mit einem starken Gehalt an Ca·· Phytin zugesetzt wird, kann sogar das Phytin antirachitisch wirken[4994]. Diese Beobachtung kann eine Erklärung finden in der Tatsache, daß Phytin trotz Mangel an Phytase im Darm wenigstens teilweise gespalten wird, wenn nicht Ca·· selbst in seiner Assimilation durch Phytin gehemmt wird. Solche Möglichkeit muß gegenseitig bestehen, denn Zusatz von $CaCO_3$ zur Diät erhöhte die Ausscheidung von Phytin bei Hühnern[4986] und Ratten[5000, II]. Umgekehrt brachte Ersatz von anorganischem Phosphat durch Phytinphosphat die Ausscheidung von PO_4''' im Urin beträchtlich, gleichzeitiger Zusatz von Ca··-Salzen fast gänzlich zum Verschwinden[4983].

[4983] LOWE, J. T. u. STEENBOCK, H.: Biochem. J. 30, 1991 (1936). C. 1937 I, 1471.

[4984] BRANION, H. D., STACKHOUSE, J. E. u. HULL, H.: Scientif. Agric. 18, 447 (1938). C. 1938 II, 715.

[4984, I] YOUNG, S. M. u. GREAVES, J. E.: Food Res. 5, 103 (1940), Rona 122, 461. Große Schwankungen bei verschiedenen Weizensorten.

[4984, II] WIDDOWSON, E. M.: Nature 148, 219 (1941). C. 1942 II, 1301. Die Zersetzung des Phytins erfolgt im Hefebrot weitgehend, nicht aber beim Backen mit Backpulver, z. B. Tortengebäcken.

[4985] LOWE, J. T., STEENBOCK, H. u. KRIEGER, C. H.: Poultry Sci. 18, 40 (1939). C. 1939 I, 2627.

Ebenso wie $CaCO_3$ wirkten andere fällende Salze, z. B. $MgCO_3$, $SrCO_3$ und $BaCO_3$, die damit auch die Zersetzung hemmten und auf diesem Wege rachitogen wirkten[4983].

Zusatz von 11 % Fett oder Olivenöl zur Diät soll umgekehrt die durch Phytin gehemmte Resorption von Ca·· verbessern, vielleicht über intermediäre Seifenbildung[4996]. Diese Versuche konnten von PALMER und MOTTRAM[4994] nicht bestätigt werden. Dagegen wurde das Phytin-P durch Gabe von Vitamin D besser genutzt[4998, 5000, I].

Die Ausnutzung von Ca-Phytinat bei Ca-armer Diät war manchmal gleich gut wie bei $CaCO_3$, wie Versuche an Ratten zeigten[4999]. Sie war abhängig von dem Verhältnis Ca/P. Bei optimalem Verhältnis 1:1 wurde Phytin-P so gut verwertet wie anorganisches Phosphat, stieg das Verhältnis an, dann wurde die Verwertbarkeit immer schlechter, und zwar schlechter als anorganisches Phosphat. Hier wirkte eine Zulage von Vitamin D verbessernd, aber nie bis auf die Höhe des anorganischen P ([5000], siehe dazu [5000, II]). Die Grenzen werden also immer mehr eingeengt.

In Versuchen an Hunden wurde gefunden[4997], daß Zulage von Phytin zu einem Auftreten bzw. zu einer Verstärkung der Knochenveränderungen führte, wenn der Ca··-Gehalt der Diät gerade an der Grenze zur normalen Verkalkung lag, oder gerade zu einer leichten Rachitis führte. Es handelte sich nicht nur um eine Fällung des Ca··, sondern auch um eine Komplexbildung mit Ca··[5002], da dieses in Anwesenheit des Phytin durch Oxalat und Phosphat nicht mehr ausgefällt werden könne[5001]. Die Bedeutung dieser Befunde für eine quantitative Betrachtung zeige sich z. B. darin, daß die im Hafermehl vorhandene Phytinsäure doppelt soviel Calcium binden könne wie das Mehl enthalte. In der Kalkfällung und Hemmung seiner Resorption liege die Wirkung der Phytinsäure in den Cerealien. Damit hätte sich ein regelrecht toxischer Faktor gefunden, der die Annahme von Toxaminen überflüssig macht. Dasselbe fand PEDERSEN[5284, III] bei Schweinen.

Nach diesen Untersuchungen stellt sich die Angelegenheit folgendermaßen dar:
Werden Cerealien gefüttert mit ihrem hohen Gehalt an P und niederem an Ca··, dann führt das Phytin zur Fällung und dadurch zur Resorptionshemmung

[4986] COMMON, R. H.: J. agricult. Sci. 30, 113 (1940), Rona 121, 594.
[4987] COMMON, R. H.: Nature 1939 I, 379, Rona 113, 588.
[4988] MAGEE, H. E. u. HARVEY, D.: Biochem. J. 20, 885 (1926).
[4989] DI STEFANO, F. u. MUNTONI, F.: Ric. Ist. San. publ. 1, 448 (1938), Rona 113, 25.
[4990] GIRI, K. V.: Indian J. med. Res. 25, 869 (1938), Rona 108, 206.
[4991] SNOOK, L. C.: Emp. J. exp. Agricult. 4 oder 6, 20 (1938). C. 1938 I, 2907, Rona 107, 568.
[4992] McCANCE, K. A. u. WIDDOWSON, E. M.: Biochem. J. 29, 2694 (1935).
[4993] JONES, J. H.: J. nutrit. 18, 507 (1939). C. 1940 I, 2187.
[4994] PALMER, N. u. MOTTRAM, J. C.: Biochem. J. 33, 512 (1939), Rona 115, 167.
[4995] PALMER, N. u. MOTTRAM, J. C.: Cereal Chem. 14, 682 (1937). C. 1938 I, 927.
[4996] McDOUGALL, E. J.: Biochem. J. 32, 194 (1938).
[4997] HARRISON, D. C. u. MELLANBY, E.: Biochem. J. 33, 1660 (1939), Rona 122, 134. C. 1940 I, 2187.
[4998] KRIEGER, C. H., BUNKFELDT, R. u. STEENBOCK, H.: J. nutrit. 20, 7 (1940). C. 1941 I, 540, Rona 124, 309.
[4999] KRIEGER, C. H., BUNKFELDT, R. u. STEENBOCK, H.: J. nutrit. 20, 15 (1940). C. 1941 I, 540, Rona 124, 309.
[5000] KRIEGER, C. H. u. STEENBOCK, H.: J. nutrit. 20, 125 (1940). C. 1941 I, 540, Rona 125, 45.
[5000, I] KRIEGER, C. H., BUNKFELDT, R., THOMPSON, C. R. u. STEENBOCK, H.: J. nutrit. 21, 213 (1941). C. 1941 II, 630.
[5000, II] WESTERLUND, A.: Ann. agricult. Coll. Sweden 8, 209 (1940), Rona 124, 572. Überschuß von Ca·· hemmte die Assimilation von Phytin.
[5001] YANG, E. F.: Nature 145, 745 (1940). C. 1940 II, 1044.
[5002] HARRISON, D. C. u. MELLANBY, E.: Nature 145, 745 (1940). C. 1940 II, 1044.

des Ca¨. Damit wird der Nachteil der Diät noch ungünstiger gestaltet im Verhältnis Ca/P. Wird solcher Diät Ca¨ zugegeben in ausreichender Menge, dann
ergibt sich eine Zone der relativ guten Ausnutzung, sobald diese aber überschritten
ist, kommt es zur Ausfällung des Phytins als Kalksalz und zu Mangel an P zur
Assimilation. Dieser Effekt ist schwerer zu erreichen, ließ sich aber gelegentlich
nachweisen (GYÖRGY und andere[4972]). Geht man umgekehrt von einer Diät aus,
die an sich arm an P ist, dann kann durch die schlechte Ausnutzung des Phytins
die Grenze des notwendigen Minimums gerade unterschritten werden. Also gäbe
es 3 Möglichkeiten der rachitogenen Wirkung des Phytins.

1. Kalkgehalt an der Grenze des Minimums, durch hohen Gehalt an Phytin
wird die Kalkresorption zu gering (Ca¨ gering, Phytin $>$ Ca¨).

2. Bei hohem Phytingehalt wird durch starken Anstieg des Ca¨ (Ca/P hoch
bei hoher Grenze) die Resorption und Assimilation des P vermindert (Ca¨ und
Phytin hoch, aber Ca¨ $\gg$ Phytin).

3. Phosphatgehalt an der Grenze des Minimums, Ca¨ größer, führt zur Unter-
schreitung der Grenze (Phytin klein, Ca¨ $>$ Phytin).

Eine Ergänzung für die letzten Versuche (besonders KRIEGER und STEEN-
BOCK[5000]) bildet die vielfach beobachtete Tatsache, daß die Ausnutzung des
Phytins bei den meisten Tieren (Huhn, Ratte, Hund, Kaninchen) und auch beim
Menschen immer unvollkommen stattfindet, es kann nie der gesamte Phosphor
dieser Art assimiliert werden. Der Weg bis zum Auftreten von sichtbaren Schäden
kann dabei sehr weit sein, wie die letzte Tafel der Bedingungen anzeigt.

Die hier vorgetragenen Beziehungen haben eine praktische Bedeutung für
die Stärke der Ausmahlung des Getreides zur Herstellung des Brotes gewonnen,
da ein wichtiges Argument für die stärkere Ausmahlung die Menge der Mineral-
salze (Eiweiße und Vitamine interessieren uns hier nicht), darstellt, die durch
die Kleie verlorengehen. Unter den Mineralsalzen ist das Phosphat führend.
Dieses Problem wurde in überaus gründlichen Versuchen an 8 Versuchspersonen,
die sich in exakten Bilanzen über 9 Monate hinzogen, von McCANCE und WIDDOW-
SON[5005, I u. II] klargestellt. Jede Speise, die Oxalat enthielt, wie Spinat, Rhabarber,
und die den Ca-Stoffwechsel stören konnte, wurde vermieden, 92 und 69% aus-
gemahlenes Mehl wurde zum Brot verwendet und festgesetzt, daß 40—50% der
gesamten Kalorien durch Mehl gedeckt werden sollte. Vom Weißbrot wurde
67—77%, vom Schwarzbrot nur 44—55% P ausgenutzt, jedoch war die absolute
Menge bei diesem größer, weil es mehr enthielt. Es bestand nun die Komplikation
zur Klärung des Phytinproblems, daß bei dem groben Brot die Menge der
Faeces doppelt so voluminös war wie bei dem feineren. Dadurch war die
Möglichkeit einer Resorptionshemmung gegeben. Ein weiterer Einwand ist
eine gewisse laxierende Wirkung des Brotes mit stark ausgemahlenem Mehl,
was in derselben Richtung wirksam sein müßte. Deshalb wurde ein Weißbrot
mit Backpulver ($NaHCO_3$ + Tartrat) gebacken, um eine Zersetzung durch das
Gehen des Teigs zu verhindern und diesem bestimmte Mengen Phytin zugesetzt
(130 mg% Phytin-P). Die Zulagen reduzierten sofort die Ca-Absorption. Es verschwand aus dem Urin. Die Bilanz wurde an Calcium negativ. Auch Mg wurde
weniger absorbiert, ohne daß es zu negativen Bilanzen gekommen wäre.
Aber eine Assimilation des P aus dem Phytin war ohne Zweifel nachweisbar.

[5003] BRUCE, H. M. u. CALLOW, R. K.: Biochem. J. 28, I. 507 (1934).
[5004] LECOQ, R. u. BARBAN, M. L.: Bull. Soc. Sci. Hyg. aliment. 23, 121 (1935). C. 1935 II, 550.
[5005] LECOQ, R.: Bull. Acad. Med. 113, 760 (1935). C. 1935 II, 550.
[5005, I] McCANCE, R. A. u. WIDDOWSON, E. M.: J. Physiol. 101, 304 (1942). C. 1943 II, 919.
[5005, II] McCANCE, R. A. u. WIDDOWSON, E. M.: J. Physiol. 101, 44 (1942). C. 1943 II, 919.

36—63% wurden unzersetzt ausgeschieden. Die Menge, die assimiliert wurde, hing ab von dem Ca der Diät und der Bakterienflora. Es fand sich nun folgende Diskrepanz. Es wurde mehr Calcium an der Resorption gehindert als Phytin in den Faeces übrigblieb. Das erklären die Autoren dadurch, daß Ca nur im oberen Darm zur Absorption komme. Dort sei es aber als Phytat gefällt. Später könne das Phosphat aus der Phytinsäure durch Bakterien freigesetzt werden und noch im Enddarm zur Resorption kommen. Vitamin D veränderte die Resorption nicht.

So kamen sie zu dem Urteil, daß, wenn man von Weiß- auf Schwarzbrot übergeht und Milch und Käse beschränkt, 9 von 10 Personen Ca verlieren. „Bei Kindern kann das Wachstum zurückbleiben oder Rachitis auftreten". Es wurde gegen diesen Nachteil Zusatz von Calciumsalzen und zwar $CaCO_3$ zum Brot empfohlen. Dieses wurde bei Weiß- und Schwarzbrot gleich gut resorbiert (20% bei Männern, 10—18% bei Frauen). Das Schwarzbrot wirkte nur hemmend auf die Bilanz, wenn unzureichend Calcium in der Diät vorlag. Durch Dephytinisierung der Kleie durch Extraktion konnte das bei kleiereichem Brot verhindert werden. Wir sehen, daß die Verhältnisse sich beim Menschen in gleicher Weise wiederfinden, wie in den vorher referierten Befunden bei Hund und Ratte, so daß das Bild abgerundet ist.

Diese Versuche wurden durch WALKER, Fox und IRVING[5006, I] in Südafrika einer Nachprüfung unterzogen und in großen Zügen bestätigt. Jedoch zeigte es sich, daß die negative Ca-Bilanz auf Phytatzusatz in der Diät nach etwa 3—4 Wochen aufhört. Der Körper konnte sich an eine niedere Ca-Zufuhr gewöhnen, so daß schließlich sogar mit 10 mg/kg Ca täglich ein Gleichgewicht erreichbar war. Bei Kindern könne ein Teil des Ca, das als Phytat niedergeschlagen wurde, absorbiert werden, vielleicht weil Magnesium in den Niederschlag eintrete.

Diese Einschränkungen des Verhältnisses Ca/P mußten wir voranstellen, bevor wir zu den Rachitisformen der einzelnen Versuchstiere übergehen, um dort die Wirksamkeit des Phosphats zu verfolgen.

III. Rattenrachitis.

1. Wirksamkeit verschiedener Phosphorsauerstoffverbindungen. Die Wirksamkeit verschiedener Phosphatverbindungen und ihre Aufnahme im Stoffwechsel läßt sich nicht besser als bei der Rachitis beobachten. Die Ratte erkrankt dann, wenn das Verhältnis Ca/P extreme Werte annimmt, d. h. es gibt eine Rachitis, bei der das Phosphat, eine andere, bei der das Ca·· fehlt. Ebenso wie bei Phytin muß man nach der Ausnutzbarkeit, d. h. nach der Resorption aus dem Magen-Darmkanal fragen. Wenn die Diät mit einem Überschuß von Ca·· versehen ist, wird man erwarten können, daß das Löslichkeitsprodukt des Ca-Phosphates so weit heruntergedrückt wird, daß die Grenze des Minimums an Phosphat unterschritten wird. Durch eine Zulage der fraglichen P-Verbindung wird das Minimum überschritten und ein heilender Einfluß auf die Erkrankung des Knochens ausgeübt. Daß auch die gleichzeitige Anwesenheit von Ca·· nicht ohne Bedeutung ist, darauf deutet der Befund hin, daß bei Injektionen von Na-Glycerophosphat zwar ein günstiger Einfluß auf die Erkrankung deutlich war, noch mehr bewährte sich aber die parenterale Gabe von Ca-Glycerophosphat[5010]. Hier kann — wie bei der Anwesenheit von Phosphatasen im Knochen und Blut gar

---

[5006] ROTTENSTEN, K. V. u. MAYNARD, L. A.: J. nutrit. 8, 715 (1934), Rona 86, 411.
[5006, I] WALKER, A. R. P., Fox, F. W. u. IRVING, J. T.: Biochem. J. 42, 452 (1948). Reichliche weitere Literaturzitate aus Übersee.
[5007] LECOQ, R. u. VILLETTE, H.: J. Pharmacie VIII, s. 18, 192 (1933), Rona 76, 663.

nicht anders zu erwarten ist — das Phosphat direkt und leicht ausgenutzt werden. Bei peroraler Gabe muß durch die Resorption aus dem Darm eine besondere Komplikation einsetzen. Das gilt auch für Ca-Salze, denn Ca·· aus der Milch ist z. B. leichter zu assimilieren, selbst als ein $Ca(H_2PO_4)_2$[5009].

Es stehen also sehr wesentliche diätetische Momente zur Diskussion, deren Abwägung wir schon beim Phytin begonnen hatten, die aber bei den einzelnen Phosphatverbindungen an der Ratte deshalb leicht ist, weil durch Phosphatgabe allein ohne Vitamin-D-Beigaben die Rattenrachitis der Heilung zugänglich ist. Wir geben aus einer Arbeit von LECOQ[5004, 5005] die Zusammenfassung der Resultate einer großen Zahl von Versuchen mit den verschiedenen phosphathaltigen Verbindungen.

Die Tiere erhielten eine rachitogene Diät, bestehend aus Pepton des Muskels 17%, Rohrzucker 65%, Bierhefe (trocken) 3%, Butterfett und Olivenöl je 5%, Salz 4% und Ca-lactat 1%. Angegeben sind die auf 100 g dieser Diät zur Heilung der Erkrankung im Minimum notwendigen Mengen, wobei die auf P berechneten Mengen links auf der Tabelle mehr interessieren werden. Das Verfahren war so, daß junge Ratten röntgenologisch auf Rachitis untersucht wurden, dann erhielten sie bei positivem Befund in Gruppen zu je 4 Tieren die heilende Diät, und 10 Tage später wurden sie durchleuchtet und seziert, um den Heilungsprozeß zu kontrollieren[5005]:

Tabelle 362.

wirksame Minimaldosen in mg P % Diät		wirksame Minimaldosen in g Substanz
80	Phosphorsäure offiz.	0,50
90	Mono-Natriumphosphat $NaH_2PO_4 \cdot 2\ H_2O$	0,45
100	Di-Natriumphosphat, $Na_2HPO_4 \cdot 12\ H_2O$	1,17
140	Tri-Natriumphosphat, $Na_3PO_4 \cdot 12\ H_2O$	1,75
300	Natriummetaphosphat $NaPO_3$	1,0
200	Natriumpyrophosphat $Na_4P_2O_7 \cdot 10\ H_2O$	1,50
100	Natrium-α-glycerophosphat $Na_2PO_4 \cdot C_3H_7O_2,\ 6\ H_2O$	1,06
100	Natrium-β-glycerophosphat $Na_2PO_4 \cdot C_3H_7O_2,\ 5\ H_2O$	1,0
105	Natriummethylphosphat $Na_2PO_4 \cdot CH_3,\ 6\ H_2O$	0,90
105	Natriumnucleat aus Hefe	1,40
105	Natriumnucleat aus Fischmilch	1,70
90	Mono-Kaliumphosphat KH_2PO_4	0,40
100	Di-Kaliumphosphat K_2HPO_4	0,57
100	Mono-Ammoniumphosphat, $NH_4H_2PO_4$	0,38
115	Di-Ammoniumphosphat $(NH_4)_2HPO_4$	0,90
125	Mono-Calciumphosphat $CaH_4(PO_4)_2 \cdot 2\ H_2O$	0,55
500	Tri-Calciumphosphat $Ca_3(PO_4)_2$	2,50
125	Calcium-α-glycerophosphat $CaPO_4 \cdot C_3H_7O_2\ 1,5\ H_2O$	0,95
125	Calcium-β-glycerophosphat $CaPO_4 \cdot C_3H_7O_2$	0,85
280	Bi-Calciumphosphat $CaHPO_4 \cdot 2\ H_2O$	1,55
150	Calciummethylphosphat, $CaPO_4 \cdot CH_3 \cdot 2\ H_2O$	0,90
100	Magnesiumphosphat $MgHPO_4 \cdot 3\ H_2O$	0,57
115	Magnesium α- und β-glycerophosphat $MgPO_4 \cdot C_3H_7O_2 \cdot 3H_2O$	0,90
105	Magnesiummethylphosphat $MgPO_4 \cdot CH_3 \cdot 2\ H_2O$	0,58
100	Strontiumphosphat $Sr_3(PO_4)_2$	0,75
80	Lecithin aus Ei	2,25

Kurz seien einige Punkte der Tabelle herausgehoben. Es scheint sich die Wirksamkeit zu erhöhen, je saurer das zugesetzte Salz ist. Wenn auch die Differenz von 80 mg% P bei Phosphorsäure selbst zu den 100 mg% P bei Dinatriumphosphat kaum signifikant sein dürfte zu solchem Schluß, drängt ein solcher sich

[5008] GEDROYC, M. u. OTOLSKI, S.: Arch. Chem. Farmac. 3, 68 (1936). C. 1937 II, 428.
[5009] HENRY, K. M. u. KON, S. K.: Biochem. J. 33, 173 (1939), Rona 114, 416.
[5010] KORENCHEVSKY, V. u. CARR, M.: Biochem. J. 19, 101 (1926).

doch beim Übergang zum tertiären Salz auf (siehe auch [5007]). Dieser Befund wird in den späteren Untersuchungen von SHOHL einer Korrektur bedürfen. Deutlicher und über allem Zweifel liegt die geringere Wirksamkeit von den entwässerten o-Phosphorsäuren, d. h. das Abklingen von o-Phosphorsäure über Pyrophosphat zu Metaphosphat (siehe auch [5007, 5016 u. 5017]).

Die abnehmende Wirkung vom Mono- über das Di- zum Tricalciumphosphat ist nach Berücksichtigung der Acidität und Löslichkeit verständlich. Bedeutsam ist der Unterschied zwischen Di- und Tricalciumphosphat, der auch in anderen Versuchen[5008] gefunden wurde. Aber nicht ohne weiteres ist die absolute Höhe verständlich, besonders wenn man die hohe Wirksamkeit des $Sr_3(PO_4)_2$ dagegen hält. Es besteht die große Schwierigkeit, daß bei Zusätzen dieser Art nicht nur die absolute Menge von P vermehrt wird, sondern auch das Verhältnis Ca/P eine Verschiebung erfährt, wodurch das Urteil getrübt werden kann.

Bei Berücksichtigung dieser Frage wurde die Wirkung von $CaHPO_4$ und $Ca_3(PO_4)_2$ untereinander und mit Knochenmehl verglichen. Die Diät der Ratte mit einem Ca von 0,05% und 0,14% P bestand aus 10 Teilen Butter, 80 Teilen Patentmehl, 7 Teilen Milchalbumin, 1 Teil Hefekonzentrat und 2 Teilen Salzmischung[5006]. Zu dieser Diät wurden dann die verschiedenen Zusätze von $CaCO_3$ und der verschiedenen oben aufgeführten Salze gegeben, so daß geeignete Quotienten herauskamen. Im Aschegehalt der Femora fand sich kein statistisch brauchbarer Unterschied. Selbst bei den kleinsten Zusätzen (mit einer Diät von 0,25% P und 0,38% Ca··) betrug der Aschegehalt 50,75%, während die Tiere mit der Basaldiät einen Gehalt von 43,4% aufwiesen. Daraus ist zu schließen, daß die Zusätze notwendig und gleichwertig sind.

Das zeigte sich auch bei Prüfung der Fruchtbarkeit. Die Basaldiät war durch Zusätze auf 0,25% Ca·· und 0,17% P gebracht worden. Der Aschegehalt des Femurs dieser Tiere (Durchschnitt von 10 Tieren) betrug 59,6%, das anorganische Plasma-P 3,51%, bei Zusätzen von $CaHPO_4$ und Knochenmehl auf Ca·· 0,43, P 0,28%, war der Gehalt der Femora auf 64,46 und 64%, das anorganische P im Blut auf 5,31 und 4,73 mg% gestiegen. Die Jungen der Tiere, die die Zusätze erhalten hatten, waren um 30% größer, die Zusätze der Diät waren also notwendig, ein Unterschied der Phosphatquellen war nicht vorhanden. Es ist dabei hinzuzufügen, daß die Kontrolle der Rachitisheilung auf röntgenologischem Wege der durch Bestimmung des Aschegehaltes unterlegen ist[5018, I].

Bei Rückkehr zu der Tabelle müssen wir feststellen, daß Verbindungen wie Glycerophosphat und Methylphosphat gut assimiliert wurden. Das gilt auch bei Veresterung mit Glykol[5014]. Die Wirksamkeit von Glykol wird nur dann deutlich sein, wenn der Ca··-Überschuß in der Diät klein ist, da im Stoffwechsel Oxalsäure entsteht, die Ca·· zu fällen vermag. Auch Nucleinphosphat ist wirksam (siehe auch [5013, 5000, I]). Maßgeblich ist bei der Veresterung, ob es sich um eine offene oder geschlossene Kette handelt. So erwähnten wir schon, daß ähnlich wie bei Phytin auch bei Guajakol usw. die Wirkung des P abnimmt.

[5011] LECOQ, R. u. VILLUIS, F.: J. Pharmacie VIII s. 15, 393 (1932), Rona 68, 480.
[5012] LECOQ, R. u. VILLUIS, F.: C. rend. Soc. Biol. 109, 630 (1932), Rona 67, 492.
[5013] LECOQ, R. u. BARBAN, M. L.: C. rend. Soc. Biol. 118, 867 (1935), Rona 87, 81.
[5014] BARBAN, M. L.: C. rend. Soc. Biol. 117, 999 (1934), Rona 86, 65.
[5015] BARBAN, M. L.: C. rend. Soc. Biol. 118, 771 (1935), Rona 87, 81.
[5016] LECOQ, R. u. VILLETTE, H.: C. rend. Soc. Biol. 112, 1051 (1933), Rona 73, 659.
[5017] LECOQ, R. u. VILLETTE, H.: C. rend. Soc. Biol. 114, 1096 (1933), Rona 79, 94.
[5018] LECOQ, R. u. VILLETTE, H.: J. Pharmacie VIII s. 19, 201 (1934), Rona 80, 250.
[5018, I] MOURIQUAND, G., LEULIER, A., COEUR, A. u. EDEL, V.: C. rend. Soc. Biol. 134, 144 (1940). C. 1941 II, 3210.

Am Anfang des Kapitels ist schon erwähnt worden, daß der weiße Phosphor keine heilende Wirkung auf Rachitis hat. Ebensowenig wurde ein Erfolg bei Phosphiden[5011] und Phosphit[5008, 5012, 5016, 5017] erreicht. Bei Phosphit wirkte auch nicht die Veresterung mit Benzolabkömmlingen ([5015]: Dimethylaminophosphit, Oxybenzylphosphinit, Guajacolphosphit). $CaPO_2$ soll in kleinen Dosen keine, in größeren Dosen aber eine antirachitische Wirkung besitzen[5008].

Keine verhütende Wirkung wurde durch $Fe(PO_4)$, $Fe_3(PO_4)_2$, $Mn_3(PO_4)_2$ und $Bi(PO_4)$ erreicht, bedingt durch die geringe Löslichkeit dieser Phosphate[5017, 5018, 5018, II] (siehe über die Eisenassimilation S. 941).

2. Die **Bildung unlöslichen Phosphats** ist die erste Ursache der Rattenrachitis mit hohem Ca/P, wie wir schon erwähnten. Aber auch durch andere Kationen wurde dasselbe erreicht, so z. B. durch Strontium[5020–5022]. Wurde zu einer rachitogenen Diät (PAPPENHEIMER[85]) $SrCO_3$ zugesetzt, dann wurde der PO_4'''-Verlust nicht nur beschleunigt, sondern auch die häufig später folgende Spontanheilung verhindert[5019]. Die Phosphatasen wurden im Knochen verändert wie bei einfacher Ca-Rachitis[5020, 5021]. Ebenso verhielten sich die Phosphatasen nach Beryllium in Blut, Leber und Nieren (Verringerung) nicht anders als nach der üblichen McCOLLUM-Diät 3143 oder Osteoporose[5026]. Daß hierbei nur die Fällung des Phosphats als krankmachender Faktor in Betracht zu ziehen ist, zeigt der Befund, daß man die Verkalkungsstörung der Knochen durch parenterale Gabe von Na-Glycerophosphat verhüten kann[5025]. Durch Thalliumsalze[5024] und $MnCl_2$ bzw. $MnCO_3$[5023] konnten dieselben Effekte erzielt werden. Der Verlust von Phosphat durch die Faeces wurde vermehrt, später ergab sich eine negative Bilanz von $Ca^{··}$[5024].

Ebenso wie bei $Mn^{··}$ konnte man bei $Be^{··}$- oder $Al^{···}$-Salz (5% $Al_2(SO_4)_3 \cdot 18 H_2O$ oder 1% $BeCO_3$) die Rachitis durch Vitamin-D-Gaben verhindern, vorausgesetzt, daß die Metallmengen nicht zu groß waren[5022, 5023]. Durch Monate während Darreichung von $Al^{···}$ mit der Nahrung konnte die Phosphatbilanz auch bei erwachsenen Tieren soweit negativ werden, daß ganz große Teile der Phosphatbestände des Organismus verlorengingen bei gleichzeitiger Osteoporose[5022] (siehe auch SCHMIDT und GREENBERG[2794, S. 320]). Allen diesen Formen gemeinsam ist die Ausfällung des in der Nahrung vorhandenen PO_4''' als unlösliches Salz. Dazu gehört $Fe^{···}$ und $Bi^{···}$ und würde $Ba^{··}$ zu rechnen sein, wenn dieses Kation nicht von sich aus eine sehr große Giftigkeit hätte.

Neuerdings wurden von MOURGUE[5026, II] dem Strontium, ebenso dem Magnesium, als Carbonate der Diät zugesetzt, spezifische Wirkungen zugeschrieben. Bei $Sr^{··}$-Gabe wurde eine Entkalkung der Diaphysen von erwachsenen Ratten gesehen, also eine etwas andere Entkalkung als bei $Ca^{··}$-Salzen. Phosphat wurde auch hier als $Sr^{··}$-Salz in den Faeces in großen Mengen ausgeschieden. Ebenso erzielte BUSINCO[5026, I] mit Gaben von Berylliumcarbonat an jungen Ratten eine schwere Rachitis, die durch Vitamin D nicht heilbar war. Er glaubt daher an eine spezifische Giftwirkung des Be. Man muß dagegenhalten, daß auch Vitamin D nichts nützt, wenn die Bausteine in der Nahrung, hier das Phosphat, in unzureichender Menge zugegen sind.

Die Bildung unlöslicher und damit nicht resorbierbarer Salze ist unzweifelhaft als Grund für die Resultate der Untersuchungen von JONES[5027] anzuführen. Er

[5018, II] LECOQ, R.: C. rend. Soc. Biol. **136**, 151 (1942), Rona **130**, 382. Mg- und Sr-Phosphat wirkten heilend, weniger das $Ca^{··}$-Salz, gar nicht Manganphosphat. Mitteilung von Analysen des Muskels mit verschiedenen Phosphorverbindungen.

[5019] ROCHE, A.: Bull. Soc. Chim. Biol. **14**, 634 (1932), Rona **68**, 687.

[5020] SOBEL, A. E., COHEN, J. u. KRAMER, B.: Biochem. J. **29**, 2646 (1935), Rona **93**, 327.

[5021] SOBEL, A. E., COHEN, J. u. KRAMER, B.: Biochem. J. **29**, 2640 (1935), Rona **93**, 328.

[5022] JONES, J. H.: Amer. J. Physiol. **124**, 230 (1938), Rona **110**, 568.

[5023] BLUMBERG, H., SHELLING, H. D. u. JACKSON, D. A.: J. nutrit. **16**, 317 (1938), Rona **110**, 563.

verabreichte 3 Diäten mit 0,03 und sogar unterhalb 0,005% Ca··. Mit diesen Diäten entwickelte sich nach Entfernung der Nebenschilddrüsen in ganz kurzer Zeit (1—2 Tage) eine schwere Tetanie. Phosphat stieg an auf 13,9 mg% bei Abfall des Ca auf 4,6 mg% im Plasma. Wurde zu dieser Diät 4% basisches Al-Acetat oder Al-Sulfat zugesetzt, dann wurde die Tetanie verhindert. Durch die Ausfällung kam es nicht zur Resorption des Phosphats und darüber hinaus wurde das in den Verdauungssäften ausgeschiedene Phosphat nicht rückresorbiert. Denn wurde das Futter aus irgendwelchen Gründen verweigert, traten mit fehlendem Al··· sofort die Krämpfe auf.

3. Bildung unlöslicher Ca··-Verbindungen. Wenn wir zu den extremen Diäten vor allem bisher einen geringen Phosphatgehalt, hohes Ca/P, gerechnet haben und durch Zumischung von phosphatfällenden Salzen krankhafte Erscheinungen hervorrufen konnten, so kann ein störender Einfluß genau so wie beim Phytin durch Ca··-fällende Anionen erfolgen. Unter diesen ist vor allen Dingen das *Oxalat* zu nennen, dessen Vorkommen in vielen Gemüsen man nicht außer Acht lassen darf. Durch Ersatz eines Teils des Phosphats in einer Diät mit niederem Ca/P durch Oxalat wurde die Schwere der Rachitis verstärkt[5029].

Das ist nicht erstaunlich, wenn man die überaus geringe Löslichkeit des Ca··-Oxalats in Betracht zieht. Die Wirkung ist abhängig von der sonstigen Zusammensetzung der Nahrung. Bei einem Gehalt der Nahrung von 0,61% Ca·· und 0,7% P konnte von Ratten 10 Wochen lang die tägliche Zufuhr von 90 mg K·-Oxalat vertragen werden, ohne daß Verkalkungsstörungen der Knochen sich gezeigt hätten. Wenn die Oxalatmenge groß genug war (2,5% der Nahrung) um das gesamte Ca·· der Nahrung auszufällen, wenn die Reaktion in vitro stattgefunden hätte, war nur eine geringfügige Störung in der Knochenverkalkung, gemessen nach dem Aschengehalt, zu bemerken gewesen. Die täglich zugeführte Menge betrug dabei das Dreifache dessen, was bei der subcutanen Gabe schon tödlich wirkt. Diese günstigen Resultate wurden aber sofort anders, wenn die Diät weniger Ca·· und kein Vitamin D enthielt. Bei einem Gehalt von 0,35% Ca·· und ebensoviel P verursachte schon 1,7% Oxalat Wachstumshemmung und Störung der Knochenbildung[5030].

Neben den Verkalkungsstörungen, die wir in erster Linie beachten werden, wurden bei geringem Ca··-Gehalt der Nahrung noch andere Symptome beobachtet[5028]. Nach 0,01—0,02% Ca·· 6 Wochen lang verabreicht, kamen schwere Lähmungserscheinungen zur Beobachtung, die langsam beginnend immer weitere Bereiche des Körpers ergriffen und schließlich durch Hunger und Entkräftung zum Tode führten. Tetanie wurde nur bei gleichzeitiger Exstirpation der Nebenschilddrüsen erzielt und ließ sich durch einen galvanischen Reiz auslösen. In diesem Zustande betrug der Ca··-Gehalt des Plasmas nur noch 4,4—6,6 mg%. Das Skelett hatte sehr viel Kalk eingebüßt, wenig dagegen die Zähne.

4. Das Verhältnis Ca/P. Dieser Quotient stellt nur eine Bedingung der verschiedenen Möglichkeiten dar, aber er hebt sich aus den anderen heraus, weil

[5024] ROMINGER, E., MEYER, H. u. BOMSKOW, C.: J. exp. Med. **78**, 285 (1931).
[5025] SKILL, D. I. u. KAY, H. D.: Biochem. J. **28**, 1222 (1934).
[5026] SKILL, D. I. u. KAY, H. D.: Biochem. J. **28**, 2, 1228 (1934).
[5026, I] BUSINCO, L.: Rass. Med. ind. **11**, 417 (1940). C. 1942 I, 1397.
[5026, II] MOURGUE, M.: J. Physiol. Path. gén. **37**, 1358 (1940), Rona **125**, 108. C. 1941 II, 223.
[5027] JONES, J. H.: J. biol. Chem. **115**, 371 (1936).
[5028] GREENBERG, D. M., BOETLER, M. D. D. u. KNOPF, B. W.: Science 1939 I, 18, Rona **112**, 411.
[5029] ADOLPH, W. H.: Chin. J. Physiol. **14**, 51 (1939), Rona **114**, 65.
[5030] MACKENZIE, C. G. u. McCOLLUM, E. V.: Amer. J. Hygien. **25**, 1 (1937), Rona **100**, 235.

er die in der Physiologie vorkommenden Verhältnisse in sich birgt. Die Grenze der absolut notwendigen Mineralien in der Diät ist ein zweiter Faktor[5034] und wird gesondert behandelt.

Von den in funktioneller Beziehung zu Ca/P stehenden Folgeerscheinungen ist vor allen Dingen der *Aschegehalt* der Knochen zu berücksichtigen, der in den einzelnen Lebensaltern der Ratte verschiedene Größen durchläuft[5031]. Wir fügen zuerst eine Tabelle nach BETHKE, STEENBOCK und NELSON[2472] an, auf der der normale Aschegehalt nach Trocknung und Entfettung bestimmt wurde, zugleich mit Analyse des Ca·· und P in mg% im Serum:

Tabelle 363.

Gewicht der Tiere in g	Alter in Tagen	Ca·· mg%	P mg%	Aschegehalt in %	
				Femur	Humerus
45—60	24	13,6	10,1	45,0	45,5
80—100	35	11,7	9,4	49,4	51,3
130—175	52	11,5	9,3	56,5	57,1
200—275	66	11,7	9,1	59,5	59,3
375—425	?	10,5	8,9	66,2	66,2

Ersichtlich ist die Zunahme des Aschegehaltes bis ins höhere Alter hinein (für den Menschen gilt das nicht). Die Bilanzen (siehe dort) änderten sich umgekehrt. In der folgenden Tabelle wird der Prozentgehalt des Frischknochens des Femurs von Rattenmännchen des Wistar-Institutes an Ca·· und P und auch der Gehalt der Asche angegeben (nach [5032, 5033]).

Tabelle 364.

Alter in Tagen	Gehalt des Frischknochens		% der Asche	
	Ca··	P	Ca··	P
23	4,70	2,55	35,74	19,18
50	7,46	3,81	37,05	18,94
100	13,28	6,60	37,32	18,54
150	15,38	7,67	37,49	18,62

Bei Messung des Quotienten P/N wurde ein stärkeres Ansteigen erst zwischen 100—150 g beobachtet, danach würde die Verknöcherung erst etwas später abgeschlossen. Zur Demonstration einer Beeinflussung des Mineralgehaltes sind 2 Bedingungen innerhalb des Knochens notwendig, anfänglich geringe Kalkphosphatvorräte und gutes Wachstum während der betreffenden Ernährung. Beide Bedingungen sind nicht erfüllt, wenn die Tiere ein höheres Alter erreicht haben, wenn auch — wie die erste Tabelle beweist — die Verhältnisse bei der Ratte, die sehr lange wächst, günstiger liegen als bei anderen Tieren. Wie die Verhältnisse sich aber ändern können, ohne daß etwa extreme Diäten zur Anwendung kamen, zeigen folgende Versuchsreihen:

Mit einem P-Gehalt der Kost von 0,43 und 0,73% wurden durch Zusatz von Ca·· Quotienten Ca/P von 1,2—2,4 bzw. 0,7—1,4 hergestellt. Die Tiere wuchsen gleich gut, der Ca··-Gehalt der Tiere war gleich groß. Die Diät bestand aus Milchpulver, Casein, Butterfett, NaCl und $CaCO_3$ nach Bedarf. Wurde der Phosphat-

[5031] ROCHE, A. u. GARCIA, I.: C. rend. Soc. Biol. **116**, 1029 (1934), Rona **82**, 426.
[5032] HAMMET, F. S.: J. biol. Chem. **64**, 685 (1925), Rona **34**, 16.
[5033] HAMMET, F. S.: J. biol. Chem. **64**, 693 (1925), Rona **34**, 16.
[5034] MENDEL, L. B., HUBBELL, R. B. u. WAKEMANN, A. J.: J. nutrit. **14**, 261 (1937), Rona **103**, 581.
[5035] BETHKE, R. M., KICK, C. H. u. WILDER, W.: J. biol. Chem. **98**, 389 (1932).

gehalt durch Zusatz von CaHPO$_4$ erhöht, dann zeigte sich bei einem Ca/P von 1,2—1,4 ein flaches Optimum, das sich aber bei 90 Tagen Alter wieder ausgeglichen hatte[5036]. In einer zweiten Versuchsserie[5037] wurde von einer Kost aus Weizen, Milch und NaCl (Diät 16) ausgegangen, die 0,2% Ca·· und 0,4—0,43% P (Ca/P = 0,5) enthielt. Mit dieser Diät waren ohne Schaden 33 Generationen in dem Laboratorium aufgezogen worden. Trotzdem war das Wachstum nicht maximal. In Diät 168 war durch Zusatz mit einem Ca··-Gehalt von 0,64% Ca/P 1,5; in Diät 169 Ca·· 0,8%, Ca/P 1,5; in Diät 268 Ca·· 0,8%, Ca/P 2,0 eingestellt worden. Das Resultat der Fütterung ist auf folgenden 2 Tabellen niedergelegt.

Tabelle 365.

Einfluß von üblicher Diät auf Körper-Calcium bei verschiedenem Alter.

Männliche Ratten — Ca·· im Körper — Alter				
Diät Nr.	30 Tage %	60 Tage %	90 Tage %	180 Tage %
16	0,71 ± 0,01	0,65 ± 0,01	0,74 ± 0,01	0,95 ± 0,01
168	0,95 ± 0,01	0,94 ± 0,01	0,99 ± 0,01	1,10 ± 0,01
169	1,03 ± 0,01	1,02 ± 0,02	1,05 ± 0,01	1,14 ± 0,01
268	0,95 ± 0,01	0,96 ± 0,02	1,02 ± 0,01	1,14 ± 0,01

Weibliche Ratten — Ca·· im Körper — Alter				
Diät Nr.	30 Tage %	60 Tage %	90 Tage %	180 Tage %
16	0,72 ± 0,01	0,69 ± 0,01	0,86 ± 0,01	1,24 ± 0,03
168	0,69 ± 0,01	1,03 ± 0,01	1,19 ± 0,01	1,33 ± 0,02
169	1,10 ± 0,01	1,11 ± 0,01	1,23 ± 0,02	1,38 ± 0,02
268	0,96 ± 0,02	1,00 ± 0,01	1,16 ± 0,01	1,38 ± 0,01

Tabelle 366.

Zunahme vom 28. zum 65. Tag				
Diät Nr.	Zunahme im Körpergewicht		Zunahme auf 1000 Kalorien g	Zunahme auf g Protein g
	Männchen g	Weibchen g		
16	65 ± 2	53 ± 2	71,8 ± 0,5	1,99 ± 0,06
168	76 ± 1	75 ± 2	74,5 ± 0,9	2,05 ± 0,03
169	70 ± 2	62 ± 1	77,6 ± 0,6	2,14 ± 0,01
268	64 ± 1	57 ± 1	66,3 ± 0,6	1,86 ± 0,02

Sowohl in Hinsicht auf den Ca··-Gehalt der Ratten, als auch bezüglich Zunahme von Körpergewicht und Ausnutzung der Nahrung, ergab sich ein Optimum selbst bei diesen in den physiologischen Bereich fallenden Änderungen. Ein Ca/P 2,0 war gegenüber 1,5 etwas von Nachteil, wenn auch später ein Ausgleich erfolgte, wie der Ca··-Gehalt zeigt. Aber auch hier war bei Männchen im Alter von 180 Tagen bei Kost 16 noch nicht die Retention der anderen Tiere erreicht.

[5036] WHITCHER, L. B., BOOHER, L. E. u. SHERMAN, H. C.: J. biol. Chem. 115, 679 (1936).
[5037] TOEPFER, E. W. u. SHERMAN, H. C.: J. biol. Chem. 115, 685 (1936).

In der folgenden Tabelle geben wir die Verhältnisse in einem breiteren Bereich von Ca/P bei verschiedenem Phosphatgehalt der Nahrung wieder.

Die Grunddiät bestand aus 79,5 Teilen Mais, 20 Teilen Sojabohnenmehl und 0,5 Teilen NaCl. Durch Zusätze von Na_2HPO_4 und $CaCO_3$ wurde der verlangte Quotient erreicht. In jeder Gruppe befanden sich 6 Tiere (nach [5035]).

Tabelle 367.

P-Gehalt in %	Ca·· in %	Ca/P	Durchschn. Gewichtsgewinn in g	Durchschn. Asche im Femur %	Verhalten der Tiere
0,33	0,06	0,18	44	32,4	steif, schlecht
	0,24	0,73	108	51,1	gut
	0,42	1,27	103	51,4	gut
	0,79	2,39	48	28,5	Rachitis
	1,16	3,62	39	23,5	Rachitis stark
0,43	0,06	0,14	48	33,3	steif, schlecht
	0,24	0,56	86	45,3	etwas steif, sonst gut
	0,42	1,00	104	60,6	gut
	0,78	1,86	116	52,2	gut
	1,15	2,74	71	29,0	Rachitis
0,53	0,06	0,11	45	31,4	steif, schlecht
	0,24	0,45	88	41,5	steif, aber gut
	0,41	0,79	112	55,6	gut
	0,78	1,50	90	59,2	gut
	1,14	2,23	89	57,1	gut

Diese Tabelle zeigt viel deutlicher das Optimum, auch im Aschegehalt der Knochen (nach Entfetten und Trocknen) mit starkem Abfall nach beiden Seiten; eine ausgesprochene Rachitis war nur bei den hohen Ca/P-Quotienten zu beobachten. In weiteren Versuchen dieser Serie ergab sich die überwiegende Bedeutung im Verhältnis Ca/P, aber der absolute Gehalt an P in den Diäten war nie so niedrig, daß man an die Grenze kam, wo dies nicht mehr galt. Bei den anderen Tieren wird vor allem von Steifheit berichtet, wohl das erste Zeichen einer drohenden Tetanie (vielleicht aber auch von Osteoporose größeren Ausmaßes), die zum Ausbruch noch eines galvanischen Reizes bedarf (siehe später Shohl).

Zur Entwicklung von Rachitis gehörte vor allem ein hoher Wert Ca/P, wie er von McCollum[5038—5040] durch seine Diät 4143 eingeführt wurde. Diese Diät aus 33 Teilen Weizen, 33 Teilen Mais, 15 Teilen Gelatine, 15 Teilen Kleber, NaCl 1,0 und $CaCO_3$ 3,0 gibt eine starke Rachitis mit Osteoidproduktion auch um die Trabekeln am Ende des Schaftes und mit degenerativen Veränderungen im Knorpel, stärker als bei der menschlichen Rachitis ([5038], siehe auch [5045]). Trotzdem kann es doch zu Kalkablagerungen kommen, die den line test unwirksam machen, da manche Weizensorten (harter Weizen) einen hohen Phosphatgehalt haben[5040]. Eine Analyse ist nicht zu umgehen. Die Diät wurde bedeutend verstärkt, z. B. nach Sherman und Pappenheimer Nr. 83[5041]: 95% feines Mehl, 3% Ca-Lactat und 2% NaCl. So aufgezogene Tiere lebten 6 Wochen und zeigten zahlreiche Frakturen und Deformitäten von Thorax usw. Die Tiere hatten nicht

---

[5038] McCollum, E. V. u. Simmonds, N., Shipley, P. G. u. Park, E. A.: J. biol. Chem. 47, 507 (1921).

[5039] McCollum, E. V., Simmonds, N., Becker, J. E. u. Shipley, P. G.: J. biol. Chem. 54, 249 (1922).

[5040] McCollum, E. V., Simmonds, N., Becker, J. E. u. Shipley, P. G.: J. biol. Chem. 65, 97 (1925), Rona 34, 184.

[5041] Sherman, H. C. u. Pappenheimer, A. M.: Proc. Soc. exp. Biol. Med. 18, 193 (1920/21).

an Gewicht zugenommen, und das Aussehen der Knochen glich mehr der Osteoporose (trotz Ca/P 1:0,15). Das zeigt sich sonst nur bei starkem Überschuß von Phosphat, zusammen mit Hemmung des Knochenwachstums und Tetanie ([5042], siehe auch [5043]).

Bei Fütterung mit 3 Teilen Weizenmehl und 1 Teil Weizenkeimlingen (Ca/P $= \frac{1}{9}$) wuchsen die Tiere anfangs, aber starben nach 3—4 Monaten. Abgesehen von Ca·· war die Kost ausreichend, ein vorhandener Mangel an Vitamin A war gering, denn durch Zusatz von Ca··, so daß Ca/P auf 2 erhöht wurde, blieben die Tiere nicht nur am Leben, sondern vermehrten sich auch. Doch war bemerkenswert, daß nicht $CaCl_2$ und $CaCO_3$ dafür ausreichten, sondern Ca··-Citrat oder Ca··-Lactat gegeben werden mußte. Reine Fleischkost mit Ca/P 1:20 war unzureichend, ließ sich auch nicht durch Ca·· ausgleichen, sondern erst durch Milch oder Käse[5044], bei anderen Versuchen durch Schweinetrockenleber[5047, I]. Hier spielen also noch andere Störungen hinein, die wahrscheinlich durch Mangel an Vitaminen die Verhältnisse unübersichtlich gestalten.

Eine Übersicht der verschiedenen Versuche gibt eine Zusammenstellung von QUERIDO[5048], die durch andere Angaben[5049] vervollständigt wurde.

Tabelle 368.

Ca	P	Ca/P	Autor	Alter der Ratten	Knochenveränderung
1,00	0,2	5	GOLDBLATT[5047]	jung	starke Rachitis
1,23	0,3	4	McCOLLUM[5052]	25 Tage	starke Rachitis
0,83	0,3	3	,,		mäßige Rachitis
0,63	0,29	2	,,		leichte Rachitis
0,96	1,0	1,0	,,		normal
0,26	0,32	1	KORENCHEVSKY	25 Tage	normal
0,77	0,37	1,2	CHICK und ROSCOE[5053]		Rachitis
0,49	0,67	2/3	McCOLLUM		normal; einige Veränderungen an den Knochenbälkchen
0,25	0,5	1/2	KORENCHEVSKY		16 Osteoporosis; 13 leichte, 11 mäßige, 1 starke Rachitis
0,05	0,2	1/4	KORENCHEVSKY	21—27 Tage	0 Osteoporosis; 3 leichte, 1 mäßige, 3 starke Rachitis
0,03	0,3	1/10	McCOLLUM		schwere Osteosclerosis (??)
0,05	0,55	1/12	KORENCHEVSKY	20—35 Tage	0 Osteoporosis; 4 leichte, 7 mäßige, 4 starke Rachitis
				50—60 Tage	1 Osteoporosis; 2 leichte, 2 mäßige, 3 starke Rachitis
				80—125 Tage	2 Osteoporosis; 2 leichte, 1 mäßige, 0 starke Rachitis

Aus der Tabelle ist ersichtlich, wie bei einem hohen Ca/P die Rachitis überwiegt. Dann gibt es eine Zone, in der Rachitis leichter wird und verschwindet. Sobald der Wert 1 unterschritten wird, beginnt die Erkrankung wieder, aber

---

[5042] SHOHL, A. T.: J. biol. Chem. 109, LXXXV (1935), Rona 88, 564. STEENBOCK-Kost 2965.

[5043] SHELLING, D. H. u. ASCHER, D. E.: Bull. of the John Hopkins Hosp. 50, 344 (1932). Ca·· bis 0,012% hemmte. Keine Angabe über P-Gehalt.

[5044] PALMER, N.: Biochem. J. 33, 853 (1939), Rona 115, 164.

[5045] CHICK, H., KORENCHEVSKY, V. u. ROSCOE, M. H.: Biochem. J. 20, 622 (1926). Wassergehalt der Knochen steigt. Quotient Mineralasche/Organisches Material = 0,4—0,8 gegen $\geq$ 1 bei normalen Tieren.

[5046] McCLENDON, J. F.: Proc. Soc. exp. Biol. Med. 21, 276 (1924), Rona 30, 68.

[5047] GOLDBLATT, H.: Biochem. J. 18, 414 (1925).

[5047, I] WARKANY, J. u. NELSON, R. C.: Science 92, 383 (1940). C. 1941 I, 1695. Mais (76), Kleber (20), $CaCO_3$ (3), NaCl (2) + Vitamin D. Hemmung des Wachstums. Die wenigen Jungen zeigten Deformitäten.

Osteoporose wird häufiger und zwar um so mehr, je älter die Tiere im Versuch sind. Wir fügen noch eine Serie von McClendon[5046] an, der seine Ratten mit Eiweißmilch, Stärke, Triolein, Vitamin A und B ernährte. Ca$\cdot\cdot$ wurde als $CaSO_4$, P als KH_2PO_4 zugefügt:

Tabelle 369.

Ca$\cdot\cdot$	P	Ca/P	Effekt
0,2	0,5	0,4	Osteoporosis
0,2	0,35	0,6	Osteoporosis
0,2	0,2	1,0	Osteoporosis, milde Rachitis
0,8	0,5	1,6	normal
0,8	0,3	2,7	normal
0,8	0,2	4,0	milde Rachitis

Hier sehen wir sogar bei gewöhnlichem Verhältnis Ca/P eine deutliche Erkrankung. In manchem scheint ein Widerspruch zu bestehen, der sich folgendermaßen auflösen läßt:

Rachitis entsteht bei ungünstigen Quotienten. Das ist aber nicht allein maßgeblich, sondern außerdem die Stärke des Wachstums. Ist das Wachstum gering, dann ist die Erkrankung weniger ausgesprochen, oder sie bietet in vielen Punkten das Bild der Osteoporose. Das Wachstum wird aber ganz wesentlich von der absoluten Ca$\cdot\cdot$-Menge (natürlich auch P, worüber später ausführlich gesprochen wird) beeinflußt. Deshalb ist bei dem niedrigen Gehalt der Diäten von McClendon auf der letzten Tabelle selbst bei günstigem Ca/P Osteoporosis bemerkbar, besonders aber zu erwarten auf der vorletzten Tabelle bei dem kleinen Ca/P, da dieses fast nur durch Herabsetzung des Ca$\cdot\cdot$-Gehaltes zu erreichen ist. Ebenso kann durch die Art des zugefügten Eiweißes dasselbe erreicht werden, wie Versuche von Querido[5048] an je 6 Ratten, die mit Maizena, Hefe und Salzen (Ca/P 4:1, P $= 0,4\%$) verschiedene Eiweiße erhielten (Tab. 370). Ebenso werden alle Faktoren wirksam sein, die das Wachstum vermehren.

Tabelle 370.

Protein	Wöchentliche Gewichtszunahme in g	Kontrolle
20% Gluten . .	7	6—
10% Eiweiß . .	17	2+++ 4++
10% Casein . .	11	2++ 4+

Eine Rachitis, mit einem Ca/P < 1 erzeugt, geht nicht einher mit einer Senkung des Phosphats im *Blutplasma*, wie es bei der menschlichen Rachitis üblich ist[5054]. In dieser Hinsicht wird also die Einheitlichkeit des Bildes gestört, das dahin beschrieben werden kann, daß die Schwere der Rachitis parallel geht mit der Senkung des Plasma-P[5057]. Wir geben auf Tab. 371 eine Reihe von Plasmaanalysen in mg%[5050, 5051] von Ratten wieder, die mit McCollum 3143 oder Sherman-Pappenheimer-Kost gefüttert wurden:

Tabelle 371.

Zahl der Tiere	P	Ca$\cdot\cdot$	Ca $\times$ P	Erfolg
8	1,38	11,7	16,5	schwere Rachitis
8	3,42	11,9	40,7	keine oder leichte Rachitis, bestrahlte Kost
6	3,86	13,6	52,5	keine Rachitis, Tiere bestrahlt
6	1,16	14,1	16,4	schwere Rachitis
6	6,64	13,8	91,6	keine Rachitis, Bestrahlung

Diese Tabelle soll zeigen, daß ein $Ca \times P$ von bestimmter Größe zur Verkalkung notwendig war (siehe auch [5055]), und daß bei gleicher Diät durch Bestrahlung die Krankheit geheilt, aber auch zugleich die Phosphatwerte erhöht wurden. Dieser Befund ließ sich durchaus nicht immer reproduzieren, indem nach ausgebildeter Rachitis Bestrahlung bei der Verkalkung wirksam war, aber nicht in der Besserung des Blut-P (KOCH und CAHAN[2802, 5056]). Sogar eine Senkung des Phosphats konnte erfolgen, wenn durch Bestrahlung die Verkalkungen verbessert wurden (DUTSCHER, CREIGHTON und ROTHROCK[2803]).

Die Senkung im Blut betraf anorganisches P und die Pyrophosphatfraktion, nicht aber das Esterphosphat[5053], aber auch Diphosphoglycerinsäure[5082].

Inwieweit sich die Menge an $Ca^{\cdot\cdot}$ und P in der Diät in der Konzentration des Blutes widerspiegelt und diese wiederum im Aschegehalt der Knochen und Wachstum, zeigen die Versuche von BETHKE, KICK und WILDER[5035], die zu einer Diät aus Mais und Sojabohnenmehl $CaCO_3$ und Na_2HPO_4 in einer Menge hinzufügten, daß sie 8 verschiedene Größen Ca/P erreichten. Dazu wurden aber noch die absoluten Zahlen in 3 verschiedenen Größen verändert, indem als niedrigster Gehalt 0,36, 0,53 und 0,65% P in 3 verschiedenen Serien zugefügt wurde. Von diesen kleinsten Mengen stiegen dann die P-Werte in jeder der 3 Serien, so daß immer die gleichen Ca/P-Quotienten erreicht wurden. Wir wählten für unsere Tabelle nur die niedrigste Phosphatmenge, also 0,36%, und fügen hinzu, daß das Wachstum und der Aschegehalt bei den höheren Gruppen besser war, der Gehalt an $Ca^{\cdot\cdot}$ und P zeigte aber keine wesentliche Veränderung.

Tabelle 372.

Diät		Plasma mg%		$Ca \times P$	Asche des trockenen Femurs in %	Wachstum in g
Ca/P	P %	P	Ca			
5,0	0,36	2,9	10,7	31,0	22,6	29
4,0	0,36	2,5	9,9	24,7	23,6	30
3,0	0,36	3,5	9,3	32,6	32,2	49
2,0	0,37	6,2	10,5	65,1	42,2	58
1,0	0,37	9,2	9,9	91,1	46,4	54
0,5	0,73	12,2	7,8	95,2	46,3	35
0,33	1,08	11,4	6,4	73,0	47,2	25
0,25	1,42	13,5	5,3	71,6	46,6	15

Aus der Tabelle ist ersichtlich, daß die $Ca^{\cdot\cdot}$-Werte des Blutes sehr viel schwerer zu beeinflussen waren als die des P, vor allem aber auch, daß die Höhe des Produkts $Ca \times P$ mit der Stärke der Verkalkung — nach dem Aschegehalt gerechnet — etwa parallelging. Der Sprung von Ca/P = 3 zu Ca/P = 2 spiegelt sich im $Ca \times P$ des Plasmas und einem ebenso sprunghaften Anstieg des Aschegehaltes. Auf die Komplikation durch die Wachstumskurve soll nur nebenbei hingewiesen werden. Immerhin ergibt sich nach unserer Berechnung der Korrelation zwischen $Ca \times P$ und Aschegehalt aus den Tabellen von BETHKE und Mitarbeitern[5035] der Wert

[5048] QUERIDO, A.: Arch. neerl. Physiol. 20, 485 (1935), Rona 94, 57. C. 1936 I, 1908.
[5049] MELLANBY, M. u. KILLICK, E. M.: Biochem. J. 20, 902 (1926).
[5050] KORENCHEVSKY, V.: Brit. med. J. 2, 547 (1921).
[5051] KORENCHEVSKY, V.: M. R. C. Spec. Rep. Ser. 71 (1922).
[5052] McCOLLUM-SIMMONDS, SHIPLEY u. PARK: John Hopkins Hosp. Bull. 33, 378 (1922).
[5053] JAKOBSEN, E.: Biohem. Z. 263, 313 (1933), Rona 76, 456.
[5054] ROBINSON, R. u. SOAMES, K. H.: Biochem. J. 19, 153 (1925).
[5055] SEREBRIGSKI, L., VOLLMER, H. u. ZADEK, E.: Z. f. Kinderheilkunde 40, 716 (1925).
[5056] KOCH, E. M. u. CAHAN, M. H.: Proc. Soc. exp. Biol. Med. 24, 153 (1926), Rona 40, 105.
[5057] GUTMAN, M. B. u. FRANZ, V. K.: Proc. Soc. exp. Biol. Med. 19, 171 (1922), Rona 13, 456.

für den Quotienten r = + 0,865± 0,05. Der Durchschnitt für Ca×P ist 64,1, des Aschegehaltes 41,6%. Diese enge Verbundenheit wurde bei Zusatz von Vitamin D gestört. Der Koeffizient hat jetzt nur noch den Wert + 0,36 ± 0,17. Der Durchschnitt für Ca×P im Plasma war jetzt aber 104,5, des Aschegehaltes im Femur 56%. Da man an die Grenze der möglichen Verknöcherung gelangt, werden die sekundären Störungen der Verkalkung vermehrt wirksam werden und die Korrelation verringern.

5. Kleinste P-Mengen. Alle bisher erwähnten Diäten sind dadurch charakterisiert, daß der Anfangsgehalt der Diät an Phosphat mit 0,36% P doch noch sehr hoch ist. Daher war auch der Schluß durchaus verständlich, daß der Quotient Ca/P auf Wachstum, Verknöcherung usw. größeren Einfluß hat als die absolut dargebotene Menge. Die Verhältnisse ändern sich aber sofort, wenn wir in konsequenter Verfolgung einer quantitativen Beschreibung zu kleineren absoluten Ausgangsmengen von P übergehen.

Bei einer Diät, die allgemein an Mineralien arm war[5058–5062], fand sich vor allem ein Verlust von Ca··, weniger von PO_4''', so daß im Knochen das anwesende $CaCO_3$ abnahm. Das Bild entsprach einer Osteoporose. Hier wird in erster Linie ein Mangel von Basen vorgelegen haben, worauf die vermehrte Ausscheidung von NH_4· im Urin hinweisen könnte. Zum Ausgleich war dann das Ca·· des Knochens herangezogen worden, wie es nach jeder Acidose, z. B. nach Hunger (GAMBLE und andere), oder NaCl-Vergiftung (EICHLER[2441, II]) beschrieben wurde. Die Tiere nahmen nach 12 Wochen an Gewicht nicht zu, aber die Länge der Knochen wurde größer, zugleich mit geringerem Umfang und auf ein Viertel verminderter Bruchfestigkeit[5062].

Auch bei extremem Mangel an P allein fand sich ein vorwiegender Verlust von Ca··, ohne daß gleichmäßig P nach außen gelangte, sicherlich bedingt durch die Aufnahme des PO_4''' in die wachsenden Weichteile. Von DAY und MCCOLLUM[3838] wurde eine besondere Diät aus Edestin, Zucker, Cholin, Cystin, vegetabilischem Fett, Karotin in Öl, Vitamin B Komplex und 380 E/100 g Diät Viosterol zusammengestellt. Der P-Gehalt dieser sonst auch hinsichtlich Aminosäuren vollständigen Diät betrug 0,071%, Ca·· = 0,40%. Die Ratten hatten bald ein rauhes und schmieriges Fell. Nach 3 Wochen zogen sie vor, sich möglichst wenig zu bewegen. Sie lagen hingestreckt meist auf einer Seite, schrien bei der Berührung. Nach 3—4 Wochen wurden die Augen feucht, das Haar darüber dünn, eine blutige Kruste entstand an der Nase. Die Atmung wurde rascher und mühsam. Tod erfolgte nach einem komatösen Stadium in den letzten 12—24 Stunden. Während der Erkrankung wurden niemals Symptome wie bei der Aphosphorosis der Wiederkäuer (Pica, siehe später) beobachtet, außer vielleicht wenig vermehrter Wasseraufnahme. Die Faeces waren in der Quantität etwas vermehrt gegenüber einer Kost mit gleicher Zusammensetzung und 0,27% P. Wurde den Tieren eine P-Zulage bis zu dieser Höhe gewährt, dann erholten sie sich rasch und konnten nach 1 Woche schon laufen.

Bei Prüfung der Bilanzen fanden sich bei den beiden Diäten (Retention von 8 Wochen), als Durchschnitt von 3 Ratten auf 1 Ratte gerechnet, folgende Werte:

Tabelle 373.

Diät	Ca··	Mg··	P	Na·	K·	Cl′	N
0,017% P	—259	20	—45	174	169	212	580
0,27% P	+505	28	385	159	240	256	1522

[5058] BROOKE, R. O. u. SMITH, A. H.: J. biol. Chem. **100**, 105 (1933), Rona **73**, 658.

Die Zahlen geben uns einen Eindruck über das Verhalten der Organe. Bei histologischer Untersuchung[5063] fand sich eine Unterernährung als allgemeines Zeichen, ohne daß etwa spezifische Symptome des P-Mangels namhaft gemacht werden konnten, außer vielleicht an Thymus und Keimdrüsen. Die Parathyreoidea hatte kleinere Zellen als bei den Kontrollen, im Gegensatz zu der früher gefundenen Vergrößerung bei Ca''-Mangel und Überschuß an Phosphat. Die geringere Größe der Organe zeigt sich in der geringeren Bilanz an K' und entsprechend auch Stickstoff, allerdings erst später. Schon bei wenig größerem P-Gehalt der Nahrung (0,133%) fand sich kein besonderer Mangel der N-Bilanz, und auch der Gehalt der Tiere betrug nach 70 Tagen an P mit 0,94% nur unwesentlich weniger als der Tiere mit 0,366% in der Diät und 1,08% im Organismus[5064].

Im Vordergrund stand aber der Verlust an Ca''. Dieses nahm seinen Weg vorwiegend durch die Nieren, während vom ausgeschiedenen P nur $^1/_8$ diesen Weg ging. Das ist durch die vorhandene Nierenschwelle verständlich und gibt einen Hinweis auf die Beobachtungen von SCHNEIDER und STEENBOCK[5066, 5068, I], die bei einer Kost mit 0,04% P und 0,57% Ca'' ohne Vitamin D häufig Nierensteine fanden, die aus fast reinem Calciumcitrat bestanden. Es soll sich hierbei aber um einen Mangel an Vitamin A — abgesehen von dem Phosphatmangel — handeln. Die Steine bei indischem Vieh sollen die gleiche Zusammensetzung haben[5073]. Das ist ein Korrelat zu den Beobachtungen bei übermäßiger Phosphatfütterung (5%) von Ratten, die zur Vergrößerung der Niere, Schädigung der Tubuli[5067, 5068] und schließlich zu Verkalkungen der abgestoßenen Tubuli führen können (siehe oben S. 826ff).

Wir kommen auf die Diät mit 0,04% P und 0,57% Ca'' zurück[5065].

Diese bestand aus extrahiertem Fibrin oder erhitztem Eiweiß 18 Teile, Glucose 49 Teile, gekochte Stärke 20 Teile, einem Präparat aus Hefe 4 Teile, Salz 4 Teile und Baumwollsamenöl 5 Teile. Ergänzung von Phosphat auf einen Gehalt von 0,41% zeigte, daß die Diät in jeder Hinsicht vollkommen war, da die Ratte der Verabfolgung von Vitamin D, das dieser Diät fehlte, nicht bedarf.

Schon nach 12 Tagen fanden sich die rachitischen Veränderungen an den distalen Enden von Radius und Ulna. Nach 4 Wochen waren die Tiere lethargisch. In 3—4 Wochen fanden sich Inkrustationen von getrocknetem Blut um die Nasenöffnungen, Exsudate in Pharynx und Nase (nicht in der Lunge). Die Atmung war erschwert und forciert. Letzteres hörte aber sofort nach Phosphatgabe auf. Da bald ein Gewichtsverlust einsetzte, war das Plasma-P nur vorübergehend vermindert. Die Gewebe wurden unter Stickstoffverlust (Kreatinausscheidung) eingeschmolzen und hatten keinen geringeren N-Gehalt als in der Norm. Bei dieser Diät bestand trotz der Exsudate und Veränderungen in den oberen Atemwegen kein Mangel an Vitamin A, wie Analysen der Leber zeigten.

Stets bleibt die Frage offen, inwiefern die Vitamine, die in der Diät angeboten werden, wirklich assimilierbar sind. So wird z. B. die Heilung der Avitaminose B bei der Ratte durch Phosphatmangel verzögert[5069].

Über die *Grenze der Bedeutung des Verhältnisses Ca/P* unterrichten uns die umfangreichen Untersuchungen von SHOHL und Mitarbeitern, von denen wir an dieser Stelle nur 3 Arbeiten[5070–5072] beachten wollen.

[5059] BROOKE, R. O., SMITH, A. H. u. SMITH, P. K.: J. biol. Chem. 104, 141 (1934), Rona 80, 54.

[5060] SMITH, A. H. u. P. K.: J. biol. Chem. 107, 681 (1934), Rona 87, 551.

[5061] LIGHT, A. E., SMITH, P. K., SMITH, A. H. u. ANDERSON, W. E.: J. biol. Chem. 107, 689 (1934), Rona 87, 552.

[5062] CLARKE, M. F., BASSIN, A. L. u. SMITH, A. H.: Amer. J. Physiol. 115, 556 (1936), Rona 97, 142.

[5063] FOLLIS JR., R. H., DAY, H. G. u. McCOLLUM, E. V.: J. nutrit. 20, 181 (1940), Rona 123, 576. C. 1941 I, 918.

Als Grundlage diente meist die Diät nach STEENBOCK-BLACK 2965 ohne Ca··, also 79%
Mais, 20% Gluten, 1% NaCl = 0,06% Ca·· und 0,29% P. Wurde ein niedrigerer Ausgangspunkt für P benötigt, dann wurde nach HESS und SHERMAN (Diät M) der Mais durch Maismehl ersetzt. Diese Diät enthielt jetzt 0,05% Ca·· und 0,12% P.

Die erstere Diät wurde mit 3% $CaCO_3$ und 2 g Lebertran vervollständigt[5071]
und dann den Ratten 170 Tage gegeben. Sie wurden dann getötet und der Analyse
unterzogen. Die Tiere wiesen keine Rachitis auf, sie hatten sich aber weniger
entwickelt als die Kontrollen, die Knochen waren dünn. Das Wachstum betrug
4 g bei den Männchen und 2,5 g bei den Weibchen in der Woche. Bei Analyse
wich weder der Gehalt des Knochens noch der Gesamttiere von dem der

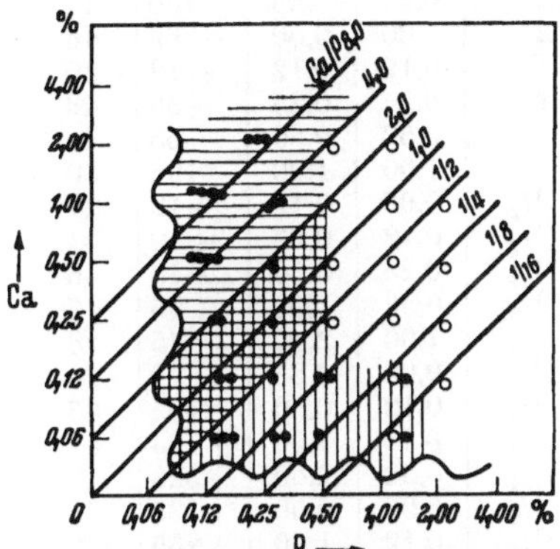

Abb. 74. Calcium und Phosphor in Prozent
der ·Diät. Die schraffierten Felder geben den
Bereich der Ca··- und P-Konzentrationen an,
die rachitogen waren. Der Grad der Rachitis
ist grob-quantitativ durch die Zahl der
+-Zeichen angegeben (nach SHOHL u. WOL-
BACH[5072]).

Kontrolle (SHERMAN-Diät B. Ca/P 0,6—0,7)
an Ca/P ab, nur der Aschegehalt des Femurs betrug 56,2 und 55,5%, gegenüber
63,5 und 61% der Kontrollen (Durchschnitt
von je 5 Tieren). Bei der Ausscheidung waren
an den Quotienten Schwankungen von 2,8—6,0
in den verschiedenen Versuchsperioden zu
beobachten gewesen.

Wurde vom P-Gehalt 0,12% ausgegangen,
dann war bei jedem Ca/P von 1—8 (allerdings
mit der Zunahme des Quotienten steigend)
Rachitis vorhanden, mit 0,25% P begannen
leichte Symptome bei dem Quotienten 3, und
von 0,5% P an war bei keinem Quotienten mehr
Rachitis zu erzielen[5070]. Quotienten Ca/P 12, 24
und 36 entwickelten in jedem Fall eine geringere Rachitis, weil die Tiere wegen des
hohen Mineralgehaltes weniger verzehrten, nicht
zu-, sondern eher abnahmen und frühzeitig
starben. Die Gesamtheit der angestellten Ver-
suche geben wir auf einem Diagramm wieder, auf dem der Bereich der Entwicklung deutlich ist und keiner Erläuterung bedarf[5072]: Abb. 74.

Ins einzelne gehende Resultate sehen wir in der begleitenden Tabelle 347
angegeben.

Auf der Tabelle ist — abgesehen von der schon erwähnten Tatsache, daß bei
jedem Ca/P unter besonderen Bedingungen Rachitis auftreten kann — ersichtlich, daß die histologische Kontrolle das Vorhandensein einer Rachitis noch anzeigen kann, wenn im Röntgenbild keine Veränderung mehr zu sehen ist. Beim

[5064] FORBES, E. B.: J. nutrit. 14, 419 (1937), Rona 104, 57. C. 1938 I, 352.

[5065] SCHNEIDER, H. u. STEENBOCK, H.: J. biol. Chem. 128, 159 (1939).

[5066] SCHNEIDER, H. u. STEENBOCK, H.: J. biol. Chem. 128, LXXXVII (1939).

[5067] McKAY, L. L., McKAY, E. M. u. ADDIS, T.: Proc. Soc. exp. Biol. Med. 24, 130 (1926),
Rona 40, 110.

[5068] McKAY, E. u. OLIVER, J.: Proc. Soc. exp. Biol. Med. 28, 324 (1930), Rona 61, 117.

[5068, I] SCHNEIDER, H. u. STEENBOCK, H.: J. Urology 43, 339 (1940). C. 1941 I, 1827.

[5069] SAYEKI, T.: Mitt. med. Ges. Tokyo 50, 757 (1936), Rona 99, 246.

[5070] BROWN, H. B., SHOHL, A. T., CHAPMAN, E. D., ROSE, C. S. u. SAURWEIN, E. M.:
J. biol. Chem. 98, 207 (1932), Rona 71, 386.

[5071] SHOHL, A. T., BROWN, H. B., CHAPMAN, E. E., ROSE, C. S. u. SAURWEIN, E. M.:
J. nutrit. 6, 271 (1933), Rona 74, 664.

[5072] SHOHL, A. T. u. WOLBACH, S. B.: J. nutrit. 11, 275 (1936), Rona 94, 565. C. 1936 II,
329.

Vergleich der Knochenaschen ist etwa eine Grenze bei 40% Asche zu finden, unterhalb der die Diagnose Rachitis gefunden wurde. Das ist aber nicht bindend, wie z. B. bei Ca/P $^1/_{16}$.

Tabelle 374. *Einfluß von Calcium und Phosphor in der Diät bei wechselndem Gehalt und verschiedenen Verhältnissen.*

Zusammensetzung d. Diät			Säure ccm 0,I n[1])	Knochenasche[2]) %	Serum		Ca×P	Grad der Rachitis[3])	
Ca/P	Calcium %	Phosph. %			Calcium mg %	Phosph. mg %		Röntgenologisch	Histologisch
2	0,25	0,12	—78	38	8,8	5,2	45,8	+ +	+ +
2	0,50	0,25	—130	45	7,5	5,8	43,5	+	+
2	1,00	0,50	—365	46	10,0	7,6	76,0	—	nicht untersucht
1	0,12	0,12	—18	40	4,8	8,8	42,2	+ +	+ +
1	0,25	0,25	—30	46	6,0	11,4	73,3	+	+
1	0,50	0,50	—65	48	7,6	10,0	76,0	—	—
1	1,00	1,00	—195	50	9,7	11,0	107,0	—	—
$^1/_2$	0,06	0,12	+12	27	5,0	7,8	39,0	+ + +	+ + +
$^1/_2$	0,12	0,25	+40	41	5,6	9,0	50,4	+	+
$^1/_2$	0,25	0,50	+45	46	6,2	11,6	71,9	—	±
$^1/_2$	0,50	1,00	+85	46	9,3	9,3	86,5	—	—
$^1/_2$	1,00	2,00	+45	48	8,2	10,6	86,9	—	—
$^1/_4$	0,06	0.25	+70	28	4,6	9,4	43,2	+ +	+ +
$^1/_4$	0,12	0,50	+105	36	4,8	11,0	52,8	+ +	+ +
$^1/_4$	0,25	1,00	+195	47	5,6	11,4	63,8	—	—
$^1/_4$	0,50	2,00	+325	42	—	11,2.	—	—	—
$^1/_8$	0,06	0,50	+135	35	4,2	10,7	44,9	+	+ +
$^1/_8$	0,12	1,00	+255	35	4,1	9,8	40,2	—	+ +
$^1/_8$	0,25	2,00	+305	40	6,3	15,2	95,7	—	—
$^1/_{16}$	0,06	1,00	+285	32	3,9	7,6	29,6	—	+ +
$^1/_{16}$	0,12	2,00	+495	36	3,6	11,6	41,8	—	—

[1] berechnet auf 100 g Diät. + sauer, — alkalisch.
[2] von fettfreiem Femur.
[3] + Rachitisanzeichen, — keine Rachitis.

Wichtig und komplizierend ist die Säureentwicklung der Diät, die bei Zulage von Phosphat zunimmt. Die Veränderungen des Ca·· und P im Serum entsprechen den Werten, die wir auf der vorletzten Tabelle nach den Untersuchungen von BETHKE, KICK und WILDER[5035] auch schon sehen. Die Produkte Ca×P erreichen aber beträchtliche Werte (73,3), und trotzdem finden wir eine Rachitis, andererseits wird bei kleinen Werten keine Veränderung berichtet. Wir werden nach der Einwirkung der zunehmenden Acidität fahnden, ob etwa die Säure die Ablagerung von Kalksalzen im Knochen hemmt. Wir finden aber gerade bei dem höchsten Wert Ca×P, der von Rachitis begleitet ist, eine vorwiegend alkalische Diät (siehe Asche). Allerdings ist der Aschegehalt des Knochens hoch, so daß er hier eher mit dem Ca×P konform geht als mit der histologischen und röntgenologischen Diagnose auf Rachitis.

6. Tetanie. Wir kommen jetzt auf die Frage nach dem Auftreten von Tetanie, die man eigentlich nach diesen hohen Werten von P bei gleichzeitiger enormer Senkung von Ca·· erwarten müßte. Bei der akuten Vergiftung mit Phosphaten brauchte die Senkung des Ca·· gar nicht so weit zu gehen bis zum Auftreten schwerer tetanischer Symptome. Hier aber fiel keines der im wochenlangen Versuch befindlichen Tiere in tetanische Krämpfe, 2 Tiere hatten etwas Tremor, 1 Tier davon außerdem Karpopedalspasmen, beide in der Gruppe Ca/P = $^1/_4$. Bei Prüfung mit dem elektrischen Strom zeigten aber alle Tiere

[5073] McCARRISON, R. u. RANGANATHAN, G.: Indian. J. med. Res. 19, 55 (1931), Rona 66, 230.
[5073, I] CHAUCHARD, P.: C. rend. Soc. Biol. 136, 702 (1942), Rona 138, 410.

dieser Gruppe Zeichen einer latenten Tetanie, bei Ca/P $^1/_2$ wurden nur normale Reaktionen gefunden. Bei der Entwicklung tetanischer Erscheinungen erwies sich der Quotient Ca/P als maßgeblich, die absolute Menge von P hatte keine Bedeutung.

Bei der Rachitis fand man eine Vermehrung der Chronaxie und zwar gerade der corticalen. Sie ließ sich durch parenterale Gabe von Vitamin D sofort heilen[5073, I]. Das weist auf eine Beteiligung des Zentralnervensystems hin.

Während die Tiere mit so stark geändertem Blutchemismus nicht an offener Tetanie erkrankten, geschah das sofort, wenn man Tiere von einer Diät mit hohem Ca/P und ausgebildeter Rachitis auf eine Diät mit hohem Phosphatgehalt setzte. Unter diesen Bedingungen verursachten schon schwächere Verschiebungen im Ca$^{..}$ und P des Serums Erscheinungen, wie Tetanie ein häufiges Durchgangsstadium der menschlichen Rachitis darstellt. Es mag sein, daß bei dem Prozeß der plötzlich einsetzenden Heilung mit dem zugeführten Phosphat die Reserven des Blutes an Ca$^{..}$ rapide erschöpft werden, aber trotzdem sind die resultierenden absoluten Konzentrationen maßgeblich oder sollten es sein. SHOHL[5072] weist zur Erklärung auf die hohe Acidität der phosphatreichen Diät hin. Säure vermöge die Tetanie zu vermindern. Diese Erklärung kann aber nur als vorläufiger Notbehelf dienen, der nicht sehr befriedigt. Wir haben bei der akuten Vergiftung mit Phosphaten über diesen Faktor schon gesprochen. Während dort eine größere Glaubwürdigkeit vorlag wegen der Kürze des Prozesses, müßten wir hier eine wochenlang gleichbleibende Acidität voraussetzen, die sich auch in Atmung, Blutchemismus usw. bemerkbar machen müßte. Betreffs Änderung des p_H wird aber keine Abweichung berichtet. Es macht Schwierigkeiten, eine einfache Umstellung und wohl nur geringfügige Verminderung der Alkalireserve, wie in den Versuchen von SHOHL (siehe später), für so tiefgreifende Unterschiede verantwortlich zu machen.

7. Heilung der Rachitis. Mit diesen Beobachtungen sind wir schon auf die Vorgänge bei der Heilung der Rachitis gekommen. Heilung kann durch einfache Zulage von Phosphat zu einer rachitogenen Kost erzielt werden, sofern Ca/P > 1 war[5074—5076]. Nach einer Injektion von 7,5 mg P/100 g Tier (p_H 7,35) fand sich in 4 Stunden schon die erste Kalkablagerung im Knochen bei vielen Tieren, in allen nach 8 Stunden (McLEAN und McCOY[2461]). Die sich niederschlagenden Verkalkungen haben ein Ca/P von 2,23 (KRAMER und SHEAR[681]). Die Röhrenknochen werden gegenüber den platten immer bevorzugt[5077, I]. Wenn man die Aufnahme mit $^{32}PO_4$ verfolgte, dann zeigte sich eine vorwiegende Aufnahme in die Muskulatur bei den P-arm ernährten Ratten gegenüber den normalen. Damit hat man einen Einblick, wie das von außen zugeführte Phosphat sich auf die einzelnen Organe verteilt. Wenn aber auch die absoluten Mengen in geringerem Umfang sich in der Muskulatur fanden, darf man nicht übersehen, daß das Gewicht des Skeletts abgenommen hatte. Wurde dieser Faktor berücksichtigt, dann zeigte sich, daß das Skelett doch mehr als in der Norm aufnahm (um 59 %)[5079, I].

Es ist im übrigen nicht notwendig, daß das fehlende Phosphat von außen angeboten wird, es kann auch aus endogenen Quellen stammen. So kamen Kalkablagerungen zustande durch Gabe von Parathyreoidextrakt (McLEAN und McCOY[2461]). Man wird Verschiebungen aus der Diaphysen- in die Epiphysenzone für möglich halten.

[5074] SHOHL, A. S., BENNET, H. B. u. WEED, K. S.: Proc. Soc. exp. Biol. Med. 25, 669 (1927/28).
[5075] PAPPENHEIMER, A. M.: Proc. Soc. exp. Biol. Med. 21, 504 (1924), Rona 30, 412. Schon 75 mg P als K_2HPO_4 subcutan schützt gegen Rachitis der Kost 84.

Vor allem spielt als großes Reservoir die Muskulatur eine Rolle, aus der
es durch Hungern befreit werden kann. Nach Hunger erhöhte sich der Gehalt
an P im Plasma und kehrte nach Wiederaufnahme der Fütterung auf den alten
niederen Wert zurück[5077]. Zuerst soll das P im Blut erhöht werden, dann erfolgen
die Änderungen des Ca$\cdot\cdot$[5081].

Mit der Heilung steigt die Diphosphoglycerinsäure, die bei der Rachitis (STEENBOCK-
BLACK-Diät 2965) abgesunken war, in den Erythrocyten wieder an und zwar schon vor
dem Anstieg des Blut-P, dann folgt das Adenosintriphosphat und zuletzt erst das anorganische Phosphat[5082].

Wenn der ursprüngliche Gehalt an Phosphat in der Diät nicht zu niedrig war,
konnte eine Heilung auch durch Vitamin D erzielt werden. Der Heilungseffekt
soll gegenüber der einfachen Erhöhung des Phosphatgehaltes sich dadurch aus-
zeichnen, daß röntgenologisch hier die Epiphysen und Metaphysen plumper und
breiter, nach Vitamin D die Knochen sehr viel schlanker sind[5078]. Zugleich trat
Tetanie bei Heilung durch Vitamin D in den Hintergrund ([5074, 5078], dagegen [5083]),
entwickelte sich dagegen nach Fasten der Tiere[5079].

Bei Übergang von einer Diät McCOLLUM 3143 Ca/P 4/1 auf die SHERMAN-B-Diät aus
Milchpulver (33,3%), Weizen (65,4%), NaCl (1,3%) mit einem Ca/P 0,67:1 fiel das Blut-Ca$\cdot\cdot$
von 10 auf 6 mg%, das P stieg auf 8—10 mg% an und zwar schon zum Teil in 8 Stunden.
Bei dieser Konzentration im Serum entwickelte sich bald Tremor, der sich bis zu schweren
Krämpfen steigerte. Bei Zusatz von Ca-Lactat, so daß ein Ca/P 1,7:1 resultierte, wurde
Tetanie seltener gesehen[5085].

Nach STEENBOCK-Diät 2965 (Ca/P 4,25) wurde soviel NaH_2PO_4 zu dieser
Kost gegeben, daß ein Ca/P von 0,95 erreicht wurde. Die Verhältnisse entwickelten
sich so, daß trotz des Phosphathungers nur relativ wenig P zurückgehalten wurde.
Das retinierte Ca/P betrug zuerst 3,5, sank in der nächsten Woche auf 1,7 und
schließlich auf 0,8. Die Konzentration im Plasma zeigte dabei folgenden Verlauf
(KARELITZ und SHOHL[2454]):

Tabelle 375.

Behandlung	Ca$\cdot\cdot$ mg%	P mg%
21 Tage STEENBOCK . . .	11,0	3,0
Phosphatzulage 3 Tage . .	5,5	16,0
„ 7 „ . .	4,6	14,7
„ 14 „ . .	7,5	6,5

Die auftretenden Krämpfe waren so heftig, daß einige Tiere starben. Derselbe Effekt wurde in anderen Versuchen derselben Anlage[5083] bei einem Ca$\cdot\cdot$
von 5,2 und P 12 mg% beobachtet. Man vergleiche damit die Zahlen, die auf den
2 vorhergehenden Tabellen niedergelegt sind, die bei Tieren mit einem niederen
Ca/P der Nahrung in Erscheinung traten und bei denen eine Tetanie, höchstens

[5076] LILLY, C. A. u. NEWBURGH, L. H.: Proc. Soc. exp. Biol Med. 28, 456 (1931), Rona
61, 474.
[5077] CAVINS, A. W.: J. biol. Chem. 59, 237 (1924), Rona 27, 361.
[5077, I] ROCHE, J. u. MARCELET, Y.: C. rend. Soc. Biol. 134, 280 (1940), Rona 126, 88.
Nach Vitamin D sollen zuerst die platten Knochen mineralisiert werden.
[5078] LILLY, C. A., PEIRCE, C. B. u. GRANT, R. L.: J. nutrit. 9, 25 (1935), Rona 87, 552.
[5079] WILDER, T. S.: J. biol. Chem. 81, 65 (1929).
[5080] SHOHL, A. T. u. BROWN, H. B.: J. biol. Chem. 84, 501 (1929).
[5081] ROMINGER, E., MEYER, H. u. BOMSKOV, CH.: Mschr. f. Kinderheilkunde 55, 206 (1932),
Rona 71, 694.
[5082] RAPOPORT, S. u. GUEST, G. M.: J. biol. Chem. 126, 749 (1938).
[5083] KRAMER, B., SHEAR, M. J. u. SIEGEL, J.: J. biol. Chem. 91, 271 (1931), Rona 63, 90.
[5084] KRAMER, B., SHEAR, M. J. u. SIEGEL, J.: J. biol. Chem. 91, 723 (1931), Rona 63, 91.
[5085] HESS, A. F., WEINSTOCK, M., BENJAMIN, H. B. u. GROSS, S.: Proc. Soc. exp. Biol.
Med. 28, 272 (1930/31).

als latent vorhanden, nur durch elektrischen Reiz nachgewiesen wurde. Offenbar liegen hier ganz andere Verhältnisse vor. Eine Reihe systematischer Angaben von SHOHL und BROWN[5080] nach 5 Wochen STEENBOCK-Diät 2965 Ca/P = 5,0 sollen noch niedergelegt werden:

Tabelle 376.

Behandlung der Tiere	Tetanie in Std.	Absinken der Reizschwelle in Milli.-Amp.		mg%	
				Ca	P
einfaches Fasten	34	0,40	0,11	7,5	9,5
+ NaH_2PO_4 Ca/P = 2:1	34	0,55	0,16	8,3	9,1
+Na_3PO_4 Ca/P = 2:1	52	0,67	0,03	7,6	9,8
+ H_3PO_4 Ca/P = 2:1	52	0,49	0,08	7,9	8,8

Die Acidität des zugesetzten Phosphats hatte keinen eindeutigen Einfluß. Die Konzentrationen Ca˙˙ und P waren bei weitem nicht so stark verändert wie bei den extremen Diäten der vielfach zum Vergleich herangezogenen Tabelle.

Die Heilung, die in gewisser Beziehung zum Produkt Ca×P des Plasmas steht, wird hier eintreten. Der Faktor wird mit etwa 40—50 anzugeben sein. Doch dürfe man nicht den „line test" als Grenze nehmen, da dieser später positiv werde als die histologisch festgestellten Kalkablagerungen[5084].

8. Zähne. Bei Mangel an PO_4''' in der Nahrung verlangsamte sich das Wachstum der Schneidezähne (von 2,78 mm in der Woche auf 2,15 mm[5087]).

Mangel an Vitamin A wirkte noch stärker, und hierauf hatte An- und Abwesenheit von Vitamin D, das doch die Verkalkungen verbessert, keinen Einfluß[5092].

Bei STEENBOCK-Diät mit 0,09% P und Ca/P $\frac{13,5}{1}$ war an dem Skelettknochen schwerer Verkalkungsmangel und Rachitis festzustellen, bei den Zähnen war der Gehalt an P mit 13,8% und Ca˙˙ mit 26,7% durchaus normal und konnte nicht durch zusätzliche Phosphatgaben, die die Knochenerkrankung heilten, vermehrt werden[5086].

Einen wesentlichen Einblick geben die Versuche von GAUNT und IRVING[5093, I]. Als Minimum müssen in der Diät 0,3% P oder Ca˙˙ vorhanden sein, um eine regelrechte Verkalkung zu gewährleisten. Wurde diese Grenze überschritten, dann führten Quotienten Ca/P von 0,5—4,0 zu keinen prinzipiellen Unterschieden, blieb die Diät darunter, dann wirkte ein Ca/P von 0,5 viel ungünstiger als bei den höheren Werten. Bei der Knochenbildung war das Umgekehrte zu beobachten. Andererseits wurde nach McCOLLUM-Diät 3143 histologisch schon nach 7 Tagen eine mangelhafte unregelmäßige Verkalkung der Zähne (mit chemisch geringerer Ca˙˙-Ablagerung) bemerkt. Nach 14 Tagen waren die Odontoblasten atrophisch. Im Gebiet der atrophischen Odontoblasten sistierte die Verkalkung, und auch die Fermentbildung blieb aus[5088].

Widerspruchsvoll sind die Versuche über die Häufigkeit der Caries bei verschiedenen Diäten. Während HOPPART und Mitarbeiter[5093] für die Caries ausschließlich das Vorliegen schlecht zerkleinerter Nahrung verantwortlich machten, fanden KLEIN und McCOLLUM[5089] bei einer Diät mit 0,23% P nach 140 Tagen bei 88 Tieren Caries, bei 0,41% P waren bei 140 Tieren nur 5% Caries zu bemerken. ROSEBURY und KARSHAN[5090, 5091] verabfolgten grob zerkleinerten Reis,

[5086] KARSHAN, M.: Proc. Soc. exp. Biol. Med. **27**, 200 (1929/30).
[5087] DOWNS, W. G.: Proc. Soc. exp. Biol. Med. **28**, 813 (1930/31).
[5088] BECKS, H. u. RYDER, W. B.: Arch. of Path. **12**, 358 (1931), Rona **65**, 221.
[5089] KLEIN, H. u. McCOLLUM, E. V.: Science **1931 II**, 662, Rona **66**, 229.
[5090] ROSEBURY, TH. u. KARSHAN, M.: Arch. of Path. **20**, 697 (1935), Rona **93**, 525.
[5091] ROSEBURY, TH. u. KARSHAN, M.: Arch. of Path. **20**, 857 (1935), Rona **93**, 525.

Kartoffelstärke und Spinatblätter. Mit dieser Diät entwickelte sich sehr häufig eine Caries, die der menschlichen Caries glich. Durch Zusatz von $CaCO_3$ oder PO_4''' wurde an dem Bild nichts geändert, wohl aber konnte durch 2% viosterolhaltiges Maisöl oder Lebertran die Caries vermindert, wenn auch nicht völlig vermieden werden. Ebenso wirkte allerdings auch 2% Vitamin-D-freies Maisöl, am besten feinere Mahlung des Reises, so daß also die mechanische Einwirkung der Reispartikel als die Ursache der Caries anzusprechen sei. In dieser Richtung des mechanischen Schutzes wäre also auch die Beimengung des Öls zu werten. Bestrahlung schien einen günstigen Effekt zu haben, aber er war statistisch nicht signifikant. Acidität der Kost war ohne Bedeutung. Auch ARMSTRONG[5092, I] steht auf dem Standpunkt, daß der Mineralgehalt der Zähne, besonders des Schmelzes, sich auch durch extreme Diäten nicht verändern läßt, wenn die Verkalkung erst abgeschlossen ist. Eine besonders starke Belastung bilden Schwangerschaften mit anschließenden Lactationsperioden, kombiniert mit Mangeldiäten an Ca und P mit Quotienten Ca/P von 1—13 schwankend[5092, II]. Dann verlor nur das Dentin von Schneidezähnen und Molaren an anorganischer Substanz und der stets sich erneuernde und noch wachsende Schmelz der Schneidezähne, aber nicht der Schmelz der Molaren, der dem Schmelz der menschlichen Zähne gleicht. Diese Beobachtung berücksichtigt noch nicht die Möglichkeit einer Remineralisierung, die über die Zusammensetzung des Speichels durchaus einer Beeinflussung durch die Diät zugänglich ist. Dieser Vorgang kann aber durch die üblichen Versuchsanordnungen nicht verfolgt werden.

9. Schwangerschaft und Lactation. Im Stadium der Schwangerschaft ist die Anforderung des Muttertieres an P besonders hoch, was darin seinen Ausdruck findet, daß selbst bei normaler Ernährung ein Verlust an Ca·· und P im Skelett der Mutter nachzuweisen ist[5096]. Die Mütter sind dabei empfindlicher als die Foeten, wie z. B. Versuche von McCOLLUM[5095] zeigen, in denen bei rachitischen Diäten die Jungen zwar Osteoporosis mit vielfachen Frakturen hatten, aber die Art der Verkalkung nur leichte Unregelmäßigkeiten aufwies (dagegen[5098, III]). Die Disposition zur Rachitis war größer geworden, was zur Bezeichnung Prärachitis Anlaß gab[5098, II].

Phosphat der Nahrung ging rascher in den Organismus des Foet als in den der Mutter über, wie Versuche mit radioaktivem $P^{32}PO_4$ zeigten[5097]. In diesen Versuchen war der Gehalt der Gewebe der graviden Ratte geringer an P^{32} als bei der nicht graviden (oder zum mindesten nicht größer als bei rachitischen P-Verlusten[5098, I]), dagegen wurden große Mengen in Placenta und Foet festgestellt (siehe auch S. 497).

Bei Analyse der Asche von Mutter und Jungen fanden sich folgende Zahlen[5098]:

Tabelle 377.

| Diät | Aschegehalt der | | | | Ca/g Gew. | P/g Gew. |
| | Mutter | | Jungen | | | |
	Ca··	P	Gewicht g	Asche in mg		
0,97% Ca·· 0,5% P	34,8	16,9	4,93	90,5	2,7	2,8
0,13% Ca·· 0,2% P	32,5	14,6	4,74	80,3	2,3	2,6

[5092] FRIDERICIA, L. S. u. GUDJONSSON, S. V.: Biol. Medd. danske Vidensk. **13**, Nr. 2, 1 (1936), Rona **94**, 618.

Im allgemeinen fand sich ein Reflex der Diäten im Verlust an Mineralien. Der Einfluß des Ca·· und P auf das Gebiß erwies sich unter diesen Bedingungen als gering, aber die Zahl der geworfenen Tiere blieb bei Mangeldiäten unter 6[5094].

Überaus gründliche Untersuchungen der uns hier interessierenden Fragen verdanken wir Cox und Imboden[5100—5103].

Zu einer Basaldiät aus Casein, Dextrin, Talg, Hefe-Konzentrat, Weizenkeimöl, Carotin in Öl gelöst, Ca··- und P-freie Salzmischung und Cellulose mit einem Ca·· von 0,018% und 0,245% wurden durch Zusatz von $CaHPO_4$, Ca-acetat und $(NH_4)H_2PO_4$ 25 verschiedene, von Vitamin D freie Diäten gewonnen. Die Tiere saßen im Dunkeln, so daß eine Bestrahlung und damit Vitamin-D-Bildung nicht stören konnte.

5 Muttertiere waren auf jede dieser Diäten gesetzt. Nach 21 Tagen wurden ihnen die Jungen entzogen und durch Zusammensetzen mit Männchen sofort der neue Wurf vorbereitet. So kamen 11 verschiedene Würfe zur Beobachtung. Die Resultate geben wir auf 2 Abbildungen der Arbeit[5102] wieder:

Auf der Abbildung 75 wurden in den einzelnen Kurven die Resultate mit Diäten konstanten Ca··-Gehaltes bei variablem Ca/P auf die Entwicklung der Jungen dargestellt. Wir sehen, daß die Maxima der Entwicklung etwa in derselben Größenordnung liegen bei den verschiedenen Ca··-Mengen, aber die Maxima verschieben sich mit zunehmendem Ca·· signifikant nach höheren Quotienten. Der Aschegehalt zeigte ein Optimum bei allen Diäten mit einem Ca/P von 1. Aber daneben gab es noch ein anderes Maximum bei Diäten mit einem Ca/P < 0,33. Hier waren die Tiere im Gewicht zurückgeblieben und dehydratisiert,

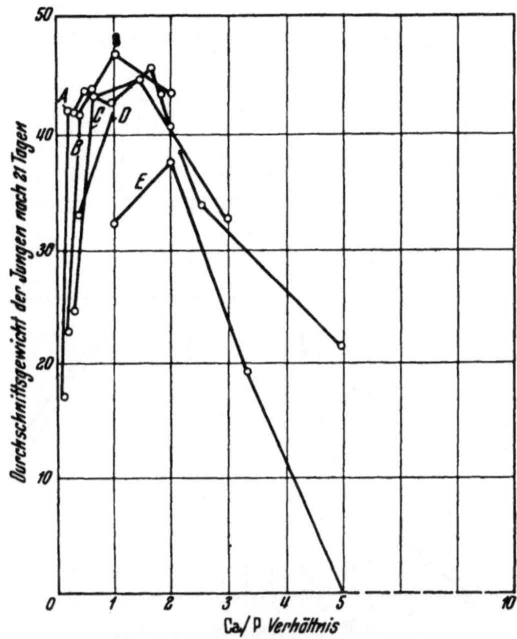

Abb. 75. Durchschnittliches Gewicht der Jungen von stillenden Müttern, die mit einer bestimmten Diät unter verschiedenem Ca/P gehalten wurden. Kurve A: Der Ca-Gehalt betrug in der Diät 0,245%, bei B 0,490%, bei C 0,735%, bei D 1,225%, bei E 2,45%. Gewichte der Jungen bei Kontrolldiäten der Mütter bei x. Jeder Punkt der Kurve wurde gewonnen als Durchschnitt von 100—200 Tieren. Die Unterschiede der Maxima sind signifikant.

5092, I Armstrong, W. D.: in „Dental Caries" von Easlick, K. A., London 1948.
5092, II Kitschin, P. C., Sutton, T. S. u. Edwards, L. F.: J. dent. Res. 37, 728 (1948).
5093 Hoppart, C. A., Webber, P. A. u. Carnuff, T. L.: Science 1931, 77 und J. dent. Res. 12, 161 (1932).
5093, I Gaunt, W. E. u. Irving, J. T.: J. Physiol. 99, 18 (1940), Rona 127, 175. C. 1941 II, 2579.
5094 Lyons, D. Ch.: J. amer. dent. Assoc. 25, 1214 (1938). C. 1939 II, 3446.
5095 McCollum, E. V., Simmonds, N. u. Parsons, H. T.: J. biol. Chem. 45, 333 (1920).
5096 Mull, J. W.: J. clin. Invest. 15, 515 (1936), Rona 99, 432.
5097 Chievitz, O. u. Hevesy, G.: Biol. Med. danske Vidensk. Selsk. 13, 1 (1937), Rona 101, 414.
5098 Nicholas, H. O. u. Kuhn, E. M.: J. clin. Invest. 11, 1313 (1932), Rona 72, 715.
5098, I Le Fevre Manly, M. u. Levy, S. R.: J. biol. Chem. 139, 35 (1941). C. 1941 II, 2835.
5098, II Hasimoto, K.: Rona 122, 605 (1939). Steenbock-Diät 2965.
5098, III Bodansky, M. u. Duff, V. B.: J. nutrit. 22, 25 (1941). C. 1942 II, 914. Bei hohem Ca/P litt die Verkalkung der Foeten. Daselbst Bemerkungen über die Wirkung von Vitamin D, Entfernung der Parathyreoidea.
5099 Mueller, A. J. u. Cox, W. M.: J. biol. Chem. 119, LXXII.

so daß ein hoher Aschegehalt vorgetäuscht wurde. Auf der zweiten von uns wiedergegebenen Abbildung 76 wurden nur die Maxima bei verschiedenem Ca/P dargestellt. Um die ungleiche Wirkung von Ca·· und P zu demonstrieren, wurde beim Übergang von Ca/P = 1 der Quotient umgekehrt in P/Ca, so daß jetzt das P als Nenner erscheint. Die Asymmetrie dieser Kurven ist deutlich, d.h. eine Steigerung des Ca·· war für die Aufzucht nachteiliger als die von P. Das kann vor allem an der mangelnden Lactation liegen.

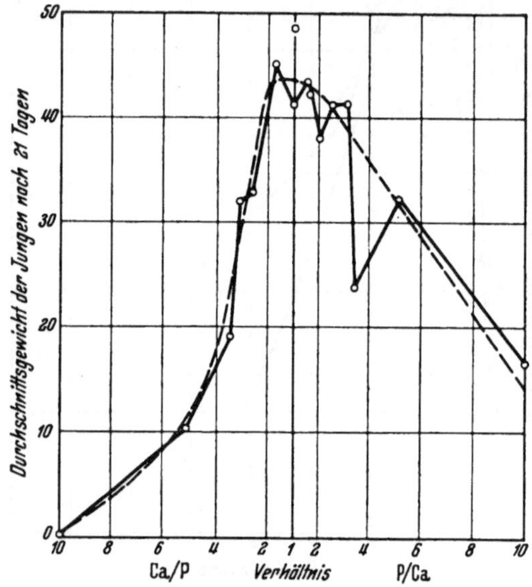

Abb. 76. Durchschnittsgewicht der Jungen, die bis zum 21. Tage von den Müttern bei verschiedenen Diäten aufgezogen wurden. Die Stellung der Diät beiderseits der Zentrallinie, bei der Ca/P = 1 war, wurde bestimmt durch das Element, das im Überschuß vorhanden war. Das Gewicht der Kontrollen bei „x".

Ein Ca/P > 2 verursachte einen rapiden Absturz in der Milchproduktion, während Ca/P < 1 einen geringeren Einfluß auf die Milchmengen besitzt[5099]. Deshalb wurden die Jungen bei extremen Diäten, nicht aufgezogen[5094]. Vielleicht gab es in dem Bereich mit hohem Gehalt der Diät an Ca·· (Ca 2,45%) einen Unterschied des Salzes auf den Effekt. $Ca(H_2PO_4)_2$ erwies sich ungünstiger als $CaHPO_4$, diesem schien das tertiäre Salz noch etwas überlegen[5103].

Diese Beobachtungen deuten daraufhin, daß die Alkalität eine Rolle spielt, allerdings in ganz anderer Richtung, als man es erwarten würde, da bei hohen Ca··-Diäten eher eine zu stark basische Diät zu vermuten wäre. Die Bilanzen waren bei der Lactation sowohl an P als auch an Ca·· negativ, mit Umschlag in positive Bilanz, wenn die Jungen fortgenommen wurden. $CaCl_2$ als Ca··-Salz (also saure Diät) machte keinen Unterschied. Die Zeit der Schwangerschaft ist eine Zeit des Phosphat- und Ca··-Ansatzes, gegen die Erwartung auch dann, wenn infolge Mangels an Vitamin E die Jungen resorbiert wurden[5104].

Extreme Diäten wirkten additiv. Das Aufzuchtergebnis bei derselben Mutter wurde etwa bei dem 7. Zyklus schlechter und sank schließlich auf 0. Über die zunehmende Neigung zu Aborten und Fehlgeburten berichtet HASIMOTO[5098, II]. Auch hierin erwies sich Überschuß an Ca·· nachteiliger als von Phosphat. Bei einer Diät von Ca/P von 4:1 0,18—0,22% P, die während der sexuellen Reife gefüttert wurde bis 100 Tage Alter, wurde eine Störung bei der Ovulation beobachtet (SCHMIDT und GREENBERG[2794. S. 309]). Bei den Diäten hoch an Ca·· wurden in den Harnwegen (Blase und Nierenbecken) Steine beobachtet, die zu 66% aus Ca·· und nur $1\frac{1}{2}$% aus P bestanden. Ob auch hier wie bei den P-Mangeldiäten Citrat aufzufinden war, wurde nicht weiter untersucht. Im ganzen sehen wir, daß der optimale Gehalt an Ca·· und P in der Grunddiät und Lactation viel enger liegt, als man sonst beobachten konnte.

[5100] Cox, W. M. u. IMBODEN, M.: J. biol. Chem. 105, XVIII (1934), Rona 82, 153.
[5101] Cox, W. M. u. IMBODEN, M.: Proc. Soc. exp. Biol. Mcd. 32, 313 (1934), Rona 85, 541.
[5102] Cox, W. M. u. IMBODEN, M.: J. nutrit. 11, 147 (1936), Rona 94, 58. C. 1936 I, 3355.
[5103] Cox, W. M. u. IMBODEN, M.: J. nutrit. 12, 509 (1936), Rona 99, 650. C. 1937 I, 915.

10. Die Acidität der Diät. Seit FREUDENBERG und GYÖRGY[5112] wird man dieser Frage nicht ausweichen dürfen, da bei Rachitis des Kindes eine acidotische Reaktionslage stets nachweisbar war. Wir sind dem Problem schon verschiedentlich in unserer bisherigen Darstellung begegnet, ohne aber ein System in den Verhältnissen zu suchen. 2 mögliche Einwirkungspunkte hängen mit den chemischen Fällungsbedingungen der Phosphate beiderseits der Darmwand eng zusammen. Eine alkalische Darmreaktion wird die Löslichkeit der $Ca^{..}$-Phosphatverbindungen erschweren und ins alkalische Gebiet soll bei Rachitis die Reaktion gerade stark verschoben sein, bei Bestrahlung in entgegengesetzter Richtung sich verändernd[5111 oder 2733].

Verschiebungen in der Acidität können die Resorption begünstigen oder erschweren. So wirkte nicht etwa die alkalische Kost nach einer rachitogenen am meisten tetanigen, sondern die neutrale. Bei der alkalischen wird die Resorption des Phosphats zu stark gestört[5108]. Andererseits werden bei Zufuhr von Säure Basen aus dem Knochen gelöst, die als Puffer dienend, nach ihrer Mobilisierung leicht der Ausscheidung verfallen.

Es spielt aber noch die Möglichkeit hinein, nach der von RABL (siehe früher) angewandten, sauer und alkalisch abwechselnden Diät, *Kalkmetastasen* in anderen Organen zu veranlassen. Die Bedingung solcher Metastasenbildungen, die aus Calciumphosphaten bestanden, wurde genauer untersucht und folgendes gefunden[5110]:

Die Diät muß sowohl reich an Phosphat als an Calcium und stark sauer sein. Die intermediäre Anwendung alkalischer Intervalle, die theoretisch vielleicht dazu gedacht sein könnten, die mobilisierenden Salze niederzuschlagen, erwies sich als nicht notwendig, war eher hinderlich. Die Verkalkungen fanden sich am meisten in der Niere, dann sinkend in den Arterien, Herz und Magen. Im Herzen fanden sich Nekrosen in der Nähe der Kalkdepots. In der Niere wurden sie gefunden an der Grenze zwischen Rinde und Mark, dann in den Tubulis, weniger im interstitiellen Gewebe.

Daß diese Ratten gegen Vitamin D besonders empfindlich waren, ist verständlich und ist nur ein weiterer Hinweis für die Bedeutung der Acidität bei Verkalkungen.

Eine systematische Untersuchung über die Bedeutung der Acidität auf die Rachitis in Beziehung zum Ca/P verdanken wir wiederum SHOHL und Mitarbeitern[5105—5109]. Sie war notwendig wegen der außerordentlich schwankenden Resultate. Ich verweise hier nebenbei auf die Tabelle von LECOQ (S. 957), die durchaus dem entgegengesetzt scheint, was wir eben darstellten.

Zu einer Diät aus Mais (38 Teile), Gluten (21 Teile), NaCl (1 Teil) und $CaCO_3$ 1,87 mit einem Ca/P 4:1 wurde schrittweise Phosphat zugefügt (Ca/P 3,57, 3,09, 2,59), bis schließlich die Diät normales Wachstum ermöglichte. Durch Zusatz 0,1 n HCl oder Lauge wurden die Stufen der Acidität erreicht: Sauer, neutral und alkalisch. Die Alkalireserven waren 56—59, 58—61 bzw. 60—64 Vol%, während die $p_H = 7,4$ innerhalb des Versuchsfehlers bei allen 3 Diäten übereinstimmten

Wir geben auf Tab. 378 (nach[5108]) die Konzentrationen von $Ca^{..}$ und P im Plasma und den Gehalt der Knochen an Asche, als Zeichen der Größe der Ra-

---

[5104] Goss, H. u. SCHMIDT, C. L. A.: J. biol. Chem. **86**, 417 (1930).

[5105] SHOHL, A. T., BENNET, H. B. u. WEED, K. L.: J. biol. Chem. **78**, 181 (1928), Rona **47**, 248.

[5106] SHOHL, A. T., BENNET, H. B. u. WEED, K. L.: Proc. Soc. exp. Biol. Med. **25**, 551 (1928), Rona **47**, 248.

[5107] SHOHL, A. T., BENNET, H. B. u. WEED, K. L.: Proc. Soc. exp. Biol. Med. **25**, 669 (1928), Rona **47**, 249.

[5108] SHOHL, A. T., BROWN, H. B., CHAPMAN, E. E., ROSE, C. S. u. SAURWEIN, E. M.: J. biol. Chem. **98**, 215 (224) (1932), Rona **71**, 387.

[5109] SHOHL, A. T.: J. nutrit. **14**, 69 (1937). C. **1937** II, 2390, Rona **103**, 578.

chitis wieder. Wir wählen den Verlauf der Veränderungen bei dem Ca/P = 3,0 aus. Beginn der Fütterung am 28. Lebenstage. Jeder Wert von 21 Tagen als Durchschnitt von 6, bei den anderen von 3—4 Tieren.

Tabelle 378.

Dauer der Gabe	Reaktion der Diät	Plasma		Ca × P	Knochen-asche
		Ca·	P		
14 Tage . .	sauer	10,0	2,8	28	41,4
	neutral	9,7	3,6	34,9	47,6
	alkalisch	9,9	5,2	51,5	46,0
21 Tage . .	sauer	11,0	3,0	33,0	41,2
	neutral	8,7	3,9	33,9	47,5
	alkalisch	9,3	5,1	47,4	49,0
28 Tage . .	sauer	9,7	3,3	32,0	49,9
	neutral	9,6	3,2	30,7	34,7
	alkalisch	12,9	2,8	35,1	35,8

Wir sehen in einer bestimmten Zeitperiode eine bessere Verkalkung nach alkalischer Diät. Das ließ sich nur bei ganz definierten Bedingungen, also in bestimmten Grenzgebieten erreichen, sonst spielte das Verhältnis Ca/P die dominierende Rolle. Wie hier nach 28 Tagen die Werte genau umgekehrt sind, so ist das bei der Diät 4,0 häufiger der Fall, so daß bei höherem Basengehalt die Acidität günstig zu wirken scheint. Bei LECOQ war das auch der Fall[5113, I].

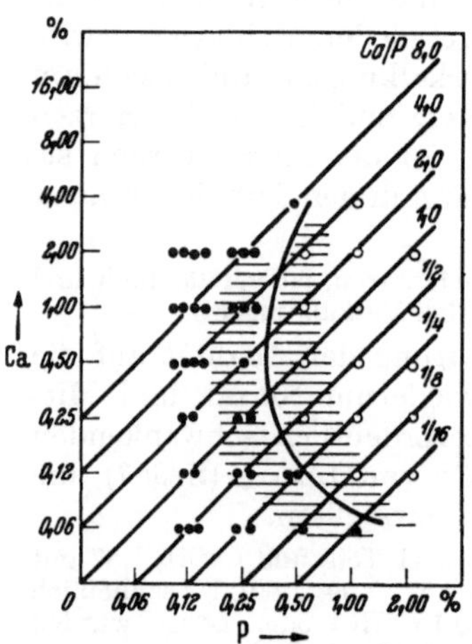

Abb. 77. Calcium und Phosphor in Prozent der Diät. Die schraffierten Felder geben den Bereich der Ca- und P-Konzentrationen an, die rachitogen waren. Der Grad der Rachitis ist grobquantitativ durch die Zahl der +-Zeichen angegeben (nach SHOHL).

Die Produkte Ca × P gaben einheitliche Beziehungen, außer daß bei alkalischer Reaktionslage der Faktor am größten war, ohne immer die bessere Verkalkung im Gefolge zu haben.

Bei diesen Versuchen spielen 2 Faktoren gegeneinander und können so die Übersichtlichkeit des Experimentes beeinträchtigen, nämlich daß zwar die saure Diät die Apposition des Calciumphosphats am Knochen hemmt, aber andererseits die Resorption im Darm begünstigt. Um die Verhältnisse ganz eindeutig zu gestalten, wurde von SHOHL[5109] eine besondere Methode erdacht. Ausgehend von einer Diät aus 80% Roggenbrot, 20% Kleber und 1% NaCl wurden durch Zusatz von $CaCO_3$ und KH_2PO_4 die verschiedenen Ca/P gewonnen. Durch Zusatz von NH_4Cl zusammen mit $(NH_4)_2CO_3$ wurde erreicht, daß die Reaktion im Darm nach dem Alkalischen, im sonstigen Organismus aber nach dem Sauren verschoben wurde. Durch Gabe von Na-Citrat + Citronensäure oder Na-Tartrat + Weinsäure wurde umgekehrt die Reaktion im Darm sauer und im Organismus durch Verbrennung der Anionen ein Basenüberschuß erzielt.

Das Resultat geben wir auf Abb. 77 wieder[5109]:

Auf der Kurve sehen wir die Grenzlinie der Produktion von Rachitis bei bestimmtem Gehalt von Ca und P. Dieser Bereich der positiven Reaktion wurde

[5110] STEPHENS, D. J. u. BARR, D. P.: Proc. Soc. exp. Biol. Med. 30, 920 (1933), Rona 75, 259.

[5111] JEPHCOTT, H. u. BACHARACH, A. L.: Biochem. J. 20, 1351 (1926). p_H-Messung in den suspendierten Faeces.

durch die NH_4Cl-Gabe (600 ccm n/10 Lösung pro 100 ccm Diät) um die nach rechts oben liegende schraffierte Fläche erweiteit. Durch die Citronensäure (900 ccm n/10) + Na-Citrat (600 ccm n/10/100 g Diät) wurde der Bereich der Rachitis eingeschränkt. Damit wäre der Theorie Genüge getan und ein Abschluß erreicht, wenn der Weinsäure und besonders der *Citronensäure* bei diesem Vorgang nicht eine ganz spezielle Funktion zukäme, die jenseits der einfachen säuernden Wirkung liegt. Essigsäure, Milchsäure, Malonsäure hatten keinen Effekt (siehe dagegen [5113, I]). Dadurch erfährt wiederum der Vorgang eine neue Komplikation, mit der wir uns noch kurz beschäftigen wollen.

Die Citrate wirkten auch allein verkalkend, ohne Säure bei Zulagen von 0,04 mol Citrat zu rachitogener STEENBOCK-Diät[5114]. Nach dem Aschegehalt (parallelgehend dem line test) fand sich folgende Reihe der Begünstigung: Citronensäure 4%, Na-Citrat 9%, beide gemischt 9—11%, K-Citrat 13%, Citronensäure + K-citrat 14—16%. Es ist aber auch möglich, daß Citrat auf dem Umweg über eine Löslichkeitserhöhung — vielleicht durch Komplexsalzbildung mit $Ca^{..}$ — wirksam ist. Bei niedrigem Ca/P wirkte Citrat nicht oder kaum, auch bei hohem Ca/P nicht, wenn die Diät rein synthetisch war, sondern nur wenn ein höherer Phytingehalt vorlag[5113]. Bei Rachitis mit P-Überschuß wurde durch Citrat, ebenso durch $NaHCO_3$ die Entwicklung der Erkrankung sogar begünstigt[5116, I].

11. Bilanzen. Bei Ratten unter STEENBOCK-Diät mit 1,08% $Ca^{..}$ und 0,245% P (Ca/P = 4,25) wurden folgende Ausscheidungen gefunden in Prozent der gesamten Ausscheidung oder Aufnahme gerechnet (nach [5116]):

Tabelle 379.

		% der Ausscheidung	% der Aufnahme
$Ca^{..}$	Urin	23	17,5
	Kot	77	58,0
P	Urin	5,0	4,0
	Kot	95	69,0

Da das meiste an $Ca^{..}$ und P im Kot erschien, mußte auf eine mangelhafte Resorption geschlossen werden. Wie aus der Differenz der Kolonnen ersichtlich ist, fand eine Retention statt, sie betrug aber nur 50% der Norm bei $Ca^{..}$ und 20% bei P, so daß Ca/P für das Retinieite bei der rachitogen Diät 3,9 betrug, gegen 1,58% der normalen Tiere. Im ganzen waren die Bilanzen noch positiv und nur vermindeit. Daraus ist ersichtlich, daß bei solchen Diäten auch das ausreichende Wachstum für die Entwicklung einer floriden Rachitis notwendig ist.

Bei Prüfung der Retentionen mit McCoLLUM-Diät 3143 unter verschiedenen Zusätzen von $CaCO_3$ wurden folgende Werte gemessen[5119]: Mit der üblichen Diät mit 3% $CaCO_3$ retinierte die Ratte 12,2 mg $Ca^{..}$ und 6,9 mg P/Tag, wurde die Zulage von $CaCO_3$ auf 1,2% vermindert, dann stiegen diese Zahlen auf 18,5 mg für $Ca^{..}$ und 13,5 mg für P an, beide Weite stiegen also an. Dasselbe geschah bei Zulage von $PO_4^{...}$. Die P-Zufuhr führte nicht nur zu Steigerung des Serum-P,

[5112] FREUDENBERG, E. u. GYÖRGY, P.: Jahrb. d. Kinderheilkunde **96**, 5 (1921).

[5113] DAY, H. G.: J. nutrit. **20**, 157 (1940). C. **1941** I, 918, Rona **125**, 45.

[5113, I] LECOQ, R.: C. rend. Acad. Sci. **212**, 938 (1941). Rona **127**, 30. Acidität durch Milchsäure. Die Tiere hatten vorher eine alkalotische Stoffwechsellage.

[5114] HATHAWAY, M. L. u. MEYER, F. L.: J. nutrit. **17**, 419 (1939), Rona **116**, 235. C. **1941** I, 794.

[5115] WATCHORN, E.: Biochem. J. **24**, 2, 1560 (1930).

[5116] KARELITZ, S. u. SHOHL, A. T.: J. biol. Chem. **73**, 655 (1927), Rona **43**, 237.

[5116, I] LECOQ, R.: C. rend. Acad. Sci. **215**, 330 (1942). C. **1943** II, 1476.

sondern auch zu verminderter Ausscheidung von Ca·· durch den Urin. Das würde bedeuten: Durch die Zufuhr von zusätzlichem Phosphat wird die Möglichkeit geschaffen, daß das sonst nicht verwendbare, aber schon resorbierte Ca·· in den Knochen niedergeschlagen werden kann. Bei Gabe von Lebertran wurde weniger Ca·· im Kot ausgeschieden[5117], [5118], im Urin wurde sogar mehr Ca·· ausgeschieden[5115] (siehe später).

In normalen Grenzen der Diät hielten sich HALDI und Mitarbeiter[5119, I] u. [5119, II] bei ihren Versuchen. Die Diäten auf einer Basis von 68% Zucker waren in Hinsicht auf Vitaminzufuhr usw. ausreichend. Die absolute Menge von Ca·· und P übertraf das notwendige Minimum. Ca/P schwankte zwischen 1,5—1,9, nur die absolute Höhe der Zufuhr an Ca·· und P variierte in 3 Stufen. Zufuhr an Ca·· betrug: 7,14 und 17,8 g. Die Absorption wurde vermehrt um 0,3 und 0,9 g gegenüber der niedrigsten Zufuhr, aber nur 0,04 und 0,15 g deponiert. Zu gleicher Zeit stieg die P-Aufnahme im Futter von 3,7 auf 9,1 und 11,8 g. Die Absorption wurde gegenüber der niedrigsten Diät um 3,5 und 4,7 g vermehrt, aber keine erhöhte Ablagerung erzielt gegenüber den Tieren unter der ersten Diät, der Rest wurde durch den Urin ausgeschieden. Weiter war die Wasserzufuhr erhöht von den Diäten 1 auf 3 steigend. Die verbrennbaren Substanzen in den Faeces stiegen ebenso, der Fettgehalt im Rattenkörper sank. Die Autoren schreiben den verminderten Fettgehalt dem Phosphat zu, da nur dieses deutlich vermehrt resorbiert wurde.

Als weiterer Faktor der Bilanz ist das Eingreifen des Mg·· zu nennen, das von HAAG und PALMER[4407] ausführlich untersucht wurde. Mg·· haben wir schon erwähnt als eines der Kationen, das durch Bildung eines unlöslichen Phosphats eine Rachitis erzeugen kann. Es wurde gefunden, daß durch Steigerung des Mg··-Gehaltes der Diät von 0,26 auf 0,8% die Retention sowohl von Ca··, als auch von P vermindert werden kann. Aber das geschah nur, wenn der Gehalt der Nahrung an Ca·· (0,48%) und P (0,28%) niedrig war. Sobald auch nur eines dieser Komponenten gesteigert wurde, trat der Mg··-Effekt (als $MgCO_3$) zurück, $MgSO_4$ konnte sogar die Assimilation von Ca·· begünstigen. Bei Diäten mit 0,34% Ca··, 0,65% P und 0,14% Mg·· war Ca/P der Retention 1,2 mit geringen Schwankungen nach oben und unten.

An den unteren Grenzen des Bedarfs kann man die Ausscheidung durch überschießende Zufuhr des anderen Partners herunterdrücken bis auf ganz kleine Mengen, aber selbst unter den günstigsten Verhältnissen, bei jungen Ratten, ließ sich eine tägliche Exkretion von 0,3 mg Ca bzw. 1,3 mg P nicht vermeiden. Im übrigen hängt die Ausscheidung — wie nicht anders zu erwarten — davon ab, ob ein Mangel gerade ausgeglichen wird. Da man beim Wachstum einen solchen Mangel hat, hängt die Bilanz schließlich mit den gesamten Faktoren zusammen, die das Wachstum verändern. Abgesehen von dem reinen Wachstum ist aber das Alter stets von gesonderter Bedeutung, indem ältere Tiere sehr viel schwerer als junge auf eine gute Bilanz gebracht werden können. Darüber unterrichten uns Versuche von HENRY und KON[5120, I]. Von ihren Resultaten mit 8 verschiedenen Diäten, die sich durch Zulagen auf einer Grunddiät aus Eiweiß, Zucker, Maisstärke, Margarine, Salze aufbauen, wollen wir nur 2 herausgreifen, um den Weg zu illustrieren.

[5117] SCHULTZER, P.: C. rend. Soc. Biol. **93**, 1005 (1925), Rona **34**, 659.
[5118] SCHULTZER, P.: C. rend. Soc. Biol. **93**, 1008 (1925), Rona **34**, 659.
[5119] SCHULTZER, P.: Acta med. skand. Suppl. **26**, 560 (1928), Rona **47**, 83.
[5119, I] HALDI, I., BACHMANN, G., WYNN, W. u. ENSOR, C.: Amer. J. Physiol. **126**, P 519 (1939).

Die Diät 191, eine Mangeldiät, hatte 0,0114% Ca und 0,018% P (Ca/P = 0,63). Durch Zulage von Na_2HPO_4 und Milch wurde daraus Diät 193 mit 0,1290% Ca und 0,229% P (Ca/P = 0,56). Auf diese Diät kamen die Ratten zum erstenmal im Alter von 24—29 Tagen. Wir geben hier die Resultate von P in verschiedenen Altern der Ratten:

	Diät 191	Diät 193
Anfang	—0,18 mg = —16,8%	+3,54 mg = +59,5%
$\frac{1}{2}$ Jahr	—0,78 mg = —22,7%	+0,18 mg = +1,6%
1 Jahr	—1,52 mg = —48,9%	—2,91 mg = —31,3%
2 Jahre	—3,86 mg = —185,4%	—2,40 mg = —22,0%

Daß bei der Mangeldiät 191 kein Ansatz erfolgte, ist plausibel. Aber schon hier zeigt sich der zunehmende Verlust mit dem Alter. Bei Diät 193 ist im Alter von 1 Monat noch ein Ansatz, der aber schon wenige Monate später fast verschwunden ist und in eine negative Bilanz einschlägt. Das gilt in derselben Art auch für Calcium. Durch stärkere Zulagen konnte auch bei älteren Tieren eine positive Bilanz erzwungen werden. Aber die Autoren stellen die Frage, ob es von Vorteil sei, diesen Verlust im Alter zu stoppen, da sich die Mineralien nur in anderen Geweben ansammeln würden.

12. Resorption aus dem Darm. Die Bilanzen ließen in vielen Fällen eine Hemmung der Resorption aus dem Darm vermuten. Dafür wollte man die Verminderung der Phosphatasen im oberen Darm bei rachitischen Ratten verantwortlich machen, wodurch die Phosphatresorption leide[5121]. Diese Behauptungen fanden sich in der Literatur, weil man die Phosphatresorption über die Phosphatasen annahm. Wir haben im Abschnitt J die Befunde der Resorption mitgeteilt, die keinen Anhaltspunkt für solche Annahme ergeben haben. Daß auch die tatsächliche Hemmung der Aufnahme während der Rachitis durchaus nicht zweifelsfrei ist, könnte man aus den Versuchen mit ^{32}P schließen (siehe unten). Die fehlende Resorption erschließt man aber meist folgendermaßen — und manche der mitgeteilten Befunde wurden auf diesem Wege erhalten —: da Phosphat im Urin ausgeschieden wird und in den Verdauungssäften kein höherer Phosphatgehalt erscheint (über Verschiedenheit der Versuchstiere siehe Abschnitt K), ist das Phosphat, das im Darm erscheint, nicht resorbiert worden. Dieser Schluß ist im groben richtig. Daß er aber keineswegs Allgemeingültigkeit (auch bei Ratten nicht) beanspruchen kann, werden wir anschließend sehen. Vielfach wird Retention und Resorption sprachlich durcheinander gebraucht, und auch wir haben keine Möglichkeit, eine scharfe Trennung auszuführen, wie die folgenden Befunde zeigen.

Bei Versuchen mit verschiedenen Calciumquellen ($CaCl_2$, $CaHPO_4$, Ca-Gluconat, Ca-Lactat usw.) bei geringen $Ca^{\cdot\cdot}$- aber ausreichenden P-Mengen (also entsprechend Ca/P $\leqslant$ 1) fand sich die Retention von P immer abhängig von dem vorhandenen $Ca^{\cdot\cdot}$[5120].

Diese Beobachtung entspricht dem Gesetz des Minimums, das deshalb gültig sein muß, weil selbst durch extreme Diäten die relative Zusammensetzung des Organismus kaum oder gar nicht geändert wird. Wenn von Schwankungen bei den verschiedenen Bilanzen, z. B. von Ca/P, berichtet wurde, dann wird man entweder diese Abweichungen auf Analysenfehler zurückführen können, die durchaus verstärkt in einem Quotienten zum Vorschein kommen, oder es handelt sich nur um Versuche kurzer Dauer, wenn nicht gar pathologische Prozesse, wie Verkalkungen erzwungen wurden.

Sofort erhebt sich wieder die Frage, ob die $Ca^{\cdot\cdot}$-Salze denn wirklich alle gleich gut aufschließbar sind. Wir haben über Abweichungen beträchtlicher Art bei

5119, II HALDI, I., BACHMANN, G., WYNN, W. u. ENSOR, C.: J. nutrit. **20**, 145 (1940), Rona **124**, 175. a) J. nutrit. **21**, 147 (1941).

5120 TISDALL, F. F. u. DRAKE, T. G. H.: J. nutrit. **16**, 613 (1938), Rona **112**, 578.

5120, I HENRY, K. M. u. KON, S. K.: Biochem. J. **41**, 169 (1947).

5121 HEYMANN, W.: Acta paediatr. **11**, 348 und 355 (1930), Rona **63**, 618.

den Phosphaten in den Versuchen von LECOQ berichtet. Auch bei Ca·· ist das Oxalat als diätetischer Faktor einzusetzen, z. B. wirkte Gabe von Ca·· im Spinat, der einen hohen Oxalatgehalt hat, sich wenig günstig auf die Assimilation von PO_4''' aus[5120]. Besonders gut soll andererseits das Calcium der Milch assimilierbar sein[5120, 3860]. Welche Faktoren hierbei eine Rolle spielen können, ist noch nicht abzusehen, da durch Diäten die Bakterienflora des Darmes durchaus geändert werden kann. So zeigte sich in den Versuchen von EPPRIGHT, VALLEY und SMITH[4648], daß Restriktion des Salzes in der Diät — hier besonders Ca·· und P — in kurzer Zeit zur Abnahme und fast völligem Verschwinden des L. acidophilus führte. In Verbindung mit dieser Beobachtung, deren wegweisende Bedeutung noch gar nicht ausgeschöpft ist, ist an die Argumente von HENRY und KON[3860] zu erinnern.

Von diesen Autoren wurden 3 Diäten untersucht. Milchdiät mit 0,1254% Ca·· und 0,107% P. Diät 64 mit 0,022% Ca·· und 0,026% P, bestehend aus Eiweiß, Maisstärke, Zucker und Salzmischung. Diät 75 war durch Zulage von $CaHPO_4 \cdot 2 H_2O$ auf 0,695% Ca und 0,541% P gebracht worden.

Bei Milch und Diät 75 war die Retention von Ca·· geringer, wurde aber auf 90% erhöht nach Zulage von Na_2HPO_4. Das Ca·· war also vollkommen verdaulich und resorbierbar, konnte aber nicht retiniert werden, wenn nicht genügend P vorhanden war, entsprechend dem Gesetz des Minimums. Daß es aber resorbiert wurde, zeigte die Ausscheidung des Ca·· im Urin. Auch bei $CaHPO_4$ wurde 70% im Urin, der Rest, wahrscheinlich ungelöst, im Kot ausgeschieden. Der Verlust an P ließ sich nicht durch Ca·· vermeiden und dafür konnte man nicht allein den Phytinphosphor verantwortlich machen. Eine aktive Ausscheidung von P in den Darm ist nicht bekannt, wie wir im Kapitel über Ausscheidung besprochen haben. Die Konzentrationen an PO_4''' im Darmsaft sind immer sehr klein. Diese Mengen wurden aber leicht rückresorbiert, wenn nicht eine Festlegung des P durch die Darmbakterien einsetzte, die den größten Teil des Kotes bilden. Diese Vorstellung zeigt die Wichtigkeit weiterer Diätfaktoren für die Frage des Stoffwechsels von P.

Wie häufig finden sich Bedingungen, die das genaue Gegenteil des gerade angenommenen Effektes veranlassen können, weil Bakterien auch eine Rolle bei der Assimilation des Phytinphosphats haben können. Mit der Frage der Resorption von diesem Gesichtspunkt aus beschäftigen sich die Versuche von NIKOLAYSEN[5122-5126].

Das Phytin, das der Ratte in der Diät zugeführt wird und nicht aufschließbar ist, wird dadurch verwendbar, daß — wie bei Kaninchen — die Speise 8 Tage im Coecum bleibe. Dadurch sei den zersetzenden Bakterien Zeit zur Einwirkung und auch die Möglichkeit der Resorption gegeben. Exstirpation des Coecum hatte aber auf die Ausnutzung des P keinen Einfluß, das Trockengewicht der Faeces nahm nur geringfügig (1—2%) zu[5122], der Speisedurchgang war viel rascher. Bei Abtrennung durch Indigocarmin erschien der Farbstoff schon nach 6—12 Stunden. Dadurch war es möglich, die Mengen an Ca·· und P im Kot zu bestimmen, die aus endogenen Quellen, d. h. aus den Verdauungssäften stammten.

Eine Diät aus Eiereiweiß, Zucker, Mehl, Agar und aschelosem Casein, die nicht längere Zeit gegeben werden kann, weil Eiereiweiß zu giftig ist, mit einem Ca·· von 0,029% und P von 0,014%, machte eine 4tägige Bilanzperiode ohne größeren Fehler möglich. Die tägliche Ration enthielt 2,3 mg Ca·· und 1,1 mg P. Diese Nahrung führte ohne Vitamin zur Ausscheidung von 2,2 mg Ca·· und 1,4 mg P, mit Vitamin zu 0,45 mg Ca·· und 1 mg P im Durchschnitt von je 16 Tieren. Diese Mengen sind als endogen anzusprechen, denn auch nach völlig P-freier Kost aus Zucker und Agar wurden nicht niedrigere Mengen erzielt.

Die Zahlen unterscheiden sich nicht von denen von HENRY und KON, trotz der abgeänderten Versuchsmethodik, geben also keine Entscheidung über die Rolle der Assimilation durch Bakterien. Der geringfügige Rückgang des Trockengehaltes der Faeces kann keine Antwort erwarten lassen, wenn man nicht Analysen über ihre Zusammensetzung vornimmt. Aber stets kann eine Hemmung der Resorption durch Bakterien nur in der Grenze erfolgen, d. h. es sind mehrere Bedingungen zu erfüllen, die Abwesenheit von Phytin, das Angebot darf nicht so groß sein, daß die Sättigung der Bakterien überschritten wird, und schließlich muß die Fällung durch Ca in der Diät genau abgewogen sein.

Mit der letzten Frage beschäftigen sich die Versuche von NIKOLAYSEN mit coecumfreien Ratten. Er legte der Grunddiät Ca··-Gluconat oder $CaCO_3$ zu, so daß die täglichen Rationen 30, 90 und 180 mg betrugen, dann stieg die Ausscheidung von P auf 1,0, 1,5 und 1,8 mg mit, und 1,9, 1,5 und 3,2 ohne Vitaminzulage. Ca··-Zulage vermehrte also die Ausscheidung „endogenen" Phosphats, aber ebenso die von Ca·· auf 0,6, 19 und 43,5 mg mit und 9,5, 28,5 und 72 mg ohne Vitamin D. Ca··- und P-Ausscheidung durch den Darm nahm zu bei Zusatz von $CaCO_3$ zu der Diät, besonders bei Mangel von Vitamin D.

In weiteren Versuchen zeigte sich, daß eine vermehrte Ausscheidung von P nicht mit der von Ca·· parallelging. Auch verschiedene Formen, in denen P zugeführt worden war (Glycerophosphat) blieben ohne Einfluß, insbesondere wurde die Ca··-Ausscheidung nicht wesentlich durch vermehrte P-Gaben erhöht.

Im allgemeinen sei die vermehrte Anwesenheit von Ca·· und P im Kot durch Fällung und dadurch verminderte Resorption bedingt, denn die Ausscheidung wurde nicht vermehrt, wenn KH_2PO_4 und Ca··-Gluconat subcutan zugeführt wurden[5124]. In folgendem geben wir die Mengen ausgeschiedenen Phosphats (als P) aus verschiedenen Quellen mit und ohne Vitamin D (50 E) aus Durchschnitten wieder[5125].

Tabelle 380.

Zahl der Tiere	P-Quellen	Tägliche Ration		P im Kot	
		P	Ca··	mit Vit. D	ohne Vit. D
16	Hühnereiweiß	2,2	4,6	1,0	1,4
10	NaH_2PO_4	30	2,2	1,1	1,4
10	Säure-extrahiertes Mehl	19,2	0,4	2,4	2,9
10	Na-Glycerophosphat	30	2,2	1,1	1,4
10	ascheloses Caseinogen	28,8	1,0	1,0	1,4

Die Phosphatdosen führen die Tiere dicht an eine latente Tetanie heran. Die Beine sind etwas steifer als normal und die Tiere sind reizbarer.

Ersichtlich ist die etwas schlechtere Resorption des P ohne Vitamin D, aber auch so ist die Ausnutzung sehr gut, jedenfalls ist keine prinzipielle Störung der Resorption — etwa im Sinne einer mangelhaften Fähigkeit, Phosphorsäureester zu lösen — vorhanden.

Aus der isolierten Darmschlinge wurde allerdings $CaCl_2$ bei rachitischen Ratten schlechter resorbiert als bei normalen, während die Resorption von Sulfat nicht gestört war, so daß ein spezieller Faktor vorliegen würde. Phosphate wurden aus den abgebundenen Darmschlingen, ebenso Phosphatester, gleichgut resorbiert, ob das Tier rachitisch war oder nicht. Auch durch Jodessigsäure ließ sich keine Hemmung erreichen. Die Resorption stieg stets mit der Konzentration an (NIKOLAYSEN[2721, 2722]).

[5122] INNES, J. R. M. u. NIKOLAYSEN, R.: Biochem. J. **31**, 101 (1937). C. **1937** I, 2398.
[5123] NIKOLAYSEN, R.: Biochem. J. **31**, 105 (1937). C. **1937** I, 2399.
[5124] NIKOLAYSEN, R.: Biochem. J. **31**, 107 (1937). C. **1937** I, 2399.
[5125] NIKOLAYSEN, R.: Biochem. J. **31**, 122 (1937). C. **1937** I, 2399.

Die Frage nach der Genese der Rachitis wurde hier auf eine Resorptionsstörung zurückzuführen versucht, aber offengelassen, ob Alkalität des Darmsaftes oder Störungen in der Resorption durch die Darmwand führend sind. Eine verstärkte Sekretion von Verdauungssaft mit vermehrter Abgabe von P ist nicht bekannt geworden. Andererseits resorbieren rachitische Ratten, nach der Gewichtszunahme gerechnet, die doppelte Menge von Ca·· täglich, die sie für ihr Wachstum bedürfen (STEENBOCK-BLACK) und scheiden das absorbierte Ca·· durch den Urin aus, so daß häufig Konkremente in den Harnwegen gefunden wurden (NIKOLAYSEN[5123]). Wenn aber die Resorption des Phosphates leidet und nur 30% des Bedarfs gedeckt wird[5123], dann hätten wir hierin nach dem Gesetz des Minimums eine Quelle der Rattenrachitis. Warum aber das Phosphat schlechter ausgenutzt wird bei Mangel an Vitamin D, das zwar für die Ratte nicht notwendig ist, aber in bestimmtem Bereich die Mängel der Diät ausgleichen kann, das ist eine Frage, die einer weiteren Behandlung noch bedarf.

13. Vitamin D. Schon in den letzten Abschnitten wurde auf die Bedeutung des Vitamin D für die gesamte Phosphatwirkung, sowohl hinsichtlich Mangel als auch Überschuß, hingewiesen. Die Beeinflussung ist gegenseitig, d. h. bei Berücksichtigung des Vitamin D muß der Phosphatfrage und bei den uns hier interessierenden Phosphaten muß der Vitamin-D-Frage ein Abschnitt gewidmet werden.

Als Vitamin-D-Wirkung wird man den Erfolg der *Bestrahlung* bei Rachitis ansehen dürfen. Bei Vergleich von Tieren unter einer Diät mit 0,021% Ca·· und 0,206% P gelang es, durch Bestrahlung mit Quecksilberlampen einen guten Ansatz von Ca·· und P und gute Entwicklung gegenüber den Kontrollen in gewöhnlichem Tageslicht zu erzielen[5134], ebenso bei McCOLLUM-Diät 3143, d. h. Ca/P 4, wobei sich die Vermehrung von P im Blut als erstes Symptom zeigte[5132, 5133].

Man muß deshalb die Tiere zur Auswertung von Vitamin-D-Präparaten, aber auch zur Auswertung von Diäten mit verschiedenem Ca/P im Dunkeln halten. Neuerdings wird von DOLS und JANSEN[5131] darauf hingewiesen, daß sogar der Radongehalt der Atmosphäre in näher dem Erdboden gelegenen Räumen, auf dem Umwege über die Strahlung der eingeatmeten radioaktiven Substanz störend einwirken könne. Das kann aber keineswegs über die Bildung von Vitamin D geschehen, da dazu ultraviolette Strahlung notwendig ist.

Da Heilung der Rachitis mit Vitamin D sich einleitet mit einer Erhöhung des gesenkten P im Plasma, wenn die Rachitis mit Mischungen von hohem Ca/P verursacht wurde[5135], aber umgekehrt mit Erniedrigung bei niederen Werten des Quotienten, wird man eine positive Bilanz erwarten müssen, die schon bei einer besseren Resorption im Darm einsetzen kann, aber nicht muß.

Die verschiedene Bedeutung des Ca/P für die Wirkung des Vitamin D möge durch folgende Tabelle 381 von BETHKE, KICK und WILDER[5035] beleuchtet werden. Diese hier ist die Ergänzung der Tabelle auf S. 966. Die Diäten sind die gleichen wie dort angegeben, nur daß pro 100 g Diät 1 STEENBOCK-Einheit bestrahlten Ergosterins zugefügt worden war:

[5126] NIKOLAYSEN, R.: Biochem. J. **31**, 323 (1937).

[5127] MORGAREIDGE, K. u. LE FEVRE MANLY, M.: J. nutrit. **18**, 411 (1939), Rona **118**, 143. C. **1939 II**, 4516.

[5128] ASTROM, C., PERRIER, C., SARZANA, G., SANTANGELO, M. u. SEGRÉ, E.: Nature **1937 I**, 836, Rona **102**, 571.

[5129] DOLS, M. J. L., JANSEN, B. C. P., SIZOO, G. J. u. DE VRIES, J.: Proc. roy Acad. Amsterdam **40**, 547 (1937), Rona **105**, 79.

[5130] DOLS, M. J. L., JANSEN, B. C. P., SIZOO, G. J. u. BARENDREGT, F.: Nature **141**, 77 (1938). C. **1938 II**, 3941.

[5131] DOLS, M. J., JANSEN, L. u. B. C. P.: Nederl. Tijdschr. Geneesk. **1940**, 3050, Rona **122**, 160.

[5132] FRONTALI, G.: Klin. Wschr. **1935 I**, 289, Rona **87**, 80.

Tabelle 381.

Diät		Plasma mg%		$Ca \times P$	Asche des Femurs %	Wachstum in g
Ca/P	P%	P	Ca··			
5,0	0,36	5,3	13,0	68,9	50,8	30
4,0	0,36	6,8	12,2	83,0	51,3	53
3,0	0,36	7,3	12,5	91,2	54,4	67
2,0	0,37	8,1	12,3	99,6	56,3	90
1,0	0,37	9,3	11,7	109,0	57,4	86
0,50	0,73	9,0	12,7	114,0	58,3	85
0,33	1,08	8,7	12,8	111,0	56,9	76
0,25	1,42	11,5	11,4	131,0	57,3	74

Aus den Zahlen im Vergleich mit der Tabelle S. 966 ist folgendes ersichtlich: Die Konzentrationen im Blut wurden ausgeglichen, die erhöhten Werte an P nahmen etwas ab, besonders aber die erniedrigten Werte bei hohem Ca/P nahmen zu. Die Werte des Calciums zeigen schon kaum mehr einen Reflex der Zufuhr in der Nahrung. Das Produkt $Ca \times P$ wurde größer und entsprechend die Verkalkung erhöht. Die Erhöhung der Verkalkung ist besonders auf den oberen Werten der Tabelle deutlich. Trotzdem ist noch ein Rest von systematischem Gang des Aschegehaltes zu bemerken, der in der Schätzung um so höher anzuschlagen ist, wenn man die Entwicklung des Gewichtes berücksichtigt. Bei Abwägung der Bedeutung des Wachstums für die Entwicklung der Rachitis wird aus dieser Tabelle doppelt klar, daß die Wirksamkeit von Vitamin D absolut abhängt von dem Verhältnis Ca/P. Umgekehrt wird die Änderung des Ca/P von 4 auf 2 im heilenden Effekt gleich der Wirkung mit 0,7 E Vitamin D gesetzt[5136]. Bei starkem periodischem Wechsel in der Diät zeigt Vitamin D einen Ausgleich der Perioden[5142].

Von einem anderen Gesichtspunkt gingen die Untersuchungen von QUERIDO[5137, 5148] aus. Hier wurde gefragt, welche Mengen von Calciferol täglich notwendig sind, um eine Rachitis (nur durch Röntgenkontrolle festgelegt) zu verhindern. Die Basaldiät bestand aus Maizena 100, Eiereiweiß 10, Hefe 3, NaCl 1 und $CaCO_3$ und $Na_3HPO_4 \cdot 2 H_2O$ nach Bedarf. Die Resultate gibt folgende Tabelle:

Tabelle 382.

Ca/P	% P	Röntgenkontrolle	Vitamin-D-Bedarf
1	0,12	+ --- + ---	nicht zu verhüten
4	0,12	+ :--- +	ebenso, aber $^1/_{12}\gamma$ Calciferol verhütet fast die Erkrankung
1	0,35	—	kein Bedarf
4	0,35	+ - - ---	$^1/_{60}\,\gamma$
0,25	0,24	+ ---	$^1/_{40}\,\gamma$
0,25	1,00	—	kein Bedarf

In kurzen Worten sagt die Tabelle, daß bei 0,12% P die Rachitis nicht zu verhüten ist, daß also minimale Mengen von P zur Wirkung notwendig sind. Wenn bei Ca/P 0,25 kein Vitamin notwendig war, dann lag das teilweise an vermindertem Wachstum. Dieses zeigte sich beim Anstieg von Ca/P von 4 auf 6

[5133] STOLZBERG, H. u. MEYER ZU HÖRSTE, G.: Mschr. f. Kinderheilkunde 54, 195 (1932). Rona 71, 228.
[5134] MITCHELL, H. S. u. JOHNSON, F.: Amer. J. Physiol. 72, 143 (1925), Rona 31, 844.
[5135] WARKANY, J.: Amer. J. Dis. Childr. 49. 318 (1935), Rona 87, 81.
[5136] KEY, K. M. u. MORGAN, B. G. F.: Biochem. J. 26, 1, 196 (1932).
[5137] QUERIDO, A.: Acta brev. neerl. Physiol. 5, 9 (1935), Rona 87, 317.

noch deutlicher und gegenüber Ca/P $= 4$ gab es einen verminderten oder nachher mangelnden Bedarf an Vitamin. Für die antirachitische Aktivität wurde folgende Formel angegeben[5138]:

$$\text{Aktivität} = (1 + KP)\, D$$

P in mg/Tag/Tier, D in internationalen E/Tag, $K = 0{,}58$ in der Rattenkolonie der Autoren.

Die verschiedenen P-Verbindungen können nicht die gleiche Wirksamkeit besitzen, wie aus unserer bisherigen Darstellung schon an verschiedenen Stellen hervorgeht (siehe auch [5139, 5140]).

Mit einer Diät von 0,128% P und Ca/P 11,5:1 wurde durch wöchentliche Gabe von 300 mg Lebertran zwar eine Erhöhung des Plasma-Ca$\times$P auf 80—90, aber keine Heilung der Rachitis erreicht[5145]. Die Diät wurde nur 9 Tage verabfolgt, und bei 18 Tagen wurde doch eine Wirkung erzielt, die Beobachtung war also zu kurz zu einem Urteil der Art, daß das Vitamin D zur Bildung eines Ca''-Phosphat-Komplexes im Blutplasma führe, das erst mit Verzögerung abgelagert werden kann.

Gewiß, es gibt zahlreiche Faktoren, die zur Hemmung der Verkalkung führen können. Wir haben schon in der Säure einen dieser Art kennengelernt und werden uns noch mit der Nebenschilddrüse als weiterem Faktor beschäftigen müssen. Bei den Versuchen in vitro zeigte sich immer wieder, daß im rachitischen Knorpel selbst keine schlechteren Bedingungen für die Verkalkung liegen. Trotzdem sind verschiedene Hinweise für die Wirkung des Vitamins auch direkt am Knochen bekannt. Wir erwähnten schon, daß die Phosphatverkalkungen zu plumperen Epiphysen führten als die durch Vitamin D. Auch wenn eine Resorptionsverbesserung von Phosphat durch Vitamin D als Ursache seiner Wirkung oder die Erhöhung des Ca$\times$P im Blute als Ursache der Verkalkung ausfiel, konnte durch Beigabe von Vitamin D zwar keine bessere Verkalkung, aber doch eine andere histologische Struktur der Verkalkungen am Knochen erzielt werden[5141]. Bei Verwendung von $^{32}PO_4$ zeigte sich eine bessere Aufnahme in die Metaphyse, nicht in die Diaphyse (MATTILL[5145, I]).

Eine Reihe von Versuchen beschäftigt sich mit den außerhalb des Skeletts liegenden Möglichkeiten der Wirkung.

Daß bei Aufhören der Gallensekretion in den Darm die Vitamin-D-Wirkung aufhört, ist schon lange bekannt und ließ sich damit erklären, daß die Resorption leidet. Aber nicht nur bei Lebercirrhose nach Gallenresektion, sondern auch nach Leberschädigung infolge von Tetrachlorkohlenstoff wurde bei parenteraler Gabe die Wirkung von Vitamin D auf 10% vermindert, während Na-Glycerophosphat die normale Wirkung behielt[5141].

Wichtig sind die Versuche von SCHNEIDER und STEENBOCK[5065] mit extrem niedrigem P-Gehalt der Diäten. Die Diät enthielt 0,04% P und 0,57% Ca''. Durch Zulage von 1200 E Vitamin D pro Woche (als Calciferol) wurde das Blut-P vermehrt und die Rachitis geheilt. Aber das Wachstum blieb stehen, so daß die Tiere schließlich nur ein Drittel der Kontrollen wogen. Auch schon 4 E Vitamin führten zum Stillstand des Wachstums. Unter diesen Bedingungen sollen die kleinen verfügbaren Mengen an P von den Weichteilen zum Knochen abgelenkt werden, wodurch dann das Wachstum aufhörte. Zu dieser Auffassung paßt ein

[5138] O'BRIEN, B. u. MORGAREIDGE, K.: J. biol. Chem. 128, LXXV (1939).
[5139] CAMPBELL, L. K.: J. Labor. a. clin. Med. 23, 448 (1938). Rona 108, 225.
[5140] COWARD, K. H. u. KASSNER, E. W.: Biochem. J. 34, 538 (1940). C. 1940 II, 1318.
[5141] HEYMANN, W.: Amer. J. Dis. Childr. 55, 913 (1938). Rona 110, 61.
[5142] WALTNER, K.: Indian. J. Pediatr. 2, 300 (1935). Rona 92, 259.
[5143] NIKOLAYSEN, R. u. JANSEN, J.: Acta paediatr. Upsala 23, 405 (1939). C. 1940 II, 787.
[5144] NIKOLAYSEN, R.: Biochem. J. 30, 1329 (1936). C. 1936 II, 2561.
[5145] HESS, A. F., WEINSTOCK, M., RIVKIN, H. u. GROSS, J.: J. biol. Chem. 87, 37 (1930), Rona 57, 242.
[5145, I] MATTILL, H. A.: Ann. rev. Biochem. 10, 395 (1941). Rona 133, 406.

Befund von DOLS und Mitarbeitern[3491], daß nach $^{32}PO_4$-Gabe sich bei rachitischen Ratten ein größerer Teil in den Lipoiden der Weichteile wiederfindet. Der primäre Einbau in diese Verbindungen ist überall sehr rasch (siehe ASTROM und Mitarbeiter[5128]) und wurde nicht gleich gestört bei rachitischen Tieren, erst in späteren Phasen wurde das deutlich (DOLS und Mitarbeiter[5130]). Nach dieser Auffassung ist es aber nicht verständlich, daß der Phosphatgehalt des Blutes vorher erhöht wurde, so daß schon die Bedingungen für die Verkalkung verbessert wurden. Diese Verhältnisse scheinen auf eine Wirkung auf die anderen Gewebe hinzuweisen.

So entstanden bei einer Diät STEENBOCK-BLACK 2965 Lähmungen in den hinteren Extremitäten und Muskeldystrophien, die einem Mangel von Vitamin E ähnelten, aber nicht dadurch veranlaßt waren[5151], I.

Für eine Organwirkung könnten auch andere Versuche, wie die von NIKOLAYSEN[5143, 5144] sprechen. Bei Vitamingabe zu einer Diät STEENBOCK-BLACK wurden teilweise Verminderungen an Phospholipiden in den Organen verursacht und Vermehrungen von PO_4''' + Phosphagen in den Muskeln. Dieselben Wirkungen traten auf, wenn der Phosphatgehalt der obigen Diät auf Ca/P 0,7 gebracht worden war. Sie sprechen also eigentlich nur für die bessere Resorption des Phosphats aus dem Darm. Nach der berechtigten Argumentation von SCHNEIDER und STEENBOCK kann dieser Faktor bei einem Phosphatgehalt der Diät von nur 0,04% P keine Rolle spielen. Und trotzdem ist unter verschiedenen Bedingungen bessere Phosphatresorption nachgewiesen worden oder besser formuliert: es sind Versuchsresultate erhalten worden, die sich am besten als Zeichen einer *verbesserten Resorption* auslegen lassen, worüber schon aus den Versuchen von NIKOLAYSEN auf S. 983 eine Tabelle wiedergegeben wurde. Indirekt ließ sich darauf schließen, weil durch parenterale Gabe von $CaHPO_4$, bei der die Resorption keine Rolle spielt, Vitamin D keinen besonderen heilenden Effekt aufzuweisen hatte[5146], jedenfalls bei der Rattenrachitis.

Das radioaktive Phosphat $(^{32}PO_4)$. Bei Ratten, die mit STEENBOCK-Diät Ca/P = 6,8:1 rachitisch gemacht worden waren, wurde teils mit, teils ohne Vitamin-D-Gabe (10000 USPE/g) die Resorption aus dem Darm verfolgt. Es schien eine um 30—50% bessere Resorption vorzuliegen, wenn Vitamin D gegeben wurde und die Exkretionen in den Faeces zum Vergleich kamen. Wenn aber der Vergleich mit parenteraler Gabe geschah, dann blieb höchstens eine Begünstigung von 10—15% übrig. Es wurde immer $^{32}PO_4$ in den Dünndarm sezerniert (DOLS und Mitarbeiter[3475]).

Im Knochen wurde ein Anstieg von $^{32}PO_4$ ausschließlich in anorganischer Form beobachtet, was auf raschen Umsatz eventuell intermediär auftretender Ester gedeutet wurde (COHN und GREENBERG[2734]). Die Aufnahme in den Knochen geschah in den ersten 8 Stunden nicht merklich rascher. Weil die Werte sehr schwankten, ließ sich kein Unterschied zwischen den mit Vitamin D behandelten und den anderen Tieren nachweisen (DOLS und Mitarbeiter[3475, 5129]). Auch bei längerem Warten wurde kein Unterschied im Blut und der Diaphyse der Tibia beobachtet[5127], in diesen Versuchen wurde Resorptionsverbesserung durch Vitamin D nicht beobachtet. Dagegen fand sich 54—72 Stunden nach der Phosphatgabe eine vermehrte Ablagerung in der Metaphyse, gleichzeitig mit positivem line test. Damit ist der Schluß der Autoren[5127] noch nicht zwingend, daß die direkte Ablagerung in den Knochen durch Vitamin D begünstigt wird, denn primär fand sich meist eine Erhöhung des P im Blut. Wenn dieses erhöht ist, werden zugleich mehr Knochensalze und damit auch selbstverständlich mehr $^{32}PO_4$ in der Metaphyse gefunden.

<hr>

[5146] NIKOLAYSEN, R.: Acta paediatr. **24**, 368 (1939). C. **1939** II, 1704.

Die Befunde mit $^{32}PO_4$ stehen in Diskrepanz mit anderen Versuchen über die Verhältnisse der Resorption. Wenn unter Vitamin D eine erhöhte Aufnahme durch die Darmwand, aber beim Vergleich nach parenteraler Gabe eine erhöhte Ausscheidung in den Darm erfolgt, so daß als Summe eine fehlende Resorptionserhöhung resultiert, dann wird uns die Ursache dieser erhöhten Ausscheidung interessieren. Da durch Vitamingaben der P-Spiegel im Plasma steigt, könnte der Darmsaft reicher an PO_4 werden. Dieser Effekt ließ sich in Darmsaftanalysen (Kapitel K) nicht nachweisen. Also müßte man eine erhöhte Sekretion des Darmsaftes durch Vitamin D annehmen, um den Effekt zu erklären. Das wurde nicht nachzuweisen versucht, obwohl man dem Darmsaft eine besondere Bedeutung zubilligt. So wurde die Ursache einer erhöhten P-Resorption auf Aciditätsänderungen im Darm bezogen. In den Versuchen von YODER[2733], die wir auf S. 420 tabellarisch wiedergegeben haben, fand sich tatsächlich bei Rachitis eine stärkere Alkalität des Darminhaltes, der durch Lebertran oder Bestrahlung nach der sauren Seite verschoben wurde. Entsprechend wurde die bessere Resorption nach der Methode von BERGEIM mit zugemischtem, nicht resorbierbarem Ferrioxyd beobachtet. So nimmt der Gehalt des Kotes an Ca·· und P ab[5151], die Ausscheidung im Urin zu. Die Zahlenwerte, gewonnen aus Versuchen an Ratten mit einer STEENBOCK-Diät (Ca/P = 5—7), gibt Tab. 383 wieder (nach BROWN und SHOHL[5147]):

Tabelle 383.

Behandlung	Gewichtszunahme in 1. Woche	Ausgeschieden im Urin in %		in % der Gabe		Ca/P der Retention
		Ca··	P	Ca··	P	
Kontrolle . . .	19,0	22	34	40	50	1,51
+0,01 mg Vit. D	21,6	7	28	45	57	1,62
+0,1 ,, ,,	23,6	46	47	24	56	2,22
+0,5 ,, ,,	4,0	61	75	54	65	1,68
+1,0 ,, ,,	—2,5	63	83	127	159	[1,60 ?]
+2,0 ,, ,,	—7,5	64	82	74	101	[?]

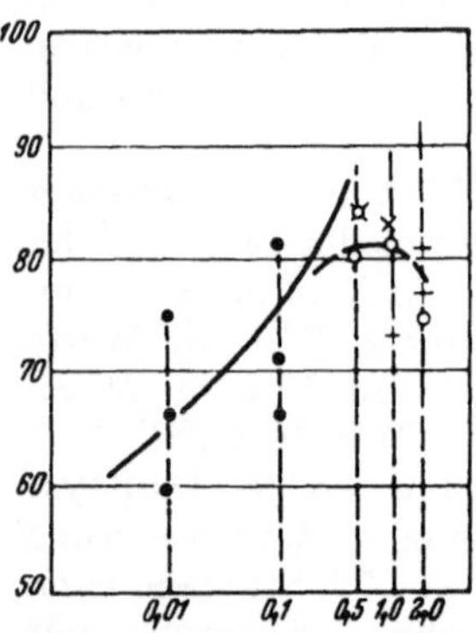

Abb. 78. Abscisse: Gabe von bestrahltem Ergosterin mg/Ratte pro Tag. Ordinate: Absorption aus dem Darm von Phosphat in Prozent der Zufuhr. Durch Zulagen von Vitamin D wird die „net absorption" von Phosphat vermehrt. Bei den hohen Dosen leidet durch mangelnden Appetit und schlechte Darmfunktion die Absorption: gestrichelte Linie.

Die Versuche wurden von HARRIS[5148—5150] nach anderer Methode ausgelegt, indem er mit dem Begriff der „net absorption" (= Aufnahme von Ca·· oder P durch die Nahrung, vermindert um die in den Faeces ausgeschiedene Menge) ganz unabhängig von der Ausscheidung in den Darm vor allem die Absorption in den Vordergrund stellte. Wir geben hier die Kurve des Phosphats wieder, die uns zeigt, wie steigend mit der Dosis des Vitamins dieser Wert zunimmt.

14. Hypervitaminose D. Das verabreichte Präparat hatte eine Wirkung von 10^7 E/g. Auf Tab. 383 und Abb. 78 zeigen sich in den höheren Dosen die Anzeichen der Hypervitaminose D, die zuerst von KREITMAIR[5152] beschrieben wurde. In den eben angegebenen Versuchen gab es schon einige Symptome dieser Erkrankung: Gewichtsstillstand, schlechter Appetit und Mobilisierung von Calcium und Phosphat aus dem Knochen. Die Knochensalze schlagen sich an den verschiedenen Geweben zu Verkalkungen nieder, wie Gefäße, Herz und besonders Nieren mit Konkrementen in den Harnwegen[5154].

Die Verkalkungen bzw. die Toxizität konnte vermindert werden durch Vitamin A[5153], [5156, 5156, I], Hefe[5154], bzw. Vitamin B[5150]. Überdosierung von Vitamin A soll dagegen Rachitis beschleunigen[5159, I]. Gemeinsam mit Vitamin-A-Mangel ist bei der Überdosierung von Vitamin D (10000 E) die Abnahme der Phosphatase im Blut. Abgesehen vom Blut findet sich die Abnahme in Niere und Leber; Zunahme im Dünndarm (auf das 3fache), keine Änderung in Knochen und Milch[5155].

In den Versuchen von SHELLING verlor die Grundsubstanz des Knochens jede Fähigkeit, späterhin Knochensalze einzulagern. Das ist nach den histologischen Veränderungen (Abb. 81) durchaus verständlich, aber wohl abhängig von der Dauer der Überdosierung. MORGAN und SHIMOTORI[5156, II] gaben jungen Ratten 200 USPE Vitamin D/1 g und verglichen dabei Vitamin D_2 und D_3. Bei fortgesetzter Gabe erfolgten Todesfälle nach D_3 häufiger, ebenso wie die Verkalkungen schwerer waren, das Wachstum war mehr gehemmt, aber die Erholung nach Absetzen erfolgte viel rascher als nach D_2. Bei einer Diät mit hohem Ca/P erholten sie sich überhaupt nur nach einer 4 Wochen lang durchgeführten Dosierung von D_3 einigermaßen. Der Phosphorstoffwechsel ist aus der Giftwirkung des Vitamin D im Verein mit dem Gehalt der Nahrung an Ca·· nicht wegzudenken: Tiere, die mit extremen Diäten (d. h. bezüglich Ca/P) aufgezogen wurden, waren weniger empfindlich[5153, 5156]. Am wenigsten empfindlich waren die Tiere mit einer Ca··-armen Nahrung[5153].

Die Wirkung hinsichtlich Kalkablagerung in den Nieren und anderen Organen durch mobilisiertes Phosphat wird addiert zu den Wirkungen der durch Vitamin D etwa erhöhten Resorption.

Die Verluste aus dem Knochen führten dabei zu einer Osteoporose wie mit großen Gaben von Parathormon. Dieses wirkt aber nicht auf die Resorption aus dem Darm ein[5148, 5149].

Die histologischen Unterschiede am Knochen siehe Abbildung auf S. 996. Eine große Ähnlichkeit hat Vitamin-D-Überdosierung mit der Gabe von AT 10. Dieses hat sogar eine antirachitische Wirkung, besitzt aber eine geringe therapeutische Breite[5159, II]. Die Resorption der Mineralien aus den Knochen kann einhergehen mit Verkalkung an anderer Stelle des Skeletts, z. B. wurde bei den Zähnen vermehrte Kalkablagerung (Dentin und Zement) beobachtet.

Deshalb nehmen die Verkalkungen in den Geweben nach Vitamin D zu bei Zulage von Ca·· in der Nahrung[5149]. Insgesamt ist die Bilanz durchaus nicht positiv, sondern ein beträchtlicher Verlust sowohl an Ca··, ganz besonders aber von P, ist vorhanden. Diese Negativität der Bilanz wurde häufig nicht gleich nach Beginn beobachtet, sondern stellte sich teilweise erst nach Wochen ein[5154] (100000 E).

Eine Erhöhung des Ca·· im Plasma war nicht mit gleichzeitiger Erhöhung des P im Plasma verbunden. Hemmend trat der beiderseitigen Konzentrationszunahme die Bildung kolloidalen Kalkphosphats entgegen, der sich als solcher nicht lange im Blut halten kann.

[5147] BROWN, H. B. u. SHOHL, A. T.: J. biol. Chem. 86, 245 (1930), Rona 56, 510.
[5148] HARRIS, L. J.: The Lancet 1930 I, 236.
[5149] HARRIS, L. J.: The Lancet 1932 I, 1031.
[5150] HARRIS, L. J. u. INNES, J. R. M.: Biochem. J. 25, 1, 367 (1931).
[5151] WATCHORN, E.: Biochem. J. 24, 1, 631 (1930).
[5151, I] SHAPIRO, H. A.: Nature 1941 I, 362, Rona 128, 260.
[5152] KREITMAIR, H.: Naunyn-Schmiedebergs Arch. 128, 102 (1928).
[5153] MORGAN, A. F., SHIMOTORI, N. u. HENDRICKS, J. B.: J. biol. Chem. 134, 761 (1940). C. 1940 II, 2329.
[5154] LIGHT, R. F., MILLER, G. u. FREY, C. N.: J. biol. Chem. 84, 487 (1929).
[5155] CRIMM, P. D. u. STRAYER, J. W.: J. biol. Chem. 112, 511 (1936).
[5156] MORGAN, A. F., HENDRICKS, J. B. u. SHIMOTORI, N.: J. biol. Chem. 128, LXXII (1939). 4000—10000 USP-Einheiten.
[5156, I] MORGAN, A. F., HENDRICKS, J. B. u. SHIMOTORI, N.: J. biol. Chem. 134, 761 (1940). Rona 125, 153. Vergleich von Vitamin D_2 und D_3. Hypertrophie der Nieren bei niedrigem P-Gehalt der Nahrung. Über die histologischen Verschiedenheiten siehe im Original.

Da PO_4 vermehrt aus dem Blut verschwindet, könnte man an eine Mitwirkung der Parathyreoidea denken. Jedoch trat der Plasmacalciumanstieg auch nach deren Entfernung auf[5165] und auftretende Tetanie konnte durch große Dosen von Vitamin D geheilt werden[5160]. Tiere mit einer Diät mit 0,012% $Ca^{..}$ und 1,780% P nach der Nebenschilddrüsenentfernung starben in kurzer Zeit. Wenn man ihnen aber 4000 E Vitamin D gab, konnten sie 60 Tage am Leben erhalten werden.

Auch bei einer Diät aus Casein, Butter und Olivenöl mit 0,5% P ohne $Ca^{..}$ konnte eine Erhöhung des Ca im Blut erzielt werden, jedoch brauchte man hier das 80000fache der kurativen Dosis[5160]. Bei $Ca^{..}$- und P-freien Diäten fand sogar eine $Ca^{..}$-Ausscheidung durch den Darm statt, denn die Menge im Kot war höher, als in der Nahrung zugeführt worden war. Gesteigert wurde diese Ausscheidung durch Zulage an P. Möglicherweise waren die Verkalkungen bei P-Zulage auch weniger stark, als wenn die Nahrung nur an $Ca^{..}$ arm war. Die vermehrte Ausscheidung von P im Darm ist führend und kann als ein Überschießen der Ausscheidungskapazität der Nieren für PO_4''' aufgefaßt werden, so daß eine Ablenkung auf den Darm erfolgt. Ob sich nebenbei schon eine Nierenstörung bemerkbar macht, ist nicht sicher, aber möglich.

$Ca^{..}$-arme Diät (20% Protein, 1% Lebertran, 5% Olivenöl, Glucose und 10000 E Viosterol) verursachte Osteoporosis. Dabei zeigten zwar manche Tiere Verkalkungen, aber viele waren frei davon und erkrankten nur an Dehydratation, Abzehrung und Gewebsnekrosen. $Ca^{..}$ im Plasma betrug 10—15 mg%, P = 9—10 mg%. es wurden Produkte für $Ca \times P$ bis 130 beobachtet, und doch traten keine Verkalkungen auf.

Über die Folgen einer Vitaminüberdosierung bei verschiedenen $Ca^{..}$- und P-Gehalten unterrichten uns weitere Arbeiten von SHELLING[5157, 5162, 5163], über die wir in Tab. 384 berichten. Ausgangspunkt der Diät war die STEENBOCKsche Stalldiät:

Tabelle 384.

	Diät		Dosierung	
	$Ca^{..}$	P %		
a)	0,515	0,450	2000—4000 E	Keine Erscheinungen in 10 Monaten
			10000—20000 E	Chronische Vergiftung mit Sklerose
			40—80000 E	Akute Vergiftung mit Sklerose
b)	1,24	0,243	10—20000 E	Gut vertragen
			40—80000 E	Toxisch, Sklerose seltener als bei a)
c)	0,012	0,475	400 E	In 340 Tagen: Leichte Veränderungen der Aorta. Schwerste Osteoporose, Tod. Zulage von $Ca^{..}$ auf 1,212% beschleunigte den Tod
d)	0,012	1,748	2—4000 E	Blieben nicht lange am Leben
e)	0,412	1,780	400 E	Höchste Toxizität mit starken Verkalkungen

Wir sehen, daß zwar ungünstige Ca/P-Verhältnisse zu einer Entgiftung des Vitamin D führen können, daß das aber nur für geringe absolute Höhe der Zufuhr, entweder von $Ca^{..}$ oder P gültig ist.

[5156, II] MORGAN, A. F. u. SHIMOTORI, N.: J. biol. Chem. **133**, LXIX (1940).
[5157] SHELLING, D. H.: Proc. Soc. exp. Biol. Med. **28**, 298 (1930), Rona **61**, 123.
[5158] SHELLING, D. H.: Proc. Soc. exp. Biol. Med. **28**, 301 (1930), Rona **61**, 124.
[5159] SHELLING, D. H.: J. biol. Chem. **96**, 195 (1932), Rona **68**, 474.
[5159, I] JAVILLIER, M. u. EMERIQUE-BLUM, L.: C. rend. Acad. Sci. **212**, 289 (1941), Rona **125**, 257.
[5159, II] SHOHL, A. T. u. FARBER, S.: J. nutrit. **21**, 147 (1941), Rona **126**, 284. C. **1941 II**, 499.
[5160] SHELLING, D. H.: J. biol. Chem. **96**, 215 (1932), Rona **68**, 475.
[5161] SHELLING, D. H.: J. biol. Chem. **96**, 229 (1932), Rona **68**, 475.
[5162] SHELLING, D. H. u. ASHER, D. E.: Bull. Hopkins Hosp. **50**, 318 (1932), Rona **68**, 475.

15. Fett. Bevor wir zu dem Eingreifen der Nebenschilddrüse in diese Abläufe übergehen, wollen wir noch das Fett als diätetischen Faktor kurz streifen. Durch Zusatz von 5% Fett wurde die Wirkung von Vitamin D bei einer rachitogenen Kost verstärkt. Bei 10 oder 20% war die Heilwirkung immer noch stärker als ohne Fett, dagegen schwächer als bei 5%[5171]. Diese Wirkung ist auch bei Gabe von Ca-Oleat oder Ca-Stereat (an Stelle von $CaCO_3$) vorhanden[5171]. Der zuletzt erwähnte Befund wurde nicht bestätigt, während Ölsäure oder Schweinefett wirksam gefunden wurden[5169], ebenso Margarine oder Ol. Arachidis. BOER[5168] macht im Gegensatz zu den vorher zitierten Autoren das Unverseifbare der Butter, aber auch der Margarine für den Effekt verantwortlich. Eine Deutung suchte man in besseren Resorptionsmöglichkeiten des Vitamin D. Kleine Vitamin-D-Mengen seien wirksamer. Durch Zugabe von 3% Fett ließ sich tatsächlich die Wirksamkeit von Vitamin D ($^1/_4$—$^3/_4$ E) um 50% erhöhen.

Dagegen wirkten *Mineralöle* in entgegengesetzter Richtung. 5% in der Nahrung veranlaßte, daß die Menge von Vitamin um das 3fache, 10% auf das 5—10fache gesteigert werden mußte, ein Befund, der an Hunden auch erhoben wurde[5170].

Aber Fett allein[5166] oder Margarine hatte dieselbe Wirkung[5168]. Bei sorgfältiger Ausschaltung eines Vitamin-D-Effektes zeigte sich ein deutlicher Einfluß auf die Verkalkungen. Ein Erfolg wurde jedoch bei Diäten mit hohem Gehalt an P und niederem an Ca völlig vermißt[5174, I].

Die Resorption der Ölsäuren im Darm wurde bei Rachitis verschlechtert gefunden[5167]. Deshalb wurde die Möglichkeit diskutiert, ob die Ursache der Wirkung in der Säuerung durch die Fette besteht. Durch Fällung des Ca̎ wird ein basischer Komplex entfernt und damit die Löslichkeit der obigen Komponenten, die Phosphat enthalten, erhöht[5169]. Durch Fällung von Ca wurde der Quotient Ca/P verkleinert, und das steht mit dem Befund einer Aktivwirksamkeit[5174, I] bei niederem Ca/P gut in Einklang. Jedoch steht die Diskrepanz zwischen der gefundenen Wirksamkeit[5171] und Unwirksamkeit[5169] zugefügten Ca-Oleats einer Entscheidung entgegen.

Schließlich wurde die durch den Fettzusatz verminderte Futteraufnahme bzw. Aufnahme rachitogener Ca̎-reicher Salzmischung als Möglichkeit in Betracht gezogen[5166]. Aber bei den Versuchen variierte in der Stärke der rachitogenen Diäten zugleich das Verhältnis Ca/P, so daß auch hierin keine Entscheidung zu treffen war. Das Problem ist gestellt, die Lösung bleibt offen.

16. Nebenschilddrüsen. Wir kommen jetzt auf die Wirkung der Nebenschilddrüsen zurück, die im Stoffwechsel des Phosphats und Calciums eine sehr wesentliche Bedeutung haben[5181]. So wurde ausführlich über die begünstigende Wirkung des Hormons auf die Ausscheidung des Phosphats in der Niere berichtet, indem die Nierenschwelle erniedrigt wurde. Nach Exstirpation der Drüse wurde

[5163] SHELLING, D. H. u. ASHER, D. E.: Bull. Hopkins Hosp. **50**, 344 (1932), Rona **68**, 476.
[5164] MORGAN, A. F., KIMMEL, L., THOMAS, R. u. SAMISCH, Z.: J. biol. Chem. **106**, 531 (1934).
[5165] SHELLING, D. H.: Proc. Soc. exp. Biol. Med. **28**, 303 (1930).
[5166] GRIDGEMAN, N. TH., LEES, H. u. WILKINSON, H.: Biochem. J. **33**, 645 (1939).
[5167] LIOTTA, A. u. BELLINI, L.: Pathologica **33**, 25 (1941). C. **1941** I, 2133.
[5168] BOER, J.: Acta brev-neerl. Physiol. **9**, 67 (1939), Rona **114**, 586.
[5169] JONES, J. H.: J. nutrit. **20**, 367 (1940). C. **1941** I, 541, Rona **127**, 31.
[5170] SMITH, M. C. u. SPECTOR, H.: J. nutrit. **20**, 19 (1940). C. **1941** I, 542.
[5171] KNUDSON, A. u. FLOODY, R. J.: J. nutrit. **20**, 317 (1940). C. **1941** I, 540, Rona **126**, 341.
[5172] JONES, J. H.: J. biol. Chem. **106**, 701 (1934).
[5173] MELLI, G. u. LEVI DELLA VIDA, B.: Arch. di Sci. biol. **20**, 303 (1934), Rona **84**, 621.
[5174] MOLINARI-TOSATTI, P.: Sperimentale **88**, 504 (1934), Rona **84**, 448.
[5174, I] BOOTH, R. G., HENRY, K. M. u. KON, S. K.: Biochem. J. **36**, 445 (1942). C. **1943** I, 745. Herstellung reiner Triglyceride aus verschiedenen Fetten. Ausscheidung von P in den Faeces und Ca im Urin vermindert.

die Bilanz von Ca·· und P stärker positiv[5173], der P-Gehalt der Knochen vermehrt[5174]. Wenn nach dieser Operation bei normalen Tieren der Gehalt an Ca·· im Serum sinkt, der des P aber ansteigt, wird man erwarten, daß bei einer Diät mit hohem Ca/P, wie die von STEENBOCK und BLACK Nr. 2965, die sich entwickelnde Rachitis geringer ausfallen werde. Aber der erwartete Effekt betraf nur die Zusammensetzung des Blutes[5172]; während beim normal ernährten Tier P im Plasma auf 16 mg% gestiegen, Ca·· auf 7,8 mg% gesunken war, wurde bei dieser Diät im Serum 2,1—2,5 mg% P und Ca·· von 10,0—12,5 mg% beobachtet. Die Rachitis war bei einem Aschegehalt der Knochen von 30% voll entwickelt.

Diese völlige Änderung der Serumwerte von Ca·· und P durch die Diät weist darauf hin, daß das Symptom der Tetanie einer Beeinflussung durch das Ca/P zugänglich sein muß.

Darüber wurde schon kurz auf S. 777 f nach den Versuchen von HOSKINS[4246] berichtet. Weiter wurde über Tetanie bei den Heilungsvorgängen nach Rachitis gesprochen.

Wesentlich ist immer der Gehalt von Phosphat in der Nahrung. Schon bei Übergang von phosphatreicher zu normaler Diät kam es weniger zu Tetanie[5175], aber selbst STEENBOCK-Diät schützte nicht völlig davor, es sei denn, daß durch Zugabe von Al-Acetat die Resorption des Phosphats aus dieser Diät verhindert wurde. Wenn dagegen die Tiere hungerten, kam es zum Zerfall von Geweben, Freiwerden von Phosphat und Tetanie[5176]. Diese Behandlung bedurfte teilweise gar nicht einer Exstirpation der Nebenschilddrüsen.

Wurde die Operation an trächtigen Ratten ausgeführt, dann wurde die Tragzeit verlängert. Nach der Geburt setzte die Tetanie ein, die häufig zum Tode der Muttertiere führte. Auch die Mortalität der Jungen war groß. Die Störungen konnten fast ganz durch ein hohes Ca/P in der Nahrung verhütet werden. Während der Trächtigkeit genügten anscheinend die Hormonmengen vom Foet, um Krämpfe zu verhüten. Die Knochen waren dann sogar schwerer, weil die Mobilisierung durch das Hormon fehlte[5175, I u. 5175, II].

Durch Zulage von Vitamin D konnte die Mineralretention verbessert werden[5175, III].

Weiterhin sind vor allem die ausführlichen Arbeiten von SHELLING[5158—5161] zu erwähnen.

Wurde eine Diät (I K) aus Weizenmehl, Weizenkleber, Casein, Butter und Olivenöl mit einem Gehalt an Ca·· von 0,012%, an P von 0,475% nur einige Tage vor der Operation verabfolgt, dann kam das Tier sehr rasch im status tetanicus zum Tode. Wurde deshalb bis zur Operation STEENBOCK-(6)-Diät (Ca·· 0,515%, P 0,45%) gegeben, dann erfolgte die Entwicklung von Symptomen erst nach 36—48 Stunden oder noch später, wenn auf Diät I K übergegangen wurde. Wurde nach voller Entwicklung der Tetanie I K durch Zusatz von Phosphat und CaCO$_3$ auf 0,412% Ca·· und 1,780% P gebracht (Diät 32 A), dann kam es zu einer allmählichen Erholung von der Erkrankung, die aber 25 Tage beanspruchte, während Rückkehr zu Diät I K schon in 5 Tagen die Tetanie wiederbrachte.

Die Wirkung der Diät 32 A soll darauf zurückzuführen sein, daß Ratten ohne Nebenschilddrüse Phosphat nur in Begleitung von Ca·· ausscheiden können, worauf Bilanzversuche hinwiesen. Nicht nur das Verhältnis Ca/P war also maßgeblich für die Tetanie, sondern auch die absoluten Mengen hatten eine Bedeutung neben dem unbekannten Faktor von HOSKINS[4246], über den wir auf S. 777 berichteten. Diese Darstellung entspricht nicht der Entwicklung der Tetanie bei Übergang von einer rachitogenen Diät mit hohem Ca/P zu einer heilenden, wie sie sich in den Versuchen von SHOHL und anderen zeigte.

[5175] BURROWS, R. B.: Amer. J. Anat. 62, 237 (1938), Rona 107, 627.
[5175, I] BODANSKY, M. u. DUFF, V. B.: J. nutrit. 21, 179 (1941), Rona 126, 169. C. 1941 II, 627.
[5175, II] BODANSKY, M. u. DUFF, V. B.: J. nutrit. 21, 235 (1941). C. 1941 II, 626.
[5175, III] BODANSKY, M. u. DUFF, V. B.: J. nutrit. 22, 25 (1941). Rona 128, 404.

Statt Phosphat konnte auch *Pyrophosphat* der Diät mit etwa gleichem Erfolg zugesetzt werden, nicht aber *Metaphosphat* ($NaPO_3$) und *Hypophosphit* ($NaH_2PO_2 \cdot H_2O$), die bis 1,5% der Diät zugesetzt wurden, ohne auch nur zu der der Tetanie vorhergehenden und sie begleitenden Gewichtsabnahme zu führen.

Man konnte eine Tetanie auch heilen durch große Gaben von *Vitamin D*, die zur Steigerung des Blut-Ca·· führten[5160], eine Beobachtung, die die Entwicklung des AT 10 als Therapeuticum gegen Tetanie durch Holtz gebracht hat. Bei diesen Versuchen wurde eine Reihe von Symptomen erhoben, die als Begleiterscheinung der Tetanie Erwähnung finden können, weil Phosphate hier ganz wesentlich mitwirkten: Verlust der Krallen und Blutungen am Nagelbett wird man vielleicht auf die Krämpfe zurückführen können. Dazu kam Alopecie und vor allem Änderungen in der Zahnstruktur, wie Krümmung der Schneidezähne, Hyperplasie und besonders Caries. Diese braucht man nicht auf die Änderung in der Phosphatzufuhr zurückzuführen, sondern es steht dem nichts entgegen, auch hier die durch Krämpfe gegebenen mechanischen Faktoren dafür verantwortlich zu machen, wie sie für andere Cariesarten der Ratte auch erhalten wurden ([5182] und früher).

17. Überdosierung des Hormons. Ebenso wie die Zusammensetzung der Diät hinsichtlich Ca·· und P eine Bedeutung hat für die Entwicklung der Symptome nach Exstirpation der Nebenschilddrüsen, ebenso gilt das für die Darreichung oder gar Überdosierung des Hormons[5177, 5178]. Bei Darreichung von 3 Diäten mit *A*. Ca 1,27%, P 0,27%, Ca/P 4,7; *B*. Ca 0,49%, P 0,36%, Ca/P 1,3; *C*. Ca 0,1%, P 0,42%, Ca/P 0,2 zeigten die Tiere eine ganz verschiedene Empfindlichkeit. Die Tiere mit Diät *A* waren empfindlicher, sie vertrugen nur bis 40 E des Hormons, während bei den anderen Diäten bis zu 90 E vertragen werden konnten. Der Anstieg des Ca·· im Plasma nach Parathormon wechselte je nach den vorherigen Reserven an Ca··, die wahrscheinlich in den Trabekeln zu suchen sind. Bei Diät *A* und zwar besonders bei gleichzeitiger Gabe von Vitamin D war der Anstieg am höchsten, der von Phosphat erhöhte sich in jedem Falle. Dabei wurden gelegentlich Heilungstendenzen der Rachitis gesehen bei Steigerung des $Ca \times P$, die wohl auf eine Verlagerung der Salze innerhalb des Knochens, also vom Schaft auf die Epiphyse zurückzuführen waren.

Bei Diät *B* gab es einen Anstieg vom Ca·· des Plasmas um 1,3 mg% mit und 1,8 mg% ohne Vitamin D. Das P wurde im Plasma nicht verändert. Bei Diät *C* wurde mit Vitamin D ein Anstieg von 0,4, ohne Vitamin von 1,6 mg% erreicht, aber vorher war schon der Gehalt von Vitamin D mit 12,4 mg% Ca·· um 3,7 mg% höher als ohne Vitamin D[5177]. Shelling[5179] beschäftigte sich mit den histologischen Veränderungen des Knochens nach Überdosierung von Hormon. Die histologische Struktur wechselte zwischen Osteoporose, Verstärkung der Trabekeln und fibröser Entartung, die teilweise in dieser Reihenfolge hintereinander folgten[5175]. Die Wirkung der einzelnen Diäten soll kurz berichtet werden und zwar bei täglichen Gaben von 10 E Parathormon auf 1 Tier von 50 g für 2 bis 3 Wochen.

[5176] Jones, J. H.: J. biol. Chem. **114**, LIV.
[5177] Morgan, A. F. u. Field, J. G.: Amer. J. Physiol. **105**, 585 (1933), Rona **76**, 458.
[5178] Morgan, A. F. u. Garrison, E. A.: Amer. J. Physiol. **105**, 596 (1933), Rona **76**, 459.
[5179] Shelling, D. H., Asher, D. E. u. Jacksohn, D. A.: Bull. Hopkins Hosp. **53**, 348 (1933), Rona **79**, 92.
[5180] Pugsley, L. J. u. Collip, J. B.: Biochem. J. **30**, 1274 (1936).
[5181] Holtz, F.: Heffter-Heubners Handb. Ergänzungswerk 3, Band, S. 151 (1937).
[5182] Shelling, D. H. u. Asher, D. E.: J. dent. Res. **13**, 363 (1933), Rona **79**, 92.

Diät 1: Die Grunddiät bestand aus Mais, Casein, Leinsamenöl, Alfalfamehl $Ca = 0{,}475\,\%$, $P\ 0{,}45\,\%$, $Ca/P\ 1{,}1 + 10$ E.

Die Trabekeln waren fest, die Knochen hart, ließen sich schwer schneiden. Zwischen den Trabekeln wenig Mark, aber große mononucleäre Zellen, wahrscheinlich Osteoblasten. Osteoclasten weniger zahlreich als im normalen Knochen: Osteosklerose. Das zeigte sich im Anstieg des Knochengewichts und der Asche. 20 E führten zur Rarefizierung des Knochens mit Verlust an Asche. Fibrosis, metastatischen Verkalkungen (siehe Abbildung 79).

Diät 2: STEENBOCK 2965. $1{,}24\,\%$ $Ca^{..}$, $0{,}250\,\%$ P, $Ca/P\ 4{,}9 + 10$ E Hormon täglich führte gegenüber den Kontrollen zur Vermehrung der rachitischen Metaphyse, aber zugleich osteoblastischen Proliferation und Reiz der Knochenbildung.

Diät 3: $1{,}24\,\%$ $Ca^{..}$ und $0{,}62\,\%$ P, $Ca/P = 2{,}0$. Die osteoblastische Aktivität war nicht so groß wie bei Diät 1. Die Knorpelzone etwas breiter, also der Reiz auf die Knorpelbildung vermehrt. Die bei Diät 2 verbreiterten Trabekeln verkalkten besser.

Diät 4: $0{,}475\,\%$ $Ca^{..}$, $1{,}1\,\%$ P, $Ca/P\ 1{:}2{,}3$. Größere Tendenz zur Verkalkung.

Diät 5: $0{,}44\,\%$ $Ca^{..}$ und $0{,}25\,\%$ P, $Ca/P\ 1{,}8$. Die bei den Kontrollen angedeutete Rachitis war durch 10 E Hormon verstärkt worden, aber die Trabekeln waren groß an Zahl und die osteoblastische Aktivität vermehrt.

Diät 6: Je $0{,}25\,\%$ $Ca^{..}$ und P. $Ca/P = 1{,}0$. Ohne Hormon wurden schwach verkalkte Knochen erzielt, aber keine Rachitis. $+ 10$ E führten zur Proliferation der vorher engen Knorpelzone und Bildung von Osteoid: mäßig schwere Rachitis.

Diät 7: $0{,}1\,\%$ $Ca^{..}$, $0{,}28\,\%$ P, $Ca/P\ 0{,}35{:}1$. Ohne Hormon Osteoporose. Mit 10 E Erweiterung der Knorpelfläche wie bei mäßiger Rachitis.

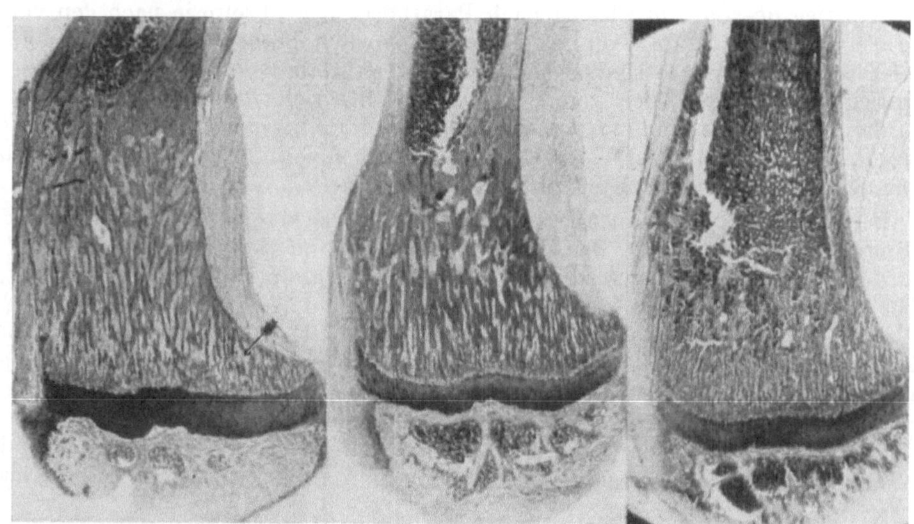

Abb. 79. Rechtes Bild, Kontrolle, gewöhnliche Kost, mittleres und linkes Bild gewöhnliche Kost und 10 E. Parathormon täglich, 21 bzw. 14 Tage lang. Bemerkenswert ist die außergewöhnlich starke Trabekelbildung, besonders beim Bild links im Vergleich zur Kontrolle, ferner die Fibrosis (Pfeil) zwischen den obersten Trabekeln und schließlich der Abstand zwischen der Knorpelzone und der Markhöhle.

Als Beispiel geben wir 3 Abbildungen wieder, die den Unterschied zwischen Überdosierung von Vitamin D und Parathormon zeigen und die keiner Erläuterung bedürfen.

Mit der Mobilisierung der Knochensalze ist aber die Wirkung des Hormons nicht abgeschlossen. Denn die Mineralien kommen nicht gleich zur Ausscheidung, sondern können in den Geweben deponiert werden und zu histologischen Verkalkungen führen, wenn das auch nicht — abgesehen von der Niere — so leicht

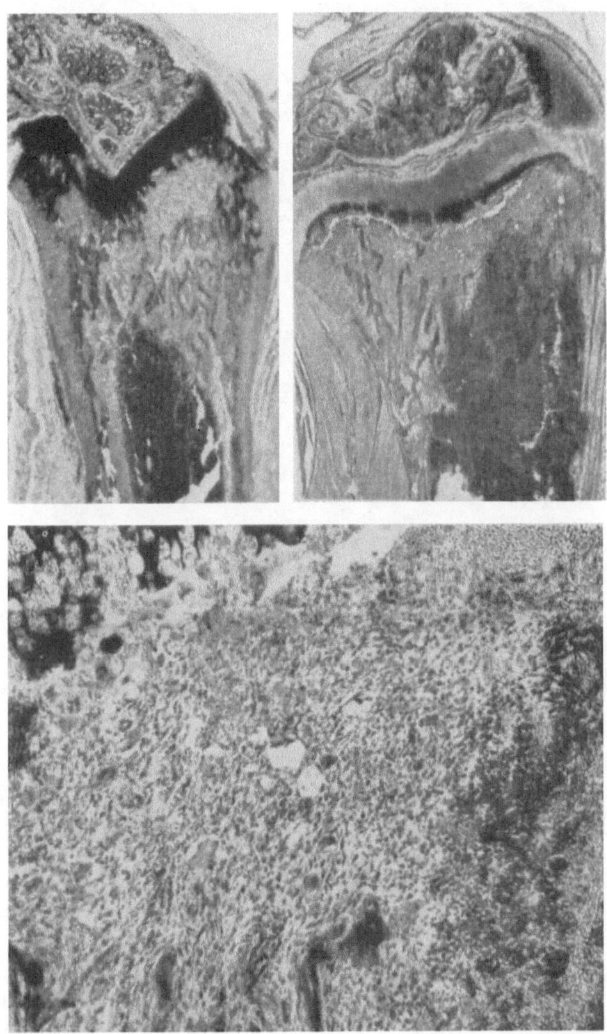

Abb. 80. Gewöhnliche Kost und 20 E. Parathormon 5 Tage lang. Bemerkenswert ist das Verschwinden der Trabekeln und Ersetzen durch Bindegewebe. Die im oberen Bilde bemerkbare Hämorrhagie und Fibrosis ist in stärkerer Vergrößerung unten gezeigt.

geschieht wie bei Überdosierung von Vitamin D. Das ist verständlich, da Vitamin D die Resorption aus dem Darm begünstigt, während Parathormon die P-Ausscheidung durch die Niere vermehrt. Oft ergaben sich aber additive Wirkungen. In den Versuchen von MORGAN und Mitarbeitern[5164] führten schon zusätzliche kleine Mengen von Vitamin D (10 E), die nur eine Retention brachten, zu vermehrter Ausscheidung und machten eine bis dahin positive Bilanz negativ.

Es gab einen gemeinsamen Ansatzpunkt, denn die Tiere, die gegen Parathormon empfindlicher waren, waren es auch gegenüber Überdosierung von Vitamin D.

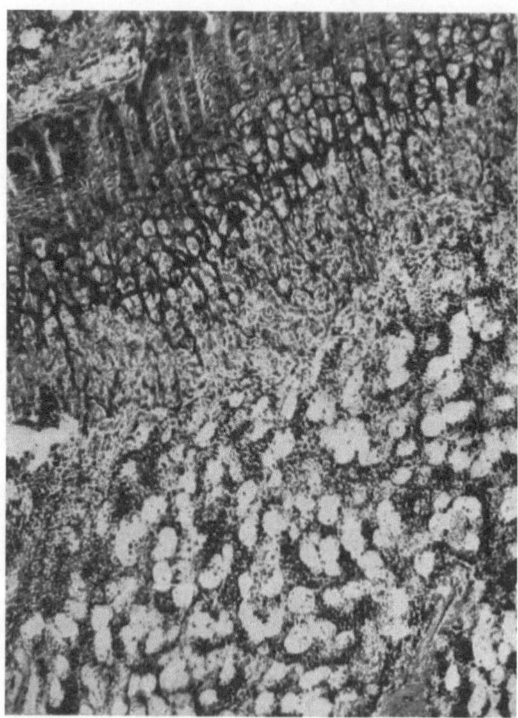

Abb. 81. Teil des Schienenbeines einer 26 Tage lang mit 10000 E-Viosterol gefütterten Ratte. Auflösung der Grundstruktur und fast völliges Verschwinden der Knochen-Trabekeln ohne Ersetzen der entkalkten Zone oder der Markhöhle durch Bindegewebe. Massenhafte Osteoclasten.

18. Nebennieren und andere Drüsen.

Nach Nebenschilddrüsenhormon kam es zur Störung der Verkalkung am Dentin der Zähne, ebenso nach Exstirpation der Nebennieren, die auch an dem hier beschriebenen Prozeß angriffen[5183]. Trinken von $1^0/_0$ NaCl anstatt Wasser steigerte die Empfindlichkeit der Ratten gegen Parathormon und noch stärker Exstirpation der Nebenniere[5180]. Auf den Mangel an Asche bei nach McCollum-Diät 3143 aufgezogenen Ratten wirkte Oestron noch verstärkend[5184]. Die Schilddrüsen zeigten histologisch degenerative Veränderungen[5190, I].

19. Jod.

Jodtanninsirup wirkte nicht hemmend auf den antirachitischen Effekt von $CaHPO_4$[5185]. Lecoq[5186] konnte sogar durch Jodid und Jodat einen heilenden Effekt erzielen. Dabei wanderten anscheinend die notwendigen Phosphate aus der Muskulatur ab[5187]. Allerdings waren die Dosen sehr hoch und nicht weit vom toxischen Bereich [siehe Versuche über Jodidvergiftung von Fröschen (Eichler[2369, I]) und S. 845f.].

20. Allgemeine Begleiterscheinungen.
Mit der Heilung der Rachitis wurde eine Verminderung der Phosphate und des säurelöslichen Phosphats, weniger regelmäßig des Phosphagens, zugleich Anstieg der reduzierenden Zuckerabkömmlinge und der Milchsäure beobachtet[5187]. Der Befund wird schwer zu verstehen

[5183] Schour, I. u. Rogoff, J. M.: Science 1936 I. 267. Rona 94. 104.
[5184] Sos, J., Lichner, G. u. Ats, M.: Naunyn-Schmiedebergs Arch. 197. 271 (1941).
[5185] Gallier, R.: Bull. Sci. pharmacol. 42. 31 (1935). C. 1935 II. 3671.
[5186] Lecoq, R.: C. rend. Acad. Sci. 204. 1891 (1937). Rona 102. 323.

sein bei Berücksichtigung der geringen PO_4'''-Werte im Plasma. So wurden in anderen Versuchen gerade bei rachitischen Ratten niedere Werte gefunden, die durch Bestrahlung anstiegen. Der Versuch, durch 0,1 mol NaF eine verminderte Synthesefähigkeit der Rattenmuskulatur für Phosphorsäureester nachzuweisen, gelang nicht[5188].

Der Anstieg des säurelöslichen P im Muskel hing von Lebensalter und Jahreszeit der Geburt ab und fand sich bei im August geborenen Ratten vor allem in der 13.—43. Lebenswoche. Er wurde durch Zulage von Na_2HPO_4 verstärkt. Bei einer im März geborenen Gruppe stieg der Gehalt in den ersten 17 Wochen an, der — ebenso wie die von der 17.—25. Woche stattfindende Abnahme — durch starke Zulagen von Phosphat verzögert wurde[5190]. In anderen Versuchen wurde die Wirkung des Quotienten Ca/P auf den Gehalt der Organe an P und Ca·· verfolgt, aber kein Einfluß festgestellt[5189]. Dieser mangelnde Effekt ist daraus erklärlich, daß die 3 untersuchten Quotienten zwischen 1,06—1,23 für signifikante Unterschiede zu dicht beisammen lagen.

Bei Prüfung von Diäten mit verschiedener Zufuhr von Ca·· und P fand sich ein Einfluß auf den Fettgehalt der Leber und vor allen Dingen der Haut, z. B. betrug der Fettgehalt bei einer täglichen Zufuhr von 50 mg Ca·· und 41 mg P in der Leber 5,38%, in der Haut 4,07%; betrug die Zufuhr nur 0,3 bzw. 3,9 mg, dann waren die entsprechenden Werte 4,14 bzw. 1,90%[5192]. Bei besonders großer Zulage von Ca·· und Phosphat litt die Absorption der Nahrungsmittel, das Ca·· wurde meist in den Faeces, weniger das Phosphat ausgeschieden. Die gelegentlich beobachtete Nierenschädigung zeugt von der Höhe der Resorption. Es fand sich eine Verringerung des Trockengewichtes und Fettgehaltes[5191] (siehe auch Versuche von HALDI und Mitarbeitern S. 980).

Als wichtige Begleiterscheinung einer 4—10 Wochen lang durchgeführten Vitamin-D-freien Kost mit STEENBOCK-BLACK-Diät 2965 fanden sich bei den Ratten Paralyseerscheinungen in den hinteren Extremitäten. Es wurden nicht nur Hämorrhagien in den Muskeln und im Rückenmark beobachtet, sondern als Ursache der letzteren eine Zusammendrückung des Rückenmarks durch die Wirbelsäule[5193, 5194]. Auch BELL, CHAMBERS und DAWSON[5199, III] beobachteten nach einigen Wochen dieser Diät die Parese. Sie wurde gehemmt durch Zulage von Ascorbinsäure, vor allem aber durch Änderung des Maismehls. Die Autoren schließen daraus, daß ein toxischer Faktor oder ein Mangel unbekannter Art vorhanden sei.

Nach SHERMAN-PAPPENHEIMERscher Diät sank der Komplementgehalt im Blut etwa auf Null, der opsonische Index nur auf die Hälfte. Vitamin D brachte beide Werte zur Norm[5199, I].

[5187] LECOQ, R. u. DUFFAU, R.: C. rend. Soc. Biol. 128, 619 (1938), Rona 109, 393.

[5188] HENSCHEL, H. u. ZOELLER, E.: Z. Kinderheilkunde 44, 146 (1927), Rona 43, 402.

[5189] PATWARDHAN, V. N. u. CHITRE, R. G.: Indian. J. med. Res. 25, 633 (1938). C. 1939 II, 2350.

[5190] STRUCK, H. C., REED, C. I. u. COHEN, J. L.: J. nutrit. 17, 35 (1939). C. 1940 I, 240.

[5190, I] COPELLO, F. u. ABBA, G. C.: Pathologica (Genova) 33, 393 (1941), Rona 129, 377. Untersuchungen anderer Organe ergaben Degenerationen in Milz und Leber.

[5191] HALDI, J., BACHMANN, G., WYNN, W. u. ENSOR, CH.: J. nutrit. 18, 399 (1939), Rona 118, 403. C. 1939 II, 4517.

[5192] EPPRIGHT, E. S. u. SMITH, A. H.: J. biol. Chem. 118, 679 (1937).

[5193] BOER, J., ARONS, PH, u. VAN DER RIJST, M. P. J.: Arch. neerl. Physiol. 22, 594 (1937), Rona 108, 225.

[5194] VAN DER RIJST, M. P. J. u. ARONS, PH.: Arch. neerl. Physiol. 23, 592 (1938). C. 1939 I, 2449.

[5195] SHELLING, D. H.: Proc. Soc. exp. Biol. Med. 28, 306 (1930).

[5196] COMPERE, E. L., HAMILTON, B. u. DEWAR, M.: Surgery 68, 878 (1939), Rona 115, 46.

21. Heilung und mechanische Eigenschaften des Knochen. Für die Einwirkung auf den Verlauf der Knochenheilung sind verschiedene Möglichkeiten
der Beeinflussung vorhanden, nämlich die Wirkung der Diät auf die Verkalkung und auf die Grundsubstanz, wie Kallusbildung usw. Beide Faktoren
müssen auf die mechanischen Eigenschaften einwirken, geschieht das doch
schon auf die Bruchfestigkeit der Knochen. Die Biegungsfestigkeit wurde abhängig von der Größe des Tieres gefunden[5199], aber ebenso von der Diät. Sie
nahm ab bei geringerem Futter und Kohlenhydratkost[5201] und nahm zu bei
starker Fettdiät[5200], was vielleicht auf die bessere Resorption der Knochensalze
zurückzuführen sein könnte. Wichtig ist der Gehalt der Diät selbst an Ca·· und P.
Bei einer Diät von Ca·· 0,043% und P 0,309% (Ca/P = 1:7,2) war der Knochen
bei den Tieren im Gewicht von 190—300 g schwächer, die Tibula frakturierte
schon bei niedrigeren Belastungen als bei normaler Diät[5202]. BELL, CUTHBERTSON
und ORR[5199, II] gingen von einer Grunddiät mit 0,0266% Ca und 0,223% P
aus und legten schrittweise Ca zu. Wenn Ca auf 0,36% gestiegen war, fand
sich das Optimum der Festigkeit, ein weiterer Anstieg bis 1,39% brachte keine
Verbesserungen mehr. Die Verhältnisse wurden durch BELL, CHAMBERS und
DAWSON[5199, III] auf eine einfache Formel gebracht. Sie fütterten 4 Wochen alte
Ratten (50 g) mit STEENBOCK-Diät aus Mais, Weizen, Kleber, $CaCO_3$. NaCl mit
0,236% P und Ca/P 5,24. Der eine Femur wurde zum Biegungs-, der andere
zum Torsionstest verwendet. Bei einer Reihe von Tieren wurde Lebertran zugesetzt. Das Biegungsmoment war um 54—57% kleiner bei rachitischen als
bei den Tieren mit Lebertran, die normalen wieder 182% stärker. Bei allen
Testen zeigte sich, daß die Festigkeit nur vom Aschegehalt abhing, ganz gleich
auf welchem Wege dieser erzeugt war, insbesondere ob mit oder ohne Vitamin D.
Die Autoren negieren jeden Zusammenhang mit der Struktur. Die Bruchfestigkeit
hatte mit dem Aschegehalt den Korrelationskoeffizienten r = + 0,71, die Tor-
sionsfestigkeit r = + 0,405.

Bei der Diät von MCKEOWN und Mitarbeitern[5202] (siehe oben) war nach
Frakturierung die Verkalkung verzögert. Wurde aber eine Diät mit hohem Ca··
und niederem P zum Vergleich herangezogen, dann waren die Verhältnisse viel
ungünstiger, weil die Knochengrundsubstanz nicht die gleiche Elastizität besaß.
Das zeigte sich weiterhin in der viel geringeren Zellreaktion bei der Kallusbildung.

Neben Phosphatmangel wurde Mangel an Vitamin D hinderlich für die
Knochenheilung gefunden ([5196], dagegen [5198] keine Wirkung von Phosphat). Dabei
soll der Unterschied von Vitamin D und Mangel an P darin zu suchen sein, daß
Mangel an Vitamin D die Kallusbildung selbst mehr beeinflußte, während bei
Mangel an Ca·· und P die Verkalkung litt. Bei Anwesenheit von Vitamin D
konnten die Knochensalze noch aus anderen Knochen hergeholt werden, während
bei Mangel daran die Bildung der Grundsubstanz verzögert sei[5197]. Aber SHEL-
LING[5195] fand auch mit seiner Vitamin-D-freien Diät (0,515% Ca und 0,45% P)
gute Heilung und Verkalkung. 0,012% Ca·· und 0,178% P ergaben eine schwache
Verkalkung, auch nach Monaten, Zulagen von 1% $CaCO_3$ verbesserten diesen
Zustand, aber die Verkalkung war nicht zu vergleichen mit den Diäten, wo
weniger Phosphat vorlag. Hier wirkte das Phosphat schädlich. In den Versuchen
von ROCHE und MOURGUE[5202, I u. 5202, II] wurde dagegen bei der Salzinkrustation
zuerst Phosphat abgelagert.

[5197] ROEGHOLT, M. N.: Arch. klin. Chirurg. **168**, 783 (1932), Rona **67**, 496.
[5198] ADAMS, C. O.: Proc. Soc. exp. Biol. Med. **38**, 449 (1938), Rona **110**, 161.
[5199] MCKEOWN, R. M., LINDSAY, M. K., HARVEY S. C. u. HOWES, E. L.: Arch. Surger. **24**,
458 (1932), Rona **73**, 261.
[5199, I] ARDY, C.: Riv. clin. pediatr. **39**, 321 (1941), Rona **127**, 412.

In Hinsicht der Bedeutung der *Phosphatase* für die Verkalkungsvorgänge sei erwähnt, daß die Menge des Fermentes nach einem Knochenbruch zunahm, aber nicht nur in der frakturierten Stelle selbst, sondern im ganzen Skelettsystem. Das könnte man dahin auslegen, daß von den nicht direkt betroffenen Skeletteilen die Phosphatasen auch zur Mobilisierung des Phosphats in Aktion traten, aber es wurde nicht das Maximum dieser Zunahme mit den Verkalkungsvorgängen, sondern mit dem fibrösen Stadium der Heilung konformgehend gefunden[5203]. Auch die Tatsache, daß die Phosphatasen bei Rachitis nicht vermindert sind (früher und [5204]) und die Knochenheilung doch so verzögert ist, spricht gegen die dominierende Bedeutung der Phosphatasen, wofür wir am Anfang des Kapitels viele Argumente haben beibringen können. Jedoch fand LECOQ[5202, III] eine Abnahme der Phosphatasen beim rachitischen Knochen und überschießende Korrektur nach Vitamin D.

IV. Meerschweinchen.

Bei Meerschweinchen ließ sich durch die McCOLLUM-Diät 2965 keine Rachitis erreichen, weil die Tiere an Avitaminose A und besonders C zugrunde gingen. Doch gab es eine negative Bilanz an P, die sich allmählich entwickelte, wie folgende Tabelle, die Bilanzen in Perioden von 1 Woche angibt, zeigt[5205]:

Tabelle 385.

Gewicht des Tieres g	Grund-mischg. Konsum g	Gesamt-ein-nahme Phosph. mg	Gesamt-ein-nahme Calcium mg	Urin Phosph. mg	Faecal Phosph. mg	Total Aus-scheidg. Phosph. mg	Absorb. Phosph. mg	Urin Calcium mg	Faecal Calcium mg
Meerschweinchen 9 Periode 1 280	182,45	186,7	257,8	80,6	53,7	134,5	132,9	107,4	65,2
Meerschweinchen 6 Periode 1 340	15,62	205,7	299,4	71,0	89,6	160,6	116,1	92,4	108,7
Periode 2 348	21,23	266,9	378,0	79,0	125,3	204,3	141,7	120,5	154,8
Periode 3 372	19,37	257,9	359,5	71,7	108,9	180,5	149,0	110,5	108,3
Periode 4 370	17,56	223,0	331,4	84,5	58,9	143,4	164,1	112,3	119,1
Periode 5 340	7,66	97,7	187,3	65,4	50,1	115,8	47,6	67,9	71,1
Periode 6 322	5,73	88,0	147,6	46,4	44,6	88,5	45,8	74,7	68,2

[5199, II] BELL, G. H., CUTHBERTSON, D. P. u. ORR, J.: J. Physiol. **100**, 299 (1941).

[5199, III] BELL, G. H., CHAMBERS, J. W. u. DOWSON, J. M.: J. Physiol. **106**, 286 (1947).

[5200] McKEOWN, R. M., LINDSAY, M. K., HARVEY, S. C. u. LUMSDEN, R. W: Arch. Surg. **25**, 467 (1932), Rona **73**, 261.

[5201] McKEOWN, R. M., LINDSAY, M. K., HARVEY, S. C. u. LUMSDEN, R. W.: Arch. Surg. **25**, 722 (1932), Rona **73**, 261.

[5202] McKEOWN, R. M., HARVEY, S. C. u. LUMSDEN, R. W.: Arch. Surg. **25**, 1011 (1932), Rona **73**, 262.

[5202, I] ROCHE, J. u. MOURGUE, M.: C. rend. Soc. Biol. **130**, 1138 (1940). C. **1941** II, 1642.

[5202, II] ROCHE, J. u. MOURGUE, M.: C. rend. Soc. Biol. **134**, 277 (1940). C. **1941** II, 905. Auch Versuche an Tauben. Nur die Salzeinlagerung wurde durch Vitamin D beschleunigt.

[5202, III] LECOQ, R.: C. rend. Acad. Sci. **224**, 421 (1947). C. **1948**, 116. Auch andere Organe untersucht auf Phosphatasegehalt.

[5203] ROCHE, J. u. FILIPPI, A.: C. rend. Soc. Biol. **129**, 322 (1938), Rona **111**, 297.

[5204] TRUHLAR, J., DREKTER, L., McGUIRE, G. u. FALK, K. G.: J. biol. Chem. **127**, 345 (1939). Lungen, Leber, Niere, Herz, Gesamtratte. Substrat: Glycerophosphat und Hexosediphosphat.

[5205] HUMPHREYS F. E. u. ZILWA, S. S.: Biochem. J. **25**, 1, 579 (1931).

Tiere, die unzureichend Vitamin oder Phosphat erhielten, blieben im Wachstum zurück, aber es zeigte sich keine Rachitis derart, daß der Aschegehalt der Knochen abgenommen hätte[5208]. Zulage von $Ca_3(PO_4)_2$ erwies sich weniger assimilierbar als von Ca-Glycerophosphat[5208]. Wurden Aluminiumsalze ($Fe^{...}$-Salze schwächer) der Diät reichlich zugelegt, dann zeigte sich Abfall des Plasma-P auf 15% der Norm, die Knochen verloren in 4 Wochen 30% an Asche (Cox und Mitarbeiter[2743]). Schließlich gelang es mit der Diät nach STEENBOCK und BLACK 2965 regelrechte Rachitis zu erzeugen, wenn man durch Zusatz von Vitamin A in Spinat und Citronensaft mit Vitamin C verhinderte, daß die Tiere vor Ausbildung der Rachitis an Avitaminose A oder C zugrunde gingen[5206]. Die rachitischen Erscheinungen waren begleitet von einer Erhöhung der Alkalireserve des Blutes und einer Vermehrung des anorganischen Phosphats bei Sinken des säurelöslichen und Phosphagen-P im Muskel[5207]. Die Wirkung von Spinat soll nicht auf seinem Gehalt an Vitamin A beruhen[5207]. Wir werden uns fragen, ob sein Gehalt an Oxalat wie bei der Ratte in dieser Richtung wirksam ist, aber dagegen spricht, daß $Ca^{..}$ in der Diät im Überschuß vorhanden war. Dagegen sprechen auch Versuche von LECOQ[5214, II u. III]. Wenn Spinat im Vakuum getrocknet und pulverisiert wurde, blieb die Rachitis aus oder war nur flüchtig, wenn Spinat vorher gekocht war. Es soll sich im Spinat noch ein zusätzlicher Faktor befinden.

Leichter ließen sich Veränderungen rachitischer Art an Knochen und Zähnen durch eine Diät mit Überschuß von P erreichen: täglich 7,3 mg $Ca^{..}$ und 44 mg P[5207, I].

V. Kaninchen.

Der Gehalt an Phosphat und $Ca^{..}$ ist bei Kaninchen niedriger als bei anderen Tierarten, wenn gerade neugeborene Tiere verglichen werden[5215]:

Tabelle 386.

Kaninchen enthielt:	$Ca^{..}$ 0,489%	P 0,366%	Ca/P 1,34
Hund „	0,619	0,375	1,63
Ziege ..	1,429	0,807	1,77
Schwein ..	1,067	0,622	1,72

Beim Menschen schwankt Ca/P zwischen 1,65 und 1,88, beim Rind ist der Wert 1,71. Das Kaninchen enthält also relativ weniger $Ca^{..}$ als die meisten anderen Tiere.

Der Gehalt des Plasmas an P nimmt ab von einem hohen Wert beim Neugeborenen zu zunehmend niederen Werten[5209]. Durch Al-Gaben oder geringeres PO_4-Angebot in der Diät ließ er sich herabdrücken (Cox und Mitarbeiter[2743]).

Wie verschiedene Fütterungen wirken, zeigen folgende Durchschnittswerte[5214]:

Tabelle 387.

Futter	P mg%	$Ca^{..}$ mg%
Reis . .	2,96	10,6
Mais. . .	3,01	8,72
Sorgho .	3,74	9,85
Soja . .	3,45	11,32

[5206] EMERIQUE, L.: C. rend. Acad. Sci. **205**, 879 (1937). Rona **104**, 368.

[5207] LECOQ, R.: C. rend. Acad. Sci. **211**, 189 (1940). C. **1941 I**, 1983, Rona **125**, 257.

[5207, I] HOWE, P. R., WESSON, L. G., BOYLE, P. E. u. WOLBACH, S. B.: Proc. Soc. exp. Biol. Med. **45**, 298 (1940). C. **1941 I**, 2961.

[5208] PFEIFFER, G.: Z. Kinderheilkunde **58**, 515 (1936).

Durch geeignete Diäten konnte man *Tetanie* erzeugen. Ca/P 1:5,62 führte zu latenter Tetanie, wie die Messung der elektrischen Reizbarkeit zeigte[5211]. Bei einem Futter aus Kohlrüben, Maismehl, Sojamehl und Salzen, so daß ein Ca/P von 1:8,4 resultierte, gab es gelegentlich Tremor der Kiefermuskulatur, Trousseau-sches Phänomen. Extreme Quotienten Na/K (1/571) begünstigten die Tetanie und erlaubten es, das Ca/P zu erniedrigen[5212].

Bei einer Diät aus Karotten und Hafer mit einem Ca/P von 0,5 entwickelte sich eine Hypertrophie der Nebenschilddrüse von dem Normalgewicht von 10 mg auf 40 mg. Schon nach einer Woche ergab sich ein vermehrter Betrag an Parathormon, das Serum-Ca$\cdot\cdot$ war normal, das P an der unteren Grenze des Normalen. Es konnte durch langdauernde PO_4'''-Gaben mit Hyperphosphatämie eine Vergrößerung der Epithelkörperchen erzwungen werden[5214, I]. Vielleicht liegt eine Gegenregulation vor, da das normale Futter aus Alfalfa, Hafer und Grünzeug ein Ca/P von 4 aufwies[5213], also gegenüber dem Experiment sehr abweichende Bedingungen.

Über die Erzeugung von regelrechter Rachitis gehen die Angaben sehr auseinander. MELLANBY und KILLICK[5049, 5210] konnten durch ein Ca/P 1/0,81 mit 0,67% Ca und 0,55% P eine Rachitis erzeugen, während MAREK, WELLMANN und ÚRBANYI[5220, I] durch extreme Diät in Ca/P nur einen Wachstumsstillstand, auch Abnahme der Knochenasche mit abnehmender Bruchfestigkeit des Knochens erzeugen konnten, keineswegs aber eine regelrechte Rachitis. GOLDBLATT[5219] gelang es mit einer McCOLLUM-Diät 3143 bestehend aus 15% Gelatine, 33% Maismehl, 48% 100%ig. ausgemahlenem Weizenmehl, 3% $CaCO_3$ und 1% NaCl. Es zeigten sich schon nach 14 Tagen bei den Tieren, die in dunklen Käfigen saßen, rachitische Symptome. Bald aber entwickelte sich ein — besonders im Winter — schweres Krankheitsbild: Abmagerung, Durchfälle und allgemeine Schwäche. Kurz vor dem Exitus waren die Muskeln oft starr. Bei Reizung der Muskeln wurde (nur bei den Wintertieren) mehr Hexosephosphorsäure gebildet und weniger anorganisches Phosphat als bei den normalen Kontrollen. Der Zustand war durch Vitamin D zu beseitigen. Durch Fehlleitung und Aufstapelung des Phosphats in der Hexosephosphorsäure des Muskels soll es dem Verknöcherungsprozeß entzogen werden. Sobald der Zustand beseitigt wurde, war dann die Heilung auch ohne P-Zufuhr von außen möglich. Abgenommen hatte das Phosphat in der Muskulatur — und zwar auf Kosten von Phosphagen und Pyrophosphatfraktion — nur im Sommer, wo die Erkrankung nicht so schwer war[5217].

Bei regelrechter Rachitis war das sonst inverse Verhalten von Ca$\cdot\cdot$ und P unterbrochen, indem Ca$\cdot\cdot$ nicht erhöht war trotz der Erniedrigung des P. Die Beziehung wurde aber deutlich, wenn Tiere mit Phosphat belastet wurden, nachdem sie durch 20—50 Tage lange Darreichung von McCOLLUM-Diät rachitisch geworden waren. Die Verhältnisse zeigt folgende Tabelle (nach [5216]). Die Werte sind in Millimol/Liter angegeben:

Tabelle 388.

P im Plasma		Ca$\cdot\cdot$		Gabe von P
vor	nach	vor	nach	
0,87	1,52	3,47	2,93	10 mg intraperitoneal
0,87	1,08	3,48	2,65	5 ,, ,,
0,97	1,59	3,35	2,63	500 ,, per os
0,65	0,87	3,10	2,85	159 ,, ,, ,,
0,40	0,63	3,07	2,83	159 ,, ,, ,,
1,06	4,61	3,10	1,44	79 ,, intraperitoneal
0,87	2,65	3,23	3,18	79 ,, ,,

Man erhält einen Korrelationskoeffizienten von $-0,74 \pm 0,13$, wenn man die Logarithmen der Konzentration von Ca·· und P in Beziehung setzt. Die negative Korrelation blieb erhalten, obwohl der Ausgangspunkt niedriger als beim normalen Tier war. Es konnte also nicht am Überschreiten eines Löslichkeitsproduktes liegen, wenn nicht in dieser Situation noch weitere regulative Faktoren vorhanden wären. Wir haben schon verschiedentlich auf noch unbekannte Vorgänge bei der Heilung einer Rachitis hingewiesen. Wie ersichtlich, ergeben sich auch hier dieselben Verhältnisse wie bei der Ratte.

Im Verlauf der Rachitis wurde allgemein eine Erhöhung der Phosphatase beobachtet (besonders Epiphyse, Schleimhaut aller Darmabschnitte, Leberzellen usw.[5218]).

Vitamin D führte zu einer Verminderung der Ausscheidung von Ca·· und P, wobei sich beide verhältnismäßig selbständig verhalten[5220]. Bei Versuchen der Resorption aus dem Darm fand DEGWITZ[2730] nach bestrahltem Ergosterin keine Erhöhung der Resorption. Allerdings waren die angewandten Dosen so hoch, daß der Gehalt an P im Plasma bei 8—11 mg% lag. Hier werden wir einen geringeren Gradienten der Resorption erwarten können, neben höherer Ausscheidung durch die Darmdrüsen. Bei Ratten wurde nach hohen Dosen Ergosterin eine Vergrößerung der „net-absorption" gefunden zugleich mit Ableitung des aus Knochen und Geweben mobilisierten Phosphats in die Niere.

Große toxische einmalige Dosen (10 ccm Vigantol) führten zu einer vermehrten Phosphatausscheidung im Urin von 20 mg P/Tag der Norm auf 99 und 78 mg/Tag. Die Rückkehr zur Norm erfolgte erst in 3 Wochen, es konnten beträchtliche Kalkphosphatsedimente im Harn auftreten[5221]. Die Ausscheidung wurde ausschließlich aus endogenen Quellen gespeist, da eine Phosphatzulage in der Diät nicht viel ausmachte[3786, 5222]. Auch im Plasma fand sich eine Erhöhung des anorganischen P ([5221], 5—50000 E), die nach 200000 E erst am 5.—15. Tage nach der Gabe ihr Maximum erreichte. 5 Tage nach der Gabe ließen sich beim Rattentest im Blut noch beträchtliche Mengen eines antirachitischen Stoffes nachweisen[5223].

Die Beziehung zwischen Ca·· und P im Plasma zeigt folgende Tabelle von SMITH[5229], der Kaninchen mit verschiedenen Mengen von Vitamin D behandelte.

Tabelle 389. *Einfluß von bestrahltem Ergosterin auf Serum-Calcium, Gewebs-Calcium und anorganischen Phosphor* (pro Woche 3—4 Dosen).

Nr.	Einzeldosis mg	Serum-Calcium mg%		Zahl der Dosen	Anorg. Phosphor mg%		Gewebs-Calcium mg/100 g Trockengewebe	
		Norm.	behand.		Norm.	behand.	Lunge	Niere
F 2	10	14,5	20,3	30	6,6	7,9	0,115	2,180
F 17	10	15,2	17,3	20	6,9	13,1	0,910	7,616
F 18	10	14,4	17,4	20	4,2	10,7	0,372	4,377
F 3	5	13,2	14,3	10	9,1	11,0	0,566	—
F 4	5	13,0	19,4	30	6,6	7,1	0,569	1,310
F 9	5	15,1	17,3	20	5,2	9,5	0,373	2,932
F 10	5	14,5	16,7	10	7,0	14,7	0,415	1,687
F 11	5	13,2	14,8	30	4,7	7,2	1,504	0,551
F 12	5	13,7	15,5	10	5,9	7,1	2,006	9,058
F 13	5	13,7	15,7	20	6,4	8,3	0,373	7,415
F 14	2	11,5	17,0	30	5,9	4,9	0,068	0,105
F 15	2	12,6	16,5	30	6,0	4,0	0,072	0,228
F 16	2	14,7	11,8*	20	4,7	23,7	3,586	3,406
F 5	1	14,3	15,8	30	5,6	4,5	0,083	0,070
F 6	1	14,5	16,9	30	7,2	5,7	0,067	0,088
F 19	1	14,2	13,8	30	5,7	7,4	0,066	0,400
F 20	1	16,4	14,1	30	6,0	5,8	0,072	0,058
F 21	1	15,4	13,0	30	6,3	4,5	0,073	0,067
F 7	0,5	14,0	17,5	30	7,1	3,9	0,079	0,053
F 8	0,5	14,0	16,8	30	7,1	4,0	0,072	0,057

* Tier krank.

[5209] ALQUIER, J. u. MICHAUX, A.: C. rend. Acad. Sci. **205**, 748 (1937), Rona **104**, 370.
[5210] MELLANBY, M. u. KILLICK: J. Physiol. **61**, XXIII (1926).

Diese Tabelle zeigt, daß bei kleineren Dosen ein Anstieg des Ca·· im Plasma erfolgte und der Phosphatgehalt entsprechend der allgemeinen Regel abnahm. Mit zunehmender Dosis wurde diese Regel durchbrochen, indem sowohl Ca·· als auch P anstieg, und jetzt sehen wir die Zunahme im Gehalt an Calcium in den untersuchten Geweben als ein Zeichen metastatischer Verknöcherung. Die Normalwerte des Gehaltes an Ca·· schwankten zwischen 64 und 75 mg% bei der Lunge, zwischen 45 und 55 mg% bei der Niere. Das Studium der Tabelle wird noch über mancherlei Einzelheiten, z. B. Unterschied zwischen Niere und Lunge usw. orientieren, ohne daß wir darauf eingehen wollen.

Die Phosphataseaktivität wird bei dieser Intoxikation vermindert, umgekehrt proportional dem Spiegel von Ca·· und P im Blut[5226]. Das zeigte sich auch, wenn den Kaninchen Na-Glycerophosphat injiziert und die Spaltung durch Feststellung des Anstiegs im anorganischen P verfolgt wurde[5225].

Als weiterer diätetischer Faktor wurden von Degwitz[2730] die Lipoide bezeichnet. Tiere, lipoidreich ernährt, retinierten 4mal soviel P wie die Kontrollen bei Belastung. Nach P- und Ca··-armer Ernährung wurde die Phosphatretention bei Cholesterin stärker erhöht gefunden als nach Lecithin.

Knochenbrüche. Daß bei rachitischen Tieren mit ihrer ungünstigen Ausgangslage die Heilung und Verfestigung einer Fraktur verbessert werden kann, ist verständlich (Literatur siehe [5227, 5228]). Das gelang entsprechend der Entwicklung des Körpergewichtes mit Zulage von Vitamin D und Phosphaten gleichzeitig mit Verbesserung der Gewichtskurve[5229]. Dieser Erfolg ist um so wahrscheinlicher, als nach Frakturen bestimmte Veränderungen, sowohl im Mineralgehalt, als auch in den Phosphatasen vorkommen[5227, 5228]. Darüber wurde schon bei Versuchen an der Ratte berichtet. Ob aber Ca·· und P in der Diät einen fortlaufenden Einfluß haben, wurde beim Kaninchen nicht untersucht, vermutlich weil die analytische Kontrolle so großer Mengen im Futter schwierig ist.

Lokale Anhäufung von Knochensalzen ($CaHPO_4$, $Ca_3(PO_4)_2$, Ca-Glycerophosphat) durch Injektion an die Stelle der Fraktur wirkte fast ausschließlich schädlich auf den Heilungsprozeß[5230].

[5211] Sjollema, B. u. Seekles, L.: Biochem. Z. **258**, 471 (1933), Rona **73**, 260.

[5212] Sjollema, B. u. Seekles, L.: Biochem. Z. **262**, 367 (1933), Rona **75**, 258.

[5213] Baumann, D. u. Sprinson, D. B.: J. biol. Chem. **119**, VII (1937).

[5214] K.-L.-Pin, W.-P.-Soung u. S.-Y.-Kao: C. rend. Soc. Biol. **109**, 1373 (1932), Rona **69**, 80.

[5214,I] Drake, T. F. G., Albright, F. u. Blastleman: J. clin. Invest. **26**, 203 (1937).

[5214,II] Lecoq, R.: C. rend. Acad. Sci. **214**, 324 (1942), Rona **131**, 633.

[5214,III] Lecoq, R.: Bull. Sci. pharmacol. **49**, 168 (1942), Rona **133**, 56.

[5215] Radeff, T.: Wiss. Arch. Landw. B **3**, 639 (1930), Rona **59**, 78.

[5216] Hamilton, B., Kajdi, L. u. Meeker, D.: J. biol. Chem. **88**, 331 (1930), Rona **58**, 79.

[5217] Raihä, C. E., Helske, E., Peitsara, H. u. Vehniäinen, E.: Acta paediatr. Stockholm **19**, 335 (1937), Rona **101**, 73.

[5218] Kodama, S. u. Takamatsu, H.: Transact. Soc. path. jap. **29**, 498 (1939), Rona **117**, 291.

[5219] Goldblatt: Ergebn. Pathol. **25** (1931).

[5220] Sjollema, B.: J. biol. Chem. **57**, 255 (1923), Rona **23**, 88.

[5220,I] Marek, I., Wellmann, O. u. Urbanyi, L.: C. **1942 II**, 1592.

[5221] Heubner, W.: Schweiz. med. Wschr. **1932 I**, 369, Rona **68**, 290.

[5222] Ashford, C. A.: Biochem. J. **24**, 1, 661 (1930). 10 mg bestrahltes Ergosterin.

[5223] Heymann, W.: J. Pediatry **8**, 480 (1936), Rona **95**, 33.

[5224] Smith, M. J.: Publ. Health. Rep. **44**, 1245 (1929).

[5225] Rath, G.: Dissertation Kiel 1933, Rona **83**, 75.

[5226] Freemann, S. u. Farmer, Ch. J.: Amer. J. Physiol. **113**, 209 (1935), Rona **90**, 304.

[5227] Timpe, O.: Dtsch. Z. Chirurgie **237**, 31 (1932).

[5228] Timpe, O.: Dtsch. Z. Chirurgie **241**, 505 (1933), Rona **79**, 89.

[5229] Krockert, G.: Dtsch. Z. Chirurgie **253**, 293 (1940).

[5230] Haldeman, K. O. u. Moore, J. M.: Arch. Surg. **29**, 385 (1934), Rona **83**, 444.

In ausgedehnten Untersuchungen[5231] an 114 Kaninchen und 3 Hunden wurde die Verknöcherung von Transplantaten untersucht, die in der vorderen Augenkammer jederzeit wenigstens einer groben Kontrolle zugänglich waren. Zugleich war die umspülende Flüssigkeit einer Beeinflussung zugänglich.

Die Transplantate kamen in Kontakt mit der Iris und wurden von hier aus vascularisiert, nach 10 Tagen war die Entzündung abgeklungen. Es wurde durch eine feine Nadel eine Suspension von Knochenasche oder Knochensalzen, entsprechend der Analyse des Knochens (Ca-Phosphat 85%, $CaCO_3$ 14%, Mg-Phosphat 1%) injiziert. Diese sanken ähnlich einem Hypopion in der Augenkammer nieder.

Der Autor zieht aus den Resultaten den Schluß, daß die Knochenasche leichter zu einer Knochenbildung führe als die synthetisch gewonnenen Salze. Es soll sich um einen unbekannten Faktor handeln, der in der Asche wirksam wird. Die Frage, wie dieser Faktor, der offenbar unter die Spurenelemente zählen muß, bei der nur nach Vascularisierung auftretenden Ossifikation an Ort und Stelle kommen kann, ist nicht leicht zu beantworten, die Schwankungen sind groß. HANCOX[5231, I] transplantierte Fragmente des os frontale von Hühnchen in die chorioallantoide Membran und verfolgte die Vascularisierung. In lebenden Knochen erfolgte eine Einwanderung der Gefäße sehr rasch und zwar in die vorgebildeten Haversschen Kanäle, anscheinend sogar unter Benützung des Endothels. Das gelang keinesfalls, wenn der Knochen gekocht war. Er konnte zur Erklärung sämtlicher Befunde ohne einen im Knochen vorhandenen Induktor auskommen.

Bei Implantation von Blasenepithel und Fascie des rectus abdominis zusammen trat Verknöcherung nur bei Hunden, nie bei Kaninchen auf.

VI. Hunde.

Da der Hund zur Heilung einer Rachitis des Vitamin D bedarf, ergibt sich ein prinzipieller Unterschied gegenüber der Ratte, aber die Nebenbedingungen sind bei beiden Tieren dieselben (siehe [5235, I u. II]).

Ist die Zufuhr von einem dieser Elemente (Ca und P) unzureichend, dann entwickelt sich eine Rachitis, z. B. konnte man durch Beimengung von 0,75% Berylliumcarbonat zur Diät einen Effekt schon in wenigen Wochen erzielen[5233]. Man nimmt bei dieser Methodik an, daß das Beryllium ausschließlich auf dem Wege über die Bildung eines schwerlöslichen Phosphats wirkt. Jedoch besteht die Möglichkeit einer lokalen direkten Schädigung des Verkalkungsvorgangs, da Beryllium schon in kleinen Konzentrationen die alkalische Phosphatase zu hemmen vermag[5233, I]. Deshalb ist die diätetische Einschränkung des Phosphats in der Nahrung ein eindeutigerer Weg. Bei 0,024% P in der Kost entwickelte sich eine Rachitis, die durch Vitamin D nicht zu beeinflussen war[5235 I]. Bei Diäten mit unzureichenden Mengen von Ca'' und starkem Phosphatreichtum zeigte sich auch eine Abnahme des Aschegehaltes der Knochen, die durch Zulage von Ca-Lactat behoben werden konnte (TALFER[2738]). Eine Diät mit reinem

[5231] BISGARD, J. D.: Arch. Surg. 33, 926 (1936), Rona 100, 115.
[5231, I] HANCOX, N. M.: J. Physiol. 106, 279 (1947).
[5232] FRENCH, R. B. u. COWGILL, G. R.: J. nutrit. 14, 383 (1937), Rona 104, 57. C. 1938 I, 352.
[5233] JONES, J. H.: J. biol. Chem. 109, XLVI (1935), Rona 90, 282.
[5233, I] KLEMPERER, F. W., MILLER, J. M. u. HILL, C. J.: J. biol. Chem. 180, 281 (1949).
[5234] MAREK, J., WELLMANN, O. u. URBANYI, L.: Arch. Tierheilkunde 74, 421 (1939), Rona 121, 104.
[5235] PEOLA, F. u. GUASSARDO, G.: Riv. clin. Pediatr. 28, 583 (1930), Rona 57, 417.
[5235, I] FREEMAN, S. u. McLEAN, F. C.: Arch. of Path. 32, 387 (1941). Bei ausreichendem P und Mangel an Vitamin D wuchsen die Hunde normal, aber die Knorpelentwicklung war in Epiphyse und Rippe verstärkt.

Phosphatüberschuß wirkte nicht rachitogen, aber bestimmte Änderungen im Ablauf waren doch bei verschiedenem Ca/P-Quotienten zu erreichen. So kam es bei P-Armut und Ca··-Überschuß zu einer Verarmung des Knochens an Mg··[5234]. Mit folgenden Diäten haben MORGAN und GARRISON[5178] Rachitis erzeugt:

Tabelle 390.

Ca··	P	Ca/P
0.23°$_0$	0.14°$_0$	1,6
0,74	0,09	8,2
0,65	0,13	5,0
0,75	0,91	0,8

Die Tiere mit Ca/P 8,2 und 5,0 wuchsen rasch und hatten bald rachitische Extremitäten. Aber die anderen Diäten führten genau so, wenn auch langsamer, zum Erfolg.

Bei Versuchen der *Resorption* an isolierten Darmschlingen wurde vorwiegend bei rachitischen Tieren mit deutlicher Erniedrigung des Phosphats im Plasma die Resorption der Phosphate, nicht die des Ca·· gestört gefunden[5235]. In der praktischen Tierheilkunde kommt es eher zu einem Mangel an Phosphat als von Ca··, so daß dessen Zufuhr therapeutisch in erster Linie in Frage kommt[5234].

Es gelang, die Ausnutzung durch Gabe von Milchzucker zu verbessern[5232]. Zwar geschieht das im wesentlichen nur bei jungen, wachsenden Tieren, denn in der Zeit der Entwicklung sind die Anforderungen sowohl an Ca·· als auch an P am größten.

Schon 2—4 Wochen nach Ableitung der Galle durch eine Fistel entwickelte sich eine Hypophosphatämie, in 6 Wochen waren deutliche Abweichungen im Knochen vorhanden mit den üblichen Zeichen der Verkalkungsstörungen. Die Bilanz an Ca·· und P war negativ geworden[5236]. Ein Hund entwickelte eine deutliche Tetanie mit Hypocalcämie (7,4 mg% Ca)[5237]. Diese Erkrankung ist nicht das Zeichen einer mangelhaften Resorption von Ca·· infolge fehlender Bildung von Ca-Choleinsäurekomplexen — die es gar nicht gibt — sondern der fehlenden Resorption des zugeführten Vitamin D. Sie ließ sich vollkommen vermeiden und beseitigen durch subcutane Gaben von Vitamin D[5236, 5237].

Wenn wir vorher zwar die geringere Bedeutung des Ca/P in der Nahrung für die Entwicklung der Hunderachitis betont haben, so ist doch immerhin ein Minimum der Zufuhr an P oder Ca·· zu einer ausreichenden Verknöcherung auch bei reichlicher Zufuhr von Vitamin D notwendig, ebenso wie bei der Ratte. Wenn man das zugibt, wird man notwendig folgern müssen, daß diätetische Faktoren irgendwelcher Art (darunter Ca/P) hinsichtlich der Resorption eine Bedeutung haben müssen. Sicher hat man sie deshalb nicht so beachten können, weil die Größe der Versuchstiere einen übergroßen Apparat erfordert, um die Verhältnisse zu verfolgen, ähnlich wie SHOHL und andere es bei der Ratte tun konnten.

Unter diesen Faktoren wird das *Säure-Basenverhältnis* eine sehr wichtige Rolle spielen. In dieser Hinsicht wurde hingewiesen auf die Bedeutung der Magensaftsekretion (siehe Einleitung dieses Abschnitts), die Freisetzung von Fettsäuren — wobei dem Mangel oder der Anwesenheit von Galle eine Bedeutung außer der Resorption von Vitamin D zugebilligt werden muß — Verdauungsstörungen oder schließlich die Anwesenheit der Säure selbst (TALFER[2738]).

Eine Diät, die 0,8 g/kg P enthielt neben den notwendigen Vitaminen, führte zu einer deutlichen Rachitis mit starker Ausscheidung von P durch die Faeces, wenn die Kost durch Soda oder durch entsprechende Nahrungsmittel, z. B. Kartoffeln, basisch wurde. Durch Säure (HCl) konnte die Rachitis beseitigt werden[5238].

Phosphatzusatz verstärkte eher die Veränderungen, wie in den Versuchen von Skaar[5243], ohne daß dadurch extreme Ca/P-Quotienten verursacht wurden. Die Ausscheidung von Ca·· durch den Urin nahm nach Alkalisierung etwas ab. Mit a kalischer Diät gefütterte Hunde hatten regressive Veränderungen in dem processus alveolares des Kiefers und zugleich Neigung zu Paradontose[5240]. Die Ursache dieser Aciditätswirkung soll nicht am Verdauungstraktus zu suchen sein, sondern in der Alkalisierung des Gewebes liegen[5239].

Hier finden wir Momente, die völlig den Verhältnissen bei der Ratte gleichen würden, wenn wir annehmen, daß die Einwirkung ausschließlich auf dem Umwege über die Resorption aus dem Darm geschieht. Säure muß zur besseren, Alkali zur schlechteren Resorption führen. Eine Modifikation wäre dadurch zu erwarten, daß der Hund als Fleischfresser mit Säuren im Stoffwechsel fertig zu werden vermag, aber auch nur bis zum gewissen Grad, dann wird das Skelett zur Neutralisierung herangezogen werden müssen mit den Folgen einer Osteoporose oder der Begünstigung von Rachitis.

Daß der Hund sich im Prinzip nicht anders verhält als die Ratte, lehren die Versuche von Morgan und Mitarbeitern[5241]. Ihre Versuchstiere wurden mit 2 Diäten unterhalten, deren Zusammensetzung an P und Ca·· folgende war:

Diät I: 0.5 (0,42--0.56) $^0/_0$ Ca, 0,55 (0.48--0.61) $^0/_0$ P, Ca/P = 0.91

Diät II: 0.25 (0,18--0.30) $^0/_0$ Ca, 0.65 (0.60--0.69) $^0/_0$ P, Ca/P = 0.38

Sie wurden durch 0,8 g Na_2CO_3 alkalisiert oder durch 0,6 g NH_4Cl + 0,2 g NaCl gesäuert. Bei der neutralen Diät wurden 0,4—0,6 g NaCl zugesetzt. Sonst bestanden sie aus Casein, Zucker, Agar, Crisco und Butterfett. Dazu kam nach Bedarf Vitamin D in Form von Lebertran. Die Tiere ohne Lebertran wurden fern vom Sonnenlicht gehalten. Die Versuche dauerten 10 Monate. Das Wachstum war am besten bei alkalischer Diät.

Röntgenologisch wurden bei allen Tieren, besonders bei saurer Diät und auch bei Zusatz von Vitamin D, deutliche Zeichen von Rachitis gefunden. Aber auch bei den alkalisch ernährten Tieren waren Störungen vorhanden, weil das Wachstum beschleunigt war. In den Kiefern wurden nicht Verknöcherungsstörungen gefunden, aber (wie oben) bei sämtlichen 8 Tieren Paradontose. Bei der Diät II kam es, besonders bei Säureüberschuß, zu Ostitis fibrosa, Osteoporosis und Osteomalacie (desgl. [5242]). Das konnte durch Zusatz von Lebertran verhindert werden, wenn der Zusatz frühzeitig erfolgte; war das Krankheitsbild erst fortgeschritten, dann wirkte er nicht mehr so gut. Auch alkalische Diät wirkte selten entkalkend. Bei den erkrankten Tieren war der Aschegehalt der Knochen (auch gelegentlich im Unterkiefer) geringer. Wir geben die Stoffwechselveränderungen bei den 6 Diäten mit und ohne Vitamin-D-Zusatz wieder.

Tabelle 391.

Reaktion	Vit.D	Serum-Ca Diät		anorg. P im Blut Diät		Ca×P Diät		Bilanz als $^0/_0$ der Aufnahme		Ca/P der Retention
		I	II	I	II	I	II	Ca	P	
sauer	—	10.9	8,4	3.5	5,9	38	48	43	14	2.7
sauer	--	11.4	---	4.6	—	52	---	60	31	1.7
neutral . . .	--	12.2	11.7	5.1	2.8	65	33	64	26	2.1
neutral . . .	-:-	12.2	10.8	4.8	5.3	59	57	40	20	1.9
alkalisch . .	—	12.1	9.9	4.0	3.6	48	33	42	19	2.0
alkalisch . .	--	11.7	9.8	4.1	5.6	48	55	59	28	1.9
alle Diäten	---							47	19	2.2
summiert .	-:-							52	27	1,5

Die Tabelle zeigt die Bedeutung des Ca··-Gehaltes der Diät für den Gehalt des Serums, auf den die Gabe von Vitamin keine besondere Wirkung hatte. Das Produkt Ca × P besserte sich bei Lebertranbehandlung außer bei der neutralen Diät I, da hier schon ohne diesen Zusatz das Produkt hoch war, ebenso wie die Retention die anderen Diäten übertraf. Ob die alkalische oder saure Diät überlegen ist, ist nicht ohne weiteres an der Tabelle ersichtlich, nach der histologischen Untersuchung geben die Autoren die saure Diät ohne Vitamin D als die ungünstigste an. Bei 8 Hunden fanden sich Nierenschädigungen, davon allein bei 5 Tieren mit alkalischer Diät.

Die Retention wird durch Vitamin verbessert und zwar besonders beim Phosphat (obwohl der Gehalt der Diäten hoch an P ist), deshalb steigt das Ca/P bei der Retention. Auch bei Fütterungsversuchen mit Milch mit leichtem Mangel an Vitamin D führte Vitamin-D-Zulage zum Anstieg des anorganischen P bei Abfall des Ca··[5244]. Mit einer Diät aus 20% Trockenmagermilch und 80% Hafermehl (Ca/P 1,0—1,5) konnte bei reinem Vitamin-D-Mangel die Bilanz von P positiv sein und Ca·· allein negativ. Hier wirkte Zusatz von Na_2HPO_4 verstärkend auf die Rachitis, trotz verbesserter Bilanz von beiden, erst Vitamin D führte zur Heilung. Bilanz ist bei Hunden nicht gleich Heilung[5243].

In den Versuchen von SHOHL und BENNET[5245] war wiederum das Phosphat und seine ungenügende Retention maßgeblich für die Rachitis trotz eines Ca/P von 0,66 (Diät aus Milch und Hafermehl, Hefe usw.). Wir sehen, daß bei reichlichem P-Angebot P schlechter retiniert wird, in den oben erwähnten Versuchen von SKAAR[5243] mit einem Ca/P von 1,5 stand Ca·· im Vordergrund.

HARRISON[3831, I] fand die Niere an der Retention beteiligt, da die Rückresorption von PO_4''' durch Vitamin D verbessert wurde. Damit würde Phosphat das leitende Mineral sein. Die Verkalkungsstörungen hatten keine Beziehung zu einer Verminderung des Phosphatasegehaltes[5247].

Bei schwangeren Hunden, ebenso bei der Lactation, führte eine Diät, arm an Ca·· und P, zu beträchtlichen Verlusten an Ca·· und P, während Mg·· zunahm. Es entwickelte sich eine Osteomalacie. Auch die Jungen zeigten mangelhafte Verkalkungen, die ohne Vitamin-D-Zulage zu Rachitis führten[5246].

Komplizierte Avitaminose (Erhitzung des Futters im Autoklaven bei 130^0 für 2—3 Stunden) führte zu einer Hypocalcämie und Tetanie, ohne daß eine direkte Beziehung zum Ca··-Spiegel im Plasma bestand[5249].

Große Dosen von *Vitamin D* führten bei einer Diät, die sehr arm an Phosphat war, nicht zu einer Steigerung des P im Blut[5248]. Die Erholung fand bei jungen Hunden nach Vitamin-D_3-Überdosierung rascher statt als nach D_2. Sonst wäre

[5235, II] SJÖBERG, K.: Kungl. Landbrucksakad Tijdskr. 81, 137 (1942). C. 1942 II, 1258. Durch geringe Bestrahlung konnte Rachitis vermieden werden, wenn genügende Mengen Ca und P geboten wurden. Die Ausnutzung des Phosphats war gering bei hohem P und geringem Ca, erreichte aber bei umgekehrten Verhältnissen 90%.
[5236] GREAVES, J. D. u. SCHMIDT, C. L. A.: Proc. Soc. exp. Biol. Med. 29, 373 (1932), Rona 67, 303.
[5237] HEYMANN, W.: Z. Kinderheilkunde 54, 201 (1933). Rona 73, 94.
[5238] JONES, M. R., JAMES, L. u. SMITH, C. E.: Proc. Soc. exp. Biol. Med. 21, 199 (1924). Rona 25, 449·
[5239] JONES, R. M.: Amer. J. Physiol. 79, 694 (1927), Rona 41, 200.
[5240] JONES, R. M. u. SIMONTON, F. V.: J. Amer. dent. Assoc. 15, 881 (1928).
[5241] MORGAN, A. F., GARRISON, E. A., HOUSEHOLDER, H., HANSEN, A. M., SEBERGER, M. V., WATENPAUGH, J. TH., FELSHER, A. u. LONG, M. L.: Univ. California Publ. Physiol. 8, 61 (1934), Rona 86, 239.
[5242] BODANSKY u. CHANDLER: J. exp. Med. 56, 823 (1932).
[5243] SKAAR, T.: Uppsala Almqvist u. Wiksells boktr. 1931, Rona 63, 88.
[5244] ANDERSON, H. D. u. ELVEHJEM, C. A.: J. biol. Chem. 134, 217 (1940). C. 1940 II, 2911.
[5245] SHOHL, A. T. u. BENNET, H. B.: J. biol. Chem. 76, 633 (1928).
[5246] TOVERUD, K. H. u. TOVERUD, G.: Biochem. J. 26, 2, 1424 (1932).
[5247] DEMUTH, F.: Biochem. Z. 166, 162 (1925), Rona 35, 665.
[5248] HESS, A. F. u. SHERMAN, E.: J. biol. Chem. 73, 145 (1927), Rona 43, 59.
[5249] DI GIORGIO, A. M.: Arch. di fisiol. 25, 242 (1927), Rona 43, 425.

die Reaktion in den Versuchen von MORGAN und SHIMOTORI[5156, II] dieselbe wie bei Ratten (siehe näheres dort). Anscheinend werden bei Überdosierung die Nieren im Sinne einer leichteren Ausscheidung beeinflußt. Denn wenn Tiere 4—24 Tage täglich mit 200000 E Vitamin D behandelt wurden und man dann deren Nieren anderen Tieren implantierte, dann zeigten sie eine viel stärkere Ausscheidung an Phosphat als die Nieren des Kontrollhundes[5250]. Dieser Befund ergänzt die Versuche von HARRISON[3831, I], der nach kleinen, nur kurativen Dosen im Vergleich mit Kreatinin eine erhöhte Rückresorption in der Niere fand.

Eine Änderung der Reaktion gegen *Parathormon* konnte nicht erzielt werden, wenn die Hunde durch Berylliumcarbonat in der Diät rachitisch gemacht worden waren (JONES[5233]).

Ein Unterschied infolge verschiedener Diät gelang in den Versuchen von MORGAN und GARRISON[5178]. Bei einem Ca/P von 1,18—1,77 war die Reaktion von Parathormon etwa normal, bei Ca/P 0,39—0,50 war die Wirkung geringer.

Große Gaben des Hormons sollen zu starken Verlusten nicht nur von $Ca^{..}$ und P, sondern auch von $Na^{.}$, Cl' und Wasser führen, so daß mit Oligurie oder Anurie auch ein Anstieg des Rest-N erfolgte[5251], also eine Art Hypochlorämie. Aber auch schon bei kleineren Dosen zeigten sich Symptome von Nierenschädigungen (LOGAN[3828]), die an anderer Stelle beschrieben wurden.

Nach *Exstirpation der Nebenschilddrüsen* stieg das P, und $Ca^{..}$ sank im Plasma. Wenn Ca/P den Wert 1 unterschritt, dann kam es zu Krämpfen[5255]. Wenn die Blutveränderungen aus irgendeinem Grund nicht auftraten, blieben die Krämpfe aus[5253]. Wurde das $Ca^{..}$ durch Gabe von Glucose[5256] oder AT 10[5254] erhöht und zugleich das P erniedrigt, dann konnten die Krämpfe günstig beeinflußt werden. Wurden umgekehrt 8 Tage vor der Exstirpation größere Mengen von Phosphat zugeführt, dann traten die Krämpfe zeitiger und schwerer auf[5252].

VII. Hühner.

Zwei Punkte sind es, die beim Hühnchen den Phosphatstoffwechsel von dem anderer Tiere unterscheiden, erstens die geringe Wirkung des Vitamin D_2, dann aber auch die Legetätigkeit, die besondere Anforderungen an die Aufnahme von $Ca^{..}$, weniger von P stellt, höchstens vergleichbar mit der Lactation bei den Milchkühen. Gegen Mineralmangel sind die Hühner trotzdem weniger empfindlich als gegen Überschuß, weil hierbei leicht mit Durchfällen zu rechnen ist[5259]. Unter gewöhnlichen Verhältnissen wird deshalb das Optimum an $Ca^{..}$ mit 0,40 bis 0,75%, an P mit 0,35—0,5% angegeben[5257], ein Wert, der kleiner ist als bei der Ratte, aber sich von den Angaben bei anderen Haustieren, z. B. für P bei Schafen und Rindern 0,20—0,3%, für Schweine 0,3—0,6%, nicht prinzipiell unterscheidet[5257]. Da die Geschwindigkeit des Wachstums sehr wesentlich ist für die Güte der Verkalkungen, muß man diesen Faktor ausschalten durch Darreichung gleicher abgemessener Mengen. Unter solchen Bedingungen ergab sich ein Optimum oberhalb 0,26%, aber nicht mehr als 0,5% P[5258].

[5250] CLEMENS, P.: C. rend. Soc. Biol. **130**, 815 (1939). Rona **117**, 55.
[5251] SHELLING, D. H., KAJDI, L. u. GUTH, L.: Endocrinology **22**, 225 (1938). C. **1938** II, 710.
[5252] PARHON, C. I. u. WERNER, G.: Bull. Sect. Endocrin. Soc. roum. **2**, 149 (1936). Rona **100**, 98.
[5253] EVANS, I. E., SZUBEK, S. u. KERN, R.: Endocrinology **21**, 374 (1937). C. **1937** II, 4346.
[5254] HOLZ, F. u. KRAMER, F.: Naturwissenschaften **24**, 177 (1936). C. **1936** II, 3316.
[5255] REED, C. J., LACKEY, E. W. u. PAYTE, J. I.: Proc. Soc. exp. Biol. Med. **25**, 136 (1927), Rona **46**, 427.
[5256] REED, C. I.: Amer. J. Physiol. **85**, 402 (1928). Rona **47**, 464.
[5257] CRAMPTON, E. W.: Sci. Agricult. **18**, 38 (1937), Rona **104**, 370.
[5258] WATKINS, W. E. u. MITCHELL, H. H.: Poultry Sci. **15**, 32 (1936). C. **1936** I, 2764.

1. Legetätigkeit. Während der Legeperiode stieg das P im Blut[5259], aber ebenso der Phosphatasegehalt an, entsprechend dem Eizyklus und der Schalenbildung[5260]. Bei der Schalenbildung kommt es besonders im Beginn zu einer negativen Bilanz an $Ca^{··}$, aber auch P wird beansprucht. Der Gehalt in der Nahrung wurde kürzlich mit $0,85\%$ P als optimal angegeben[5262]. Die Ausscheidung von P im Kot hörte sofort mit Beginn des Eierlegens auf. Erhöhung des P auf 1% ergab keine besseren Resultate als die optimale Menge von $0,75\%$[5263]. Wurde in der Nahrung nicht ausreichend Ca und P zugeführt, dann wurde das Reservoir der Knochen, von den verschiedenen Faktoren der Nahrung reguliert, angegriffen[5264]. Dabei mußte aber, weil der Gebrauch an $Ca^{··}$ größer ist, P ausgeschieden werden. Es konnte auch die Schale dünner werden. Hierbei soll, abgesehen von einer größeren Dünnwandigkeit bei Beginn der Legeperiode, im Frühjahr das Verhältnis Ca/P, weniger Lebertran, eine Rolle spielen. Bei Ca/P von 1,5—2,1 in der Nahrung waren die Schalen fester als bei Ca/P von 0,9 bis 1,1[5261]. Die angegebenen Schwankungen sind aber enorm.

Die Hühner legten mehr Eier, wenn das Ca/P von 1 auf 2,5 anstieg, ohne weiter zu steigen. Bei Übergang auf 4,5 war schon eine Abnahme der Zahl möglich. Es zeigte sich ein störender Faktor, indem die Bebrütbarkeit abnahm. Die Zahl der Todesfälle in Prozent unter den Embryonen bei Gruppen verschiedener Rasse zeigt beistehende Zusammenstellung[5263] auf Tabelle 392:

Tabelle 392.

$Ca^{··}$/P	1	2,5	4,5
	10,8	11,7	12,2
	12,0	15,0	17,0
	10	12	18
	8	12	26

Schon 2,5 zeigte eine Verschlechterung, der große Sprung war aber erst bei Übergang zu Ca/P 4,5 vorhanden. Außerdem war für die Bebrütbarkeit der Gehalt an Vitamin D wichtig. Inwieweit eine bessere Ausnutzung des Vitamins führend ist, ist nicht ersichtlich.

Bei Fütterung von *Gänsen* mit einer alkalischen Nahrung Ca/P 2,89 enthielten auch die Eier mehr Basen als nach Fütterung mit einer sauren Kost und Ca/P 1:4[5266]. Bei den Embryonen von Truthähnen ging die Ca-Aufnahme parallel dem Wachstum[5267]. Wurde umgekehrt in das spitze Ende des Hühnereies Na-Phosphat oder fructosephosphorsaures $Ca^{··}$ gegeben, dann war nur bei letzterem der Phosphatgehalt vermehrt, aber bei beiden der $Ca^{··}$-Gehalt — vielleicht durch schlechtere Ausnutzung des $Ca^{··}$ der Schale — vermindert[5265].

2. Rachitis. Beim Huhn soll der Mangel an Phosphat in der Nahrung als erster Faktor der Rachitisentstehung gelten[5259]. Durch Zusatz von Berylliumcarbonat (2% $BeCO_3$) ließ sich Erniedrigung des Plasmaphosphats und mangelhafte Verkalkung der Beinknochen mit vermindertem Aschegehalt erreichen[5268]. Die Rachitis bei Hühnern tritt unter dem klinischen Bilde der Beinschwäche in Erscheinung und ist als viel schwerere, ja tödliche Krankheit zu bewerten, weil die Hühner die Beine nicht nur zur Bewegung, sondern auch zum Kratzen benötigen.

[5259] BRANION, H. D.: Sci. Agricult. 18, 217 (1938), Rona 106, 65.
[5260] PETERSON, W. J. u. PARRISH, D. B.: Poultry Sci. 18, 54 (1939). C. 1939 I, 2612.
[5261] HOOGENDORN, J.: Landbowkund. Tijdschr. 52, 330 (1940). C. 1941 I, 2055.
[5262] MORGAN, C. L. u. MITCHELL, J. H.: Poultry Sci. 17, 99 (1938). C. 1938 II, 547.
[5263] TITUS, H. W., BYERLY, T. C., ELLIS, N. R. u. NESTLER, R. B.: Poultry Sci. 16, 118 (1937). C. 1937 I, 3818.
[5264] TYLER, C.: Biochem. J. 34, 202 (1940). C. 1940 II, 228, Rona 122, 499.

Das erste Symptom ist in der Änderung des Blutphosphates zu sehen. Schon bei Vergleich gar nicht so differenter P-Gehalte der Kost fanden sich deutliche Unterschiede, wie folgende Analysen an 50 Leghornhühnchen zeigen. Die Tiere hatten 60 Tage lang ein Futter aus Hafer und Gerste oder Kleie und Knochenmehlzulage erhalten. Die Blutentnahme geschah durch Herzpunktion. Es wurden folgende Werte erhalten (nach [5270]):

Tabelle 393.

	bei P-armer Diät	bei P-reicher Diät
P-Fraktion	$(0{,}483^0/_0$ P)	$(1{,}16^0/_0$ P)
Gesamtblut: Gesamt-P	108,5 mg$^0/_0$	114,6 mg$^0/_0$
Erythrocyten: Gesamt-P	85,2 „	85,2 „
Lipoid-P	8,36 „	8,49 „
anorganischer P . . .	0,687 „	0,743 „
säurelöslicher P . . .	29,72 „	29,60 „
Plasma: Gesamt-P	24,56 „	28,71 ,.
Lipoid-P	15,78 „	20,49 .,
anorganischer P	1,96 ,.	2,89 ,.
säurelöslicher P.	3,18 „	3,94 „

Wie sich die Konzentrationen im Plasma unter verschiedener Behandlung als Durchschnitte von je 35 Tieren mit einer Grundnahrung von Weizen und Mais, eventuell von Fleischmehl verhalten, zeigen folgende Analysen von ACKERSON, BLISH und MUSSCHL[2799]:

Tabelle 394.

	Reine Diät	dazu Bogenlicht	Bogenlampe + Lebertran	Sonnenschein
Ca	7,72 (5,34—9,41)	7,35	11,73 (9,8—11,85)	10,04 (6,12—12,53)
P	3,92 (3,15—4,15)	3,73 (3,10—4,92)	4,21 (3,8— 6,29)	4,77 (6,89— 3,00)
Ca $\times$ P	30,2	27,4	49,4	47,9
	Rachitis		keine Rachitis	

Wir sehen, daß vorwiegend das Ca·· verändert, das Ca $\times$ P gesunken war und bei denjenigen Eingriffen, die zur Heilung der Rachitis führten, auch anstieg, ein Resultat wie bei anderen Versuchstieren.

Auch ein Material von über 1000 Tieren, die an Beinschwäche erkrankt waren, im Vergleich mit gesunden nach HUGHES und TITUS[5269] gibt dasselbe Resultat (Tab. 395) und bedarf keiner weiteren Erläuterung.

Tabelle 395.

	Ca	P	Ca $\times$ P
normale Tiere .	11,25—13,75	3,56—5,22	44,32—71,77
Beinschwäche. .	8,5 —14,0	1,83—3,72	21,0 —37,9

Beim Vergleich beider Tabellen ist das Gemeinsame, daß Ca $\times$ P einen niederen Wert hatte, wenn die Tiere krank waren, aber er kommt oben durch Erniedrigung des Ca··, unten des P zustande. Entsprechend wurde Erkrankung einmal erreicht mit einer Diät, die 0,26$^0/_0$ Ca bei Ca/P $=$ 0,44 enthielt, das andere

[5265] KAMACHI, T.: J. of Biochem. **22**, 189 (1935), Rona **92**, 579. C. **1937** II. 3026.
[5266] SHKLYAR, N.: Rona **111**, 233 (1938).
[5267] INSKO, W. M. u. LYONS, M.: J. nutrit. **6**, 507 (1933). Rona **79**, 58.
[5268] BRANION, H. D., TISDALL, F. F. u. DRAKE, T. G. H.: Poultry Sci. **18**, 66 (1939). C. **1939** I, 2627.

Mal bei 3% Ca und einem Ca/P = 4:1, letzteres bei gleichzeitiger mangelhafter Entwicklung[5273]. Wichtig ist dabei die Beachtung des Cereals, das man in der Diät verabreicht[5271]. Wir denken dabei an das Phytinphosphat, dessen schlechte Ausnutzung beim Huhn schon in dem betreffenden Kapitel erwähnt wurde. Das schwer lösliche $Ca^{..}$-Silicat wurde schlecht ausgenutzt, $Ca^{..}$-Phosphate ohne Berücksichtigung der Löslichkeit[5274].

Mit einer Diät aus 97 Teilen gelbem Mais, 2 Teilen $CaCO_3$, 1 Teil NaCl und entrahmter Milch zeigten sich osteoporotische Erscheinungen, die Knochenbildung hörte auf, das Mark entartete fribrös. Diese Symptome konnten durch Lebertran verhütet werden[5272].

Wenn auch der Gehalt an $Ca^{..}$ und P in der Nahrung sich ausprägt in dem Gehalt des Blutes (ELVEHJEM und KLINE[2800]), so gilt das noch nicht für den Gehalt der Knochen. Zwar kann man durch Gabe von großen Eiweißmengen rasches Wachstum und Erkrankung erzwingen, aber das Ca/P in der Tibia schwankte nur von 1,8—2,18, obwohl es in der Nahrung von 1,1—5,16 sich änderte[5275].

ELVEHJEM und KLINE[2800] verfütterten 2 Diäten, die aus Mais, Weizenkeimlingen, rohem Casein, Salz, $CaCO_3$ und Hefe bestanden. Die Zusammensetzung der Diäten und die Folgen nach 6wöchiger Fütterung und verschiedenen Behandlungsmethoden auf die Knochenasche (in %) zeigt folgende Tabelle:

Tabelle 396.

Diät	rachitisch	÷ Lebertran	+ Bestrahlung
I. 0,91% $Ca^{..}$, 0,51% P, Ca/P 1,8	27,7	40,66	40,42
II. 0,7% P, Ca/P 1,3	29,2	43,0	40,56

Wir sehen die prompte Wirkung des Vitamin D, dessen Bedarf beim Hühnchen besonders groß ist. Es wirkte nicht nur auf den Aschegehalt, sondern auch auf den erhöhten Phosphatasegehalt des Serums[5276].

Wurde rachitischen Kücken radioaktives $P^{32}O_4$ injiziert, dann zeigte sich, daß die gesunden Tiere absolut einen höheren Gehalt an P^{32} in den Epiphysen, überhaupt den Knochen aufwiesen. Wenn P^{32} auf das im Knochen schon vorhandene Phosphat bezogen wurde, dann zeigten sich in beiden Teilen des Knochens — Epiphyse und in geringerem Umfang Diaphyse — die rachitischen Tiere überlegen, so daß auf einen lebhafteren Umsatz zu schließen ist. In Milz und Leber wurde kaum ein Unterschied gefunden (DOLS, JANSEN, SIZOO und VAN DER MAAS[3473]). Wir werden das leichtere Eindringen des P^{32} in den rachitischen Knochen zum Teil auf die stärkere Durchblutung beziehen können, die sich auch dann noch bemerkbar machen dürfte, wenn — wie hier — bis zur Analyse 22 Stunden gewartet wurde, meist aber auf die erhöhte Affinität zu dem mangelnden Mineral.

Über den *Bedarf an Vitamin D* bei verschiedenen P- und $Ca^{..}$-Mengen in der Diät liegt eine Reihe von Untersuchungen vor. Bei einem Gehalt an P, der von 0,48—0,78% schwankte und Ca/P von 1,06—1,88, fand sich nur bei 0,48% P

[5269] HUGHES, J. S. u. TITUS, R. W.: J. biol. Chem. 69, 289 (1926), Rona 39, 215.

[5270] HELLER, V. G., HUNTER, K. R. und THOMPSON, R. B.; J. biol. Chem. 97, 127 (1932), Rona 71, 103.

[5271] BRANION, H. D., STACKHOUSE, J. E. u. HULL, H.: Sci. Agricult. 18, 447 (1938), Rona 108, 225.

[5272] PAPPENHEIMER, A. M. u. DUNON, C. L.: J. biol. Chem. 66, 717 (1925).

[5273] PARKHURST, R. T. u. McMURRAY, M. R.: J. agricult. Res. 22, 874 (1932), Rona 71, 228.

[5274] DEOBALD, H. J., ELVEHJEM, C. A. u. HART, E. B.: Poultry Sci. 15, 42 (1936). C. 1936 I, 2767.

[5275] HOLMES, A. D., PIGOTT, M. G. u. CAMPBELL, P. A.: J. biol. Chem. 92, 187 (1931), Rona 64, 702.

[5276] CORRELL, J. T. u. WISE, E. C.: J. biol. Chem. 126, 581 (1938).

eine geringere Verkalkung ohne Optimum in diesem Bereich[5277]. DOLS[5278] fand
daß der Grenzbedarf an P mit 0,45% P anzusetzen ist. Wurde Phosphat
zugelegt bis 1% P und einem Ca/P = 3:1, benötigten die Kücken bis zur 5. Woche
keine Vitamin-D-Zulage. Ca/P selbst spielte in diesen Versuchen eine geringere
Rolle, P stand im Vordergrund.

3. Perosis (auch genannt „enlarged hocks" oder „slipped tendom"). Die Erkrankung der Perosis, von HUNTER und FUNK[5280] zum erstenmal beschrieben,
besteht in einer anatomischen Deformität der Beinknochen, aber nicht nur von
Hühnern, sondern auch Fasanen, Puten, Wachteln, Waldhühnern. Es findet sich
eine vergrößerte Fibriometatarsalgelenkverbindung, eine Verdrehung des distalen
Endes der Tibia und des proximalen Endes des Metatarsus, wobei die Sehne des
Gastrocnemius von den Kondylen abgleitet. Dadurch kommt es zu einer Lähmung des Beines, ist sie doppelseitig, dann ist sie vom Tode gefolgt. Die Erkrankung ist verschieden von Rachitis, denn die Verkalkungen sind sonst normal[5279],
die Phosphatase im Blut eher erniedrigt gegenüber der Norm und nicht erhöht
wie bei Rachitis. Die Erkrankung wird durch Überschuß an Ca und P verursacht,
so glaubte man, aber eine Anzahl von Futterstoffen wie Reis, Hafer und Weizen
haben eine schützende Funktion. Eine Diät aus Mais, Alfalfa, getrockneter
Magermilch, Fischmehl, Salz, Lebertran und Baumwollöl mit 0,95% $Ca^{..}$ und
0,8% P führte zur Erkrankung in 93%, darunter 35% schwer. Wichtig ist die
reichliche Menge von Eiweiß in der Diät, wodurch schnelleres Wachstum und
größere Empfindlichkeit erzielt wurde. Die Häufigkeit der Erkrankung bei verschiedenem Gehalt an $Ca^{..}$ und P zeigt folgende Zusammenstellung mit gleichem
Ca/P 1,5 und bei ausschließlicher Berücksichtigung der schweren Fälle[5282]:

Tabelle 397.

Ca	P	Perosis
1,20%	0,80%	14%
1,50	1,0	42
1,80	1,2	37
2,16	1,4	35

Ca/P (P = 1,2%), schwankend von 1,5—2,5, führte zu etwa den gleichen
Prozenten 37, 36, 27%. Also nicht Ca/P, sondern die absoluten Mengen hatten
hier eine Bedeutung. Interessant sind die Befunde mit verschiedenen Phosphatquellen des gleichen Ca/P (1,5) und gleichem P 1,2%[5282]:

Zusatz von Knochenmehl	37% Perosis
„ „ $Ca_3(PO_4)_2$	34% „
„ „ NaH_2PO_4	46% „
„ „ $CaH_4(PO_4)_2$	11% „

Mit einer Probe des sauren Salzes zeigte sich ein völliges Verschwinden der
Erkrankung, was auf das Vorliegen einer Verunreinigung hinweisen könnte.

Man konnte die Erkrankung durch 0,0025—0,015% $Mn^{..}$ zu der Diät verhindern[5279].
Wegen Manganmangels soll die Aktivität der Phosphatase im Plasma, die durch $Mn^{..}$ aktiviert wurde, abnehmen[5281]. $Zn^{..}$ und $Al^{...}$ hatten aber eine ähnliche, wenn auch schwächere

[5277] GRIEM, W. B., KILLIAN, M. J., CLIFCORN, L. E., THOMPSON, W. S. u. GUNDLACH, E.:
J. Assoc. agricult. Chemists **18**, 471 (1935), Rona **90**, 492.
[5278] DOLS, M. J. L.: Arch. neerl. Physiol. **21**, 554 (1936). C. **1937** I, 4658, Rona **99**, 589.
[5279] WILGUS, T. S., NORRIS, L. C. u. HEUSER, G. F.: J. nutrit. **14**, 155 (1937).
[5280] HUNTER u. FUNK: Proc. 22 ann. Meet. Poultry Sci. **13**, 166 (1930).
[5281] WIESE, A. C., JOHNSON, B. C., ELVEHJEM, C. A., HART, E. B. u. HALPIN, J. G.:
J. biol. Chem. **127**, 411 (1939).
[5282] WILGUS, H. S., NORRIS, L. C. u. HEUSER, G. F.: Poultry Sci. **16**, 232 (1937).

Wirkung[5279]. Neuerdings wurde Zugabe von Cholin zur Verhütung geeignet gefunden[5284, I u. IV]. Aber auch dieses erwies sich nicht restlos befriedigend, sondern nur Fütterung von Leber, und zwar in einer alkohollöslichen Fraktion[5284, III]. Damit scheint aber die Frage nach der Funktion der Phosphate in der Diät in keiner Weise geklärt. BRANCON[5259] legt großen Wert auf einen hohen Gehalt der Nahrung an Mg'' zur Genese. Aber Mg'' ist ein Aktivator für Phosphatasen und kann durch Phosphatfällung zur Phosphatmangelrachitis führen. Heute ist es erwiesen, daß nur in einem Mangel an Mangan die Ursache der Erkrankung zu suchen ist.

VIII. Schweine[5284, III].

Das Schwein hat in seiner Reaktion auf die Mineralien der Nahrung die größte Ähnlichkeit mit der Ratte. Wurden Schweine mit reinem Mais gefüttert, dann trat Rachitis auf. Diese wurde verhindert durch Zulage von 2% $CaCO_3$. Wurde der Zusatz auf 4% gesteigert, dann sank die Retention von Ca und P, und es entwickelte sich wiederum Rachitis[5295]. Hier zeigt sich am eindeutigsten die Bedeutung des Ca/P-Verhältnisses neben der absoluten Menge.

Bei 1% P im Futter und hohem Verhältnis von Ca/P kam es zu schwerer Rachitis, während $0,1\%$ Ca bei hohem Phosphatgehalt zur Knochenatrophie, Osteoporosis und Osteodystrophie führte[5285].

Die Wichtigkeit der absoluten Mengen von Ca und P zeigt die Darstellung von SCHOCH[5284]. Ein Verhältnis von Ca/P 4,0 erzeugte nur Rachitis, wenn der Gehalt an P $0,12\%$ betrug, stieg der Gehalt auf $0,5\%$, dann gelang es, eine Verkalkung herbeizuführen. In einer bestimmten Grenze war Vitamin D zum Ausgleich von Nutzen, wurden aber die absolut notwendigen Mengen ($0,35\%$ P, $0,25\%$ Ca'') unterschritten, dann nutzten auch Vitamingaben nichts.

Vielfach wird zur Charakterisierung der Diät die sogenannte *Erdalkalialkalität* benutzt, d. h. die in mg-Äquivalenten ausgedrückte Summe ($Ca'' + Mg'' - P$) in 100 g Futter. Hohe und niedere Werte dieser Summe führten beim Schwein zu Rachitis[5283]. Bei negativen Werten (-25 mg-Äquivalente) konnte auch Überschuß an Vitamin D eine gewisse Osteoporose nicht verhindern[5285]. Ein Überschuß von P ist in dem gewöhnlichen Futter sogar häufiger zu fürchten als Mangel an Ca[5286], so daß eine Kalkzulage notwendig wäre. Ein Überschuß soll selbst bei einer Erdalkalialkalität von $+65$ mg-Äquivalenten bei ausreichender Vitaminversorgung nicht schädliche Folgen zeitigen[5285].

Ob bei dem Zusatz von Calcium nur $CaCO_3$ verwendet werden soll, wie gefordert wird[5286], weil Ca-Phosphat oder gar $CaCl_2$ durch die sauren Anionen wiederum schädlich wirken, oder ob die vielfach vertretene Meinung zu beachten ist, daß $CaCO_3$ die Magensalzsäure neutralisiere und so den Verdauungsprozeß im Magen störe, wird nur bei genauer Beachtung der sonstigen Bestandteile des Futters zu entscheiden sein. NICKISCH[5287] stellte in genauen Bilanzen fest, daß die Retention von Ca beim primären, sekundären oder tertiären Phosphat oder gar Carbonat sich durchaus nicht unterscheide, tatsächlich wirkte aber $CaCO_3$ etwas auf die N-Retention hemmend, was für die obige Ansicht eine gewisse Grundlage gibt.

Bei Eiweißbilanzen wurde neben K_2HPO_4 noch Ca-citrat, KCl und NaCl in den Bereich der Betrachtung gezogen und von der Kombination aller hier aufgeführten Salze die beste Wirkung gesehen[5288].

[5283] WELLMANN, O.: Biolog. generalis 8, 387 (1932), Rona 66, 412.

[5284] SCHOCH, W.: Mitteil. Lebensmittelunters. 29, 176 (1938), Rona 111, 64.

[5284, I] HEGSTED, D. M., MILLS, R. C., ELVEHJEM, C. A. u. HART, E. B.: J. biol. Chem. 138, 459 (1941). C. 1941 II, 2101.

[5284, II] HOGAN, A. G., RICHARDSON, I. R., PATRICK, H. u. KEMPSTER, H. L.: J. nutrit. 21, 327 (1941), Rona 127, 352. Ca'', P, Al''' und Zn'' wurde als ohne Bedeutung angesehen.

[5284, III] PEDERSEN, J. G. A.: Beretn. Forsoyslab. Kgl. Vet. Landbohojskoles 193, I (1940). C. 1941 II, 1037. Zusammenfassende Darstellung, neben eigenen Versuchen.

[5284, IV] JUKES, TH. H.: J. nutrit. 20, 445 (1940), Rona 130, 278.

[5285] THEILER, A., DU TOIT, P. J. u. MALAN, A. I.: Onderstepoort J. vet. Sci. 9, 127 (1937), Rona 107, 576.

Als erste Veränderung durch den Ca··- und P-Gehalt der Diät fand man eine *Beeinflussung des Blutplasmas.* Das Ca·· ließ sich weniger leicht verändern d. h. vermindern als das P[5289], wie man es bei allen anderen Versuchstieren beobachten kann. Dabei ließen sich wiederum die jungen Tiere leichter beeinflussen als ausgewachsene, das zeigte sich auch in der *Rentention.* Wurden in den Versuchen von NICKISCH[5287] verschiedene Diäten mit Ca/P von etwa 0,5—2,0 wechselnd angeboten, wobei keine Rachitis in Erscheinung getreten war, dann wurde das Ca/P der Retention bei den größeren Tieren ausgeglichen, sie konnten es regulieren, nicht aber bei den jüngeren. Hier lagen die ersten Anklänge an eine Rachitis vor, die fast immer begleitet ist von einer guten Gewichtszunahme, d. h. guter Entwicklung der Weichteile. Das Ca/P der Knochen wurde bei rachitischen Schweinen — auch wo deutliche Verminderung der Asche (besonders bei acidotischer Diät) festgestellt war — kaum verändert gefunden[5290].

Wir wollen systematische Fütterungsversuche erwähnen, die von umfangreichen Analysen und sonstigen Beobachtungen begleitet waren.

Von REIMERS und SMITS[5291] wurden je 2 Schweine im Alter von 3 Monaten (30—40 Pfund) auf eine Grunddiät aus 200 Teilen Maismehl, 100 Teilen Kleie, 50 Teilen Hafer, 1% NaCl mit verschiedenen Zusätzen gesetzt. Das Futter der 8 Gruppen mit Blutanalyse, Gewichtszunahme und Futternutzung geben wir auf Tab. 398 wieder.

Tabelle 398.

Nr.	Zusatz	CaO	P_2O_5	CaO:P_2O_5	Blut		Gewichtszunahme täglich in Pfund	Futter für Zunahme von 100 Pfund	Aschegehalt der getrockn. Humeri
					Ca	P			
1	+ Blutmehl ..	0,188	0,767	1:4	7,4	10,9	0,9	353	56
2	+ Kalkstein 4%	1,89	0,76	2,5:1	11,4	8,4	0,9	345	63
3	+ Walmehl + 3% Kalkstein..	3,41	0,96	3,55:1	12,4	6,9	0,8	390	66
4	Fischmehl + 3% Kalkstein..	4.54	1,23	3,6:1	12,9	7,0	0,84	375	64
5	nur Fischmehl .	2.40	1,23	1,9:1	11,5	10,2	1,19	265	75
6	Walmehl	1,74	0,958	1,82:1	12,9	10,7	1,05	299	63
7	Blutmehl + 5% Lebertran..	0,188	0,767	1:4	9,8	10,1	1,31	240	64
8	Walmehl, 3% Kalkstein 3% Na$_2$HPO$_4$..	3,41	3,02	1,1:1	11,8	10,5	1.21	265	84

Die Diät 7 entsprach der Diät 1, aber mit Lebertranzusatz. Durch diesen Zusatz war die Gewichtszunahme und die Ausnutzbarkeit der ungünstigen Diät gestiegen. Das zeigte sich in den Bilanzen, wo nicht nur die Menge, sondern auch das ungünstige Ca/P der Retention normalisiert wurde. Es konnte sogar durch einfache Bestrahlung eine Verbesserung der Retention erzielt werden, die für eine vermehrte Resorption sprechen soll, weil zugleich eine Umschaltung der Ausscheidung auf den Urin erfolgte[5293]. Wir sehen auf der Tabelle außerdem, daß der Aschegehalt des Femurs durch Lebertran zugenommen hatte.

Wichtig sind die klinischen Beobachtungen, die sich hier anschließen.

Die Tiere mit der *Diät 1* wuchsen gut in den ersten 2 Monaten. Dann trat plötzlich am Morgen eine Steifheit der Hinterbeine ein, die im Verlauf des Nach-

[5286] WEISER, ST.: Fortschr. d. Landwirtschaft 3, 490 (1928), Rona 46, 648.
[5287] NICKISCH, K.: Tierernährung 12, 322 (1940).
[5288] TERROINE, F. E. u. REICHERT, TH.: C. rend. Acad. Sci. 188, 1268 (1929), Rona 51, 61.
[5289] MAREK, J., WELLMANN, O. u. URBANEK, L.: Z. Züchtung B 27, 267 (1933), Rona 75, 258.

mittags verschwand. Das ging 1 Woche so, dann wurden die Symptome stärker. 3 Wochen nach Beginn dieser Erscheinungen konnten die Tiere nur noch sitzen, weil sie nicht mehr ihre Hinterbeine gebrauchen konnten. Dann wurden auch die Vorderbeine ergriffen, sie konnten sich nicht mehr helfen und verloren an Gewicht. Beim Versuch, die beiden Tiere zu wägen, wurden ihnen die Beine gebrochen. Diese Erkrankung wurde als schwerste Rachitis aufgefaßt. Bei der Sektion fand sich eine verzögerte Verknöcherung. Die Schäfte der Knochen waren dünn, an manchen Stellen ganz porös. „Es war nicht nötig, zur Zerteilung des Rumpfes die Axt zu gebrauchen, es genügte das Messer." Bei Zusatz von Lebertran in *Diät 7* war die Steifheit nur angedeutet, aber sie war noch so stark, daß die Tiere nicht laufen konnten.

Diät 2—4. Auch hier verliefen die ersten 2 Monate normal. Zuletzt trat schon eine gewisse Unruhe in Erscheinung, übergehend 2 Wochen später in Spasmen, die besonders auftraten, wenn die Tiere gereizt wurden, etwa beim Heranschaffen zum Wägen. Sie mußten auf die Beine gestellt werden und standen dann mit starkem Tremor da. Anfangs traten die Spasmen einmal am Tage nachmittags auf, später aber 4—5mal am Tage. Diese Anfälle verliefen mit schwerer Dyspnoe und Appetitlosigkeit, daher war die Gewichtsentwicklung unregelmäßig. 1 Monat vor Beendigung des 6 Monate dauernden Experimentes verloren die Tiere ihre Sehfähigkeit, die nicht durch Mangel an Vitamin A veranlaßt war. Sie war verursacht durch ein opakes Band, das 8 mm ($^1/_4$ Zoll) breit über die ganze Cornea lief. Es entstand in dem einen Augenwinkel und wuchs quer zum anderen Winkel herüber. 1 Tier der Gruppe 2 starb im spasmodischen Anfall. Auch hier waren rachitische Symptome vorhanden, wie die Ascheanalysen der Knochen zeigten. Auffällig ist aber an der ganzen Entwicklung, daß die Tiere fast alle Andeutungen von Tetanie hatten, auch diejenigen mit hohem Ca/P. Wenn man die Blutanalyse betrachtet, sieht man zwar bei der Gruppe 2—4 den Phosphatgehalt vermindert, aber Ca × P doch noch weit über den Werten, die wir bei der Ratte und sonst kennen. Der Aschegehalt der Knochen war allerdings größer und lag in dem Bereich der normalen Werte der Ratte.

Die Tiere 4, 5, 6 und 8 waren gesund, trotzdem war im Aschegehalt kein Abstand zu erkennen. Man wird zu dem Verdacht geführt, daß in den verschiedenen Arten der Phosphatsalze noch unbekannte diätetische Faktoren verborgen liegen. Diese Komplikation wurde vermieden in Versuchen von BETHKE, EDINGTON und KICK[5292].

Je 6 Tiere wurden auf eine rachitogene Grunddiät von 79,5% Körnerfutter, 20% Sojabohnenmehl und 0,5% NaCl gesetzt. Die Phosphatzulage erfolgte in Form von $CaCO_3$ und Na_2HPO_4.

Die Durchschnittswerte von je 6 Schweinen, die mit 18 Wochen getötet wurden, zeigt folgende Tabelle:

Tabelle 399.

Nr.	% P	Ca/P	Bruchfestigkeit des Femurs in Pfund	Aschegehalt in %	
1	0,33	0,18	124	44,9	
2	0,33	1,27	143	46,3	krank
3	0,32	2,47	173	48,2	
4	0,32	3,62	149	46,9	
5	0,43	2,70	287	54,0	
6	0,54	2,13	573	58,2	
7	0,64	1,78	493	55,6	
8	0,64	1,22	423	55,1	
9	0,73	1,14	384	55,9	

Die Tiere der Gruppen 1—4 waren schwer erkrankt, sie konnten nicht gehen. Als begrenzender Faktor trat der absolute Gehalt an Phosphat auf, wobei das Ca/P nicht den erwarteten Einfluß hatte. Bei anderen Versuchsserien demonstrierte sich — auch betreffs der Gewichtszunahme — die Bedeutung von Ca/P, das bei einem Wert von 1—2 ein Optimum aufwies. Auffällig in diesen Versuchen ist der geringe Aschegehalt auch der gesunden Tiere. Das wird von den Autoren darauf zurückgeführt, daß die Tiere im Oktober geboren waren und so nicht ein genügendes Depot von Vitamin D anlegen konnten. Dieses Depot muß aber bei den Schweinen groß sein, wenn man die Dauer bis zur Entwicklung der Symptome in den Versuchen von REIMER und SMITS[5291] berücksichtigt. Hier zeigte sich auch erst nach Monaten eine Abnahme der Bilanz.

Bei Versuchen von MAREK, WELLMANN und URBANYI[5294] wurde die Diät nach Erdalkaliäquivalenten beurteilt, deren Definition wir vorher mitteilten.

Die Grunddiät bestand aus Maisbrot, Weizenkleie und Fleischmehl und wurde durch Zusätze verändert. Folgende 4 Diäten wurden verabfolgt:

1. $+ 10$ g $CaCO_3 + 0{,}9$ g Vitamin D Präp. $+ 22{,}5$ m. äquiv.
2. wie 1 ohne Vitamin D $+ 22{,}5$ m. äquiv.
3. $+ 20$ g $CaCO_3$ $+ 70{,}4$ m. äquiv.
4. $+ 8$ g NaH_2PO_4 $- 70{,}29$ m. äquiv.

Die Gruppen 1 und 2 blieben normal, 3 und 4 wurden krank.

Der Ca$\cdot\cdot$-Gehalt im Kot wurde erhöht durch Zusatz von $CaCO_3$, nicht durch Fettzusätze zur Diät, vermindert durch Phosphat. Von den Phosphaten wurde ein Teil in Wasser löslich gefunden, so daß angenommen wurde, daß bei Schweinen Ausscheidung in Form von Alkaliphosphaten möglich, eine gleichzeitige Mobilisierung von Ca nicht notwendig sei. Man wird sich fragen, ob eine Verunreinigung des Kots mit Urin als Fehlerquelle möglich sei, da Alkaliphosphate so außerordentlich leicht rückresorbiert werden können nach allen sonstigen Versuchen.

MØLLGARD[2782, I] konnte Rachitis und Osteoporose besonders der langen Röhrenknochen, der Rippen und der Theca cranis durch Zusatz von 0,05 g Sulfid erzielen, aufhebbar durch Vitaminzulage. Durch Sulfid soll die Resorption von Ca, Mg und P spezifisch gelähmt werden.

IX. Schafe.

Die Probleme ergeben sich hier in erster Linie durch den Phosphatmangel auf manchen Weiden, wenn Schafe auch weniger empfindlich sind als Rinder, wie man sich bei Benutzung derselben Weide überzeugen konnte. Wurde den Tieren, deren Gewichte mit 35—40 kg angenommen werden können, weniger als 0,8 g am Tage gegeben, dann zeigte sich ein Absinken des Aschegehaltes der Knochen, ebenso wie der P-Gehalt des Blutes fiel. Die Knochen wurden nach histologischer Untersuchung als rachitischer Natur festgestellt[5296]. Es ergibt

[5290] MAREK, J., WELLMANN, O. u. URBANYI, L.: Hoppe-Seylers Z. **240**, 208 (1936), Rona **95**, 481.

[5291] REIMERS, J. H. W. TH. u. SMITS, D. B.: Arch. Tierernährg. u. Tierzucht **7**, 471 (1932), Rona **69**, 82.

[5292] BETHKE, R. M., EDGINGTON, B. H. u. KICK, C. H.: J. agricult. Res. **47**, 331 (1933), Rona **77**, 85.

[5293] HENDERSON, J. M.: Biochem. J. **19**, 52 (1925).

[5294] MAREK, J., WELLMANN, O. u. URBANYI, L.: Biochem. Z. **272**, 277 (1934), Rona **83**, 117.

[5295] WEISER u. ZAITSCHECK: Fortschr. d. Landwirtschaft **1928**, H. 10.

[5296] STEWART, J.: Inst. animal. Pathol. Rep. Direct. **4**, 179 (1934/35). C. **1938** I, 927.

sich auf manchen Weiden, deren Boden ebenso arm an P ist wie das darauf
wachsende Gras, ein Krankheitsbild, das z. B. in Australien[5297] oder Tasmanien
und Südafrika mit *Aphosphorosis* bezeichnet wird. Es zeigt sich in Osteophagie
(Pica), und in Kallusverdickungen besonders an den Rippen. Diese rühren her
von zahlreichen Frakturen der durch den Ascheverlust sehr brüchigen Knochen.
Die Wolle wird außerdem spärlicher und dünner.

Diese Wirkung auf die Wollproduktion soll in Tasmanien gerade wegen der besonderen
Qualität gesucht werden, während man anderwärts den Verlust an Gewicht durch Behebung
des Phosphatmangels zu beseitigen versuchte. Während Phosphatlecksteine nicht zum Erfolg
führten, gelang es leicht durch Düngung der Weide mit Superphosphat[5297].

Durch direkte Beimengung zur Nahrung, sobald sich nur ein geringer P-Gehalt
im Plasma zeigte, konnte die Krankheit behoben werden, wobei sich $CaHPO_4$
um 50% besser erwies als Knochenmehl[5299]. Bei P-Zulagen von 1,5 g täglich
wurde schon das Optimum erreicht (größere Dicke und Länge der Wollfaser), und
weitere Steigerung hatte keinen Effekt[5298]. Bei übermäßigem P-Gehalt der Nahrung stieg der Phosphatasegehalt im Blutplasma auf das 3—4fache[5300]. Es wurde
einer Diät aus P-armem Heu, Maisflocken und 5 g NaCl verschiedene Mengen
von Knochenmehl zugesetzt, so daß verschiedene P-Mengen aufgenommen wurden. Über die Folgen auf den Phosphatgehalt des Blutes unterrichtet die anschließende Tabelle, die Durchschnittswerte von je 4 Tieren wiedergibt[5301]:

Tabelle 400.

Zeitpunkt	0,36 g P	1,36 g P	1,86 g P/Tag
Anfang . . .	4,8	5,0	4,6
14 Tage . .	3,7	5,1	5,6
4 Wochen .	3,1	4,8	5,5
7 „ .	2,4	4,7	5,5
11 „ .	2,9	5,5	6,3 mg%

Die anderen Phosphatfraktionen zeigten keine Differenz. In folgendem Versuch wurden die Tiere im Alter von 1 Jahr auf eine in Ca$^{..}$ und P bekannte Diät
gesetzt und die weitere Entwicklung über 2 Jahre verfolgt.

Die Ration bestand aus Heu und Maisflocken, Mangel an besonderen Aminosäuren
(Lysin, Tryptophan) wurde verhütet durch Zusatz von 20 g Blutmehl[5302, 5303, 5304]. (Gruppe
1—3 je 10, Gruppe 4 und 5 je 5 Tiere)[5305]:

Tabelle 401.

Grup-pe	In der Diät			nach ½ Jahr		nach 2 Jahren		Blut mg% P
	Ca	P	Ca/P	Gewichtszu-nahme in kg	Blut in mg%	Gewicht in kg	Futternutz. in Einheiten	
1	4,95	0,47	10,5	—0,2	2,2	32	23,5	2,4
2	4,95	0,73	6,8	2,9	3,8	33,9	26,0	3,8
3	4,95	1,53	3,2	3,8	6,5	47,4	29,0	5,8
4	4,84	2,92	1,7	1,8	6,0	43,4	27,5	6,4
5	0,84	1,53	0,55	3,5	5,1	45,4	27,5	5,8

[5297] MARTIN, C. J. u. PEIRCE, A. W.: Commonwealth Australia, Council sci. ind. Res.
Bull. 85, 1 (1934). C. 1936 I, 2134.
[5298] DUERDEN, J., BOSMAN, V. u. BOTHA, P. S.: 18. Rep. Direct. Serv. South Africa 631
(1932), Rona 73, 259.
[5299] GODDEN, W. u. RAY, S. C.: Emp. J. exp. Agricult. 4 oder 6, 79 (1938), Rona 107, 569.
C. 1938 I, 3075.
[5300] AUCHINACHIE, D. W. u. EMSLIE, A. R. G.: Biochem. J. 27, 351 (1933), Rona 74, 660.
[5301] ROSSOUW, S. D.: 16. Rep. Direct. Serv. S. Africa 301 (1930).

Die bessere Entwicklung mit deutlichem Optimum ist ersichtlich (siehe auch [5304]), ebenso die bessere Ökonomie von Gruppe 3. Eine Fortpflanzung erfolgte bei Gruppe 1 im ersten Jahr gar nicht, aber im nächsten Jahr wurde das vollkommen nachgeholt, wobei die Jungen bei allen Diäten gleich schwer waren. Tiere mit Zulagen von Knochenmehl zeigten weniger Anfälligkeit gegen Infektion und Würmer[5304].

Die hier referierten Versuche sind fast ausschließlich von praktischen Bedürfnissen ausgegangen. Es wird sich wohl meist um eine Osteoporose, weniger um Rachitis handeln. Daß auf diese weniger Wert gelegt wurde, sieht man schon aus dem Alter, in dem die Tiere in den Versuch genommen wurden.

Als Folgeerscheinung des Phosphormangels auf den Weiden ist die in Afrika mit „Pica" bezeichnete Osteophagie zu erwähnen. Pica heißt nach dem Lateinischen Elster und soll das elsternmäßige Verlangen nach ungewöhnlichen Stoffen bezeichnen[5309, I]. In diesem Falle handelt es sich aber nicht um ein Verlangen nach ungewöhnlichen, sondern zweckmäßigen Dingen, da die verzehrten Knochen den P-Mangel beheben können. Aber diese Tiere sind nicht wählerisch, sondern fressen auch Knochen, an denen noch faulende Reste von Fleisch haften. Dieses ist infiziert mit Clostridium botulinum. Daran schließt sich ein mehr oder weniger akut verlaufender Botulismus der Tiere, der in Afrika den Namen Lamsiekte erhalten hat, bedingt durch Nervenlähmungen. Merinos, die (infolge mangelhaften Instinktes) nicht zur Osteophagie neigen, erkranken gegenüber den anderen Rassen (Perser, Karakul) weniger. Durch Phosphatzufuhr läßt sie sich auch bei diesen vermeiden (siehe unter Rind).

X. Rinder.

Versuche, durch Fütterung Mangelerscheinungen herbeizuführen, die sich auch im *Blut* zeigten, gelangen nur beim P, nicht bei Ca'', Mg'', Na', K'[5307]. Auf den an P armen Weiden Südafrikas kamen Gehalte von 2 mg% P, ja von 1 mg% und darunter[5316] zur Beobachtung und zwar besonders während der Lactation[5312]. Die minimal notwendigen Mengen in der Nahrung sind im ersten Lebensjahr am größten mit 4 g P täglich/100 kg Gewicht, im 2. Jahr auf 3,8, im 3. auf 2,7 sinkend[5308]. Mangel an P war die Ursache von Rachitis beim Kalbe, während das Verhältnis Ca/P bei reichlicher Vitamin-D-Zufuhr zurücktrat[5310]. Die Retention von P und Ca bei Zulage von Vitamin D zu einer Mangelnahrung stieg teilweise stark (10—14fach) an[5311].

Die Konzentrationen im Blut seien auf folgender Tabelle wiedergegeben (nach [5306]) als Durchschnittswerte in mg%:

Tabelle 402.

Kälber	anorgan. P	säurelösl. P	Ester-P	Lecithin-P	Gesamt-P
8 rachitische . . .	3,0	5,8	2,8	9,0	15,5
14 normale	6,2	9,6	3,4	9,7	20,0
Differenz	3,2	3,8	0,6	0,7	4,5

Ebenso ergibt sich eine Änderung der Phosphatasen. Bei absolutem Mangel an Ca'' soll es nicht zu einer Rachitis, sondern zu einer Osteodystrophia fibrosa kommen[5310].

[5302] DuToit, P J , Malan, A. I. u. Rossouw, S. D.: 16. Rep. Direct. vet. Ser. S. Africa **313** (1930), Rona **60**, 86.

[5303] DuToit, P. J.. Malan, A. I. u. Groenewald, J. W.: 17. Rep. Direct. vet. Serv. S. Africa **453** (1931), Rona **65**, 710.

Bei Versuchen mit einer CaO/P_2O_5 von 1:3,06 bzw. 1:3,90 ohne Vitamin kam es nach 7 Monaten zu gespanntem Gang, Druckempfindlichkeit der rechten hinteren Fessel wurde merkbar, 14 Tage später fand sich häufiges Einknicken in den Fußgelenken, die Tiere lagen langdauernd. Dabei war der Gehalt an Ca¨ im Serum mit 13,02, P mit 11,84 mg% hoch und trotzdem der Aschegehalt der Knochen niedrig, z. B. in den Rippen mit 36,8%, im Wirbel mit 39,9%[5309]. Eine Beziehung zu $Ca \times P$ fehlt völlig. Bei normalen Saugkälbern war der Aschegehalt etwa 53,8% und stieg mit dem Alter auf 62,5%[5318].

In Versuchen mit P-armem Futter zeigte sich bei Ausgang von 0,13% P im Futter eine gute Gewichtsentwicklung in den ersten 6 Monaten. Dann kam es zum Gewichtsstillstand bei einem Gehalt der Nahrung von 0,09% P. Bei 0,068 gab es Gewichtsverlust. Schon nach einer Dauer der Diät mit 0,09% P von einem halben Jahr zeigten sich Symptome wie Kopro- und Osteophagie (Pica), die als Folgeerscheinung die in Südafrika unter dem Namen *Lamsiekte* bekannte Erkrankung nach sich zieht.

Bei der Lamsiekte handelt es sich um einen sekundär sich entwickelnden Botulismus der Tiere (siehe S. 1018). Dazu ist notwendig, daß der Botulinus in dem Weideboden besonders häufig zu finden ist. Infolge der Resorption des Giftes kommt es zu Lähmungen, und zwar vorwiegend der Bewegungsmuskulatur (nicht der zum Schlingen und Kauen). Nur eine gewisse Steifigkeit des Schultergürtels kommt (wie bei Schafen meist) manchmal noch vorher zur Erscheinung. Im akuten Verlauf dauert die Erkrankung nur wenige Tage. Bei langsamerem Verlauf stehen Lähmung mit der Unmöglichkeit, das Futter zu suchen, Druckstellen mit Eiterungen, im Vordergrund.

Von dieser Lamsiekte ist die unkomplizierte *Styfsiekte* als Ausdruck eines Phosphatmangels der Weiden zu unterscheiden. Ein Vitaminmangel spielt bei der intensiven Sonnenbestrahlung keine Rolle. Die verschiedensten Namen sind hierfür in Gang, z. B.: stiffs oder sweeny in Florida, cripples und pog-leg in Australien. Phosphorarme Weiden sind also weit verbreitet, in Afrika im ganzen Erdteil verstreut, z. B. auch im früheren Deutsch-Ostafrika und Deutsch-Südwest.

Teilweise soll diese Erkrankung nicht allein durch Mangel an P im Futter, sondern auch durch hohe Phosphatverluste infolge Nagana-Erkrankung veranlaßt sein. Als erstes Symptom findet sich die oben erwähnte Pica. Die Steifheit in den Beinen — teilweise mit Lähmungen — soll dann zustande kommen, wenn die Nerven unter den Druck des sich reichlich entwickelnden Osteoid und der sich leicht deformierenden weichen Knochen gelangen (MITCHELL und McCLURE[5536, a]). Wichtig ist besonders bei jungen Tieren eine Wachstumshemmung als der Versuch einer Regulation. Hierin gibt es eine Analogie mit der Rachitis,

[5304] BEKKER, J. G.: 18. Rep. Direct. vet. Serv. S. Africa **733** (1932), Rona **73**, 260.

[5305] DuToit, P. J., MALAN, A. I. u. GROENEWALD, J. W.: 18. Rep. Direct. vet. Serv. S. Africa **611** (1932), Rona **73**, 259.

[5306] STARE, F. J. u. ELVEHJEM, C. A.: J. biol. Chem. **97**, 511 (1932). Rona **70**, 505.

[5307] GROENEWALD, J. W.: Onderstepoort J. vet. Sci. **4**, 93 (1935), Rona **88**, 561.

[5308] ARCHIBALD, J. G. u. BENNETT. E.: J. agricult. Res. **51**, 83 (1935). Rona **90**, 93.

[5309] MAREK, J., WELLMANN, O. u. URBANYI, L.: Arch. f. Tierheilkunde **69**, 151 (1935), Rona **88**, 410.

[5309, I] v. OSTERTAG in OBST: Afrika-Handbuch Bd. IX, 302ff (siehe [2565, III]).

[5310] THEILER, A., DuToit, P. J. u. MALAN, A. I.: Onderstepoort J. vet. Sci. **8**, 375 (1937), Rona **105**, 426.

[5311] WALLIS, G. C., PALMER, L. S. u. GULLICKSON, F. W.: Indian. J. Veterin. Sci. animal Husbandry **6**, 181 (1936). C. **1938** II, 1440.

[5312] MALAN, A. I. u. BEKKER, J. G.: 17. Rep. Direct. vet. Serv. S. Africa **433**, (1931), Rona **65**, 709.

[5313] BEKKER, J. G.: 18. Rep. Direct. vet. Serv. S. Africa **751** (1932). Rona **73**, 260.

[5314] SERGENT, EDM. u. ET.: Arch. Inst. Pasteur Algerie **12**, 399 (1934), Rona **87**, 312.

[5315] THEILER, A., GREEN, H. u. DuToit, P. J.: J. agricult. Sci. **18**, 369 (1928), Rona **49**, 62.

[5316] MALAN, A. I., GREEN, H. u. DuToit P. J.: J. agricult. Sci. **18**, 376 (1928), Rona **49**, 62.

die zu ihrer vollen Entfaltung ein ausreichendes Wachstum verlangt. Schnell wachsende Rinder sind gegen den Phosphormangel sehr viel empfindlicher als langsam wachsende, wie die Rinder der Eingeborenenbevölkerung Südafrikas. Diese sind in ihrem Bereich dem aus Europa eingeführten Vieh weit überlegen und ohne sonstige P-Zufuhr auch wirtschaftlicher.

Auch der Oestrus wird unregelmäßig und selten, die Autopsie zeigt kleine Ovarien. Die erhöhte CH_4-Bildung zeugt von einer besonderen Gärung im Darm[5317].

Bei Ca/P 5:1 und 0,2% P ist diese Erkrankung — wenigstens in den ersten Anfängen — schon vorhanden[5321].

Wie stark der Mangel sein kann, wurde an den phosphorarmen Weiden von Minnesota (0,2% P_2O_5) erwiesen. Das Futter hatte 0,08% P und 0,36% Ca. Das $Ca \times P$ sank auf 30 und darunter, bei einer milchenden Kuh fiel das Produkt auf 11,9 gegenüber 50—70 bei den normalen Tieren[5320]. Trotz der oben erwähnten Unregelmäßigkeit des Oestrus kam es zur Paarung, wenn auch seltener[5315]. Die Kälber hatten bei mäßigem Mangel an P und ausreichender Milchgabe eine normale Konzentration von P im Blut, nur bei den extremen Symptomen der Mutter, 1 mg% P oder sogar niedriger, kam es auch bei ihnen zu einem Mangel[5316].

Die gesamten Erscheinungen lassen sich völlig vermeiden durch Zulage von Phosphat. Wurde den Rindern Phosphat in Form von Knochenmehl oder $CaHPO_4$ zugelegt, dann nahmen sie besser zu, die Ausnutzung des Futters war besser[5313], wenn auch nicht so viel besser, daß sich daraus in Fleischproduktion (noch weniger in Milch) ein wirtschaftlicher Vorteil, besonders bei dem teuren Knochenmehl, erreichen ließ[5314]. (Über wirtschaftliche Berechnungen siehe OSTERTAG-KUHLENKAMPF[5309, I].) Die mangelhafte Ausnutzung des Futters soll auf einen höheren Stoffwechsel der phosphorarm (0,18% P) ernährten Rinder beruhen, dessen Größe auf S. 852 angegeben wurde (nach RIDDELL, HUGHES und FITCH[4551]). Bei anderen Versuchen mit 0,13% P in der Nahrung wurde weder auf O_2-Verbrauch, noch auf CO_2-Bildung und respiratorischen Quotienten, noch auf die Wärmebildung ein Einfluß gefunden[5317].

Die Phosphatquellen sind nicht gleichwertig. Bei Versuchen an 62 Rindern wurde die Menge von Knochenmehl bestimmt, die gerade ausreichte, das Fressen eines angebotenen Knochens (Pica) zu verhindern. Es zeigte sich, daß tägliche Gabe von $^2/_3$ Unzen $= 20$ g $CaHPO_4$ mit 42% P_2O_5 dieselbe hemmende Wirkung hatte wie 3 Unzen $= 90$ g Knochenmehl mit 22% P_2O_5. Das wies darauf hin, daß $CaHPO_4$ besser ausnutzbar war[5319]. Noch besser bewährte sich — ebenso auf den P-Gehalt berechnet — Na_2HPO_4, wenn auch der Abstand nicht so groß war, wie vorher (100:97:94 war das Verhältnis der 3 Präparate[5322]). Bei Versuchen an trächtigen Kühen zeigte sich weiter, daß H_3PO_4 weniger geeignet war, eine negative P-Bilanz positiv zu gestalten, was ohne weiteres mit den anderen 3 Stufen der Basenbesetzung möglich war[2327].

[5317] KLEIBER, M., GOSS, H. u. GUILBERT, H. R.: J. nutrit. **12**, 121 (1936), Rona **96**, 233. C. **1936 II**, 2751.

[5318] NITSCHE, M.: Z. Tierzüchtung **44**, 230 (1939), Rona **117**, 370.

[5319] DuTOIT, P. J. u. GREEN, H. H.: 16. Rep. Direct. vet. Serv. S. Africa **267** (1930), Rona **60**, 238.

[5320] PALMER, L. S. u. ECKLES, C. N.: Proc. Soc. exp. Biol. Med. **24**, 307 (1927), Rona **40**, 550.

[5321] HUFFMANN, C. F., ROBINSON, C. S., DUNCAN, C. W., LAMB, L. W. u. MASON, M. F.: J. Dairy Sci. **16**, 203 (1933), Rona **73**, 656.

[5322] OTTO, J. S.: Onderstepoort J. vet. Sci. **10**, 281 (1938), Rona **113**, 406.

[5323] WESTERLUND, A.: Ann. Agricult. Coll. of Sweden **4**, 55 (1937), Rona **101**, 77. C. **1937 II**, 4355.

[5324] IYER, A. V. u. AYYAR, N. K.: Indian. J. vet. Sci. **4**, 108 (1934), Rona **82**, 591.

Bei den *Bilanzen* spielt — gerechnet an der Ausscheidung — die Resorption anscheinend eine wesentliche Rolle. Wie sich die Ausscheidung auf Harn und Kot verteilt, ergeben folgende Analysen: von P wurde täglich 0,1 g (0,03—0,27) im Harn, 6,2 g (2,03—18,11) im Kot ausgeschieden. Bei Ca waren die betreffenden Zahlen 0,2 bzw. 31,9 g[5324, 5325]. Bei Zulage von Ca erfolgt keine vermehrte Absorption von Ca, wohl aber bei Zulage von Phosphat, wurde dieses aber vermehrt im Harn ausgeschieden, dann fand sich mehr Ca im Kot. Ebeno war eine vermehrte Absorption bei Trächtigkeit und Lactation merkbar[5323]. Umgekehrt führte Zulage von $CaCl_2$ zu vermehrter Ausscheidung von PO_4'' im Darm, sodaß also die Wirkung des Salzes gegen Tetanie nicht nur in der Erhöhung des Ca" im Plasma, sondern ebenso in der Hemmung der Resorption aus dem Darm zu suchen ist. Bei Ca-Lactat war auch der P-Stoffwechsel positiv[5326].

Die Versuche von OTTO[2740] ergaben, daß in der Norm fast alles P im Kot ausgeschieden wurde. Wurde aber Knochenmehl zugelegt, dann wurde eine Absorption desselben von 77 und 67%, bei Na_2HPO_4 sogar von 93 und 97% bemerkbar. Wir geben eine Bilanzreihe aus diesen Untersuchungen wieder, wo neben Na_2HPO_4 zu der Grunddiät aus Heu, Mais, Fanko, Aleuronat und NaCl (sehr niedrig an Ca und P) $CaCO_3$ zugelegt wurde, so daß eine Reihe von verschiedenen Quotienten Ca/P vorlagen. Auf der Tabelle ist die gegenseitige Bedingtheit zu sehen. Die Absorption wurde ähnlich wie früher die „net absorption" von HARRIS bei Ratten gerechnet, also perorale Zufuhr, abzüglich der Ausscheidung durch den Kot[2740]:

Tabelle 403.

48-Stunden Periode	Dosis		CaO:P_2O_5 Verhältnis	Absorption		Retention	
	CaO g	P_2O_5 g		CaO g	P_2O_5 g	CaO g	P_2O_5 g
1— 5 . . .	97,5	37,2	1:0,38	32,1	8,8	25,7	8,5
8—15 . . .	75,4	37,6	1:0,50	27,7	10,1	23,6	9,9
18—25 . . .	48,9	39,0	1:0,80	17,1	14,2	14,1	14,0
63—70 . . .	73,5	59,8	1:0,81	36,1	35,7	34,7	33,6
28—35 . . .	20,6	39,0	1:0,89	5,0	16,1	2,8	15,8
53—60 . . .	17,9	59,5	1:3,32	6,9	33,2	5,9	28,9
46—50 . . .	18,0	77,5	1:4,31	6,0	49,1	5,3	37,4
41—43 . . .	17,5	95,5	1:5,46	4,8	63,1	3,9	29,1

In Versuchen von REID und Mitarbeitern[5335, I] fand sich eine etwas erhöhte P-Bilanz bei Zusatz von Mangansalzen zum Futter (etwa 0,02% $MnSO_4$), während Ca schlechter reagierte.

Die *Lactationsperiode* stellt an den Bedarf besondere Anforderungen, gelingt es doch z. B. bei Einsetzen der Lactation sehr schwer, die Bilanz von Ca" und P nicht negativ werden zu lassen[5328, 5329]. Für jedes Pfund Milch sollen 0,9 g Ca und 0,7 g P zugelegt werden[5335, I]. Der Mangel zeigt sich anfangs am Sinken des Plasmaphosphats[5330]. Die Ausnutzung des Phosphats soll gut sein bei milchenden Kühen, besonders wenn vorher ein Phosphatmangel vorhanden war[5331]. Gewisse

[5325] KRUPSKI, A. u. ALMASY, F.: Schweiz. Arch. Tierheilkunde 78, 514 (1936), Rona 103, 51.
[5326] ROBINSON, C. E., HUFFMAN, C. F. u. MASON, M. F.: J. biol. Chem. 84, 257 (1929).
[5327] TURNER, W. A., KANE, E. A. u. HALE, W. S.: J. biol. Chem. 92, XIV (1931), Rona 62, 751.
[5328] TURNER, A. W. u. HARTMAN, A. M.: J. biol. Chem. 78, XXVII (1928), Rona 47, 249.
[5329] TURNER, A. W. u. HARTMAN, A. M.: J. nutrit. 1, 445 (1929), Rona 52, 410.
[5330] VAN LANDINGHAM, A. H., HENDERSON, H. O. u. BOWLING, G. A.: J. Dairy Sci. 19, 597 (1936), Rona 98, 257.

Nahrungsbestandteile sollen noch darauf einwirken, z. B. Kohl[5332] oder Bohnenmehl[5331]. Besonders gut ausnutzbar war Diphosphogluconat-Calcium[5333]. Bei milchenden Ziegen wirkte Bestrahlung verbessernd auf die Resorption von Ca··, aber nicht sicher auf die von P[5334].

Zulage von Thyroxin erhöhte den P-Gehalt der Milch. Bei zugleich vermehrter Ausscheidung von P im Urin war die Bilanz doch positiv. Durch die Behandlung war die Aufnahme durch den Darm erhöht, so erklärte sich die positive Bilanz von P, während Ca stets verlorenging[5330, I].

XI. Affe.

Affen wurden in strahlenfreier Umgebung gehalten mit zugleich Vitamin-D-freier Diät. Das Ca/P wurde auf 0,49 und 1,3 gehalten. Bei den Tieren mit niederen Quotienten entwickelte sich eine Rachitis, die den menschlichen Verhältnissen glich. Parenterale Gabe von Phosphat begünstigte die Verknöcherung zwar, heilend aber wirkte nur Bestrahlung oder Vitamin D[5335].

XII. Mensch.

Die Verhältnisse beim Menschen sind im Prinzip nicht anders als bei den einzelnen Versuchstieren, wenn hier auch die Zahl der quantitativen Stoffwechseluntersuchungen gering ist. Daß Vitamin D zu der Diät des Menschen — ebenso wie zu der von Affe, Hühnchen oder Hund — gehört, ist bekannt. Wir werden nur besondere Prinzipien darstellen können, ohne den Gegenstand auch nur annähernd zu erschöpfen.

1. Der erste Punkt betrifft die **Assimilierbarkeit** der dargebotenen Phosphate der Nahrung.

Bei Gabe von Mais mit seinem hohen Gehalt an Phytin war die ungenützte Ausscheidung von Ca·· und P größer[5336]. Es konnte dabei zu einer negativen Bilanz an P kommen, während bei Fleisch die Bilanz positiv wurde[5337]. Die Ausnutzung von Ca·· und P gibt teils einen synergistischen, teils einen antagonistischen Verlauf. So wurde bei einer Diät an der Grenze des Mindestbedarfs durch Zusatz von Phosphorsäure die Retention verbessert. Dabei konnte es sich um die Frage der Acidität handeln, da Gabe von $NaHCO_3$ zu einer Verschlechterung führte[5343]. Tendenzen einer Begünstigung der Resorption durch Säure wurden vielfach bei den Versuchstieren, besonders bei der Ratte beobachtet. Nach Zufuhr von Citronensäure, Gluconsäure und Milchsäure wurde aber im Urin die Ausscheidung von Phosphat (die vorher 54,7% betrug) nicht verändert, die von Ca··

[5330, I] OWEN E. C.: Biochem. J. **43**, 243 (1948).

[5331] LAMB, L. W., WINTER. O. B., DUNCAN, C. W., ROBINSON, C. S. u. HUFFMAN, C. F.: J. Dairy Sci. **17**, 233 (1934), Rona **79**, 583.

[5332] MILLER, H. G., BRANDT, P. M. u. JONES, R. C.: Amer. J. Physiol. **69**. 169 (1924), Rona **29**, 73.

[5333] SEIDEN, R.: J. Amer. vet. med. Assoc. **96**, 518 (1940). C. **1940** I, 3814.

[5334] HENDERSON, J. A. u. MAGEE, H. E.: Biochem. J. **20**, 363 (1926).

[5335] GERSTENBERGER, H. J.: J. biol. Chem. **123**, XLI (1938).

[5335, I] REID, J. T., PFAU, K. O., SALSBURY, R. L., BENDER, C. L. u. WARD, G. M.: J. nutrit. **34**, 661 (1947).

[5336] NITZESCU, J. J., POPOVICIU, G. u. OPREANU, R.: Rev. stünt. med. **22**, 1277 (1933). Rona **80**, 431.

[5337] ALBERTONI, P. u. TULLIO, P.: Arch. di Science biol. **6**, 310 (1924), Rona **31**, 66.

[5338] KEMPSTER, E., BREITER, H., MILLS, R., McKEY, B., BERNDS, M. u. OUTHOUSE, J.: J. nutrit. **20**, 279 (1940). C. **1941** I, 660.

[5339] KRAMER, M. M., POTTER, M. T. u. GILLUM, J.: J. nutrit. **4**, 105 (1931), Rona **63**, 85.

von 17,8 auf 22—24% erhöht, aber das geschah ebenso durch endogen gebildete Milchsäure nach Muskelarbeit[5341]. Wir müssen darauf hinweisen, daß auch in den Versuchen von SHOHL nicht ohne weiteres die Wirkung der Säure sichtbar war, sondern daß bestimmte Grenzverhältnisse notwendig waren, um einen Effekt nachzuweisen. Wenn man die Ausscheidung im Urin als Zeichen vermehrter oder verminderter Resorption auffaßte, dann ergab sich nach Gabe von H_3PO_4 eine unwesentliche Depression der $Ca^{\cdot\cdot}$-Ausscheidung im Harn. Diese Verminderung wurde stärker, wenn man von der Säure über die einzelnen Stufen zum tertiären Phosphat überging. Die PO_4'''-Ausscheidung wurde dabei nicht viel verändert[5342], wie auch in den Versuchen von SALTER, FARQUHARSON und TIBBETTS[3847] dieselbe Menge des zugeführten P (20—30%) sich in den Faeces fand, welche Acidität das zugeführte Salz auch besaß.

In anderen Versuchen wurde durch Gabe von NaH_2PO_4 eine vermehrte Ausscheidung von $Ca^{\cdot\cdot}$ im Harn beobachtet[5344], also der umgekehrte Vorgang. Dabei soll es sich um einen Ausgleich der Acidität durch das $Ca^{\cdot\cdot}$ handeln[5344]. Umgekehrt wurde durch Gabe von $Ca^{\cdot\cdot}$-Gluconat die Ausscheidung von P im Urin vermindert, aber nur bei peroraler, nicht bei parenteraler Gabe[5340]. In diesen Versuchen waren offenbar die rein chemischen Bedingungen von Resorption und Fällung wirksam. Bei Prüfung der Aufnahme von $CaHPO_4$ fand sich andererseits dieselbe Ausnutzung des $Ca^{\cdot\cdot}$ mit 19,5% der Zufuhr wie in Milch oder Milch in Eiskrem in Versuchen an Kindern[5338, 5351] bzw. Erwachsenen[5339]. Eine weitere Möglichkeit der Beeinflussung ist durch die Fettsäuren der Nahrung gegeben, indem Kalkseifen im Stuhl übrigbleiben[5345]. Solche Kalkseifen wurden von TELFER[5346] im Stuhl von Säuglingen gefunden, die mit Kuhmilch ernährt worden waren. 10—20% des ausgeschiedenen CaO ließ sich auf Fettsäure, der Rest auf Phosphate beziehen. Bei diesen Versuchen wurde aber nur 30—40% des Phosphats im Urin ausgeschieden, ein ungewöhnlich niedriger Satz.

2. Die **Retention** wurde in folgenden Versuchen an 2 Säuglingen verfolgt, denen zu der Grundnahrung von reiner Milch in 3 Stoffwechselperioden von je 4 Tagen teils $CaCl_2$, teils Na_2HPO_4 zugesetzt wurde. Die Resultate gibt folgende Tabelle (nach [5352]) wieder:

Tabelle 404.

Periode	Aufnahme		Ausscheidung im Urin in % d. Zufuhr		Retention		Ca/P
	Ca g	P g	Ca	P	Ca in %	P in %	
Milch	3,98	2,84	1,3	69,9	27,1	23,4	1,3
	3,98	2,84	3,1	66,6	26,0	27,6	1,3
+ $CaCl_2$ . .	9,20	2,80	4,0	15,1	19,4	15,1	4,2
	7,29	2,13	7,7	8,0	27,9	8,06	12,0
+ Na_2HPO_4	3,41	5,42	1,2	30,0	3,2	8,4	0,24
	3,92	6,36	1,3	51,0	10,2	9,2	0,69

[5340] MÜLLER, H.: Dissertation Jena 1939, bei Lintzel.
[5341] HENKEL, H. G.: Dissertation Jena 1938, bei Lintzel.
[5342] SCHMIDT, K.: Dissertation Jena 1939, bei Lintzel.
[5343] COPP, E. F. F.: Arch. inter. Med. **45**, 136 (1930), Rona **55**, 622.
[5344] TIBBETTS, D. M. u. AUB, J. C.: J. clin. Invest. **16**, 491 (1937), Rona **102**, 402.
[5345] ORR, J. B.: Brit. med. Journal **1924 II**, 504.
[5346] TELFER, S. V.: Quart. J. of Med. **16**, 45 (1923).
[5347] DUMONT, R.: Arch. Schiffs- u. Tropenhygiene **42**, 412 (1938), Rona **110**, 57.
[5348] WANG, C. C., KERN, R. u. KAUCHER, M.: Amer. J. Dis. Childr. **39**, 768 (1930), Rona **56**, 507.
[5349] STEARNS, G.: Amer. J. Dis. Childr. **42**, 749 (1931), Rona **65**, 221.

Jeder Zusatz verschlechterte also die Retention, und auch die Ausscheidung im Urin wurde geringer, was — bei sinkender Retention — in einer gehemmten Resorption zu suchen sein wird. Das Ca/P im Säuglingsalter liegt in der Retention bei 1,5—2,0. Sinken unter 1,5 führt zu Rachitis und ist ein Zeichen von Rachitis, wie schon daraus verständlich ist, daß das Ca/P des Knochens über 2,0 liegt. Die Angaben über die notwendige Retention sind 40 mg P/kg und 20—25 mg Ca/kg im Säuglingsalter[5349].

3. Normaler Bedarf. In der Nahrung von *Kindern* im Alter von 36—66 Monaten bei ausreichenden Mengen von Vitamin D müssen 45—50 mg/kg $Ca^{..}$ und 60—70 mg/kg P enthalten sein[5350]. Bei Bilanzen mit steigender Zufuhr von $Ca^{..}$ und P bei Kindern von 4—12 Jahren wurde eine positive Bilanz noch erreicht, wenn mehr als 32 mg/kg CaO und 79 mg/kg P_2O_5 in der Nahrung vorhanden war. 50% von P wurde im Kot ausgeschieden[5348]. Diese Zahlen sind niedriger, weil das relative Wachstum mit dem Alter abnimmt. Damit sind aber sicherlich noch nicht die optimalen Verhältnisse erreicht. Die tägliche Retention schwankte bei CaO zwischen 4—25 mg/kg, bei P_2O_5 zwischen 6 und 45 mg/kg[5348].

Bei *Erwachsenen* seien folgende Mengen angegeben, die notwendig sind: $Ca^{..}$ 8,2 mg/kg, P 13,9 mg/kg[5355] bzw. 1 g $Ca^{..}$ und 1,5—1,73 g P/Tag[5345]. GREENBERG und SCHMIDT[2794] geben nach Versuchen von SHERMAN den täglichen P-Bedarf für ein Körpergewicht von 70 kg mit 1,0—1,2 g an. Wie die Bilanzen sich ergeben, möge folgendes Beispiel aus Versuchen an 10 Personen im Alter von 32—69 Jahren auf Tabelle 405 beleuchten (nach [5353]):

Tabelle 405.

Zufuhr mg/Tag		Ausscheidung		Bilanz
		Harn	Kot	
Ca . .	524	172	356	— 4
	879	206	521	+152
P . .	849	790	202	—147
	1227	898	297	+ 32

Die Bilanzen waren stark abhängig von der Eiweißzufuhr, eine Stickstoffmenge von etwa 4 g N führte zu einer negativen Bilanz von P und Ca[5354], bei etwa 10 g N/Tag war sie in Hinsicht P schwach positiv geworden (Ca noch nicht ganz[5357]). Wieweit die Zufuhr bei frei gewählter Nahrung den tatsächlichen Minimalbedarf übertrifft, zeigen Prüfungen von TIGERSTEDT[5356] an 138 Versuchspersonen in Finnland. Die Männer nahmen täglich 7,55 g P_2O_5 (12,65—4,14) und 3,2 g CaO (0,89—6,05), die Frauen 4,93 g (1,95—12,01) g P_2O_5 und 2,16 g (0,55—5,15) g CaO auf. Die Verhältnisse der Zufuhr waren:

Tabelle 406.

	P_2O_5	CaO	MgO
bei Männern . .	4,31	1,83	1,0
bei Frauen . .	4,44	1,95	1,0
bei Kindern . .	4,07	1,72	1,0

Schwankungen in der Bilanz gab es noch abhängig von der Jahreszeit, z. B. negative Bilanzen für P im Januar, Februar und Juli[5358, 5359]. Diese Schwankungen waren auch im Blut von Schwangeren zu beobachten, aber nur beim Ca[5360]. Sonst fanden sich gewisse Veränderungen des Esterphosphats in den Erythrocyten mit Steigerung der P-Zufuhr[5358].

<hr>

[5350] DANIELS, A. L., HUTTON, M. K., KNOTT, E. M., WRIGHT, O. E. u. FORMAN, M.: J. nutrit. **10**, 373 (1935), Rona **93**, 332.

4. Rachitis. Eine Erniedrigung der Phosphate im Plasma begleitet die menschliche Rachitis. So wird angegeben, daß alle Kinder unter $2^{1}/_{2}$ Jahren, deren anorganisches P im Serum 3 mg % P unterschritt, an aktiver Rachitis litten[5364, 5365]. Wie sich die Konzentrationen zu denen von Ca verhalten, mögen folgende Analysen an 2 Kindern zeigen (nach [5363]):

Tabelle 407.

Behandlung	Kind I			Kind II			Krankheit
	Ca mg°$_0$	P mg°$_0$	Ca $\times$ P	Ca mg°$_0$	P mg°$_0$	Ca $\times$ P	
25 E Vit. D	8,3	3,0	25	10,2	2,7	28	Rachitis +
intramuskulär .	10,6	4,2	45	10,8	3,1	33	
wiederholt . . .	10,4	6,2	64	10,2	5,5	56	Rachitis heilend

Der Anstieg nach Behandlung ist deutlich. Er erfolgte ebenso bei dem Esterphosphat der Erythrocyten, der vorher erniedrigt war. Dieser stieg bei Behandlung sogar schon früher an als der anorganische P des Plasmas[5367].

5. Die Phosphatase im Plasma wurde unter 506 einwandfrei diagnostizierten Rachitisfällen in 84% erhöht gefunden ([5368] u. [5368, I], siehe auch [5366, 5367]), auch bei anderen Knochenerkrankungen, z. B. Pagets-Erkrankung, Knochentumoren, überhaupt vielfach Knochenneubildung[5366, 5369]. Die Erhöhung des Fermentes soll dazu führen, daß nach Injektionen von Glycerophosphat die Ausscheidung des Phosphates beim rachitischen Kinde rasch und prompt erfolgt[5371]. Normale Werte der Phosphatase wurden gefunden bei einem Fall von Osteogenesis imperfecta. Dafür fehlte aber das Ferment völlig im Periost, dem subperiostalen Gewebe und im Duodenum[5370]. Wir haben schon über die Bedeutung der Phosphatase für die Verknöcherung gesprochen. Auf Tab. 408 geben wir eine Zusammenstellung von Schüpbach[4951] über das Verhalten von Phosphatase und Knochensalzen bei einer Reihe von Erkrankungen wieder.

Tabelle 408. *Differentialdiagnose der Skeletterkrankungen aus den Laboratoriumsbefunden.*

	Serum-Ca	anorganischer Serum-P	alkalische Serum-Phosphatase
Hyperparathyreoidismus mit M. Recklinghausen	+	—	+
Hyperparathyreoidismus ohne Skelettbeteiligung	+	—	±
Hyperparathyreoidismus mit Niereninsuffizienz	+	+	+ bei Skelettbeteiligung
Renale Osteodystrophie	—	+	± oder +
Hypoparathyreoidismus	—	+	±
Osteomalacie (unbehandelt)	± oder —	± oder —	+ im Anfang ±
Osteoporosen	±	±	± bis —?
M. Paget.	±	±	± bis ++
Fibröse Dysplasie Jaffe-Lichtenstein	±	±	± oder +
Multiples Myelom	± oder +	± oder +	± oder +
Metastatische Skelettkarzinose . . .	± selten +	±	± oder +

+ vermehrt, — vermindert, ± normal.

[5351] Pierce, H. B., Daggs, R. C., Meservey, A. B. u. Simcox, W. J.: J. nutrit. **19**, 401 (1940). C. **1941** I, 73.

[5352] Orr, W. J., Holt jr., L. E., Wilkins, L. u. Boone, F. H.: Amer. J. Dis. Childr. **28**, 574 (1924). Rona **30**, 409.

[5353] Owen, E. C.: Biochem. J. **33**, 22 (1939), Rona **112**, 578.

Neben den hier erwähnten Änderungen im Blut findet sich meist bei Rachitis eine *Acidose* (GYÖRGY), verminderter Stoffwechsel und vor allen Dingen Störungen in der Retention von Ca und P. Gerade die Phosphatbilanz zeigt die erste Störung, der dann in einer zweiten Phase die des Ca folgt. Umgekehrt fand sich in einem dritten Stadium die Störung des Phosphats zuerst behoben. Dieses leitet nach den wichtigen Feststellungen von ROMINGER, MEYER und BOMSKOV[5372, 5373] zur Tetanie über, die damit (FREUDENBERG und GYÖRGY) ihren Platz in dem Ablauf einer Rachitis erhält.

Diese Vorgänge haben eine gewisse Parallelität mit Veränderungen im Blut nach Darreichung von Phosphat. Bei peroraler Gabe von anorganischem Phosphat schieden gesunde und kranke Kinder das Phosphat rasch aus. Es wurde von beiden auch rasch und gleichmäßig resorbiert, wenn man den Anstieg im Blut-Plasma verfolgte, wie in den Versuchen von MURDOCH[2792], die wir auf S. 430 wiedergegeben haben. Nur bei Kindern mit heilender Rachitis war der Anstieg bedeutender. Eine erhöhte Resorption wird man nach GYÖRGY nicht als einzige Ursache ansehen können.

Verfolgt man die *Bilanz*, dann sieht man, daß durch Zulage von Phosphat eine negative Bilanz positiv gestaltet werden kann[5375], wie folgende Versuche an einem rachitischen Säugling zeigen (nach FORD und Mitarbeiter[5374]), die die Retention in mg/kg/Tag angeben:

Tabelle 409.

	CaO	P_2O_5
Fall I vorher	—93	—9
2,5 g NaH_2PO_4 täglich . .	+4	+178
Fall II vorher	+123	+166
+ 3 g Na_2HPO_4	—16	+207

Das zweite Kind zeigte verminderte Retention bei Ca und vermehrte Retention von P, trotzdem keine Tetanie, vielleicht war die negative Ca-Bilanz dadurch bedingt, daß das zweite Kind nicht das saure, sondern das neutrale Phos-

[5354] KUNERTH, B. L. u. PITTMAN, M. S.: J. nutrit. 17, 161 (1939), Rona 113, 246.

[5355] BRULL, L.: Bull. Acad. Med. Belgique VI, 1, 444 (1936), Rona 99, 409. C. 1937 I, 1118.

[5356] TIGERSTEDT, C.: Skand. Arch. Physiol. 56, 265 (1929), Rona 51, 449.

[5357] KUNERTH, B. L. u. PITTMAN, M. S.: J. nutrit. 17, 175 (1939), Rona 113, 246.

[5358] HEINELT, H.: Münch. med. Wschr. 73, 729 (1926), Rona 37, 336.

[5359] HEINELT, H.: Z. exp. Med. 45, 616 (1925), Rona 32, 268.

[5360] BODANSKY, M., CAMPBELL, K. u. BALL, E.: Amer. J. clin. Path. 9, 36 (1939), Rona 112, 425.

[5361] FANCONI, G.: Jahrb. Kinderheilkunde 147, 299 (1936). Klin. Wschr. 1937 I, 542.

[5362] MITCHELL, A. G.: Acta Paediatr. 11, 352 (1930).

[5363] WILKINS, L. u. KRAMER, B.: The John Hopkins Hospit. Bull. 40, 52 (1927).

[5364] ZAMORANI, V.: Lattante 2, 360 (1931), Rona 64, 117.

[5365] HOWLAND, J. u. KRAMER, B.: Amer. J. Dis. of Childr. 22, 105 (1921), Rona 10, 256.

[5366] BODANSKY, A. u. JAFFE, H. L.: Arch. int. Med. 54, 88 (1934), Rona 83, 402.

[5367] STEARNS, G. u. WARWEG, E.: Amer. J. Dis. Childr. 49, 79 (1935). Rona 86, 445.

[5368] MORRIS, N., STEVENSON, M. M., PEDEN, O. D. u. SMALL, J. M. D.: Arch. Dis. Childhood 12, 45 (1937). C. 1937 I, 2793.

[5368,1] BARNES, D. J. u. MUNKS, B.: Proc. Soc. exp. Biol. Med. 44, 327 (1940). C. 1941 II, 1402.

[5369] GUTMAN, A. B., TYSON, T. L. u. GUTMAN, E. B.: Arch. intern. Med. 57, 379 (1936). C. 1937 II, 3024.

[5370] HANSEN, A. E.: Proc. Soc. exp. Biol. Med. 31, 1023 (1934), Rona 81, 657.

[5371] HEYMANN, W.: Z. Kinderheilkunde 45, 232 (1928), Rona 46, 61.

[5372] ROMINGER, E., MEYER, H. u. BOMSKOV, C.: Z. exp. Med. 73, 343 (1930).

phat erhielt. Wesentlich war die Retention vermindert und zwar zugunsten eines erhöhten Aschegehaltes in den Faeces, wie auch die Versuche von TELFER[5376, 5377] zeigen. Das Verhältnis der Ausscheidung an P $\frac{\text{Urin}}{\text{Kot}}$ betrug z. B. $\frac{1}{1,7}$ bzw. $\frac{1}{3,4}$. Wurde durch Gabe von Lebertran die Heilung eingeleitet, dann kehrte sich das Verhältnis in $\frac{1,5}{1}$ bzw. $\frac{4,6}{1}$ um. Wir haben hier wiederum dieselben Verhältnisse wie bei der Ratte, jedoch darin unterschieden, daß beim Menschen durch parenterale Gabe, sei es P oder Ca, eine Heilung nicht erzwungen werden kann, obwohl die Resorption keine Rolle spielt.

Rachitis kann auch hervorgerufen sein durch eine vermehrte Ausscheidung der Phosphate in der Niere als ein besonderes (und von dem Hyperparathyreoidismus abzugrenzendes) Krankheitsbild[5361, 5362].

6. Vitamin D. Bei Versuchen an Erwachsenen zeigte sich eine Begünstigung der Resorption von Ca und P durch Vitamin D[5378] und AT 10[5379], führend soll dabei das Ca sein, da bei Zunahme des Ca in der Nahrung die Ausscheidung des P, aber nicht umgekehrt, beeinflußt wurde[5378]. Bei diesen Analysen wird wahrscheinlich die Diät nicht die extreme Form des Phosphatüberschusses erreicht haben, da für die Einseitigkeit der Wirkung kein demonstrierbarer Grund aufzufinden ist. Im allgemeinen hat Vitamin D einen Einfluß, den man als regulierend bei extremen Diäten (Ca/P) ansehen kann, wie bei der Ratte auch[5380].

Von Interesse sind die Fälle von gegen Vitamin resistenter Rachitis. Bei 4 Patienten, bei denen weder Darm- noch Nierenkrankheit eine Ursache gaben, erfolgte die Heilung durch Aufhören des Wachstums[5381], eine Heilungsmethode, wie sie bei Mäusen und auch Meerschweinchen zu beobachten ist. Entwicklung von Rachitis hängt ab vom Wachstum. Gegen diese allgemeine These wendet SHOHL[4953] ein, daß meist das Wachstum gesteuert wird vom Gehalt der Diät an Ca und P und auch Vitamin D, und es sogar experimentelle Rachitis gäbe, die bei gleichbleibendem Gewicht erfolge. Bei Kindern wurde tatsächlich das Wachstum über die Norm gesteigert durch Gabe ausreichender Vitaminmengen[5383]. Demgegenüber ist es eine ebenso häufige Beobachtung, daß durch Gabe z. B. von Eiweiß und Beschleunigung des Wachstums die Entstehung der Krankheit beschleunigt, die Schwere vermehrt wird (z. B. QUERIDO), und auch bei gut wachsenden Kindern ist Rachitis häufiger[5383]. QUERIDO weist nach Belegen aus der Literatur darauf hin, daß bei Kindern im ersten Jahr in 70 % der Fälle eine Osteoporosis zu beobachten war, daß also die Mineralzufuhr anscheinend nicht genügte. Deshalb ist die Nahrung der Kinder mit einem Ca/P = 1 nicht zu vergleichen mit der von Ratten bei Ca/P = 1 und 0,4 % P. Wichtig ist, daß die Rachitis mit nicht zu kleinen Mengen von Vitamin D behandelt wird, dessen Nebenwirkungen (wie wir schon bei Tierversuchen erwähnten) durch Vitamin-A-Gabe vermindert werden können (STEPP[5382]).

[5373] ROMINGER, E., MEYER, H. u. BOMSKOV, C.: Z. exp. Med. **78**, 259 (1931).
[5374] FORD, F. J., GRAHAM, S. G. u. MORRIS, N.: J. of Physiol. **75**, P 33 (1932), Rona **70**, 279.
[5375] GROSSER, P.: Z. f. Kinderheilkunde **25**, 141 (1920).
[5376] TELFER, S. V.: Quart. J. of Med. **20**, Nr. 77, 7 (1926), Rona **40**, 791.
[5377] TELFER, S. V.: Quart. J. of Med. **16**, Nr. 61, 63 (1922), Rona **17**, 336.
[5378] ALBRIGHT, F. u. SULKOWITCH, W.: J. clin. Invest. **17**, 305 (1938). C. **1938** II, 546, Rona **108**, 651.
[5379] ALBRIGHT, F., BLOOMBERG, E., DRAKE, T. u. SULKOWITCH, H. W.: J. clin. Invest. **17**, 317 (1938). C. **1938** II, 546. Rona **108**, 651.
[5380] MAREK, J.: Anz. ungar. Akad. Wissensch. **58**, 429 (1939). C. **1940** I, 1224.
[5381] GILL, A. M.: Arch. Dis. Childhood **14**, 50 (1939). C. **1939** I, 4497.
[5382] STEPP, W.: Ernährung **1**, 26 (1936), Rona **95**, 33.
[5383] JEANS, P. C. u. STEARNS, G.: J. amer. med. Assoc. **111**, 703 (1938), Rona **110**, 226.

Inwieweit die Diät und ihr Gehalt an P und Ca·· für den Vitaminbedarf des Menschen Bedeutung hat, ist nicht untersucht worden. In einer ausführlichen Zusammenstellung von Jeans und Stearns[5383] über den Bedarf an Vitamin D in verschiedenen Lebensaltern findet sich kein Hinweis, ob der Bedarf durch die Diät verändert wird. Die Schwierigkeiten der Festlegung eines minimalen Bedarfs sind schon so groß, daß meist nicht mehr als eine grobe Schätzung möglich ist. Aber eines ist vor allem zu betonen, nämlich daß eine an Quantität unzureichende Ernährung nicht durch noch so große Dosen von Vitamin D verbessert werden kann, ein Befund, der auch in den Tierversuchen immer wieder zu erheben war. Auch bei der Wirkung auf die Bilanz und Resorption ergab sich dasselbe Bild. War die Resorption von Ca und P bei einem Kinde an sich schon gut, dann ließ sie sich nicht durch Zugaben von Vitamin D verbessern, wohl aber wenn sich im Stuhlgang große Mengen von Ca·· und P nachweisen ließen.

7. Dasselbe gilt von der Entstehung der **Zahncaries,** einem Kapitel, in dem die Stimmen besonders widersprechend sind. Wir wollen die Einzelheiten der Literatur nicht aufzählen. Negative Befunde[5385] und absolut positive[5384, 5386] stehen sich gegenüber. Teilweise wurden gute Erfahrungen mit Zulagen von Phosphaten gemacht[5384], teilweise die Zulage von Ca empfohlen, weil die normale Nahrung schon ausreichend P enthalte[5383]. Der Nahrung wurde bei weitem größere Bedeutung zugebilligt als der erblichen Anlage und von der Nahrung gerade wiederum dem Vitamin D[5386]. Stearns und Jeans[5383] kommen zu dem abschließenden Urteil, das wir — etwas anders formuliert — hier wiedergeben können. Bei unzureichendem Gehalt der Nahrung an Ca, P und Vitamin D wird durch Zulage dieser Stoffe die Caries nicht verhütet, aber die Schwere vermindert. Ein Überschuß führt nicht zu größerer Sicherheit.

Wenn also die Koinzidenz zwischen mangelhafter Versorgung mit Ca, P und Vitamin D mit Knochenerkrankungen und Caries hervorgehoben wurde, so gibt es doch auch entgegengesetzte Beobachtungen. Das Zusammengehen von Rachitis und Caries ist schon seit Beschreibung der Rachitis durch Glisson im Jahre 1651 immer wieder betont worden. Bei Untersuchungen in Indien[5387], wo Rachitis und Osteomalacie besonders am Fuß des Himalaya weit verbreitet sind, wurde aber auch bei deutlich rachitischen Kindern außerordentlich geringes Vorkommen von Caries und Hypoplasie beobachtet. Diese Beobachtung gibt einen Hinweis auf einige Tierversuche, in denen bei schweren Störungen am Knochen die Zähne intakt, jedenfalls widerstandsfähiger gefunden wurden. Auch Armstrong[5092, I] kommt in einer neuerlichen Übersicht zu der Feststellung, daß durch Mangel an Vitamin D wohl Deformationen und Hypoplasie des Schmelzes veranlaßt werden, aber damit sei die Anfälligkeit für Caries nicht gegeben. Da nach dem Durchbruch der Zähne eine Änderung der Schmelzzusammensetzung nicht mehr vom Blutweg her erzielt werden kann, ist eine Beeinflussung über die Diät, darunter vielleicht Vitamin D, nur noch so zu verstehen, daß vom Speichel her die Bedingungen zur Remineralisation, also zur „Heilung" von Schmelzdefekten oder zur Milderung des Fortschritts der Caries, geschaffen werden[5387, I].

Eine besondere Bedeutung hat — abgesehen von ausreichender Zufuhr der benötigten Mineralien — der Bedarf an Vitamin D bei rasch aufeinander folgenden

[5384] Brown, A. u Tisdall, F. F.: Ann. intern. Med. 7, 342 (1933), Rona 76, 663.
[5385] Jundell, I., Hanson, R. u. Sandberg, T.: Acta Paediatric. 23, 141 (1938). C. 1939 I, 2238.
[5386] McBeath, E. C. u. Zucker, T. F.: J. nutrit. 15, 547 (1938). C. 1938 II, 1440.
[5387] Wilson, D. C.: J. Physiol. 96, 8 P (1939).
[5387, I] Rheinwald u. Staehle: Stoma 1950.

Geburten mit Lactation. Es wird offenbar ein reichlicherer Bedarf vor der zweiten Geburt verlangt, um Verluste an Ca und P zu verhindern[5388, 5389].

8. **Über Osteomalacie** wurden wertvolle Arbeiten aus China geliefert, weil dort, besonders im Norden, die Erkrankung häufig ist. Es zeigte sich eine Erniedrigung des Serum-Ca (bis auf 5—6 mg%) bei normalem P. Die Bilanz an Ca war negativ und zwar unabhängig vom Angebot in der Nahrung. Verstärkend wirkte Gravidität[5393, I]. Lebertran brachte Besserung der Blutkonzentrationen, der Ca- und P-Retention und der Erkrankung selbst[5390, 5393]. Als Begleiterscheinungen finden sich Tetanie und Linsentrübungen. Ebenso gibt es aber eine Form, bei der das Plasma-P erniedrigt ist. Hierbei sind die Knochendeformitäten besonders deutlich, und durch eine phosphorreiche Diät ist eine Besserung zu erzielen[5391]. Aus sorgfältigen Stoffwechseluntersuchungen von Liu und Mitarbeitern[5392] führen wir eine Tabelle an:

Tabelle 410.

*Calcium- und Phosphor-Stoffwechsel, Phosphorbilanz bezogen auf Stickstoffbilanz, Calcium-
und anorganischer Phosphorspiegel im Serum.*

Durchschnittswerte angeordnet nach steigender Dosis.

Perioden	Gabe		Ausbeute Urin P mg	Retention P mg	Serum P mg%
	P mg	Verh. Ca:P			
31—32	293	0,41	126	74	4,8
33—34	293	1,78	22	186	4,8
36—37	292	3,38	5	160	4,6
38—40	292	5,46	4	158	4,2
41	292	7,16	3	141	3,0
28—30	444	0,50	73	264	5,0
27	444	1,40	5	365	4,2
14—15, 24—25	444	2,66	10	253	3,7
16—17	444	3,67	5	267	3,6
22—23	444	4,55	4	211	2,8
8—9	651	0,12	370	84	5,0
10—11	651	0,72	182	298	5,2
12—13	651	1,69	26	420	4,9
18—19	651	2,51	5	364	3,7
20—21	651	3,19	4	320	3,0
53—54	776	0,26	422	80	5,2
55—56	776	0,90	278	192	5,0
57—58	776	1,55	305	267	5,0
59—60	776	2,20	207	198	5,0
61—62	776	2,84	213	260	4,8
51—52	962	0,21	649	13	5,2
49—50	962	0,73	548	113	5,0
47—48	962	1,25	444	116	4,6
45—46	962	1,77	286	270	5,4
43—44	962	2,29	37	538	5,2

Die Perioden mit bestimmter Diät wurden jeweils 4 Tage hintereinander gegeben und wie ersichtlich in ganz verschiedener Reihenfolge verabfolgt. Das Serum-Ca folgte der Zufuhr in der Nahrung. Die Ausscheidung im Urin war um so geringer, je größer das Verhältnis Ca/P wurde bei gleichbleibender P-Gabe

[5388] Macy, I. G., Hunscher, H. A., McCosh, S. S. u. Nims, B.: J. biol. Chem. **86**, 37 u. 59 (1930).
[5389] Timpe, O.: Arch. f. Gynäkologie **146**, 240 (1931). Wirkung auf das Blut.
[5390] Hannon, R. R., Liu, S. H., Chu, H. I., Wang, S. H., Chen, K. C. u. Chou, S. K.: Chin. med. J. **48**, 623 (1934), Rona **89**, 76.
[5391] Liu, S. H., Hannon, R. R., Chu, H. I., Chen, K. C., Chou, S. K. u. Wang, S. H.: Chin. med. J. **49**, 1 (1935), Rona **89**, 76.

in der Diät. Analog verhielt sich die Konzentration im Plasma, so daß eine Schwelle unterschritten wurde, wenn die Ausscheidung im Urin kleiner wurde. Man könnte daraus auf eine mangelhafte Resorption schließen infolge der geringeren Löslichkeit des Calciumphosphats. Tatsächlich fand sich auch eine Zunahme in den Faeces.

Die Ausnahmen müssen aber unser Interesse erregen. Erstens ist die Nierenschwelle — die man leicht extrapolieren kann nach den BRULLschen Untersuchungen — durchaus nicht konstant, sondern in vielen Punkten konformgehend mit der Bilanz, oder in anderer Formulierung: je höher die Retention ist, desto geringer die Ausscheidung von P durch den Urin bei gleicher Konzentration im Plasma. Das bedeutet, daß Apposition im Knochen und Höhe der Nierenschwelle in Korrelation stehen. Beide müssen von einer Stelle aus geleitet werden, die wir nicht kennen, da die Apposition im Knochen nicht auf dem Umwege über die Konzentration im Plasma der Niere Nachricht zukommen läßt oder umgekehrt. Die hier von uns wiedergegebene Auslegung der Befunde ist nicht überall demonstrierbar, aber in einer ganzen Reihe von Serien doch ersichtlich.

Einen interessanten Fall von Osteomalcie teilen FOURMAN und SPRAY[5393, II] mit. Die Patientin litt an Steatorrhoe. Dadurch wurde die Resorption von Vitamin D verhindert. Zusatz von 12 000 E/Tag führte zum Ansatz von 1,9 g Ca in 14 Tagen, dieselbe Dosis intramuskulär zum 3fachen Ansatz. Wir sehen hier ein völlig anderes Eingreifen des Fettstoffwechsels in das Geschehen, wie wir es bei den Ratten beschrieben.

Wir haben im übrigen schon wiederholt auf den unbekannten Faktor hingewiesen, z. B. in der *Tetanie*, die sich anschließend an eine Rachitis entwickelt und zwar auch dann, wenn Vitamin D nicht fehlt, sondern die Änderungen der Kost sich nur im rein anorganischen Milieu abspielen. Das gilt schon bei der gewissen Konstanz von $Ca \times P$ im Plasma, die sich zwar folgern läßt aus dem Löslichkeitsprodukt, aber deren Höhe nicht mit Übersättigung im Plasma und Fällungsbildung übereinstimmt, wie auch die Versuche von HARNAPP[4541] am Modell ergeben. Damit wäre der Mechanismus der Phosphatwirkung auch bei Tetanie und akuter Wirkung auf den unbekannten Regulationsfaktor abgestellt. Nur in Grenzfällen würde wirklich die einfache chemische Reaktion eine Rolle spielen.

Wenn bei der auf Rachitis folgenden Tetanie Ca im Plasma erniedrigt ist (siehe [5395]) spielt auch das Verhalten des Phosphates und Alkalose eine Rolle[5394]. Der ganze Komplex wird von FREUDENBERG und GYÖRGY (siehe auch [5397]) als eine Folge oder als Heilungsphase der Rachitis aufgefaßt. Dabei ist es nicht immer notwendig, daß tatsächlich Knochenveränderungen manifest werden[5394, 5394, I]. Hilfe geben sowohl $CaCl_2$, Säure, wenn in ausreichender Menge verabfolgt (siehe dagegen [5394, 5394, I]) und Parathormon[5396].

Ein großer Teil der eben geschilderten Veränderungen in China ist bedingt durch die teilweise sehr phosphatarme Nahrung. Das kommt auch sonst in manchen Gegenden vor, wie z. B. dem Kongo, wo der Boden und damit die zur

[5392] LIU, S. H., HANNON, R. R., CHU, H. I., CHEN, K. C., CHOU, S. K. u. WANG, S. H. Chin. J. Physiol. 9, 101 (1935), Rona 91, 132.

[5393] MILES, L. M. u. FENG, CH. T.: J. exp. Med. 41, 137 (1925), Rona 31, 70.

[5393, I] LIU, S. H., CHU, H. I., HSU, H. S., CHAO, H. C. u. CHEU, S. H.: J. clin. Invest. 20, 255 (1941). C. 1941 II, 3091.

[5393, II] FOURMAN, L. P. S. u. SPRAY, G. H.: Brit. med. J. 1948, 142.

[5394] LIU, S. H.: J. clin. Invest. 5, 259 (1928), Rona 45, 494.

[5394, I] LIU, S. H.: J. clin. Invest. 5, 277 (1928), Rona 45, 495.

[5395] DORLENCOURT, H. u. SPANIEN, E.: Bull. Soc. pediatr. Paris 22, 284 (1924), Rona 31, 407.

[5396] HESS, J. H., CALVIN, J. K., WANG, C. C. u. FELCHER, A.: Amer. J. dis. of Childr. 26, 271 (1923), Rona 29, 103.

Ernährung dienenden Pflanzen arm an Phosphaten sind (oder auch an Ca). Daraus resultieren nicht nur Knochenveränderungen, sondern auch Anfälligkeit gegen Infektionen, und die bei Europäern gut wirkenden Chemotherapeutica bleiben dann unwirksam[5347].

9. Die **Nebenschilddrüsen** sind bei Rachitis vergrößert und der Hormongehalt im Blut vermehrt, und zwar außer beim Menschen auch bei Ratten, Kaninchen und Hühnern (Literatur siehe SHOHL[4953]). Diese Reaktion ist unerwartet, da damit die Nierenschwelle für Phosphat erniedrigt wird. In ganz kleinen Dosen des Hormons kann es zwar die Verkalkungen begünstigen, aber in den meisten Versuchen sehen wir eine Mobilisierung von Ca-Phosphat aus dem Knochen. Weiterhin ist es erstaunlich, daß gerade bei Rachitis Phosphatgaben zur Tetanie führen, gerade das Gegenteil müßte der Fall sein, beides Zeichen, wie wenig die Verhältnisse geklärt sind und wie weit wir noch entfernt sind, eine Klärung der Hypertrophie nach dem Prinzip der Gegenregulation (EICHLER) zu sehen. Von M. B. SCHMIDT[5399] wurde meist keine Veränderung gefunden und auf die völlig ungeklärte Funktion dieser Drüse hingewiesen.

Das Eingreifen der Nebenschilddrüse wurde schon an verschiedenen Stellen vorher betont. Es fand sich in der Hälfte der Fälle, wo eine vermehrte Funktion der Drüsen angenommen werden kann, ein erniedrigter Phosphatspiegel (GUTMAN, TYSON und GUTMAN[5369]). Die Ausscheidung des Phosphats durch die Niere war vermehrt[5400]. 2 Nierenkranke reagierten nach Hormongabe ohne vermehrte Ausscheidung als Zeichen eines Angriffspunktes in der Niere[5398]. Über die Niere kommt es also zur Senkung der Phosphate im Blut (FULLER, BAUER, ROPES und AUB[3827]).

Eine Reihe von Krankheiten, die sich im Knochen bemerkbar machen, werden auf Überfunktion der Nebenschilddrüsen zurückgeführt, z. B. Ostitis fibrosa[5399]. 3 Fälle von Ostitis fibrosa generalisata wurden von FULLER, BAUER, CLAFLIN und COCKRILL[2790] untersucht. Wie sich die Verhältnisse gestalteten, wenn den Patienten Zulage von Phosphat gegeben wurde, soll mit Zahlen von einem der Kranken belegt werden:

Periode I: Zufuhr täglich 2,79 g Ca und 1,98 g P, Plasma-Ca 14,1 mg%, P 2,8 mg% Ca × P = 40. 2,52 g P wurde allein im Urin ausgeschieden.

Periode II: Zulage von 10 g P als NaH_2PO_4 in 3 Tagen: erhöhtes Plasma-P auf 4,37 mg%, Ca 12,2 g% Ca × P = 53.

Periode III: weitere Periode von wieder 3 Tagen: erhöhtes Plasma-P auf 5,9 mg%, Ca 12,8 g% Ca × P = 76.

Das Wichtige war, daß die Ca-Ausscheidung im Urin in der Periode II und III um 30 und 40% sank und damit die Ca-Bilanz positiv wurde, ebenso wie die von P. Dieser günstige Effekt wurde aber durch folgende Nachteile erkauft. Es traten metastatische Verkalkungen auf, diese betrafen auch die Niere, in der sich zuerst leicht Phosphatsteine bildeten, später aber eine regelrechte Urämie ihren Ursprung nehmen konnte. Hier liegt also das auch am Tier gefundene Resultat vor, daß das Nebennierenhormon auf die Dauer giftiger wirkt, wenn die Diät reich an Phosphat ist.

Ein ähnliches Bild ergab sich übrigens bei 3 Fällen allgemeiner Myelomatose, d. h. niederes P und hohes Ca im Plasma. Durch Phosphatzulage wurde dasselbe erreicht — in der Bilanz — wie eben geschildert, ohne daß die Nebenschilddrüse die Anzeichen einer Veränderung im Mikroskop gezeigt hätte. Auch Knochenmarktumoren führten zu ähnlichen Bildern[5401].

[5397] FREUDENBERG, E.: Verh. d. ges. inn. Med. 1924, 32, Rona 29, 746.
[5398] GOODBY, H. K. u. STACEY, R. S.: Biochem. J. 30, 269 (1936), Rona 94, 443.

Bei einem Patienten mit Akromegalie wurde eine Osteoporose mit negativer P- und Ca-Bilanz beobachtet, die aber durch Zulagen in der Kost positiv gestaltet werden konnte. Die Ausscheidung im Urin soll vermehrt gewesen sein. Eine Beziehung zu den Nebenschilddrüsen ließ sich nicht exakt nachweisen[5402]. Vermehrte Ausscheidung von Ca und Phosphat wurde auch bei Kranken mit Nieren- und Urethersteinen gesehen. Wurde Säure zugelegt, dann nahm nur die Mineralausscheidung zu, so daß eine eventuell lösende Wirkung der Acidität kompensiert wurde[5403].

10. Knochenbrüche. Nach Frakturen wurde der Phosphatgehalt im Blut erhöht gefunden, und die Ausscheidung im Harn nahm zu[5404]. Die Ausscheidung hatte ein Maximum zwischen dem 2.—6. Tage. Das P soll aus dem Muskel stammen, wegen der passenden Verhältnisse zu ausgeschiedenem Stickstoff und Schwefel[5406]. Über die Heilung sind natürlich einwandfreie Ergebnisse nicht zu erhalten. Es soll jedoch durch lokale Einspritzungen von Glykokollphosphat-Na eine Besserung erzielt werden[5407, 5408], ein Resultat, das uns wenig fundiert erscheint. Die Wahl der angewandten Komplexverbindung erfolgte infolge theoretischer Vorstellungen über die Ablagerung der Knochensalze, etwa indem Ca zuerst niedergeschlagen wird usw. Aber im Kallus wurde immer eine konforme Inkrustation von Ca und P gefunden[5405], wie vielfach auch sonst beobachtet. Daß eine an Ca, P und Vitamin D — wahrscheinlich auch Vitamin C — unzureichende Ernährung die Knochenheilung hemmt, ist anzunehmen und ließ sich z. B. in Insulinde beobachten, indem bei den Malayen die Frakturen meist schlechter heilten als bei den Europäern[5409].

11. Verschiedenes.
Bei Krankheiten, die einer Avitaminose B_1 entsprechen, sammelt sich Brenztraubensäure im Blut an. Diese Ansammlung konnte durch Gabe von Aneurin häufig nicht geheilt werden, wohl aber wenn Pyrophosphat dazugegeben wurde[5410]. Ebenso konnten durch Kombination beider — nicht aber von Phosphat oder Aneurin allein — Neuritiden, auch chronischer Ischias geheilt werden[5411]. Bei Hyperemesis gravidarum wirkte Pyrophosphat allein[5410]. Wir werden bei der raschen Hydrolyse der Verbindung im Blut und ihrer Unfähigkeit, in Zellen einzudringen, den Effekt schwer verstehen können. Pyrophosphat ist als Ca-Fällungsmittel wirksamer als o-Phosphat.

Beide Salze erwiesen sich auch wirksam bei Ekzemen, Rheumatismus, Myokarditis und Arthritis[5412]. Eine Kritik dieser Befunde und ihrer Fundierung wird hier vermieden.

O. Chronische Vergiftung mit Fluoriden[5413].

I. Allgemeines
über physiologische Rolle und Mechanismus der Wirkung.

Als vor einer Reihe von Jahren der Befund erhoben wurde, daß z. B. Mn¨, Zn¨ und Cu¨ sich im Organismus mit Regelmäßigkeit vorfanden, hielt man diese Spuren für eine Verunreinigung, vor denen sich der Organismus deswegen nicht schützen könne, weil mit der Nahrung dauernd gewisse Mengen zugeführt würden. Später stellte es sich heraus, daß die oben genannten Elemente tatsächlich von funktioneller Bedeutung sind. Deshalb ist man heute vorsichtig und nimmt erst

[5399] SCHMIDT, M. B.: Schweiz. med. Wschr. **1938** II, 856, Rona **108**, 580.
[5400] HANSMANN, F. S. u. CARR FRASER W., H.: J. clin. Invest. **17**, 543 (1938), Rona **112**, 63.
[5401] ROBBINS, C. L. u. KYDD, D. M.: J. clin. Invest. **14**, 220 (1935).
[5402] SCRIVER, W. u. BRYAN, A. H.: J. clin. Invest. **14**, 212 (1935). Rona **87**, 79.
[5403] FLOCKS, R. H.: J. amer. med. Assoc. **113**, 1466 (1939). C. **1941** I, 392.
[5404] NANBA, T.: Arch. Jap. Chir. Kyoto **12**, 1326 (1935), Rona **91**, 571.
[5405] OHNO, K.: Arch. Jap. Chir. **6**, 1 (1929), Rona **58**, 733.

bei Gegenbeweis an, daß eine im Organismus vorliegende Substanz für das Leben im Gesamten keine Bedeutung hat, ja es ist sogar modern geworden, a priori eine Bedeutung anzunehmen und den betreffenden Elementen bestimmte Funktionen zuzuschreiben. In dieser Hinsicht dürften derweil sämtliche denkbaren Prioritäten besetzt sein.

Beim Fluorid ist der Verlauf des Prozesses teilweise umgekehrt. F′ wurde schon 1803 von Morichini[5418] in einem fossilen Elefantenzahn nachgewiesen, zu einer Zeit, als das Element noch kaum bekannt war. Unter solchen Verhältnissen, kombiniert mit weiteren Funden in Knochen und Zahn, wurden die Forscher fast zwangsläufig darauf hingeführt, in F′ nicht nur ein konstant anwesendes Element besonders der Zähne zu sehen, sondern auch die Härte des Zahnschmelzes gerade der Einlagerung von F′ zuzuschreiben, zumal man die feineren Untersuchungsmethoden, wie Klärung der Kristallstrukturen, noch nicht kannte. Tatsächlich findet F′ in Zahn und Knochen allgemein einen Ruhepunkt. Dieser wird sogar um so beständiger sein, je weniger das betreffende Gewebe einem Umbau unterworfen ist, also im Zahnschmelz. Aber es wird sich um so weniger gerade dort ansammeln. Während der Gehalt der Knochen an F′ im Laufe des Lebens zunimmt, ist diese Zunahme beim Schmelz am geringsten, und so kann man im Schmelz gewissermaßen die Schicksale des betreffenden Individuums im Laufe einer bestimmten Entwicklungsphase niedergeschlagen finden, wenn nicht von außen eine Imprägnation möglich ist.

Die Grundlage dieser Anhäufung ist die Entstehung von Fluorapatit. Einen sehr wichtigen Anhalt zum Verständnis der Vorgänge können uns die Versuche von Giesecke und Rathje[4928] geben. Wurde $Ca(NO_3)_2$ und $KH_2PO_4 + NaF$ so zusammengegeben, daß die Reaktion neutral blieb, dann entstand niemals reiner Fluorapatit, sondern höchstens ein Mischkristall mit 70% Fluorapatit. Dieser fiel rascher aus und erwies sich als weniger löslich, z. B. in Citronensäure, als der Hydroxylapatit. Wurde die Konzentration des Fluorids weiter erhöht, dann fiel CaF_2 aus, und so kam es zur mangelhaften Bildung von Hydroxylapatit, da Phosphorsäure übrigblieb, die Fällung wurde geringer. Hier liegt es nahe, die durch quantitative Einschränkungen nicht zu hemmende Phantasie spielen zu lassen und in dieser Reaktionsfolge gewissermaßen die ganze Stufenfolge der Beobachtungen zu umreißen. Diese würde etwa folgendermaßen aussehen: Durch die mangelhafte Fällung der Knochensalze bei Überschuß von F′ ergibt sich die Erklärung dafür, daß unter der chronischen Einwirkung von F′ die Verkalkungen — zum mindesten bei manchen Versuchstieren wie den Ratten — leiden, wurde doch sogar in den alten Versuchen von Tappeiner (siehe Roholm) die Ablagerung

[5406] Cuthbertson, D. P.: Biochem. J. 24, 2, 1244 (1930).
[5407] Eden, R.: Münch. med. Wschr. 71, 1160 (1924), Rona 29, 939.
[5408] Herrmann, E.: Arch. klin. Chirurg. 130, 284 (1924), Rona 29, 333.
[5409] Roegholt, M. N.: Nederl. Tijdschr. Geneesk. 1930 I, 1028, Rona 56, 61.
[5410] Carlström, B., Sjorgren, B. u. Svanteson, G.: Acta med. Skand. 105, 84 (1940).
[5411] Carlström, B., u. Lövgren, O.: Acta med. Skand. 105, 594 (1940). C. 1941 I, 1311.
[5412] Sartory, A., Sartory, R. u. Meyer, J.: Assoc. franç. Avancement Sci. 1933, 453, Rona 83, 329.
[5413] Als wichtigste zusammenfassende Darstellungen sind hier zu nennen und wurden häufig benutzt: Kay Roholms Beitrag in Heffter-Heubners Handb. 7. Erg.-Band (1937) und besonders von demselben Autor: a) Fluorine Intoxikation, Kopenhagen und London 1937.
[5414] Volker, J. F., Hodge, H. C., Wilson, H. J. u. van Vorrhis, S. N.: J. biol. Chem. 134, 543 (1940). C. 1940 II, 3648, Rona 125, 87.
[5415] Klement, R.: Dtsch. Zahn- u. Kieferheilkunde 4, 760 (1938), Rona 110, 281.
[5416] Hart, E. B. u. Elvehjem, C. A.: Ann. rev. Biochem. 5, 271 (1936).
[5417] Volker, J. F.: Proc. Soc. Biol. Med. 43, 643 (1940). C. 1940 II, 2765.
[5418] Morichini: Mem. Mat. Fis. Soc. ital. Sci. Modena 10, 1, 166 (1803), zit. nach Roholm.

von CaF_2 behauptet. Ist aber die Konzentration von F' geringer, dann ergibt sich aus der geringeren Löslichkeit des Bodenkörpers — auch z. B. in Citronensäure — die Bedeutung des Fluorids für die Beständigkeit des Zahnes gegen äußere Einwirkungen. Diese Darstellung läßt sich leicht ad absurdum führen. Denn die notwendige Konzentration von F' im Organismus wird nie erreicht, auch nicht, um die Ablagerung von CaF_2 zu ermöglichen. Höchstens eine ganz vorübergehende Bildung bei schwerster akuter Vergiftung, nach intravenöser Zufuhr von NaF kann zugegeben werden.

Die Befunde von TAPPEINER ließen sich nicht bestätigen. Offenbar war eine Täuschung durch die vielfach (auch von EULER und EICHLER[5418, I]) beobachteten unregelmäßigen Verkalkungen (Kalkkugeln) vorhanden. Sie traten aber auch nach Fluortyrosin auf, konnten also nicht aus CaF_2 bestehen[5418, I]. Abgesehen davon stellt der tierische Organismus nur für kurze Zeit ein abgeschlossenes, auf die Dauer aber ein offenes System dar, was besonders von BARTALANFFY[5418, II] theoretisch dargelegt wurde. Durch akuten Ca''-Mangel, wie in den obigen Versuchen, kann die Fällung nicht gestört werden.

Wir entnehmen aus den Untersuchungen von RATHJE folgendes wichtige Gleichgewicht:

$$3 \ Ca_3(PO_4)_2 \ Ca(OH)_2 + 2 \ F' \rightleftharpoons 3 \ Ca(PO_4)_2 CaF_2 + 2 \ (OH)'$$

Das Gleichgewicht besteht schon in wäßriger Phase beim Neutralpunkt. Die dabei vorliegende Hydroxylionenkonzentration ist groß genug, um selbst unter den günstigsten Bedingungen einen reinen Fluorapatit nicht entstehen zu lassen. Es wäre natürlich denkbar, daß eine Verschiebung des p_H nach der sauren Seite die Reaktion mehr nach rechts ablaufen ließe. Damit wäre auch die schwerere Löslichkeit des Fluorapatits verständlich, wobei aber die Löslichkeit (absolut genommen) durch die Acidität verringert wird. Im biologischen Milieu haben wir eine stärker alkalische Reaktion zu erwarten, so daß tatsächlich das Gleichgewicht weiter nach links verschoben wird. Diese Tatsachen sind durchaus konform mit den Analysen der Knochen und Zähne. Bestände der Knochen aus reinem Fluorapatit, dann müßte die Knochenasche 3,77% F' enthalten. Dieser Gehalt wird kaum erreicht, worüber wir einige Analysen anführen wollen.

Befunde mit spektroskopischer Methode, daß im Hunde- und Rattenzahn keine, im gesunden menschlichen Zahn nur Spuren zu finden waren und erst bei Zufuhr von außen auftreten, sind vereinzelt ([5420], siehe z. B. dagegen [5419]). In demselben Laboratorium (BOWES und MURRAY[69]) wurden mit der chemischen Methode von WILLARD und WINTER im Rattenzahn 0,03 und 0,034%, im menschlichen Zahn (Schmelz 0,021% F), entsprechend einem Fluorapatitgehalt von 0,51% gefunden.

Der Gehalt der Knochen ist ganz offenbar abhängig von der Zufuhr von F' in der Nahrung und dem Anteil der Organe am Stoffwechsel.

In den Analysen von BOISSEVAIN und DREA[62] wurde im Dentin der Zähne von Personen, die in New York ein F'-armes Wasser verwandten, 0,068 (0,06—0,079)% gefunden. Bei Personen, die in Colorado Springs mit stark F'-haltigen Quellen (0,6—0,8 mg%) aufgewachsen waren, und deren Zähne die Zeichen der vermehrten Aufnahme zeigten (mottled enamel), wurde im Schmelz 0,065 (0,040—0,095)%, im Dentin 0,112 (0,085—0,148)% aufgefunden, also die doppelte Menge, besonders aber im Schmelz eine starke Erhöhung, weil die ur-

[5418, I] EULER, H. u. EICHLER, O.: Naunyn-Schmiedebergs Arch. **199**, 179 (1942).
[5418, II] v. BARTALANFFY: Allgemeine Biologie.
[5419] BERNARDI, A. u. SCANDOLA L.: Ann. Chim. applicata **27**, 328 (1937). C. **1938** I 92. Asche des Schmelzes der Rinderzähne 0,054% F, beim Menschen 0,038%.
[5420] LOWATER, F. u MURRAY, M. M.: Biochem. J. **31**, 837 (1937), Rona **102**, 623. C. **1937** II, 795.

sprüngliche Konzentration erhalten blieb. Von den umfangreichen Untersuchun
gen von ROHOLM (siehe [260]) sollen einige Zahlen wiedergegeben werden. In der
Asche von Zähnen fanden sich bei Kalb und Mensch folgende Werte in $^0/_{00}$:

Tabelle 411.

	Gesamtzähne	Schmelz	Dentin
Mensch . . .	0,19—0,30	0,044—0,057 0,015—0,016*	0,30—0,31
Kalb	0,078—0,34	0,057 0,0104—0,0287**	0,22

* Nach ARMSTRONG[83b] Analyse an 4 gesunden Zähnen nach WILLARD und WINTER.
** Nach MARTIN[5424, I] aus Analysen von 26 Zähnen aus einer Gegend mit fluorfreiem
Wasser.

Der Schmelz ist also ärmer an F′ als das Dentin, ein Zeichen dafür, daß die
F′-Einlagerung mit der Härte der Zahngewebe nicht konform geht, eine Ansicht,
die auch KLEMENT[5415] vertritt.

Auch für die Knochen wollen wir eine Reihe von Analysen von ROHOLM mit
ihrem Streuungsbereich anführen, die an besonderer Stelle durch andere Angaben erweitert werden (Tabelle aus [5413], S. 259):

Tabelle 412.

Mensch, erwachsen	0,48—2.1 $^0/_{00}$	Hund.	0,45—0,78 $^0/_{00}$
Schwein, jung	0,12—0,36	Meerestiere, jung	0,32—0,34
Ochse, jung	0,15—0.38	Meerestiere, alt	4,4 —6,5
Ochse, alt	0,55	Fische	2,0 —8,2
Schaf	0,18—0.19	Hai, Zähne	8,9
Pferd	0,28—0,81		

Knochen von 14 Toten aus Gegend mit fluorfreiem Wasser 0,0376% (trocken). Fötale
Knochen aus der gleichen Gegend: Femur 0,002%, Ober- und Unterkiefer 0,0019%, Zahn-
leiste 0,0013% (nach MARTIN[5424, I]).

Aus dieser Tabelle möge ersehen werden, wie eine Anreicherung von F′ mit dem
Alter der Tiere stattfindet. Vor allen Dingen ist der hohe Gehalt in den Knochen
der Tiere auffällig, die im Meere leben, auch hier mit dem Alter zunehmend
(siehe auch [5416]). Da das Meerwasser F′ enthält, ist die dauernde Zufuhr gegeben
und damit die Gelegenheit der Anreicherung, womit noch nicht die Notwendigkeit
zwangsläufig einhergeht. In Wirbeln von Walfischen, die durch besonders langes
Leben ausgezeichnet sind, wurde 1,2% festgestellt (BOISSEVAIN und DREA[62])
spektroskopisch, chemisch 0,48%. Austern nehmen in ihrer Schale die 10fache
Konzentration des umgebenden Meerwassers auf[4521].

Die höchsten Werte wurden bei fossilen Tieren und zwar zunehmend mit
dem geologischen Alter gefunden. So wurden bis 3,5% F′ gefunden (BOISSE-
VAIN und DREA[62]), eine Menge, nach der man die Aussage machen kann, daß hier
ausschließlich Fluorapatit vorliegt. Das F′ muß durch den Gehalt des Boden-
wassers mit gleichzeitiger Austrocknung allmählich hineingekommen sein. Die
Bedingungen sind mit den Gleichgewichtsuntersuchungen von RATHJE nicht
ganz in Einklang zu bringen. Die erste Phase kann in einer Adsorption bestehen,
wie in Versuchen mit gepulverten Proben von Zahnschmelz, Dentin und Hydroxylapatit mit radioaktivem Fluorisotop[5414]. Die weiteren Reaktionen verlaufen im

<hr>

[5421] DE EDS, F.: Medicine 12, 1 (1933), Rona 73, 360.
[5422] WOLFF, W. A. u. BAUER, J. T.: Bull. Amer. clin. Lab. Pennsylvania Hospital 3,
209 (1938). C. 1939 II, 1504.

heterogenen System ohne Gleichgewicht in flüssiger Phase. Hier sind nur die Gesetze des Platztausches in kristallinen Körpern maßgeblich. Zum Eindringen in tiefere Schichten ist genügend Zeit nach der geologischen Rechnung vorhanden. Durch die primäre Adsorption an der Oberfläche sind die Gleichgewichte nicht in der ersten Molekularschicht von der flüssigen Phase direkt zu übertragen. Diese sind jedoch bindend für den Prozeß der Verkalkung.

1. Physiologische Funktion. — Das Cariesproblem. Uns interessiert besonders die physiologische Wirksamkeit der in Knochen und Zähnen sich befindenden F′-Konzentrationen. In der Höhe, wie sie hier mitgeteilt wurden, müßten sie schon eine beträchtliche Wirkung auf die gesamten Fermente ausüben, wenn F′ tatsächlich in löslicher Form vorläge. Das ist aber nicht der Fall. Das adsorbierte Fluorid wird erst noch beweglich sein, sobald aber der Einbau in die Knochen erfolgt ist, wird die Wirkungssphäre nicht weiter reichen als bis zu den durch die molekularen Dimensionen gegebenen Entfernungen (siehe Kapitel D, S. 83 ff.) von einigen Å. Da die Kristalle eine größere Dicke haben, werden nur die wirklich am räumlichen Rande befindlichen Moleküle eine Bedeutung besitzen können, und zwar auch nur dann, wenn sie durch Auflösung eine Mobilisierung erfahren. Wie geringfügig die Mobilisierung ist, zeigen die Befunde von ROHOLM und Mitarbeitern[3864, I, S. 991], nach denen bei Fluorarbeitern noch viele Jahre nach Verlassen des Betriebes die erhöhte Ausscheidung nicht abgeschlossen war.

Da der Einbau schrittweise erfolgt, und auch innerhalb des Kristalls ein gewisser Austausch von OH′ und F′ (die gleiche molekulare Dimensionen besitzen) möglich ist, werden nur solche Ionen zur Geltung kommen, die erst kürzlich abgelagert wurden. Damit mischt sich aber die augenblickliche Zufuhr von außen mit ihren Folgeerscheinungen mit den durch Mobilisierung aus den Knochendepots freiwerdenden Mengen, und die Einlagerung von F′ erhält etwas durchaus — hinsichtlich der physiologischen Funktion — Hypothetisches.

Die Mobilisierung wird vielleicht größer werden, wenn der Knochen einem starken Abbau unterliegt. So wurde geringerer Gehalt bei Pagetscher Krankheit beobachtet[5422]. Dieser Befund ist noch kein Symptom irgendeiner funktionellen Bedeutung des F′. Die Anwesenheit von F′ im Zahn ist auch nicht bei defekten Zähnen von Bedeutung, wie in den gefleckten Zähnen. Wir führten schon oben einige Analysen an. Bei Analysen von gesprenkelten Zähnen aus Meldon, wo im Trinkwasser sich F′ in schädlicher Menge befindet, wurde im Dentin 3 mal, aber im geschädigten Schmelz nur $1^1/_2$ mal soviel F′ wie in normalen Zähnen gefunden[5423]. Also gerade da, wo der Effekt am größten ist, befindet sich am wenigsten Fluorid. Die Störung wird also nicht durch die Ablagerung des F′ in dem Apatit bedingt, dort ist F′ in einer trägen Ruhelage. Die Schädigung betrifft die Organe in ihrer physiologischen Funktion selbst, während die Ablagerung ein Zeichen der Entgiftung darstellt. Deshalb kann eine Schädigung des Schmelzes nur solange erfolgen, als die Ameloblasten in aktiver Tätigkeit sind. Wenn während dieser Zeit Fluorid in den Zellen nach äußerer Zufuhr vorhanden ist, besteht die Gelegenheit zur Störung fermentativer Vorgänge, die sich in der Funktion der Zelle, also in dem Prozeß der Verkalkung, der Bildung der großen Apatitkristalle zeigen muß. Ist durch einmalige Zufuhr die über die Zellen hingehende Konzentrationswelle nur kurz (Fluorid wird rasch ausgeschieden), dann zeigt sich das in einer streifenförmigen Störung der Verkalkung, wie in den Schneidezähnen der Ratte, deren Ameloblasten in dauernder Tätigkeit sind.

ARMSTRONG[5425] analysierte gesunde und cariöse Zähne auf ihren Fluorgehalt und fand folgende Unterschiede: Im Schmelz 29 gesunder Zähne fand sich im Durchschnitt 0,0112% F′, während bei 14 cariösen Zähnen nur 0,0067% gefunden wurden. Es wurde in Analysen der Gehalt an F in gesunden und kranken Zähnen aus demselben Munde verglichen. In dreien solcher Analysengruppen wurde in einem Fall als Beispiel von 12 gesunden Zähnen 0,0098—0,013 %F′, in 2 cariösen 0,0056 und 0,0078% gefunden. Die gleichen Resultate teilte MARTIN[5424, I] mit. Wollte man den Schluß ziehen, daß der höhere Gehalt an F′ die Zähne gesund erhalten habe, dann würde dieser Schluß in keiner Weise überzeugend sein, gerade im Hinblick auf unsere obigen Darlegungen in Verbindung mit den Untersuchungen von RATHJE. Durch die Caries wird der Zahn mit Flüssigkeit durchtränkt und damit das Gleichgewicht in obiger Gleichung verschoben, dann aber bedeutet der Umbau des Zahnes schon die Möglichkeit eines Verlustes. Der F′-Gehalt des Zahnes ist Zeichen einer ganzen Geschichte der Ernährung. Der Schluß, daß Fluorapatit gerade durch seine geringere Löslichkeit sich mehr in cariösen Zähnen anreichern müßte, ist auch nicht stichhaltig, da die sekundären Kalkinkrustationen ihren Kalk aus dem Speichel beziehen, und dieser ist praktisch frei von F′ (BOISSEVAIN und DREA[62]) (Konzentration 10^{-6}).

Merkwürdig wäre auch die Tatsache, daß in demselben Munde manche Zähne wenig, andere mehr F′ aufnehmen. Das würde gerade gegen die Wichtigkeit der Ernährung für die Cariesbereitschaft sprechen und die sonstigen Eigenschaften des Zahnes in den Vordergrund stellen, die unter anderem zu einer Anreicherung an F′ führen. Von CSERNYEI[5425, II] wurde übrigens nur ein minimaler Unterschied zwischen cariösen und nichtcariösen Zähnen gefunden, der über den Bereich der Streuung und der Analysenfehler kaum hinausgehen dürfte.

Erst kürzlich wurde dagegen gefunden, daß Zähne von solchen Kindern anscheinend weniger zu Caries neigten, die in einer Gegend aufgewachsen waren, deren Wasser 13—14 mol/Liter F′ enthielt. Dieser Schutz trat auch dann ein, wenn keine sichtbaren Veränderungen im Zahn feststellbar waren[5425, IV], ließ sich aber auch bei nachweisbaren Zahnveränderungen finden[5425, V].

Von den ersten genaueren Erhebungen an 2832 12—14 Jahre alten, weißen Kindern aus den Vorstädten Chikagos sei eine tabellarische Zusammenstellung gegeben. Die Kinder hatten während ihres Lebens fortgesetzt das von der öffentlichen Wasserversorgung gelieferte Trinkwasser genossen. Die Versorgung erfolgte teils aus tiefen, fluorreichen Quellen, teils aus dem Michigansee ohne Fluorid. Die Untersuchungen, deren Resultate auf der Tabelle niedergelegt wurden, haben historisch eine große Bedeutung erlangt, weil daraufhin in einer Reihe von Gemeinden eine künstliche Anreicherung des Trinkwassers mit Fluorid begonnen wurde. Das Resultat dieses großzügigen Versuchs liegt noch nicht vor, kann aber doch für alle Länder in der Frage der Cariesbekämpfung weitreichende Folgen haben.

Tabelle 413.

	Elm-hurst	May-wood	Au-rora	Jo-liet	Elgin	Evans-ton	Oak Park	Wau-kegan
Zahl der Kinder	170	171	633	447	403	256	329	423
Gesamthärte der Quellen in 10^{-6}	323,4	75,0	328,5	349,3	102,6	131,0	132,2	134,4
Fluoridgehalt 10^{-6}	1,8	1,2	1,2	1,3	0,5	0,0	0,0	0,0
Cariesbefall	252	258	281	323	444	673	722	810
Caries prox. Oberflächen der oberen Schneidezähne %	0,6	0,59	0,78	1,3	4,1	10,7	9,0	17,7
Zahnverfall der ersten Molaren pro 100 Kinder	11,8	11,7	14,4	19,5	20,3	42,6	31,0	79,9
Kinder ohne Caries %	25,3	29,8	23,5	18,3	11,4	3,9	4,3	3,1
Protenzsatz mit Fluorose	40,0	33,3	15,0	25,3	4,2	1,6	0,6	0,2

Auf folgende Punkte sei besonders hingewiesen:

1. Die Carieshäufigkeit ist bei den Gemeinden mit fluorfreiem Wasser mindestens doppelt so groß wie bei den anderen, nicht der Härte des Wassers folgend.

2. Noch größer ist die Überlegenheit der Fluorzufuhr an den Schneidezähnen und ersten Molaren.

3. Auch in der Bakterienflora des Mundes ist ein Unterschied vorhanden.

Dieser Befund führt das *Cariesproblem** an die Frage nach der physiologischen Funktion des Fluors im Organismus und an die Cariesbekämpfung. Letztere kann dabei durchaus Wege gehen, die mit der physiologischen Funktion nichts zu tun haben.

Es sind mehrere Wege gangbar. Der erste führt über die *schwerere Löslichkeit des Fluorapatits*. Mit der Löslichkeit des Schmelzes ist das Cariesproblem aber eng verknüpft. Hier sind die Versuche von Volker[5417] zu erwähnen. Es wurde Dentin von Menschenzähnen mit einem F'-Gehalt von 0,07% mit solchem von 0,017% F', ebenso normaler Schmelz der Schneidezähne von Ratten mit 0,008% F' mit solchem verglichen, der durch F'-haltige Nahrung auf 0,25% angereichert war. Die Lösungsgeschwindigkeit wurde nach Pulverisieren in 2 n Acetatpufferlösungen mit p_H 4,0 geprüft. Es fand sich nur bei den ganz großen F'-Anreicherungen der Rattenzähne eine merkliche Verlangsamung der Lösungsgeschwindigkeit, wobei noch nicht erwiesen ist, inwieweit die beim Pulverisieren entstehende Korngröße den Effekt veranlaßte. Die Mengen, die zu dieser Anreicherung aber zugeführt werden müssen, sind groß genug, um sonstige biologische Funktionen zu stören (siehe dagegen F'-Gehalt der Wassertiere).

Mit diesen Versuchen und der fehlenden Aufnahme des Fluorids in den Schmelz durch perorale Zufuhr wurde die Forschung auf die Frage verwiesen, ob es nicht möglich sei, von außen her Fluorid in das Kristallgitter zum Einbau zu bringen. Eine Möglichkeit schien sich durch die Versuche von Armstrong[5425, III] an Ratten zu eröffnen, der seinen Tieren Trinkwasser mit 20 γ F/cc verabfolgte und auch eine Anreicherung im Schmelz in den bleibenden Molaren erreichte. Er deutete diese Befunde als Aufnahme von außen. Bei den Menschen würde sich eine Verabfolgung so hoch konzentrierten Trinkwassers wegen der zwangsläufig zu erwartenden Fluorose verbieten. Um die Bedingungen zu finden, waren aber erst Versuche am Modell notwendig.

Der erste Akt ist eine Adsorption, die allein nicht ausreichen würde. Selbst 30 Minuten langes Schütteln pulverisierten Schmelzes führte nicht zum sicheren Einbau in das Kristallgitter (Volker und Mitarbeiter[5414]). Die Mengen, die am Zahnpulver haften blieben, waren dabei einer chemischen Analyse nicht zugänglich, ebensowenig gelang es radiographisch, d. h. durch Auflegen eines

* Übersicht: siehe Eichler, O. Referat auf der Tagung der Zahnärzte 1949.

[5423] Bowes, J. H. u. Murray, M. M.: Brit. dental J. 40, 556 (1936). C. 1936 II, 640.

[5424] Miller, B. F.: Proc. Soc. exp. Biol. Med. 39, 389 (1938). C. 1940 I, 2338.

[5424, I] Martin, D. J.: J. dent. Res. 27, 27 (1948).

[5425] Armstrong, W. D.: J. biol. Chem. 119, V (1937).

[5425, I] Herrmann, W.: Dissertation Breslau (1930).

[5425, II] Csernyei, G.: Arch. Scienze biol. 27, 67 (1941), Rona 126, 272. C. 1941 II, 2695. Der Gehalt an F' im Dentin von Pferden, die immun gegen Caries sind, betrug 0,28%, beim Menschen 0,19% in gesunden, 0,17% in kranken Zähnen.

[5425, III] Perry, M. W. u. Armstrong, W. D.: J. nutrit. 21. 35 (1941). C 1941 II, 500, Rona 129, 306. Die Resultate einer erhöhten Einlagerung von F' gerade im Schmelz widersprechen allen sonstigen Angaben und Analysenresultaten, die auch mit Verfütterung des F' im Trinkwasser gewonnen wurden.

[5425, IV] Dean, H. T., Jay, P., Arnold jr., F. u. Elvove, E.: Publ. Health Rep. 56, 365 (1941). C. 1942 II, 68.

Schmelzpartikelchens auf eine photographische Platte nach Behandlung mit ^{18}F etwas nachzuweisen; die Methode war zu unempfindlich. Aber durch Radioaktivität konnte man eine Aufnahme entsprechend der Freundlichschen Adsorptionsisotherme feststellen. GEROULD[5425, Va] untersuchte die Eigenschaften des Fluorids im Schmelz mit dem Elektronenmikroskop und fand ein verschiedenartiges Verhalten je nach der Art, wie es an den Zahn herangebracht wurde. Das in der Nahrung aufgenommene und während der Verkalkung eingelagerte Fluorid war gleichmäßig in dem Kristallgitter verteilt, wurde es dagegen in Lösung von außen herangebracht, dann fand es sich in einer oberflächlichen Schicht von CaF_2. Die Umsetzung entspräche damit einer Gleichung, die RATHJE für Einwirkung eines konzentrierten NaF auf Apatit angibt:

$$3 Ca_3(PO_4)_2 Ca(OH)_2 + 20 F' \rightarrow 10 CaF_2 + 6 PO_4 + 20 H^.$$

Das so entstandene Calciumfluorid bleibt dann an der Oberfläche adsorbiert. GEROULD versuchte aus seinen Befunden eine Vorstellung über die schützende Wirkung des Fluorids nach äußerer Pinselung (siehe folgende Seite) zu gewinnen. Danach werden durch säurebildende Bakterien die leichtlöslichen Apatite herausgelöst und die Fluoride zurückgehalten, bis ihre Konzentration so hoch gestiegen ist, daß sie das Bakterienwachstum verhindert. Diese Auffassung scheint deswegen nicht haltbar, weil der Schutz eine Reihe von Jahren anhält und zugleich die aufgenommene Fluormenge analytisch nicht nachweisbar ist, obgleich die Fluoranalyse schon auf außerordentlich kleine Mengen von einigen γ F' anspricht.

Als weitere Möglichkeit der Wirksamkeit einer Schicht von CaF_2 wäre eine Remineralisierung[5425, Vb]), wie sie jetzt schon in anderen Versuchen bewiesen wurde, anzusehen. Durch die Anwesenheit eines relativ leicht löslichen CaF_2 an der Oberfläche wäre die Bedingung gegeben, daß das im Speichel vorhandene Calcium und Phosphat, die dort gelöst sind, mit dem Fluorid zusammen den schwerer löslichen Fluorapatit bilden, der sich dem Kristallgitter der Oberfläche anlagert.

Dieser Mechanismus mag wohl vorkommen und wäre theoretisch fundiert. Aber tatsächlich wurde nach Fluorbehandlung schon sofort die Löslichkeit des Zahnpulvers vermindert, sei es im Speichel in reiner saurer Lösung oder in Essigsäure, wo jedes Ca und PO_4 fehlt (siehe [5425, Vc]). Hier muß sich eine weniger lösliche Schicht von Fluorapatit (der Monofluorapatit ist weniger löslich, als wenn in das Molekül 2 Atome F' eingetreten sind) gebildet haben. Es ist auch nicht einzusehen, warum nicht Fluorid in das Kristallgitter eintreten sollte, wenn nur genügend Zeit zur Verfügung steht. Denn das Eintreten findet doch statt, wenn man den Apatit als Austauscher verwendet; auch andere Ionen können eintreten, wie mit Radiophosphor und ^{45}Ca wiederholt bewiesen wurde, die in die oberste Schicht des Apatits eintreten (siehe S. 66 ausführlicher). Wenn man die Befunde von GEROULD und unsere hier geäußerte Auffassung kombiniert, kommt man jedoch zu einer Vorstellung, die ein Verständnis dafür eröffnet, daß einige Pinselungen der Zahnoberfläche mit Fluorid ausreichend sind, eine Caries für 3 Jahre zu verhindern. Wenn die oberste Schicht aus Fluorapatit durch Säure gelöst wird, kann immer noch CaF_2 an der dann entstehenden Oberfläche adsorbiert bleiben, und von dort aus kann ein neuerlicher Stellenwechsel einen Eintritt

---

[5425, V] WILSON, D. C.: Lancet 1941 I, 375, Rona 133, 637. C. 1942 II, 2383. Untersuchungen an 1048 Kindern.

[5425, Va] GEROULD, C. H.: J. dent. Res. 24, 223 (1945).

[5425, Vb] SONDER, WILMER u. SCHOONOVER: J. Am. dent. Assoz. 42, 725 (1949).

[5425, Vc] SCHMIDT, H. J.: Stoma 1949, 120 sowie KNUTSON: J. Am. dent. Assoz. 38, 204 (1949). Übersichten mit zahlreicher Literatur.

des Fluorids in die oberste Schicht ermöglichen. So kann dann eine fluorreiche Schicht längere Zeit bestehen bleiben. Diese Gesichtspunkte bedürfen noch der Nachprüfung.

In weiteren Versuchen[5425, VI–VII] diente als Test die Löslichkeit, d. h. Gewichtsabnahme in saurer Reaktion (p_H 4,0). Es wurde in diesen Versuchen nicht nur pulverisierter Schmelz, sondern auch Schnitte und ganze Zähne angewandt. Dabei zeigte es sich, daß die Behandlung mit saurer Fluoridlösung stärker wirkte als mit alkalischer. Das ist wohl daher abzuleiten, daß der Einbau in saurer Reaktion bei größerer Beweglichkeit der Moleküle leichter ist. Noch besser als NaF erwies sich SnF_2. Aber auch eine ganze Reihe anderer Verbindungen, die nicht Fluorid enthielten, waren wirksam, z. B. (UO_2) $(NO_3)_2$, $AgNO_3$, $CuSO_4$[5425, VII], $Pb(NO_3)_2$, $Ba(NO_3)_2$. Alle Salze sollen wirksam sein, die ein unlösliches Ca oder PO_4-Salz bilden[5425, IV]. Nach den Darlegungen von EISENBERGER, LEHRMAN und TURNER[698, III] ist der Apatit als eine Gruppe von Kristallen aufzufassen, in die die verschiedensten Ionen eingebaut werden können, ohne das Gefüge zu zerstören. Auch hierbei wird eine Adsorption als erste Phase des Eintritts zu vermuten sein, denn nach FAJANS Befunden werden solche Substanzen vorwiegend und leicht adsorbiert (siehe Abschnitt D), die in das adsorbierende Kristallgitter eintreten können. Von den angegebenen Substanzen sind die Fluoride aber vorzuziehen, wenn man zur Anwendung dieser Erfahrungen am Menschen schreiten will, weil der Einbau in das Gitter des Apatits nach der räumlichen Größe der Ionen besonders günstig ist und vor allem wegen der relativen Ungiftigkeit.

Um jede resorptive Vergiftung zu vermeiden, war die rein *lokale Anwendung durch Pinselung* der gegebene Weg. Die Resultate sind widerspruchsvoll. KEYES[5425, X] setzte Hamster, die sich für Cariesstudien als besonders geeignet erwiesen haben, auf eine carieserzeugende Diät aus Maismehl, Milchpulver, Leinsamenmehl, Alfalfamehl und NaCl, mit einem Fluoridgehalt von $0,87 \cdot 10^{-6}$. Andere wurden 2 Minuten lang einmal die Woche mit einer NaF-Lösung 1:1000 behandelt (110 Tage). Ein günstiger Effekt wurde andeutungsweise bei den Männchen, nicht bei den Weibchen beobachtet. LAZANSKI[5425, XI] behandelte weibliche Hamster 3mal wöchentlich durch Bürsten mit verschiedenen Lösungen. Nach 120 Tagen wurden die Tiere getötet und die Zähne genau geprüft. Die Zahl der Kavitäten wurde gezählt und in Beziehung gesetzt zu der behandelten Fläche. Wir geben nur diese Zahlen. Durch Bürsten mit H_2O war der Abfall 38%, mit NaF 87%, PbF_2 74%, saures Fluorid ergab einen Anstieg um 95%.

Beide Versuchsserien scheinen uns folgendes zu lehren: Bei der Cariesproduktion nach dieser Methode ist ein Fluormangel nicht die Ursache, sonst würden wir in jedem Fall einen Abfall der Caries erwarten müssen. Die Menge, die beim Pinseln nebenbei verschluckt und resorbiert sein mußte, ist bestimmt größer als zur Deckung eines Bedarfs notwendig wäre. Eine Diskrepanz der schützenden Wirkung in den obigen Versuchen am Zahnpulver ist gerade bei Anwendung saurer Lösungen zu verzeichnen.

Dem stellen wir einige Befunde am Menschen von DALE und McCAULEY[5425, XII] gegenüber. Die Autoren untersuchten 35 Männer, die in der Produktion von Fluorwasserstoff 2—33 Jahre lang eingesetzt waren mit 11 Kontrollpersonen

[5425, VI] PHILIPS, R. W. u. MUHLER, J. C.: J. dent. Res. 26, 109 (1947).
[5425, VII] MUHLER, J. C. u. VAN HUYSEN, G.: J. dent. Res. 26, 119 (1947).
[5425, VIII] VAN HUYSEN, G. u. MUHLER, J. C.: J. dent. Res. 27, 46 (1948).
[5425, IX] RAE, J. J. u. CLEGG, C. T.: J. dent. Res. 27, 52 (1948).
[5425, X] KEYES, P. H.: J. dent. Res. 25, 469 (1946).
[5425, XI] LAZANSKI, J.: J. dent. Res. 26, 446 (1947).
[5425, XII] DALE, P. P. u. McCAULEY. H. B.: J. dent. Res. 26, 458 (1947). Meeting.

desselben Betriebes, die nicht in Berührung mit den Dämpfen kamen. Die Autoren sahen einen deutlichen Abfall der cariösen Läsionen und einen Anstieg in der Zahl der aufgehaltenen Kavitäten. Die Zahl der Kavitäten betrug 2,6 $\pm$ 3,2 (4,8 $\pm$ 2,6 bei den Kontrollen). Die aufgehaltenen Läsionen 1,5 $\pm$ 1,8 (0,3 $\pm$ 0,5). Daß die eine Gruppe tatsächlich Fluoride eingeatmet hatte, zeigte sich an der Ausscheidung mit 10,78 $\pm$ 9,3 mg F/Liter Urin gegenüber 0,67 bei den Kontrollen. Die Röntgenkontrolle zeigte bei 13 von 15 Arbeitern mit einer Beschäftigung von mehr als 10 Jahren einen Anstieg in Zahl und Dicke der Trabekeln und Reduktion der intertrabekulären Räume. In einem Befund von HERMAN bei EULER[2425, I] wurden die Zähne nach Einwirkung von Fluorsäuredämpfen stumpf und brüchig. Der Unterschied kann in der Quantität liegen.

Wenn ein Einbau in die Oberfläche führend sein soll, dann wäre es durchaus logisch, daß gerade das saure Produkt sich leichter einfügt, weil eine lokale Auflockerung begünstigt wird. Den Einbau aber aus einer unlöslichen Verbindung sich vorgenommen zu denken, wie aus Zahnpasten mit Zusatz des Apatits, bedeutet beträchtliche theoretische Schwierigkeiten. Trotzdem wurden Erfolge berichtet. McCLENDON und FOSTER[2377, I] zogen Ratten mit einer fluorarmen Diät [59% gemahlenen Mais (cracked yellow corn), 30% Magermilchpulver mit niederem Gehalt, 10% Maisöl $+$ 1% NaCl mit 0,3—0,5 $\cdot$ 10^{-6} F]. Die Zähne wurden täglich mit „rockphosphate" gebürstet. Bei den gebürsteten war Cariesbefall 0,16 bzw. 1,25 gegenüber 3 und 4 bei den Kontrollen. Dieser Versuch ist nicht rein, weil bei dieser Diät schon ein Fluormangel bestand und durch das fortgesetzte Bürsten eine regelrechte Fluorose mit Zunahme des Fluorids, Farbverlust der Schneidezähne sich entwickelte. Parallele Versuche an 40 Studenten mit Steinphosphat und an 30 mit einer Zahnpasta mit Zusatz künstlich hergestellten Fluorapatits zeigten 0,5 bzw. 0,57 neue Kavitäten nach 1 Jahr gegenüber 1,5 bei den Kontrollen. Nach CHEYNE[5426, I] soll fluorhaltige Zahnpasta die Empfindlichkeit des Zahnhalses vermindern. Auch das Trinkwasser wirke lokal, weil gerade die Caries der Frontzähne, wo das Wasser hinkomme, verhindert werde.

Die Wirksamkeit von fluoriertem Zahnpulver wurde auch bei einer anderen Studentengruppe durch McCLENDON erhoben[5425, XVb]. Dieser Befund wird von BIBBY für unwahrscheinlich gehalten. Wir werden uns dieser Auffassung anschließen, weil eine günstige Fluorwirkung nur bei Kindern zu demonstrieren ist. In späterem Alter tritt eine natürlich sich entwickelnde Immunität ein, deshalb ließ sich auch bei Soldaten ein günstiger Effekt nicht mehr dartun.

Noch über einen weiteren Unterschied in den Befunden in vitro und dem Experiment am Menschen wurde von BIBBY[5425, XIII] berichtet. 120 Schulkinder wurden 3mal in 4monatlichen Intervallen im oberen Quadranten mit PbF$_2$ behandelt ohne einen Erfolg, während 0,1% NaF eine 46% Reduktion verursachte. PbF$_2$ hatte sich in vitro besonders bewährt. Bei Mundspülungen mit 0,01% NaF Lösung vom p$_H$ 4,0 wurde der Cariesbefall sogar vergrößert[5425, XVa].

Zu der Quadranten-Methode ist man immer mehr übergegangen, da der Vergleich zwischen verschiedenen Personen doch eine zu große Streuung gab und ein eindeutiges Urteil schwer zu gewinnen war (z. B. bei Studenten keine Differenz gegenüber denjenigen, die gar keine Mundpflege trieben[5425, XVI]). Dabei zeigte es sich, daß eine (Literatur [5425, XIV–XIX]) Verminderung des Cariesbefalls an der einen Seite beim Unterkiefer kaum eintrat[5425, XVIII]. Das wird darauf bezogen, daß

[5425, XIII] BIBBY, B. G., DE ROCHE, F. u. WILKINS, E.: J. dent. Res. 26, 450 (1947).
[5425, XIV] BIBBY, B. G. u. TURESKEY, S. S.: J. dent. Res. 26, 105 (1947).
[5425, XV] McCAULEY, H. B. u. DALE, R. P.: J. dent. Res. 24, 305 (1945).
[5425, XVa] ROBERTS, J. F., BIBBY, B. G. u. WELLOCK, W. D.: J. dent. Res. 27, 497 (1948).
[5425, XVb] EASLICK, K. A.: Dental Caries London 1948, S. 149 (Vortrag BIBBY).

durch den Speichel das Fluorid auch auf die andere nicht behandelte Seite übertragen wurde. Als Vergleich dienten also stets nur die beiden Quadranten des Oberkiefers. Vielfach wurde 0,1% NaF, jedoch auch 4malige Wiederholung mit 2% NaF empfohlen[5425, XVII]. Bei 2maligem Gebrauch war die Reduktion nur 25%, für 3maligen wird im allgemeinen die Abnahme der neuen Cariesfälle schwankend von 35—45% angegeben (siehe besonders RUSSEL[5425, XIX]). KRASNOW[5425, XVc] fand dieselben Zahlen. Es wird gemeldet, daß es gleichgültig für das Resultat sei, ob 0,1% oder 2% NaF zur Anwendung komme. Wenn jedoch zugleich die Vorschrift besteht, daß die Lösung auf dem Zahn eintrocknen müsse, wird man nach unseren obigen Ausführungen das Resultat verstehen. Während McCAULEY und DALE[5425, XV] nach Aufhören der Behandlung einen größeren Befall fanden, so daß also das Fehlende nachgeholt wurde, konnten BIBBY und TURESKY[5425, XIV] bei einer Nachkontrolle von 100 Kranken 3 Jahre nach der letzten Behandlung immer noch 30% weniger Befall in der behandelten Seite entdecken.

Die Pinselung des äußeren Zahnes mit Fluorid verursacht keine tiefergreifenden Einwirkungen. Wenn aber der Zahn angeschnitten ist, so daß das Dentin freiliegt, dann ließen sich an der Pulpa histologische Veränderungen auffinden[5425, XVd], ein Zeichen der größeren Durchlässigkeit des Dentins.

Neben der Verminderung der Löslichkeit des Schmelzes steht die Möglichkeit, daß durch Auflösung von Apatit Fluorid frei wird und die anliegend lebenden *Bakterien*, die dort durch ihre Gärungsprodukte Milch- oder Brenztraubensäure den Zahn auflösen, in ihrer Entwicklung hemmen. Vor allem hat man auf die Entwicklung der Bakterien während der lokalen Behandlung achtgegeben, besonders auf den Bac. Acidophilus. Schon 10^{-6} F′ hemmten die Säurebildung in Kulturen[5425, XX]. Durch täglich 2maliges Bürsten wurde eine Reduktion gesehen[5425, XX]. Bei kurzer Anwendung wurde von ARNOLD[5425, XXI] nichts gesehen, wohl aber bei langdauerndem Zusatz im Leitungswasser eine Abnahme von Lactobacillen (FINN und AST[5425, XXIII]), was von STEPHAN[5425, XXII] nicht wirksam gefunden wurde. Die Resultate sind also nicht eindeutig. Der Befund von MILLER[5424], daß durch Zusatz von Jodessigsäure eine Caries bei Ratten vermindert wurde, ebenso durch Penicillin (McCLURE[5425, XXVII]), könnte in dieser Richtung ausgelegt werden.

Es gelang durch *perorale Gabe von Fluoriden* auf diesen Prozeß günstig einzuwirken. FINN und HODGE[5426, IV] fügten einer cariescrzeugenden Diät 3 mg F (als KF) täglich zu und erreichten damit nicht nur eine seltenere, sondern auch einen günstigeren Verlauf der Caries. CHEYNE[5426, I] exstirpierte seinen Ratten die Speicheldrüsen, z. T. um so zu verhindern, daß durch die konstante Ausscheidung des Fluorids durch den Speichel die Zähne einer längeren Einwirkung ausgesetzt wären. Allerdings gab er die verabfolgten 3 mg F in einem Tropfen Wasser in

[5425, XVc] KRASNOW, F.: J. dent. Res. 27, 714 (1948) vertritt die Auffassung, daß durch die Fluorbehandlung die Zahl der gesunden Zähne von 91,2 auf 94,8% gestiegen sei.
[5425, XVd] ROVELSTAD, C. H. u. JOHN, W. E. ST.: J. dent. Res. 27, 730 (1948).
[5425, XVI] BIBBY, B. G., JANDER, H. A., McKELLEGET, M. u. LABENSKY, B.: J. dent. Res. 25, 207 (1946).
[5425, XVII] KNUTSON, J. W.: J. dent. Res. 26, 339 (1947).
[5425, XVIII] KNUTSON, J. W. u. ARMSTRONG, W. D.: Publ. Health. Rep. 58, 1701 (1943); 60, 1085 (1945); 61, 1683 (1946); 62, 425 (1947).
[5425, XIX] RUSSELL, A. L.: J. dent. Res. 26, 369 (1947).
[5425, XX] SHANER, E. O. u. SMITH, R. R.: J. dent. Res. 25, 121 (1945).
[5425, XXI] KNUTSON, J. W.: J. dent. Res. 26, 339 (1947).
[5425, XXII] STEPHAN, R. M.: J. dent. Res. 26, 339 (1947).
[5425, XXIII] FINN, S. B. u. AST, D. B.: J. dent. Res. 26, 445 (1947). Screni 106, 292 (1947).

das Maul, so daß eine hohe Konzentration wenigstens einige Minuten einwirkte, weil gerade die fehlende Speichelsekretion eine rasche Entfernung verhinderte. Der beabsichtigte Effekt kam nicht rein zur Geltung, jedoch wurde der Befall mit Caries häufiger (stieg von 3,5 auf 10,5 Zähne/Tier), durch das Fluorid wurde er auf 2,3, also unter die Norm reduziert. Während in der Norm 0,8 Zähne/Tiere nach dem Versuch von 200 Tagen zerstört waren, und die Zahl durch die Operation auf 6,7 gesteigert war, ging sie durch die Behandlung auf 0,3 zurück. Der fortschreitende Zerfall wurde also gehindert.

Weil McClure[5425, XXVa] gezeigt hatte, daß eine signifikante Reduktion der Caries bei Ratten durch postnatale Zufuhr von Fluorid nicht erreichbar war, nahm Cheyne[5425, XXVb u. c] die Untersuchungen mit seiner Methode der Exstirpation der Speicheldrüsen wieder auf, jedoch mit der Abwandlung, daß er den Müttern der Ratten eine Diät mit $300\text{—}350 \cdot 10^{-6}$ F′ während der Schwangerschaft verabfolgte. Den Jungen wurden im Alter von 24 Tagen die Speicheldrüsen entfernt. Am 42. Tage kamen sie auf eine Cariesdiät. Während die normalen Tiere 1,8 cariöse Zähne hatten, deren Zahl durch Fluorbeigabe auf 1,5 reduziert wurde, stieg der Befall nach Speicheldrüsenexstirpation auf 10,6 und nahm durch Fluorid auf 8,5 ab. Eine Wirkung des Fluorids ist demnach auch hier nachweisbar, aber keineswegs zu vergleichen mit der Wirkung des Speichels.

Einen deutlicheren Ausschlag erhielt Shourie[5425, XXVd] bei Zulage von $50 \cdot 10^{-6}$ NaF zu einer carieserzeugenden Diät beim Hamster (102 Tiere). Der Rückgang war gleicherweise stark, ob man das Fluorid im Futter oder im Wasser verabfolgte, stärker bei Männchen als bei Weibchen. Unwirksam erwies sich die Menge als CaF_2 gegeben, was mit der schlechteren Resorption dieser Verbindung zusammenhängt (siehe später). Na_2SiF_6 wirkte nicht so stark wie NaF. Dieselben Gaben hatten keinen Einfluß auf die Erkrankung des Periodontiums, das dagegen auf Ca-Zulagen ansprach[5425, XXVe].

Sognnaes[5426, II u. III] prüfte die Funktion. Er fütterte seine Ratten mit einer carieserzeugenden Diät. Nach 100 Tagen war die Caries deutlich und zeigte sich funktionell darin, daß dargebotener grob gemahlener Mais durch den Kauakt wahrscheinlich wegen der Schonung der Zähne ungenügend zerkleinert wurde. Die Partikelgröße der aus dem Magen geholten Nahrung wurde bestimmt, um einen zahlenmäßigen Eindruck von der Güte des Kauaktes zu erhalten. Es zeigte sich dabei keine Begünstigung des Kauaktes durch Fluordarreichung. Das müßte man aber erwarten, wenn die Fluordarreichung irgendeinen günstigen Effekt bei der Cariesentwicklung ausgeübt hätte. Diese Methode ist insofern nicht ganz eindeutig, weil Fluoridgabe zu stärkerer Abwetzung der Zähne führt in den bei diesen Versuchen meist dargebotenen Mengen. Das muß aber nachteilig sein, wenn man absichtlich auf die mechanische Beanspruchung Wert legt und braucht noch nichts über die Entwicklung der normalen Caries auszusagen. Immerhin kann eine Abwandlung von Methoden nur nützlich sein, gerade weil die Tragweite einer „Therapie" damit abgegrenzt wird.

[5425, XXIV] Dean, H. T.: Internat. Assoz. dent. Res. J. dent. Res. 26, 339 (1947).
[5425, XXV] McClure, F. J.: Internat. Assoz. dent. Res. J. dent. Res. 26, 339 (1947).
[5425, XXVa] McClure, F. J.: J. Nutrit. 22, 391 (1941).
[5425, XXVb] Cheyne, V. D.: J. am. med. Assoz. 1949, 382.
[5425, XXVc] Cheyne, V. D.: Proc. Soc. exp. Biol. a. Med. 67, 149 (1948).
[5425, XXVd] Shourie, K. L.: J. dent. Res. 27, 732 (1948).
[5425, XXVe] Shourie, K. L., Leung, S. W. u. Mitchell, D. F.: J. dent. Res. 27, 769 (1948).
[5425, XXVI] Ockerse, T.: J. am. med. Assoz. 135, 1167 (1947).
[5425, XXVII] McClure, F. J.: J. dent. Res. 27, 34 (1948). Zusatz von Na_2SO_4, $MgSO_4$, J, NaOH, KSCN, Zn hatte keine Wirkung auf den Fluorideffekt, dagegen Urea und Nitrat in 10^{-4} und $1,5 \cdot 10^{-4}$.

Es ist hinzuzufügen, daß bei diesen Tieren Dosierungen zur Anwendung kamen, die schon absolut im toxischen Bereich lagen. Bei den Versuchen von McClendon und Foster[2377, I, 5426, VI] wurde von einer Diät ausgegangen, die hinsichtlich Fluorid verarmt war, worüber noch zu sprechen sein wird. In den Versuchen von Greenwood und Mitarbeitern[5425, XXVIII] an Hunden wurde zu einer Grunddiät, bei der die Tiere 0,2 mg/kg aufnahmen, eine Zulage von 5 mg/kg, sei es als NaF oder in Knochenmehl zugefügt. Nach der Fluoridzulage im Knochenmehl waren die Zähne besser instand, sie schienen weniger abgewetzt und hatten weniger Calculi. Die NaF-Zulage zeigte schon Symptome von Fluorose mit starker Abnutzung. Im übrigen waren die Tiere bei der Basaldiät auch in der zweiten Generation gesund. Ein regelrechter Fluormangel war noch nicht vorhanden, die therapeutische Breite sehr klein.

Schließlich bleibt noch der großzügige Versuch von Evanston zu erwähnen, bei dem dem Trinkwasser in einigen Gemeinden 10^{-6} F zugesetzt wird, um so die Zufuhr fortgesetzt zu verstärken, im übrigen eine Konzentration, die von Bromchead[5561, I] schon als schädlich angesehen wurde. Es soll sich bei den Schulkindern aus diesen Gebieten ein Rückgang der Caries auf $^1/_3$ ergeben haben (Dean[5425, XXIV]). Als Beispiel dieser Wirksamkeit haben wir auf S. 1037 eine Tabelle nach den Erhebungen in Vorstädten von Chikago wiedergegeben. Dieselben Befunde wurden aus zahlreichen anderen Gegenden Amerikas[5425, XXIV] und jetzt auch aus Ägypten[5425, XXX] gemeldet. Trotzdem ist ein Resultat erst vielleicht in 10 oder 20 Jahren zu erwarten, weil für die Frage der Löslichkeit oder Unlöslichkeit des Schmelzes die Anordnung der Kristallgitter im Schmelz maßgeblich ist, und eine Beeinflussung des Schmelzorgans nur in bestimmten Lebensaltern erfolgen kann, die erst allmählich heranwachsen. Damit wäre für die Funktion des Fluors eher etwas gewonnen. In diese Richtung zielt eine Bemerkung von Ockerse[5425, XXVI], daß die Milchzähne von Kindern in Südafrika, deren Mütter Wasser bis zu $10 \cdot 10^{-6}$ F während Schwangerschaft und Lactation tranken, frei von Caries geblieben seien. Aber hinzuweisen ist auf die Äußerung von McClure[5425, XXV] auf einem Meeting 1947 hinsichtlich der äußeren Behandlung mit Fluoriden: „Up to the present time there has been no adequate demonstration of the value of this form of fluorid therapie for child or adult". Er lehnt jedenfalls vorerst jede Verwendung von Fluoriden anders als unter der Aufsicht des Arztes ab, und das entspricht der ablehnenden Haltung von Klement[5415] hinsichtlich einer Cariesprophylaxe mit fluorierter Zahnpaste. Mit gleicher Vorsicht spricht sich das Kommitee der „American dent. Assoz."[5425, XXXI] aus, das den abschließenden Bericht einer Tagung verfaßte:

„Die Caries ist bei 12—14jährigen um 60% niedriger bei denjenigen, die genügend Fluorid im Trinkwasser zu sich nahmen. An den Vorderzähnen kann sie um 90% reduziert werden. Die Konzentration von 10^{-6} ist ausreichend. (Eine Steigerung auf $1,5 \cdot 10^{-6}$ bringt keine besseren Resultate.) Auch $4—5 \cdot 10^{-6}$ führte nicht zu Systemerkrankungen (abgesehen von Schmelzdefekten, siehe später). Auch Personen, die in diese Gegenden zuzogen, sollen etwas günstig beeinflußt werden. Aber bis heute gibt es noch keinen abschließenden Beweis dafür, daß Fluoridzusatz zu fluorfreiem Wasser die Carieshäufigkeit reduziert."

Dieser letzte Satz scheint nicht recht zu den ersten Befunden zu passen. Der Zusatz ist aber notwendig, um die Bemühungen um das Fluorproblem, das keineswegs abschließend geklärt ist, nicht einschlafen zu lassen. Jedenfalls wird man der weiteren Entwicklung mit dem größten Interesse folgen müssen.

[5425, XXVIII] Greenwood, D. A., Blayney, J. R., Skinsnes, D. K. u. Hodges, P. C.: J. dent. Res. 25, 331 (1946).

Eine ebenso merkwürdige wie wichtige Beziehung ergibt sich zur *Rachitis*. Wurden Ratten mit STEENBOCK-BLACK-Diät 2965 gefüttert, der 0,03% F' zugesetzt worden war, dann entwickelte sich die Erkrankung schwächer. Die Zonen des hypertrophischen Metaphysenknorpels waren enger, die Dichte des Knochens (tibia) war größer[2429, II], außerdem überlebten sie länger die Nahrung (76,77 $\pm$ 0,73 Tage gegenüber 65,23 $\pm$ 0,81 Tage bei den Kontrollen[3429, III]). Die Zähne wiesen die Fluorveränderungen auf. Handelt es sich hier um eine Entwicklungshemmung, oder welche Beziehung zum Stoffwechsel ist vorhanden? Uns interessiert an dieser Stelle die Frage, ob man daraus einen Schluß auf die Notwendigkeit des F' in der Diät ziehen darf. Dazu sind aber die Dosen zu hoch. Wir werden später sehen, daß eine Sklerose bei diesen Dosen am Knochen leicht erzeugt werden kann. Die Verkalkungen waren verstärkt. Auch in den Versuchen von IRVING[5426, V] konnten Kalkeinlagerungen durch NaF erzielt werden, aber abhängig von der vorherigen Diät. Bei einem Ca/P 4:1 erfolgte sie wie bei normalem beim Übergang in Dentin, bei Ca/P 1:4 aber im Prädentin. Diese Linie ließ sich durch Hämatoxylin anfärben. Die Verkalkung war aber langsam. Nach einer einmaligen Dosis von Vitamin D (27 E.) schritt die Verkalkung voran, mischte sich schließlich mit der NaF-Linie und überschritt sie. Daneben blieb eine Zone unverkalkter Matrix bestehen, die erst allmählich verkalkte. Solche Reaktion bei niedriger Kalkdiät unterscheidet sich grundsätzlich von der Normalreaktion[5425, XXXII]. Wenn für Fluorid tatsächlich eine Notwendigkeit für die Knochenentwicklung herausgelesen werden könnte, dann wird das schwer sein bei den Versuchen von HATTILL[5145, I], der bei Zufuhr von Fluorid zwar auch eine Rachitis mildern konnte — durch Vitamin D heilen — aber die Vitaminwirkung hob sich auf bei Zusatz von Fluoriden. (Weitere Angaben über günstige Beeinflussung der Rachitis S. 1060.)

Für den wirklich einwandfreien Beweis einer Funktion des F' im tierischen Organismus bleibt nur die Befreiung des zugeführten Futters von F' übrig, wobei Störungen auftreten müßten, die durch Zusatz von F' zu diesem Futter geheilt werden würden.

Hier besteht nun die Schwierigkeit, *Diäten ohne F'* herzustellen. In den schon erwähnten Versuchen von SHARPLESS und McCOLLUM (siehe oben [64 u. a]) wurde den Ratten eine Kost mit 1,6 mg% F' verabfolgt. Es zeigte sich trotz beträchtlicher Verarmung der Knochen an F' die volle Fähigkeit der Ratten zu Reproduktion und Wachstum. Frühere Versuche von KRASNOV und SERLE[5432], nach denen Rattenweibchen bei 2,5 mg% F' in der Nahrung besser wuchsen als solche, die weniger erhielten, konnten also nicht bestätigt werden.

Noch weitere Verminderung von F' in der Nahrung wurde von EVANS und PHILLIPS[5426] erreicht, indem sie Milch als Grundlage verwandten. In Milch geht F' selbst bei beträchtlicher Aufnahme in der Nahrung nur in Spuren hinein, nämlich 0,1—0,2 γ F'/cm³. Da eine dauernde Ernährung mit Milch nicht ausreicht, mußten Zusätze gegeben werden, die sich aber auf anorganische Stoffe beschränkten. Es wurde 1 mg% $Fe_2(SO_4)_3$, 0,1 mg% $CuSO_4$ und 0,1 mg% $MnSO_4$ zugesetzt, und mit dieser mineralisierten Milch ließen sich tatsächlich 5 Generationen aufziehen, wobei nur 0,05—0,06 mg/kg F' täglich aufgenommen wurde. Zulagen von F' in verschiedenen Abstufungen brachten kein besseres Wachstum.

[5425, XXIX] LYNCH, D. F., KETTERING, C. F. u. GIES, W. J.: Res. Counc. Am. dent. Assoz. Dental Caries S. 92 (1942).
[5425, XXX] DAWSON, C. E.: J. dent. Res. 27, 512 (1948).
[5425, XXXI] EASLICK, K. A.: Dental Caries. London 1948, S. 213.
[5425, XXXII] IRVING, J. T.: J. dent. Res. 27, 762 (1948).
[5426] EVANS, R. J. u. PHILLIPS, P. H.: J. nutrit. 18, 353 (1939), Rona 118, 402. C. 1939 II, 4517.

Man muß also das Resultat so ausdrücken, daß diese minimale Konzentration von F′ in der Nahrung ausreichte, um den eventuell notwendigen Bedarf der Ratte zu decken. Hierbei ergab sich, daß durch die langdauernde Beschränkung des F′ keine analytisch nachweisbare zunehmende Verarmung des Körpers an F′ erfolgte (siehe S. 1058).

Das Festhalten dieser kleinen Mengen geschah also außerordentlich stark im Gegensatz zu den Versuchen von McCollum und Sharpless[64], die in anderer Größenordnung eine Abnahme feststellen konnten und bei jungen Tieren von 16—18 Tagen nur minimale Mengen F′ (wenn überhaupt) mit einwandfreier Methode fanden. Daraus dürfen keine mystischen Schlüsse gezogen werden, sondern wir müssen nur feststellen, daß der Beweis einer physiologischen Funktion des F′ nicht positiv geführt wurde, sondern auf eine negative Feststellung beschränkt ist. Die Versuche von Sharpless und McCollum[64] zeigten übrigens, daß in den Zähnen mit einem F′-Gehalt von weniger als 0,005% in der Asche weder Caries noch mangelhafte Verkalkung zu beobachten war, ebensowenig im Knochen. Geringe Anzeichen von Proliferation der Kapillaren fanden sich auch bei Tieren mit höherem F′-Gehalt. Wie solche geringen, qualitativ undeutlichen Zeichen in der Beurteilung täuschen können, ist durchaus bekannt und wird von den Autoren auch entsprechend eingeschätzt. Versuche über Pflanzenstimulation durch F′-Zusatz sind nach meiner Ansicht kein Argument für unsere Frage.

Wie eng übrigens die therapeutische Breite der normalen Zufuhr ist, ist daraus zu ersehen, daß schon bei der 100fachen Menge in der Milch (1 mg% F′) sich Zeichen toxischer Wirkung an den Zähnen der Ratten fanden, d. h. Verlust an Pigment. Diese Veränderung ließ sich weder durch Al··· noch durch Zulage von Vitamin A verhindern, eine Festlegung durch das Al··· im Darm trat also nicht ein, wie man es bei PO$_4$′′′ erreichen konnte. Die komplexe Bindung ist nicht fest genug im Organismus, nicht einmal so fest, um die Aufnahme in den Grenzkonzentrationen zu verhindern. Wichtig ist, daß erst bei 2 mg% F′ in der Milch der Nahrung der Gehalt des Neugeborenen an F′ zunahm, als Zeichen, daß jetzt erst die Milch höhere Ausscheidung zeigte, während die Placenta schon vorher durchgängig war.

Diesen negativen Befunden stehen die Versuche von McClendon und Foster[5426, VI, 2377, I] gegenüber. In der schon oben wiedergegebenen Diät befand sich 0,3—0,5 · 10^{-6} F. Der Gehalt war also nicht niedriger als in der Diät von Evans und Phillips[5426], jedoch die Resultate deletär. Das Auftreten von Caries erfolgte regelmäßig. Von 69 Tieren starben 29% in 210 Tagen, die Zahl der Nachkommenschaft ging zurück, so daß nicht ausreichende Nachkommen gezogen werden konnten, um den Versuch über mehrere Generationen fortzusetzen. Erst nach Steigerung des F-Gehaltes um das 20—30fache gelang es. Bei Darreichung von 22 · 10^{-6} F im Trinkwasser wurde das Auftreten von Caries vom 40. auf den 150. Tag hinausgeschoben. Hier steht Versuch gegen Versuch, so daß auch heute noch keine eindeutigen Resultate vorliegen, um ein definitives Urteil zu fällen. Da die curative Dosis bei dieser Diät besonders hoch ist, muß man annehmen, daß andere diätetische Faktoren wirksam sind, die durch Fluorid unwirksam gemacht werden. Neuerdings gibt Sognnaes[5427, IV] eine Diät ohne irgendwelche

[5426, I] Cheyne, V. D.: Proc. Soc. exp. Biol. Med. **43**, 58 (1940). C. **1942** II, 1932.
[5426, II] Sognnaes, R. F.: Amer. J. Orthodont. a. or. Surg. **27**, 458 (1941), Rona **130**, 295.
[5426, III] Sognnaes, R. F.: Amer. J. Orthodont. a. or. Surg. **27**, 383 (1941), Rona **130**, 295.
[5426, IV] Hodge, H. C. u. Finn, S. B.: J. nutrit. **22**, 255 (1941). C. **1942** II, 2608.
[5426, V] Irving, J. T.: Nature **151**. 363 (1943). C. **1943** II, 41.
[5426, VI] McClendon, J. F. u. Foster, W. C.: J. biol. Chem. **140**, Proc. 85 (1941). C. **1943** II, 1818.

grobe Partikel an, die eine mechanische Störung der Zähne verursachen könnten. Diese Diät besteht aus 67% Zucker, 24% Casein, 5% Kornöl und 4% Salzmischung, mit einem Fluorgehalt von $2,5 \cdot 10^{-6}$ als Verunreinigung vor allem im Zucker und den Salzen. Dazu kommen die für die Ratte notwendigen Vitamine. Mit dieser Diät können Rhesusaffen nach Zusatz von etwas Vitamin C aufgezogen werden. Bei Ratten führt sie zu Caries, die histologisch völlig der menschlichen Erkrankung gleichen soll. Damit ist nach dem Urteil des Autors bisher nichts ausgesagt für oder gegen die Wichtigkeit des Fluorids. Uns interessiert aber die Höhe der Fluorbeimengung, die die Caries nicht verhüten konnte, auch ein Hinweis auf zusätzliche Faktoren. Diese Untersuchungen können durchaus noch eine unerwartete Wendung nehmen, wie die der Perosis der Hühner (siehe dort).

2. Mechanismus. Für die Diskussion des Mechanismus der Wirkung finden wir sehr viele Hinweise und Möglichkeiten der Erörterung in der Tatsache, daß F' — wahrscheinlich durch seine Neigung zur Komplexbildung mit Schwermetallen — ein außerordentlich vielseitiges Fermentgift ist. Die Empfindlichkeit der Fermentsysteme benutzt man zu folgender Abschätzung: Es wird das Ferment im Organismus beeinflußt, das in vitro, eventuell im Gewebsbrei, die größte Empfindlichkeit aufweist. Diese Schlußfolgerung ist zwar wahrscheinlich, aber nicht zwingend. Das beweisen die Argumentationen von ROBINSON[5427], nach seiner Theorie der Verkalkungen, die wir in dem Kapitel über Phosphate ausführlicher darstellten. Danach spielen die Phosphatasen eine große Rolle beim Verkalkungsprozeß, und da die Phosphatase gegen F' empfindlich ist, wird der Schluß naheliegen, daß die Knochenstörungen sich so erklären lassen. Daß dieser Schluß falsch sein muß, beweisen die Versuche von EULER und EICHLER[5418, I] mit Fluortyrosin. Auch mit dieser Verbindung ließen sich dieselben Veränderungen erzielen, ohne daß sie eine der üblichen Fermentwirkungen besitzt[5427, I]. Demgegenüber haben wir[5427, II] eine Reihe fluorhaltiger Verbindungen aufgefunden, die sogar auf die alkalische Knochenphosphatase wirksam waren, ohne zu Verkalkungsstörungen zu führen. F' selbst wirkt nur auf saure Phosphatase.

Aber die Verkalkung bedarf — abgesehen von den Phosphatasen — noch eines zweiten Mechanismus, des sogenannten anorganischen, der die geordnete Ablagerung im Knochen auch in vitro veranlaßt. Dieser ist aber häufig empfindlicher, schon 0,00001 mol NaF wirken hemmend[5427]. Dieser zweite Verkalkungsmechanismus von ROBINSON hängt mit der Glykogenolyse zusammen, wie neuerliche Versuche von GUTMAN und Mitarbeitern[5427, III] zeigen. m/10000 NaF hemmte die Verkalkungen bei anorganischem Phosphat, Glucose-1-phosphat und 2-Phosphoglycerat, nicht aber bei α-Glycerophosphat als phosphorhaltiges Substrat. Diese Angaben lassen ahnen, wie kompliziert der Mechanismus ist.

FOLLEY und KAY[1229] diskutierten die Möglichkeit einer synthetischen Eigenschaft der Phosphatase.

Aber gleichviel wie die Wirkung zustande kommt, wird auf diese Weise die Unregelmäßigkeit der Verkalkungen erklärt, die die chronische F'-Vergiftung auszeichnet. Daß aber nicht nur Unregelmäßigkeit eine Rolle spielt, sondern ganz verschiedene komplizierte Wirkungen, wird aus der späteren Darstellung ersichtlich werden.

[5427] ROBINSON, R. u. ROSENHEIM, A. H.: Biochem. J. 28, 1, 684 (1934).

[5427, I] EICHLER, O.. HINDEMITH, H. u. BARFUSS, F.: Naunyn-Schmiedebergs Arch., 206, 82, (1949).

[5427, II] EICHLER, O.. EULER, H. u. HINDEMITH, H.: Naunyn-Schmiedebergs Arch. 206, 75 (1949).

[5427, III] GUTMAN, A. B.. WARVICK, F. B. u. GUTMAN, E. B.: Science 95, 461 (1942). C. 1943 I. 2313.

[5427, IV] SOGNNAES, E. F.: J. Nutrit. 36, 1 (1948)

Meist außer acht gelassen wurde auch der Effekt, der sich aus der Stellung von F′ in der Hofmeisterschen Reihe herleitet. Hier wäre die Ähnlichkeit mit $PO_4′′′$ und — nach Übertragung — mit Ca·· heranzuziehen. Es wäre aber voreilig, die Osteosklerose durch eine Vorbereitung des Bodens durch solche Effekte erklären zu wollen (ganz abgesehen von der Verkalkungsstörung durch F′ in bestimmten Phasen der Vergiftung). Wenn auch durch Vermehrung des Ca·· und P im Plasma an den verschiedensten Stellen Kalkinkrustationen entstehen, sind doch die Verkalkungen und Knochenneubildungen bei Fluorid zu charakteristisch lokalisiert, um mit der einfachen Analogie auszukommen. Die Verhältnisse bei der Rachitis haben wir oben auf S. 1045 behandelt.

LITZKA diskutiert die physiologische und pharmakologische Rolle der Therapie nach den fermentativen Eingriffen, die in vitro von uns im 4. Kapitel ausführlich dargestellt wurden. Solche Diskussion ist zwar interessant, aber immer sind ganz wesentliche Zwischenglieder in der Kette der Schlüsse bzw. Deduktionen völlig unbekannt, so z. B. folgende: Wenn der Abbau der Kohlenhydrate durch Hemmung der Phosphatase oder durch die empfindlichere Phosphorylase oder Enolase gestört ist, kann der Effekt verschieden sein. Es besteht die Möglichkeit, daß sich Glykogen ansammelt, aber ebenso daß der Abbau bis zu einem bestimmten Endprodukt erfolgt, das sich dann ansammelt und unausgenutzte Energie auf einer anderen Stufe der Zelle entzieht. Jetzt müßte die Menge von Glykogen in der Zelle abnehmen. Dabei ist die Frage der Funktion der Zelle noch nicht in den Bereich der Betrachtung gezogen worden. Beim Knochen fand sich bei einer Diät mit 0,05% F′ eine Abnahme des Glykogens gegenüber den Kontrollen[5429, I]. Die Funktion des Glykogens ist genau so unklar. Sicher scheint nur zu sein, daß die Zentren der Verkalkung beträchtliche Mengen enthalten. Die Verkalkung beginnt erst, wenn das Glykogen geschwunden ist, bzw. beginnt der Glykogenschwund rapide mit dem Beginn der Verkalkung, und zwar auch bei den Kontrollen.

3. Schilddrüse. Ein Spezialfall ist die Wirkung des Fluorids auf die Schilddrüse und die Beziehung zur Kropfbildung. Hier ist ein Angriffspunkt des F′ neben dem Knochen am wahrscheinlichsten, weil gerade in diesen beiden Organen der F′-Gehalt am stärksten gefunden wurde, abgesehen von der Anreicherung in der Lunge bei chronischer Intoxikation. So soll es manche Tiere geben, die J′ und F′ gemeinsam in der Nahrung bedürfen, um die Nahrung — eventuell die Vitamine — richtig zu verwerten[5429]. GOLDEMBERG[2506] fand eine Zunahme der Schilddrüse bei Ratten und anderen Tieren, wenn sie längere Zeit mit F′ behandelt wurden und fand in dieser Beobachtung eine Grundlage für die Theorie der Kropfentstehung durch den F′-Gehalt des Wassers neben dem Mangel an Jod. FELLENBERG[5430] fand Kropfentwicklung besonders in Gegenden, wo der Gehalt des Trinkwassers an F′ hoch oder besonders niedrig war, während die kropffreien Gegenden immer einen niederen Gehalt zeigten. Bei einem Kretin fand sich ein besonders hoher Gehalt der Schilddrüse an F′.

[5128] LITZKA, G.: Dtsch. med. Wschr. **1937**, 1037.

[5429] MAZÉ, P., MAZÉ FILS, P. J. u. ANXIONNAZ, R.: Ann. Inst. Pasteur **62**, 317 (1939), Rona **119**, 219.

[5429, I] GLOCK, F. G.: J. of Physiol. **98**, 1 (1940), Rona **125**, 400. Ratten in den ersten Lebenswochen.

[5429, II] MORGAREIDGE, K. u. FINN, S. B.: J. nutrit. **20**, 75 (1940).

[5429, III] FINN, S. B. u. KRAMER, M.: Proc. Soc. exp. Biol. Med. **45**, 843 (1940), Rona **126**, 406.

[5430] v. FELLENBERG, TH.: Mitt. Lebensmitteluntersuchung **29**, 276 (1938), Rona **112**, 622. C. **1989** I, 2443.

Untersuchungen von STRAUB[5431] konnten keine Beziehung dieser Art finden. Dagegen wurde von ihm die Bedeutung des Quotienten F/J in den Vordergrund gestellt und nicht die absoluten Zahlen, und zwar fanden sich in den Analysen der Schilddrüsen entsprechende Veränderungen (siehe STRAUB[3510, II]). Diese Vorstellungen stehen auf sehr schwachen Füßen, denn gerade aus Gegenden, wo im Trinkwasser so große F'-Mengen sich befinden, daß Zahnschädigungen zur Beobachtung kommen, wird von der besonderen Häufigkeit des Kropfes nichts berichtet. Über diese Frage werden wir später ausführlich berichten.

4. Schluß. Wenn wir die bisher schon dargestellten Ergebnisse über die physiologische Funktion des Fluorids nochmals kurz abwägen, kommen wir zu folgendem:

Für eine Funktion würden die Befunde sprechen, daß der F'-Gehalt in cariösen Zähnen niedriger ist als in gesunden, d. h. F' würde die Knochensubstanz stabilisieren. In derselben Richtung würde die eine Rattenrachitis zwar nicht verhindernde, aber verzögernde Wirkung ausgewertet werden können. Wenn wir auch die starken Einwände gegen diese Auslegungen, die wir im Text wiedergegeben haben, hier übergehen, bleiben diese Versuche doch günstigenfalls Indizien, während der direkte und unmittelbar überzeugende Nachweis von Mangelsymptomen irgendwelcher Art nicht eindeutig gelungen ist. Jedenfalls genügten die kleinen, bisher auch in der am extremsten gereinigten Kost nicht zu beseitigenden Mengen vollauf, um den Bedarf zu decken, nur in den Versuchen von McCLENDON und FOSTER (siehe S. 1044) nicht.

Über die nur teilweise gelungenen Versuche, die Cariesentstehung auf einen Fluormangel zurückzuführen, haben wir auf S. 1045f ausführlich berichtet und können sehen, wie das Problem durchaus noch im Fluß ist. Für die sonstige Praxis hat das Fluorid bisher keine Bedeutung erlangt.

Die weitere Darstellung kann sich deshalb auf die rein toxikologische Seite des Fluorids beschränken und wird auch hier, wie schon bisher an vielen Stellen — trotz mancher Nachteile — derart vorgenommen, daß die Erscheinungen zuerst nach den verschiedenen Versuchstieren, dann nach Organsystemen geordnet werden. Die andere Darstellung hat ROHOLM[5413] gewählt. Bei uns findet sich die ausführliche Erörterung prinzipieller Fragen, abgesehen von den bisherigen Ausführungen, in dem Abschnitt über die Ratte, da an diesem meist verwendeten Versuchstier sich solche Fragen am besten lösen ließen.

II. Huhn.

Hühner zeichnen sich durch besonders geringe Empfindlichkeit gegen F' aus, 70 mg/kg (also die 15—35fache Dosis gegenüber der von Rindern) konnten durch Hühner ertragen werden (HART und ELVEHJEM[5416]). Das ist teilweise bedingt durch niedere Resorption und bessere Ausscheidung[5434].

PHILLIPS, ENGLISH und HART[5223] verabreichten bestimmte Konzentrationen von F' in der Diät aus Mais, Weizenkeimen, Casein, NaCl, $CaCO_3$, $Ca_3(PO_4)_2$, Lebertran und getrockneter Leber; 0,07% F' verzögerte nur wenig das Wachstum, wohl aber 0,09—0,1% in einer Periode von 6 Wochen. Hier stieg der F'-Gehalt der Gewebe in den Knochen auf das 13—14fache, aber auch in den anderen

[5431] STRAUB, J.: Rona 121, 672 (1940).
[5432] KRASSNOW, F. u. SERLE, A.: J. dent. Res. 13, 239 (1933).
[5433] BUCHNER, G. D., MARTIN, J. H. u. PETER, A. M.: Kentenkig. Agricult. exp. stat. Bull. 250 (1923), zit. nach [5413].
[5434] HAMAN, K., PHILLIPS, P. H. u. HALPIN, J. G.: Poultry Sci. 15, 154 (1936). C. 1936 I, 4319.

Geweben auf das 2—3fache an[5434]. Bei dieser Zufuhr wurde die Aufnahme von Futter vermindert und zwar nicht bedingt durch lokale Einwirkung, sondern durch die Resorption von F', denn dasselbe erfolgte bei parenteraler Gabe. Durch lokale Einwirkung auf den Darm konnte die Futterverwertung leiden. Wurden Hühnchen frei an rock-phosphate herangelassen, dann erkrankten sie an Durchfällen, das Eierlegen ging zurück und hörte bei geeigneter Dosierung auf[5433] (desgl. Mitchell und McClure[5536, a] bei 0,1—0,14% F' in der Diät).

Bei Zusatz von 0,2—0,4% getrockneter Schilddrüse gemeinsam mit dem F' kam es nach 3—4 Wochen in den Versuchen von Phillips und Mitarbeitern[2523] zu Lähmungen, die nach den Einzelsubstanzen nie zu beobachten gewesen waren. Die Lähmungen gingen nach einigen Tagen spontan zurück. Die Toxizität von Schilddrüsenfütterung wurde durch Zusatz von NaF zum Futter nicht vermindert, sondern vermehrt.

III. Maus.

Bei Fütterung von 0,51 g CaF_2 an Mäuse auf 9 Monate verteilt, kam es zu Zeichen allgemeiner Vergiftung: mangelnde Beweglichkeit, Struppigkeit des Fells und leichte Möglichkeit zu kollabieren; aber an den Zähnen wurden keine Änderungen geschen, wohl aber bei Untersuchung des Felsenbeins.

In der Cochlea waren die Lacunen größer und zahlreicher, regelmäßiger mit Knochenkörperchen gefüllt, die deutlicher und tiefer anzufärben waren. Das Aussehen war das von einem verkalkten Knorpel, als ob eine Hemmung des Reifungsprozesses eingetreten wäre. Ähnliches wurde am Steigbügel gesehen. Hier fand sich Ablagerung osteoider Substanz an der Fußplatte und dem anschließenden Labyrinthwall[5435, 5436]. Diese Beobachtungen werden wir bei anderen Tieren, besonders aber bei der Ratte, deutlicher beschrieben finden.

Untersuchungen über den Stoffwechsel bei F' wurden von Litzka[4254, 4602] ausgeführt im Vergleich zu Fluortyrosin. Dieses erwies sich als antithyreotrop, und zwar nahm das Körpergewicht zu (desgl. Niedner[5439, I]); die Reserve an Glykogen in Leber und Herz wurde vermehrt, wenn die Tiere unter dem Einfluß von Thyroxin gesetzt waren (nicht aber bei normalen), und die die Acetonitrilresistenz steigernde Wirkung von Thyroxin wurde zum Teil aufgehoben, nicht aber durch 0,5 g/kg NaF täglich, das mehr F' enthielt als Fluortyrosin.

Fluortyrosin hemmte auch das Wachstum von bösartigen Tumoren, z. B. von Ehrlich-Ca und Benzpyren-Ca der Maus (aber auch Jensensarkom und Benzpyren-Ca der Ratte)[5438]. Niedner[5439, I] konnte beim Ascitestumor übrigens keine Einwirkung feststellen. Auch mit NaF wurden günstige Erfolge berichtet, die sich auf die theoretische Vorstellung der Hemmung der anaeroben Glykolyse stützen, die nach Warburg die Haupternergiequelle der Zellen bösartiger Geschwülste darstellen soll[5437], eine Vorstellung, die heute schon beträchtlicher Korrekturen bedarf.

IV. Ratte.

1. Allgemeinbefinden, Wachstum, Reproduktion. Die Wirkung von F' auf die Ratte zeigt allgemeine Symptome, die jeder Vergiftung eigen sind, z. B. Gewichtsabnahme. Nur von Mazé[5439] wurde gefunden, daß Zulage von F' zu Futter aus entrahmter Milch günstig wirkte, nicht aber bei Milch, die den

[5435] Lewy, A.: Arch. of Otolaryng. 8, 315 (1928). Rona 48, 550.
[5436] Lewy, A.: Arch. of Otolaryng. 20, 693 (1934). Rona 85, 189.
[5437] Ssablin, P. J.: Sowjetruss. ärztl. Z. 44, 439 (1940). C. 1941 I, 381.
[5438] May, H. u. Litzka, G.: Z. Krebsforsch. 48, 376 (1939). C. 1939 I, 3395.
[5439] Mazé, P.: C. rend. Acad. Sci. 180, 1683 (1925). Rona 32, 737.
[5439, I] Niedner, K.: Z. f. Krebsforschung 51, 159 (1941).

Rahm enthielt. Dieser Befund ist nicht bestätigt worden, wie wir schon vorher erwähnten, aber er ist auch unverständlich, da nach mitgeteilten Analysen sich das meiste Fluor der Milch gerade in dem Casein befindet (siehe z. B. HODGE, SUCE-CLAUSEN und BROWN[5495]), das aber durch Entrahmen nicht entfernt wird. Also müßte bei dem an sich vorhandenen niederen Gehalt der Milch an F' gerade im Pulver ohne Rahm relativ mehr F' zu finden sein, da mehr Nahrung aufgenommen wird. Bei der Zufuhr des NaF zugleich mit der Nahrung, dosiert nach dem Prozentgehalt, zeigte sich bei toxischer Dosierung von NaF, 78—85 mg/kg F' = 0,2% NaF der Diät notwendig (Ca/P = 1,9), um das Wachstum zum Stillstand zu bringen[5440], eine etwas geringere Giftigkeit bei starkem Fettgehalt der Nahrung, weil dabei das aufgenommene Gewicht an NaF verringert wurde.

Unter der Annahme, daß die F'-Wirkung vielleicht durch eine Fermentwirkung wie z. B. über Mangel an Milchsäure zu erklären sei, wurden der Diät Substanzen der Kohlenhydratzersetzung zugesetzt, ohne allerdings die Giftwirkung des F' zu beeinträchtigen. Das wäre noch kein Beweis gegen die Fermentwirksamkeit, da schon eine Verlangsamung der Umsetzungen ausreichend wäre, um jeden Effekt zu erklären.

Zu einem Rückgang des Körpergewichts bzw. einem langsameren Wachstum bei jungen Tieren bedarf es einer höheren Dosierung als zu anderen Giftwirkungen. Bei der Ratte ist der Zahnapparat am empfindlichsten, da schon 2 mg NaF/kg ausreichend sind, einen wesentlichen Schaden herbeizuführen, wobei angemerkt werden kann, daß bei manchen organischen Fluorverbindungen, z. B. Fluortyrosin, der Fluoreffekt an den Zähnen stark gesteigert ist. Bei Bestimmung der Grenzmengen kommt man dann auf 0,2 mg/kg F' (EULER und EICHLER[5418, I]).

Weil eben die Wirkung an dem System der Knochen so viel stärker ist als an lebenswichtigen Organen, deshalb nur ist es möglich, daß die Tiere 5% der tödlichen Dosis bei langdauernder Fütterung gut vertragen unter den typischen Symptomen der Vergiftung (CANNAVA[2502]). Selbst weit größere Dosen führten häufig nicht zu Allgemeinerscheinungen. MURRAY[5443] fütterte die Ratten mit einer Diät, deren Gehalt an NaF 0,025%, ja sogar 0,050% betrug, ohne daß Wachstum und besonders Fruchtbarkeit merkbar beeinträchtigt gewesen wären (desgl. auch [5447]). Der F'-Gehalt der Knochen war dabei schon auf das Vielfache vermehrt, auch ein Zeichen dafür, daß die Ablagerung in den Knochen einer Entgiftung entspricht.

Trotz Fütterung von 9 Monaten Dauer wurde bei 0,05% NaF in einer Nahrung von Mais (76), Kleie (10), Leinsamenöl (10), Knochenmehl (2,5) und NaCl (0,5) gutes Wachstum und Fortpflanzung beobachtet[5444], von GLOCK[5429, I] nur in den ersten 14 Tagen Hemmung mit Ausgleich innerhalb 6 Wochen. SOLLMANN, SCHETTLER und WETZEL[2508] (siehe auch [5445]) fanden dagegen schon bei 0,02 bis 0,04% eine geringe Hemmung des Wachstums, bei 0,05% NaF deutliche Störungen, 0,1% NaF führte wohl immer zur Hemmung des Wachstums[5444, 5445, 5447].

[5440] PHILLIPS, P. H. u. HART, E. B.: J. biol. Chem. 109, 657 (1935), Rona 89, 69.

[5441] DEL CASTILLO, E. B.: C. rend. Soc. Biol. 99, 1404 (1928), Rona 50, 264. 0,05 g/kg (?) NaF/Tag, auch bei Ultraviolettbestrahlung, führte zum Aufhören des Oestrus. Rückkehr?

[5442] CHANELES, J.: C. rend. Soc. Biol. 102, 860 (1929).

[5443] MURRAY, M. M.: J. Physiol. 87, 388 (1936), Rona 97, 168.

[5444] SCHULZ, J. A. u. LAMB, A. R.: Science 61, 93 (1925).

[5445] LAMB, A. R., PHILLIPS, P. H., HART, E. B. u. BOHSTEDT, G.: Amer. J. Physiol. 106, 350 (1933), Rona 77, 435.

[5446] LAMB, A. R., PHILLIPS, P. H., HART, E. B. u. BOHSTEDT, G.: Amer. J. Physiol. 106, 356 (1933), Rona 77, 436.

[5447] SMITH, M. C. u. LANTZ, E. M.: J. biol. Chem. 101, 677 (1933), Rona 76, 455. SHERMAN-B-Diät.

Aber selbst bei 0,15% wurde langsame Gewichtszunahme beobachtet[5445]. Bei 0,20% konnte das Gewicht nicht mehr aufrechterhalten werden, und bei 0,3% trat in einigen Wochen der Tod ein[5445].

BERGARA[5481] fütterte 0,625 g/kg NaF. In 10 Tagen waren von 6 Ratten 4 gestorben. Bei 0,285 g/kg starben 2 Tiere in 25 Tagen, 3 in 55 Tagen, eins überlebte den 82. Tag. Die Versuche von ROHOLM zeigten viel empfindlichere Tiere. Die Abhängigkeit der Giftigkeit vom Alter wurde von HAUCK, STEENBOCK und PARSONS[5469, 5470] untersucht. Die Zahlenangaben beider finden sich später in anderem Zusammenhang (S. 1060). In den Versuchen von SCHULZ und LAMB[5444] starben bei 0,25% NaF von 7 jungen Ratten alle in 8—14 Wochen, keine von ihnen erreichte ein Gewicht von 100 g.

ROHOLM rechnet den Gehalt der Diät auf Körpergewicht um mit der angenäherten Annahme, daß ein Tier von 100 g täglich rund 8 g Futter frißt, also pro kg 80 g. Eine Diät von 0,1% NaF würde also einer Futteraufnahme von 80 mg/kg entsprechen, bei 0,2% also 160 mg/kg. Diese Zahlen vergleiche man mit den mittleren tödlichen Dosen bei subcutaner Darreichung, die mit 0,09 bzw. 0,125 g/kg auf S. 371 wiedergegeben wurden. Es wurden also diese subcutan tödlichen Dosen bei peroraler Zufuhr im Futter auf den Tag verteilt längere Zeit vertragen. Offenbar findet die Entgiftung sehr rasch statt, neben der Ausscheidung vor allem durch Ablagerung in die Knochen, wie die Versuche mit radioaktivem ^{18}F besonders deutlich dartun (siehe oben).

CHANELES[5442] gab 50 mg/kg NaF je 10 Ratten, die mit Milch und Weißbrot ernährt wurden. Mit einem Anfangsgewicht von 68—93 g hatten sie in 90 Tagen < 30 g zugenommen, während 10 Kontrolltiere 150—229 g wogen. Wurden die Tiere mit Höhensonne bestrahlt, dann war die Gewichtszunahme $\simeq$ 67 g, so daß eine teilweise Entgiftung eingetreten war. Wir werden sehen, daß die Gabe von Vitamin D die Giftigkeit auch hinsichtlich der Knochen vermindern kann (siehe aber [5441]).

Die Frage erhebt sich, ob die Vergiftung nicht nur kumulativ, sondern auch *reversibel* ist. SOLLMANN und Mitarbeiter[2508] erreichten, daß durch Diäten von 0,1% NaF und mehr das Körpergewicht um 22—61% hinter dem Normalen zurückgeblieben war. Sobald die F'-Zufuhr abgesetzt wurde, holten die Tiere auf, aber die ungeschädigten Kontrollen wurden nicht eingeholt, ein Residuum blieb. Bei den Versuchen von PHILLIPS und HART[5440] wurden die Ratten nach 7 Wochen Diät mit 0,2% NaF auf normale Diät zurückversetzt, jetzt verdoppelten sie ihr Körpergewicht in 15 Tagen, die vorher zurückgebliebenen Genitalien entwickelten sich besser, was man an der Öffnung der Vaginalpforte, außerdem an Wachstum und Anstieg des Hodens sah, aber die Zähne wurden auch in 60 Tagen nicht zur Norm zurückgeführt.

Störungen des *Oestrus* wurden schon bei 0,1% NaF gesehen, ohne daß allerdings die Konzeptionsfähigkeit verschwunden war. Sogar 0,05% beeinträchtigte den Oestrus[5446], er begann aber sofort, wenn die F'-Zufuhr gestoppt wurde. Das könne durch den Zustand der Inanition infolge der Zufuhr von NaF erklärt werden, das lokal reizend den Appetit beeinträchtige, oder durch die Zumengung die Nahrung ungenießbar mache. Diese Auffassung könnte eine Basis vielleicht bei Meerschweinchen haben, bei denen die Magen-Darmwände ganz besonders schwer durch NaF geschädigt werden. Bei der Ratte gilt das nicht. In den Versuchen von SOLLMANN, SCHETTLER und WETZEL[2508] wurde den Tieren vergiftetes und nichtvergiftetes Futter zur Wahl vorgesetzt, sie wählten es ohne Unterschied, erst bei der hohen Beimengung von 0,23% NaF wurde eine leichte Abneigung gegen das vergiftete Futter beobachtet. Beimengung von CaF_2 zum Futter (0,031%)

führte zu Verminderung des Wachstums, hatte aber keinen Geschmack und führte nicht zu verminderter Futteraufnahme[5448], so daß bei der Ratte eine resorptive Giftwirkung auch in den Grenzdosierungen als sicher anzusehen ist. HAUCK, STEENBOCK und PARSONS[5469, 5470] gaben ihren Kontrollratten überdies nicht mehr Futter, als die Tiere mit 0,15% NaF fraßen, trotzdem blieben letztere an Gewicht zurück. Die Testes zeigten Atrophie der germinalen Epithelien und Abwesenheit von Sperma.

Eine kumulative Wirkung wurde nachweisbar, wenn das F'-haltige Futter über mehrere Generationen verabfolgt wurde, so in den Versuchen von SCHULZ und LAMB[5444], in denen mit 0,1% NaF in der dritten Generation Unfruchtbarkeit eingetreten war. Diese Versuche wurden mit großer Genauigkeit fortgeführt[5445, 5446], hier seien einige Zahlen niedergelegt. Die Basaldiät bestand aus Mais, Leinöl, Alfalfamehl, Knochenmehl (1,75%), Kalkstein 0,5%, Salz jodiert (0,5%), Lebertran 1%:

Tabelle 414.

Diät	F'-Gehalt	F'-Verbindung	1. Generation			2. Gen.		3. Gen.		4. Gen.		5. Gen.	
			1	2	3	1	2	1	2	1	2	1	2
A_1	—	—	3,7	7,4	43,4 (26)	3,8	7,1	5,0	6,5	2,8	6,4	3,6	5,7
A_3	0.019%	NaF	3,3	7,4	34,9 (9)	2,5	5,5	1,3	3,5	1,7	7,6	3,0	4,9
A_6	0.021%	Steinphosphat*	4,0	7,4	43,4 (11)	4,0	7,3	2,0	6,9	2,5	5,6	3,5	5,7
A_7	0.035	„	3,0	7,9	39,9 (13)	3,6	5,9	5,0	6,2	1,8	6,6	1,8	4,3

* Steinphosphat = rock-phosphate aus Tennessee mit 3,5% F'.
1 Durchschnittliche Zahl der Jungen pro Weibchen.
2 Durchschnittliches Gewicht der Jungen bei der Geburt.
3 Durchschnittliches Gewicht im Moment der Entwöhnung.
In Klammern: Zahl der Tiere.

Aus der Tabelle ist ersichtlich: die zunehmende Schädigung mit der Zahl der Generationen, ohne entsprechende Zunahme im Gehalt an F' im Organismus. (Es scheint sich auch hier ein Gleichgewicht zu bilden.) Dann die schlechte Gewichtsentwicklung bis zu der Entwöhnung. Die Milch muß also schlechter gewesen sein, was sowohl durch eine Abnahme der Milchmenge (wie sie bei den Rindern leicht festgestellt werden konnte), als auch — weil bei dieser F'-Zufuhr eine Schädigung des Organismus im Sinne der Gewichtsabnahme noch nicht eintritt — durch die Ausscheidung des F' in der Milch Ausdruck finden kann. Schließlich ist ersichtlich die geringere Giftigkeit des F' in Form von Steinphosphat gegenüber NaF. Auch SOLLMANN und Mitarbeiter[2508] haben die Giftigkeit des NaF 2—3mal so hoch geschätzt wie in dieser Form (siehe dagegen McCLURE und MITCHELL im Kapitel: Haustiere). Das gilt aber nur für die hohen Dosen, die an dieser Stelle allein interessieren.

Abgesehen von der hier diskutierten Gewichtskurve, dem Verhalten der Vermehrung und der Einwirkung auf die Knochen und Zähne, wurden noch folgende *unregelmäßige Zeichen der Schädigung* gefunden: verminderte Lebhaftigkeit, schlechtes struppiges Fell, Augensymptome wie Lichtscheu, Conjunctivitis teils mit Hämorrhagien, verstärktes Wachstum der Klauen. Dieses fand sich nach etwa 4 Monaten einer Diät mit 0,15% NaF, besonders bei älteren Tieren (7,8 mm gegenüber 2,1 mm der Kontrollen). Als Ursache kommt nicht mangelnde Aktivität und Abnutzung in Frage, da die Tiere munter waren (HAUCK, STEENBOCK und PARSONS[5469, 5470]). Kachexie trat nur kurz vor dem Tode ein.

[5448] McCLURE, F. J. u. MITCHELL, H. H.: J. biol. Chem. 90, 297 (1931). Rona 62, 106.

2. Giftigkeit und Assimilation verschiedener F-Verbindungen. Bei der Beurteilung der verschiedenartigen Giftigkeit von Fluorverbindungen bestehen mehrere theoretische Möglichkeiten. Es kann durch die *organische Bindung* eine Maskierung erfolgen. Man wird erwarten dürfen, daß organische Verbindungen, die im Organismus der Zersetzung unterliegen, durch das befreite F′ zu einer reinen F′-Wirkung Anlaß geben, etwa bei der Ratte zu den bekannten und leicht zu kontrollierenden Zahnveränderungen. Das sollte weniger der Fall sein, wenn F′ am Benzolring festsitzt. Dann müßte das F′ seine Wirkung verlieren wie die anderen Halogenverbindungen. Hier bestehen offenbar gewaltige Unterschiede. So wirkte Fluornaphthalin nicht, aber p-p-Difluordiphenyl, p-Fluorbenzoesäure und Fluorbenzol[5449] [u. 5522]. Es ist nicht nachgewiesen, ob die F′-Verbindungen wirklich durch die Zersetzung zur Wirkung gelangen oder im ganzen organischen Molekül. Denn diese Verbindungen wurden in solchen Mengen zugeführt, daß der Fluorgehalt der Nahrung 0,05% betrug. Die Tiere vermehrten sich dabei und zeigten keine Anämie. In einer ganz dem anorganischen Fluor eigentümlichen Weise wirkte in den Versuchen von EULER und EICHLER[5418, I] Fluortyrosin noch in einer F′-Dosis auf die Zähne, wie sie bei Zufuhr von NaF in vielfacher Menge zur Beobachtung kam. 2,0 mg/kg NaF mit 45% F′ war die Grenzdosis, von Fluortyrosin bedurfte es nur 0,2 mg/kg F′. Es muß also das gesamte Molekül zur Wirkung gekommen sein, und zwar durch die Art der Verteilung an den Wirkungsorten angereichert und nicht durch Einlagerung in den Knochen der Entgiftung unterworfen. Das Fehlen jeder Freisetzung von F aus 3-Fluortyrosin wurde von BOYER, EVANS und PHILLIPS[5454, I u. II] ausdrücklich chemisch nachgewiesen. Von EULER, EICHLER und HINDEMITH[4255, I] wurden 5 verschiedene fluorhaltige Verbindungen, ähnlich dem Tyrosin, in chronischer Wirkung an Ratten geprüft, aber bei keiner ließ sich ein ungünstiger Effekt auf den Knochen nachweisen, trotz chemisch großer Ähnlichkeit, ebensowenig bei einem fluorierten Phthiocoll und Acetylsulfonamid. Diese Fragen sind ungeklärt, und wir werden die organischen Verbindungen hier nicht beachten.

Eine weitere Möglichkeit der verschiedenen Giftigkeit — im chronischen Versuch — wird darin liegen, daß durch Zufuhr des F′ gemeinsam mit einem *Kation* dieses von sich aus einen am Stoffwechsel angreifenden Effekt ausübt und so die Giftigkeit paralysiert. Hier wird zuerst die Frage nach dem Calcium auftauchen, da dieses die Verkalkungen begünstigt, F′ sie aber stört. Einem Antagonismus steht die verschiedene Größenordnung in der Wirkung entgegen. Dagegen konnte mit Beeinflussung des Ca-Stoffwechsels durch Bestrahlung, durch Diät oder Vitamin D etwas erreicht werden. Darüber wird später noch gesprochen werden. Tatsächlich führt auch CaF$_2$ zu derselben Wirkung wie NaF[5449, 5451−5453]. 35—52 mg/kg CaF$_2$ täglich verursachte Kachexie, Verkrümmung der Wirbelsäule und Zahnveränderungen. Diese Angaben zeigten sogar eine höhere Giftigkeit als NaF, was aber nicht richtig sein dürfte. Erwachsene Tiere erhielten 15 mg CaF$_2$ täglich und erkrankten am 96., die letzten am 298. Tage.

CHENG und REID[5454] fanden bei Ratten, die mit SHERMAN-B-Diät aufgezogen waren, bei Flußspat eine um 40 mal geringere Giftigkeit als bei anderen F′-Verbindungen, wenn die Grenzwerte aufgesucht wurden. Diese Angabe stellt ein

[5449] KEMPF, C. A. u. NELSON, V. E.: Proca Iowa Acad. Sci. **43**, 197 (1936). C. **1939** I, 1197.
[5450] EVANS, R. J. u. PHILLIPS, P. H.: Proc. Soc. exp. Biol. Med. **39**, 188 (1939), Rona **113**, 296.
[5451] VELU, H.: C. rend. Soc. Biol. **108**, 635 (1931), Rona **65**, 708.
[5452] VELU, H.: C. rend. Soc. Biol. **108**, 377 (1931).
[5453] VELU, H.: C. rend. Soc. Biol. **108**, 750, Rona **67**, 193.
[5454] CHENG, R. G. u. REID, E.: Chin. J. Physiol. **12**, 223 (1937), Rona **108**, 509.

anderes Extrem in den Berichten dar und wird dadurch erklärbar sein, daß die Kristallform und -größe eine geringere Löslichkeit im Darmkanal ermöglichte, wurde doch schon durch feinere Pulverisierung eine höhere Giftigkeit erreicht. Die reichliche Ausscheidung in den Faeces zeigte die geringere Resorption. Wir haben es also nicht mit einem am Knochen angreifenden Antagonismus zu tun.

Die geringere Giftigkeit des Fluorids im natürlich gefundenen Phosphatstein (rock-phosphate) wurde schon am Schlusse des vorigen Abschnittes erwähnt. Hier bestehen anscheinend auch noch Unterschiede zwischen den einzelnen Fundorten, so war bei algerischem Phosphat die Erkrankung dieselbe wie bei CaF_2, bei marokkanischem dauerte es bis zum Tode länger[5451, 5453]. Solche verschiedene Aufschließbarkeit des F' ließ sich auch bei Knochenmehl verschiedenen Gehaltes festlegen. Es wurde der F'-Gehalt von Ratten verglichen, die teils das im Handel vorhandene Knochenmehl mit einer Menge bis 5 mg% (aus dem Knochen von erwachsenen Tieren hergestellt) als Zulage erhielten, mit solchen Tieren, die als Zulage von F' ein Knochenmehl aus den fluorarmen (0,2 mg%) Kalbsknochen erhielten. Es zeigte sich aus Analysen, daß dieses Fluorid nicht so gut verwertbar war wie das andere. Eine Schädigung war noch nicht eingetreten[5450].

Schließlich ist zu erörtern, ob durch *Komplexbindung* an Schwermetalle usw. eine Entgiftung herbeigeführt werden kann. KEMPF, GREENWOOD und NELSON[5449, 5522] berichten, daß sie mit $CaSiF_6$ eine Fluorose erzielen konnten, daß aber durch Zusatz von Alaun die Zahnschäden verhindert wurden. Diese Frage ist deswegen wichtig, weil Kryolith als Schädlingsbekämpfungsmittel angewendet wird und so auf dem Umwege über bestäubte Pflanzen Mensch und Tier gefährden kann. Mit Al_2F_6 konnte von diesen Autoren kein Effekt erzielt werden. Das würde mit den Versuchen von ROHOLM[5413] übereinstimmen, der nur die Hälfte von H_3AlF_6 resorbierbar und damit zur Wirkung fähig fand, nicht aber mit den allmählich sich ändernden Dissoziationskonstanten von AlF_6''', über die wir im anorganischen Teil berichteten.

SHARPLESS[5455] verringerte das Wachstum der Ratte auf $^2/_3$ der Kontrollen durch Zulage von 0,1% NaF zur Diät. Wurde 0,056% Al zugesetzt, dann wurde das Wachstum wiederhergestellt. Dasselbe wurde durch 2% $CaCO_3$ erreicht, während 1% $CaCl_2$ die Bedingungen verschlechterte, so daß nicht die Fällung als CaF_2, sondern die Adsorption an einen unlöslichen Komplex eine Rolle spielen dürfte, gelang es doch durch kolloidales Al_2O_3 eine Entgiftung zu erzielen (siehe dazu [5458, II]). Bei 0,05% NaF wurden die oberen Zähne nach 6 Wochen farblos, die unteren Schneidezähne erhielten orange und weiße Bänder. 2% $Al^{...}$ schützte ganz, aber wenn in der Diät 0,1% NaF waren, blieben doch noch die gelben und weißen Bänder bestehen. Wurde zu diesem 2% $AlCl_3$ noch 2% $CaCO_3$ hinzugefügt (das allein gar keinen Schutz gewährte), dann war die Bändelung nur noch mit der Lupe zu sehen. Man wird auch hier eher eine Adsorption in Betracht ziehen als Bildung unlöslicher Verbindungen, da ein Massenwirkungsgesetz unter den im Darm vorhandenen Bedingungen nicht vorliegen dürfte. Auch bei der Destillation zeigte sich, daß große Mengen von $Al^{...}$-Salzen hemmend einwirken (siehe [5456]).

[5454, I] BOYER, F. D., EVANS, R. I. u. PHILLIPS, P. H.: J. biol. Chem. 140, Proc. 20 (1941).

[5454, II] BOYER, P. D., EVANS, R. I. u. PHILLIPS, P. H.: J. Pharmacol. exp. Therap. 73, 176 (1941), Rona 132, 576. Folgende Verbindungen (tödliche Dosen) wurden untersucht: 3-Fluortyrosin (12,5 mg/kg), 3-Fluorphenylalanin (20 mg), 3-Fluor-5-Jodtyrosin (65 mg), 3,5 Difluortyrosin (40 mg). Vergiftung meist Krämpfe. 0,0025% 3-Fluortyrosin in der Nahrung hindern das Wachstum wie 0,1% F. Eine Senkung des Grundumsatzes bei Ratten ließ sich auch bei 4 wöchiger Gabe nicht erreichen, außer einmal in hohen Dosen.

[5455] SHARPLESS, R. G.: Proc. Soc. exp. Biol. Med. 34, 562 (1936), Rona 96, 159.

[5456] EVANS, R. J. u. PHILLIPS, P. H.: Amer. J. Physiol. 126, 713 (1939), Rona 115, 463.

Bei den Versuchen von Evans und Phillips ([5456], desgl. auch [5461]) wurde zu einer Diät aus Mais (55,75), Weizenkeimlingen (24), Leinöl (12), Alfalfamehl (3), Fleischmehl (2), Knochen (1.75), Kalkstein (0,5), jodiertes Salz (0,5), Lebertran (1,0), welche an sich schon 1,75 $mg^0/_0$ F' enthielt, 0,015, 0,03 und $0.06^0/_0$ F' zugelegt, aber in verschiedener chemischer Bindung und zwar als NaF, als Na_3AlF_6, also Kryolith und eine Mischung von $AlCl_3$ und NaF, die dem Kryolith entsprach. In jeder Gruppe befanden sich 5 Ratten, von denen nur die Durchschnittswerte angegeben werden.

Eine Hemmung des Wachstums zeigte sich schon nach 0,015% F', wenn man es als NaF gab, dieselbe Wirkung wurde erst durch 0,03% F' als Kryolith erreicht, ebenso zeigte sich die Wirkung von 0,03% als NaF entsprechend 0,06% als Kryolith, das F' des Kryoliths war also nur halb so wirksam (desgl. Roholm). Die Mischung von $AlCl_3$ mit 6 NaF zeigte dieselben Werte wie Kryolith. Das Fehlen einer Differenz ist verständlich, da die komplexe Bindung nur locker ist und leicht eintritt. Durch Zugabe von $Al_2(SO_4)_3$ zu einer akut tödlichen Dosis von NaF gelang es die Tiere zu retten (Marcovitch und Stanley[5458, I]). Andererseits ist die Bindung im Darm fest genug, denn es gelang nicht, durch Kryolith akute Vergiftungen zu erzielen wie mit Na_2SiF_6. Ein Unterschied bestand weiterhin in der Herkunft des Kryoliths. In den eben angeführten Versuchen wurde künstlicher Kryolith gegeben, während von anderen Autoren[5460, I, 5462] bei dem natürlichen Produkt eine viel geringere Toxizität beobachtet wurde, ein Zeichen für die Verschiedenheit der Lösungsbedingungen, wie vorher schon bei Flußspat erwähnt wurde. Die Korngröße des natürlichen Produktes war größer. Nach Besprengung der Äpfel bzw. nach Beregnen zeigten beide Produkte keinen Unterschied, anscheinend weil durch den Regen die leichter löslichen und damit giftigeren Fraktionen des künstlichen Kryoliths fortgewaschen worden waren.

Von Eds und Thomas[5457] wurden die ersten Symptome an den Zähnen als Kriterium der Wirksamkeit betrachtet. Sie geben folgende Grenzkonzentrationen an, wobei eine Diät, die nur die Hälfte an F' enthielt, keine Wirkung mehr zeigen durfte:

Tabelle 415.

Verbindung	Löslichkeit in $^0/_0$	$^0/_0$ der Diät	in der Diät $mg^0/_0$ an F'
NaF	4	0,0025	1,2
Na_2SiF_6	0,65	0,0025	1,5
$BaSiF_6$	0,026	0,0050	1,37
Kryolith natürlich .	0,06	0,0050	2,43

Nur Kryolith zeigte sich etwa halb so wirksam, die anderen Verbindungen trotz teils sehr geringer Löslichkeit etwa gleich wirksam. Der Unterschied ist z. B. bei $BaSiF_6$ darin zu sehen, daß auch nach Zerfall des Komplexsalzes die entstehenden Reste der Resorption unterliegen, nicht aber beim Al''' .

[5457] Eds, F. u. Thomas, J. O.: Proc. Soc. exp. Biol. Med. **31**, 824 (1934), Rona **81**, 359.
[5458] Marcovitch, S. u. Stanley, W. W.: J. nutrit. **16**, 173 (1938), Rona **118**, 52. C. **1938** II, 3263.
[5458, I] Marcovitch, S. u. Stanley, W. W.: J. Pharmacol. exp. Therap. **74**, 235 (1942). C. **1943** I, 1908, Rona **133**, 145. Ebenso gelang die Entgiftung durch Zusatz von Borsäure infolge Bildung des Komplexes $NaBF_4$. Bei chronischer Fütterung zeigte sich nicht nur eine schützende Wirkung des $Al_2(SO_4)_3$, sondern auch des aktiven Aluminiumoxyds. Schwächer war Borax, noch wesentlich schwächer Knochenmehl, Ca-Phosphat und Lactat, $Mg(OH)_2$, Al-Metall, Bauxit oder Ton.
[5459] Lawrenz, M., Mitchell, H. H. u. Ruth, W. A.: J. nutrit. **18**, 115 (1939), Rona **117**, 676. C. **1940** II, 2339.
[5460] Lawrenz, M., Mitchell, H. H. u. Ruth, W. A.: J. nutrit. **18**, 127 (1939), Rona **117**, 676. C. **1940** II, 2339.

Von anderen Autoren[5459] wurde bei CaF_2 und Kryolith keine Differenz gefunden. Es gibt aber noch Unterschiede in der Korngröße, z. B. ist die Wirksamkeit geringer, wenn Kryolith in der Nahrung als im Trinkwasser gelöst verabreicht wurde, was sich durchaus einfügt. Die Aufnahme aus der Nahrung war nach Analyse um etwa 20% geringer[5460]. 1 mg% F' verursachte in den folgenden Versuchen schon Veränderungen an den Zähnen. Die Aufnahme der verschiedenen Verbindungen ist abhängig von der Dosierung, wofür wir eine Abbildung aus der Arbeit von Evans und Phillips[5456] wiedergeben:

Auf der Abbildung ist — abgesehen von der verschiedenen Aufnahme bei den hohen Dosen — deutlich, daß bei Übergang zu kleinen Dosen die 3 Kurven konvergieren, wie sich auch bei Darreichung von ganz kleinen Mengen F' im Trinkwasser in dem F'-Gehalt der Knochen kein Unterschied ergibt, ob Kryolith oder NaF verabreicht wurde. Der Unterschied zu den anderen Autoren ist durchaus nicht unüberbrückbar, denn bei Fällung von Al''' in irgendeiner polymeren ol-Verbindung befinden sich in der inneren komplexen Sphäre Halogene, die schwerer herauslösbar, aber nicht völlig unzugänglich sind. Ihre Zugänglichkeit wird abnehmen, wenn mehr Komplexsalz im Darm vorhanden ist. Jedenfalls finden sich bei Variation der Bedingungen in vitro nie Sprünge (siehe darüber Kapitel der Komplexbildung und Kolloidchemie).

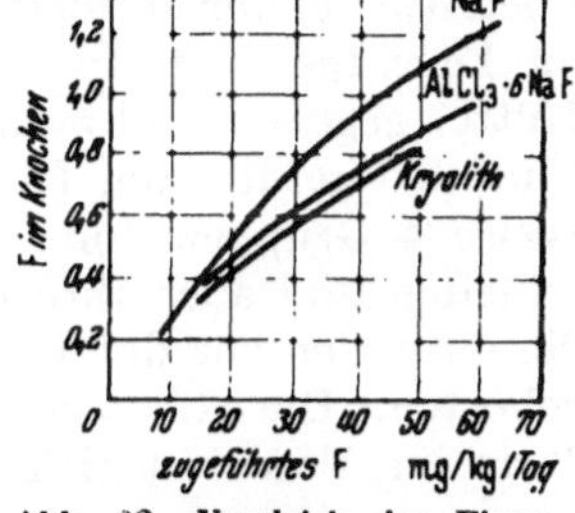

Abb. 82. Vergleich der Fluorspeicherung im Knochen mit der verabreichten Fluormenge bei Ratten, die steigende Mengen von Fluor erhalten hatten.

Auch bei einer ganz kleinen F'-Gabe in Form von Knochenmehl wurde völlige Assimilation erreicht. Bei Steigerung der F'-Zufuhr von 0,3 auf 1,4 mg% war die Zunahme des F' in den Zähnen proportional der angebotenen Fluormenge, gleichgültig ob in Knochenmehl oder als NaF[5464]. Da von dem im Körper gespeicherten Fluorid rund 96% in den Knochen zu finden ist und von dem Rest 2% in den Zähnen[5459], ergibt sich eine *Beziehung zur Resorption.* Dieser Schluß ist allerdings nicht ganz korrekt, da junge wachsende Tiere von dem Resorbierten mehr zurückhalten als ältere, eine durchaus plausible Beobachtung. Das war auch aus dem Gehalt des menschlichen Harns zu schließen, der z. B. bei 2 Kindern von 6 und 7 Jahren 0,37 und 0,48, bei Erwachsenen 1,8 und 1,9 mg/kg betrug. Kompliziert wird diese Frage durch die Beobachtung, daß die Tiere bei 0,3, 0,6 und 1,2 mg% F' in der Nahrung anfangs weniger ausschieden in Harn und Kot, daß also eine allmähliche Anpassung erfolgt. Diese war sogar stärker bei den kleinen Dosen[5463, a].

Marcovitch und Stanley[5458] fanden übrigens bei den kleinen Dosen von 4 mg/kg F' bei NaF größere Retention als bei Kryolith, wobei besonders die weiblichen Tiere mehr aufnahmen. Zum Teil liegt das daran, daß von dem Wasser mit NaF mehr aufgenommen wurde als von Kryolith, wohl bedingt durch den besseren Geschmack.

Abgesehen von der Verbindung ist auch der *Modus der Darreichung* von Bedeutung. Wurden dieselben Mengen auf einmal gegeben oder auf 3 Tage verteilt, dann war im letzteren Falle die Retention und Ablagerung in den Knochen

[5460,1] Lawrenz. M. u. Mitchell. H. H.: J. nutrit. 22, 451 (1941). C. 1942 II, 189, Rona 131, 545.
[5461] Evans. R. J., Phillips, P. H. u. Hart, E. B.: J. Pharmacol. exp. Ther. 66, 11 (1939).
[5462] Smith, M. C. u. Leverton, R. M.: Industr. and Eng. Chem. 26, 791 (1934).
[5463] Lawrenz, M. Mitchell, H. H. u. Ruth. W. A.: J. nutrit. 20, 383 (1940). C. 1941 I. 914. a) Lawrenz. M. Mitchell. H. H. u. Ruth, W. A.: J. nutrit. 19, 531 (1940), Rona 123, 60.
[5464] Ellis, G. u. Maynard, L. A.: Proc. Soc. exp. Biol. Med. 35, 12 (1936), Rona 102, 126.
[5464,1] Phillips, P. H. u. Hart. E. B.: J. biol. Chem. 105, 123 (1934).

größer[5463]. Der Gehalt der Ratte an F' wuchs übrigens nicht proportional der dargereichten Menge, sondern stieg schwächer an[5464, I u. II]. Diese Beobachtung ist durchaus erklärlich, da die Aufnahme nicht auf einmal in Form des Apatits erfolgen wird, sondern zuerst kommt es zu einer Besetzung der Oberfläche, je nach der Durchblutung, analog einer Adsorption, und erst in zweiter Phase erfolgt die Einlagerung. Daraus ergibt sich eine logarithmische Kurve. In dieser Form erreichte der Knochen den hohen Wert von 0,9% F' nachdem die Ratten 36 Wochen nur 0,00047% F' in der Nahrung erhalten hatten. Der Abfall folgte dem gleichen Gesetz[5464, II].

Übergang des F' in die Foeten *durch die Placenta* wurde immer wieder festgestellt am hohen Gehalt des F'[5465]. Besonders interessante Versuche wurden von MURRAY[5443] ausgeführt. Schwangere Ratten erhielten ein Futter mit 0,025% NaF, während andere Muttertiere auf der F'-armen Diät gehalten wurden. Die Foeten der ersten enthielten nach der Geburt 0,00051, die der letzten 0,00011% F' im Feuchtgewicht. In einer weiteren Versuchsserie wurden die Jungen an die Mütter gegeben, und zwar derart, daß fluorarme Mütter Junge von den mit der Fluordiät gefütterten Tieren erhielten und umgekehrt. Es entstanden auf diese Weise 4 Gruppen von Jungen: 00 = die Kontrollen, ++ = die Tiere, die F' erhielten und auch ihre Jungen beibehielten, 0+ und +0 waren die Gruppen, die entweder vor der Geburt oder nachher zu F'-Diät-gefütterten Muttertieren gehörten. Die Analysen der Knochenasche ergaben folgendes Bild, wenn die Tiere im Alter von 21 Tagen getötet und analysiert wurden:

Tabelle 416.

Gruppe	Zahl der Tiere	Durchschnittl. % an F' in Knochenasche
00	5	0,0007
++	6	0,0308
0+	10	0,0208
+0	14	0,0075

Die Tiere hatten große Mengen aufgenommen, wenn die F'-Zufuhr nach der Geburt durch die Milch erfolgte. Die Gruppen 0+ und +0 zusammen zeigen dieselben Mengen wie ++. Von Bedeutung ist weiterhin das Aussehen der Zähne. Die Tiere ++ hatten weißere Zähne, die Spitzen besonders waren weiß und nicht so transparent. Bei den gemischt ernährten Tieren waren die Zähne der 0+-Tiere stärker pigmentiert als die der +0-Tiere. Wenn wir in der Abschwächung der Pigmentierung das erste Zeichen einer F'-Schädigung sahen, finden wir hier, daß nicht der Gehalt der Zähne maßgeblich ist für den Effekt, sondern das vor der Geburt erhaltene F' war wirksamer bzw. wirkte noch nach, während der Gehalt im Zahn schon abgenommen hatte, wiederum ein Zeichen für die von uns vertretene Ansicht, daß der F'-Gehalt der Zähne toxikologisch inert ist.

3. Wirkung auf Zähne und Knochen.

a) Stoffwechsel. Der Aschegehalt der Zähne wurde in verschiedener Richtung verändert gefunden, z. B. von KICK und Mitarbeitern[5468] bei deutlichen Veränderungen am Knochen (> 0,029% als NaF oder > 0,033% als Steinphosphat in der Nahrung) keine Abnahme, aber erhöhter Gehalt an F' und Mg'', verminderter an CO_3''; bei CHANELES[5442] nach 50 mg/kg 3 Monate lang gegeben, fand

---

[5464, II] GLOCK, G. E., LOWATER, F. u. MURRAY, M. M.: Biochem. J. **35**, 1235 (1941), Rona **132**, 457.

[5465] REID, E. u. CHENG, R. G.: Chin. J. Physiol. **12**, 233 (1937), Rona **108**, 509.

sich eine Zunahme von Aschegehalt und Mg$\cdot\cdot$. In umfangreichen Untersuchungen wurde dieses Verhalten von Smith und Lantz[5447] verfolgt, deren Resultat an Schneidezähnen und Tibia wir auf anschließender Tabelle wiedergeben. Die Darreichung der F'-haltigen Nahrung fand 60 Tage lang statt. Futter: Sherman-B-Diät.

Tabelle 417.

	Diät	Zahl der Tiere	Gewicht feucht in g	Trockener Zahn Asche in %	Auf trockenen Knochen		
					Ca	P	Ca/P
Schneidezähne .	Kontrolle	32	0,1164	77,7	29,2	15,1	1,95
	+0,05% NaF	32	0,1123	77,4	29,0	14,9	1,96
	+0,1% NaF	60	0,0866	75.7	32,9	14,3	2,30
Tibia	Kontrolle	32	0,277	68,2	25,6	12.1	2.09
	+0,05% NaF	32	0,247	68,2	25,2	12,3	2,04
	+0,1% NaF	60	0,157	66,2	27,2	11.9	2.28

Folgende Punkte seien aus der Tabelle hervorgehoben: Der Aschegehalt in Knochen und Zahn, ebenso die Abnahme des absoluten Gewichts gehen parallel, deutlich erst bei 0,1 % NaF. Das ist bemerkenswert, weil die Schädigungen der Zähne viel früher eintreten als die der Knochen, auch histologisch bemerkbar. Dann sehen wir einen Anstieg des Ca/P, was für die Einlagerung von einem CaF_2 außerhalb des Apatits sprechen könnte. Das müßte nach den Untersuchungen von Rathje als unwahrscheinlich angenommen werden, nach Eisenberger, Lehrman und Turner[698, III] jedoch möglich, da nach diesen Autoren das Apatit keine definierte Verbindung ist und jedes Molekül einzulagern ist, sobald es nur in das Gitter paßt. Nach Gerould kommt es schließlich zu einer Adsorption von CaF_2.

McClure und Mitchell sahen bei 0,062 % NaF eine um 1,5 % statistisch signifikante geringere Ca$\cdot\cdot$-Menge im Knochen, mit entsprechend leichter Verminderung des Ca/P. Der Befund ging zusammen mit einer etwas geringeren positiven Ca-Bilanz. Vitamin D konnte den Ca-Verlust im Knochen nach F' aufhalten, auch was die allgemeine Bilanz betrifft[5466, 5467]. Chaneles[5471] fand eine Abnahme von Asche in den Zähnen (4%), aber eine Zunahme im Knochen (5,5%), ebenso wurde in den Versuchen von Hauck, Steenbock und Parsons[5469, 5470] der Aschegehalt besonders der Zähne vermindert, selbst wenn die Diät reich an Ca$\cdot\cdot$ war, ebenso bei den Knochen. Der Verlust wurde durch Vitamin D aufgehalten. Die Unterschiede werden teilweise bedingt sein durch die Dauer der Fluoriddarreichung, denn bei langdauernder Zufuhr treten neben den osteoporotischen die sklerotischen Bilder in den Vordergrund.

Die ausgeführten *Bilanzversuche* stimmen nicht ganz mit der Knochenanalyse überein, so wurde nach 0,1 % NaF in der Nahrung eine vorwiegende Verminderung der Ca$\cdot\cdot$-Retention gesehen, wenn das F' zu einer Sherman-B-Diät zugelegt wurde[5472].

[5466] Tempestini, O. u. Cannava, A.: Arch. ital. Med. sper. 2, 437 (1938), Rona 110, 175.
[5467] Cannava, A.: Arch. Sci. farmacol. 6 Suppl. 203 (1937), Rona 108, 173.
[5468] Kick, C. H., Bethke, R. M., Edgington, B. H., Wilder, O. H. M., Record, P. R., Wilder, W., Hill, T. J. u. Chase, S. W.: Ohio Agricult. exp. Stat. Bull. 558 (1935). C. 1936 II, 2745.
[5469] Hauck, H. M., Steenbock, H. u. Parsons, H. T.: Amer. J. Physiol. 103, 489 (1933), Rona 73, 761.
[5470] Hauck, H. M., Steenbock, H. u. Parsons, H. T.: Amer. J. Physiol. 103, 480 (1933), Rona 73, 761.
[5471] Chaneles: Rev. Soc. Argent. biol. 5, 336 (1929).
[5472] Lantz, E. M. u. Smith, M. C.: Amer. J. Physiol. 109, 645 (1934), Rona 83, 310.

P wurde nicht immer eindeutig retiniert; bei einer Diät aus Maismehl (67), Leinkuchen (15,5), Casein (2,5), Luzernemehl (5,0), Knochenmehl (1,0), $CaCO_3$ (0,5), NaCl (0,5), Butterfett (8,0) und 1,5 mg$^0/_0$ F′ wurde sowohl P als auch Ca·· vermindert retiniert, der F′-Gehalt der Knochenasche stieg von 0,039—0,04$^0/_0$ auf 0,8—0,9$^0/_0$ an[5473].

Die mangelhafte Retention ging einher mit einer vermehrten Ausscheidung von Ca·· (und P) im Kot, z. B. von eingenommenem Ca·· erschien bei der SHERMAN-B-Diät 6,8% im Kot, während nach der F′-Zulage dort 41,9% auftauchte. Einfache Fällung als CaF_2 anzunehmen, scheint nicht angängig, da CaF_2 gut resorbiert wird. Im übrigen sind die Mangelbilanzen nur bei jungen Tieren in dieser Weise ausgesprochen, mit zunehmendem Alter wird die Bilanz an sich geringer positiv, was etwa bei einem Alter von 60 Tagen eintritt. Diese Grenze wurde durch die Anwesenheit von F′ nur herausgeschoben. 0,05% NaF in der Diät machte bei jungen Tieren nur so geringe Ausschläge, daß man sie nicht beachten würde, wenn man nicht durch die Erscheinungen bei höherer Zufuhr auf sie aufmerksam geworden wäre. Das Verhältnis Ca/P in der Retention sank bei diesen Versuchen von normal 1,15 auf 0,88 im Durchschnitt bei den Versuchen mit 0,1% NaF. Die Beziehung zum Ca-Stoffwechsel wurde auch in den Versuchen von HAUCK, STEENBOCK und PARSONS[5469, 5470] bei Anwendung verschiedener Diäten dargetan.

1. Eine Normaldiät aus Mais, Leinöl, Alfala, NaCl, Ca-Phosphat, Hefe, Milchpulver und Lebertran enthielt 0,60% Ca.

2. STEENBOCK-BLACK-Diät 2965 enthielt 1,22% Ca.

3. Dieselbe unter Fortlassen von $CaCO_3$ enthielt 0,1% Ca.

Diesen Diäten wurde die große Gabe von 0,15% NaF zugesetzt.

Bei der Kontrolldiät 1 hatten die Tiere in 15 Wochen von 55 g auf 349 g zugenommen, mit F′ betrug die Zunahme nur 133 g. Wurde Fluorid Tieren im Gewicht von 150—172 g zugelegt, dann verloren sie in 25—40 Wochen 3—11% ihres Gewichtes, anstatt ihr Gewicht zu verdoppeln. Erwachsene Tiere von 330 bis 400 g verloren in 3 Wochen 75 g, gewannen aber das Gewicht sofort wieder, wenn sie auch nur 14 Tage ohne F′ gelassen wurden.

Bei Vergleich der Diäten 2 und 3 zeigt sich die höhere Giftigkeit des F′ bei der Diät mit wenig Ca darin, daß die Gewichte geringer waren, während sonst die Tendenz der Gewichtsentwicklung sich nicht unterschied von dem, was bei der normalen Diät eben dargelegt wurde. Abgesehen davon überlebten von 10 jungen Tieren nur 6 Tiere 4 Wochen. 2 überlebten 6 Wochen, und alle Tiere waren in 7 Wochen bei der an Ca armen Diät tot, während bei Diät 2 alle Tiere überlebten. Umgekehrt war in anderen Versuchen[5475, I] durch erhöhte Ca··-Gabe die Retention von F vermindert, die Osteoporose wurde gehemmt und dadurch die Knochen schwerer. Zusatz von Vitamin D wirkte nur bei Diät 2 günstig, nicht aber bei Diät 3. Offenbar war hier das Minimum an Ca·· und P nicht erreicht (siehe darüber Kapitel Phosphat).

Von Interesse ist die Wirkung der Zulage von NaF bei der Diät 2, die bei jungen Tieren zu Rachitis führt. Es zeigten sich die Metaphysen linear, wenn NaF zugefüttert wurde, während die der Kontrollen 4 mm breit waren, auch die costochondralen Verbindungen waren weniger groß, die Krümmungen ge-

[5473] DuToiT, J. P., SMUTS, D. B. u. MALAN, A. I.: Onderstepoort J. vet. Sci. 8, 359 (1937), Rona 105, 426.

[5474] SMITH, M. C. u. LANTZ, E. M.: J. biol. Chem. 112, 303 (1935), Rona 94, 153. C. 1936, I 3349.

[5475] THOMAS, J. O., WILSON, R. H. u. DE EDS, F.: J. Pharm. exp. Therap. 54, 160 (1935).

[5475, I] LAWRENZ, M. u. MITCHELL, H. H.: J. nutrit. 22, 91 (1941). C. 1942 II, 57. F-Gehalt der Nahrung 9, 12 und 32 mg/kg = Ca : 0,23—0,73$^0/_0$, P : 0,14—0,71$^0/_0$.

ringer, wenn NaF zugeführt wurde. Wenn der Aschegehalt der Knochen geprüft wurde, dann betrug er ohne NaF 25, mit aber 36%, während die Zähne mit 70,9 und 68% keine Verbesserung zeigten, wie in den Zähnen bei Rachitis der Verlust an Asche nicht wesentlich ist, so daß die reine F'-Wirkung (Verminderung der Asche) hervorkommen konnte. Offenbar liegt hier ein günstiger therapeutischer Effekt der Fluoridwirkung vor, es fragt sich nur, wie dieser sich erklärt. Daß die bei langer Fütterung — besonders auch bei anderen Versuchstieren — vorliegende Osteosklerose eine Rolle spielt, ist unwahrscheinlich, ist doch bei der hohen F-Dosis die Bilanz von Ca·· negativ. Hier werden 2 Punkte im Vordergrunde stehen, die sich aus dem Mechanismus der Rattenrachitis ableiten lassen, nämlich Fällung des überschüssigen Ca durch das Fluorid im Darm, so daß das ungünstige Ca/P (4,0) sich bessert, und als wahrscheinlichster Punkt, die Entwicklungshemmung. Dadurch bleibt dem Skelett von dem dargebotenen Phosphat (das das Minimum darstellt) zur Einlagerung mehr übrig. Gegen diese Interpretation sprechen folgende Beobachtungen. Das Blut-P stieg nicht an. Ca × P zeigte nicht die erwartete Verbesserung.

Offenbar wird in diesen Dosen durch NaF die Rachitis nicht verstärkt. Das könnte sich auch daraus ergeben, daß im Blut das Ca nicht herabgemindert war. Nur bei der Diät 2 mit dem hohen Ca-Gehalt fand sich die geringfügige Abnahme von 12,2 auf 11,5 mg%. Die Bedingungen der Verknöcherung wurden also durch die F'-Zulage nicht verbessert, wobei dieser Frage anscheinend kein systematisches Studium gewidmet wurde. Bei der Besserung muß aber der Weg beachtet werden, wenn man sich in seinen Schlüssen nicht täuschen lassen will.

Im röntgenologischen Bilde fand sich nach 0,03% F', gleichzeitig mit der STEENBOCK-Diät 2965, also einer etwas geringeren Dosis, eine Zunahme der Knochendichte mit Abnahme der Breite der Metaphysenlinie, aber der Heilungsprozeß wurde verzögert, wenn Vitamin D später zusätzlich oder gleichzeitig gegeben wurde. Die lokale Störung wurde auch in der Unregelmäßigkeit der Verkalkungen deutlich[5476]. Die Störung der Vitamin-D-Wirkung stieg mit der F-Dosis an. Auch diese Faktoren bedürfen der Betrachtung nach obigen Prinzipien.

Hierbei ist das Verhalten der *Phosphatase* nach der ROBISONschen Theorie zu beachten. Im Knochen wurde ein Absinken nach der Geburt mit einem Minimum nach 15 Tagen bei F'-Zufuhr gesehen. Aber bis zum 40. Tage war völliger Ausgleich erfolgt[5475]. Die Veränderung soll zusammenfallen mit der maximalen Verkalkungsstörung. In den Versuchen von SMITH und LANTZ[5474] fand sich bei 0,1% NaF in der Nahrung die Blutphosphatase zuerst etwas erniedrigt, dann aber eher etwas erhöht, also im ganzen keine Änderung. Die Knochenphosphatase blieb bis zum 70. Tage gleich, erhöhte sich dann etwas. Nur bei den Schneidezähnen fand sich ein beträchtlich geringerer Wert (bis $\frac{1}{4}$) nach 70 Tagen. 0,025% NaF führte zu keiner Änderung, obwohl bei dieser Gabe gerade die Zähne noch deutlich, die Knochen aber nicht mehr verändert werden. Die Veränderungen sind also nicht auf eine Änderung der Enzymaktivität zu beziehen.

Im allgemeinen ist zwar eine Beeinflussung des Ca-Stoffwechsels häufig beobachtet worden, aber die Tendenz ist durchaus nicht einheitlich, d. h. wir kennen die zusätzlichen Bedingungen dafür noch nicht. Die Bedeutung der Diät für die F-Wirkung steht erst am Anfang der Erforschung.

b) Anatomische Veränderungen. Auf die Veränderungen im Knochensystem und den Zähnen wurde in der bisherigen Darstellung schon häufig hingewiesen, auch auf die Wirkung bei Rachitis usw. Hier mögen die Erscheinungen eine systematische Behandlung erfahren.

ROHOLM[5413, s. 280] gibt folgende Dosen F' an, um bestimmte Veränderungen zu erzielen:

Beginnende Zahnveränderungen . . . . 1 mg/kg
Beginn der Knochenschädigungen, Nephritis . . . . 5 mg/kg
Erste allgemeine Schädigungen . . . . 10—15 mg/kg
Schwere Beeinflussung des allgemeinen Befindens, Degeneration der
    Organe . . . . 20—25 mg/kg
Tod in einer oder wenigen Wochen . . . . 50—100 mg/kg

Diese Angaben zeigen offenbar eine höhere Empfindlichkeit der Tiere von ROHOLM im Verhältnis zu denen der anderen Autoren (siehe oben), aber die Reihenfolge ist charakteristisch. Noch bevor eine Allgemeinschädigung merkbar wird, finden sich Veränderungen in den Knochen, und bevor diese geschädigt werden, sind schon die Zähne verändert. Auch in den Versuchen von EULER und EICHLER wurde dieselbe Reihenfolge immer wieder beobachtet, nur mit der Abweichung, daß zugleich mit der Veränderung der Zähne schon Defekte an dem anliegenden Processus alveolaris hervortraten, während die anderen Knochen völlig intakt blieben[5480, I, 5480]. Die Störungen sind deshalb besonders schwer, weil durch gleichzeitige Lockerung des Zahnhalteapparates die Möglichkeit von sekundären Infektionen gegeben ist.

Makroskopisch fand sich eine Verkrümmung der Oberschenkelknochen (SMITH und LANTZ), einhergehend mit Verdünnung der Femurcompacta und Auftreten von reichlichem roten Knochenmark[5477]. LOEWE[5482] sah röntgenologisch Verbreiterung der Epiphysenlinie mit benachbarter verdichtender Kalkeinlagerung ähnlich der Rachitis. BERGARA[5481] fand den Schatten nach 64 mg/kg NaF gegenüber den Kontrollen aufgehellt, alles Erscheinungen, die man auch bei Rachitis erwarten könnte. Tatsächlich ist aber Ähnlichkeit nur bei oberflächlicher Betrachtung vorhanden, und man darf nicht von Fluorrachitis sprechen. Die Veränderungen können mit Osteoporose bezeichnet werden. Sie lassen sich nicht durch Vigantol verhüten[5479]. Wenn die Zufuhr genügend lange dauerte (z. B. 50 mg NaF/kg täglich 12 und mehr Monate lang[5478]) und genügend Kalk in der Nahrung zugeführt wurde, dann zeigte sich eine Verdichtung im Röntgenbild und Osteosklerose, ähnlich anderen Erkrankungen, aber die bei anderen Tierarten häufige Exostosenbildung trat bei der Ratte völlig zurück. Der vorwiegende Angriff in der Gegend des Periostes zeigte sich in einer Rauhigkeit und kreidigen Beschaffenheit der Oberfläche. Ebenso ging der Prozeß vom Endost aus, also der Stelle der stärksten Durchblutung.

Histologisch fand sich die Grundlage dieser Erscheinungen, z. B. in der Femurcompacta Resorptionsstörungen bis zur unregelmäßigen Höhlenbildung, in der Epiphysenlinie Störungen der normalen Ossifikation, in der Wirbelsäule Atrophie und Schwund der Knochenbälkchen[5477]. Zugleich ließ sich Kalkapposition und · Bildung des neuen osteoiden Gewebes mit schlechter Verkalkungstendenz erzielen, ebenso Nekrosen (EULER[5480] bzw. EULER und EICHLER[5480, I]). Wenn Verkalkungen erfolgten, dann waren sie unregelmäßig. Teilweise war das osteoide Gewebe an den HAVERSschen Kanälchen angeordnet. Die Grundsubstanz für die Einlagerung der Knochensalze war verändert, wie bei den Versuchen von SUTRO[5478]. Bei Gaben von 50 mg/kg wurde in den ersten Monaten vorerst nichts Abnormes gesehen, dann begannen die Fibrillen der Matrix unregelmäßig zu werden mit unregelmäßigen Verkalkungen. Vorgänge der Osteosklerose, die

---

[5476] MORGAREIDGE, K. u. FINN, S. B.: J. nutrit. **20**, 75 (1940). C. **1941** I, 540, Rona **123**, 129.
[5477] DITTRICH, W.: Naunyn-Schmiedebergs Arch. **168**, 319 (1932), Rona **71**, 630.
[5478] SUTRO, C. J.: Arch. of Path. **19**, 159 (1935), Rona **86**, 577.
[5479] SIMADA, T.: Fukuoka Acta med. **32**, Nr. 6, 61 (1939), Rona **116**, 501.

zugleich mit osteoporotischen Prozessen bei der Ratte vorkommt, wurden bei den anderen Tieren beschrieben. Merkwürdig war die Bildung von ganz atypischen Kalkkugeln in teilweise schlecht verkalkter Matrix. Diese Kugeln werden nach der Auffassung von TAPPEINER[5482, I] für CaF_2 gehalten. Nach den Befunden von EULER und EICHLER[5480, I], nach denen auch Gabe von Fluortyrosin zu derselben Form führt, ist das nicht möglich, abgesehen davon, daß CaF_2 an sich schädigend wirkt. Daß bei solchen Zuständen die Brüchigkeit der Knochen zunimmt, ist verständlich. Bei der Ratte ist ganz besonders charakteristisch das Verhalten der Zähne.

Zähne. Wenn wir daran festhalten, daß F' seine Wirkung auf bestimmte Funktionen der lebenden Zelle während der Verknöcherung ausübt oder nur während der Phase des Umbaus, aber nicht mehr wirksam ist, wenn im Skelett die Ablagerung der Kalksalze erfolgt ist, dann werden wir beim Zahn, in dem nicht mehr abgebauten oder umgebauten Zahnschmelz, keine Wirkung erwarten dürfen. Die größte Empfindlichkeit besitzen die schmelzbildenden Ameloblasten in dem so komplizierten Gewebssystem der Zähne (siehe auch SCHOUR[692, II]). Da diese Zellen aber am fertigen Zahn nicht mehr in Tätigkeit sind, werden Schädigungen dieser Stelle nur dann auftreten, wenn die Schmelzbildung erfolgt oder bei der Ratte am permanent wachsenden Nagezahn.

Als erstes Symptom ist der Verlust der Pigmenteinlagerung sichtbar. Bei der jungen Ratte sind die neu herausbrechenden Schneidezähne anfänglich weiß, nehmen aber im Laufe der ersten 2 Monate eine braunorange Farbe an. Schon 1,4 mg% F'-Zusatz zu der Nahrung verhinderte diese Verfärbung. Die ursprüngliche Nahrung enthielt schon an sich 1—1,7 mg% F', und diese Menge konnte zur Aktion gebracht werden, wenn der Nahrung getrocknete Schilddrüse zugefügt wurde, so daß sich hier ein Synergismus mit der Schilddrüse ergibt[5483]. Durch Jodgabe wurde bei höheren Dosen von F' eine Intensivierung der Erscheinung an den Zähnen erzeugt[5491, 5492]. Die Farbe, die jetzt übrigblieb, ist bleich, opak, die Transparenz hörte auf, teilweise als grau beschrieben (BERGARA[5481]). Während die oberen Schneidezähne diese Farbe beibehalten, zeigen die unteren eine dauernde Streifung, wie folgende Abbildung 83 wiedergibt[5548]:

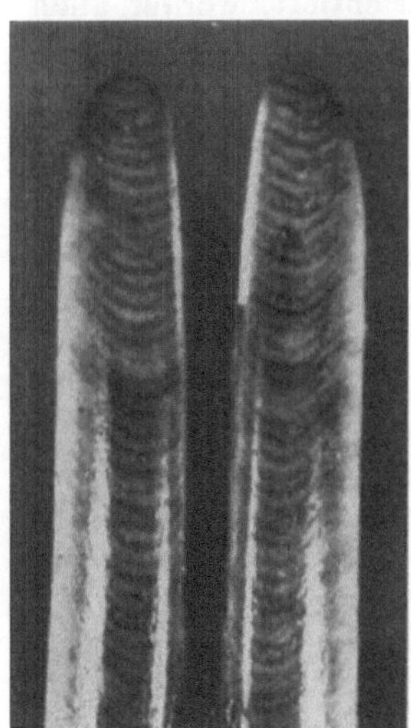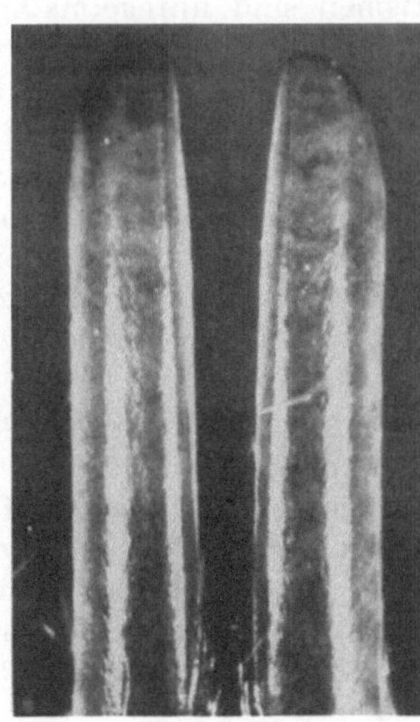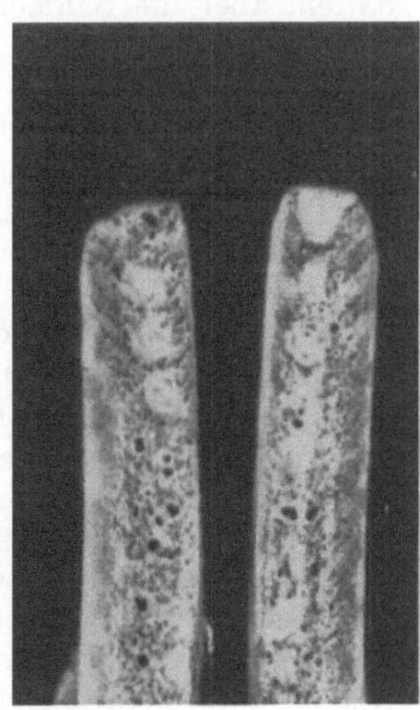

a   b   c

Abb. 83a—c. Streifung und Farbverlust der unteren Nagezähne der Ratte nach chronischer Fluorvergiftung (nach ROHOLM).

In unseren Versuchen mit 5 mg/kg NaF wurde nach ungefähr 40 Wochen gelegentlich gerade an den oberen Zähnen eine Streifung gesehen, während die unteren Zähne glatt blieben, aber sehr kurz waren. Die Streifung bestand aus ganz feinen Abtönungen von tiefem Braun.

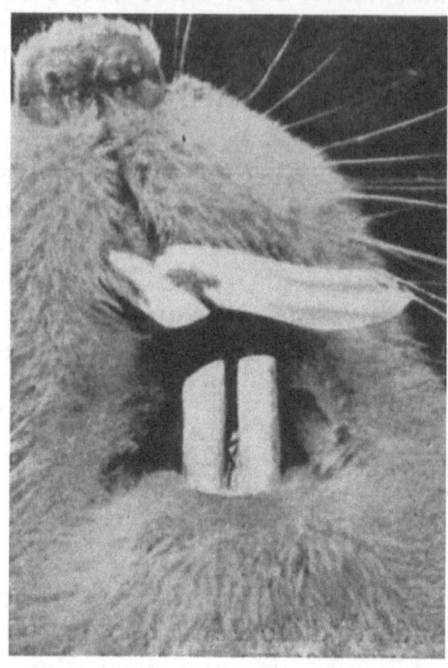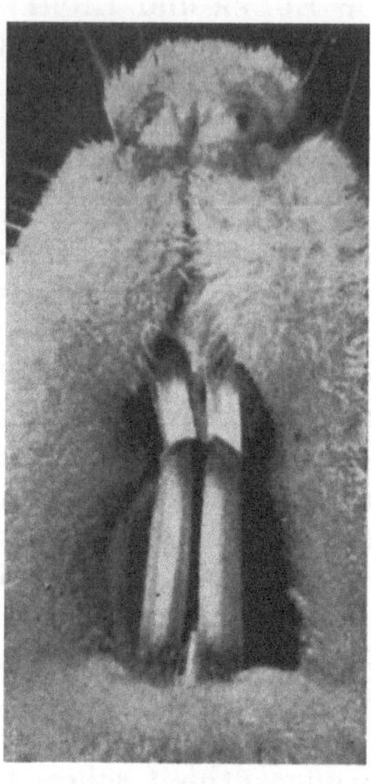

Abb. 84a und b. Abwetzung und fehlerhaftes Wachstum der Nagezähne von Ratten. Erläuterung siehe Text (nach ROHOLM).

In manchen Fällen blieb bei gewöhnlicher Sicht die Farbänderung und Streifung verborgen, sie zeigte sich aber bei der Veraschung sofort und konstant an den oberen und unteren Schneidezähnen[5484]. Diese Streifen sind also ein Zeichen mangelhafter Kalkeinlagerung. Die Apatitstruktur der Schneidezähne ist zwar erhalten, aber die Schmelzprismen sind unregelmäßig orientiert, worauf auch die starke Brüchigkeit der Zähne nach F′′ zurückzuführen sei[5489]. Auf dem Schliff von PACHALY[5490], den wir unten abbilden, findet sich in den äußeren Schichten ein völliger Mangel an Kristallbildung.

Ein Streifen von bleichem Zahnschmelz kann schon durch eine einzige Injektion von 0,3 ccm 2,5% NaF bei Tieren im Alter von 90—270 Tagen erhalten werden und ließ sich rasch histologisch, später makroskopisch demonstrieren[5487, 5488]. Die organische Matrix des Schmelzes hatte nach 12—24 Stunden eine anormale Anordnung, es gab zahlreiche, mit Hämatoxylin sich anfärbende Kalkkügelchen. 48 Stunden danach fanden sich einige helle und deutliche Lager von Dentin und Schmelz, anscheinend war ein Teil der Schädigung schon zurückgegangen.

IRVING und NIENABER[2497, 1] konnten schon nach einer einzigen Injektion eine Veränderung bemerken, die sie als feine hypercalcifizierte Linie im Prädentin beschrieben. Der Zeitpunkt war bei ihren Diäten (nähere Angaben darüber S. 370) verschieden. Bei Diät 1 wurden Veränderungen nach 9 und 12 Stunden, bei Diät 3 nach 9 Stunden, aber schon nach 5 Stunden beginnend, beobachtet, während bei Diät 2 Veränderungen sich erst nach 18 Stunden zeigten, aber weniger das Prädentin betrafen.

In den Versuchen mit Fluortyrosin wurde nach einer einmaligen großen Gabe schon abortive Schmelzbildung beobachtet (EULER und EICHLER[5480, 1]).

In einer zweiten Gruppe der Versuche von Shour und Smith[5487, 5488] wurden Injektionen in verschiedenem Abstand gegeben, und es zeigte sich, daß bei einem Abstand der Injektionen von 48 Stunden die gebleichten Störungszonen der Verkalkung einen Zwischenraum von 32 μ, bei Abstand von 16 Stunden einen solchen von 16 μ voneinander hatten, also war das Wachstum direkt meßbar. Nun erfolgt die normale Schichtung des Rattenzahns im Rhythmus von 24 Stunden, so daß es verständlich ist, wenn häufigere Dosen als diese hier zu einer Störung des Rhythmus und der Erscheinungen führen. Es wird in Betracht zu ziehen sein, daß Ablagerungen und Ringe späterhin durch das diskontinuierliche Fressen der Ratten bedingt sein können, und vielleicht ist das Fehlen der glatten weißen Farbe in unseren Versuchen darauf zurückzuführen, daß unsere Tiere das Fluorid täglich einmal mit der Schlundsonde erhielten.

Wenn die Rhythmen sich so rasch folgen können, so ist das ein Zeichen dafür, daß die einmalige Dosis durchaus keine dauernden Defekte in den Ameloblasten hinterläßt. Das verändert sich bei längerer Darreichung. Bergara[5481] sah nach einer täglichen Gabe von 0,064 g/kg NaF eine graue, opake Farbe. Diese blieb bestehen selbst 1$^1\!/_2$ Monate nach Aufhören der weiteren Zufuhr, dann fand sich erst eine grauweiße Farbe, nach 2 Monaten eine Querstreifung, die sich noch längere Zeit hielt.

Die kumulierende Wirkung zeigte sich auch im Wachstum der Zähne. Bei normalen Tieren wuchs der Zahn in den ersten 10 Wochen nach der Entwöhnung 31,7 mm, erhielten die Tiere 0,1 % NaF in der Diät, dann wuchsen sie nur 16,8 mm; aber in den ersten 2 Wochen nach Beginn der Zufuhr war das Wachstum normal (Smith und Lantz[5474]). Im allgemeinen sind die oberen Schneidezähne der Ratten größer und nur die unteren kleiner als normal (Bergara[5481], McCollum und Mitarbeiter[5486]). Diese Veränderungen hängen nicht mit dem Wachstum zusammen, sondern sind durch 2 einander entgegengesetzte Faktoren bedingt. Die Zähne sind leicht brüchig infolge der gestörten Anordnung der Apatitkristallite, ebenso nützen sie sich infolge Abnahme der Härte leichter ab, wovon auch die oberen Zähne betroffen werden. Diese Tatsache kann wohl nicht verantwortlich gemacht werden für das von Smith und Lantz[5474] beobachtete verringerte Wachstum, obwohl Körnerfutter gegeben wurde. Daneben kommt es zur Veränderung der Stellung der Zähne, wie es im letzten Bild 84 von Roholm ersichtlich ist, und einer dadurch bedingten Kaumechanik (siehe dazu Pachaly[5490]). Manchmal fallen die Schneidezähne des Unterkiefers aus[5486], wodurch die Abnutzung der oberen Zähne ebenso verhindert wird. Als Folge davon ergibt sich eine völlige Einkrümmung der oberen Schneidezähne, die sich schließlich nach oben in den Gaumen einbohren können. Wir geben von diesem interessanten Befund ein Röntgenbild nach Roholm wieder[2030]:

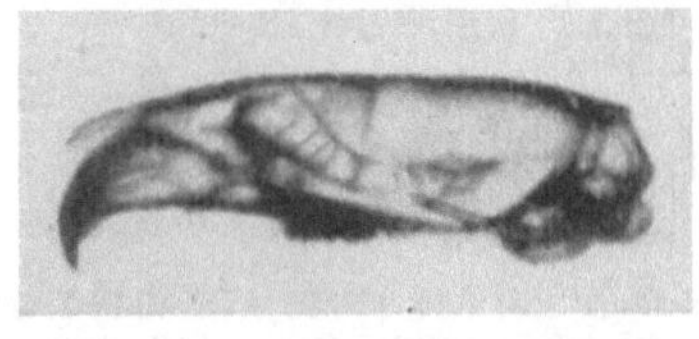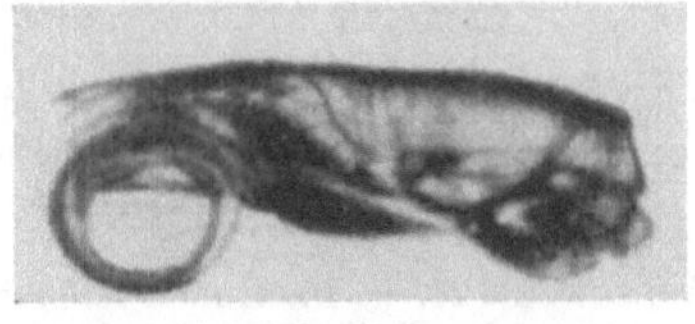

a   b

Abb. 85 a und b. Einrollen der oberen Schneidezähne. Röntgenbild von Rattenschädeln. a) Kontrolle, b) nach Zufuhr von 0,05% Kryolith im Futter 585 Tage hindurch. Diffuse Sklerose der Schädelknochen. Verlängerung der oberen Schneidezähne (nach Roholm).

5480 Euler, H.: Zentralbl. f. d. ges. Zahn- u. Kieferheilkunde 6, 1 (1941).
5480,1 Euler, H. u. Eichler, O.: Dtsch. Zahn-, Mund- u. Kieferheilkunde 9, 1 (1942).

Solche Veränderungen müssen natürlich die Nahrungsaufnahme empfindlich stören und verhindern so die Abnutzung des Zahnes. Durch Darreichung von breiförmiger Nahrung ist Abhilfe zu schaffen.

Die Dosierungen, nach denen die Veränderungen auftreten, werden sehr verschieden angegeben. Vorher erwähnten wir schon, daß bei neugeborenen Ratten 1,4 mg% F' ausreichend sind. Zu derselben Dosis kamen auch SMITH und LEVERTON[5493], wenn mit der Lupe auf Feinstreifung gefahndet wird, bei manchen Tieren aber schon bei der halben Dosis. Die Dauer bis zum Auftreten hängt ab von der Dosis und der Geschwindigkeit des Zahnwachstums, an den unteren Schneidezähnen also rascher als oben. SUTRO[5478] sah die Streifen nach 25 mg/kg NaF/Tag nach 3—4 Monaten deutlich, bei 50 mg/kg aber schon nach 6 Wochen, PACHALY[5490] bei 0,12 g/kg in 22 Tagen. Bis zu dem Zustand, wie er auf der letzten Abbildung dargestellt wird, dauerte es 4—6 Monate. Die Ameloblasten springen histologisch in den Schmelz vor. EULER[5480] sah arkadenförmige Schmelzgrenzen. Das Dentin war unregelmäßig verkalkt, schob sich in die Pulpahöhle vor, die schlecht durchblutet war, dabei waren regelrechte Cysten im Dentin vorhanden. Bei unseren Versuchen (EULER und EICHLER[5480, 1]) zeigte sich Schichtung des Dentins, ungeheure Ausdehnung des Interglobulardentins als Ausdruck verschlechterter Verkalkung, ebenso rasche Abnutzung bis zur Freilegung der Pulpa.

PACHALY[5490] verabfolgte 0,145 bzw. 0,12 g/kg NaF 73 Tage lang, fand Schmelzhypoplasie mit welliger Begrenzung. In den Schmelzprismen fand sich Querstreifung bzw. verstärkte RETZIUSsche Parallelstreifen. Das Schmelzepithel wies Vakuolisierung auf, bis zu Nekrose sich steigernd, aber keine Veränderungen des Dentins und der Odontoblasten. Wir geben die Schmelzdefekte nach einem Schliffpräparat von PACHALY[5490] wieder:

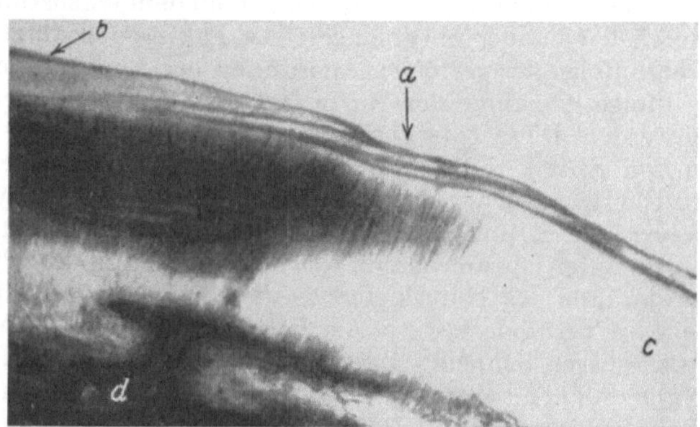

Abb. 86. Fluorratte, Schmelzhypoplasien. Wellige Begrenzung des Dentins mit Owenscher Konturlinie (nach PACHALY). *a* Schmelzhypoplasie, *b* Schmelz, *c* Dentin, *d* Pulpa.

[5481] BERGARA, C.: C. rend. Soc. Biol. **97**. 600 (1927). Rona **44**. 312.
[5482] LOEWE, S.: Schweiz. med. Wschr. **64**, 1177 (1934), zit. nach ROHOLM.
[5482, I] BRANDL, I. u. TAPPEINER. H.: Z. f. Biologie **28**, 518. bzw. Naunyn-Schmiedebergs Arch. **27**, 108 (1890).
[5483] WILSON, R. H. u. DE EDS, F.: Endocrinology **26**, 851 (1940). C. **1941** I, 1825.
[5484] CANNAVA, A.: Boll. Soc. ital. Biol. sper. **13**, 838 (1938), Rona **110**, 333.
[5485] COX, C. J., MATUSCHAK, M. C., DIXON, S. F. u. WALKER, W. E.: Science **90**, 83 (1939). C. **1940** II, 3660.
[5486] McCOLLUM, E. V., SIMMONDS, N. u. BECKER, J. E.: J. biol. Chem. **63**, 553 (1925), Rona **32**. 543.
[5487] SCHOUR, I. u. SMITH. M. C.: Proc. Soc. exp. Biol. Med. **32**. 1 (1934), Rona **86**, 576.
[5488] SCHOUR, I. u. SMITH. M. C.: J. amer. Dent. Assoc. **22**, 796 (1935).

An den Molaren wurden seltener Veränderungen beschrieben. HAUCK, STEEN-
BOCK und PARSONS[5469, 5470] sahen raschere Abnutzung. SUTRA[5478] erwähnt Pulpa-
einstülpungen in das Dentin. Cox und Mitarbeiter[5485] konnten dagegen regelrechte Schmelzdefekte erzielen, wenn sie den Tieren von der Geburt an 21 Tage
bis zur Entwöhnung 256 γ (weniger bei 128 γ, gar nicht bei niederen Dosen)
verabreichten. Diese Gaben fielen dann in die Entwicklung des Zahnes, und ihr
Effekt ist verständlich. Von uns wurde in der Pulpa häufig Osteoidbildung gesehen. Im Vergleich zum Menschen ergibt sich die viel geringere Empfindlichkeit
der Ratten. Das ließ sich auch dadurch zeigen, daß zwar die Zahnveränderungen
durch F'-haltiges Wasser (CONWAY) — wie beim Menschen die gesprenkelten
Zähne — hervorgerufen werden konnten, aber es war notwendig, das Wasser
10fach zu konzentrieren (auf 1,5 mg %)[5494].

Von nicht geringer Bedeutung sind die *Veränderungen des Kiefers* für das
Befinden der Zähne. McCOLLUM, SIMMONDS und BECKER[5486] erwähnten, als sie
die Veränderungen der Zähne der Ratte bei Fütterung einer Diät mit 0,0226 % F'
beschrieben, daß besonders die unteren Schneidezähne leicht ausfielen. Die
Alveolen waren enger, und zugleich traten im Unterkiefer osteoporotische Zu-
stände auf. Auch PACHALY[5490] erwähnte die Resorptionsvorgänge in der Com-
pacta des Kieferknochens. Diese Befunde wurden durch EULER und EICH-
LER[5480, 1] nicht nur bestätigt, sondern auch dahin erweitert, daß der Zahnhalte-
apparat gelockert oder geschwächt wurde, so daß Infektionen gerade in die
Wurzel der Molaren leicht eindringen konnten. Deshalb kam es auch zum
Verlust der Molaren unter dem Bilde einer akut verlaufenden Paradontitis.
Vielfache Nekrosen und Blutungen gerade auch an der Pulpa wurden gesehen.
Die Befunde zeigten in mancher Hinsicht Anklänge an Erscheinungen bei Mangel an Vitamin C in der Diät. Aber das unseren Tieren gegebene Futter enthielt neben Brot, Hafer, Rüben gerade reichlich Kartoffeln, so daß ein Mangel nicht anzunehmen ist (siehe darüber die Arbeit von PHILLIPS und Mitarbeiter). Bemerkenswert ist, daß die Schwere der Befunde durchaus nicht
einfach der Dosis folgte, sondern häufig kamen schon relativ schwere Veränderungen bei 5 mg/kg NaF vor, die sonst nur bei 50 mg/kg zur Beobachtung gelang-
ten. Wir sehen, daß der Processus alveolaris offenbar gegen F'-Einwirkung empfindlicher ist als das sonstige Knochensystem. Es mag seinen Grund in der besonders starken mechanischen Belastung dieses Skeletteils haben. Auch in unseren Versuchen fanden sich an den Knochen des Kopfes nie gröbere pathologische
Veränderungen.

Anschließend möge erwähnt werden, daß die Erscheinungen der Fluorosis
wie wir sie hier an den Zähnen beschrieben haben, verstärkt wurden, wenn die
Tiere mit F'-haltigem Casein gefüttert, im Dunkeln gehalten wurden[5495]. (Auch
unsere Tiere erhielten nur mäßige Belichtung.) Umgekehrt wurde sie in den Versuchen von CHANELES[5442, 5491] abgeschwächt, wenn die Tiere täglich *Bestrahlungen*
mit der Hanauer Höhensonne erhielten. Wir erwähnen weiter die günstige Wirkung von Vitamin-D-Gaben in den Versuchen von HAUCK und Mitarbeitern[5469, 5470], die aber nur bei Ca''-armer Diät deutlich wurde.

4. Nebenschilddrüsen. Vielfache Symptome wiesen auf eine Beteiligung der
Nebenschilddrüsen hin, aber die Richtung war nicht ohne weiteres klar, da gerade
bei der Ratte Osteosklerose und Osteoporose mit Bildung regelrechter Vakuolen

[5489] REYNOLDS, L., CORRIGAN, K. E., HAYDEN, H. S., MACY, I. G. u. HUNSCHER, H. A.:
Amer. J. Roentgenology **39**, 103 (1938), Rona **105**, 636.
[5490] PACHALY, W.: Naunyn-Schmiedebergs Arch. **166**, 1 (1932), Rona **68**, 578.
[5491] CHANELES, J.: Monographie Buenos Aires 1930, Rona **61**, 805.
[5492] CHANELES, J.: C. rend. Soc. Biol. **102**, 863 (1929).

nebeneinander vorkommen (siehe z. B. CHANELES[5491]). Exstirpation dieser Drüsen soll ähnliche Symptome wie NaF besonders mit Verkalkungsanomalien hervorrufen. Die ausführlichsten Versuche mit Nebenschilddrüsen liegen von HAUCK-STEENBOCK und PARSONS[5469, 5470] vor, die zu 3 verschiedenen Diäten mit verschiedenem Ca-Gehalt (siehe genauere Analyse darüber S. 1060) 0,15% NaF fügten. Es zeigte sich, daß die absolute Größe der Drüse abnahm, z. B. bei der rachitogenen Diät. Hier hatte NaF keine Wirkung, bei der an Ca besonders armen Diät war sie vergrößert. Bei dieser und der Normaldiät zeigte sich, daß nach NaF die Drüse verkleinert war, aber die Verkleinerung ließ sich völlig durch das geringere Wachstum der Tiere im allgemeinen erklären. Bei der histologischen Untersuchung finden sich kleine fettige Degenerationen, aber nur lokal begrenzt und durchaus nicht in dem Maße, daß darauf eine mindere Funktion hätte zurückgeführt werden können. EULER, EICHLER und HINDEMITH[4255, I] fanden bei allerdings viel kleineren Dosen Drüsen mit zahlreicheren sogenannten hellen Zellen, die auf eine größere Aktivität der Drüse hinweisen sollen, teilweise auch bei organischen Fluoriden, ohne daß aber Veränderungen im Knochen stets parallel gegangen wären. In den Versuchen von SUTRO[5478] wurde die Fluoridwirkung auf die Zähne selbst durch tägliche Gaben von 5—10 E Parathormon nicht verändert. Da auch nie die Querstreifungen und die Veränderung des Zahnwachstums zu beobachten waren, ist die Möglichkeit, die F'-Wirkung mit der Nebenschilddrüse in Zusammenhang zu bringen, außerordentlich gering, wenn nicht verschwindend.

5. Schilddrüse. Die Schilddrüse wurde verschiedentlich untersucht wegen der behaupteten antithyreotoxischen Wirkung des F'. Die Schilddrüse soll hypertrophieren (GOLDEMBERG[2506]). CHANELES[5491] konnte weder histologisch noch mit der Waage irgendwelche Veränderungen bemerken, ebensowenig wir (EULER, EICHLER und HINDEMITH[4255, I]) bei Gabe von NaF bis 50 mg/kg für $\frac{1}{2}$ Jahr und länger, eher Zeichen erhöhter Aktivität. PHILLIPS und LAMB[5496] gaben 15—30 mg/kg und fanden geringe Zunahme des Parenchyms.

Über die Kombination von F' und Darreichung von Schilddrüse wurde schon wiederholt berichtet, so z. B., daß die Wirkung von F' auf die Zähne durch Verfütterung von Schilddrüse verstärkt wurde. Durch thyreotropes Hormon wurde eine Hemmung der Braunfärbung der Schneidezähne beobachtet[5500, I]. Eine additive Wirkung ließ sich auch an der Beeinflussung des Körpergewichts feststellen. So führte 27 mg/kg NaF täglich mit 200 g Schilddrüse/kg zusammen zum Tode innerhalb 2—3 Wochen. Allein hatte diese Medikation keinen Einfluß auf die Tiere. 0,15% NaF in der Nahrung veränderte den Grundumsatz nicht, 0,25% getrocknete Schilddrüse steigerte ihn um 35% in 21 Tagen, beide zusammen steigerten in 7 Tagen den Grundumsatz um 65%. Jodid konnte weder die Schilddrüse noch das NaF ersetzen[5497].

Die Verstärkung der Schilddrüsenwirkung ließ sich sogar noch nach Absetzen des Schilddrüsenzusatzes (wobei das vorher sinkende Körpergewicht zunahm) durch 18 mg NaF erzielen. Bei Zulage von 18 mg/kg intraperitoneal nahm der Grundumsatz in 4 Wochen Darreichung zu[5498]. (Über organische Fluoride siehe Fußnote S. 1055 und [4255, I].)

[5193] SMITH, M. C. u. LEVERTON: Ind. Eng. Chem. **26**, 761 (1934).

[5194] SEBRELL. W. H., DEAN, H. T., ELVOVE, E. u. BREAUX, R. P.: Publ. Health. Rep. **1933**, 437, Rona **76**, 55.

[5195] HODGE, H. C., LUCE-CLAUSEN, E. M. u. BROWN, E. F.: J. nutrit. **17**, 333 (1939), Rona **14**, 625. Das Casein enthielt 0,2% F.

PHILLIPS, P. H. u. LAMB, A. R.: Arch. of Pathol. **17**, 169 (1934), Rona **81**, 184.

6. Vitamin C. Eine Erhöhung des Grundumsatzes soll gelegentlich auch bei *skorbutähnlichen Erscheinungen* vorkommen. Zugabe von Orangensaft zu der Diät verlängerte die Lebensdauer junger Ratten, die 0,2 % NaF erhielten. Die Lebensdauer mit 0,3 % NaF wurde durch Orangensaft ad libitum von 14,4 auf 28 Tage verlängert[5500]. Deshalb wurde eine Reihe von Versuchen zum Stoffwechsel des Vitamin C vorgenommen. Es wurde durch 0,15 % NaF in der Diät in 3—5 Wochen keine Abnahme des Vitamin C in Leber und Nebenniere, auch am skorbutischen Meerschweinchen geprüft, gefunden[5499]. Dagegen interessieren die Versuche von PHILLIPS und CHANG[5500], die sogar eine erhöhte Speicherung von Ascorbinsäure nachweisen konnten, auch in anderer Hinsicht.

Diät I bestand aus Mais, Weizen, Leinöl, Alfalfamehl, Knochenmehl 1,75 %, Kalkstein 0,5 %, jodiertes Salz und Lebertran.

Diät II entsprechend einer Skorbutdiät für Meerschweinchen, bestand aus Hafer, Casein, Alfalfamehl, Hefe, Salz 0.75 %, $CaCO_3$ 0,75 %, Knochenmehl und Lebertran.

4 Abteilungen von je 14 Ratten im Gewicht von 50—60 g wurden auf die Diäten ohne und mit 0,15 % NaF gesetzt. Abteilung 1 ohne, Abteilung 2 mit NaF und der Diät I, Abteilung 3 ohne und Abteilung 4 mit NaF und Diät II. Dauer 75—90 Tage.

Als erstes zeigte sich, daß die Tiere der Gruppe 3 und 4 besser wuchsen als die der entsprechenden Gruppen der Diät I. Das liegt nicht an der Hefe, sondern vielleicht an der Art des Eiweißes. Die Gewichtsentwicklung soll kurz nach Männchen und Weibchen getrennt angegeben werden:

Tabelle 418.

	1	2	3	4
♂ (♀)	230 (170)	130 (100)	280 (190)	170 (140)

Den Vitamin-C-Gehalt von Nebennieren und Vorderlappen der Hypophyse ergibt folgende Tabelle. Der Gehalt der Leber und Niere war bei allen 4 Abteilungen gleich:

Tabelle 419.

	1	2	3	4
Hypophyse	1,67	2,17	2,62	2,37
Nebenniere	2,83	3,78	3,46	3,80
Nebenniere/100 g Körpergewicht	1,51	3,07	1,33	2,57
Gewicht der Nebenniere/kg Körpergewicht . .	187.1	261.4	186.4	226.0

Das Wachstum der Nebenniere/Körpergewicht ist geringer als die Zunahme des Vitamin C, woraus vielleicht auf eine vermehrte Bildung zu schließen sei. Die Analogie zwischen Mangel an Vitamin C und Fluorose ließ sich nicht übertragen auf die Veränderungen an den Knochen. Erst durch EULER und EICHLER[5482, I] wurden auch histologisch solche Ähnlichkeiten mit Hyperämie der Pulpa, eventuell Blutungen und gewisse Nekrosen nachgewiesen. Die Ursache solcher Veränderungen muß nach obigen Analysen mehr in Richtung einer Verwendung des Vitamin C im Stoffwechsel gesucht werden (siehe weiteres S. 1073, Meerschweinchen).

[5497] PHILLIPS, P. H., ENGLISH, H. E. u. HART, E. B.: Amer. J. Physiol. **118**, 441 (1935), Rona **91**, 114.

[5498] PHILLIPS, P. H.: Amer. J. Physiol. **117**, 155 (1936), Rona **97**, 573. Tiere 350—400 und 200 g.

[5499] HAUCK, H. M.: J. agricult. Res. **49**. 1041 (1934), Rona **87**, 323. C. **1935** I, 3807.

[5500] PHILLIPS, P. H. u. CHANG, CH. Y.: J. biol. Chem. **105**, 405 (1934), Rona **82**, 520.

[5500, I] DE EDS, FL., WILSON, R. H. u. CUTTING, W. C.: Endocrinology **26**, 1053 (1940), Rona **126**, 527. C. **1941** II, 626. Diät mit 1 mg % Fluor.

7. Nebenniere. Die Zunahme der Nebenniere, wie in obiger Tabelle, wurde bei 0,043% NaF gefunden, wenn auch nicht in demselben Ausmaß[5446], pathologische Veränderungen konnten durch PHILLIPS und LAMB[5496] nicht wahrgenommen werden. In den Versuchen von EULER, EICHLER und HINDEMITH[4255, I] war in den Nebennieren ein Verlust an Lipoid zu verzeichnen, ebenso wie bei manchen organischen Fluoriden. Diese Veränderungen wurden als bedingt durch Anspannung der Regulationen aufgefaßt.

8. Hypophyse. Die Hypophyse war an Gewicht normal, und auch nach Transplantation war keine verminderte Aktivität in sexueller Hinsicht beobachtet worden (PHILLIPS, LAMB, HART und BOHSTEDT[5446, 5496]).

9. Leber. Die Leber zeigte in den Versuchen von EULER und EICHLER sowie PHILLIPS und LAMB[5496] (15—30 mg/kg) geringe Verfettungen, aber abgesehen von einigen Nekroseherden keine schweren Veränderungen (desgl. ROHOLM). In Versuchen mit organischen Fluoriden fanden sich häufiger Glykogenanreicherungen, bei Fluortyrosin in höherer Dosis regelrechte Verfettungen[4255, I].

10. Niere. Die Niere zeigte nach 15—30 mg/kg degenerative Veränderungen steigend mit der Dosis (PHILLIPS und LAMB[5496]). Die Veränderungen bei den Tieren von EULER, EICHLER und HINDEMITH[4255, I] waren geringfügig in Richtung einer Nephrose, die Dosis nur teilweise geringer (5—50 mg/kg). Auf eine Nierenwirkung hinzuweisen scheint die auf F' auftretende Polyurie mit Durst. ROHOLM[5413] beschreibt die Nieren einer Ratte, die 0,05% NaF in der Diät 518 Tage lang erhalten hatte und spontan starb.

Die Niere war geschrumpft, die Oberfläche uneben. Manche Glomeruli waren hyalin degeneriert, die lumina der tubuli unregelmäßig dilatiert bis zur Bildung von cystenartigen Erweiterungen, die mit serösem Inhalt gefüllt waren. Das Epithel der tubuli war dabei zwar niedrig, aber doch gut erhalten. Reichliche Proliferation des Bindegewebes mit Hyperämie und Rundzelleninfiltration weist auf das Vorliegen einer interstitiellen Nephritis hin.

Die Nierenschädigungen traten von diesen Dosen ab auf, waren bei F' in Form von Kryolith etwas geringer, z. B. völliges Fehlen der mikroskopischen Veränderungen. Eine Zunahme mit der Dosis wurde wohl deshalb nicht beobachtet, weil die Tiere mit höherer Dosis früher starben. Unsere Befunde waren nie so schwerwiegend. Der Unterschied beruht möglicherweise darauf, daß die Dauer der Versuche kürzer war, und die Tiere mit dem Mindestgewicht von 100 g (gegenüber 50—80 g bei ROHOLM) in den Versuch genommen wurden. ROHOLM gibt in einer oben wiedergegebenen Tabelle den Beginn der Nierenschädigungen mit 5 mg/kg an. Es ist aber hinzuzufügen, daß seine Tiere besonders empfindlich waren.

11. Haut. Das Fell wird leicht struppig und etwas gelblich. Letzteres Symptom ist aber wenig charakteristisch. Auch bei anderen chronischen Intoxikationen wird dasselbe beobachtet.

12. Augen. In den Versuchen von ROHOLM zeigte eine Reihe von Ratten blutig-seröses Sekret. Das Symptom verschwand spontan nach 1—5 Wochen.

V. Meerschweinchen.

1. Allgemeines. Meerschweinchen starben in der Nähe von Fabriken, die aus Phosphoriten künstlichen Dünger herstellten. Die Knochen dieser Tiere waren brüchig, Leber, Niere und Nebenniere zeigten Kongestionen, teilweise auch Hämorrhagien[5501]. Das ist die allgemeine Beschreibung der Symptome, die wir auf eine Verunreinigung des Futters mit den F'-haltigen Abgasen beziehen

---

[5501] SETTE, N.: C. rend. Soc. Biol. **98**, 1094 (1928).

können. Bei Versuchen genügte schon, der Spreu oder dem Staub des Bodens, auf dem die Tiere lebten und auch ihr Futter erhielten, Na_2SiF_6, NH_4F oder NaF beizumengen[5503, 5504].

Als erstes Symptom imponierte die Gewichtsabnahme, weshalb CRISTIANI die Erkrankung ursprünglich mit *Fluorkachexie* bezeichnete. Diese Kachexie ist aber, wie wir jetzt wissen, durchaus nicht charakteristisch für das Fluorid und tritt bei den Ratten z. B. erst kurz vor dem Tode auf. 0,1—0,01% dem Futter zugemengt, führte zum Tode in einigen Wochen bis einigen Monaten, als Zeichen dafür, daß durch die Abgabe des F' durch die Fabriken nicht etwa durch Umsetzung das Futter selbst verdorben wird, sondern daß die Beimengungen an F' als Ursache allein verantwortlich zu machen seien[5502]. In den Versuchen von CRISTIANI und CHAUSSEE[2503, 2504] starben die Tiere mit 14 mg/kg NaF bzw. Na_2SiF_6 in 70 bzw. 51 Tagen bei Verlust des Körpergewichtes von 30—40%.

Dieser Erfolg ließ sich später nicht wiederholen. 10 mg/kg NaF wurde Meerschweinchen 10 Monate lang gegeben, und sie hatten in dieser Zeit noch an Gewicht zugenommen (desgl. Na_2SiF_6), nach 25 mg/kg starben 2 Tiere nach 98 und 118 Tagen[5505, 5506]. Aber auch diese Zahlen zeugen von hoher Empfindlichkeit der Tiere. In den Versuchen von PHILLIPS[5498] zeigten 18 mg/kg NaF selbst bei täglicher intraperitonealer Injektion keinen Einfluß auf das Wachstum und peroral führte erst 50—60 mg/kg zum anfänglichen Aufhören des Wachstums mit scharfem Abfall während der 3. Woche und mit Körpergewichtsverlust von 35—40%.

Immerhin scheint das Meerschweinchen empfindlicher zu sein als die Ratte, gerade was das Wachstum anbetrifft. Als Grund für diese Erscheinungen sind die schon zitierten Befunde von COSTANTINI anzuführen, nach denen die perorale Gabe auf die Dauer gesehen schädlicher ist als die parenterale, weil die Darmwand beim Meerschweinchen außerordentlich leicht Schädigungen zugänglich ist. Das zeigte sich nicht nur in der Brüchigkeit, sondern auch im Fermentgehalt.

Wenn die Tiere 40 mg/kg NaF erhalten hatten, bis sie Gewichtsabnahme zeigten, wurden sie getötet und die Darmwand auf den Fermentgehalt untersucht. Um 0,02 g Edestin völlig zu verdauen, brauchte der normale Magensaft 45 Minuten, nach peroraler Vergiftung mit obiger Dosis 75 Minuten, nach intraperitonealer 52 Minuten. Bei Formoltitration waren nach 30 Minuten die Werte bei Casein und Darmsaft 0,40, 0,24, 0,38[5507]. Ebenso fand sich eine Aktivitätsabnahme des Invertins und des Steapsins des Pankreasextraktes, während die Pankreasamylase auch bei intraperitonealer Gabe herabgesetzt war[5507, 5508].

In den Versuchen von MACHLE und SCOTT[3512] wurde HF durch Enhalation zugeführt. Die F'-Menge im Knochen war um das 10fache der Norm gesteigert, ohne daß Zeichen einer Fluorose oder Abnahme des Aschegehaltes zur Beobachtung gekommen wären. Die Tiere gingen aber relativ rasch zugrunde, wenn nicht die Zufuhr unterbrochen wurde. Es wurde gefunden, daß selbst 9 Monate nach Aufhören der Zufuhr noch große Mengen von F' in Knochen und Zähnen nachweisbar waren (siehe Zahlen S. 599).

Bei weiteren Versuchen wurde eine Konzentration von 0,0152 mg HF/Liter Luft täglich 6 Stunden verabfolgt. Bis 160 Stunden Einatmung entwickelten sich die Tiere gut, dann gab es einen Gewichtsabfall. Im Gegensatz zu der guten

[5502] CRISTIANI, H. u. GAUTIER, R.: C. rend. Soc. Biol. **92**, 139 (1925), Rona **31**, 315.
[5503] CRISTIANI, H. u. GAUTIER, R.: C. rend. Soc. Biol. **92**, 946 (1925), Rona **33**, 792.
[5504] CRISTIANI, H. u. GAUTIER, R.: C. rend. Soc. Biol. **92**, 1276 (1925), Rona **32**, 665.
[5505] CRISTIANI, H. u. CHAUSSE, P.: C. rend. Soc. Biol. **96**, 842 (1927), Rona **41**, 422.
[5506] CRISTIANI, H. u. CHAUSSE, P.: C. rend. Soc. Biol. **96**, 843 (1927), Rona **41**, 422.
[5507] COSTANTINI, A.: Boll. Soc. ital. Biol. sper. **8**, 1605 (1933), Rona **78**, 156.
[5508] COSTANTINI, A.: Boll. Soc. ital. Biol. sper. **9**, 916 (1934), Rona **85**, 165.

Reversibilität der Vergiftung bei der Ratte ging hier der Gewichtssturz weiter, auch wenn mit der Gaseinatmung aufgehört wurde, und mit 300 g Gewichtsverlust starben die Tiere unter äußerster Abmagerung. Auch hier sehen wir die größere Empfindlichkeit der Meerschweinchen, die größer ist als die von Kaninchen bei derselben Art der Zufuhr. Die Sektion zeigte Lungenhämorrhagien und sonstige lokale Störungen, Leberverfettungen und Bindegewebsentwicklung. Dagegen war die Niere kaum geschädigt. Ein überlebendes Meerschweinchen zeigte Lungenveränderungen und Leberschädigungen. Nach Versuchen von HEUBNER[5511, I] wird man nach der Spezifität der Todesursache fragen und inwieweit die Schädigung durch (teilweise unspezifische) Lungenveränderungen bedingt ist.

2. Knochen und Zähne. In bisherigen Versuchen traten die Veränderungen an den Knochen nicht hervor. Hier liegen Untersuchungen von GAUD und Mitarbeitern[5510] vor, die ihren Tieren 10 mg/kg F' als NaF und CaF_2 $3^1/_2$ Monate lang verabfolgten. Bei beiden Verbindungen fand sich eine Krümmung und Steifheit der Wirbelsäule. Aber bei NaF war die Dichte des Knochens gegenüber Röntgenstrahlen vermindert, bei CaF_2 vermehrt, der F'-Gehalt in der Asche betrug 0,14% und 0,12%, war also nicht wesentlich unterschieden. Bei NaF soll eine Hypertrophie von Schild- und Nebenschilddrüse zu beobachten gewesen sein.

Die Zähne der Meerschweinchen können anscheinend ein normales Aussehen zeigen (PACHALY[5490] nach 0,24 g/kg NaF täglich 66 Tage lang), wenn die Tiere mit F' behandelt werden; sobald aber die Zähne verascht wurden, dann wurde eine Querstreifung wie bei der Ratte sichtbar (CANNAVA[5484]). In den Untersuchungen von TIMM (zitiert nach [5511]) wurden im Ultraviolettmikroskop im Skelettknochen zarte, hellaufleuchtende Säume aus feinen Körnchen gefunden, besonders im Periost und Endost der Markräume, auch um die HAVERSschen Kanäle fanden sich solche Ablagerungen. Bei Versuchen an 2 Meerschweinchen[5511], von denen eines in 10 Tagen 1,5 g, das andere 1,65 g Na_2SiF_6 erhielt, fanden sich die gleichen im Dunkelfeld aufleuchtenden Körnchen als feiner Saum bei der Knorpelknochengrenze der Rippen, auch im Knorpel selbst sind vereinzelt solche Teile zu sehen gewesen. Sie fanden sich auch um die HAVERSschen Kanälchen. Ihre Lokalisation entsprach den Stellen, wo ohne Dunkelfeld anscheinend osteoporotische Veränderungen sichtbar waren.

Von Interesse war das Bild bei den Zähnen. Sowohl im Schneide- als auch Backenzahn waren die Körnchen in Pulpanähe lokalisiert, und zwar vorwiegend in den Wandungen der Dentinkanälchen in den Schneidezähnen an der Pulpaspitze „gleich einer Haube", natürlich entsprechend der Zugänglichkeit für F', und so nahmen sie an Zahl nach der Peripherie hin ab. Diese Ablagerungen wurden als CaF_2 aufgefaßt. Wir werden nach den Beweisgründen fragen müssen, da der Zahn vorher mit 30% Ameisensäure entkalkt wurde. Die Fällungsbedingungen für CaF_2 dürften schwerlich erfüllt sein, besonders nach den häufig zitierten Versuchen von RATHJE. Wir werden Zeichen der Gewebsstörung sehen, die neben osteoporotischen Erscheinungen im Knochen ohne weiteres anzunehmen sind. LITZKA[4254] fand mit 1 mg/kg Fluortyrosin bei Fütterung von 8 Monaten keine Störungen.

3. Hypophyse. Bei Meerschweinchen, die am 22. Tage der Darreichung von Na_2SiF_6 starben (keine Dosisangaben), wurde das Organ klein gefunden, zerklüftet und runzlig, die Läppchenzeichnung war gestört, die Chromophilen und besonders die Eosinophilen waren fast ganz verschwunden oder atrophisch[5512,5513], der Gehalt an Ascorbinsäure im Vorderlappen war herabgesetzt[5515].

[5509] MACHLE, W. u. KITZMILLER, K.: J. industr. Hygiene 17, 223 (1935), Rona 91, 669.

4. Schilddrüse und Grundumsatz. Die Tiere erhielten Dosen, an denen sie in 19—94 Tagen eingingen. Die Schilddrüse war in differentem Ausmaß geschädigt. Das Parenchym zeigte Proliferation, weniger das Bindegewebe. Die Stärke der Veränderungen hing nicht ab von der Länge der Darreichung[5514]. Der Grundstoffwechsel erfuhr nach 18 mg/kg NaF intraperitoneal keine die Streuung übersteigende Zunahme, aber nach 50—60 mg/kg per os stieg er bis zu 4 Wochen der Darreichung (PHILLIPS[5498]).

5. Vitamin C. PHILLIPS und Mitarbeiter[5515, 5516] verabfolgten ihren Meerschweinchen täglich 25 mg/kg NaF und fanden Analogien zum Skorbut. So zeigte sich anfangs gute Gewichtszunahme, dann aber stürzte das Gewicht ab. Die begleitenden Symptome bestanden in Lethargie und Struppigkeit des Fells, das sich besonders am Halse „wie beim Kampfhahn" sträube. Dann zeigten sich bei weiter fortgeschrittener Vergiftung Lähmungen mit Schwellung der Gelenke (besonders des Knies). Ebenso fanden sich Durchfälle wie bei Skorbut und bei der Sektion Reizung und Entzündung des Darmkanals mit zahlreichen Hämorrhagien. Blutungen in der Muskulatur und der Haut fehlten. Die Nebenniere war hypertrophiert. WESTIN und Mitarbeiter[5516, I] wollten die durch F′ beim Meerschweinchen besonders hervortretenden Magen-Darmstörungen benutzen, um auf dem Umwege über eine mangelhafte Resorption der Ascorbinsäure einen Skorbut zu erzeugen. Eine vermehrte Ausscheidung von Vitamin C durch die Faeces (Verfütterung an andere Tiere) ließ sich nicht feststellen. Es fand sich bei histologischer Untersuchung an den Knochen, daß die Tiere, die zu der SHERMAN-GÖTHLINschen Grundkost viel Apfelsinensaft erhielten, (also am weitesten entfernt vom Skorbut waren), die Knochenerscheinungen, die von den Autoren rachitisch benannt werden, am deutlichsten aufwiesen, also keine antagonistische Beeinflussung. Dagegen fand sich bei geringeren Zusätzen von Apfelsinensaft eine Verstärkung der skorbutischen Erscheinungen durch die Gabe von Fluorid, d. h. stärkere Blutungen und verstärkte Schädigungen des Odontoblastensaumes. Wenn zugleich Vitamin C mangelt, sollen sich die von uns schon wiederholt erwähnten Kalkkugeln finden lassen, deren Anordnung aus der Ameloblastenzone wir abbilden: (siehe Abb. 87 und 88).

Wir sehen, daß sich eine Beziehung zum Mangel an Vitamin C wohl findet. PHILLIPS und Mitarbeiter[5515] fanden eine Abnahme des Vitamin C in der Hypophyse, kaum in der Niere und Pankreas und gar nicht in der Leber. In der Nebenniere war der Gehalt an Vitamin C verringert, ließ sich aber durch Gabe von Citronensaft auf normale Höhe bringen, ohne daß eine Besserung der Fluorose erfolgte.

HAUCK[5499] vermochte selbst bei einer Diät mit 0,15% NaF 10—13 Wochen lang nicht eine Abnahme des Vitamin-C-Gehaltes in Leber und Nebennieren nachzuweisen, so daß zum mindesten die Speicherungsfunktion für Vitamin C

[5510] GAUD, M., CHARNOT, A. u. LANGLAIS, M.: Bull. Inst. Hygien. Marocc. I—II (1934), zit. nach ROHOLM[5413], S. 82.

[5511] DECKER, G.: Ablagerungen im Hartgewebe nach Verfütterung von Na_2SiF_6. N:eft, Bleicherode 1939.

[5511, I] HEUBNER, W.: Unveröffentlichte Versuche ergaben, daß durch beliebige Insulte latente Infektionen gerade beim Meerschweinchen aufflammen können, so daß die Zuverlässigkeit jeder Aussage in Frage gestellt ist.

[5512] CRISTIANI, H.: C. rend. Soc. Biol. **107**, 554 (1931), Rona **62**, 822.

[5513] CRISTIANI, H.: C. rend. Soc. Biol. **103**, 981 (1930), Rona **57**, 339.

[5514] CRISTIANI, H.: C. rend. Soc. Biol. **103**, 554 (1930), Rona **55**, 784.

[5515] PHILLIPS, P. H., STARE, F. J. u. ELVEHJEM, C. A.: J. biol. Chem. **106**, 41 (1934), Rona **83**, 81. Bestimmung von Glutathion führte zu keinen signifikanten Änderungen.

nicht gelitten hatte. Die Ähnlichkeit oder Identität der Fluoridvergiftung mit Skorbut müßte also nur in der Hemmung eines bisher unbekannten Enzymsystems bestehen, das die Ascorbinsäure verwertet.

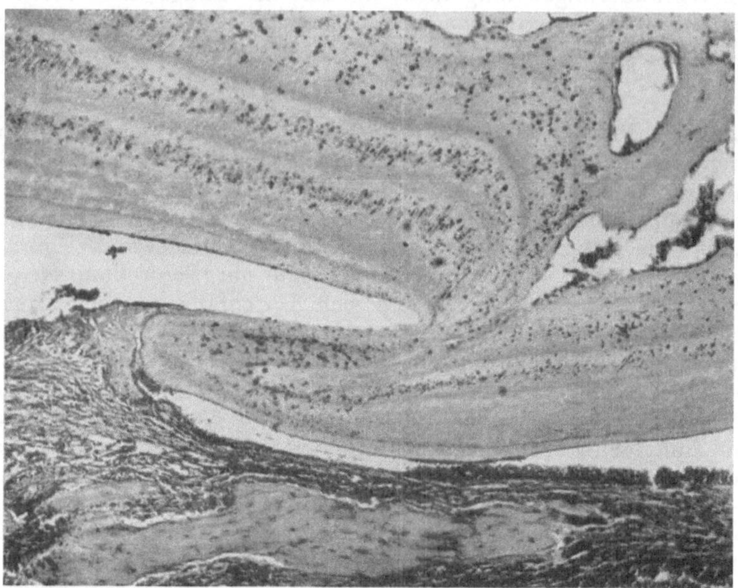

Abb. 87. „Kalkfluorkörner" im Schmelz (nach WESTIN).

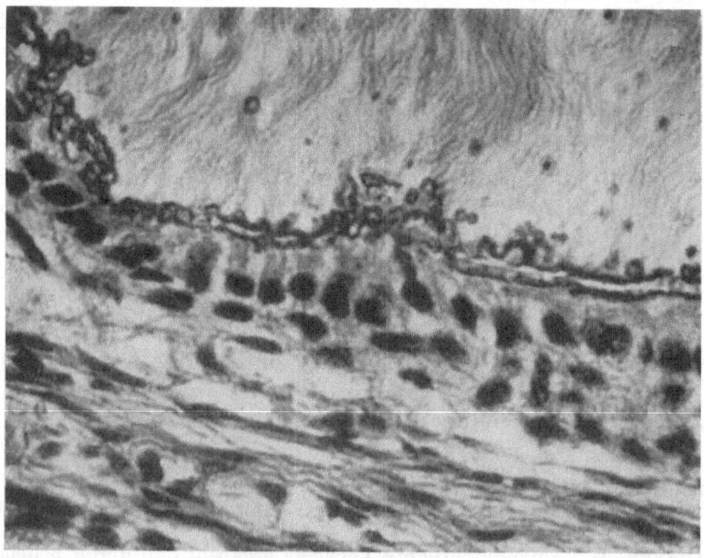

Abb. 88. Störungen in der Ameloblastenzone mit „Kalkfluorkörnern" im Schmelz. Querschnitt Schneidezahn Unterkiefer. „Kalkfluorkörner" längs dem Schlußleistennetz der Ameloblasten (nach WESTIN). Bemerkung über die „Kalkfluorkörner" siehe Text.

Bei Prüfung der Gewebe von Tieren mit Skorbut und Fluorose[5515] hinsichtlich O_2-Verbrauch in vitro fand sich im Lebergewebe kein Unterschied. Die Oxydation von Indophenol soll bei beiden Erkrankungen gehemmt sein. Ebenso nahm die O_2-Aufnahme der Nebennieren sowohl bei Skorbut als auch Fluorose ab, aber der durch HCN hemmbare Anteil wurde bei Skorbut vermindert, bei F' vermehrt gegen die Norm. Auch die Veränderungen im Knochen sind durchaus anderer Natur. Die Schmerzhaftigkeit in den Gelenken nach Fluorid kann durch mangelhafte Verkalkung und dadurch bedingte leichtere Kompression der Nerven erklärt werden. Auch bei den Rattenversuchen sind Symptome wie Blutungen im Bilde der chronischen Vergiftung nicht wesentlich gewesen, aber von EULER und EICHLER[5480, I] häufiger gefunden worden.

VI. Kaninchen.

Bei langdauernder Einwirkung gelang es auch beim Kaninchen einen kachektischen Zustand zu erzeugen (GOLDEMBERG[2506]). In den Versuchen von MACHLE und KITZMILLER[5509] wurde die chronische Einatmung von 0,0152 g/Liter von Kaninchen besser vertragen als von Meerschweinchen. Abgesehen von den wohl unspezifischen Lungenschädigungen (Abscesse, Infiltrate) und gelegentlichen Leberschädigungen wurden vor allem Schädigungen der Niere gesehen mit Degeneration und Nekrosen der Tubuli contorti, Entzündungen und Degenerationen der Glomeruli, Bindegewebsentwicklung. Dasselbe wurde bei 2 Affen (Rhesus) gefunden. Beim Kaninchen war das Hämoglobin und die Zahl der Erythrocyten vermindert, bei den Affen aber das Hämoglobin vermehrt.

1. Knochen und Zähne. Knochen und Zähne waren makroskopisch bei den Tieren von PACHALY[5490], die 95 und 140 Tage 0,24 g/kg NaF per os erhalten hatten, nicht verändert, abgesehen von einigen Störungen in der vitalen Anfärbung mit Alizarin ähnlich wie bei gestörtem Kalkstoffwechsel. Mikroskopisch fand sich Osteoporose. Ausführlicher sind die Versuche von SIMADA[5479, 5517]. Bei täglichen Gaben von 0,05 und 0,1 g/kg NaF überwog zuerst die Resorption mit Bildung von Lacunen und Osteoblastentätigkeit. Dann erfolgte eine Neubildung durch Osteoblasten, die schließlich zu Osteosklerose mit Verdickung der Compacta, Verdichtung der Spongiosa und Verengerung der Markhöhle führte, aber dazu waren viele Monate notwendig. 0,2 g/kg führte nie zu diesen Bildern, weil die Tiere diese Wirkung nicht überlebten. Bei 10 mg/kg intravenös waren die Erscheinungen geringer, zur Sklerosierung bedurfte es 14 Monate.

2. Blut. Beim Blut ließ sich durch 20 mg/kg in 3—7 Monaten keine Änderung des Ca''-Gehaltes erzielen[5519] (über Phosphat siehe [5518]).

3. Schilddrüse. Die Dosis von 10 mg/kg störte bei intravenöser Zufuhr nicht die Tiere, nur die Gewichtszunahme war schließlich geringer. Durch diese und kleinere Dosen (bis 2,5 mg/kg) wurde weder die Schilddrüse selbst, noch die Wirkung zugeführter Schilddrüse irgendwie beeinflußt[5520].

[5516] PHILLIPS, P. H.: J. biol. Chem. 100, LXXIX (1933).

[5516, I] ÖHNELL, H., WESTIN, G. u. HJÄRRE, A.: Odontologiska Arbeten fr. Tandläkarinstitut 1933—1936, Heft 17 und 18. Zahlreiche ausgezeichnete Bilder. F-Darreichung als Na_2SiF_6 in Dosen bis 143,5 g/kg. Nach 5maliger Gabe von 52,4 mg/kg fand sich schon der Beginn der Verkalkungsstörungen.

[5517] SIMADA, T.: Fukuola Acta med. 32, 61 (1939). C. 1940 II, 2915.

[5518] RECK, L.: Naunyn-Schmiedebergs Arch. 177, 343 (1935), Rona 88, 222. 5 mg/kg NaF usw. Negative P-Bilanz von $4^0/_0$. Im Blut wurde manchmal kein Phosphat gefunden, was auf fehlerhafte Methoden hinweist. Deshalb auch keine gesetzmäßigen Ausschläge.

[5519] STESSEL, T. A.: Fisiol. Z. 19, 1239 (1935), Rona 92, 669.

[5520] SEEVERS, M. H. u. BRAUN, H. A.: Proc. Soc. exp. Biol. Med. 33, 228 (1935), Rona 93, 431.

VII. Hund.

1. Allgemeines. Die Allgemeinwirkungen weichen bei Hunden nicht prinzipiell von denen anderer Versuchstiere ab. Durch Spülung des Magens (1—2 mal in der Woche) mit 25 ccm einer 5°/₀ Lösung von NaF mit Hilfe der Schlundsonde, wobei Atropin das Erbrechen verhindern sollte, mit anschließender Gabe von 50 ccm 10%iger Suspension von $CaCO_3$, fand sich nach 10 Wochen eine atrophische Gastritis mit sinkender Magenacidität. Während der Behandlung nahmen die Hunde an Gewicht ab, wurden unruhig und reizbar und bekamen Durchfälle. Die Erythrocyten sanken auf 2 Millionen mit Normoblasten und Anisocytose. Blutpigment in der Milz und Zunahme des roten Knochenmarks könnten von einer Schädigung der Erythrocyten zeugen[5521]. Es ist fraglich, ob diese zuletzt genannten Befunde für F' charakteristisch sind. 0,45—4,52 mg/kg NaF täglich führten zu keiner Abnahme des Hämoglobins und auch zu keiner Änderung der Gerinnungsfähigkeit[5522] (GREENWOOD, HEWITT und NELSON[2520]).

Dagegen war bei den Versuchen von ROHOLM an 2 Hunden[5413, s. 244ff] eine schwere Anämie eingetreten, aber keine Hämosiderosis der Milz zu bemerken, die auf einen gesteigerten Blutzerfall hätte hindeuten können. Die Schädigung war mehr im Knochenmark lokalisiert. Die beiden Hunde (Terrier) kamen mit 9 und 11,5 kg, also erwachsen in den Versuch. Steigend erhielt der eine 0,1—0,7 g NaF täglich. Auf die hohe Dosis reagierte der Hund mit Mangel an Appetit und Gewichtsverlust. Nach einigen Tagen wurde er somnolent mit steifem Gang, Photophobie und eitriger Sekretion von den Konjunktiven, so daß die Zufuhr für einige Tage unterbrochen werden mußte. Die spätere Dosierung hielt sich zwischen 0,2 und 0,6 und wurde 626 Tage fortgeführt. Die durchschnittliche Gabe von F' betrug 13,8 mg/kg. Gegen Ende des Versuchs entwickelte sich ein kachektischer Zustand, die Lebhaftigkeit war reduziert. Nach körperlicher Bewegung war starke Dyspnoe zu bemerken. Eine Dermatitis war besonders um die Schnauze lokalisiert. Die Zahl der Erythrocyten betrug zuletzt noch 0,93 Millionen mit einem Hämoglobingehalt von 14% (Färbeindex 0,75). Die Zahl der neutrophilen Leukocyten war stark vermehrt.

Dem zweiten Hund wurde Kryolith zugeführt. In 587 Tagen hatte er durchschnittlich 79,8 mg/kg F'/Tag erhalten. Die Symptome waren gleich obiger Beschreibung. Kryolith war also weniger wirksam (siehe oben bei der Ratte die Diskussion der Verhältnisse).

Von den allgemeinen Symptomen sind noch zu nennen die Veränderungen der *Niere*, die ein ähnliches Bild der interstitiellen Nephritis darbot, wie es oben bei der Ratte beschrieben wurde, aber auch die Tubuliepithelien zeigten diffuse Degeneration. Während der Versuche fiel der Durst und die Polyurie der Tiere auf. Eine Unzahl weiterer Organe wurde mikroskopisch untersucht, aber es wurden nur diffuse degenerative Veränderungen im Zellprotoplasma gesehen, besonders in Leber und Herz. Das Protoplasma färbte sich schlecht.

Der Gehalt des *Plasmas* an Ca und P veränderte sich nach 4,5 mg NaF (GREENWOOD und andere[2520]) und nach 20 mg/kg bis zu 7 Monaten[5519] nicht. Der Gehalt an F' in den Organen unterschied sich in den Versuchen von GETTLER und ELLERBROOK[2627] nicht von dem nichtvergifteter Tiere.

[5521] LEAKE, C. D. u. RITCHIE, G.: J. Physiol. **76**. 234 (1926). Rona **38**, 696.

[5522] KEMPF, C. A., GREENWOOD, D. A. u. NELSON, V. E.: J. Laborat. clin. Med. **22**. 1133 (1937), Rona **103**, 332. C. **1938** I, 1157.

[5523] ROST, E.: Arb. Reichsgesundheitsamt **72**. 303 (1937). C. **1938** I, 3360.

[5524] HARNDT, E.: Dtsch. Zahn-, Mund- u. Kieferheilkunde **7**. 304 (1940).

[5525] KELLNER, H.: Naunyn-Schmiedebergs Arch. **192**, 549 (1939).

2. Knochen und Zähne. Auch bei Hunden sind die wichtigsten Veränderungen an Knochen und Zähnen zu beobachten. 4,52 mg/kg führte nicht zu röntgenologisch nachweisbaren Veränderungen in den Knochen, wohl aber zu Schmelzdefekten, besonders an den Eckzähnen (Canini) mit vorwiegender Lokalisation an der Spitze. Alaun hemmte diese Entwicklung (GREENWOOD, HEYITT und NELSON[2520]).

GREENWOOD und Mitarbeiter[5425, XXVIII] setzten 29 Hunde auf eine Basaldiät, durch die sie 0 2 mg/kg F erhielten. Durch Zusatz von NaF oder Knochenmehl wurde die Dosis auf 5,2 mg/kg gesteigert. Nach 1 Jahr hatten alle Knochen eine normale Bruchfestigkeit, die Zähne der mit NaF gefütterten Tiere zeigten deutliche Symptome von Fluorose (Verfärbung an den Vorderzähnen, Abrasion, weiße Flächen usw.). Die Tiere mit der Knochenmehlzulage waren ohne Zeichen von Fluorose, während bei den Tieren mit der Basaldiät ein schlechterer Zustand gefunden wurde. Wenn wir dies als Fluormangel auffassen wollen, ergibt sich damit eine außergewöhnlich geringe therapeutische Breite.

2 Hunde erhielten in den Versuchen von WOHINZ[5526] 10 mg CaF_2 (0,77 mg/kg) 1 Jahr lang täglich. Es wurden keine regelrechten systematischen Abweichungen im Aschegehalt usw. gefunden. Mg'' soll angeblich nicht mehr zu finden sein. Eine bei einem Zahn gefundene Erhöhung des Ca'' ließ sich nicht bei anderen Zähnen wiederfinden.

Interessant sind die Befunde von ROHOLM über den Fluorgehalt der Knochenasche bei seinen beiden Hunden. Während die Asche von 12 verschiedenen Skeletteilen von $3\,\%$ F' bei der Rippe bis etwa $2\,\%$ F' in den Metatarsen enthielt, waren in den Molaren nur 0,5 und $0,6\,\%$ zu finden, trotzdem die Fütterung $1^3/_4$ Jahre dauerte. Der Stoffwechsel und der Umbau in dieser Zeit war also so gering, daß keine stärkere Aufnahme erfolgte. Die Befunde in den Knochen entsprechen fast reinem Fluorapatit, sind also höher als die sonst bei fluorgefütterten Tieren gefundenen Werte anderer Autoren. Die Methode war gut. Titration mit Thoriumnitrat nach WINTER und WILLARD.

In den *histologischen Bildern* traten neben den osteoclastischen und osteosklerotischen, produktive Veränderungen sehr frühzeitig hervor, eine Überleitung zur Wirkung beim Menschen. Dazu bedurfte es nicht einmal langdauernder Fütterung, wie die Versuche von KELLER[5525] beweisen. In einer ersten Gruppe wurde das NaF in der Menge von 1g täglich der 12 kg schweren Mutter während des Stillens zugeführt und die beiden Jungen 4 Wochen nach der Geburt getötet, so daß sie keine andere Nahrung zu sich genommen hatten. Schon nach so kurzer Zeit zeigten sich 2 Prozesse im Knochen nebeneinander, den von innen her erfolgenden Abbau der Compacta des Knochens durch Osteoclasten und die vom Periost ausgehenden, blätterartigen oder geflechtartigen Knochenappositionen. Diese Appositionen bewirkten eine Verdickung des Unterkiefers. Die Verkalkung war auch in diesem Knochen nicht gestört.

In 4 weiteren Versuchsserien, in denen die Tiere 0,1 oder 0,2 g NaF täglich bis zu 5 Monaten erhielten, konnte man dieselben Vorgänge beobachten, die von innen erfolgende Resorption des Knochens mit Racifizierung, die ROHOLM auch gelegentlich als *Halisteresis* bezeichnet, und die gleichzeitig erfolgende Neubildung des Knochens. Bei dem ersten Prozeß waren die Knochenblättchen von breiten kalklosen Säumen umkleidet, die über eine Zone unregelmäßiger krümeliger Verkalkung zu den eigentlichen Bälkchen übergehen. Diese mangelhaften Verkalkungen faßte KELLER als eine der Rachitis ähnliche Erscheinung auf, die auch dadurch sich anzeige, daß einige Tiere krumme Extremitäten hatten, daß

[5526] WOHINZ. R.: Dtsch. zahnärztl. Wschr. **41.** 684 (1938).

also ein weiches Stadium vorausgegangen sein mußte. Diese Auflagerungen mit Neubildung des Knochens seien als Versuche der Reparation aufzufassen, die ähnlich wie bei Rachitis zu Osteosklerose (in diesen Versuchen kaum beobachtet) führen. Die Neubildung war sowohl innen als außen am Knochen anzutreffen und führte innen zu dem Bilde völlig unregelmäßiger Verkalkung. Außen aber waren die Auflagerungen besonders an den Ansatzstellen der Muskeln und Sehnen lokalisiert. Das Schädeldach war beträchtlich verdickt. Bilder ähnlich der Rachitis gab es auch an der Knorpelknochengrenze der Rippen mit einem unregelmäßig gezackten Verlauf.

Einer besonderen Erwähnung bedürfen die schon vielfach beschriebenen *Kalkkugeln*, die mit der körnig-krümeligen Verkalkungszone zusammenhingen und an Zahl von innen nach außen immer mehr abnahmen (nicht in dem neugebildeten Knochen anzutreffen). Ihre Größe entsprach etwa 2—3 Erythrocyten. Sie befanden sich manchmal in den teilweise sinusartig erweiterten Gefäßen des Knochenmarks. Oft waren sie entlang den Osteocyten gelagert. In manchen Präparaten war die Entkalkung nicht völlig gelungen, und es ließ sich ihr kristalliner Bau ersehen. Diese Kristalle waren durch Hämatoxylin nicht färbbar. Bei Zugabe von 3% H_2SO_4 sah man Niederschläge von $CaSO_4$, was nur die Anwesenheit von $Ca^{..}$ in diesen Kugeln, nicht von F' erweist. Auch von ROHOLM wurde trotz der hohen Dosierung von F' in obigen Versuchen kein Zeichen von CaF_2-Kristallen gesehen, obwohl bei ihm nach dem Gehalt des Knochens die Bedingungen bei weitem am günstigsten liegen mußten. ROHOLM fand an den permanenten Zähnen keine Veränderungen.

Am längsten wurden die Versuche von ROST[5523] durchgeführt, die bis über 5 Jahre dauerten. Die Dosis mit täglich 0,4—0,5 g NaF für junge 6—7 Wochen alte Foxterrier ist als hoch anzusprechen. Die Hunde erreichten ein Endgewicht von 8—12 kg. Als erstes Symptom wurde nach 2—3 Monaten Schmerzhaftigkeit in den vorderen Karpalgelenken beobachtet. Die anatomischen Befunde des Schädels wurden mit guten Abbildungen von HARNDT[5524] beschrieben. In erster Linie war die *produktive Form* deutlich. Schon nach 1 Jahr ließen sich am Schädeldach verschieden geformte Exostosen fühlen. Diese Neubildungen gingen einher mit osteoporotischen Erscheinungen, so daß z. B. der Kiefer außen rauh, teilweise spongiös aussah und teilweise lacunäre Resorption sogar makroskopisch aufwies.

Die Milchzähne hatten eine glatte Oberfläche, der Schmelz war in Ordnung. Dagegen wiesen die während der Versuchszeit auftretenden und verkalkenden Zähne beträchtliche Defekte im Schmelz und Dentin auf. Im Schmelz zeigte sich die Störung zuerst in der rauhen, kreidigen, nicht glänzenden Oberfläche, teilweise war er völlig verlorengegangen und entsprechend der Retziusstreifung brüchig, so daß die Zähne leicht abgenutzt wurden und brachen. Gelegentlich wurden braune Tupfen gesehen, die ähnlich der Cariesmarken beim Menschen als „mottled enamel oder teeth" beschrieben wurden. Bei den Molaren waren braune Verfärbungen zu beobachten durch starke Abnutzung entsprechend der Kauflächen-Caries. Die braunen Verfärbungen des Schmelzes erwiesen sich bei mikroskopischer Besichtigung als Farbstoffeinlagerungen in die organische Grundsubstanz der schlecht und unregelmäßig verkalkten Schmelzprismen. Im Dentin wurde als Zeichen der Verkalkungsstörung die Anhäufung ungewöhnlich breiter Züge von Interglobulardentin beobachtet. Die Pulpahöhle war besonders weit, mit Zeichen von Resorption vorwiegend an der Spitze. Obwohl teil-

[5527] COSTANTINI, A.: Biochem. Ther. sper. 21. 337 (1934). Rona 84. 318.
[5528] CRISTIANI, H.: C. rend. Soc. Biol. 106. 1108 (1931). Rona 64. 598.

weise Zähne nicht nur abbrachen, sondern auch ausfielen[5523], wurde histologisch in dem Alveolarrand keine hervorstechende Veränderung gefunden, wie etwa (EULER und EICHLER[5480, 5480, I]) bei den Ratten. Der Unterschied ist nicht unerwartet, da die Versuchsdauer sich beträchtlich unterschied, und später stehen immer mehr Knochenbildungstendenzen im Vordergrund. Auch ROHOLM fand bei seinen Hunden auf dem Röntgenbild die Periodontalräume verwischt (blured). An den Kronen der Molaren zeigten sich gegenüber dem Ausführungsgang der Parotis ungewöhnlich reiche, leicht absplitternde Auflagerungen von Zahnstein, die von HARNDT auf die mangelhafte und schonende Benutzung des Kiefers infolge schmerzhafter Veränderung der Gelenke bezogen wurden.

VIII. Haustiere — Ziege.

Die chronische Vergiftung mit Fluoriden hat bei den Haustieren eine große praktische Bedeutung, und von hier aus, etwa durch Aufklärung der Ursache des Darmous der Schafe in Marokko durch die Untersuchungen von VELU, ist das Interesse für die Fluorose gewachsen, besonders nachdem man erkannt hat, daß nicht nur das Vieh, sondern auch der Mensch dem in der Natur vorkommenden Fluorid ausgesetzt ist. Aber eine größere Gefährdung wird wohl das Vieh aufweisen, z. B. durch die vielerorts vorhandene Notwendigkeit, auf phosphatarmen Weiden Phosphate zuzufüttern. Am billigsten wäre hier zwar die Gabe der natürlichen Phosphatsteine, aber gerade diese enthalten Fluorid in solchen Mengen, daß eine Gefährdung der Tiere mit Sicherheit zu erwarten ist, selbst wenn durch den Superphosphatprozeß ein Teil des Fluorids verlorengegangen ist[5530].

Eine weitere Quelle der Gefährdung bildet die Nachbarschaft von bestimmten Fabriken (z. B. Aluminiumfabrik), die so bedeutend ist, daß die italienische Regierung BARDELLI und MENZANI[5531] zur speziellen Untersuchung dieser Gefahren, zugleich auch der Gefahren aus F'-haltigen Abgasen der Vulkane, beauftragt hat. Gerade beim Superphosphatprozeß werden größere F'-Mengen der umgebenden Luft mitgeteilt oder schlagen sich in Form von Rauch oder Nebeln in der Umgebung nieder, so daß das Futter der naheliegenden Felder zur Vergiftung führt[5531, I]. Das vergiftete Futter ist in frischem Zustande giftiger, d. h. an Fluor reicher. Da es sich um eine flüchtige Verbindung handele (vielleicht HF), nehme der F'-Gehalt bei Trocknung ab[5531, III]. Auch das Regenwasser kann F' niederschlagen und wird so zur Tränkung des Viehs ungeeignet[5531, II]. HUPKA[2496, I] weist darauf hin, daß die Aufnahme des Fluors auch durch die Atmung geschehen kann, wie bei den von ihm beobachteten Erkrankungen. Für den Menschen interessiert die Veränderung der Milch von durch F' gefährdeten Tieren.

Von 2 Ziegen des gleichen Wurfes erhielt die eine täglich $^1/_{20}$ der tödlichen Dosis von Na_2SiF_6. Nach 20 Monaten hatte ihr Gewicht von 5,85 auf 32,4 kg zugenommen gegenüber 7,1 und 54 kg bei der Kontrolle. Die behandelte Ziege wurde bald weniger lebhaft, ein Fettpolster fehlte fast völlig. Am Fuß wurde eine Deformation beobachtet. Nach Aufhören der F'-Fütterung erholte sich das Tier etwas, hatte aber 15 Monate nach Aufhören der Zufuhr noch nicht mehr als 60 % des Gewichts der Kontrolle erreicht (CRISTIANI[5528, 5529]). Bei Gabe von 1 und 1,5 g NaF täglich fand sich schon am 3. Tage Gewichtsabnahme, Nahrungsverweigerung und Mattigkeit. Die Milchsekretion versiegte bis auf einen kleinen Rest. Diese Milch war saurer als die normale, das spezifische Gewicht und der Fettgehalt stieg an. Der F'-Gehalt (Ätzmethode) betrug 1 mg%[5527].

[5529] CRISTIANI, H.: C. rend. Soc. Biol. 103, 745 (1930), Rona 56, 607.

IX. Schaf.

In Nordafrika gibt es eine Krankheit bei Schafen (aber auch Eseln), die mit besonders starker Abnutzung der Zähne einhergeht. Die Zähne bekommen braune Flecken, die Weichheit hemmt das Wiederkäuen. Auch an den Knochen finden sich Veränderungen, wie Verdickung des Kiefers, Auflagerungen auf den Knochen, die außerdem brüchiger werden. Diese Erkrankung hat den Namen Darmous und VELU hat nachgewiesen, daß sie durch Trinkwasser zustande kommt, das durch stark fluorhaltige Phosphatgesteine geflossen ist oder durch den stark F'-haltigen Staub der großen Phosphoritlager, der sich auf den Pflanzen ablagert.

Eine ähnliche Erkrankung ist aus Island unter dem Namen Gaddur bekannt. Bericht und Analyse der Ursache an dieser Stelle verdanken wir ROHOLM[5535]. In Island war diese Erkrankung nur im Anschluß an Vulkanausbrüche zu beobachten. Aus früheren Berichten ergab sich, daß auch Rindvieh erkrankte, später aber nicht mehr, weil das Großvieh (auch die Pferde) sofort in die Ställe getrieben wurde, während die Schafe auf der Weide blieben. Es stellte sich zuerst eine Abnahme der Milchmenge ein, von einer allmählichen Abmagerung begleitet. Auffallend war die Verdickung der Knochen. Die Kiefer wurden dick und mürbe „und hielten kaum zusammen, wenn man den Kopf kochte". Die Auswüchse ließen sich mit dem Messer leicht von den Kiefern lösen. Häufig gingen die Tiere zugrunde, wenn sie aber in den Stall kamen und gutes, frisches Heu bekamen, dann bildeten sich die Geschwülste zurück. Wir sehen sofort, daß es sich hier um die in den Vulkangasen befindlichen Fluoridverbindungen (HF, SiF_6, K_2SiF_6, $(NH_4)_2SiF_6$) handelt, die sich auf der Weide niederschlugen. Die Pflanzen wurden gefressen, und so kam das Fluorid in den Organismus der Tiere, aber nur derjenigen Tiere, die das vergiftete Heu erhielten. An sich wurde die Schädigung der Pflanzen durch Verwelken, Brüchigkeit usw. deutlich (siehe auch [5531]).

Daß es sich um eine F'-Vergiftung handelte, wurde durch ROHOLM dadurch bewiesen, daß er 2 Schafe (ein $2^1/_2$jähriges und ein $^1/_2$jähriges) täglich mit 15 mg/kg F als NaF gegeben, vergiftete. Nach anfänglichem Verlust der Freßlust und nach Durchfällen stellte sich erstere wieder her, aber beide Tiere gingen bald zugrunde, das ältere nach 51 Tagen, das jüngere trotz Herabsetzen der Dosis auf 10 mg/kg F' nach 71 Tagen. Wir sehen aus diesen Zahlen, daß Schafe anscheinend weit empfindlicher sind als alle bisher erwähnten Versuchstiere. Sie zeichneten sich durch ein besonderes Vorwiegen der vom Periost ausgehenden produktiven Prozesse aus, gleichzeitig mit Osteoporose. Der gebildete Knochen war besonders locker, porös, auch im Röntgenschatten, von moosartiger Oberfläche. Die anfänglichen Schwellungen bildeten sich wieder zurück. Bei Versuchen mit Steinphosphat machte sich bei Dosen über 120 mg F' pro Tier eine Wirkung auf das Wachstum und auf die Knochen bemerkbar. Die Wollqualität änderte sich nicht[5534]. In den Versuchen von McCLURE und MITCHELL[5536, a] wurden 2—3 mg/kg F als Steinphosphat vertragen.

VELU[5532, 5533] fand bei Schafen, die längere Zeit (2 Jahre) eine kleine Menge von Steinphosphat erhalten hatten, neben der Gewichtsabnahme Schädi-

[5530] HENRY, M. u. BENJAMIN, M. S.: Austral. vet. J. 12, 8 (1936), Rona 94, 221. Mineralphosphat 2,5%₀ F, Superphosphat 1,36%₀.

[5531] BARDELLI, P. u. MENZANI, C.: Atti Ist. Veneto Sci. 97, 2, 591 (1938), Rona 124, 119.

[5531, I] STAS, M. E.: Chem. Weekbl. 38, 585 (1941). C. 1942 I, 511.

[5531, II] SCHUURSMA, M. I. N.: Chem. Weekbl. 38, 583 (1941). C. 1942 I, 511. 300 m von der Fabrik enthielt das Regenwasser noch 1,3 mg F/Liter.

[5531, III] MEYER, A. u. VIEHL, K.: Arch. f. Tierheilkunde 76, 329 (1941).

[5532] VELU, H.: Rev. vet. 84, 605 (1932), Rona 71, 217.

[5533] VELU, H. u. ZOTTNER, G.: C. rend. Soc. Biol. 109, 354 (1932), Rona 67, 193.

gungen der *Leber*. Die Leber war glatt, hatte normales Volumen, die Farbe war gelb-gräulich, das Gewebe schlaff, leicht zerreißbar. Histologisch fand sich eine degenerative Verfettung, ausgehend von der Zentralvene. Die Kerne verschwammen, zeigten Caryolyse. Nach Ansicht des Autors soll durch die Schädigung der Leber der Tod eintreten.

X. Schwein.

Eine gewisse ungünstige Beeinflussung der Gewichtsentwicklung ist beim Schwein schon von 3,5 mg/kg F' täglich zu bemerken gewesen, dabei war das F' im Steinphosphat ungünstiger als Tricalciumphosphat und CaF_2 im Gemisch. Die Änderungen hinsichtlich einer verminderten Retention von Ca·· waren nicht signifikant[5536], der Unterschied zwischen CaF_2 und Steinphosphat müßte aber das Vielfache betragen, ein Resultat, das isoliert dasteht. 0,03% F' verhinderte Appetit und Wachstum. Da das Schwein täglich 3% seines Körpergewichtes frißt, ergäbe sich die Dosis von 9 mg/kg F täglich (siehe [5536, a]).

Die Entwicklung der Symptome in den Versuchen von ROHOLM war spärlich. Seine Tiere erhielten täglich 15 mg/kg F' in Form von NaF, Na_2SiF_6, mineralisches und synthetisches Na_3AlF_6; je 2 Schweine in jeder Gruppe. NaF und Na_2SiF_6 erwiesen sich giftiger als die beiden Kryolithe. Ein steifer und unregelmäßiger Gang entwickelte sich aber nur bei den zuerst aufgezählten Verbindungen. Teilweise war er begleitet von spastischen Erscheinungen in den Extremitäten-muskeln. Diese Symptome werden von ROHOLM als erstes Zeichen eines tetanie-ähnlichen Ca··-Mangels aufgefaßt. Dieser Auffassung werden wir nicht folgen können, da im Blutplasma ein Sinken des Ca··-Spiegels bisher bei keinem Versuchstier — es sei denn in extremen akuten Dosen — festgestellt werden konnte. Bei der Weiterentwicklung der Symptome fiel der Durst, die Diurese und die Unruhe der Tiere auf. Das Fell war struppig. Die Dauer des Versuchs betrug 171 Tage. Die Gewichtszunahme war bei den Tieren, die NaF und Na_2SiF_6 erhalten hatten, deutlich geringer als bei den Kontrollen, während die Tiere mit Kryolith sich gut entwickelten.

Bei der *Sektion* wurde in folgenden histologisch untersuchten Organen keine Abweichung gefunden: Gehirn, Schilddrüse, Thymus, Herz, Lunge, Leber, Milz, Magen, Duodenum, Dünndarm und Nebenniere. Nur die Nieren waren auffällig durch ihre höckerige, bleiche Oberfläche. Histologisch zeigten sie das Bild einer interstitiellen Nephritis.

KICK und Mitarbeiter[5538] fanden in ihren Versuchen dieselben Verände-rungen nur bei den Tieren, die Steinphosphate in ihrer Diät erhalten hatten, und schließen auf Verunreinigungen des Minerals als Ursache der Nierenschädigung. Wir sehen aus den Versuchen von ROHOLM, daß diese Auffassung nicht zu Recht bestehen kann, zumal in der unten wiedergegebenen Tabelle dieser Autoren die NaF-Tiere sich durch reichliches Wassertrinken auszeichneten. Es seien noch einige Analysen verschiedener Gewebe von ROHOLM wiedergegeben (bezogen auf Trockengewicht, abgesehen vom Blut) im Vergleich zu einem normalen Tier, das mit demselben Futter aufgezogen war. Methode: WINTER und WILLARD.

[5534] PEIRCE, A. W.: Commonwealth Australia Counc. sci. ind. Res. Bull. **121** (1938). C. **1939** I, 4854.

[5535] ROHOLM, K.: Arch. wissensch. prakt. Tierheilkunde **67**, 420 (1934).

[5536] McCLURE, F. J. u. MITCHELL, H. H.: J. agricult. Res. **42**, 363 (1931), Rona **65**, 388. C. **1935** II, 243, a) Bull. nat. res. Counc. **99**, 1 (1937), Rona **105**, 70. Zusammenfassung.

[5537] BRINCH, O.: Z. Stomatolog. **35**, 890 (1937), Rona **102**, 127.

[5538] KICK, C. H., BETHKE, R. M. u. EDGINGTON, B. H.: J. agricult. Res. **46**, 1023 (1933), Rona **76**, 56.

Tabelle 420.

Organ	15 mg/kg F' als NaF in mg%$_0$	Kontrollen mg%$_0$
Magen	1,6	1,1
Dünndarm . .	1,1	1,0
Leber.	0,53	0,61
Milz	1,1	0,47
Niere	4,9	1,2
Lunge	1,2	1,3
Herz	1,1	0,85
Muskeln . . .	0,68	0,82
Blut	0,3	0,28

Nur die Niere wies eine deutliche Erhöhung des F'-Gehaltes auf. Vielleicht würde auch ein erhöhter Ca''-Gehalt bei Analyse feststellbar gewesen sein.

Wichtig ist die Frage, welche Vorgänge im Knochen beim Schwein im Vordergrunde stehen. Es zeigte sich ein *Vorwiegen der osteoporotischen und osteomalacischen Erscheinungen* und zwar sowohl histologisch als im Röntgenbild. Die Zeichnung erwies sich verwaschen, die Trabekeln seltener. Auch fanden sich die osteoiden Säume um die Kanälchen mit körnig zerfallenden Knochensalzen, aber keine kristallinen Bildungen wie bei anderen Tieren. Die Markhöhle war vergrößert, das Mark vielleicht etwas gelatinös, durch Apposition außen hatte die Compacta zugenommen, ohne allerdings zur Festigung des Knochens beizutragen. Die produktiven Erscheinungen traten, besonders wenn man das Schaf dagegen hielt, zurück. Auf dem Periost des Kiefers fand sich eine dünne Auflagerung von Knochen, so daß der Kiefer plumper erschien. Dabei wird als auffällig besonders die starke Hyperämie der periostalen Gefäße hervorgehoben, worauf schon in anderen Versuchen, allerdings mehr aufs Mark bezüglich, hingewiesen wurde (siehe auch [5537]). Die *Milchzähne* erwiesen sich als unverändert, da bei Beginn des Versuchs (Gewicht der Tiere 13—16 kg) die Verkalkung abgeschlossen war. Bei den ersten Molaren und auch Canini, die während der Versuchszeit verkalkten, wurde mangelhafter Schmelz gesehen. KICK und Mitarbeiter[5538] berichten, daß bei Fortführung der Fütterung auf 2 Jahre durch starke Abnutzung an den Molaren die Pulpahöhle eröffnet war, so daß die Tiere kaltes Wasser mieden und auch schlecht kauten. Die Paradontalräume waren in der Zeichnung verwischt, ebenso die Interalveolarsepten.

Eine allgemeine Übersicht über die Befunde ergeben die Versuche von FICK, BETHKE und EDGINGTON[5538]. In diesen Versuchen wurde zu einer Grunddiät aus Mais, Weizen, Leinsamenöl und Lebertran (Ca/P = 1,2) Fluorid in verschiedenen Mengen zugelegt. In jeder Gruppe des von uns zur Illustration wiedergegebenen Experimentes befanden sich 8 Schweine, die mit einem Anfangsgewicht von 40 Pfund für 160 Tage in den Versuch genommen wurden.

Tabelle 421.

Gruppen	1	2	3	4	5	6
%$_0$ F'	0	0,01	0,029	0,058	0,016	0,032
Verbindung	—	NaF	NaF	NaF	Mineralphosphat	
täglicher Gewichtsgewinn	1,28	1,29	1,09	0,76	1,29	1,12
notwendiges Futter für 100 Pfund Gewichtsgewinn.	398	380	390	450	395	434
Wasseraufnahme pro 100 Pfund Lebendgewicht (Gallons)	78	75	81	110	78	88
Bruchfestigkeit des Femur in Pfund . . .	1,01	0,98	0,87	0,55	1,05	0,83
Quotient: Bruchfestigkeit/Knochengewicht .	6,06	5,33	5,29	3,49	6,17	4,76
F'-Gehalt Femur %$_0$	0,057	0,316	0,671	1,077	0,409	0,624
F'-Gehalt Zähne %$_0$	0,043	0,127	0,262	0,373	0,124	0,228

Wir sehen die Abnahme der Bruchfestigkeit steigend mit der Dosis, aber nicht proportional dem F′-Gehalt. In Gruppe 5 scheint die Bruchfestigkeit sogar stärker als normal zu sein. Diese Differenz wird nicht signifikant sein, aber sicherlich der Unterschied zu Gruppe 2, bei der der F′-Gehalt kleiner war und trotzdem die Bruchfestigkeit geringer. Vielleicht erklärt sich diese Differenz, daß durch das Mineralphosphat ein Defizit an Ca oder P gedeckt wurde. In weiteren Versuchsserien wurde festgestellt, daß das Verhältnis der Knochen an Ca und P nicht verändert war, aber der Gehalt an Mg war etwas angestiegen. Bei den Zähnen blieb alles gleich. Die Befunde an F′ sind niedriger als die von Roholm, der bei seinen NaF-Tieren Werte von 1,2—1,8 % der Asche hatte, im übrigen bei seinen Kryolithtieren, die dieselben täglichen Mengen von F′ erhalten hatten, zwar durchweg weniger fand, aber nicht mit dem Unterschied, wie er sich in den toxischen Symptomen ausprägte, nämlich 0,9—1,4 %.

XI. Rindvieh.

In der Umgebung von bestimmten Fabriken erkrankten die Tiere[5539] an Symptomen, die uns Bardelli und Menzani[5531] ausführlich mitteilten. Die Arbeitsleistung der Tiere geht zurück, sie liegen viel wegen Schmerzen in den Gelenken (weniger wegen der Exostosen). Auf solche Veränderungen ist vielleicht Steifigkeit und Hinken zurückzuführen. Cohrs[5543, II] sezierte Tiere, die an schwersten Lahmheiten, besonders der Schultergliedmaßen erkrankt waren und fand nur eine Porosität der Knochen, besonders des Kopfes und Wirbelkörpers, weniger der Extremitäten, also kein ausreichendes anatomisches Substrat der klinischen Erscheinungen. Das Fell wird struppig. Störungen der Hornbildung, z. B. an den Hörnern der Rinder, an den Hufen der Pferde, beschreibt Hupka[2496, I]. Das Fettpolster schwindet, es kommt zu einem Zustand der Kachexie. Das Wachstum bleibt zurück und wird auch nicht wieder aufgeholt, wenn die Tiere an frisches Futter kommen, so daß oft 3—4jährige Kühe wie 1—2jährige Rinder aussehen (Hupka).

Knochenveränderungen zeigen sich am Rückenmark (Steifheit), Knotenbildung an den Rippen. Cohrs[5543, II], der zahlreiche Tiere untersucht hat, vergleicht das Krankheitsbild mit einer Osteomalacie. Dieses Bild haben wir schon bei verschiedenen Tieren beschrieben, von denen es sich im Prinzip nicht unterscheidet. Auffällig sind die schrittweisen Auflagerungen auf dem Periost. Davon geben wir ein Bild wieder[5543, II]: Abb. 89. S 1084.

Die Schichtbildung führt Cohrs auf die intermittierende Zufuhr des Fluorids zurück, die nicht so regelmäßig wie im Experiment sein kann. Er will die Auflagerungen aufgefaßt wissen als eine versuchte Reparation des durch eine primäre Osteomalacie mechanisch geschwächten Knochens. Daher komme es, daß die Exostosenbildung gerade an mechanisch beanspruchten Stellen, z. B. den Metatarsen, Kiefern und Ansatzstellen der Muskeln und Sehnen bevorzugt auftrete. Er läßt aber auch eine Genese als entzündliche periostale Wucherung zu. Wir werden uns eher dieser Auffassung anschließen, da für eine Reparation die Vorgänge doch zu unregelmäßig mit den mechanischen Anforderungen einhergehen.

[5539] Cristiani, H.: C. rend. Soc. Biol. 96, 388 (1927).

[5540] Cristiani, H.: C. rend. Soc. Biol. 103, 292 (1930). Rona 55, 540.

[5541] Cristiani, H.: Ann. Hygien. publ. N. S. 8, 309 (1930). Rona 56, 812.

[5542] Phillips, P. H., Hart, E. B. u. Bohstedt, G.: Wis. Agr. exper. Stat. Res. Bull. 123 (1934), zit. nach Hart u. Elvehjem[5416].

[5543] DuToit, P., Malan, A. I., Groenewald, J. W. u. v. d. W. de Kock, G.: 18. Rep. vet. Serv. South Africa 805 (1932). Rona 73, 260.

[5543, I] Lourens, L. F. D. E.: Tijdschr. Diergeneeskunde 68, 229 (1941). C. 1941 II, 1170.

[5543, II] Cohrs, P.: Dtsch. tierärztl. Wschr. 49, 352 (1941).

Die Zähne werden angegriffen, besonders die 2. und 3. Molaren und die Prämolaren. An den Zahnfächern wurde sogar Nekrotisierung mit Sequesterbildung beobachtet [5543, II]. Der Schmelz ist vielfach verfärbt bis schwarz. Die Kauflächen nützen sich ab und zwar in Rillen, so daß ein richtiges Kauen nicht mehr möglich ist. Das Futter muß halbgekaut in die Kuppe zurückgegeben werden oder bleibt im Maul. Dadurch wird die Abmagerung außerordentlich begünstigt bis zur Kachexie (HUPKA[2496, I]). Daher litt die Milchproduktion, auch wenn die Tiere nur mit dem Heu aus der Nähe von entsprechenden Fabriken gefüttert wurden ([5539], MEYER und VIEHL[5531, III]). Milchende Kühe, ebenso wie hochträchtige oder kurz nach dem Kalben, erkrankten am leichtesten (LOURENS[5543, I, 5543]).

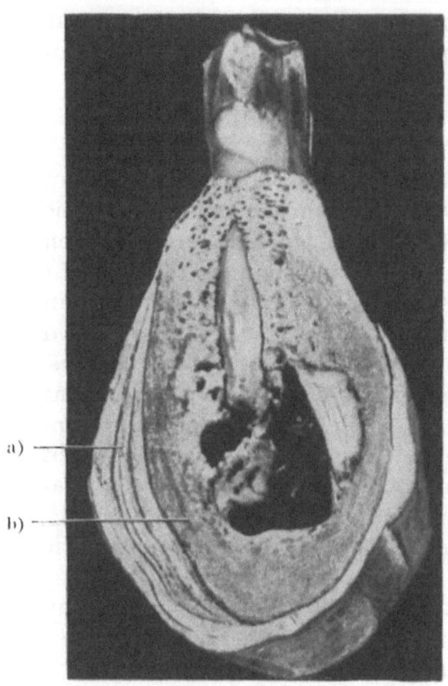

Abb. 89. Knochenneubildung nach Fluorzufuhr (nach COHRS).
a) neugebildeter Knochen.
b) normaler Knochen.

Wurden die Knochen aus gefährdeten Gegenden analysiert, dann fand sich auch bei anscheinend gesunden Tieren ein erhöhter Gehalt an Fluoriden, wie die Analysen von CRISTIANI [5540, 5541] dartun. DANCKWORTT[5543, III, 3510, I] fand bei Zähnen von kranken Tieren den normalen Gehalt von 0,0443 % F' in der frischen Substanz auf das 5—10fache erhöht (desgl. MEYER und VIEHL[5531, III]).

Diese bei der unbeabsichtigten Erkrankung erhobenen Befunde bedürfen der Fundierung in quantitativer Hinsicht durch das Experiment. Bei der experimentellen Fluorose zeigte es sich, daß 2—3 mg F'/kg als Steinphosphat in den ersten 2 Jahren der Darreichung harmlos sind, aber im 3. Jahr waren Schädigungen merkbar. 8—9 mg/kg führte schon zu Gewichtsverlust usw. ([5542], siehe auch [5536, a].) Rinder und Schafe sind also empfindlicher als die meisten anderen hier zu Versuchszwecken eingesetzten Tiere. Eine Färse von 750 und eine von 850 Pfund erhielten täglich 5 g NaF. Schon am Ende des ersten Monats wurde Unruhe und schlechter Appetit gesehen. Das Gewicht nahm bald ab, bei der ersten auf 650 Pfund beim Tode nach 8 Monaten. Das zweite Tier kalbte nach 9 Monaten. Das Kalb starb bald nach der Geburt. Die Milchproduktion von 8,6 Pfund täglich beschleunigte den Gewichtsverlust[5543] und den Tod. Das deutet auf den Verlust von Mineralien durch die Milch, und es ist dann leicht verständlich, daß durch Zugabe von $CaCO_3$ zum Futter eine gewisse Engiftung herbeigeführt werden konnte[5544].

In anderen Versuchen fand sich bei Darreichung von 738 und 61 mg F' täglich eine etwas erhöhte Retention von Ca, aber eine verminderte an P. Von Fluorid wurde täglich 200 mg zurückgehalten (DU TOIT, SMUTS und MALAN[5473]). ROHOLM[5413] führte Versuche an 2 Kälbern vom 11. Tage nach der Geburt aus. Das eine erhielt 195 Tage lang durchschnittlich täglich 20,4 mg/kg F' als NaF, das andere in derselben Zeit 60 mg/kg F' als Kryolith. Beide waren an der Grenze der Verträglichkeit, so daß also Kryolith etwa 3mal weniger giftig war als NaF. Während der Intoxikation entwickelten sich an der Diaphyse des Metacarpal- und Meta-

[5543, III] DANCKWORTT, P. H.: Dtsch. tierärztl. Wschr. 49. 358 (1941).
[5544] ELMSLIE, W. P.: Amer. Soc. animal. Prod. Rec. Proc. Ann. meet 29. 44 (1936). C. 1938 I. 2642.

tarsalknochens Exostosen, die sich aber zurückbildeten, als die Fluorfütterung
3 Tage aufhörte und dann reduziert fortgeführt wurde, um zu der alten Größe
zuzunehmen, wenn die Dosis wieder erhöht wurde. Die Tiere legten sich aber
nicht hin, waren besonders an den Hinterbeinen steif und insgesamt weniger
lebhaft. Das Wachstum wurde verzögert. Das Blut zeigte eine geringe Anämie
ohne Hämosiderosis in Milz und Leber, die Zahl der Leukocyten war nicht vermehrt.

In den Versuchen von PHILLIPS[5546] war bei einer Diät steigend bis 0,084% F'
als Steinphosphat der Gehalt des Blutes weder an Ca noch an P verändert,
dagegen stieg der Gehalt an Phosphatase direkt mit der Dosis (Bestimmung
nach KAY).

In zahlreich untersuchten Geweben wurde keine Änderung bemerkt (darunter Schilddrüse, Parathyreoidea, Nebenniere, Nieren). Gewisse degenerative Änderungen im Zellprotoplasma in Leber, Niere, Herz und Zentralnervensystem wurden gesehen.

In den Knochen waren besonders die osteoplastischen Prozesse betont mit
der moosartigen Oberfläche wie bei den Kälbern. Die Zähne zeigten keine Besonderheiten, abgesehen von mangelhafter Verkalkung. Von den Analysen des Knochens
ist zu erwähnen, daß der Gehalt 1,0—1,96% der Knochenasche betrug, nicht viel
weniger bei den Kryolithtieren (1,08—1,53%), trotz der geringeren Wirksamkeit.
Bei Trennung des neugebildeten Knochens erwies sich dieser reicher an Fluorid
als die anderen. (Die Analysen von ROHOLM liegen stets höher als bei den anderen
Forschern.)

Die Langsamkeit der F'-Aufnahme in den *Zahnschmelz* mögen folgende Analysen dartun:

Bei einem gesunden Kalb fand sich in der Asche des Schmelzes von M_2 und
M_3 0,0057%, im Dentin 0,022%. Nach Fluorfütterung waren die entsprechenden
Zahlen: 0,05% und 0,78%, im Schmelz also ein Anstieg auf das 8,8fache, im
Dentin 35,5fache.

Die Anreicherung des F' im Körper des Kalbes erfolgte schon im foetalen
Leben. Die Placenta ist also in geringem Maße für F' durchgängig. Während der
Saugkalbzeit nahm der Körper nicht wesentlich zu und gewann erst nach dem
Absetzen (EVANS und PHILLIPS[3865]). Auch bei Fütterung mit verschiedenen Ge-
halten des Futters an F' (0,022%, 0,044% und 0,088%) fanden sich schwan-
kende Werte von 0,07—0,22 mg/Liter Milch wie in der Norm, erst bei der höchsten
Gabe schien ein Anstieg (0,14—0,26 mg/Liter) angedeutet (PHILLIPS, HART und
BOHSTEDT[3668]).

Bei Analyse der einzelnen Fraktionen fanden sich folgende Werte[5545]: Vollmilch 0,204,
Casein 0,053, Protein 00,12, Ätherextrakt 0,012, Rückstand 0,145. Die im Handelscasein
vorkommenden Fluormengen seien also auf Verunreinigungen zurückzuführen.

Bei den mit den oben angegebenen Fluormengen gefütterten Kühen wurden
die Organe auf das Vorkommen von *Vitamin C* analysiert[5547]. Meist war die
normale Streuung zu groß, um Schlüsse ziehen zu können, aber in Niere, Leber,
Hypophysenvorderlappen und Nebenniere wäre doch eine Vermehrung gegen
die Norm möglich. Wirklich signifikant scheinen nur die Werte der Niere zu sein,
aber auch hier nur bei 0,044% F'. In der Nebennierenrinde war bei vergifteten
Tieren die O_2-Aufnahme vermindert und die Hemmbarkeit der Atmung durch
HCN erhöht (von 34 auf 61%). Die verminderte O_2-Aufnahme betraf vor allem
die Rinde und wurde schon bei 0,022% F' deutlich. Die Behauptung der Autoren:
„Es scheint eine Korrelation zwischen der Vermehrung an Vitamin C in den
Organen und Vermehrung einer HCN-hemmbaren Atmung" zu bestehen, hat
nur für die Nebennierenrinde deutliche Berechtigung.

[5545] EVANS, R. J. u. PHILLIPS, P. H.: J. Dairy Sci. **22**, 621 (1939). C. **1939 II**, 2984.
[5546] PHILLIPS, P. H.: Science **76**, 239 (1932).

XII. Mensch.

Aus 2 Quellen wird man eine chronische Zufuhr von Fluorid in den menschlichen Organismus erwarten können: durch die Nahrung und durch die Industrie.

1. Zufuhr durch die Nahrung. Im Ackerboden wird der durchschnittliche Gehalt an F' auf 0,03% geschätzt (EDS[5421]). Damit besteht die Möglichkeit des Übergangs in die Pflanzen. Analysen von Nahrungsmitteln aus einer Gegend, die wenig F' im Wasser enthält, geben wir auf folgender Tabelle von MACHLE SCOTT und TREON[3862] wieder, weil mit einwandfreier Methodik ausgeführte Analysen dieses Umfangs sehr selten sind:

Tabelle 422.
*Vorkommen von Fluor in Nahrungsmitteln** (Cincinnati).

	mg Fluor in 1000 g Nahrungsmitteln		mg Fluor in 1000 g Nahrungsmitteln
Schnitzel	1,28	Kohl (frisch)	0,70
Schweinskotelett	0,98	Karotten (frisch)	1,30
Schweinsschulter	1,20	Rüben (frisch)	0,56
Frankfurter	1,67	Salat (frisch)	0,42
Pökelfleisch	3,33	Spinat (frisch)	1,11
Kalbfleisch	0,90	Runkelrübe (frisch)	0,60
Lamm	1,20	Erbsen (frisch)	0,49
Hühnchen	1,40	Mais (Konserve)	0,42
Fisch	1.63	Tomaten (frisch)	0,53
Austern	1,58	Blumenkohl (frisch)	0,45
Butter	1,50	Reis	0,50
Eier Weißei 1,48. Dotter 0,59.	1,03	Mothers Hafer	0,92
Käse	1,62	Auszug-Weizenmehl	0,55
Zucker	0,32	Ralston	0,58
Weißbrot	0,82	Getreideflocken	1,33
Spaghetti (Konserve)	1,15	Bananen	0,65
Spaghetti (trocken)	0,80	Äpfel	0,42
Makkaroni (trocken)	0,82	Birnen	0,70
Weiße Kartoffeln	0,96	Orangen (eßbarer Teil)	0,34
Süße Kartoffeln	1,08	Pampelmuse (eßbarer Teil)	0,36
String Bohnen (frisch)	0,64	Erdnuß	1,36
String Bohnen (Konserve)	0,67	Frische Kuhmilch	0,38
Lima-Bohnen (trocken)	4,51	Rindsleber	0,99
Schiffsbohnen (trocken)	1,70	Gehacktes (frisch)	0,63
Schweinefleich und Bohnen		Spargel (Konserve)	0,48
(Konserve)	1,40	Eier (im ganzen)	1.18

* Methode WILLARD und WINTER.

Wurden dieselben Analysen von Nahrungsmitteln ausgeführt, die aus Arizona mit fluorreichem Wasser stammten, dann wurde kein deutlicher Unterschied gefunden (ebenso [5549]). Nur der chinesische Tee (und verwandte Pflanzen, siehe oben) scheint darin eine Ausnahme zu machen. In der Nähe einer Flußspatmine wurden bis 176 mg F/100 g Trockensubstanz gefunden. Schon 5—10% Tee, der Nahrung von Ratten zugelegt, reichte aus, um Veränderungen an den Zähnen hervorzurufen[5549].

[5547] PHILLIPS, P. H. u. STARE, F. J.: J. biol. Chem. 104, 351 (1934), Rona 79, 588.
[5548] ROHOLM, K.: Ergebn. inn. Med. u. Kinderkrankheiten 57, 822 (1939).
[5549] REID, E.: Chin. J. Physiol. 10, 259 (1936). C. 1936 II, 1196.

In den Untersuchungen von Reid[5549] war etwa 81—96% des Fluorids extrahierbar. Diese Untersuchungen wurden von Wang und Mitarbeitern[5549, 1] in größerem Umfange wieder aufgenommen, vor allem weil nach Analysen der Handelsware die billigen Teesorten mehr Fluorid enthielten. Der Gehalt schwankte zwischen 15,3—26,8 mg%. Eine Abhängigkeit vom Fluorgehalt des Bodens bestand nicht. Jede Pflanzenart dieser Gruppe besitzt also ihre eigene Fähigkeit der Aufnahme.

Die Ursache des höheren Gehaltes des billigen Tees ist darin zu suchen, daß die Blätter mit ihrem Alter Fluor speichern. In den kleinsten fanden sich 11,3—16,4 mg% ansteigend bis zu den vierten Blättern. Die billigen Sorten werden aber aus diesen gewonnen. Für die Extrahierbarkeit, also für die Menge, die im Getränk auftaucht, besteht eine Abhängigkeit in der Zubereitungsart. Im grünen Tee waren 40,6 und 42,5%, im Oolongtee 43,1 und 49,4%, im schwarzen Tee 50,5 und 51% extrahierbar, während bei den frischen Blättern nur 34,6% beweglich waren. Schon durch das Rösten wurde deshalb die Extrahierbarkeit gefördert. Dann steigerte sich dieser Prozeß nach fortschreitender Fermentation.

Weitere Möglichkeiten, daß in Nahrungsmitteln ein höherer Gehalt an Fluoriden auftaucht, sind durch die Versuche der *Konservierung* mit Fluorid gegeben. Wurde Fleisch in fluoridhaltige Lösungen eingetaucht, dann war die Eindringungsfähigkeit wie zu erwarten nur schwach, aber trotz Waschens in fließendem Wasser ließ es sich nur sehr unvollkommen herauswaschen[5550], F'-haltige Konservierungsmittel sind deshalb in den meisten Staaten verboten (Roholm[5518, s. 911]).

Eine weitere Anreicherung muß in Pflanzen vorkommen, in deren Nähe die *Industrie oder Vulkane* F'-haltige Abgase oder Asche in die Gegend abgeben. Aber abgesehen davon gibt es Stellen, wo der Boden so hohen Gehalt an Fluoriden aufweist, daß der Staub des Bodens sich auf den Pflanzen ablagert und so den Gehalt der Lebensmittel an F' vermehrt, wie etwa in Nordafrika[5551]. Zu dieser Wirkung bedarf es auch noch der Seltenheit eines Regens.

Wesentlicher ist die Gefahr bei der Verwendung von fluorhaltigen Mitteln zur *Schädlingsbekämpfung*. Hier wurden z. B. 2,9—7,6 mg F' pro kg Apfel, bei Kohl aber bis zu 135 mg gefunden. Diese Mengen ließen sich durch Waschen meist leicht beseitigen. Ein tieferes Eindringen in die Pflanzen war auch deswegen nicht zu erwarten, weil zu diesem Zweck die unlöslichen Verbindungen, wie $BaSiF_6$ oder Na_3AlF_6, die vom Regen nicht so leicht abgewaschen werden, Verwendung finden. Da aber die Zufuhr des Fluorids über solche Nahrungsmittel nicht dauernd erfolgt, vermindert sich die Gefahr einer chronischen Schädigung.

Daß durch Vergiftung des Viehs auf dem Umwege über die Milch oder das Fleisch der Mensch nicht gefährdet werden kann, wurde schon wiederholt erwähnt.

Die in den Nahrungsmitteln vorkommenden F'-Mengen (im Durchschnitt im Wasser mit 0,24—0,48 mg%, geschätzt von Lawrenz, Mitchell und Ruth[5460], von Machle und Mitarbeiter ohne Wasser[3862] 0,73 mg/kg) gehen teils nur durch den Darmkanal hindurch, teils unterliegen sie der Resorption. Davon zeugt die tägliche Ausscheidung im Urin, die mit 0,5—2 mg/Tag anzusetzen ist. Die Quelle dieser Ausscheidung ist gewöhnlich in den Nahrungsmitteln zu suchen, aber wenn das *Wasser* einen stärkeren Gehalt an F' besitzt, dann überwiegt dessen Einfluß bei weitem, zumal das Fluorid hier in leicht löslicher Form vorliegt. In Arizona, wo der F'-Gehalt des Wassers hoch ist, ließen sich immer größere Mengen im Urin

[5549, 1] Wang, T. H., Liu, C. S., Wu, C., Liao, C. E. u. Lin, H. Y.: Food Res. 14, 98 (1949).

[5550] Moissejew, S. W., Georgiewski, A. P. u. Michailowa, M. A.: Problems Nutrit. 8, 71 (1939). C. 1939 II. 3503.

[5551] Gaud, M., Charnot, A. u. Langlais, M.: Bull. Instit. Hygien. Marvi 1934, Nr. I und II. zit. nach Roholm[5518].

[5552] Dean, H. T.: J. amer. med. Assoz. 1936. 1269.

[5553] Munoz, J. M.: C. rend. Soc. Biol. 116. 456 (1934). Rona 81, 675.

feststellen, wie folgende Analysen von MACHLE, SCOTT und TREON[3862] beweisen. Die Zahlen geben die mg F'/Liter Urin an und die Verteilung bei 17 Proben:

F' = 1,59 mg   1,6—2,39   2,4—3,19   3.2—3,99   4.0—7,19   9,6—10,39
Zahl = 3   5   2   1   5   1

Von welcher Dosierung ab im allgemeinen die Zufuhr durch das Wasser die durch die feste Nahrung überwiegt, zeigt folgender Versuch derselben Autoren. Einer Reihe von Versuchspersonen wurden zu dem Wasser bestimmte Mengen von Fluorid gegeben und die Ausscheidung von mg/Liter Urin verfolgt.

Es ergaben sich folgende Zahlen:

Tabelle 423.

mg F'/Liter Wasser	mg F'/Liter Urin
0.3	1,9 1,6 2,0
0,6	2,7 0,94 2,6
0,9	3,76
8.1	5,9 4.9 4,6 6,4 10,0

Wir sehen, daß erst von 0,9 mg/Liter Wasser eine deutliche Vermehrung in der Ausscheidung auftritt. Das ist dieselbe Menge, die beim Menschen als die Grenze der Schädigung zu betrachten ist (siehe auch SMITH[3867]). DEAN und ARNOLD[3868, II] berichten, daß die Ausscheidung direkt proportional der Aufnahme durch Wasser gefunden wurde, woraus fälschlich der Schluß gezogen wurde, daß Fluorid im Körper nicht zurückgehalten würde. Die Analysen sind nicht genau genug, um diesen Schluß in Strenge gelten zu lassen, zumal ein Teil durch den Schweiß ausgeschieden wird. Dieser Ausscheidungsweg kann quantitativ aber nur geschätzt werden.

Die Wirkung besteht in der Schädigung der Schmelzbildung. Dabei resultiert das Bild der *gesprenkelten Zähne* (mottled teeth oder mottled enamel in England und Amerika, denti scritti in Italien).

Die gesprenkelten Zähne haben kalkweiße oder papierweiße Flächen; manchmal ist der Schmelz mit einer Grube versehen, strukturell schwach mit der Tendenz des Abfallens. Sekundär erst kommt es zu einer Verfärbung von gelb über braun bis zu schwarz[5554]. Diese Erkrankung wurde in Colorado zuerst von BLACK und McKAY[5557] beschrieben, aber auch schon früher gelegentlich in der Literatur erwähnt, worauf ROHOLM[5548, S. 848] hinweist. Das verschiedene Aussehen der Störung ist auf folgender Abbildung 90 ersichtlich[5548].

Die histologische Veränderung möge eine Abbildung aus einer Arbeit von AINSWORTH[5555] illustrieren (siehe Abb. 91).

Wir sehen die Schmelzprismen unterbrochen, besonders fällt der Mangel an interprismatischen Substanzen auf, die Retziusstreifung ist ebenso unterbrochen. Die Färbung ist nicht durch Einlagerung in den Schmelz, sondern von außen kommend bedingt. Sie soll nach SMITH, LANTZ und SMITH[5554] durch das Licht verursacht sein, da sie nur dort zu finden sei, wo das Licht hinkommt, d. h. innerhalb der Lippenlinie. Doch ließ sich die Lokalisation nicht immer eindeutig so definieren[5555].

Die *Entwicklung der Defekte* möge nach AINSWORTH[5555] wiedergegeben werden bei seinen Untersuchungen in Maldon in Essex (England). Im dortigen Quellwasser fand sich im Liter 5 mg F'. Auch die Tiere der Gegend zeigten einen höheren F'-Gehalt der Zähne, z. B. die wilden Kaninchen[5556]. Von AINSWORTH wurden Schulkinder mit sonst guter Gesundheit im Alter von 5—15 Jahren untersucht.

[5554] SMITH,. M. C., LANTZ, E. u. SMITH, H. V.: J. dent. Res. 12, 149 (1932).
[5555] AINSWORTH, N. J.: The Brit. dental Journal 55, 233 (1933).

5—6 Jahre: Die Milchzähne scheinen die Tendenz zum späteren Verschwinden zu haben, sonst kein Befund.

6—7 Jahre: Die permanenten Zähne waren zur Hälfte gesprenkelt mit weißen Grübchen, wie eine Entkalkung des Schmelzes ohne Substanzverlust.

8—9 Jahre: Die permanenten Zähne überwiegen. Weiße Flächen sind vorhanden, manchmal horizontale Striche über die ganze Krone. 4 Kinder zeigen eine feine braune Verfärbung an den Schneidezähnen.

9—10 Jahre: Von 18 Kindern zeigen 16 die Sprenkelung, von diesen die Hälfte mit Braunverfärbung. Die Verfärbung nahm in den nächsten Alters-

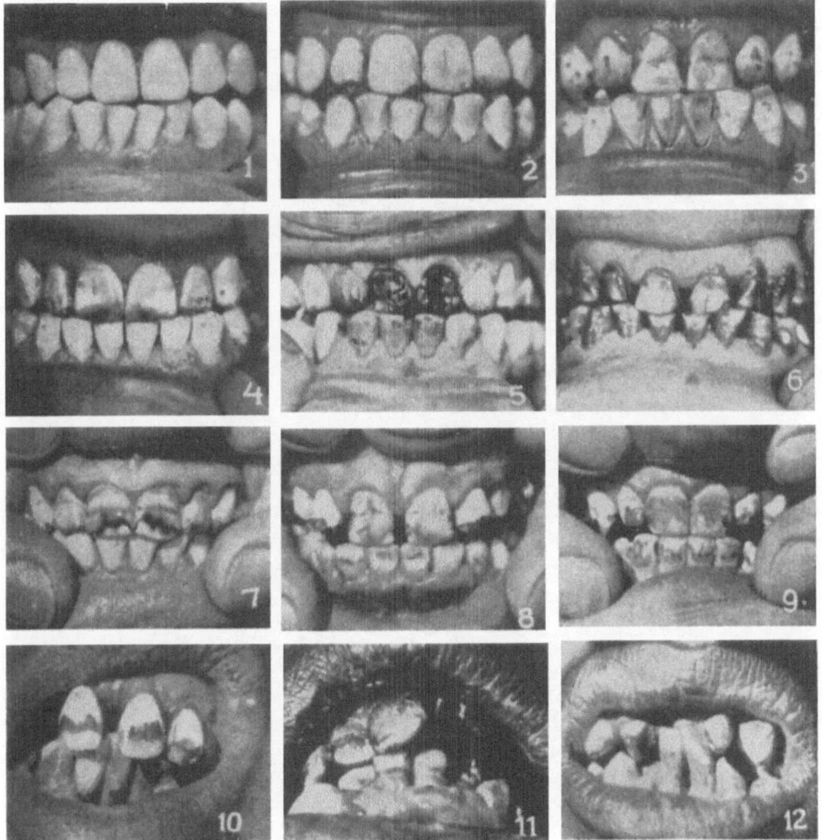

Abb. 90. Verschiedene Formen von „mottled teeth".

stufen noch zu. Auch die Backenzähne zeigten die weiße Sprenkelung, wenn sie herauskamen, besonders die Prämolaren.

Von AINSWORTH wurden auch die Milchzähne einer Untersuchung unterzogen und von 98 Fällen 6mal sicher und 2mal fraglich eine Sprenkelung gesehen. Dieser Befund ist außerordentlich selten. Maßgeblich ist für die Erkrankung, wann das Individuum in die betreffende Gegend kommt. Ebenso wie im Tierversuch sind die schmelzbildenden Ameloblasten gegen F' besonders empfindlich. So erkrankten nur die Kinder daran, die dort aufgewachsen waren und zwar

5556 BOWES, J. H. u. MURRAY, M. M.: Nature 137, 828 (1936). C. 1936 II, 1366.

5557 BLACK, G. V. u. McKAY, F. S.: Dent. Cosmos 58, 129, 781, 894 (1916), zit. nach ROHOLM5548.

während der primären Schmelzbildung. Bei AINSWORTH kam ein Kind mit 2—3 Jahren in die Gegend. Nur die Prämolaren und Molaren waren gesprenkelt, die Schneidezähne, Augenzähne und ersten Molaren blieben normal. Bei SMITH und Mitarbeitern[5554] waren auch diejenigen erkrankt, die mit 6—7 Jahren zuzogen. Erwachsene erkrankten jedenfalls nicht, da der Stoffwechsel der Zähne sehr gering ist, und ein Umbau gerade des Schmelzes kaum mehr in Frage kommt. (Über Vorkommen bei Erwachsenen siehe [5557, I].)

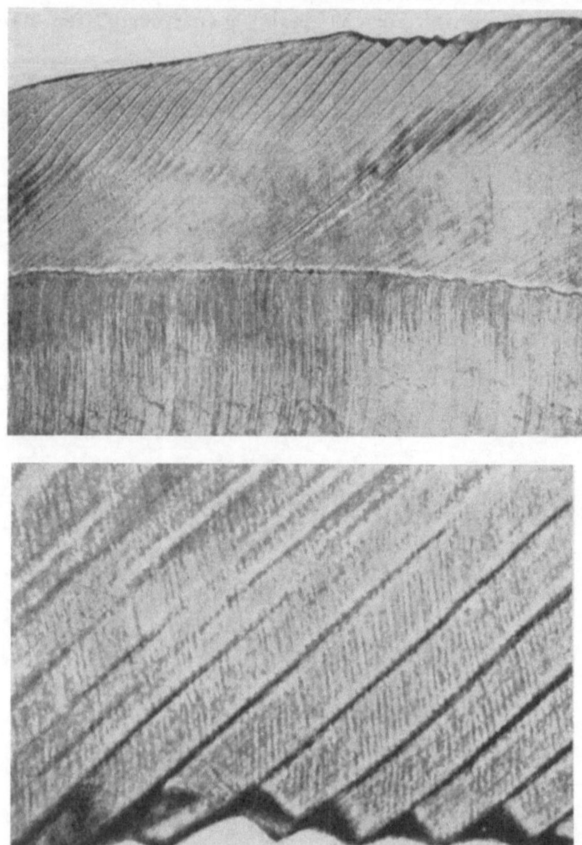

Abb. 91. „Mottled enamel". Schliff (nach AINSWORTH) unten 200fache Vergrößerung.

Es ist von Interesse, ob diese gesprenkelten Zähne überhaupt als eine regelrechte Erkrankung oder nur als ein kosmetischer Fehler anzusprechen sind. Denn die Zähne erwiesen sich nicht als besonders anfällig für Caries (AINSWORTH[5555], SCHOUR[692, II]), sondern eher das Gegenteil (DEAN und Mitarbeiter[5425, IV]). Das gilt besonders für die leichten Fälle, bei den schwereren werden wir, wie bei den Tieren, mit leichterer Abnutzbarkeit, Brüchigkeit usw. rechnen müssen, da auch beim Menschen Verkalkungsstörungen im Dentin gefunden wurden (siehe ROHOLM[5518]). Nach SPIRA[5557, II] sollen allerdings bei der F′-Aufnahme durch Wasser auch andere Symptome zu bemerken sein, die der Autor auf

[5557, I] SPIRA, L.: Lancet 1942 I, 649. Rona 133. 262. Vorkommen in England bei 5019 Erwachsenen. Etwa 20% waren erkrankt.

[5557, II] SPIRA, L.: J. of Hygiene 42. 500 (1942). Rona 133. 494.

eine Beeinflussung der Nebenschilddrüse zurückführen will. KEMP, MURRAY und WILSON[5557, III] finden bei den schwereren Veränderungen an den Zähnen auch Defekte an dem sonstigen Knochensystem und halten eine Begünstigung der Spondylitis deformans für möglich.

Es ist noch die Frage nach dem notwendigen Gehalt von F' im Wasser zu stellen, der zu solchen Defekten führt. MUNOZ[5553], der zahlreiche Gegenden von Argentinien untersuchte, gab als Grenze 2,2 mg F'/Liter Wasser an. Unterhalb dieser Mengen soll es nicht mehr zu Schädigungen kommen. SMITH, LANTZ und SMITH[5554] kamen zu niedrigeren Werten und gaben als Grenze 1 mg/Liter an (desgl. LAWRENZ, MITCHELL und RUTH[5460]). Damit ergäbe sich bei dem Verbrauch von 1 Liter Wasser für ein Kind die Dosis von 1—2 mg F'/Tag (SMITH und LEVERTON[5162]). Diese absoluten Werte würden eine ganz besonders hohe Empfindlichkeit des Menschen ergeben. Allerdings wird dabei nicht berücksichtigt, daß fluoridhaltiges Wasser auch zur Zubereitung der Speisen gebraucht wird, so daß damit doch größere Mengen zugeführt werden. Die angegebenen Analysen im Wasserleitungswasser schwanken im übrigen sehr, z. B. 0,2—20 mg/Liter (ELCOVE[88]). Im Seewasser ist der Gehalt mit 1—1,5 mg/Liter besonders hoch und würde sich schon deshalb, ebensowenig wie zahlreiche Mineralquellen, nicht zum dauernden Genuß eignen. Die Grenze der Empfindlichkeit hängt im übrigen nicht nur von der Konzentration, sondern auch vom Klima ab. In heißem Klima, wo mehr getrunken wird, ist die Möglichkeit dieser Schädigung größer. DAWSON[5425, XXX] fand im Nilwasser $0,71 \cdot 10^{-6}$ F', bei Trockenheit auf $0,9 \cdot 10^{-6}$ F' steigend. Gefleckte Zähne sind in Ägypten dabei nicht selten, in Oberägypten noch häufiger. SCHOUR und MASSLER[5557, IV] verglichen den Befall mit Fluorose mit dem Gehalt der Quellen in Italien und USA. In Campagne di Roma hatte die Bevölkerung zu 100% mottled enamel bei einem Fluorgehalt des Wassers von $3,5 \cdot 10^{-6}$. In Conway, USA, bei $4 \cdot 10^{-6}$ nur 82%. In Quarto: mit $1,5 \cdot 10^{-6}$ waren 60% befallen. in Elmhurst, USA, mit $1,8 \cdot 10^{-6}$ nur 40%. Die Fluoroseindizes wiesen einen noch größeren Unterschied auf. Die Autoren beziehen ihn auf die viel schlechtere Ernährung in Italien. DEAN[5552] gibt die relative Häufigkeit von Zahnschäden mit dem Gehalt des Wassers auf folgender Abbildung an[5548]:

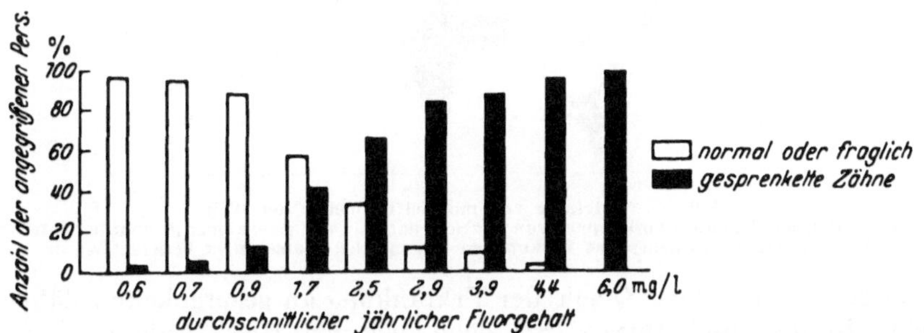

Abb. 92. Vorkommen der gesprenkelten Zähne in Abhängigkeit von dem Fluorgehalt des Trinkwassers.

Die Verbreitung der F'-haltigen Quellen mit gleichzeitiger Schädigung des Zahnschmelzes wird auf folgender Abbildung wiedergegeben:

McKAY[5558], der auch eine Übersicht gibt, fand, daß häufig bei Quellen aus großer Tiefe der F'-Gehalt die schädliche Konzentration überschritt. Auch WALKER und SPENCER[5559], die ein Vorkommen von gesprenkelten Zähnen in Canada

5557, III KEMP, F. H., MURRAY, M. M. u. WILSONS, D. C.: Lancet 243. 93 (1942). C. 19431, 2212.
5557, IV SCHOUR, F. u. MASSLER, M.: J. dent. Res. 26, 441 (1947).
5558 McKAY, F. S.: J. dent. Res. 10, 561 (1930).

untersuchten, fanden gerade die Tiefbrunnen suspekt, aber oft waren sie durchaus einwandfrei, so daß es nicht gelang, eine spezielle geologische Schicht ausfindig zu machen. Ausführliche Untersuchungen über die Verbreitung in England stammen von BROMEHEAD und Mitarbeitern[5561, I u. II]. Ziemlich ungefährlich sei der schwerlösliche Flußspat im Boden, gefährlich der Fluorapatit. Überall müsse man darauf achten, ob Ca-Phosphat in der Bohrung vorkommt, da dieses leicht Fluor aufnehme. Ebenso seien bestimmte marine Tone (Oxford-, Kimmeridge und untere Lias) gefährlich. Die Autoren halten 10^{-6} noch für schädlich. Sonst findet sich F′ in heißen Quellen und erweist ihren vulkanischen Ursprung. Darauf könnte die Ausbreitung auf obiger Karte, besonders an der Bruchgrenze der Anden in Südamerika hindeuten.

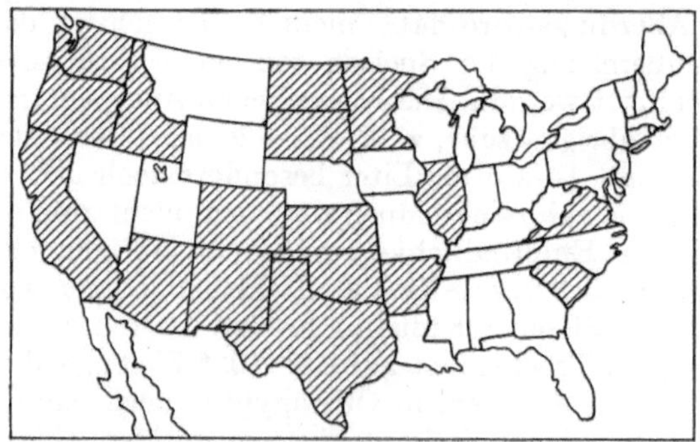

Abb. 93. Verteilung von mottled enamel in den USA.
Gestreift: Staaten, aus denen das Vorkommen von mottled enamel in wenigstens einer Provinz berichtet wurde.
Weiss: Staaten, aus denen das Vorkommen von mottled enamel nicht berichtet wurde.

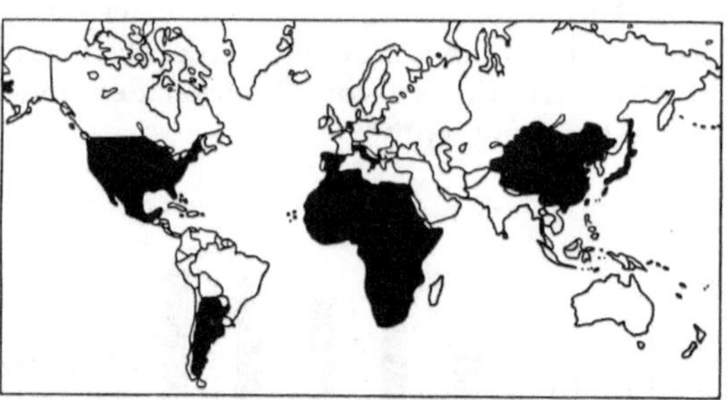

Abb. 94. Verteilung von mottled enamel in der Welt.
Schwarz: Staaten, aus denen das Vorkommen von mottled enamel in wenigstens einer Provinz berichtet wurde.
Weiß: Staaten, aus denen das Vorkommen von mottled enamel nicht berichtet wurde.

Eine besonders seltene Quelle der Erkrankung an gesprenkelten Zähnen beschrieben ROHOLM und BRINCK ([5560], siehe auch [5563]). Hier wurde der Defekt bei 2 Kindern von Kryolitharbeiterinnen beobachtet. Die Aufnahme von F′ durch die Mütter zeigte sich in sonstigen Zeichen schwerer Fluorose. Die Kinder wurden 18 Monate gestillt. Die Milchzähne waren normal, nur die bleibenden defekt. Das F′ war also nicht wesentlich durch die Placenta, wohl aber durch die Mutter-

[5559] WALKER, O. J. u. SPENCER, E. Y.: Canad. J. Res. 15, Sect. B 305 (1937), Rona 104, 502. C. 1938 I, 1157. Werte bis 4,6 mg F/Liter.
[5560] BRINCH, O. u. ROHOLM, K.: Paradentium 6, Nr. 7 (1934).
[5561] MOLLER, P. F.: Brit. J. Radiolog. 12, 13 (1939), Rona 112, 506.
[5561, I] BROMEHEAD, C. N.: Lancet 1941 I, 673, Rona 132, 188.
[5561, II] BROMEHEAD, C. N., MURRAY, M. M. u. WILSON, D. C.: Lancet 1943, 490. C. 1943 II, 833.

milch zugeführt worden. Bei einem Fall hatte die Mutter schon 3 Jahre den Betrieb verlassen. Das Fluorid mußte also aus dem Skelett mobilisiert worden sein, was bei unzureichendem Gehalt von Ca·· in der Ernährung während der Lactation durch Mobilisierung des Knochenkalks verständlich ist.

2. Schädigungen in der Industrie. ([5561], siehe auch [5562]). Die chronische Schädigung der Knochen von Arbeitern in Fabriken, die Kryolith verarbeiten, wurde von MOLLER und GUDJONSSON[5568] entdeckt, durch ROHOLM[5563] genau untersucht und beschrieben. Der Verlauf begann mit uncharakteristischen Symptomen wie Appetitlosigkeit, Übelkeit und Erbrechen, wohl hervorgerufen durch Verschlucken eingeatmeten Staubes. Diese Symptome schwanden rasch, weniger eine Obstipation. Durch Einatmung trat gelegentlich Husten und Auswurf, röntgenologisch Fibrose auf. Tuberkulose war nicht besonders häufig, aber auch nicht besonders selten.

Das Körpergewicht zeigte keine prinzipielle Abnahme, also nicht entsprechend den Versuchen an Tieren mit höheren Dosen, wird doch von ROHOLM die täglich wirklich aufgenommene Menge von F' mit 0,2—0,35 mg/kg geschätzt.

Bei der Untersuchung fand sich nur gelegentlich Abnahme der Zahl der Erythrocyten mit Steigerung des Färbeindex, sonst Leukocyten normal, aber Vermehrung der Stabkernigen; weder die Koagulationszeit des Blutes noch der Ca··-Gehalt war verändert. Im Harn fanden sich selten einige Erythrocyten im Sediment. Der Fluorgehalt der Organe von 2 Arbeitern, die längere Zeit in einer Kopenhagener Fabrik gearbeitet hatten, dürfte von Interesse sein (Tab. 424).

Tabelle 424.

	Zahlen in mg%₀ Trockengewicht	
	Fall 1	. Fall 2
Magen	1,2	1,6
Leber.	0,44	0,32
Milz	0,67	0,
Niere	2,4	2,3
Lunge	79,2	10,8
Herz	0,7	0,53

Auffällig ist der hohe Gehalt der Lunge, vielleicht kombiniert mit einem höheren Gehalt an Al···, da sonst solche Anhäufung nicht berichtet wird. (Weitere Analysen bei BROMEHEAD[5561, I u. II].)

Am wichtigsten sind die Veränderungen in dem *Knochensystem*. Röntgenologisch fand sich nach etwa 2jähriger Arbeit eine Verminderung der Knochenzeichnung mit verstärkter Schattenbildung. Beim Menschen überwiegen also ganz die osteosklerotischen Prozesse. Zur Entstehung einer Osteosklerose wurden von BRUN, BUCHWALD und ROHOLM[3864, I] 25 mg F' am Tage für notwendig gehalten. Nach einer Arbeit von 4,8 Jahren begann die Verkalkung der Bänder, und nach 11,2 Jahren zeigten sich schwerste Verkalkungen der Bänder, die schließlich z. B. an der Wirbelsäule zu Spangenbildung und völliger Steifheit führten, also ein Bild ähnlich der Bechterewschen Erkrankung. Bei Aufhören oder Unterbrechen der Arbeit fand sich rasch Rückbildung der Knochenverkalkungen, weniger der der Bänder. (Über die F'-Ausscheidung solcher Arbeiter siehe S. 685f.) Die Neubildungen sind also dieselben, wie sie bei den Tieren vorkommen und zwar auch da gerade in den Bändern und Muskelansätzen.

[5562] CANNAVA, A.: Boll. Soc. med. chir. Catania 5, 455 (1937), Rona 108, 511.
[5563] ROHOLM, K.: Arch. f. Gewerbepathologie u. Gewerbehygiene 7, 255 (1936).
[5564] HJORT, O. E.: Nord. med. Tidskr. 16, Nr. 15, 47 (1938). C. 1939 I, 999.

Bei der Sektion von 2 langjährigen Arbeitern fiel das außerordentlich verstärkte Knochengewicht auf. Das Sternum wog 176 g gegen 32, die Clavicula 42 g gegen 24 g der Norm. Es war also eine starke Verkalkung vorhanden, die sich überall verfolgen ließ, z. B. in den HAVERSschen Kanälen, wobei teilweise die Zellen völlig verlorengegangen waren. In der Grundsubstanz der Wirbelkörper zeigten sich große runde Kalkkörnchen bis 23 μ Durchmesser und auch sonst unregelmäßige Verkalkung. Knochenresorption, bedingt nicht durch Osteoclasten, sondern Kapillartätigkeit. Der Gehalt an Fluorid stieg bis 1,3 % in der Asche.

Die *Zähne* der Arbeiter zeigten keine gesteigerte, aber auch keine verminderte Bereitschaft für Caries; Pulpahöhle und Wurzelkanal waren eng, Zementneubildung, Periodontalspalten verwaschen. Bei 4 Arbeitern, die 10 Jahre in dem Betrieb gearbeitet hatten, enthielt die Zahnasche 0,14—0,53 % F', war also etwa 10fach erhöht gegen die Norm, während die Knochen eine 60fache Anreicherung zeigten. Hierbei wurde nicht der Schmelz einzeln analysiert, für den nur eine geringfügige Zunahme übrigbleibt.

In Fabriken mit guter Entlüftung und Absaugung des Staubes (statt Fegens) wurden übrigens keine Fluoridschädigungen wahrgenommen[5564].

In *Flußsäurefabriken* fand sich, abgesehen von lokaler Verätzung der Haut, die als akute Schädigung zu werten ist (Angaben dazu für die keramische Industrie[5565]), keine Schädigung, auch röntgenologisch keine Knochenveränderungen. In der Nachbarschaft der betreffenden Apparate wurde bis zu 0,011 bis 0,021 mg F'/Liter Luft gemessen. Diese Mengen waren ausreichend, um bei längerer Einatmung an Tieren schon schwerere Schädigungen herbeizuführen. Daß die Arbeiter tatsächlich F' aufgenommen hatten, zeigen die Urinuntersuchungen, die einen Durchschnittswert von 3,65 $\pm$ 0,54 mg F'/Liter Urin feststellten[5566]. Das Fehlen der Knochenschädigung dokumentiert nur die Notwendigkeit, daß langdauernde und kontinuierliche Zufuhr von Fluoriden stattfinden muß, um eine Erkrankung zu erzielen.

Bei Einatmung von BeF_2-Dämpfen wurden in russischen Betrieben Bronchitis, Bronchiolitis, Emphysem, Infiltrationen, Lymphstase und in schweren Fällen Pneumosklerose beobachtet[5567].

3. Verschiedenes — Therapie. Bei den Wirkungen auf die Knochen bestand die Möglichkeit, daß die Knochenheilung durch Gabe von F' begünstigt werden würde, obwohl die Knochen bei Versuchstieren und auch (nach ROHOLM) am Menschen trotz des höheren Gewichtes brüchiger waren. Versuche von VOLKMANN[5569] führten zu einem völlig negativen Resultat.

MAY[5570] und LITZKA[4254, 4602] haben mit Fluortyrosin einen günstigen Effekt bei Morbus Basedow erzielt. Der Stoffwechsel und manche Symptome wurden gesenkt. v. HODENBERG[5571, I] fand nur in leichten Fällen von Hyperthyreose gelegentlich einen günstigen Effekt, ebenso CASTERRA[2527, I] nach 3-Fluor-4-oxyphenylessigsäure. Über die Beeinflussung der Schilddrüse wurde schon früher gesprochen. Von anderer Seite[5571] fand sich nach NaF keine sichere Beeinflussung einer Basedowstruma, eher vielleicht eine Verschlechterung des Krankheitsbildes.

[5565] ZIENER, TH.: Sprechsaal Keramik usw. 71, 185 (1938). C. 1939 I, 999.
[5566] MACHLE, W. u. EVANS, E. E.: J. industr. Hygien. Toxikologie 22, 213 (1940), Rona 122, 669. C. 1940 II, 2503.
[5567] BERKOWITZ, M. u. ISRAEL, B.: Klin. Med. 18, (21) 117(1940). Moskau. C. 1940 II, 3363.
[5568] MOLLER, P. F. u GUDJONSSON, SK.: Acta radiolog. 13, 269 (1932).
[5569] VOLKMANN, J.: Bruns Beiträge 164, 487 (1936). Klin. Wschr. 1937, 965.
[5570] MAY, W.: Klin. Wschr. 1935 I, 790, Rona 88, 135.
[5571] SCHTEINGART, M. u. SAMMARTINO, R.: Rev. Soc. argent. Biol. 8, 505. (1932), Rona 73, 530.
[5571, I] v. HODENBERG: Dtsch. med. Wschr. 1941, 706.

MANOLESCO[5571, II] will nach 5—7 Monaten dauernder Behandlung mit dem besser verträglichen NH_4F Heilungen auch bei schwerem Basedow gesehen haben. Eine Beziehung zu den Schilddrüsen hat sich in den Untersuchungen an Kryolitharbeitern nicht gefunden. ROHOLM gibt an, daß er unter 60 Arbeitern einmal die Andeutung eines Kropfes gesehen hatte. In Gegenden mit gesprenkelten Zähnen wird nirgends eine besondere Häufigkeit von Struma berichtet.

Bei den Tierversuchen haben wir über vorwiegend negative Befunde berichtet auf S. 1050, 1068, 1073, 1075.

P. Gegengiftwirkungen.

Bei den Gegengiftwirkungen im Organismus wird man vielfache theoretische Möglichkeiten vorfinden, aber ob die vorgestellten Reaktionen, die meistens aus der Chemie des Reagensglases hergeleitet werden, im Verbande des Organismus maßgeblich sind, ist zweifelhaft.

Wenn ein Tier mit destilliertem Wasser vergiftet worden ist, wird man durch NaCl-Gabe eine therapeutische Wirkung erzielen[5575]. Diese Wirkung ist trivial. Nicht selbstverständlich ist die Entgiftung von KCl durch gleichzeitige Injektion von NaCl, die EMMENS und MARKS[4650, I] glückte. Eine weitere Möglichkeit ergibt sich aus folgendem Versuch[5572]: Bei Prüfung der Toxizität von kolloidalen Cu-Lösungen fand sich bei Cuproverbindungen folgende Reihe der Giftigkeit: $J' > CN' > SCN' > S''$, bei Cupriverbindungen: $CO_3'' > OH' > Fe(CN)_6 > S''$. Die Wirkung ist abhängig davon, wie schnell eine Lösung des Kolloids eintritt, zum Teil mit Bildung von ionisiertem Kupfer. Daß die Giftigkeit sich nach der Löslichkeit ordnet, und Sulfid im Abstand von den anderen Anionen geringere Giftigkeit aufweist, wird leicht verständlich sein. Arsenik und Pb-Arsenat wird durch NaF oder Kryolith entgiftet. Das soll durch einen F-As-Komplex erklärbar sein[5573, I].

Noch problematischer sind die Berichte über die Erfolge bei einer Verätzung mit Fluorwasserstoff[5573]. Die lokale Anwendung von $NaHCO_3$ und MgO-Glycerinpaste wird man noch allenfalls verständlich finden. Aber hier interessiert uns die Vorschrift, die geschädigte Stelle mit 10% Ca-Gluconatlösung zu umspritzen. Diese Therapie soll dahin zielen, Fluorwasserstoff als CaF_2 zu fällen. Wir wollen ganz davon absehen, wie rasch das eindringende HF sich im Gewebe bewegt und welche Wege der Resorption es einschlägt, aber auch eine Fällung als CaF_2 würde nicht viel helfen, da diese doch verhältnismäßig stark lösliche Verbindung an sich eine lokal nekrotisierende Wirkung besitzt. Wenn wirklich eine Fällung erfolgt, dann würde das Fluorid nur noch längere Zeit an den betreffenden Ort fixiert. Diese Überlegungen würden natürlich die Frage durchaus nicht absurd erscheinen lassen, ob nicht eine physiologische Funktion als Mittler des Antagonismus wirkt — immer vorausgesetzt, daß die günstige Wirkung einer solchen Umspritzung tatsächlich erwiesen ist. Daß man durch einfache Annahme solcher in corpore verlaufenden Reaktionen leicht irregeführt werden kann, zeigen die positiv verlaufenen Versuche, die Entgiftung der Benzoesäure durch Kuppelung an Glykokoll und ihre Ausscheidung als Hippursäure durch Darreichung von Glykokoll zu bewerkstelligen. Dasselbe erwies sich als unspezifisch, denn ebenso wirkten' $NaHCO_3$, Na_2SO_4, $KHSO_4$[5574].

[5571, II] MANOLESCO, H.: Arch. Neurol. (Bucarest) 6, 139 (1942), Rona 132, 296.
[5572] SPAGNOL, G.: Arch. di Sci. biol. 10, 1 (1927), Rona 44, 830.
[5573] JONES, A. TH.: J. industr. Hygien. Toxikol. 21, 205 (1939). C. 1940 II, 662.
[5573, I] MARCOVITCH, S.: J. ind. Hyg. 29, 175 (1947), Rona 135, 164.
[5574] GRIFFITH, W. H.: J. biol. Chem. 109, XXXIX (1935), Rona 89, 8.

Funktionell aus sonstigen pharmakologischen Eigenschaften ableitbar ist die Möglichkeit, durch Vorbehandlung mit Bromiden die Krampfwirkung anderer Agentien zu unterdrücken. Darüber wurde in früheren Abschnitten ausführlich berichtet. Bei Acetanilid wurde sowohl die Toxizität, als auch in geringerem Maße die antipyretische Wirkung bei weißen Ratten vermindert[5576], letzteres nicht ohne weiteres aus der Pharmakologie des Bromids abzuleiten.

Aber es sind noch andere Faktoren zu beachten. Wir erwähnen die Entgiftung der Alkaloide. Es fand sich eine entgiftende Wirkung von Bromiden gegenüber Strychnin[5578, 5582]. Diese antitetanische Wirkung ließ sich auch mit anderen Halogenen wiederholen. So konnte die minimal tödliche Dosis von Strychninnitrat durch die 1800fachen Mole von NaCl, 400 von NaBr und 1900 von NaJ bei Einbringen in den Magen beseitigt werden[5578]. Hierbei wird in Betracht zu ziehen sein, daß in vitro durch Zugabe großer Mengen von NaCl zu Strychnin eine Fällung des Strychnins erreicht werden kann, und auf diesen Effekt soll sich die Wirkung zurückführen lassen. Dasselbe ließ sich durch intravenöse Dosierung erreichen und zwar sowohl bei Chinin[5577, 5581] als auch Strychnin, ebenso mit Sulfat[5580], Phosphat[5579]. Bei dieser Zufuhr fällt es schwer, eine Ausfällung als Ursache überhaupt in Betracht zu ziehen. Das ließe sich schon eher bei gleichzeitiger subcutaner Injektion, z. B. bei Sulfat die 4200fache, bei NaCl die 1800fache und NaJ die 1800fache Menge[5583] erwägen. Thiosulfat vermehrte die Giftwirkung von Strychnin, während NaCl die Giftwirkung proportional der Konzentration des Salzes hemmte[5584]. Die letzte Methode ist besonders mit Spartein jetzt beliebt, als ein moderner Beweis des Waltens Gottes in der Balneologie.

Aber welche Ursachen sind hier möglich? Schon die Einbringung beider Lösungen in den Magen braucht nicht zur Fällung zu führen, da die Magensaftsekretion eine rasche Verdünnung herbeiführt. Diese wird um so stärker sein, je konzentrierter das Salz ist. Damit wird die Resorption verzögert und eine Entgiftung erreicht. Das gilt auch für die subcutane Gabe, hier aber kompliziert mit der tatsächlichen Fällung, der lokalen Durchblutung usw. Dazu kommt bei intravenöser Gabe besonders deutlich der Einstrom von Flüssigkeit aus dem Gewebe — vom Zentralnervensystem her stark und langdauernd — der ein Eindringen des Giftes hemmt, und schließlich die Ausscheidung von Säuren und die daraus resultierende Acidose, die eine Bindung an die Organe erschwert. Damit sind noch nicht die atemerregende Wirkung, die Wirkung durch Diurese auf die Ausscheidung und Entgiftung und viele andere Faktoren berücksichtigt, die alle nicht spezifisch sind oder die Annahme einer Stoffwechselwirkung irgendwelcher besonderen Art notwendig machen.

Trotz dieser Bedenken werden wir gelegentlich direkte oder indirekte chemische Reaktionen als Ursache einer Entgiftung kennenlernen. Bei der Giftwirkung von $HgCl_2$ auf Stichlinge soll durch Zusatz von NaCl zuerst eine Steigerung der Giftwirkung vorhanden sein (am meisten 0,1 %), dann nimmt die

[5575] SCHATZ, W. J.: Verh. 14. internat. Kongr. f. Physiol. 224 (1932), Rona 72, 82.

[5576] SMITH, P. K. u. HAMBOURGER, W. E.: J. Pharm. exp. Ther. 55, 200 (1935), Rona 92, 175.

[5577] SIMON, I.: Bull. Soc. ital. Biol. sper. 9, 958 (1934), Rona 84, 511.

[5578] SIMON, I.: Arch. internat. pharmacodyn. ther. 33, 61 (1927), Rona 43, 734.

[5579] SIMON, I.: Boll. Soc. ital. Biol. sper. 14, 133 (1939), Rona 115, 125.

[5580] SIMON, I.: Boll. Soc. ital. Biol. sper. 14, 132 (1939), Rona 115, 125.

[5581] MARTIGNETTI, G.: Arch. Farmacol. sper. 58, 14 (1934), Rona 82, 688.

[5582] CAMPO, G.: Arch. internat. pharmacodyn. therap. 33, 73 (1927), Rona 43, 624.

[5583] TRABUCCHI, E.: Boll. Soc. ital. Biol. sper. 8, 708 (1933) Rona 76, 378.

[5584] WARD, J. C., SPENCER, D. u. GARLOUGH, F. E.: J. amer. pharmaceut. Assoc. 26, 129 (1937), Rona 101, 351.

Wirkung ab (1,5% NaCl) um dann wieder zuzunehmen. Die mittlere Phase der Abnahme soll durch Einschränkung der Dissoziation zu erklären sein[5585, I]. Diese Erklärung scheint plausibel. Wie aber Salze von Dimethyl-phenazarsoniumhydroxyd so different toxisch sein können, daß die tödliche subcutane Dosis bei der Maus für die Base selbst 2 mg/kg, das Nitrat 8 mg/kg, Acetat 23 mg/kg und Sulfat 35 mg/kg beträgt, ist unverständlich[5585].

1. Oxydierende Anionen. *Chlorat* wurde als günstig bei Polyomyelitis der Affen gefunden[5590]. Von anderen Autoren konnte das nicht bestätigt werden[5589].

Nitrat. Ebenso wie NO_2' wirkte — wohl durch teilweise Umwandlung von Hämoglobin in Methämoglobin — Nitrat günstig bei Vergiftung mit Blausäure[5586] und Schwefelwasserstoff[5588]. Diese entgiftende Wirkung könnte andererseits nicht auf der Methämoglobinbildung und Bildung schwach dissoziierten Cyanmethämoglobins beruhen, sondern auf einer direkt oxydierenden Wirkung, da die nach HCN-Gabe auftretende Vermehrung von Rhodanid im Blut sich verhindern ließ[5587]. Allerdings war nur eine Verzögerung der Bildung festzustellen, so daß auch von SMITH und Mitarbeitern[5587, I] die Bindung an Methämoglobin angenommen wurde. Durch Bindung von Methämoglobin ließ sich die Giftwirkung des Fluorids abschwächen[5591], aber die Wirkung war schwach und erstreckte sich weder auf die Erscheinungen der Ca''-Fällung (Krämpfe), noch auf die lokalen Nekrosen (KARASSIK, ROCHKOW und WINOGRADOWA[2498]).

2. Sulfat. Am bekanntesten ist die Gegengiftwirkung gegenüber Ba''-Salzen, die durch die Bildung des unlöslichen und damit ungiftigen $BaSO_4$ bedingt ist. HERRMANN[4087, 4088] konnte eine Entgiftung am isolierten Froschherzen durch äquimolekulare Mengen von Na_2SO_4 selbst dann noch erzielen, wenn durch Auswaschen kein Effekt mehr zu erreichen war; wurde aber $CaSO_4$ statt Na_2SO_4 gegeben, dann gelang es wegen des übrigbleibenden Ca'' nicht. Es glückte eine Entgiftung bei Fröschen, und zwar selbst in molekular geringerer Menge, ebenso bei Kaninchen. Nach subcutaner Vergiftung mit $BaCl_2$ mußten aber die 20fachen Mengen Na_2SO_4 peroral gegeben werden, bei intravenöser Gabe beider Substanzen gelang die Entgiftung schlechter. Bei gleichzeitiger Infusion von Sulfat und $BaCl_2$ ließ sich eine Entgiftung bei 5fach größeren Mengen von SO_4'' und nur für rasche Infusionen erzielen. Bei langsamer Injektion soll das Sulfation zu rasch der Ausscheidung unterliegen[5592].

Das Problem der Entgiftung von Phenolen und solcher Substanzen, die als Ätherschwefelsäure ausgeschieden werden, wurde schon früher erörtert. Eine antidotische Wirkung des Sulfats ist durchaus fraglich, wird aber immer wieder behauptet, z. B. an Fröschen[5592, I], die wegen ihres geringen Stoffwechsels für diese Art des Wirkungsmechanismus kein Argument bilden können, selbst bei positivem Befund.

[5585] KARASIK, V. u. LICHACEV, M.: C. rend. Acad. Sci. URSS 4, 322 (1936), Rona 100, 152. C. 1937 II, 1613.
[5585, I] BINET, L. u. NICOLLE, P.: C. rend. Soc. Biol. 134, 562 (1940), Rona 126, 319.
[5586] BRAGA, C.: Ateneo parm. II. 7, 201 (1935), Rona 89, 223.
[5587] SMITH, R. G. u. MUKERJI, B.: J. Pharm. exp. Ther. 66, 34 (1939).
[5587, I] SMITH, R. G., MUKERJI, B. u. SEABURY, J. H.: J. of Pharmacol. 68, 351 (1940), Rona 123, 671.
[5588] KARASSIK, WL. M. u. SCHELOCHANOWA, W. E.: Fiziol. Z. 18, 498 (1935), Rona 87, 667.
[5589] SAUCIER, J. u. STEWART, O. W.: Canad. med. Assoc. 42, 19. C. 1940 I, 2023.
[5590] CONTAT, C. u. SPYCHER, C.: Schweiz. med. Wschr. 69, 719 (1939). C. 1940 I, 1065.
[5591] ROSCHKOW, W. u. WINOGRADOWA, O.: Fiziol. Z. 19, 585 (1935), Rona 91, 444.
[5592] SCREMIN, L.: Arch. internat. pharmacodyn. ther. 32, 207 (1926), Rona 40, 148.
[5592, I] BERTELLI, S.: Arch. farmacol. sper. 69, 195 (1940), Rona 123, 510. C. 1941 II, 2583.
Nitrat verstärkte die Wirkung, NaCl wirkte nicht.

Bei Vergiftungen von Kaninchen mit Chinin und As-Verbindungen soll durch Vorbehandlung der Tiere mit Karlsbader Sprudel die Entgiftung dadurch begünstigt werden, daß die Leber mehr Giftstoff aufnähme (OESTREICHER[3701]).

3. Thiosulfat. Kaum eine Verbindung ist so vielseitig als Antidot und als Heilmittel gebraucht worden wie Thiosulfat. Als Heilmittel wird eine günstige Wirkung angegeben selbst bei solchen Krankheiten wie multipler Sklerose[5594]. Häufig wird über eine *antianaphylaktische Wirkung* des S_2O_3'' berichtet gegenüber dem anaphylaktischen Schock von Meerschweinchen, die mit artfremdem Serum sensibilisiert waren, wobei die Tuberkulinreaktion nicht beeinflußt wurde[5598]. Notwendig war eine Injektion mindestens 90 Minuten vor der zweiten Injektion des Eiweißes, und der Schutz dauerte 4—6 Tage[5595] (KABELIK[2484]). Aber auch nur 2 Stunden Dauer werden angegeben[5596].

Ähnlich wie Thiosulfat wirken andere reduzierende Substanzen: z. B. Ascorbinsäure, Glutathion, Cystein[5596]. Anscheinend wirkt das Thiosulfat indirekt, denn selbst das Serum von Tieren, die mit dieser Substanz behandelt wurden, vermag eine antianaphylaktische Wirkung zu vermitteln (KABELIK[2484]), es soll schon ausreichen, wenn S_2O_3'' mit dem sensibilisierenden Serum stehenbleibt[5594]. Als Dosen werden angegeben pro Meerschweinchen 50—100 mg. Allergische Zustände sollen auch günstig reagieren[5593, 5597]. Der Mechanismus dieser Wirkung verliert sich im Dunkel dieser Krankheitserscheinungen. Besonders in der Kombination mit Ca als Ca-Thiosulfat, soll es zur Hemmung der Exsudation und Beschleunigung der Rückresorption dienen und wurde gegen Lungentuberkulose empfohlen[5600, I].

Aber uns interessiert vor allen Dingen die *antidotische Wirkung* des Thiosulfats, über die eine ausführliche Literaturübersicht kürzlich von WENDT[3749] gegeben wurde. Die Anwendungen sind außerordentlich vielseitig und die Versuche aus verschiedenen Gründen gerechtfertigt. Unter diesen ist als erster zu rechnen, daß es sich um eine außerordentlich *wenig giftige Substanz* handelt, so daß eine Anwendung kaum ein Risiko mit sich bringt. Das zeigen auch die Versuche von MENEGHETTI[1745] u. a. über das Schicksal des Thiosulfats im Organismus. Während bei peroraler Zufuhr durch die Magensalzsäure elementarer Schwefel, Sulfit und Polythionate entstehen können, entfällt das völlig bei parenteraler Gabe. Weder Sulfit noch H_2S konnten nachgewiesen werden, und in der Ausscheidung erschien es nur wenig unzersetzt, meistens aber als Sulfat. Der im Molekül 2fach negativ geladene Schwefel wird also rasch oxydiert, läßt aber theoretisch die Möglichkeit zu, daß wenigstens bei Anwesenheit von Fängern für den *negativen Schwefel* eine Entgiftung z. B. von Metallen durch Bildung unlöslichen Sulfides stattfinden kann. Daß unter besonderen Bedingungen eine Ähnlichkeit mit H_2S besteht, zeigt die Begünstigung der Cyanose nach Sulfanilamid durch S_2O_3'', Schwefelblüten und S_nH_m bei Mäusen. Es bildete sich Verdohämochromogen. Cystein wirkte nicht[5603, I].

[5593] WENDT, H.: Dtsch. med. Wschr. **1937**, 1832.
[5594] MESZARO, K. u. LAUBAL, S.: Fortschr. d. Therap. **12**, 738 (1936). C. **1937 I**, 4983.
[5595] VERNETTI BLINA, L.: Giorn. clin. med. **16**, 349 (1935), Rona **86**, 652.
[5596] HOCHWALD, A.: Z. exp. Med. **98**, 578 (1936), Rona **95**, 510.
[5597] KLEIN, J. E.: Arch. Pediatrics **55**, 197 (1938). C. **1939 I**, 4209.
[5598] VAUDESTRATE, M.: C. rend. Soc. Biol. **112**, 357 (1933).
[5599] MYERS, H. B. u. FERGUSON, CH.: Proc. Soc. exp. Biol. Med. **25**, 784 (1928), Rona **47**, 503.
[5600] SAKURAI, K.: Naunyn-Schmiedebergs Arch. **109**, 214 (1925).
[5600, I] WOLFF, H.: Z. Tuberkulose **90**, 107, (1943), C **1943 II**, 743.
[5601] POMETTA: Schweiz. med. Wschr. **61**, 1040 (1931).
[5602] DE VEVEY, A.: Bull. Therapeutique Nr. 3, Febr. 1929, zit. nach Draegerhefte **1936**, 3085.

Wenn die Blutdrucksteigerung auf Tyramin durch tägliche Gabe von $Na_2S_2O_3$ an Kaninchen vermindert wurde, so wurde das auf eine Begünstigung der für die Tyraminentgiftung angenommenen *Sulfatkuppelung* zurückgeführt[5603, II]. Daneben steht aber die starke Fähigkeit zur *Komplexbildung*. So wirkte Cu als Sulfat auf das Froschherz lähmend, während die komplexe Bindung mit S_2O_3'' jede lähmende Wirkung vermissen ließ. Auch bei parenteraler Gabe entfaltete sich die toxische Wirkung auf Blutdruck und Atemzentrum nur sehr langsam (CACCIAVILLANI[4091]).

Dann ist die Eigenschaft des Thiosulfats als *Reduktionsmittel* zu erwähnen. Die tödliche Vergiftung mit Nitrit ließ sich bei der Katze (weniger bei Kaninchen) durch S_2O_3'' verhindern. Anilin wurde nicht deutlich beeinflußt[5600]. Vielleicht ist die Fähigkeit, Kaninchen, die die 2fach tödliche Dosis von Jodtinktur erhalten hatten, zu retten, auch auf eine reduzierende Wirkung zurückzuführen[5599]. Gegen diese einfache Deutung spricht, daß die Zufuhr am besten wirksam war, wenn sie wiederholt per os verabfolgt wurde. Jodessigsäure ließ sich nur entgiften, wenn sie mit Thiosulfat vorher gemischt wurde und dann erst zur Injektion kam (QUASTEL und WHEATLEY[1744]).

Wir wollen kurz die Entgiftungsversuche mit Thiosulfat aufzählen, ohne Vollständigkeit anzustreben. Man wird vielerlei Ergänzungen bei WENDT[3749] finden, auf die es sich hier nicht lohnt einzugehen. Denn wo wurde Thiosulfat nicht wenigstens versucht und — wenn mit Weltanschauung vorgenommen —, auch mit günstigem Erfolg!

Kohlenoxydvergiftung. Günstige Wirkung wurde behauptet, auch raschere Erholung[5601, 5620 u. a.]. Eine Beschleunigung der CO-Eliminierung in 16 Experimenten an Hunden ließ sich mit Dosen von 0,1—0,5 g/kg nicht nachweisen[5603].

Eisen. $FeCl_3$ zu gleichen Teilen mit $Na_2S_2O_3$ gemischt und Hunden und Kaninchen injiziert, war viel weniger giftig. Es komme dabei zur Reduktion des $Fe^{\cdot\cdot\cdot}$ zu $Fe^{\cdot\cdot}$ und Bildung von Tetrathionat[5604].

Chromat ließ sich weder durch Sulfat noch Thiosulfat entgiften, und zwar weder hinsichtlich der Methämoglobinbildung, noch der Nieren- und Darmschädigungen. Eine Reduktion des Chromats zu $Cr^{\cdot\cdot\cdot}$ fand nicht beschleunigt statt, was auch nach Versuchen in vitro nicht zu erwarten war[5605].

Quecksilber. Günstige Wirkungen sollen vor allen Dingen bei Stomatitis merkurialis in der Klinik beobachtet worden sein (WENDT). Im Tierversuch wurde weder an Hunden[5600] noch an Kaninchen[5606, 5607] eine günstige Wirkung auf die Vergiftung mit Sublimat oder Hg-Salicylat gesehen, sowohl was die Diurese als die Nierenschädigung oder den tödlichen Ausgang anbetrifft. Also käme eine Entgiftung über HgS-Bildung nicht in Frage. Geringe Wirkungen wurden gesehen bei sofortiger Magenspülung mit S_2O_3''-haltigen Lösungen, nicht aber später[5609].

Blei. Über günstige Wirkung von Thiosulfat bei Bleivergiftung wurde vielfach berichtet (siehe [5614]). Die akute Lähmung nach Injektion von Pb-Acetat

[5603] CHAMBON, M. u. BOUVET, G.: C. rend. Soc. Biol. 114, 45 (1933), Rona 77, 178.

[5603, I] RICHARDSON, A. P.: J. Pharm. exp. Therap. 71, 203 (1941). C. 1942 I, 1158.

[5603, II] LOEPER, M., COTTET, I., VIGNALOU, I. u. PARROD, I.: C. rend. Soc. Biol. 131, 1033 (1939). C. 1942 II, 922.

[5604] CHYTIL, FR.: C. rend. Soc. Biol. 102, 265 (1929), Rona 56, 194.

[5605] RABBENO, A.: Arch. ital. Sci. farmacol. 5, 175 (1936), Rona 95, 524.

[5606] YOUNG, A. G. u. TAYLOR, F. H.: J. of Pharmacol. 39, 248 (1930), Rona 58, 184.

[5607] YOUNG, A. G. u. TAYLOR, F. H.: J. of Pharmacol. 42, 185 (1931), Rona 63, 392.

[5608] MELVILLE, I. K. u. BRUGER, M.: J. of Pharmacol. 37, 1 (1929), Rona 53, 272.

[5609] CARRATALA, R. E. u. GUERRA, C.: Rev. med. leg. Jurisprud. med. 2, 192 (1936), Rona 97, 349.

an Meerschweinchen ließ sich durch gleichzeitige Gabe verhindern[5609, 1]. Das Krankheitsbild soll sich ändern, der Pb-Gehalt des Blutes sank in 14 Tagen auf die Hälfte[5614, 5615]. Bei chronischer Vergiftung von Kaninchen ließ sich die Ausscheidung von Koproporphyrin unterdrücken[5610]. Andererseits wurde eine vermehrte Ausscheidung von Pb bei Ratten, Meerschweinchen oder Kaninchen nur in ganz geringem Maße beobachtet und auf eine alkalisierende Wirkung bezogen[5613]. Hier ist zu bemerken, daß eine alkalische Wirkung von S_2O_3'' nicht zu erwarten ist, da aus dem Thiosulfat 4 Äquivalente Sulfat entstehen, eine vermehrte Ausscheidung eher durch Mobilisierung des Pb aus dem Knochen erklärt werden kann. LINGUERRI[5611, 5612] fand keine günstige Wirkung und bezieht diesen Mangel darauf, daß Pb im Organismus vorwiegend als Phosphat abgelagert ist, und daß dieser nur bei großem Überschuß das Pb für eine komplexe Thiosulfatverbindung freigäbe. Allerdings braucht eine Entgiftung durchaus nicht über eine chemische Reaktion stattzufinden. Merkwürdig ist, daß bei den vereinzelten begeisterten Berichten aus der Klinik sich dieses Behandlungsverfahren keiner größeren Beliebtheit erfreut.

Thallium. Dieses Metall setzt sich im Organismus und im Magen in das schwerlösliche Thallochlorid um, was sich auch in vitro beweisen ließ. Der Niederschlag ließ sich durch einen vielfachen Überschuß von Thiosulfat in Lösung bringen, wie er im Organismus nicht in Frage kommt. Eine Entgiftung des Thalliums durch Thiosulfat war nicht zu erwarten und konnte auch nicht nachgewiesen werden[5616—5620].

Arsenverbindungen. Bei der Dermatitis nach Salvarsan sollen Thiosulfatinjektionen eine gute Behandlungsmethode darstellen (siehe WENDT[3749]). Auch Leberdysfunktionen sollen damit gemildert werden, wobei allerdings etwas sehr primitiv das Funktionsniveau mit Messung der Oberflächenspannung des Urins kontrolliert wurde (LEWIN). Auch bei Atoxyl soll eine Entgiftung zu erzielen sein[5621]. Am besten soll die antidotische Wirkung bei organischen Verbindungen mit 3wertigem As ähnlich dem Salvarsan, dann bei 5wertigen organischen Arsenverbindungen sein, und am geringsten bei arseniger Säure[5622].

Die Vorstellung, daß die Bildung von unlöslichen Arsensulfidverbindungen (eventuell Antimonsulfidverbindungen) die Ursache einer antitoxischen Wirkung sein könnte, ist nach den Untersuchungen von MENEGHETTI nicht wahrscheinlich, zumal diese Verbindungen in kolloidaler Form genau so giftig sind wie As_2S_3. Selbst in vitro ließ sich in den Versuchen von SCADUTO[5623, 5624] keine Bildung von Sulfiden sehen, sondern höchstens bei $p_H < 5,0$, wo aber schon elementarer Schwefel intermediär entsteht.

[5609, 1] BINET, L., CHAUCHARD, P. u. PEREL, L.: C. rend. Soc. Biol. **133**, 563 (1940), Rona **126**, 111. C. **1942** I, 2427.

[5610] BINET, L., PEREL, L. u. GLOTZ, G.: C. rend. Soc. Biol. **132**, 195 (1939), Rona **118**, 666.

[5611] LINGUERRI, R.: Boll. Soc. ital. Biol. sper. **8**, 760 (1933), Rona **76**, 361.

[5612] LINGUERRI, R.: Arch. internat. Pharmacodyn, **46**, 268 (1933), Rona **77**, 344.

[5613] CURTIS, A. C. u. YOUNG, A. G.: J. Laborat. clin. Med. **13**, 628 (1928), Rona **46**, 809.

[5614] SCHMITT, F. u. LOSSIE, H.: Dtsch. Arch. klin. Med. **182**, 200 (1938).

[5615] SCHMITT, F. u. LOSSIE, H.: Dtsch. Arch. klin. Med. **184**, 405 (1939), Rona **117**. 153.

[5616] SAPIENCA, S.: Arch. ital. Sci. farmacol. **3**, 155 (1934), Rona **80**, 711.

[5617] SAPIENCA, S.: Atti. Soc. med. chir. Padowa **11**, 311 (1933), Rona **76**, 757.

[5618] SAPIENCA, S.: Atti. Soc. med. chir. Padowa **11**, 315 (1933), Rona **76**, 758.

[5619] SAPIENCA, S.: Boll. Soc. ital. Biol. sper. **8**, 751 (1933), Rona **76**, 358.

[5620] SAPIENCA. S.: Boll. Soc. ital. Biol. sper. **8**, 755 (1933). Rona **76**, 358.

[5621] KURODA, N.: Acta dermatol. (Kyoto) **13**, 289 (1929), Rona **51**, 821.

[5622] MYERS, C. N., GROEHL, M. R. u. METZ, G. P.: Proc. Soc. exp. Biol. Med. **23**, 97 (1925—26).

[5623] SCADUTO, P.: Boll. Soc. ital. Biol. sper. **6**, 578 (1931), Rona **64**, 810.

[5624] SCADUTO, P.: Arch. internat. Pharmacodyn. **41**, 290 (1931), Rona **66**, 319.

Entsprechend hatte sich in Versuchen an Fröschen, Kaninchen und Hunden eine Veränderung der Arsenikwirkung weder in den Symptomen, noch in histologischen Veränderungen nachweisen lassen[5623, 5624], ebensowenig an Kaninchen mit arseniger Säure und organischen As-Verbindungen[5625]. Auch YOUNG[5628, 5629] sah bei einmaliger Gabe von Arsenik keinen günstigen Effekt bei Kaninchen, wohl aber bei wiederholter Gabe. Besonders die Nierenschädigungen waren histologisch vermindert. Das sei wohl dadurch bedingt, daß durch Thiosulfat Arsenik in eine schwer mobilisierbare Form überführt werde, wodurch die Niere gegen übermäßige Konzentration einen Schutz erlange. Die Arsenausscheidung wurde sowohl bei Kaninchen als auch bei Patienten, die Salvarsan erhalten hatten, vermindert[5629, 5630, I]. Eine an der Grenze der Streuung liegende Verminderung wurde noch mehrere Tage nach einer einmaligen Thiosulfatgabe beobachtet[5626]. Andererseits wurde gerade bei 49 Patienten durch S_2O_3'' die As-Ausscheidung im Harn vermehrt gefunden[5627], wobei es sich fragt, welche Rolle die an sich nur kurze Diurese spielt. Dasselbe wurde allerdings auch ohne Diurese gefunden[5630, II].

Befunde einer Verminderung der Arsenikwirkung bei einer einmaligen Dosis[5630] halten sich im Rahmen der Streuung.

Wenn solche Entgiftung tatsächlich stattfindet, wird man die Frage stellen, ob die chemotherapeutische Wirkung organischer Arsenverbindungen ebenso abgeschwächt wird. So ließ sich die Wirkung von 325 mg/kg Tryparsamid, die bei Ratten eine Infektion mit Trypanosoma Brucei heilte, durch 50 mg/kg $Na_2S_2O_3$ fast völlig verhindern[5630]. Die Wirkung von Salvarsan und anderen As-Verbindungen gegen Spirochäten und Trypanosomen wurde in keiner Weise verändert gefunden[5631]. Salvarsanfeste Recurrensspirochäten verloren sogar ihre Festigkeit, wenn bei Mäusepassagen (17 Passagen waren notwendig) die Mäuse zugleich mit Thiosulfat behandelt wurden. Die Spirochäten behielten später auch ohne Thiosulfat ihre Empfindlichkeit gegen Salvarsan bei[5632]. Auch für refraktäre menschliche Syphilisfälle wird dasselbe behauptet[5636, I].

Blausäure[5633, 5634]. Die Entgiftung der Blausäure durch Thiosulfat ist schon von LANG[2486] im Jahre 1895 demonstriert worden. Der Mechanismus schien sehr klar zu sein, da sich bei jeder Gabe von Blausäure oder auch Nitrilen das im Organismus vorhandene Rhodanid vermehrt und die Ausscheidung zunimmt (SCHLECHTER[412]). Die Menge von Blausäure, die als Rhodanid erscheint, wird dabei von den einzelnen Autoren verschieden angegeben und schwankt auch nach

[5625] MUIR, K. B., STENHOUSE, E. u. BECKER, S. W.: Arch. of Dermatology **41**, 308 (1940). Rona **120**, 349.

[5626] MATTICE, M. R. u. WEISMAN, D.: Amer. J. med. Sci. **193**, 420 (1937), Rona **100**, 460. C. **1937** I, 4386.

[5627] AYRES, S. u. ANDERSON, N. P.: J. amer. med. Assoz. **110**, 886 (1938). C. **1938** II. 1806.

[5628] YOUNG, A. G.: J. Pharmacol. exp. Ther. **31**, 217 (1927), Rona **42**, 844.

[5629] YOUNG, A. G.: J. laborat. a. clin. med. **13**, 622 (1928), Rona **46**, 275.

[5630] KUHN, H. A. u. LOEWENHART, A. S.: J. Pharmacol. exp. Therap. **25**, 160 (1925), Rona **31**, 941.

[5630, I] MATTICE, M. R., BAXT, H. u. BYRNE, J. M.: Arch. of Dermat. **42**, 399 (1940), Rona **125**, 664. C. **1941** I. 2411. Genaue Messungen an Zuchthäuslern.

[5630, II] GÖTTE, K.: Dissertation Frankfurt 1939, Rona **123**, 658.

[5631] HARRISON, L. W.: Lancet **1925** I. 1161.

[5632] KRITSCHEWSKI, I. L. u. DEMIDOWA, L. W.: Z. Immunitätsforschung **73**, 303 (1932), Rona **68**, 398.

[5633] HUG, E.: Buenos Aires: El Ateno 1934, Rona **82**, 518. Monographie über die Entgiftung der Blausäure.

[5634] WIRTH, W.: Naunyn-Schmiedebergs Arch. **179**, 558 (1935). Umfangreiche Übersicht der Literatur und eigene Versuche.

den Versuchstieren, z. B. wurde keine Vermehrung bei Tauben gefunden, teilweise fand sich nach HUNT bis fast 100% des injizierten CH_3CN als SCN' wieder (SMITH und MALCOLM[408]). Die Umwandlung durch das Kaninchen wurde bei Acetonitril nach Entfernung der Schilddrüse geringer, während die Überführung von HCN in Rhodanid nicht verändert war (BAUMANN, SPRINSON und METZGER[3677]).

Die Überführung schien einfach dadurch vermehrt, daß der 2wertig negative Schwefel des Thiosulfats sich in das HCN-Molekül zu HSCN einfügte. Man kann diese Reaktion durchaus in vitro ausführen, jedoch gehört dazu eine saure Reaktion, die im Organismus niemals möglich sein dürfte, außer vielleicht im Magensaft. Deshalb war die einfache Reaktion nicht ohne weiteres demonstrierbar, d. h. eine deutliche Vermehrung der Reaktion und Überführung von SCN durch Gabe von Thiosulfat war nicht möglich nachzuweisen. Die Erschwerung ergab sich deshalb, weil die Entgiftung der Blausäure teilweise durch Ausatmung erfolgt und die SCN-Bildung großen Schwankungen unterworfen ist. Nach den Untersuchungen von SCHÖBERL und anderen könnte man sogar annehmen, daß bei dem normalen Verlauf der Rhodanidbildung Blausäure sich mit den Disulfidgruppen etwa folgendermaßen bindet:

$$-S-S- + HCN \rightarrow -SH + -SCN$$

So gelang es nach Gabe von Glutathion eine Entgiftung zu erzielen, aber bei der Analyse der Organe fand sich bei den behandelten Tieren der Rhodanidgehalt nicht vermehrt, der Cyanidgehalt deutlich vermindert[5635]. Also schien ein anderer Entgiftungsweg begünstigt zu sein (über CNO'?). Da S_2O_3'' in manchen Organen die Glutathionmengen vermehren kann, wäre hier ein Weg der Erklärung. WIRTH[5634] konnte am isolierten Froschherzen weder durch Thiosulfat noch durch Tetrathionat eine Entgiftung erzielen, selbst an Kaulquappen der Bufo mamus gelang das nicht, wenn HCN und Thiosulfat zugleich den Bädern der Tiere zugesetzt wurden (CALATRONI[2438]).

Andererseits konnte die durch Blausäure gehemmte Oxydasereaktion in Gewebsschnitten durch S_2O_3'' (zum Teil) wiederhergestellt werden[5636].

Die antagonistische Wirkung des S_2O_3'' gegenüber Blausäure scheint aus der Literatur erwiesen, jedoch erhebt sich die Frage, ob eine schon vorhandene Vergiftung noch beeinflußt werden kann, oder ob eine vorherige Behandlung notwendig ist, um einen Effekt zu erzielen. WIRTH erkennt dem Thiosulfat nur eine Schutzwirkung zu bei seinen Versuchen an weißen Mäusen und Kaninchen. Nun verläuft die Wirkung bei diesen Tieren vielleicht zu rasch, um einen Effekt hervorzubringen, aber auch bei Hunden verlangte MILANESI[5642] die Verabfolgung 5 Minuten vor der subcutanen Zufuhr von Blausäure. ETTELDORF[5643] veranlaßte eine protrahierte Vergiftung bei Hunden durch Einatmung, die — 15 Minuten fortgesetzt — den Tod hervorrief. Durch S_2O_3'' konnte nur bei nichttödlichen Wirkungen die Erholung beschleunigt, aber ein tödlicher Effekt nicht ausgeschaltet werden. Nur Vorbehandlung führte dazu, daß die tödlichen Mengen gut

[5635] REGNIER, M. T.: J. Pharmacie VIII s. 20, 501 (1934), Rona 86, 509.
[5636] HALLHEIMER, S.: Beitr. z. path. Anat. u. allg. Pathol. 73, 80 (1924), Rona 29, 921.
[5636,1] FISCHL, V. u. SCHLOSSBERGER. H.: Chemotherapie. Leipzig 1934, Bd. II, 804.
[5637] HUG, E.: Rev. Soc. Argent. Biol. 8, 523 (1932), Rona 74, 354.
[5638] HUG, E.: Rev. Soc. Argent. Biol. 9, 91 (1933), Rona 76, 176.
[5639] HUG, E.: C. rend. Soc. Biol. 111, 87 (1932), Rona 70, 595.
[5640] HUG, E.: C. rend. Soc. Biol. 111, 519 (1932), Rona 71, 630.
[5641] HUG, E.: C. rend. Soc. Biol. 115, 462 (1934), Rona 79, 696.
[5642] MILANESI, E.: Arch. internat. Pharmacodyn. therap. 32, 156 (1926), Rona 38, 750.
[5643] ETTELDORF, J. N.: Arch. of Pharmacol. 66, 125 (1939), Rona 116, 172.

überstanden wurden. Auch bei intravenöser langsamer Infusion wurde nur durch Vorbehandlung erreicht, daß die Entgiftungsgeschwindigkeit bis auf das Doppelte zunahm. Die Dosis war 0,5—1,0 g/kg $Na_2S_2O_3$. Größere Dosen wirkten ungünstig. Die optimale Zeit war etwa 30 Minuten vor Beginn der Infusion, größere und kleinere Zeiten wirkten nicht so gut[5639]. MILANESI[5642] glaubt, daß die Schwefelabspaltung bei Thiosulfat zu langsam erfolge und erzielte mit kolloidalem Schwefel (nicht aber mit H_2S) bessere Resultate (siehe später). Insgesamt ergeben die Versuche, daß eine Umsetzung von Thiosulfat bei der Geschwindigkeit einer Blausäurevergiftung stets zu langsam erfolgt, um anders als kurativ zu wirken.

Außerdem scheint die Vorstellung diskutierbar, daß die Umwandlung von Thiosulfat selbst, die sicher teilweise eines oxydativen Faktors bedarf, durch die Blausäure gehemmt wird. Darauf scheint auch die sich potenzierende Wirkung von verschiedenen Entgiftungsmitteln hinzuweisen, z. B. mit Dioxyaceton (TURNER und HULPIEU[2487], FORST[5644]). Besonders interessiert die Wirkung der Methämoglobinbildner, die in erster Linie HUG[5637, 5638, 5640, 5641, 5645—5647] untersucht hat. In Versuchen an Kaninchen wurde besonderer Wert darauf gelegt, daß z. B. Nitrit und Thiosulfat nicht gleichzeitig verabfolgt werden. Das Nitrit muß zuerst und nach einiger Zeit erst das Thiosulfat gegeben werden[5638]. Diese Angabe wurde bei frischer Mischung und intraperitonealer Zufuhr nicht bestätigt[5653]. Jedenfalls wirkte Thiosulfat auch nach der Gabe von Blausäure, unter diesen Bedingungen nicht allein kurativ. Das könnte sehr wohl dadurch seine Erklärung finden, daß das Methämoglobin HCN vorläufig bindet und dem Thiosulfat Zeit gibt, sich in die wirksame Form umzuwandeln, während sonst die Umwandlung durch die großen Mengen von HCN selbst gehemmt wird. Aus zahlreichen anderen Versuchen[5648—5653] derselben Richtung soll nur eine Zahlengruppe herausgehoben werden, die die potenzierte Wirkung der hier angeführten Substanzen zeigen kann. Bei Hunden war bei intravenöser Gabe 6 mg/kg NaCN tödlich. Folgende vielfachen Dosen werden ertragen bei Behandlung mit verschiedenen Substanzen (teils Vorbehandlung, $Na_2S_2O_3$ nach HUG nur das 1,27fache):

Na-Thiosulfat und Na-Tetrathionat: 3: $NaNO_2$: 4; $NaNO_2$ + Tetrathionat: 13; $NaNO_2$ + Thiosulfat: 20[5650].

Bei Vergiftung mit α-Aminopropionitril vermochte 0,05 γ Thiosulfat die gleiche Menge des Nitrils zu entgiften in Versuchen an Kaninchen[5657].

[5644] FORST, A. W.: Naunyn-Schmiedebergs Arch. 128, 1 (1928).
[5645] HUG, E.: u. MARENZI, A. D.: C. rend. Soc. Biol. 114, 86 (1933), Rona 83, 667.
[5646] HUG, E.: C. rend. Soc. Biol. 114, 87 (1933), Rona 83, 667.
[5647] HUG, E.: C. rend. Soc. Biol. 114, 711 (1933), Rona 78, 329.
[5648] CHEN, K. K., ROSE, C. L. u. CLOWES, G. H. A.: Proc. Soc. exp. Biol. Med. 31, 250 (1933), Rona 79, 218. Versuche an Hunden.
[5649] CHEN, K. K., ROSE, C. L. u. CLOWES, G. H. A.: Proc. Soc. exp. Biol. Med. 31, 252 (1933), Rona 79, 218.
[5650] CHEN, K. K., ROSE, C. L. u. CLOWES, G. H. A.: J. Pharmacol. exp. Therap. 51, 132 (1934), Rona 81, 358. Hunde.
[5651] CHEN, K. K., ROSE, C. L. u. CLOWES, G. H. A.: Amer. J. med. Sci. 188, 767 (1934), Rona 87, 204.
[5652] COUCH, J. F., CLAWSON, A. B. u. BUNYEA, H.: J. Washingt. Acad. Sci. 25, 272 (1935). C. 1935 II, 3674. Schafe.
[5653] COUCH, J. F., CLAWSON, A. B. u. BUNYEA, H.: J. Washingt. Acad. Sci. 25, 357 (1935). C. 1935 II, 3675.
[5654] CHISTONI, A. u. FORESTI, B.: Arch. internat. Pharmacodyn. 42, 140 (1932). Rona 68, 775.
[5655] SAPIENZA, S.: Boll. Soc. ital. Biol. sper. 9, 59 (1934). Rona 82, 519.
[5656] FORESTI, B.: Ateneo parm. II. s. 3, 441 (1931). Rona 65, 154.
[5657] DESGREZ, A. u. SANNIÉ, C.: C. rend. Soc. Biol. 115, 119 (1934). Rona 79, 220.

4. Tetrathionat und andere Anionen mit 2 fach positivem Schwefel. Tetrathionat billigt WIRTH in seinen Versuchen an Mäusen und Kaninchen eine Schutzwirkung und bei sofortiger Verabfolgung nach der Blausäure auch eine gewisse therapeutische Wirkung zu. Auch CHISTONI und FORESTI[5654], SAPIENZA[2491, 5655] und FORESTI[5656] fanden bei Tetrathionat eine Überlegenheit gegenüber dem Thiosulfat (im Gegensatz zu obigen Zahlenangaben), wobei aber die große Eigengiftigkeit in Betracht zu ziehen ist. Die Kombinationsfähigkeit mit Nitrit soll nicht so günstig sein.

Ebenso wirken die anderen Polythionate (CHISTONI und FORESTI[2492]), und man wird vielleicht die oben berichtete günstige Wirkung des Schwefels nicht in einer Reaktion mit den Geweben ähnlich der H_2S-Bildung sehen können, sondern die Ursache in den immer an der Oberfläche vorhandenen Polythionaten erblicken können (siehe darüber Kapitel Chemie).

5. Phosphat. Nach der Infektion von Meerschweinchen mit Diphtheriebacillen wirkte Phosphatgabe ungünstig, jedoch konnte die Heilwirkung von Diphtherieheilserum begünstigt werden. Das soll durch eine Fermentförderung erklärbar sein[5658].

Die Löslichkeit des Ba-Phosphat ist zu groß, deshalb ließ sich die Ba-Vergiftung des Froschherzens nicht aufheben, ebensowenig am ganzen Frosch (HERMANN[4087, 4088]).

Bei der Bleivergiftung sollen dieselben Bedingungen gelten wie bei dem Verhältnis von Ca zu Phosphat, z. B. ist das Produkt von Ca × Pb genau so konstant wie das Ca × P, und die Menge des Pb im Blut könne man durch hohe Gaben von Phosphat verringern, so daß die Darreichung einer phosphatreichen Diät die rationelle Therapie der Pb-Vergiftung sei[5662]. SHELLING[5659] gelang es durch Fütterung von Ratten, deren Diät 1,5% $PbCO_3$ enthielt, mit Zusatz von 2,75 g Na_2HPO_4 völlig normales Wachstum zu erzielen, ebenso BAERNSTEIN und GRAND[5666]. Wurden Ca-Salze zugelegt, dann traten diese in Kompetenz mit dem Pb im Verhältnis zum Phosphat, und das Resultat wurde ungünstiger.

Bei einer Diät mit 0,03% Ca und 0,25% P + 0,82% Pb führte Gabe von Vitamin D zu einer vermehrten Ablagerung von Pb in der Knochenasche, also folgte das Pb den Knochensalzen. Im Blut wurde der Gehalt auf das 2 bis 4fache vermehrt, nicht aber bei einer Diät mit 2,5% Ca und 0,25% P[5660]. In den Versuchen von GRANT und anderen[5661] wurde eine Diät C mit 0,13% Ca und 0,44% P verglichen mit einer Diät D, die 0,53% Ca und 0,22% P enthielt. Dazu kamen noch bestimmte Mengen von Pb und As. As wurde vermehrt bei der Diät D gespeichert, Pb aber mehr bei den C-Tieren aufgenommen. Hier sind die Versuche anders als bei SHELLING verlaufen, vielleicht weil der Phosphatüberschuß kleiner war. In ausgedehnten Versuchen an Ratten[5664] fand sich eine höhere

[5658] WOHLFEIL, T.: Zbl. Bacteriologie I. Erg. **139**. 417 (1937), Rona **103**, 487. C. **1938** I. 343.

[5659] SHELLING, D. H.: Proc. Soc. exp. Biol. Med. **30**. 248 (1932), Rona **72**. 454.

[5660] SOBEL, A. E., YUSKA, H., PETROWSKY, D. D. u. KRAMER, B.: J. biol. Chem. **128**. XCVI (1939).

[5661] GRANT, R. L., CALVERY, H. O., LAUG, E. P. u. MORRIS, H. J.: J. Pharmacol. exp. Therap. **64**, 446 (1938).

[5662] KOWALOW, J.: Amer. J. dis. Childr. **56**. 764 (1938), zit. nach Sammlung von Vergiftungsfällen 1939, 63. A 783.

[5663] COT, P.: C. rend. Soc. Biol. **99**, 1461 (1928), Rona **50**, 282.

[5664] SHIELDS, J. B. u. MITCHELL, H. H.: J. nutrit. **21**, 541 (1941), zit. nach Rona **127**. 666. Ca und Pb verhielten sich hier entgegengesetzt.

[5665] BIANCHI, G.: Sulla intossicazione da cromo Torino 1941, Rona **130**, 101.

[5666] BAERNSTEIN, H. D. u. GRANT, J. A.: J. Pharmacol. exp. Ther. **74**. 18 (1942), Rona **133**, 144.

Pb-Retention bei geringen Mengen von Ca und P in der Nahrung, aber schon normale Mengen genügten, um bei einem Gehalt von $15—30 \cdot 10^{-6}$. Pb in der Kost die Speicherung zu verhindern. Bei jungen Tieren war sie schwerer zu verhindern. Jedenfalls sind 2 Punkte zu beachten: Die Resorption aus dem Darm, die nur durch wirklich vorhandenes, wenn möglich lösliches Phosphat gehemmt wird, und die Apposition im Knochen. Außerdem erwies sich der Gehalt an Eiweiß neben dem an Phosphat für das Symptomenbild von Bedeutung[5666].

Die Chromatvergiftung ließ sich günstig beeinflussen[5665].

6. Ferrocyanid. Durch Ferrocyanid ließ sich ein Kaninchen desensibilisieren $(0,5$ ccm $20\% \ Na_4Fe(CN)_6)$[5563].

Q. Abschluß.

Unser Weg führte uns von den relativ einfachen Systemen der anorganischen Chemie zu immer komplizierteren. Wir gingen durch die Welt der Kolloide, der Membranen, kamen zur homogenen und später zur heterogenen Katalyse. Die erste Berührung mit dem Organischen erfolgte bei den Preßsäften und Breien aus Hefe, Organ, Pflanze. Hier sind offenbar noch weitgehend Prinzipien aus dem Bereich des Anorganischen eindeutig auffindbar, vor allem Komplexbindungen von Schwermetallen mit Fluorid, Rhodanid, Pyrophosphat. Der Hofmeistereffekt tritt zurück mit ganz wenigen Ausnahmen, wie die Wirkung auf Glykosidasen.

Die große Kluft beginnt bei dem Fortschritt zur Zelle, der organisierten Einheit. Nur ganz geringe Ansätze sind da zum Bau einer Brücke, z. B. in den Untersuchungen von RUNNSTRÖM oder McFARLANE an verschiedenen Hefen. Es zeigte sich, daß man manche Reaktionen (etwa die Hemmung der Glykolyse durch Fluorid) auch jetzt noch demonstrieren kann. Da die wichtigste Funktion der Zelle, die wir messen, die Gärung, gerade in diesem Prozeß getroffen wird, ist die Hemmung der Gärung und ihr Mechanismus ohne weiteres aus den Resultaten am Preßsaft ableitbar. Da im Gärungsprozeß der für die Hefe wichtigste, zur Aufrechterhaltung der Zelldynamik und Vermehrung notwendige Energiespender vorliegt, sind Ableitungen und Analogien möglich und statthaft. Aber bei genauerem Zusehen finden sich andere unerwartete Reaktionen, z. B. die Wirkung auf die Atmung bei verarmter Hefe.

Geht man zu noch komplizierteren Systemen weiter, dann zeigt sich fast völlige Unmöglichkeit, die Fermenteffekte mit bestimmten Leistungen der Zelle im Verbande eines Zellenstaates in Verbindung zu bringen. Nur im Muskel, der seine Kontraktionsenergie aus einem der Gärung ähnlichen Prozeß entnimmt, ist das noch möglich. Am unversehrten Tier tritt die höhere Empfindlichkeit des Atemzentrums dem Entstehen einer ausreichenden Konzentration entgegen. Da wir die Grundelemente der Fermentsysteme in allen Zellen wiederfinden, erhebt sich die Frage, welche Rolle das Gärungsschema im Haushalt der Zelle des Zentralnervensystems spielt.

Es besteht außerdem — wie im übrigen bei der Hefe auch schon — die Frage, ob die Substanz überhaupt in die Zelle eindringt, und inwieweit ein Fermentprozeß gehemmt ist. Geschieht es, dann kann das sich zwangsläufig ansammelnde Zwischenprodukt tatsächlich liegen bleiben und sekundäre Folgen für die Zelle auslösen. Außerdem kann das Produkt die Zelle verlassen, so daß eine Ansammlung vermieden wird. Man wird eine Abnahme der Ökonomie finden. Aber die Zelle vermag Wege des Ausgleichs einzuschlagen und zu regulieren. Wie wird dadurch ihre Leistung verändert ?

Selbst wenn wir annehmen, daß in der Zelle keine Systeme vorhanden sind, die empfindlicher sind als das im Preßsaft gefundene, ergeben sich Unmöglichkeiten der kontinuierlichen Beschreibung. Die einheitliche Kette der Überlegungen reißt, ein dichter, undurchdringlicher Schleier legt sich vor unsere Augen, die Metaphysik beginnt, wenn wir mit Physik das Bekannte, Berechenbare bezeichnen. Die vorfühlende Reflexion glaubt zu ahnen, aber es fehlen die Worte es mitzuteilen.

Es ist von Bedeutung, daß in dem komplizierter gebauten Organismus der höheren Tiere der Hofmeistereffekt die Fermentwirkung überwiegt. Dabei können wir allerdings nicht angeben, welche Eigenschaften gerade bei der Wirkung im Vordergrunde stehen, denn es kann sich um Quellung oder Fällung, um Oberflächenaktivität, Oberflächenpotential oder freie Energie des Ions handeln. Man wird gerne die Zellgrenzen als Angriffspunkt dieser Eigenschaften in Betracht ziehen, da diese das geheimnisvolle Innere der Zelle von der heterogenen Umgebung abschließen und die Anionen meist die Zellgrenze nicht zu überschreiten vermögen. Wir können nur daraus auf das Wirksamwerden eines der eben aufgezählten Effekte schließen, daß die Ionen in bestimmter Reihenfolge die Intensität ihrer Wirkung vermehren. Dann zeigt sich als Prinzip die synergistische und antagonistische Wirkung zu $Ca^{..}$ und $K^{.}$. Dabei messen wir aber schon mit biologischen Begriffen als Einheiten, und diese sollen erst erklärt werden aus den physikalischen Eigenschaften. Wir sehen den Notbehelf, das Vorläufige dieser Versuche.

Chemische Eigenschaften treten bei den oxydierenden Anionen (Chlorat, Hypochlorit, Nitrat, Persulfat) hervor, aber nur insoweit übersichtlich, als es sich um Methämoglobinbildung handelt.

Eine größere Reichweite chemischer Reaktionen wird man zu erwarten hoffen, wenn die Anionen unlösliche Ca-Salze bilden wie Phosphat oder Fluorid. Bei Phosphat geschieht das mit einiger Sicherheit nur im akuten Versuch, mit Ca-Senkungen im Plasma und Tetanie. Aber auch das ist nicht eindeutig. Die Reaktion findet zu rasch statt, besonders bei perakutem Verlauf. Mehr in den Vordergrund treten Gesetze der Fällung, wenn man die Grenzen des Normalen im Phosphatmangel überschreitet. Das Skelett muß ganz offenbar mit der Löslichkeit seiner Bausteine rechnen, und sein Aufbau wird begrenzt durch ihren Gehalt im Plasma, aber nur mit statistischer, nicht funktioneller Verbundenheit, als Zeichen unserer Unkenntnis.

Ganz besondere Bedeutung hat die Fällung bei der Aufnahme von Fluorid in den Knochen als Fluorapatit. Mit seinem Einbau scheint aber die Wirkung abgeschlossen zu sein, nicht etwa zu beginnen. Selbst nach ganz großen Gaben spielen Senkungen des $Ca^{..}$ durch Fällung als CaF_2 mit tetanischen Erscheinungen keine vorherrschende Rolle. Die elementare chemische Reaktion tritt mehr bei der Verteilung des Ions im Organismus hervor als bei der Wirkung. Nur wenn man eine akute Vergiftung mit Fluorid durch Ca-Salze bekämpft, kann man experimentell einen engen Bereich herstellen, der auf eine Fällung von CaF_2 schließen läßt.

Eine weitere Gruppe chemischer Reaktionen ergibt sich bei den sauerstoffhaltigen Anionen durch die Möglichkeit, bei Mangel von molekularem Sauerstoff den Sauerstoff des Ions in gekoppelter Reaktion im Stoffwechsel zu verwenden.

Hier gelten zuerst thermodynamische Gesichtspunkte: Bleibt im gesamten System ein Betrag von freier Energie übrig? Weil das nicht geschieht, ist z. B. das PO_4 nicht zu reduzieren. Leichter geht es bei Sulfat und schließlich am leichtesten mit Nitrat oder Chlorat. Im allgemeinen sind zu solchen Reduktionen nur Bakterien und Pflanzen fähig.

Es folgt für den Pharmakologen noch die zweite Frage: Was entsteht bei der Reduktion? Wird die reduzierte Substanz nicht giftiger sein? Für Chlorat wurde von HEUBNER auch am Warmblüter gezeigt, daß Chlorit und Hypochlorit weitere Zerstörungen in den Erythrocyten anrichten können. Die Pflanze kann zum Absterben gebracht werden, Chlorat findet daher zur Bekämpfung des Unkrauts Verwendung. Auch Nitrat wird reduziert und das entstehende Nitrit wäre sowohl für die Pflanze als das höhere Tier giftig. Bei der Pflanze wird eine giftige Konzentration nicht erreicht, weil es (im Gegensatz zu Chlorat) sofort weiter assimiliert wird. Das höhere Tier beherrscht das seiner Organisation gestellte Problem des allgegenwärtigen Nitrats durch seine im Vergleich zur Reduktion rasche Ausscheidung. Diese ist aber allen sauerstoffhaltigen Anionen gemeinsam. Das gebildete Methämoglobin wird zudem in Hb zurückverwandelt, rascher beim pflanzenfressenden Kaninchen als bei der Katze.

Damit verwebt sich die Gesamtheit der von uns dargestellten Probleme mit allgemeinen ökonomischen Prinzipien der Natur. Alles ist ein Rahmen; wenn man nach der Ausführung des Bildes fragt, muß man mit Bedauern feststellen, daß wir gelegentlich Farben zu sehen glauben, aber von Konturen und Formen sind nicht mehr als einige zaghafte Andeutungen zu finden. Darf man mehr erwarten?

Autorenverzeichnis.

Die Zahlen in Normaldruck bezeichnen die Seiten, auf denen der betreffende Autor in der Literatur zu finden ist; die Zahlen in *Kursivdruck* die Seiten, auf denen der betreffende Autor im Text erwähnt wird.

Büchner, F. 906.
Büchner 95.
Büchner 131.
Büchner 395.
Buchner de Gruiter, C. S. 140.
Buchman, E. R. 30.
Buchthal, F. 779.
Buchwald, H. 685; 1093.
Buck, J. S. 384.
Bücker, Th. 146; 146.
Bucksteeg, W. 292.
Buday, L. 24.
Bueding, E. 243.
Buehrer, T. F. 45.
Buell, M. V. 922; 922.
Bühler, F. 659.
Bull, H. B. 137.
Bulliard, H. 54, 258, 582.
Bullinger, E. 179, 944, 945.
Bumm, E. 260.
Bunau-Varilla, Ph. 294.
Bunbury, D. E. 394; 393, 763.
Bunge 879.
Bungenberg de Jong, H. G. 141, 143, 144, 152; 143, 145, 146.
Bunkfeldt, R. 954.
Bunyea, H. 1103.
Burch, G. 496, 631; 631.
Burchell, H. B. 772.
Burge, W. E. 282, 848, 864; 837, 848, 855.
Burger, J. 185.
Burger, M. 446.
Burger, W. 482.
Bürger, M. 785.
Burges, A. S. V. 805, 806.
Burk, D. 287.
Burk, N. F. 58, 110, 137; 56, 109.
Burke, J. C. 342.
Burkens, J. C. J. 49, 441.
Burkholder, Th. M. 382; 385, 771, 774, 811,.
Burns, B. D. 807.
Burns, C. M. 64, 944.
Burns, H. S. 417.
Burridge, W. 727.
Burrows, R. B. 992.
Burström, D. 180.
Burström, H. 227, 314, 320, 322.
Burnstein, M. 907.
Burton, J. Q. 53.
Busbey, R. L. 357.
Businco, L. 960; 959.
Bussabarger, R. A. 948.
Buswell, A. M. 89.
Busztin, A. 475.
Butkewitsch, W. S. 121, 264, 268, 279, 338.
Butkewitsch, W. W. 121.
Butler, A. M. 136, 618.
Butler, O. 348.
Butlin, K. H. 278.

Butter, H. 408; 408.
Butterfield, C. T. 167.
Büttner, H. E. 843.
Buzzatti-Traveni 868.
Byerly, T. C. 1009.
Byrne, J. M. 1101.
Byrom, F. B. 433.
Bywaters, E. G. L. 503.

C.

Caamano, L. G. 9.
Cacciavillani, B. 368, 726; 368, 774, 825, 1099.
Cachera, R. 607; 606.
Cachin, M. 412.
Cadeddu, E. 453; 453, 511.
Cady, O. H. 30.
Cagnaux, Y. 839; 860.
Cahan, M. H. 432, 966; 966.
Cahane, M. 532, 543, 922.
Calatroni, R. 355; 1102.
Caldwell, J. 330, 344.
Caldwell, M. L. 184, 187; 183, 187.
Caldwell, R. W. 432.
Caley, E. R. 13.
Calhoun, J. A. 852.
Califano, L. 797.
Callam, M. 860.
Callow, E. H. 16, 116.
Callow, R. K. 955.
Calo, A. 10.
Calvert, E. G. B. 741.
Calvery, H. O. 1104.
Calvin, J. K. 1030.
Cameron, A. T. 524.
Camp, W. J. R. 810; 816.
Campaigne, E. E. 784.
Campbell, C. 394.
Campbell, C. G. 924; 924.
Campbell, D. A. 434.
Campbell, K. 1026.
Campbell, L. K. 986.
Campbell, P. A. 1011.
Campbell, R. 136.
Campbell, W. R. 663.
Campbell, W. W. 418, 516, 578, 582; 579, 680.
Campo, G. 1096.
Cannava, A. 373, 1059, 1066, 1093; 371, 1051, 1072.
Cannavo, L. 16, 47.
Cannon, i. e. Conway.
Cantarow, A. 501, 502; 502.
Canticni, R. 164.
Capani, L. 903.
Caplan, M. 691.
Capri, A. 252.
Capus, L. 459.
Carius, 15, 454.
Carli, B. 48.
Carlström, B. 1033.
Carlton, M. 72.
Carman, G. G. 881; 884.

Carmichael, E. A. 504, 508.
Carneiro, V. 301.
Carnuff, T. L. 975.
Carolus, R. L. 324.
Carpenter, D. C. 161; 161.
Carr Fraser, W. H. 1032.
Carr, C. T. 382.
Carr, C. J. 745.
Carr, M. 957.
Carratala, R. E. 1099.
Carré, P. 55.
Carrier 219.
Carroll, M. C. 647.
Carrol, M. P. 505, 510.
Carson, B. C. 280.
Cartolari, C. 723; 724.
Cary, M. K. 447, 466.
Casares, G. 401.
Case, E. M. 224, 235, 237.
Cassinis, U. 786; 835.
Casterra, H. 375; 1094.
Castex, M. R. 834.
Del Castillo, E. B. 1051.
de Castro-Galhardo 534.
Cattaneo, C. 178, 717.
Cattaneo, L. 454.
Cattaneo, P. 342; 456.
Cattelain, E. 47, 54.
Cattle, M. 337.
van Caulaert, C. 444, 446, 506, 532, 628, 891, 906; 508, 542, 628, 891.
Cavallaro, L. 86; 86.
Cavett, J. W. 19.
Cavins, A. W. 972.
Cazzamali, P. 534.
Cedrangolo, F. 180.
Celasco, J. L. 392; 504, 737.
Cellina, M. 902.
Cerecedo, L. R. 641.
Cernatescu, R. 43.
Cervinka, F. 717.
Chabanier, H. 122, 475, 479, 534.
Chabrier, P. 47, 54.
Chabrol, E. R. 412.
Chahowitch, X. 502; 829, 847.
Chaikoff, I. L. 239, 240, 250, 550, 560, 583, 584, 585, 586, 587, 588, 589, 593, 594, 595, 699, 844; 559, 585, 594.
Chain, E. 49, 51, 52; 49.
Chaix, P. 279, 286.
Chakravarty, R. 191.
Chalkley, H. W. 240.
Chambers, J. W. 999; 997, 998.
Chambers, R. 119; 497.
Chambon, M. 1099.
Chaminade, R. 193.
Chamot, E. M. 8, 10.
Chandhury, S. G. 106.
Chandler, R. C. 111, 1007

Magnus-Levy, A. 524, 628, *890*.
Magnusson, H. 47.
Magrou, J. 335; *868*.
v. Magyary-Kossa, J. 443, *442*, *443*.
Maiden, A. M. 342.
Maier, E. 433.
Maier-Leibnitz, H. 214.
Main, E. R. 169; *167*.
Mainzer, F. 620.
Maiorana, F. 814.
Maizels, M. 133, 461, 462, 465, 466, 472, 484, 486; *134*, *138*, *461*, *462*, *465*, *466*, *468*, *469*, *470*, *472*, *474*, *475*, *476*, *481*, *482*, *483*, *484*, *485*, *486*, *488*, *494*, *510*, *519*, *715*.
Majorov, F. 764.
Majorow, E. P. 765.
Makarov, P. 772.
Maki, T. 544.
Malaguzzi, C. V. 252, 925.
Malamud, W. 21, 512, 513, 514.
Malan, A. J. 431, 1013, 1018, 1019, 1060, 1083; *431*, *1084*.
Malato, M. T. 894, 895, 916.
Malcolm, R. L. 37; *641*, *1102*.
Malisoff, N. M. 743.
Malko, M. G. 39.
Malkov, A. M. 165, 175, 198, 208.
Malorny, G. 529, 532, 832, 835; *532*, *540*, *543*, *612*, *834*.
Malm, M. 207, 217; *208*, *216*, *218*.
Malmgren, H. 176.
Maltesos, C. 740; *753*.
Maluf, N, S. R. 407.
Malusova, Ph. M. 501.
Man, E. B. 443, 524; *61*.
Manceau, P. 269.
Mandel, P. 908.
Mandl, F. 31.
Manegold, E. 116; *117*, *120*, *639*.
Manery, J. F. 524, 527, 528, 529, 540, 605; *505*, *523*, *527*, *529*, *535*, *552*, *576*, *602*, *603*, *688*, *700*, *864*.
Mangili, C. 398; *398*.
Manguio 906.
Mangun, G. 527, 904, 926.
Manjewitsch, N. L. 545.
Manly, R. S. 579.
Mann, A. W. 280.
Mann, F. C. 854, 881; *930*.
Mann, J. 293.
Mann, P. J. G. 279.
Mann, T. 197, 199, 231, 237, 259, 281, 692; *697*, *820*.

Mann, W. 559.
Manolesco, H. 1095; *1095*.
Manouvrier, J. 182.
Manov, G. G. 34.
Mansurov, A. M. 268.
Manzini, C. 506; *506*, *509*.
Mapson, L. W. 46, 75, 204, 326.
Maranon, G. 934; *912*.
Marbe, K. 779; *779*.
Marburg, O. 769.
Marcelet, Y. 972.
Marchand *387*, *399*.
di Marco, I. 835.
Marconi, F. 449, 835.
Marcovitch, S. 291, 344, 351, 1056, 1095; *372*, *1056*, *1057*.
Marcuse, R. 211, 217; *211*, *212*, *217*.
Mardaschew, S. 173.
Marek, J. 64, 942, 948, 1003, 1004, 1014, 1016, 1019, 1027; *68*, *1001*, *1016*.
Marenzi, A. D. 32, 922, 930, 1103.
Margitay-Becht, E. 925.
Margolin, E. S. 840.
Margosches, B. M. 42.
Margulies, E. 20.
Mariani, B. 173.
Marine, D. 453, 743, 926; *550*.
Marinelli, L. 568, 572; *567*.
Marino, S. 937.
Mariotti, F. R. 723.
Mark, R. E. 945.
Markens, S. 748.
Markovic, L. 218.
Marks, H. P. 880; *879*, *915*, *1095*.
Markina, M. N. 939.
Marmorston, J. 756.
Marmorston-Gottesman, J. 921.
Marples, E. 721; *849*.
Marquis, M. 892.
Marrack, J. 113.
Marrazi, R. 818; *817*.
Marriott, R. H. 158.
Marsh, B. S. 528, 545; *536*.
Marsh, P. 687.
Marshak, A. 593; *593*.
Marshall 655.
Marshall, E. G. 661.
Marshall jr., E. K. 411, 431; *441*, *664*.
Marshall, M. S. 264.
Marshall, P. G. 488; *487*, *668*, *669*, *671*.
Martignetti, G. 1096.
Martin, A. 814.
Martin, C. J. 1017.
Martin, D. J. 1038; *1035*, *1037*.
Martin, J. H. 1049.

Martin, L. N. 343; *343*.
Martin, S. J. 921.
Martini, L. 21, 366; *366*, *654*.
Martino, G. 250.
Martius, C. 224.
Martland, M. 176.
Maruashvili, L. V. 338.
Maruno, Y. 449, 698; *697*.
Marx, H. 444; *444*.
Masaki, K. 120.
Masamune, H. 836.
Maschmann, E. 192, 193; *191*.
Mason, M. F. 746.
Mason, C. W. 8, 10.
Mason, P. 571.
Mason, M. F. 1020, 1021.
Massart, L. 170, 174, 179, 204; *170*, *173*, *181*, *204*.
Massazza, A. 455; *455*.
Masserman, J. H. 511.
Massie, E. 744; *750*, *772*.
Massler, M. 1091; *1091*.
Massobrio, E. 837.
Massot, A. 15, 16.
Masuda, S. 491; *491*.
Mast, S. O. 279, 292.
Mastin, H. 154.
Matei, I. 190.
Mathews, A. P. 865; *795*.
Mathis, H. 37; *690*, *701*.
Mathison, G. C. 47; *47*, *53*.
Matla, W. P. M. 9.
Matsubara, T. 293.
Matsueda, S. 624.
Matsunaga 116.
Matsuoka, K. 166.
Matsuura, A. 269.
Matsuyama, T. 185.
Matteson, E. 687.
Matteucci, E. 366; *366*, *655*.
Matthes, K. 169; *170*.
Mattice, M. R. 449, 1101.
Mattill, H. A. 986; *986*, *1045*.
Mattson, S. 99.
Matui, H. 288.
Matuschak, M. C. 1066.
Maurer, F. W. 490, 500, 537.
Maurice, D. M. 520, 522.
Mauro, G. 630.
Mauron, J. 240.
Mautz, F. R. 527, 904, 926.
Mawson, G. A. 46, 231.
May, G. 646.
May, O. E. 270.
May, R. 12.
May, H. 1050.
May, W. 1094; *1094*.
Mayer, A. 885.
Mayer, M. E. 792; *806*.
Mayer, O. 40, 41.
Mayer, R. L. 708.
Mayer, R. M. 707.
Maynard, E. J. 432; *436*.
Maynard, L. A. 956, 1057.

Rheinwald 1028.
Rhoads, C. P. 572.
Rhode, H. 648; *659*.
Riabuschinsky, N. 801.
Ribeiro, B. A. 441.
Ricci, J. E. 33.
Rich, C. E. 147.
Rich, G. J. 667.
Richards, A. N. 18, 609, 610; *609, 612, 652, 665*.
Richards, M. B. 880; *887*.
Richardson, A. P. 387, 1099. *387, 708, 710, 711, 744, 756, 823, 824*.
Richardson, C. H. 352.
Richardson, C. L. 909.
Richardson, F. D. 9.
Richardson, I. R. 1013.
Richet, C. 620, 759.
Richter, C. P. 916, 918, 949; *916, 948*.
Richter, G. 618.
Richter, R. B. 524; *522, 545*.
Richter-Quittner, M. 121.
Riddell, W. H. 853; *1020*.
Riecke, E. 697.
Riedel, W. 50, 106.
Riegel, C. 412, 697.
Riehm, H. 42.
Riemscheider, R. 352; *352*.
Riesenfeld, *90*.
Riesser, O. 244, 794, 811.
Rietti, C. T. 921.
Riley, R. 578, 579; *580*.
Rimington, C. 47, 108, 227. *389*.
van der Rijst, M. P. J. 997.
Riml, O. 916.
Rinderknecht, H. 662.
Ringier, B. H. 201.
Rippel, A. 271, 278.
Riser 504; *504, 505*.
Risi, A. 721.
Risse, O. 121.
Ritchie, E. B. 512.
Ritchie, G. 1076.
Ritter, F. 8, 21.
Rivkin, H. 851, 986.
Rivolta, C. 400; *400*.
Rjabinowskaja, A. M. 805.
Robbers, H. 403.
Robbins, C. L. 1032.
Robbins, S. S. 167, 570.
Robbins, W. J. 263; *263*.
Robbins, W. R. 324.
Röben, M. 335.
Roberg, M. 266, 272; *266*.
Roberts, A. 559, 560.
Roberts, J. F. 1041.
Robertson, R. N. 191, 315; *314*.
Robertson, J. D. 519, 695, 713, 735; *738, 740, 820*.
Robin, V. 443, 477.
Robinson, A. 587, 892.

Robinson, C. 93.
Robinson, C. S. 1020, 1021, 1022.
Robinson, H. W. 57.
Robinson, R. W. 246, 772; *772, 794, 819, 823*.
Robinson, R. 176, 670, 945, 966, 1047; *568, 944, 945, 946, 1047*.
Robscheit-Robbins, F. S. 941.
Robson, G. C. 844; *863*.
Robson, W. 18.
Rocha, 469, 714.
Roche, A. 254, 255, 959, 961.
Roche, J. 47, 64, 136, 175, 179, 254, 255, 944, 945, 972, 999; *68, 942, 943, 998*.
De Roche, E. 1041.
Rochkow, V. 373; *1097*.
Rodberd, S. 882.
Rodebusch, W. H. 89.
Rodes, N. D. 498; *498, 735*.
Rodhe, E. 803.
Roe, J. H. 48, 254.
Roeder, D. 582; *581*.
Roeder, F. 588; *589, 590*.
Roeder, H. 852.
Roegholt, M. N. 998, 1033.
Roelofsen, P. A. 276.
Roepke, M. H. 172.
Roesler, G. 720.
Roffo, A. H. 259.
Rogoff, J. M. 996.
Rogovine, E. 53.
Rogozinski, F. 42.
Rohdewald, M. 187, 253.
Rohmann, C. 23.
Rohmer, P. 679, 778.
Roholm, K. 290, 369, 400, 401, 402, 598, 685, 1033, 1081, 1086, 1089, 1092, 1093; *369, 375, 400, 401, 403, 404, 597, 598, 685, 1033, 1035, 1036, 1049, 1052, 1055, 1062, 1064, 1065, 1070, 1077, 1079, 1080, 1081, 1083, 1084, 1087, 1088, 1090, 1092, 1093, 1094, 1095*.
Roller, D. 606, 607, 746, 838; *459, 460, 503, 514, 607, 755, 757, 851*.
Rollin, E. S. 13.
Roman, W. 21, 163; *21*.
Romanoff, A. 391.
Romanus, E. 636; *700*.
Romell, E. L. 515.
Romell, L. G. 844.
Romeo, F. 896.
Rominger, E. 960, 972, 1026, 1027; *1026*.
Rona, P. 97, 173, 190.
Rope, M. W. 503.
Ropes, M. 673; *1031*.
Rosam, L. 848.

Roschkow, W. 1097.
Roscoe, M. H. 964; *964*.
Rose, A. R. 16.
Rose, C. S. 948, 969, 977.
Rose, C. F. M. 8, 17.
Rose, C. L. 1103.
Rose, E. R. 479.
Rose, W. B. 15.
Roseberry, J. H. 942; *64*.
Rosebury, Th. 973; *973*.
Rosenbaum, J. D. 460; *459*.
Rosenblatt, A. D. 784.
Rosenfeld, S. 560.
Rosenfels, R. S. 311.
Rosenheim, A. H. 79, 945, 1047.
Rosenstock, S. 687.
Rosenthal, I. 764.
Rosenthal, W. G. 856.
Rosin, M. J. 194.
Rositter, R. T. 696.; *172*
Roske, J. 180.
Ross, B. D. 944.
Ross, E. J. 522.
Ross, G. S. 65, 421, 618; *64*.
Ross, H. 312.
Ross, V. 381, 388; *644, 707*.
Ross-Lowdon, A. G. 444.
Rossel, S. I. 515.
Rossen, R. S. 426; *426, 510, 634*.
Rossi, A. 178.
Rossi, G. 269.
Rossin, J. A. 515.
Rossina, J. A. 515.
Rossiter, K. S. 171.
Rossouw, S. D. 1017, 1018.
Rost, E. 298, 301, 303, 356, 391, 1076; *297, 303, 356, 367, 384, 385, 387, 388, 391, 398, 399, 643, 644, 649, 659, 707, 744, 745, 746, 751, 769, 773, 784, 787, 788, 792, 846, 1078*.
Rostand, J. 868.
Rostoski, 391.
Roth, G. B. 814; *813*.
Rothberger, C. J. 374, 732, 733; *732, 746*.
Rothenberger, M. 776; *826*.
Rothenfusser, S. 35.
Rothrock, H. A. 432; *966*.
Rothschild, D. 513.
Rothschild, M. 413.
Rothschild, P. 115, 173.
Rothstein, 208; *208*.
Rothwell, C. 69.
Rotini, O. T. 183, 282.
Rotsch, A. 17.
Rott, F. 692.
Rottensten, K. V. 956.
Röttinger, A. C. 35.
Rouchelmann, N. 38.
Roughton, F. J. W. 163, 472. *472*.

Sachverzeichnis.

D.

O.

P.